Ma grossesse, mon enfant

DES MÊMES AUTEURS

Pr René Frydman :

L'Irrésistible Désir de naissance, P.U.F., 1986
La Grossesse, en collaboration avec S. Taylor, coll. Que sais-je ?, 1990, 2002.
Les Procréations médicalement assistées, coll. Que sais-je ?, 1991, 1997.
La Médecine anténatale, en collaboration avec Y. Ville et M. Vial, Coll. Que sais-je ?, 1993.
L'Art de faire autrement des enfants comme tout le monde, Robert Laffont, 1994.
Dieu, la médecine et l'embryon, Odile Jacob, 1997, 1999.
Au fond c'est quoi la vie ?, Mallard, 2000.

Dr Julien Cohen-Solal :

Comprendre et soigner son enfant, Robert Laffont, 1975, 6e éd. 1999.
Les Deux Premières Années de la vie, Robert Laffont, 1982.
Être heureux à l'école ?, Robert Laffont, 1996.
Développement de l'enfant et engagement professionnel des mères (sous la direction du Dr Julien Cohen-Solal), S.T.H., 1992.
Au début de la vie psychique, sous la direction de Julien Cohen-Solal et Bernard Golse, Odile Jacob, 1999.
Tout va bien se passer, Bayard Édition, 2000.
Cinq sous de glace, Odile Jacob, 2001.

Pr René Frydman
Dr Julien Cohen-Solal

Ma grossesse, mon enfant

Illustrations de Christiane Schaeffer

Odile Jacob

15, RUE SOUFFLOT, 75005 PARIS
www.odilejacob.fr

ISBN : 2-7381-1241-2

REMERCIEMENTS

Nous voudrions ici remercier chaleureusement Mesdames Martine Chiesa, Catherine Champagne, Francine Dauphin, Hélène de Gunzbourg, Nicole Marquiset, Sylvie Rizikas, sages-femmes, Chantal Tétillon, assistante sociale, et Madame Jarry, infirmière, qui nous ont fait bénéficier de leur sensibilité et de leur expérience professionnelle. Mesdames les Docteurs Sabine Taylor et Michèle Vial, qui par leurs conseils et leurs critiques amicales nous ont permis d'améliorer cet ouvrage.
Nous sommes très reconnaissants à Marielle Issartel, François Trémolières, Cécile Andrier, Catherine Meyer et Gaëlle Fontaine d'avoir été des lecteurs attentifs de notre texte jusqu'au point final de sa rédaction.
Nous voudrions exprimer notre gratitude à Danielle Journo pour son aide, en particulier pour la rigueur et la gentillesse avec lesquelles elle a transcrit les remaniements successifs du manuscrit.
Enfin nous voudrions remercier tout spécialement les patientes qui, au cours de leur grossesse, ont pris à cœur le projet de ce livre.

Sommaire

Deuxième partie : La naissance

Troisième partie :
L'enfant jusqu'à un an

Informations pratiques

Introduction

La grossesse, la naissance, la découverte de votre enfant sont des aventures merveilleuses, mais des aventures tout de même. Au début, cet enfant n'est qu'un projet, une promesse, un presque rien, quelques jours de retard de règles, ou encore la couleur d'un test de grossesse. Entre ce qui annonce sa venue au monde et son existence réelle, plus tard, quel décalage !

Pourtant, déjà vous voulez projeter un visage, un regard, une ressemblance, déjà vous évoquez ses joies, ses peines, son métier, des images se succèdent, puis disparaissent. Vous envisagez la réaction de votre compagnon, celle de vos proches. La venue au monde d'un premier enfant enrichit toute une famille. Chacun se sent concerné, on devient grand-mère, on devient oncle... L'enfant va s'inscrire dans l'histoire personnelle de chacun des parents, mais aussi dans l'histoire d'un couple, parfois avec des significations différentes, toujours avec une certitude commune : ce ne sera plus jamais comme avant.

La venue au monde d'un enfant a pu être programmée, inespérée, inattendue. L'annonce peut en avoir été désirée, acceptée, conflictuelle. Mais toujours la grossesse et l'accouchement impriment une marque profonde. Il n'y a qu'à lancer ce thème dans une rencontre amicale ; aussitôt les femmes et les couples s'expriment, parfois de façon intarissable. Combien de conversations sont alimentées ici des difficultés, là des bonheurs qui ont entouré le moment de la naissance. Chacune a tendance à généraliser sa propre histoire, mais votre expérience est unique.

Qu'un accoucheur et un pédiatre, pourvus d'une longue expérience, mettent en commun leurs connaissances afin d'écrire un livre pour la femme enceinte devenait impératif : nos pratiques nous conduisent de plus en plus souvent à conjuguer nos savoirs.

Le nouveau-né, dont on se préoccupait bien peu il y a quelques dizaines d'années, est désormais une personne. Les scientifiques scrutent et étudient son éveil et ses compétences. C'est un être passionnant, dont l'évolution nous fascine.

Comme lui, celui que dans ce livre nous appelons « l'infans », c'est-à-dire le fœtus de plus de six mois, est un être vivant, sensible, relié au monde extérieur par l'intermédiaire de sa mère, mais aussi directement. L'infans, hier encore inaccessible, est devenu un sujet à part entière.

Grâce aux moyens modernes de surveillance, nous avons une bien meilleure connaissance de l'état de santé du bébé pendant la grossesse, et cela a beaucoup d'importance pour son développement ultérieur. Un bon suivi de la grossesse et de l'accouchement a transformé la sécurité de la naissance pour la mère comme pour l'enfant. L'espoir de ne plus voir naître d'enfant handicapé grandit chaque jour. Seule une information médicale correcte permet à la femme enceinte de comprendre les progrès actuels de la médecine, et ainsi de faire, librement, les choix les meilleurs pour elle-même et son enfant.

Mais, s'il est indispensable que la mère et l'enfant soient en bonne santé, cela n'est plus suffisant. L'art de l'accouchement est devenu l'art de la naissance. L'accent est mis sur l'importance des relations qui se tissent dès la vie intra-utérine entre les principaux acteurs : la mère, le père, l'infans puis le nouveau-né.

Cet ouvrage propose une synthèse de la médecine la plus avancée, tout en privilégiant le facteur humain, car nos spécialités sont confrontées de très près aux désirs, aux émotions de chacun. Il est un guide pratique, mais nous y exprimons des opinions qui ne correspondent pas nécessairement à celles d'autres praticiens, nous y décrivons les équipements que nous souhaitons, même s'ils ne sont pas encore partout présents. Il contient une part d'anticipation et de réflexion personnelle autour de la naissance.

Que le lecteur découvre tantôt le « nous », tantôt le « je » ne doit pas surprendre : chacun a bien sûr écrit à partir de son savoir, l'un sur la femme enceinte, l'autre sur le bébé. Mais l'accoucheur se préoccupe de plus en plus tôt de l'enfant à naître et pour cela il bénéficie des compétences du pédiatre ; parallèlement le pédiatre qui surveillera le bébé est attentif au bon déroulement de la grossesse et s'appuie sur l'expérience de l'obstétricien.

Et c'est pourquoi, essayant de répondre aux interrogations sur la grossesse, et par avance aux questions qu'une jeune mère peut poser à propos de son nouveau-né, nous avons pensé et écrit ce livre à deux. Nous espérons ainsi avoir réussi à vous aider et à aider le petit être qui se forme en vous.

Première partie

1

La grossesse

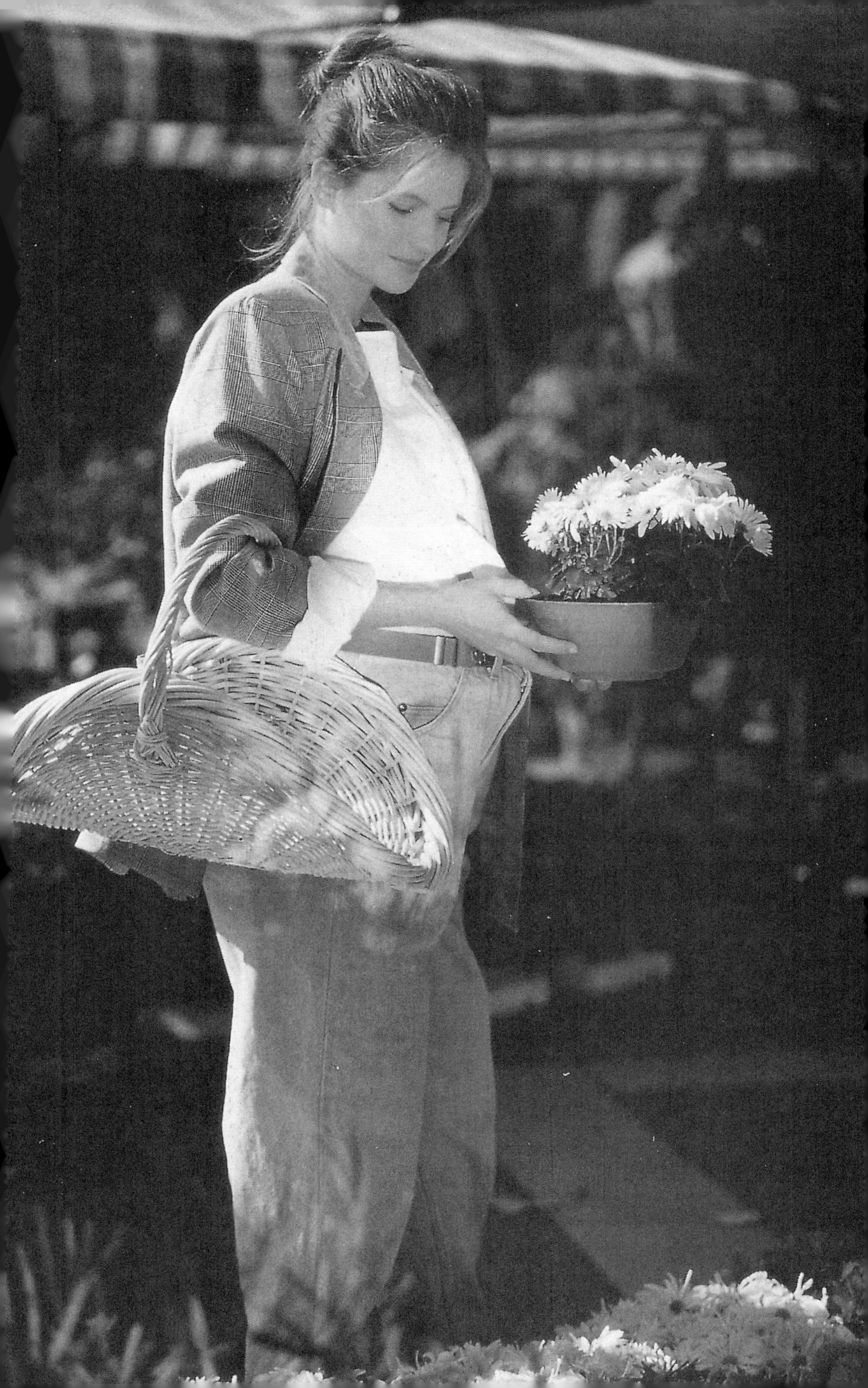

La grossesse

La grossesse

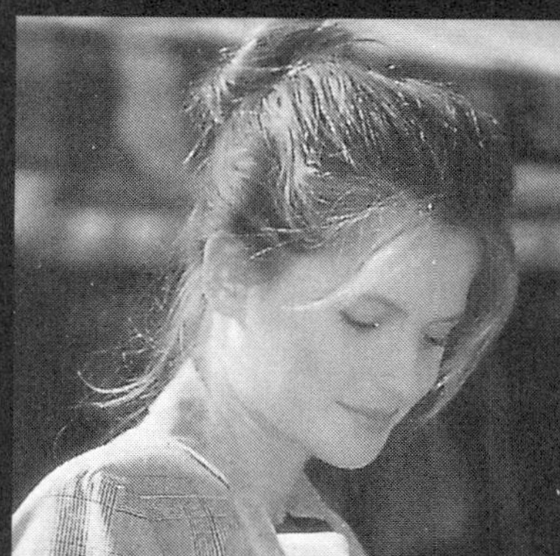

La grossesse

La grossesse

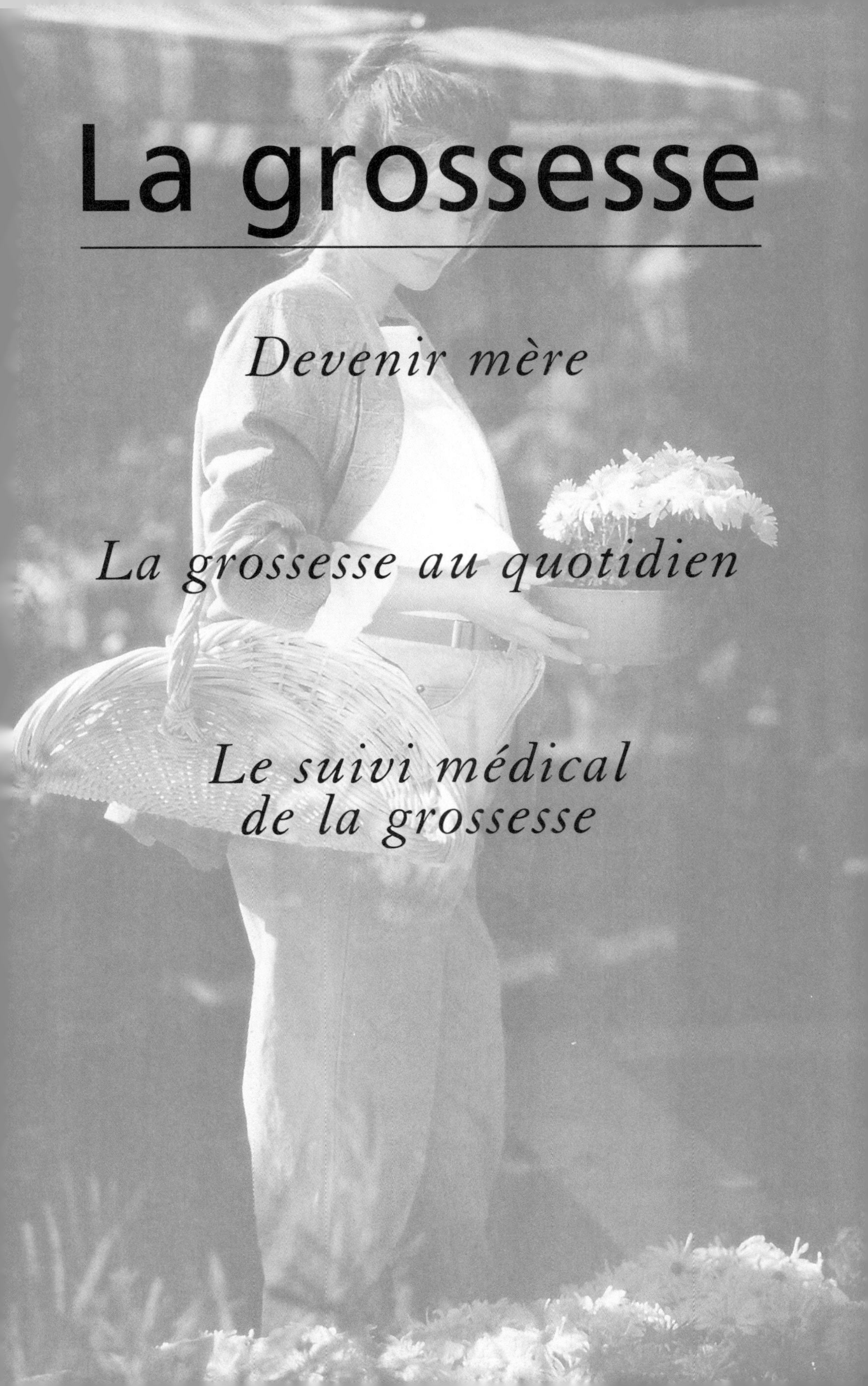

Devenir mère

La grossesse au quotidien

Le suivi médical de la grossesse

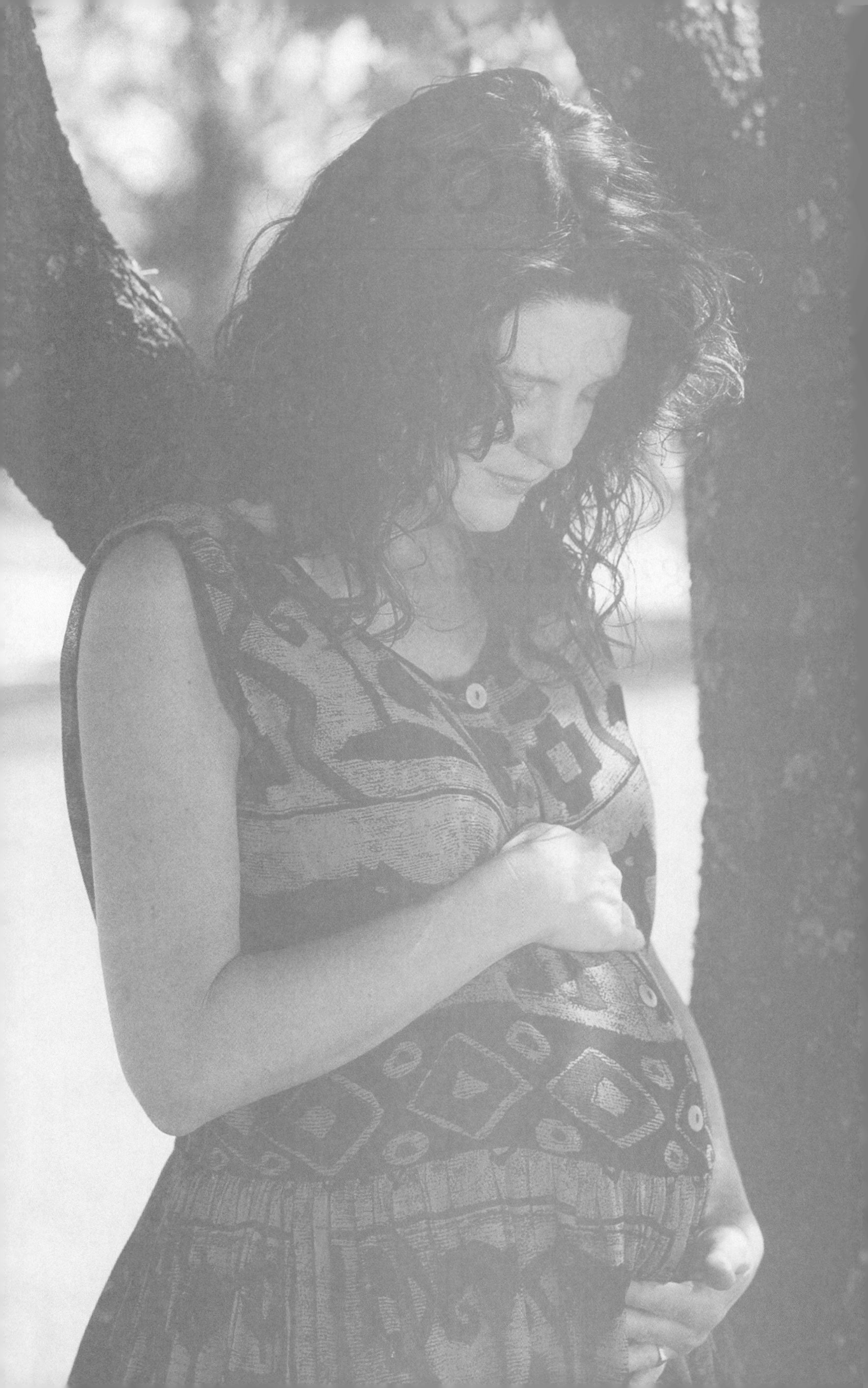

Devenir mère

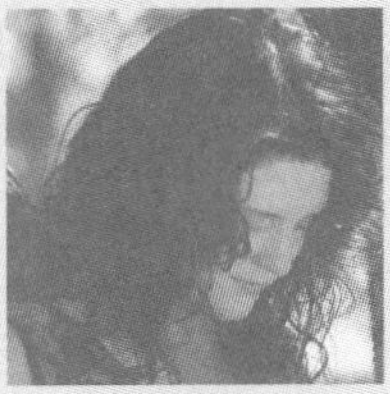

Enceinte, vos premières interrogations

De l'embryon au nouveau-né

Les relations parents-enfant avant la naissance

Enceinte, vos premières interrogations

Enceinte ou pas ?

Certaines femmes se sentent enceintes très tôt ; d'autres traversent les premières semaines de la grossesse sans la moindre perception particulière, sans qu'aucun signe tangible ne vienne renforcer ce qui n'est encore qu'une promesse.

L'aventure du petit humain commence par une véritable explosion de vie ; les deux premières semaines sont les plus denses en événements qui restent pourtant secrets. Pendant cette période, l'intuition seule peut vous prévenir de cette vie que vous abritez, mais ce sixième sens est bien fragile.

Un retard de règles de quelques jours est souvent de bon augure, mais c'est un augure incertain, car l'ovulation a pu être retardée, rallongeant d'autant la durée du cycle. Le gonflement des seins, le ballonnement du ventre, une lassitude, des nausées matinales, signalent souvent une grossesse. Mais aucun de ces signes classiques n'est suffisant, et vous pouvez éprouver ces symptômes, ensemble ou isolés, sans être enceinte.

Un examen de vos premières urines du matin à l'aide de l'un des nombreux tests que vous pouvez faire vous-même à domicile donne une première indication, en quelques heures. Ces tests, très pratiques, ne demandent qu'une petite manipulation de tubes et sont en vente libre en pharmacie.

Les tests de grossesse

Dès le premier jour de retard de règles, votre futur bébé est âgé de 14 jours. C'est peu et pourtant que de métamorphoses en un si court laps de temps ! La cellule initiale s'est déjà multipliée en centaines de cellules. Ce fantastique potentiel s'est développé silencieusement, ou presque.

Dès qu'il est niché dans l'utérus, l'embryon signale son existence par l'émission d'une hormone, dite hCG (hormone gonadotrophine chorionique). Cette hormone, inexistante en temps ordinaire, est détectable dans l'organisme 10 jours après la fécondation. La détection précoce de l'hCG dans les urines ou le sang permet ainsi la mise en évidence de la grossesse avant que n'apparaissent les premiers signes. L'hCG a pour effet de stimuler la production hormonale des ovaires, en particulier de la progestérone et de l'estradiol nécessaires au maintien de la grossesse.

Ne faites pas ce test trop tôt, alors que le taux d'hCG est encore faible, car la réponse serait incertaine. En cas de doute, vous pourrez faire confirmer le résultat par un examen de sang ou d'urine plus sophistiqué, pratiqué par un laboratoire qui vous donnera la réponse le soir même.

Si vous multipliez les dosages, ce qui n'est pas nécessaire, vous constateriez que le taux d'hCG s'élève régulièrement pendant les 6 premières semaines de grossesse. Aux environs de la 9e semaine, il est normal qu'il diminue. Ne vous inquiétez pas si vous constatez cette chute. Les dosages d'hCG sont intéressants au tout début de la grossesse (pendant les deux premières semaines de retard de règles) car ils sont la preuve incontestable qu'un embryon se développe dans votre corps, sans autre manifestation que ce message hormonal. Ce n'est encore qu'un chiffre sur un papier, mais c'est déjà une annonce.

Ne vous précipitez pas trop tôt sur l'échographie, car vous risqueriez d'être déçue. Il faut attendre 5 semaines après l'ovulation (soit 7 semaines après la date des dernières règles) pour discerner sans hésitation les battements cardiaques, sous forme d'un clignotement lumineux. Tout est encore fragile, la nature peut ne pas tenir sa promesse. Il faut que les 10 premières semaines d'aménorrhée se soient écoulées pour que s'éloignent les risques de fausses-couches.

Une des premières questions est celle de la date de l'accouchement. Votre bébé naîtra-t-il en plein été ou pour les premières neiges, au moment des pluies ou au temps des cerises ? Vous embrassez d'une pensée cette période de « couvade » qui s'offre à vous.

À retenir

— Dès le premier jour de retard de règles, votre futur bébé est âgé de 14 jours.

— L'hormone gonadotrophine chorionique (dite hCG) témoigne de la présence de l'embryon dès le 10e jour après la fécondation. Puis son taux va croître régulièrement jusqu'à la 8e-9e semaine où son taux diminue. Cela ne doit pas vous inquiéter.

— Il faut que les 10 premières semaines d'aménorrhée (absence de règles) se soient écoulées pour que s'éloignent les risques de fausses-couches.

Quelle est la date de l'accouchement ?

La durée de la grossesse est de 41 semaines à partir du premier jour des dernières règles. C'est une donnée moyenne, c'est-à-dire sujette à des variations de quelques jours en plus ou en moins. En fait, on ne sait pas avec précision la durée normale de la gestation, ce qui explique que tout le monde ne compte pas de la même façon (à quelques jours près). Une question reviendra sans cesse au cours de vos entretiens médicaux et administratifs : « Quelle est la date de vos dernières règles ? » Notez cette date, car elle indique celle de votre ovulation, qui se situe 14 jours plus tard si vous avez un cycle régulier. On admet que la date de l'ovulation correspond à la date de la conception.

Pour calculer la date présumée de votre accouchement, il faut ajouter 9 mois à la date de la conception, ou ajouter 9 mois plus 15 jours à la date de vos dernières règles. Prenons un exemple : le premier jour de vos dernières règles est un 1er janvier. Vous avez donc probablement ovulé le 15 janvier et, par conséquent, vous accoucherez vers le 15 octobre. Cette date est une estimation, vous avez peu de chances d'accoucher exactement ce jour-là, mais elle représente un repère médical qu'il ne faudra guère dépasser, car la prolongation de la durée normale de la grossesse comporte des risques pour votre bébé. Dans certains cas, vous connaissez votre date de fécondation avec précision : le rapport sexuel a été unique au cours du cycle ; vous avez fait une courbe de température (le jour de l'ovulation correspondant au point le plus bas avant la montée thermique à 37 °C) ; ou encore dans le cadre d'un traitement de stérilité votre ovulation a été déclenchée artificiellement, ou vous avez bénéficié d'une insémination artificielle.

Les médecins évaluent la durée de la grossesse en « semaines d'aménorrhée ». L'aménorrhée est l'absence de règles. Votre grossesse est donc comptée à partir du premier jour de vos dernières règles. Cette convention répond à l'imprécision fréquente de la date de conception, alors que les femmes se souviennent presque toujours de la date de leurs règles.

Cependant, si vous avez des cycles irréguliers à ovulation variable ou une incertitude sur la date de conception, une échographie pratiquée entre la 6e et la 14e semaine d'aménorrhée permettra de dater l'âge de l'embryon, à trois jours près, et viendra corriger la première estimation. Tous ces efforts pour connaître l'âge exact de votre bébé ne sont pas inutiles. Connaître son âge précis nous aide à suivre sa croissance, et donc à éviter sa venue trop précoce ou trop tardive, en un mot, à mieux préparer son arrivée. Les écarts observés autour de la valeur

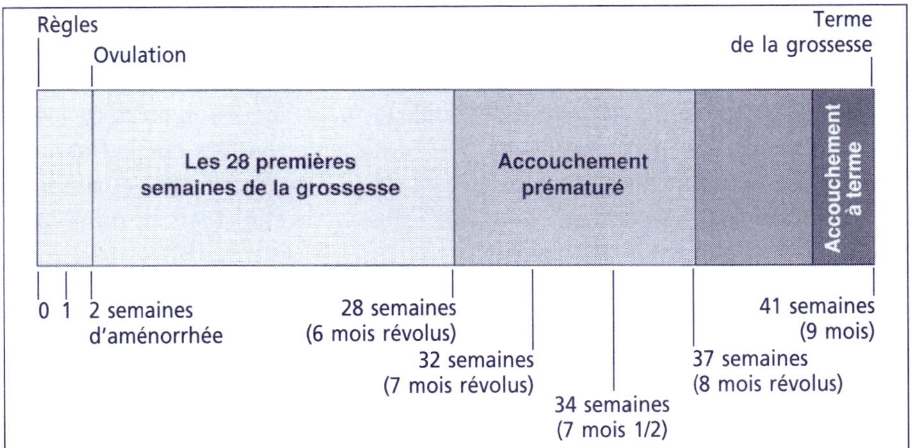

L'âge du bébé *in utero* correspond au nombre de semaines d'aménorrhée moins deux.

Les semaines d'aménorrhée

DATES DES DERNIÈRES RÈGLES (cases blanches)

DATE PRÉVUE DE L'ACCOUCHEMENT (cases en couleur)

Ce calendrier permet de calculer la date théorique d'accouchement. Si vous repérez sur la première ligne la date de vos dernières règles, vous trouverez juste en dessous (en couleur) la date probable de votre accouchement.

JANV.	1 2 3 4 5 6 7 8 9 10 11 12 13 14 15 16 17 18 19 20 21 22 23 24 25 26 27 28 29 30 31	JANV.
OCT.	15 16 17 18 19 20 21 22 23 24 25 26 27 28 29 30 31 1 2 3 4 5 6 7 8 9 10 11 12 13 14	NOV.
FEV.	1 2 3 4 5 6 7 8 9 10 11 12 13 14 15 16 17 18 19 20 21 22 23 24 25 26 27 28	FEV.
NOV.	15 16 17 18 19 20 21 22 23 24 25 26 27 28 29 30 1 2 3 4 5 6 7 8 9 10 11 12	DEC.
MARS	1 2 3 4 5 6 7 8 9 10 11 12 13 14 15 16 17 18 19 20 21 22 23 24 25 26 27 28 29 30 31	MARS
DEC.	13 14 15 16 17 18 19 20 21 22 23 24 25 26 27 28 29 30 31 1 2 3 4 5 6 7 8 9 10 11 12	JANV.
AVRIL	1 2 3 4 5 6 7 8 9 10 11 12 13 14 15 16 17 18 19 20 21 22 23 24 25 26 27 28 29 30	AVRIL
JANV.	13 14 15 16 17 18 19 20 21 22 23 24 25 26 27 28 29 30 31 1 2 3 4 5 6 7 8 9 10 11	FEV.
MAI	1 2 3 4 5 6 7 8 9 10 11 12 13 14 15 16 17 18 19 20 21 22 23 24 25 26 27 28 29 30 31	MAI
FEV.	12 13 14 15 16 17 18 19 20 21 22 23 24 25 26 27 28 1 2 3 4 5 6 7 8 9 10 11 12 13 14	MARS
JUIN	1 2 3 4 5 6 7 8 9 10 11 12 13 14 15 16 17 18 19 20 21 22 23 24 25 26 27 28 29 30	JUIN
MARS	15 16 17 18 19 20 21 22 23 24 25 26 27 28 29 30 31 1 2 3 4 5 6 7 8 9 10 11 12 13	AVRIL
JUIL.	1 2 3 4 5 6 7 8 9 10 11 12 13 14 15 16 17 18 19 20 21 22 23 24 25 26 27 28 29 30 31	JUIL.
AVRIL	14 15 16 17 18 19 20 21 22 23 24 25 26 27 28 29 30 1 2 3 4 5 6 7 8 9 10 11 12 13 14	MAI
AOUT	1 2 3 4 5 6 7 8 9 10 11 12 13 14 15 16 17 18 19 20 21 22 23 24 25 26 27 28 29 30 31	AOUT
MAI	15 16 17 18 19 20 21 22 23 24 25 26 27 28 29 30 31 1 2 3 4 5 6 7 8 9 10 11 12 13	JUIN
SEPT.	1 2 3 4 5 6 7 8 9 10 11 12 13 14 15 16 17 18 19 20 21 22 23 24 25 26 27 28 29 30	SEPT.
JUIN	14 15 16 17 18 19 20 21 22 23 24 25 26 27 28 29 30 1 2 3 4 5 6 7 8 9 10 11 12 13	JUIL.
OCT.	1 2 3 4 5 6 7 8 9 10 11 12 13 14 15 16 17 18 19 20 21 22 23 24 25 26 27 28 29 30 31	OCT.
JUIL.	14 15 16 17 18 19 20 21 22 23 24 25 26 27 28 29 30 31 1 2 3 4 5 6 7 8 9 10 11 12 13	AOUT
NOV.	1 2 3 4 5 6 7 8 9 10 11 12 13 14 15 16 17 18 19 20 21 22 23 24 25 26 27 28 29 30	NOV.
AOUT	14 15 16 17 18 19 20 21 22 23 24 25 26 27 28 29 30 31 1 2 3 4 5 6 7 8 9 10 11 12	SEPT.
DEC.	1 2 3 4 5 6 7 8 9 10 11 12 13 14 15 16 17 18 19 20 21 22 23 24 25 26 27 28 29 30 31	DEC.
SEPT.	13 14 15 16 17 18 19 20 21 22 23 24 25 26 27 28 29 30 1 2 3 4 5 6 7 8 9 10 11 12 13	OCT.

La date d'accouchement

moyenne de la durée de gestation naturelle démontrent que la maturité fœtale est sujette à variations. On a évoqué la possibilité de variations selon l'origine ethnique des femmes et selon le mode d'alimentation maternelle, mais aucune conclusion précise ne peut être tirée des études actuellement disponibles. De même on a suggéré une influence cosmique. Il est difficile de conclure car si effet il y a, il est faible. Mais une étude récente portant sur plus de 12 millions de naissances en France en quatorze années permet de retrouver des fluctuations du nombre de naissances selon les cycles lunaires.

Le temps que dure la grossesse

— Les médecins évaluent la durée de la grossesse en semaines d'aménorrhée, c'est-à-dire d'absence de règles.
— Votre grossesse est donc comptée à partir du premier jour de vos dernières règles. Sa durée moyenne est de 41 semaines.
— Pour calculer la date présumée, ajoutez 9 mois à la date de la conception ou 9 mois plus 15 jours à la date de vos dernières règles.

Où accoucher ?

Pour beaucoup d'entre vous, le choix de l'endroit où vous irez accoucher est simple :

■ Votre gynécologue exerce dans une clinique ou dans un service hospitalier et il surveillera votre grossesse. Cela est tout naturel pour vous qui le connaissez, qui l'appréciez. Vous allez le suivre sans hésitation.

■ Peut-être tenez-vous moins à tel accoucheur qu'à une méthode d'accouchement dont vous voulez impérativement bénéficier. Vous êtes alors prête à faire des kilomètres pour profiter de la péridurale, de la préparation en piscine ou de l'haptonomie par exemple. Vous irez vous inscrire là où cette méthode est pratiquée, afin d'y être suivie pendant votre grossesse, de vous familiariser avec les lieux et de vous préparer comme vous le souhaitez.

■ Peut-être vos précédentes grossesses ont-elles été compliquées, ou bien celle-ci est-elle cataloguée d'emblée comme « à risques ». Dans ce cas, vous irez accoucher dans un hôpital, pourvu de services médicaux ultra-spécialisés pour vous ou votre bébé, en particulier un service de néonatologie, voire un service de chirurgie du nouveau-né.

Mais il arrive aussi que les futures mères n'aient aucune idée préalable. Je vais donc tenter de leur fournir quelques éléments d'information et de réflexion, tout en sachant que le choix d'une « maternité » se fait le plus souvent sur un coup de cœur et non sur une liste d'éléments rationnels.

La « maternité » est bien le lieu où votre maternité va éclore. L'intensité des premiers contacts avec votre enfant va décupler l'importance des quelques jours que vous y passerez. C'est pourquoi, hormis la sécurité que vous êtes en droit d'exiger pour vous et votre bébé, l'esprit de l'équipe, l'atmosphère du service, la considération dont vous serez entourée, l'aide et la discrétion que l'on vous offrira, sont autant de facteurs importants pour inaugurer votre maternité. Il est bien difficile d'apprécier ces paramètres à l'avance. Le bouche à oreille et le récit de vos amies, si elles ont les mêmes exigences que vous, vous renseigneront de façon vivante. En revanche, votre gynécologue ou votre sage-femme sauront vous donner des réponses sur des points très précis.

En France, sur près de 1 000 « maternités », la moitié relève du secteur de la médecine publique, l'autre moitié du secteur de la médecine libérale. Les « petites » maternités qui n'assurent pas trois cents accouchements dans l'année sont ou seront fermées si elles ne garantissent pas la sécurité médicale nécessaire. Il faudra donc éventuellement vous rendre à la ville voisine pour accoucher. C'est la rançon des temps modernes.

Les différents types de maternité

Plusieurs types d'établissement offrent une « maternité ».

➤ *Les hôpitaux*

Vous êtes prise en charge à 100 % par la Sécurité sociale pour une durée maximale de 12 jours.

— Le CHU (centre hospitalier universitaire) : hôpital exerçant une fonction de suivi médical et ayant un rôle de recherche et d'enseignement auprès des étudiants.

— Le CHR (centre hospitalier régional) : même fonction que le CHU, mais regroupant toute une région.

— L'hôpital général : hôpital exerçant uniquement une fonction médicale, sans fonction reconnue d'enseignement ni de recherche.

➤ *Les cliniques privées*

Elles peuvent être :

— Conventionnées : les frais de séjour sont pris en charge à 100 % par la Sécurité sociale, vous n'aurez rien à payer, à part les frais supplémentaires de confort (chambre particulière, etc.), remboursés par certaines mutuelles. Vérifiez à l'avance les conditions de votre mutuelle, la différence entre le remboursement de la Sécurité sociale et le prix effectif du séjour étant à la charge de l'assurée.

— Agréées : vous serez remboursée ultérieurement à 80 % du tarif, mais lors de votre hospitalisation, il vous faudra avancer les frais de séjour et les honoraires.

— Non agréées : aucun remboursement n'est prévu.

L'accouchement à domicile

Certains pays comme la Hollande réalisent 30 % de leurs accouchements à domicile. Les habitudes et l'organisation médicale de la plupart des pays européens ne s'y prêtent guère. Je déconseille l'accouchement à domicile, car il ne permet pas d'agir aussi rapidement que cela peut être nécessaire, tant pour la mère que pour l'enfant (anesthésie, réanimation, intervention chirurgicale). Même un accouchement présumé sans problème comporte une part de risques difficile à prévoir. Il est bien compréhensible d'avoir envie d'accoucher dans son cadre familier et d'échapper à la sensation de dépersonnalisation et de déshumanisation des grands centres hospitaliers ou des cliniques. Cependant, la solution n'est pas de sacrifier la sécurité à l'intimité, mais de préserver l'intimité et le respect des couples et du bébé dans un cadre qui assure la sécurité. Actuellement, un mouvement d'accueil attentionné se développe dans bon nombre de maternités afin d'assurer à la fois sécurité et environnement affectif.

Qui suivra la grossesse ? l'accouchement ?

Votre médecin traitant ou votre gynécologue habituel peut confirmer votre grossesse, mais il ne pourra pas vous assister à la naissance s'il n'a pas la formation d'obstétricien. Habituellement une sage-femme ou un gynécologue-obstétricien suivra votre grossesse et votre accouchement jusqu'aux suites de couches.

Les éléments de sécurité à la maternité

Une maternité assurant la sécurité de la mère comme celle de l'enfant offre les moyens d'une bonne surveillance :
— une équipe assez nombreuse capable de faire face à plusieurs accouchements simultanés ;
— un matériel de réanimation complet à proximité de la salle de naissance ;
— des appareils de monitoring pour enregistrer le cœur du bébé pendant le travail ;
— un anesthésiste disponible 24 heures sur 24 ;
— une salle d'opération exclusivement réservée aux césariennes ;
— un pédiatre facile à joindre à tout moment.
L'esprit qui anime l'équipe, la façon dont elle utilise les possibilités techniques et humaines sont les éléments les plus importants.

La sage-femme

Huit mille sages-femmes assurent en France la moitié des accouchements, soit près de 400 000 par an. La sage-femme ne fait pas partie du personnel paramédical, mais du personnel médical. C'est une profession presque exclusivement féminine, bien qu'ouverte aux hommes depuis peu (on n'a pas encore trouvé de nom pour ces « sages-hommes »). Le diplôme nécessite 4 ans d'études après le baccalauréat.

Les sages-femmes exercent de diverses manières :

— sages-femmes intégrées dans une maternité, hôpital ou clinique, où elles font la plupart des accouchements ;

— sages-femmes de la PMI (protection maternelle et infantile) qui, en liaison avec la maternité, surveillent votre grossesse soit au centre de PMI, soit à domicile en cas de difficultés ;

— sages-femmes en exercice libéral, qui suivent les femmes enceintes et assurent la préparation à la naissance à leur domicile professionnel. Elles peuvent également faire les accouchements en clinique. Ces sages-femmes libérales sont de moins en moins nombreuses. Autrefois, elles effectuaient la majorité des accouchements à domicile.

À la différence de l'infirmière, la sage-femme peut prescrire un traitement dans le domaine qui est le sien. Vous pouvez la rencontrer aux consultations prénatales durant la grossesse, sauf à la première consultation qui comporte un examen général, effectué par un médecin. Vous la rencontrerez également lors de la préparation à la naissance, et de la réalisation des échographies, de la surveillance du travail et au cours des accouchements normaux. La sage-femme s'occupera du nouveau-né à la naissance, assurera les premiers soins urgents et vous assistera en suites de couches. En particulier, elle vous guidera dans l'alimentation de votre enfant. Enfin, elle pourra envisager avec vous votre contraception ultérieure.

Le gynécologue-obstétricien

C'est « l'accoucheur ». Il y en a 2 000 en France, en majorité des hommes, mais la profession a tendance à se féminiser. L'accoucheur suit les grossesses « normales » et en priorité celles à problèmes. Il intervient lors des accouchements compliqués. Chaque maternité s'assure la compétence d'un accoucheur de garde, disponible 24 heures sur 24.

Jusqu'au XVIIIe siècle, la mise au monde entre femmes restait la norme. Lorsque la naissance devint d'intérêt médical, la présence de médecins (tous hommes) aux accouchements se généralisa. Mais les premiers transgressaient un interdit et devaient se déguiser en femme. Le Dr Wertt, chirurgien à Hambourg, accusé d'avoir assisté à un accouchement déguisé en matrone, fut pour ce fait condamné à mort et exécuté en 1522 !

Que l'établissement dans lequel vous allez accoucher soit public ou privé, il me paraît indispensable que vous soyez suivie par la même personne au cours de votre grossesse. Ainsi sont créées les conditions favorables à un climat de confiance. Il serait souhaitable que cette relation se poursuive jusqu'au jour de l'accouchement. Malheureusement, la présence du consultant est ce jour-là plus qu'aléatoire. Compte tenu de l'astreinte liée à une disponibilité permanente, l'accoucheur est souvent associé à un ou plusieurs confrères. Tout dépend de son tour de garde ou de l'accord que vous aurez passé avec lui. Les établissements publics ont un système d'équipes tournantes destiné à assurer un personnel suffisant nuit et jour. Se trouver face à la personne qui vous a préparée et suivie relève du hasard, mais si l'esprit qui anime l'équipe est cohérent, vous ne serez pas désorientée. Toutes les femmes n'attachent pas la même importance à la personne qui les accouche, mais vous serez plus à l'aise si vous savez à l'avance dans quel système vous vous trouvez.

De nets efforts ont été faits ces dernières années dans les établissements publics pour personnaliser la relation et mieux considérer la femme enceinte, notamment en lui offrant des rendez-vous précis avec un seul interlocuteur.

Comment choisir sa maternité ?

La maternité n'est pas seulement un lieu d'accouchement. Votre bébé va y tisser ses premiers liens avec le monde extérieur, va prendre confiance et « décider que le monde est bon ». C'est dans la maison de ses premiers jours que vous allez vous découvrir mutuellement. L'intensité du contact est telle que ces instants resteront gravés dans votre mémoire. Or je me rends compte que trop nombreuses sont les femmes qui gardent un mauvais souvenir de leur séjour à la maternité.

Trop souvent tout se passe comme si les femmes enceintes étaient tout juste tolérées et devaient se faire toutes petites pour être acceptées. La mère avec son enfant doit se sentir chez elle à la maternité.

Vous vous rendrez compte de l'atmosphère plus ou moins stricte de la maternité, au cours des visites prénatales et de la préparation à l'accouchement, selon la qualité et la diversité des méthodes proposées.

Les critères pour choisir la bonne maternité

Renseignez-vous sur :
— la place du père dans cette institution ;
— l'accueil du bébé en salle de naissance ;
— le soutien à l'allaitement ;
— la souplesse des horaires des tétées ou des biberons ;
— la possibilité de garder votre bébé près de vous autant que vous le souhaitez ou de le confier si vous êtes fatiguée ;
— la possibilité de recevoir vos enfants plus grands ;
— la flexibilité des horaires de visite ;
— la durée du séjour après l'accouchement que pratique la maternité.

L'inscription à la maternité

La planification des accouchements au sein d'un établissement est nécessaire afin de pouvoir assurer une surveillance médicale continue. Ainsi, chaque maternité admet un nombre de femmes déterminé par mois. En conséquence, les délais pour s'inscrire varient d'une maternité à l'autre. Les grands centres de pointe ou les maternités en vogue sont très recherchés. Vous devrez vous y inscrire très tôt, quasiment après quelques jours de retard de règles, ou en tout cas dès que vous avez la confirmation biologique de la grossesse.

Lors de votre inscription, on vous demandera la date de vos dernières règles. Votre interlocuteur calculera rapidement la date présumée de votre accouchement. Si le quota de femmes susceptibles d'accoucher au même moment est déjà atteint, votre inscription ne sera pas reçue et vous devrez aller vous inscrire ailleurs. À noter qu'il y a certains mois où l'on accouche davantage : le baby-boom des mois d'avril et mai correspond à la période de conception des grandes vacances.

Il faut surtout que vous soyez parfaitement informée de l'esprit de la maternité et des services médicaux qui vous seront offerts. Ainsi il n'y aura ni malentendu ni déception.

La déclaration de grossesse, le carnet de maternité

Il est conseillé de consulter tôt, dès le courant du 2e mois, afin de dépister précocement un éventuel problème. Votre médecin vient de vous confirmer que vous êtes enceinte. Il établit la déclaration de grossesse après une visite médicale et une prescription d'examens obligatoires. Il vous remet la déclaration de grossesse qui comprend 3 volets.

Immédiatement après la consultation, ou au plus tard avant la fin de la 15e semaine d'aménorrhée, vous devez envoyer les deux premiers volets bleus à la Caisse d'allocations familiales ou à l'organisme équivalent chargé de vous verser les prestations familiales, afin de ne pas perdre une partie de vos droits.

Une fois les examens de laboratoire pratiqués, vous adresserez le feuillet rose à l'organisme d'assurance maladie-maternité avec les feuilles de soins correspondant aux examens médicaux et de laboratoire. Vous enverrez également le 3e volet bleu à l'organisme chargé de vous verser les prestations familiales.

Lorsque ces deux organismes auront reçu ces imprimés, ils vous adresseront toutes les informations nécessaires pour effectuer les démarches afin de bénéficier des droits liés à votre grossesse. Vous recevrez votre guide de surveillance de la mère et du nourrisson où vous trouverez tous les documents à utiliser pendant la grossesse, au moment de l'accouchement et après. Pour vous faciliter la tâche, vous recevrez un récapitulatif des dates limites auxquelles doivent être effectués certains examens obligatoires. Toutes ces questions sont détaillées à la fin du livre, dans le chapitre « Conseils pratiques ».

Si vous comptez faire garder votre enfant, très vite il faudra vous préoccuper de la personne ou de l'institution à qui vous pourrez le confier. Les places de qualité sont trop rares pour que vous attendiez le dernier moment. Pour le développement de votre bébé comme pour votre tranquillité et votre disponibilité, il est essentiel de bien réfléchir au choix du mode de garde ; nous y reviendrons dans la troisième partie.

Pourquoi il ne faut pas attendre pour consulter

— Il est conseillé de consulter dès le courant du 2e mois.
— Vous devez adresser au plus tard avant la 15e semaine d'aménorrhée aux organismes désignés – le plus souvent la Caisse d'allocations familiales et la Sécurité sociale – la déclaration de grossesse établie par le médecin une fois les examens de laboratoire pratiqués.
— Vous recevrez ensuite votre guide de surveillance de la mère et du nourrisson.
— Occupez-vous le plus tôt possible du choix du mode de garde de votre bébé.

Questions à propos de la maternité

Depuis 1999, les décrets de périnatalité ont instauré en France trois types de maternité, I, II, III, selon les possibilités de prise en charge médicale du nouveau-né, les grossesses à très haut risque d'accouchement prématuré, par exemple, doivent être suivies en type III. À l'inverse, en absence de pathologie, une maternité de type I est amplement suffisante voire bénéfique. Les maternités se sont mises à travailler en réseau, ainsi, dans l'éventualité de survenue d'une pathologie en cours de grossesse, vous pouvez être transférée momentanément ou définitivement dans une maternité plus adaptée à votre cas.

La présence du père

Votre compagnon peut-il rester près de vous lors de l'accouchement ? Doit-il sortir à la naissance du bébé ? En cas de forceps ou de césarienne sous péridurale pourra-t-il vous assister si vous le souhaitez ? Pourra-t-il rester avec le bébé quand on lui donnera ses premiers soins hors de la salle de naissance ? Les jours suivants, pourra-t-il venir vous voir aussi souvent qu'il le souhaite ? Pourra-t-il aider aux soins de puériculture ? Pourra-t-il dormir dans la même chambre que vous et dans ce cas disposera-t-il d'un fauteuil, d'un lit pliant ou d'un véritable lit ? Enfin, une amie ou un parent sont-ils acceptés au cas où le père ne serait pas présent pendant la naissance ?

L'accueil du bébé

Comment est accueilli le bébé ? Pouvez-vous le garder sur votre ventre avant les premiers soins ? Peut-on le baigner ? Favorise-t-on la tétée précoce dès l'accouchement ? Votre bébé sera-t-il auprès de vous autant que vous le souhaitez, ou doit-il rester en pouponnière ? Pouvez-vous participer aux soins du bébé ? Pouvez-vous vous faire aider si vous êtes fatiguée ?

L'allaitement

Que fait-on pour aider le démarrage de l'allaitement, si vous le désirez : mise au sein précoce, tétées à la demande ? Y a-t-il une grande proportion de femmes qui allaitent dans cette maternité ? Démarrer un allaitement dans un environnement plus ou moins hostile est difficile. Dans les maternités à forte proportion d'alimentation artificielle, il est d'usage de retirer leur bébé aux mères la nuit, ce qui compromet la montée laiteuse. Qui sera votre interlocuteur en cas de problèmes ?
Si vous n'allaitez pas, qui donne les biberons ? Sont-ils à heures fixes ou à la demande ? Pouvez-vous intervenir dans le choix du lait ?

L'hôtellerie

Une chambre particulière est-elle possible ? Conduit-elle à un supplément financier ? Si vous avez des contraintes alimentaires, pour des raisons religieuses ou médicales, vous sera-t-il possible de les respecter ? Des plateaux de repas sont-ils disponibles pour les visiteurs ? Y a-t-il le téléphone dans toutes les chambres ? Pouvez-vous habiller votre bébé avec ses propres vêtements ?
Renseignez-vous sur les services assurés d'office par la maternité et qui ne seront pas facturés. Dans certains cas, vous pourrez avoir à régler les couches ou les médicaments.

Les visites

En règle générale, les visites dans une maternité sont autorisées l'après-midi, jusque vers 19-20 heures. Deux ou trois visiteurs par personne sont tolérés et si cette consigne n'est guère respectée, c'est bien dommage, car une jeune accouchée est très rapidement fatiguée par ces visites qui la rendent parfois indisponible pour son bébé.
Si vous avez un ou des enfants plus âgés, pourront-ils venir voir le petit frère ou la petite sœur, y a-t-il un lieu prévu à cet usage ?

De l'embryon au nouveau-né

L'embryon au long des légendes et des siècles

Selon les témoignages archéologiques, les toutes premières représentations de la fécondité sont celles d'une déesse, mère de toute vie humaine, animale et végétale. Dans l'Antiquité égyptienne, l'enfant est apporté par un papillon ou un ibis pendant le sommeil. Chez certaines peuplades primitives, soumises aux forces de la nature et des esprits, les grossesses sont provoquées par des contacts fortuits avec les animaux, oiseaux, ou crapauds, qui fécondent les femmes par la bouche ou par les voies génitales. Dans les îles australiennes, c'est le vent qui est responsable de la fécondité.

■ Six siècles avant notre ère, en Grèce, Pythagore soupçonne déjà que la procréation peut être le résultat de l'union des semences masculine et féminine, mais cette intuition ne s'imposera pas les siècles suivants. En effet, au Ve siècle avant J.-C., Platon, pour qui toute perfection est à trois termes, envisage la procréation comme une entité triangulaire : un être donne la semence, un être la reçoit et un nouvel être humain vient compléter le triangle. Pour Aristote aussi, la matrice n'est que le réceptacle dans lequel se développe la semence masculine, grâce au sang des règles qui la nourrit. Pour les penseurs de l'Inde ancienne, c'est le sperme et le sang des règles qui permettent au fœtus de se développer dans le sein maternel avec l'aide des dieux.

■ Au début du premier millénaire, l'incendie de la bibliothèque d'Alexandrie détruisit les connaissances accumulées depuis l'Antiquité. Il fallut à nouveau des siècles pour reconstituer les recherches ainsi anéanties. L'étude de l'anatomie humaine n'étant pas pratiquée, les savants se contentaient d'observer l'anatomie animale, d'imaginer la physiologie à partir des organes, et de transposer leurs observations à l'homme.

■ Au IVe siècle, certains médecins (Mondini De Luzzi) commencent à pratiquer la dissection du corps humain, quoiqu'elle passe encore pour sacrilège. Et ce n'est qu'au XVIe siècle qu'André Vesale et ses élèves entreprennent à nouveau d'explorer systématiquement l'anatomie humaine. Les organes morts sont étudiés, mais la physiologie des appareils génitaux, c'est-à-dire leur fonctionnement pendant la vie, donnera lieu à bien des controverses jusqu'à la fin du XIXe siècle.

■ Au XVIIe siècle pour le savant Harvey, la grossesse est la conséquence d'une soudaine flambée intérieure du corps féminin au cours d'un rapprochement sexuel, flambée qui se termine par le placement de l'œuf dans la matrice. Harvey pense que, à l'instar de la poule, toutes les femelles animales pondent des œufs. Pourquoi pas la femme ! C'est la théorie dite « oviste » de la reproduction.

Reinier De Graaf, en 1672, comprend que les ovaires, appelés jusque-là « testicules féminins », contiennent les ovules qui sont l'apport des femmes à la fécondation. Cette découverte du « gamète » féminin avant la lettre fait grand bruit et provoque beaucoup de polémiques.

En 1677, Leeuwenhoek observe le sperme au microscope et révèle qu'il contient une multitude de petits poissons, ou têtards, appelés animalcules spermatiques, où il croit distinguer les deux sexes en réduction. Un autre chercheur, Nicolas Hartsoeker, imagine que toutes les générations existent depuis toujours à l'infini. Buffon réfute fermement cette théorie. Selon d'autres scientifiques, tel Charles Bonnet, l'ovaire lui aussi contient les embryons femelles d'une multitude de générations, emboîtés selon le système des poupées russes

■ Au début du XIXe siècle, certains scientifiques développent encore des théories fumeuses sur la fécondation.

Mais ce siècle est celui de la révolution biologique : la cellule et son potentiel reproductif sont enfin compris. La cellule se multiplie simplement en se divisant en deux. L'ovule et le spermatozoïde sont également des cellules, mais leur reproduction est plus complexe.

Le mécanisme de la fusion des deux cellules paternelle et maternelle sera découvert par deux Allemands, Ernst Haeckel et Oskar Hertwig. Ils observent un ovule et un spermatozoïde d'oursin ; ceux-ci se rapprochent et fusionnent pour

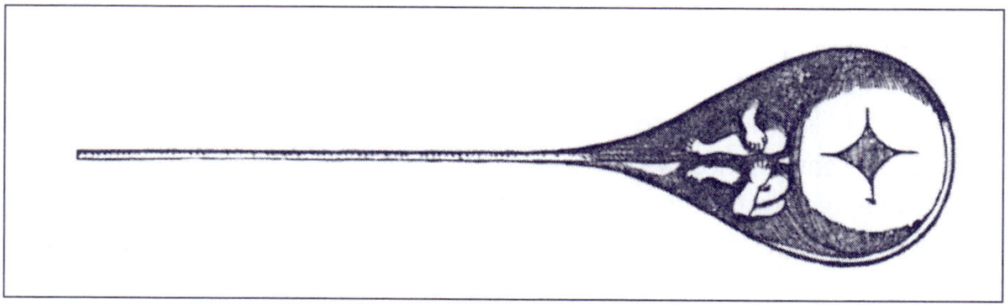

Le spermatozoïde tel qu'on se le représentait au XVIIe siècle, sous la loupe du microscope : un « animalcule », un petit homme en réduction, replié dans la tête du « ver spermatique » (d'après l'*Essai de dioptrique de Hartsoeker, in* P. Damon, *Le Mythe de la procréation à l'âge baroque*).

former la première cellule d'un nouvel oursin. En 1883, Van Beneden découvre l'existence des chromosomes, puis constate que chaque cellule issue de la fécondation compte le même nombre de chromosomes que chacune des cellules reproductrices. Déjà auparavant, en 1867, Mendel avait fait connaître les résultats de ses recherches sur les lois de l'hérédité. Thomas Hunt Morgan, lui, découvre qu'un chromosome est un chapelet de gènes qui joue un rôle défini dans la genèse de l'embryon. C'est aussi à la fin du XIXe siècle que sera pratiquée la première insémination artificielle du sperme d'un homme qui souffrait d'une impossibilité d'érection. Cette thérapeutique d'insémination n'a été publiée dans les ouvrages scientifiques que 25 ans plus tard, l'Église y étant totalement opposée.

■ Au XXe siècle, génétique et biologie moléculaire se rencontrent. En 1953, James Watson et Francis Crick découvrent que les gènes sont des fragments d'ADN (acide désoxyribonucléique) disposés sur des chromosomes, et cette découverte leur vaudra le prix Nobel. L'ADN est un composé relativement simple qui ne compte que 4 éléments répétés des milliers de milliards de fois. Grâce à une infinité de combinaisons entre ces éléments chacun des milliards d'êtres humains existant ou ayant existé est différent des autres.

La fécondation humaine *in vitro*, réalisée par Steptoe et Edwards en 1978 en Angleterre, permet de voir en direct au microscope les gamètes humains se féconder et d'observer les premiers stades du développement de l'embryon humain. Cette technique a été proposée pour pallier certaines formes de stérilité qui rendent impossible la fusion de ces gamètes dans leur lieu habituel. Elle favorise cette rencontre au laboratoire dans une éprouvette, avant de rendre l'embryon à l'utérus maternel 48 heures plus tard. Amandine, le premier bébé éprouvette français, est née en 1982, à la suite des travaux que j'ai menés en collaboration avec le biologiste Jacques Testart à l'hôpital Antoine-Béclère de Clamart. En avril 1986, nous avons également obtenu les premières naissances françaises d'enfants « venus du froid », c'est-à-dire issus d'embryons ayant été congelés pendant plusieurs mois. Cette congélation est destinée à augmenter les chances de réussite de la fécondation *in vitro*.

Les préfaces de la vie

Arrêtons-nous un instant sur ce qui justement ne s'arrête jamais : la vie. La cellule est la plus petite entité de vie organisée. Mais qu'est-ce que la cellule ? Elle est constituée d'un noyau au centre contenant le capital génétique (qui serait le jaune de l'œuf), entouré d'un cytoplasme (une sorte de gelée qui serait le blanc), le tout enveloppé par une membrane (qui serait la coquille). Nous sommes formés de milliards de cellules qui vont acquérir des spécialités : cellules du sang, cellules nerveuses, cellules musculaires, cellules de défense contre l'infection, cellules de la reproduction, etc.

Les cellules sont en perpétuel renouvellement et la vie cellulaire coexiste avec la mort cellulaire. La vie est permanente, mais qu'en est-il de la personne humaine ? Faut-il considérer l'embryon, qui est le résultat de l'ovule et du spermatozoïde, comme une personne humaine ? Ou bien attendre le stade de la nidation, c'est-à-dire le moment où l'embryon va s'implanter dans l'utérus maternel ? Ou encore quelques semaines plus tard, lorsque apparaîtra l'ébauche du système nerveux ? N'est-ce pas plutôt à partir du seuil de viabilité du fœtus que l'on pourra parler d'être humain ? Toutes ces questions invitent à connaître comment la nature crée un être humain.

Le passage en 9 mois d'une cellule d'un dixième de millimètre et d'un poids insignifiant à un enfant de plus de 3 kg reste une énigme. La compréhension des forces profondes qui assurent cette transformation demeure un défi. Pourtant, au fil des années, nos connaissances ont progressé et le voile se lève peu à peu sur les mystères de la création. Les étapes de cette transformation que nous allons définir sont arbitraires, elles ne correspondent pas à des arrêts du temps, mais elles permettent de comprendre le développement du bébé : embryon, fœtus, infans, nouveau-né.

Parmi les centaines de milliards de cellules de l'organisme adulte, certaines sont chargées d'une mission particulière : la transmission de la vie. Ce sont pour la femme l'ovule (encore appelé ovocyte) et pour l'homme le spermatozoïde.

L'ovule

L'ovule provient des ovaires qui sont au nombre de deux, situés de part et d'autre de l'utérus dans le petit bassin. Les ovaires ont une double fonction. Ils sécrètent des hormones, dont les plus connues sont les œstrogènes et la progestérone, et ils produisent des ovules.

Dès sa vie intra-utérine, la petite fille a constitué son stock d'ovules. Ils sont plusieurs centaines de milliers présents dans les deux ovaires qui vont rester silencieux jusqu'à la puberté, soit pendant près de 12 années. Au cours de cette période de latence, un certain nombre d'ovules dégénèrent, mais il en reste quand même 300 000 à 400 000 prêts à être sollicités. Entre la puberté et la ménopause d'une femme, 300 à 400 cycles menstruels produiront autant d'ovocytes susceptibles d'être fécondés. Seuls deux d'entre eux aboutiront, en moyenne statistique de la famille française. Seuls deux ou trois ovocytes rempliront donc leur tâche sur des centaines de milliers présents !

Pour nous représenter le phénomène de l'ovulation prenons quelques images : chaque ovaire est de la taille d'un pruneau ; à chaque cycle menstruel se constitue sur la surface de l'un d'eux un bombement, qui va atteindre au bout de 14 jours la taille d'un grain de raisin (le follicule). À l'intérieur de ce grain de raisin, se trouvent du liquide et aussi un petit « pépin » de la taille d'un dixième de millimètre : l'ovule. Au début du cycle, le follicule a une taille d'un à deux millimètres. En deux semaines, il va atteindre deux centimètres, une taille raisonnable pour un grain de raisin ; à l'intérieur, l'ovule est composé comme toute cellule d'un noyau, d'un cytoplasme et d'une membrane. Alors que tout l'environnement s'agite autour de lui, l'ovule ne sait pas encore qu'il a été choisi pour ovuler. Il n'a pas bougé, il sommeille depuis 15, 30 ou 40 ans, il attend un signal. Ce signal est donné par une décharge hormonale qui provient de la glande hypophyse située sous le cerveau. Cette décharge a lieu à la moitié du cycle menstruel, environ 12 jours après

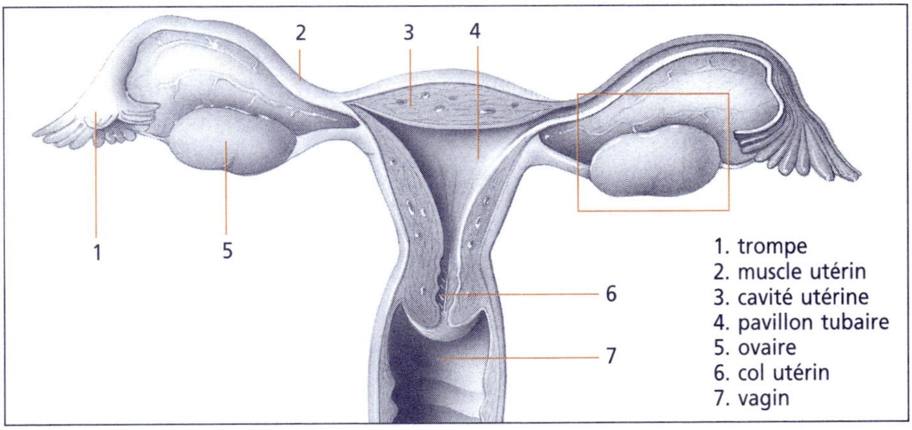

La formation de l'ovule

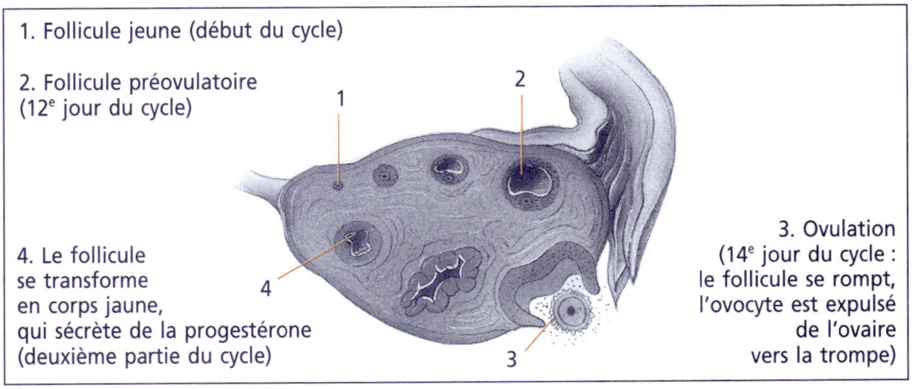

Différents stades d'évolution d'un follicule

le début des règles. L'ovulation, c'est-à-dire l'expulsion de l'ovule élu hors du follicule, a lieu près de 36 heures après le début du signal hormonal hypophysaire. Le noyau de l'ovule, jusque-là endormi, réagit et prépare ses chromosomes pour l'éventuelle fécondation.

Dans le noyau se trouve le code génétique porté par les chromosomes. Le but de la fécondation est de permettre la mise en commun des chromosomes des deux cellules de provenance sexuelle différente, les gamètes. L'être humain étant constitué de cellules à 46 chromosomes, il s'agit pour les deux gamètes en présence de réussir à fabriquer une nouvelle cellule de 46 chromosomes et non de 92, ce qui se passerait s'il s'accouplaient en l'état : cette addition représenterait une aberration biologique qui n'aurait pas de suite, et la perpétuation de l'espèce n'aurait même pas commencé. D'où la nécessité pour chacun des partenaires de réduire son nombre de chromosomes de moitié (23). Cette réduction des chromosomes se produit pour l'ovule après le fameux signal, c'est-à-dire la décharge de l'hormone hypophysaire. 20 à 36 heures lui suffisent pour opérer une formidable transformation.

Il expulse à la périphérie 23 chromosomes au hasard, dans un petit sac que l'on appelle « premier globule polaire » et se prépare ainsi à accueillir le spermatozoïde invité ; il faut que la rencontre ait lieu à l'heure dite ; trop tôt, l'ovule ne sera pas prêt à accueillir le spermatozoïde, car il n'aura pas fait cette réduction chromosomique ; trop tard, il risque d'avoir dépassé son stade de fertilité maximum. Nous l'avons vu : au cours de la majorité des 300 à 400 cycles productifs d'ovules chez la femme, la fécondation n'a pas lieu.

La seconde partie du cycle, c'est-à-dire les 14 jours qui suivent l'ovulation, est une attente pour la muqueuse utérine qui s'est préparée à faire un lit douillet à l'éventuel embryon. S'il n'y a pas d'embryon, tous ces préparatifs n'auront servi à rien, et leurs traces biologiques disparaîtront dans le sang menstruel, alors que déjà surgit quelque part dans l'un des ovaires un nouvel espoir sous forme de futures grappes de raisin...

Puisque nous parlons de grossesse, c'est que l'attente a été comblée : l'ovule qui vient d'être expulsé du follicule après sa « réduction chromosomique » est recueilli par le pavillon de la trompe dont les franges accueillantes viennent s'accoler à la surface de l'ovaire. Les franges évoquent une fleur ouverte au bout d'une tige. Ses pétales animés de mouvements peuvent happer au passage l'ovule qui s'aventure à butiner le centre.

Le rendez-vous galant entre l'ovule et le spermatozoïde a lieu habituellement à l'extrémité de la trompe.

La trompe est un muscle cylindrique recouvert à l'intérieur de cils et de glandes sécrétrices. Ces caractéristiques permettent le transport de l'ovule, puis de l'œuf jusqu'à l'utérus où il est attendu.

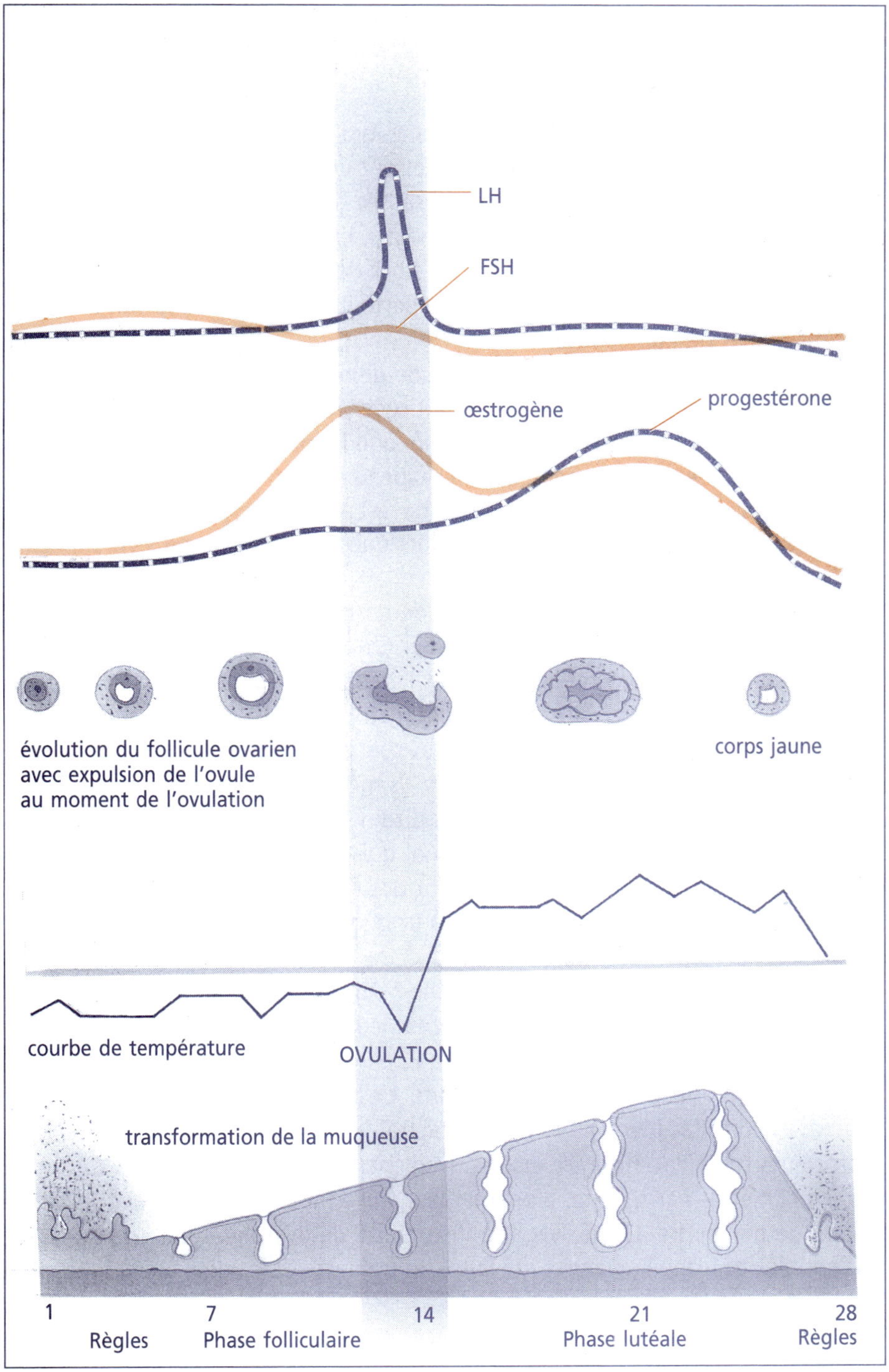

Le cycle menstruel

Le spermatozoïde

Le spermatozoïde provient des testicules qui sont les glandes sexuelles de l'homme. Tout comme l'ovaire, les testicules ont une double fonction : ils produisent les spermatozoïdes, et aussi les différentes hormones dont la testostérone, hormone mâle. À la différence de sa compagne, l'homme aborde sa puberté sans cellules sexuelles de réserve. Il n'y a pas de stock de spermatozoïdes, ceux-ci seront fabriqués au fur à mesure à partir de la puberté jusqu'à la fin de la vie. L'homme ne connaît pas de ménopause.

Le cycle de fabrication du spermatozoïde demande environ 72 jours. Le spermatozoïde est une cellule d'aspect très particulier formée de deux parties : la tête, qui contient les chromosomes, et le flagelle, une longue queue qui lui permet de se propulser. La tête est surmontée d'un chapeau qui contient des enzymes. Autre différence avec l'ovule, le spermatozoïde est l'une des plus petites cellules humaines (5 centièmes de millimètre), alors que l'ovule est la plus volumineuse (1 dixième de millimètre).

Du testicule à l'ovule, le spermatozoïde va devoir parcourir un long trajet, d'abord chez l'homme puis chez la femme. Chez l'homme, plus de 5 mètres de canaux repliés sur eux-mêmes constituent l'épididyme qui sépare le testicule du canal déférent. Celui-ci mesure 30 à 40 centimètres et relie cet épididyme aux vésicules séminales qui sont des poches où les spermatozoïdes peuvent s'accumuler en attendant le jour J. Au bout d'un mois, ils meurent et sont remplacés.

Au moment de l'éjaculation, plusieurs dizaines de millions de spermatozoïdes sont propulsés au sein d'un liquide séminal qui provient des vésicules du même nom et de la prostate. Ce liquide contient des substances énergétiques qui permettent au spermatozoïde de vivre deux à trois jours dans les voies génitales féminines.

Pourquoi un si long trajet chez l'homme ? Au cours de ce trajet, les spermatozoïdes se transforment, mûrissent, acquièrent leur mobilité et effectuent la réduction chromosomique indispensable de 46 à 23 chromosomes. Quant à leur dernière étape, l'acquisition du pouvoir fécondant, c'est-à-dire la capacité de pénétrer l'ovule, ils vont l'acquérir au long de leur trajet dans le corps féminin. Les spermatozoïdes se déplacent grâce aux mouvements de leur flagelle, à une vitesse de 2 à 3 millimètres par minute, alors que leur taille, nous l'avons vu, est de 5 centièmes de millimètre. Or, du vagin à l'extrémité de la trompe, il leur reste 20 à 25 centimètres ! Une immensité qui laisse les traînards et les faibles capituler, sans espoir de rencontrer l'ovule...

L'APPAREIL GÉNITAL MASCULIN

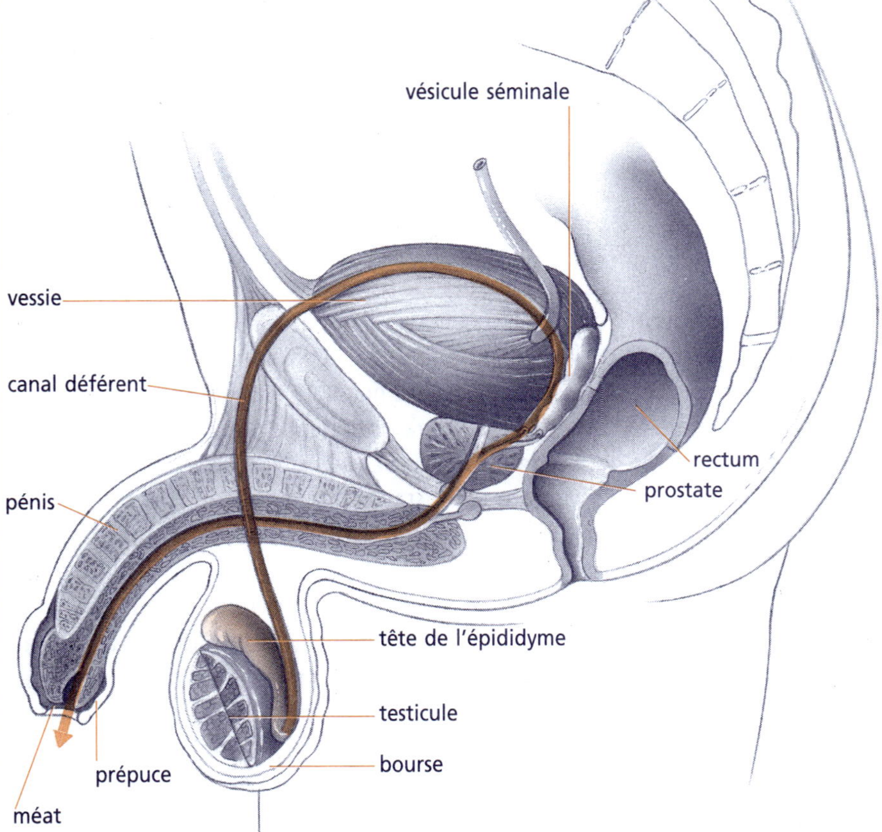

LA FORMATION DU SPERMATOZOÏDE

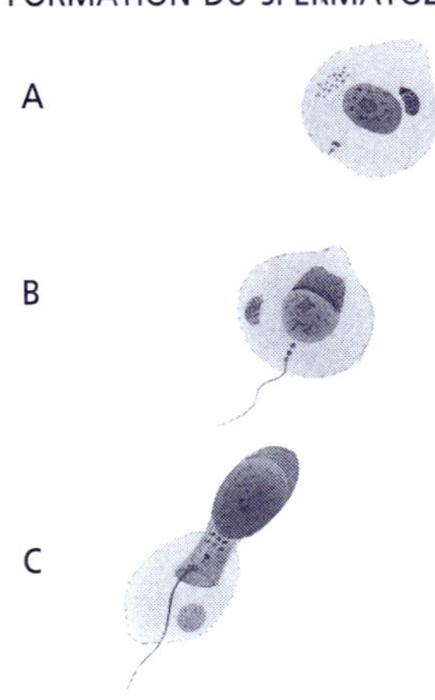

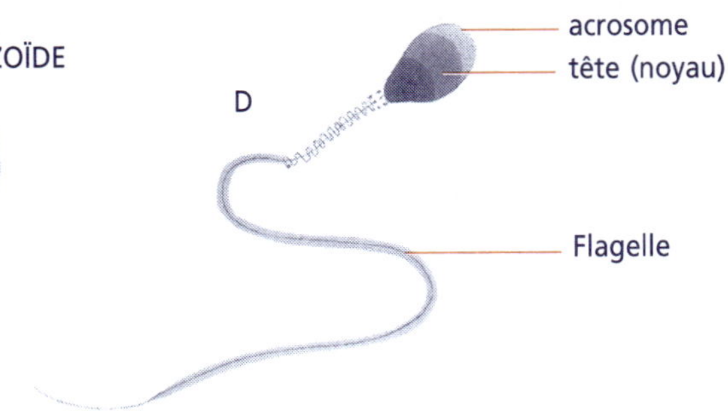

Le spermatozoïde est formé en 72 jours à l'intérieur des testicules. Il passe par les stades successifs A, B, C avant de s'accumuler (stade D) dans la tête de l'épididyme. A. Spermie B. Apparition de l'acrosome C. Apparition du noyau D. Spermatozoïde adulte.

Formation et trajet d'un spermatozoïde

La fécondation

Le film de la rencontre des gamètes

D'un côté, « dame ovule » a fait sa toilette chromosomique en préparation d'une rencontre ; de l'autre, une poignée de spermatozoïdes s'approchent du lieu de la belle à conquérir. Émis quelques minutes auparavant, pendant un rapport sexuel, ils vont, au cours de leur long périple, se préparer à être fécondants. Mais toucher la belle n'est pas chose simple, car dame ovule a quitté son grain de raisin de follicule en emportant avec elle des provisions pour se nourrir pendant la route. Les cellules intendantes qui l'entourent afin de la nourrir d'hormones et d'autres substances énergétiques constituent un obstacle supplémentaire à la bravoure des spermatozoïdes ; en effet ceux-ci devront se faufiler entre elles, afin d'atteindre la muraille qui protège la belle. Mais les spermatozoïdes ont plus d'un tour dans leur chapeau qui contient des enzymes, gloutons comme tous les enzymes, et par là capables de s'ouvrir un passage. C'est le moment de les utiliser. Les spermatozoïdes se découvrent le chef et s'approchent tête en avant, nantis de leurs meilleurs atouts, les 23 chromosomes indispensables. Comme dans les plus belles chansons de geste du Moyen Âge, les chevaliers spermatozoïdes se livrent à une émulation sans peur et sans reproche. Partis plusieurs millions, quelques centaines seulement sont du voyage de la trompe, mais un seul pénétrera dans la cité. Il réussit à percer le secret de la membrane de l'ovule, passe au travers comme un passe-muraille, propulsé par son flagelle dont il se débarrasse aussitôt dans la place.

Dès son succès assuré, il lance un signal pour que la muraille qui entoure la dame se colmate de toute part. Le moindre des ponts-levis est relevé afin d'empêcher toute intrusion d'un spermatozoïde de la même promotion qui ferait échouer l'entreprise, car le nombre des chromosomes à l'intérieur de la cellule serait alors trop élevé. Puis le vainqueur vient déposer sa tête (ses 23 chromosomes) en offrande au pied du noyau de l'ovule où se trouve l'autre moitié de code génétique humain.

Tout cela a été extrêmement rapide. Arrêtons-nous un instant. Dans cette sphère de 1 dixième de millimètre, nos deux noyaux, l'un mâle et l'autre femelle, se rapprochent avant de fusionner. Mouvement insaisissable malgré toutes les images disséquées au microscope : le souffle de la vie ne se laisse pas impressionner sur pellicule.

Chaque cellule de l'organisme comprend en son centre un noyau constitué d'une substance appelée chromatine, qui au moment de la division cellulaire se

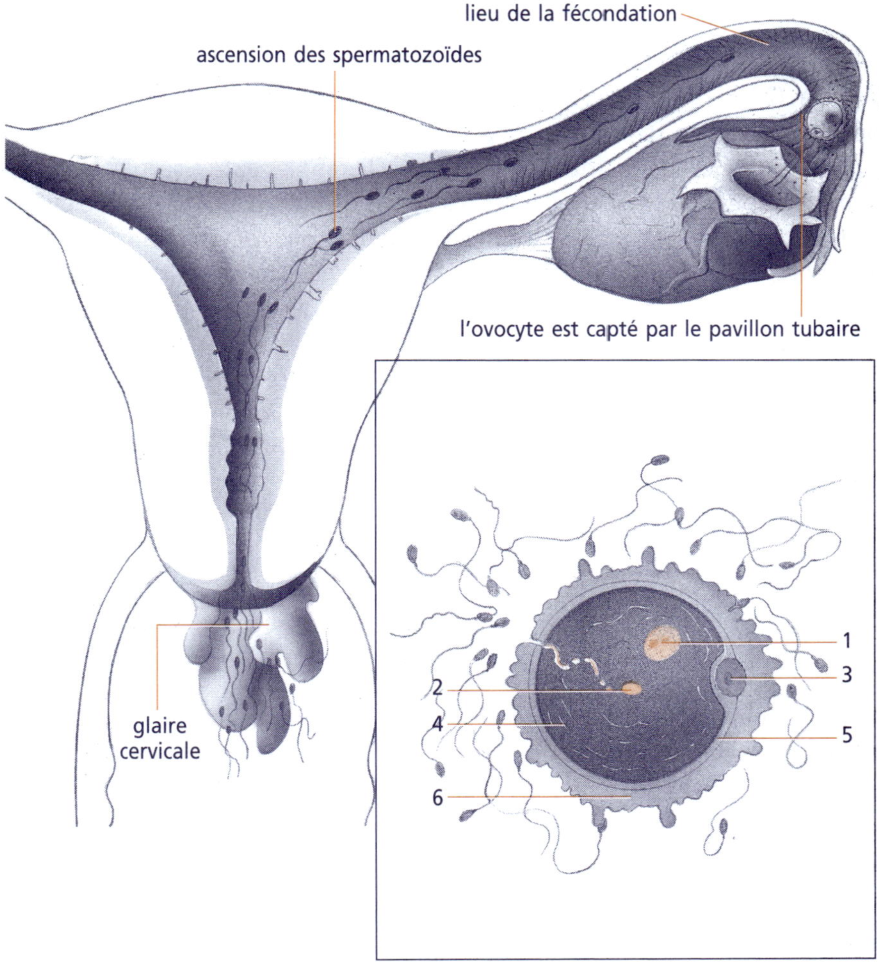

Les spermatozoïdes atteignent et entourent l'ovule. L'un d'entre eux pénètre, il féconde l'ovocyte réactivé (ayant émis le deuxième globule polaire, qui contient 23 chromosomes). Séparé de son flagelle, le noyau du spermatozoïde, contenant 23 autres chromosomes, augmente de volume jusqu'à fusionner avec le noyau femelle.
1. Noyau de l'ovocyte 2. Noyau du spermatozoïde 3. 2e globule polaire 4. Cytoplasme
5. Membrane pellucide 6. Cellules nutritives autour de la membrane.

La fécondation

condense en un petit nombre d'éléments toujours identiques selon les espèces : les chromosomes. Chez l'espèce humaine il y a 46 chromosomes (chez le singe il y a 48 chromosomes, 68 chez le chien, etc.) regroupés en 23 paires, car dans chacune de ces paires un des chromosomes est hérité du père, l'autre de la mère. 22 paires sont identiques quel que soit le sexe ; mais il n'en va pas de même pour la 23e paire, la paire de chromosomes sexuels.

Chez l'homme, les deux chromosomes sexuels sont différents : l'un est appelé X, l'autre Y (22 paires + 1 paire XY). Chez la femme les deux chromosomes sexuels sont semblables, ce sont des X (22 paires + 1 paire XX). Les cellules sexuelles ou gamètes (ovule et spermatozoïde) sont particulières : les autres cellules de l'organisme se renouvellent en permanence par simple division, chaque cellule se divisant en deux cellules filles contenant le même nombre de chromosomes que la cellule mère et répétant exactement les mêmes gènes qu'elle ; la fécondation qui va permettre la création d'une nouvelle cellule originale à partir de deux êtres différents procède autrement.

Comme nous l'avons vu, au moment de leur rencontre chacun des gamètes s'est débarrassé de la moitié des 46 chromosomes d'origine, et porte 23 chromosomes seulement. De leur fusion résulte donc une nouvelle cellule de 46 chromosomes, une cellule humaine mâle ou femelle.

Garçon ou fille ?

C'est l'homme qui détient la clé du sexe de l'enfant. En effet, chaque ovule ne peut être porteur que du chromosome X, puisque le chromosome sexuel fille étant XX, l'ovule ne possède jamais d'Y. Par contre, chez l'homme, les chromosomes sexuels sont différents, l'un X et l'autre Y. Lors de la division des chromosomes en vue de la fécondation, une partie des spermatozoïdes recevront 22 chromosomes + 1 Y et l'autre partie des spermatozoïdes 22 chromosomes + 1 X. Les spermatozoïdes ne sont donc pas identiques : les uns sont porteurs d'un X et les autres d'un Y, en plus de leurs 22 chromosomes. Si l'ovule (22 + X) est fécondé par un spermatozoïde 22 + X, il en résultera un œuf à 44 chromosomes + XX. Cette formule est celle d'une fille. Si l'ovule est fécondé par un spermatozoïde porteur d'un chromosome Y, la formule sera 44 chromosomes + XY, soit un garçon.

Voilà pourquoi ce qui détermine le sexe du bébé est le chromosome sexuel porté par le spermatozoïde fécondant. Si l'ovule pouvait être fécondé par un autre ovule (ce qui n'est pas possible), il n'y aurait que des filles. Bien que certaines familles aient des tendances à ne comporter que des garçons ou que des filles, la répartition se fait selon les lois du hasard à une quasi-égalité : autant de garçons que de filles naissent chaque année, avec un léger avantage des filles.

Une fois que le spermatozoïde a pénétré l'ovule, les deux noyaux se rapprochent. Ils vont tout d'abord grossir, tandis que les chromosomes se forment à partir de leur matière première, la chromatine, qui était en vrac. Les deux fines membranes qui maintiennent les deux paquets de chromosomes se rompent. Ils peuvent

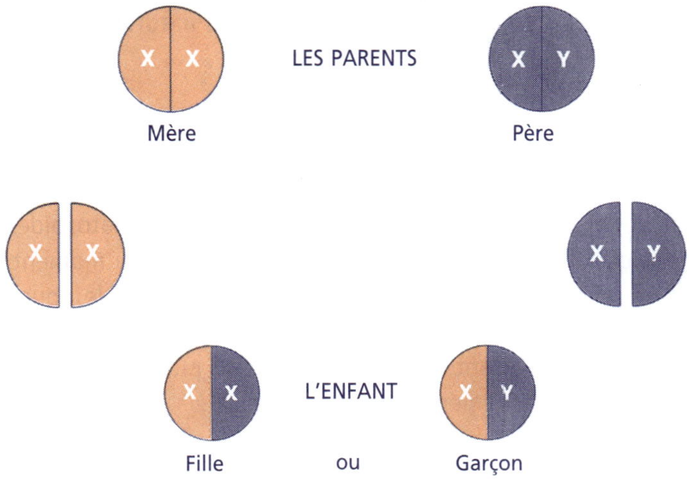

Dans chaque cellule du corps, il y a 46 chromosomes, dont deux chromosomes sexuels : XX pour la femme, XY pour l'homme. Du fait de la division du noyau qui précède la fécondation, chaque gamète ne porte plus qu'un seul chromosome sexuel. La détermination du sexe est donc un produit du hasard.

La détermination du sexe

alors se rapprocher, se toucher et enfin fusionner ; l'instant insaisissable est déjà passé. Dame ovule s'est transformée en œuf humain, véritable potentialité de la personne, avec son nouveau bagage génétique.

➤ *Peut-on choisir le sexe ?*

Que d'encre a coulé sur le choix du sexe ! Dans l'Antiquité la croyance voulait que les garçons proviennent du testicule gauche et les filles du testicule droit, d'où les positions les plus acrobatiques pour la conception, ou même le conseil de supprimer tel ou tel testicule ! Les croyances populaires ont toujours alimenté ce thème, interrogeant le ciel et les astres : si la lune change dans les trois jours qui suivent la naissance d'un bébé, le suivant sera de sexe opposé ; ou encore, selon le signe du zodiaque où se trouve la lune au moment de la fécondation, l'enfant est fille ou garçon.

Autres époques, autres méthodes : le moment du rapport sexuel par rapport à l'ovulation ou le régime alimentaire actuellement préconisé par certains médecins, sont aujourd'hui les solutions proposées.

Mon avis

En fait, soyons clair dès le début, aucune de ces méthodes n'a d'efficacité scientifiquement garantie.

Première hypothèse : le moment de l'ovulation

On constate que les spermatozoïdes Y sont doués d'une vitesse de migration dans les voies génitales de la femme plus grande que les spermatozoïdes X. Certains en déduiront qu'il faut tenter d'ajuster le rapport sexuel au moment de l'ovulation : si les deux sont synchrones, les premiers arrivés à l'ovule pour le féconder seraient les Y, ce qui donnerait un embryon masculin. Inversement, si le rapport sexuel a lieu deux jours avant la fécondation, les X, plus lents, arriveraient sur le lieu de l'ovulation à un moment où les Y seraient déjà fatigués.

Deuxième hypothèse : l'intensité du rapport sexuel

Certains évoquent la fréquence des rapports qui serait plus favorable à la survenue d'un garçon ; l'intensité de l'orgasme qui provoquerait une montée plus rapide des spermatozoïdes Y par les contractions utérines qui l'accompagnent (et par conséquent favoriserait la conception d'un garçon) ; enfin l'acidité vaginale qui favoriserait le X si elle est forte, le Y si elle est faible. Aussi, pour avoir un garçon, la meilleure recette serait la suivante : un rapport au plus près de l'ovulation précédé d'un bain de siège avec une injection vaginale à l'aide d'une poire d'eau tiède, additionnée de deux cuillerées de bicarbonate de soude !

Pour une fille on conseillerait de faire le contraire : un rapport trois à quatre jours avant l'ovulation, des rapports relativement fréquents dans les jours qui précèdent, pas d'orgasme pour la femme, une injection vaginale avec de l'eau tiède additionnée de deux cuillerées à soupe de vinaigre ordinaire ! Tous ces impératifs sont bien pesants et risquent fort de dépoétiser la rencontre. Surtout, ils n'ont jamais fait la preuve de leur efficacité sur le plan scientifique : après tout, il reste toujours une chance sur deux de réussite, puisqu'il y a, peu s'en faut, autant de filles que de garçons dans la nature !

Troisième hypothèse : le régime alimentaire

On a constaté que pour certains animaux au laboratoire l'acidité du milieu nutritif dans lequel baignent les gamètes semble jouer un rôle dans la détermination du sexe. Schématiquement, le sodium et le potassium favoriseraient les spermatozoïdes Y, le calcium et le magnésium favoriseraient au contraire la constitution d'embryons féminins. Certains ont tenté d'appliquer à l'homme ce qui agirait chez l'animal. Selon les protagonistes de cette méthode, les régimes alimentaires proposés doivent être suivis sans le moindre écart par la femme pendant les 3 mois qui précèdent la conception. Un seul repas inadéquat anéantirait les efforts de plusieurs semaines ! Pour être contraignant, ce régime l'est vraiment, d'autant que la grossesse n'est pas toujours au rendez-vous à la fin de la période alimentaire, et qu'il faudra la prolonger.

Mon conseil

Par ailleurs, ce sont des régimes totalement déséquilibrés, ce qui est tout à fait déconseillé pour la future mère et pour l'enfant.

Un exemple : pas de lait, pas d'œuf, pas de fromage, pas de fruits frais si l'on veut un garçon ! Le taux d'abandons en cours de route est très élevé et l'efficacité de cette méthode est loin de répondre à l'attente des couples qui s'y engagent. Aussi ne suis-je pas du tout partisan de ces régimes déséquilibrés, difficiles à suivre et qui ne donnent pas les résultats escomptés. C'est pourquoi vous n'en trouverez aucun ici.

Quatrième hypothèse : la sélection des spermatozoïdes

L'avenir pour le choix préconceptionnel sera la mise au point de la sélection des spermatozoïdes avant fécondation. En faisant migrer les spermatozoïdes dans des milieux particuliers, on peut isoler des fractions qui contiennent une plus forte proportion de X ou de Y. L'efficacité supérieure aux lois du hasard de ces méthodes, malgré un tapage médiatique, n'est pas encore prouvée. Cependant, il est probable que l'on saura bientôt utiliser des sondes génétiques qui pourront faire le tri de manière fiable.

Avant tout usage, une question éthique se pose : pourra-t-on utiliser ces méthodes pour simple convenance ou uniquement sur indication médicale ?

Le fait de désirer porter un enfant de tel ou tel sexe est normal. Habituellement, ce souhait fait passer en revue les avantages, les inconvénients, les plaisirs de telle ou telle situation. Comment pourrait-il en être autrement ? N'y a-t-il pas une correspondance avec sa propre histoire ou celle de ses frères ou sœurs et de toute façon de ses ascendants ?

L'enfant est toujours une image qui s'inscrit dans l'arbre généalogique réel et imaginaire de la famille.

On peut imaginer quantité de situations différentes, et je ne vais pas les énumérer toutes. Mais faut-il que la science réponde à ces questions ? Tant qu'il s'agissait pour choisir le sexe de faire appel à des méthodes en fait inefficaces et sans danger, la question pouvait être laissée en suspens. Mais avec l'introduction de la science génétique, nous sommes confrontés à de nouveaux pouvoirs, et j'aurais tendance à dire que nous devons nous garder d'une trop grande rationalisation, de la recherche d'une trop grande efficacité, qui risquent de réduire l'homme à un objet conforme à ses désirs. Peut-on ainsi vouloir prédéterminer un enfant ?

Aujourd'hui on programme déjà sa venue. Demain, on programmera son sexe et pourquoi pas sa taille ! Quant à son « look », ce serait pour bientôt...

Où est la place du hasard, de l'irrationnel ? Où est le respect des forces inconnues qui nous habitent ? Va-t-on vers une robotisation, une programmation du désir ? Que veut-on réaliser ainsi ? Peut-on éviter l'inspiration profonde de l'homme, la part d'incertitude et d'interrogations ? Pourtant, chacun connaît des cas de rejet à la naissance. Des filles habillées en garçon, des garçons qui portent un prénom ambigu et que l'on verra avec des boucles dans les cheveux jusqu'à un âge avancé. Ces cas semblent plaider en faveur de la possibilité du choix du sexe. Les tenants de cette liberté affirment : ne vaut-il pas mieux naître conforme au projet des parents et grandir comme ce que l'on est, c'est-à-dire un enfant désiré ? Peut-être la question se pose-t-elle différemment pour le deuxième enfant et surtout pour le troisième : après deux filles, beaucoup souhaiteraient avoir un garçon. Et inversement. Ces désirs sont-ils illicites ? Jusqu'où sommes-nous prêts à aller pour les réaliser ? Je n'ai pas de solution, mais je voudrais ici vous renvoyer à vos propres motivations, afin que vous soyez en accord avec vous-même.

Mon conseil

Il semble que la marge est grande entre la simple préférence et le rejet d'un sexe. Je ne peux que vous inciter, vous ou votre compagnon, à chercher à comprendre un tel rejet s'il existe et si possible à le dépasser avant de mettre en route un enfant.

L'odyssée de l'œuf

L'œuf tout fraîchement constitué va refaire en sens inverse une partie du chemin parcouru par les spermatozoïdes. Il entreprend un voyage de trois jours jusqu'à la cavité utérine. La trompe, par ses contractions et les mouvements de ses cils vibratoires, l'aide à parcourir les 10 centimètres qui conduisent au site utérin. Pendant ce temps, l'œuf ne reste pas inactif. Il commence immédiatement à se multiplier. Cette force vitale fantastique est là, dans l'infiniment petit ; elle va susciter des métamorphoses extraordinaires, aboutissant à la formation de milliards de cellules. Deux, quatre puis seize et bientôt soixante-quatre cellules. Lorsque l'œuf pénètre dans l'utérus trois jours plus tard, c'est déjà un véritable fruit qui ressemble à une mûre constituée d'une centaine de cellules, d'où le nom de *morula* qu'on lui donne à ce moment-là. En fait, l'ensemble n'a pas changé de taille et mesure toujours 1 dixième de millimètre, car l'ovule s'est fractionné en une multitude de petites cellules identiques. La membrane maintient la cohésion de ses nombreuses cellules pour quelque temps encore, le temps que l'utérus soit définitivement prêt à l'accueillir.

Pendant cette odyssée l'œuf puise son énergie dans les réserves accumulées par la grande cellule qu'était « feu dame ovule ». Mais bientôt ses besoins nutritifs s'accroissent, et les réserves vont devenir insuffisantes. La multiplication cellulaire consomme de l'énergie et l'œuf a besoin d'être alimenté. C'est dans la muqueuse utérine qu'il trouvera les ressources nécessaires.

La nidation

Le muscle utérin est tapissé d'une couche cellulaire qui constitue la muqueuse utérine ou endomètre. Au cours du cycle de 28 jours, son épaisseur varie, grossesse ou pas. Très mince dans la première partie du cycle menstruel, la muqueuse s'épaissit notablement après l'ovulation en passant de 1 à 10 mm ; les vaisseaux y sont de plus en plus nombreux, de même que les glandes qui sécrètent des substances nutritives. La muqueuse utérine est alors parfaitement irriguée, elle est fertile, elle regorge de nutriments, elle est prête à recevoir et à nourrir. Cette transformation de la muqueuse utérine en un nid moelleux s'effectue sous l'influence des hormones (œstrogènes et progestérone) sécrétées par le follicule ovarien dont est issu l'ovule.

Sitôt l'ovule expulsé, le follicule se transforme en corps jaune, ainsi nommé à cause de sa coloration, caractérisé par la sécrétion de progestérone. Dès que l'embryon s'implante, il sécrète lui-même une hormone appelée gonadotrophine chorionique (hCG). Cette hCG a pour rôle de maintenir le corps jaune en activité, afin qu'il continue de sécréter estradiol et progestérone, hormones indispensables à l'évolution de la grossesse. Sous l'influence de l'hCG de l'embryon, le corps jaune sera actif pendant 9 semaines, au terme desquelles le placenta sera assez fort pour prendre le relais de l'ovaire et assurer lui-même la sécrétion d'estradiol et de progestérone jusqu'à l'accouchement.

Cette préparation de la muqueuse utérine pour l'embryon prend 5 à 7 jours. Or l'embryon est arrivé dans la cavité utérine au bout de 3 à 4 jours. Pendant les 2 à 3 jours de battement, l'embryon flotte dans un liquide utérin en face de son site d'implantation. C'est un temps nécessaire à sa propre transformation afin qu'il puisse s'accrocher au nid qui se prépare. Lorsqu'on l'examine au microscope, on peut constater que deux groupes de cellules sont visibles : des petites cellules qui se mettent à la périphérie et des grosses cellules au centre. Les grosses cellules centrales vont former le bouton embryonnaire, ou futur embryon, futur bébé, et les petites cellules repoussées à la périphérie, séparées des grosses par une cavité qui se creuse, seront à l'origine du trophoblaste, précurseur du placenta et de ses annexes.

Aux alentours du 7e jour, les cellules de la périphérie forment une ventouse et s'accolent aux cellules de la paroi utérine. Le futur embryon va progressivement

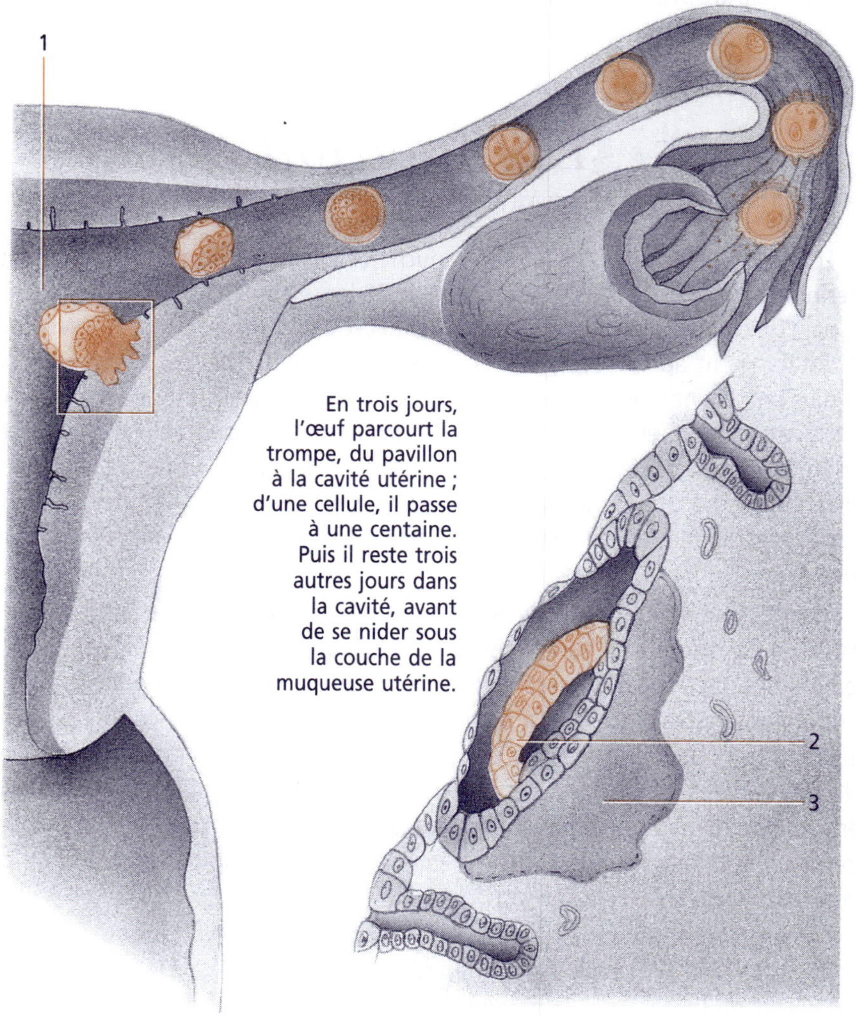

1. Muqueuse utérine 2. Bourgeon embryonnaire 3. Trophoblaste.

La nidation

s'insinuer puis s'enfouir dans l'épaisseur de la muqueuse, où il va littéralement faire son nid. Au-dessus de lui les tissus se rejoignent et bientôt l'effraction de l'embryon ne laissera pas de trace.

Cette implantation permet à l'œuf de trouver son support énergétique à partir des vaisseaux maternels. Les cellules périphériques du trophoblaste se mettent en colonnes et forment de véritables coulées invasives qui vont à la rencontre des vaisseaux sanguins maternels, effectuent des forages, et constituent des sortes de lacs sanguins qui permettent l'échange entre le gigantesque organisme maternel et le tout petit organisme embryonnaire.

Ainsi amarré, proche des gisements nutritifs, l'embryon se développe à un rythme extrêmement rapide. Il est solidement greffé à sa mère pour plus de 8 mois.

Le placenta

Le placenta est un gâteau

Pour comprendre le placenta (en latin « gâteau ») et son rôle central dans la nutrition du bébé, il faut se rappeler comment le trophoblaste s'est insinué dans la muqueuse utérine dès la nidation. Ses colonnes de cellules ont pénétré les vaisseaux maternels afin d'y puiser les substances énergétiques nécessaires à l'embryon. C'est d'une véritable centrale énergétique que l'embryon a maintenant besoin, et ses « annexes » vont constituer cette usine nutritive. Les cellules issues du trophoblaste vont se ramifier comme un tronc d'arbre en branches secondaires. Les principales branches, au nombre de 15 à 30, se divisent successivement en branches de plus en plus petites, qui se terminent elles-mêmes par des bourgeons ou villosités placentaires. Les échanges vont se faire de part et d'autre de la membrane des villosités placentaires. Celles-ci sont intérieurement irriguées par le sang fœtal, alors que l'extérieur de la villosité baigne dans une sorte de lac sanguin maternel. On peut rapprocher cette organisation placentaire de l'organisation du poumon adulte, où l'air inspiré est amené de bronches en bronchioles jusqu'aux alvéoles pulmonaires pour entrer en contact avec la circulation sanguine mais par l'intermédiaire d'une membrane. Le sang du fœtus, lui, est propulsé jusqu'à des milliers de petits ballons qui sont comme des bourgeons à l'extrémité de branches. À l'intérieur, le sang fœtal, à l'extérieur, le sang maternel ; mais, fait remarquable, il n'y a pas de mélange entre les deux.

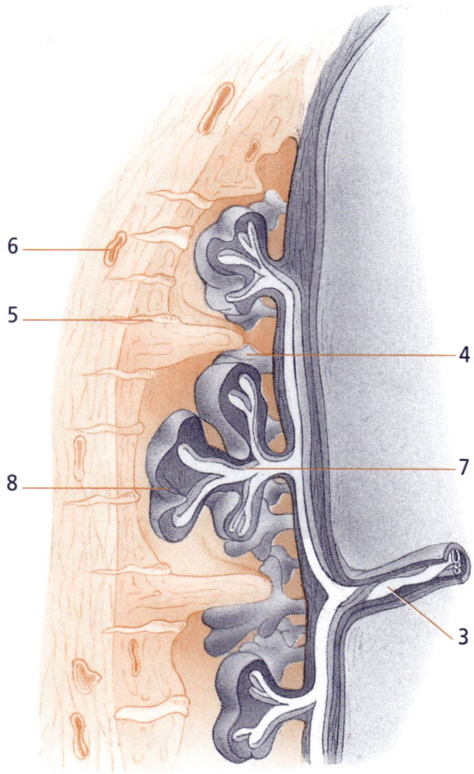

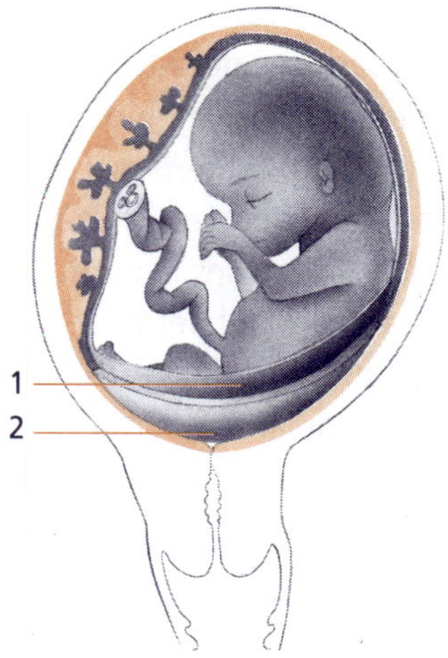

Le placenta possède une face maternelle (en couleurs), implantée contre l'utérus, et une face fœtale.
Les lacs sanguins permettent l'échange des deux circulations, maternelle et fœtale, sans communication directe.
1. Amnios 2. Chorion 3. Cordon
4. Lac sanguin
5. Artères spiralées maternelles
6. Veines maternelles
7. Artère et vaisseaux fœtaux
8. Villosités placentaires

Le placenta

Les villosités placentaires sont si nombreuses que la surface des échanges est très importante et atteindra 15 m^2 à terme. Le sang de la mère restera toujours séparé du sang du fœtus. Ce rapprochement entre l'organisme maternel et l'embryon, réalisant un contact intime sans toutefois se mélanger, est une particularité de l'espèce humaine et de certains mammifères.

Le placenta équivaut pour le fœtus au poumon, à l'appareil digestif et aux reins réunis, lui apportant des nutriments dont son métabolisme a besoin et assurant le rejet de ses déchets. Il sécrète aussi des hormones nécessaires à l'évolution normale de la grossesse.

À terme, le placenta est un disque de 20 cm de diamètre et de 3 cm d'épaisseur, un véritable gâteau spongieux pesant près de 500 g, soit le sixième du poids du nouveau-né. Ce rapport de un à six est constant pendant la grossesse.

La face maternelle du placenta s'insère dans l'utérus, elle est charnue et formée de petites cavités. La face fœtale du gâteau placentaire est lisse et tapissée d'une membrane : l'amnios. C'est là que s'attache le cordon ombilical qui relie le placenta au fœtus. Comme nous l'avons vu précédemment, les villosités placentaires se situent entre ces deux faces et donnent au placenta son aspect spongieux.

L'échographie apporte de nombreux renseignements sur la localisation et la morphologie du placenta au cours de la grossesse. Normalement, il se trouve sur le fond et l'une des faces de l'utérus.

Le placenta praevia (d'un mot latin signifiant « devant la route ») est situé tout près de l'orifice interne du col utérin et peut le recouvrir. Un examen échographique pratiqué vers 12 semaines d'aménorrhée montre souvent un placenta bas-inséré qui ne doit pas vous inquiéter, puisqu'à la fin du 2e et au début du 3e trimestre, il remonte naturellement vers le fond.

L'importance du placenta

— Le placenta a un rôle central dans la nutrition du bébé ; les échanges se font de part et d'autre de la membrane des villosités placentaires : à l'intérieur, le sang fœtal, à l'extérieur le sang maternel, sans qu'il y ait normalement de mélange entre les deux.
— À terme, le placenta est un disque de 20 cm de diamètre et de 3 cm d'épaisseur pesant près de 500 g, soit le sixième du poids du nouveau-né.

Les échanges sanguins

Nous avons déjà souligné qu'il n'y a pas communication directe entre les deux sangs, car les villosités placentaires sont limitées par une membrane. C'est au travers de celle-ci que passent dans un sens les éléments vitaux et dans l'autre les déchets.

■ Le sang qui vient de la mère par les artères utérines est du sang oxygéné et chargé de substances nutritives ; il se répand entre les villosités, et, après avoir absorbé le gaz carbonique et les autres déchets du fœtus, il retourne au poumon par l'intermédiaire des veines utérines.

■ Le sang qui vient du fœtus arrive par les artères du cordon ombilical, propulsé par le cœur du bébé. Chargé de déchets, ce sang va les éliminer au niveau des villosités placentaires, en même temps qu'il se charge de substances nutritives et d'oxygène et retourne vers le fœtus par les veines du cordon ombilical. Ici, ce sont les veines qui conduisent le sang « rouge », et les artères le sang « bleu », à l'inverse de ce qui se passe dans la circulation générale de l'adulte, où ce sont les artères qui véhiculent le sang oxygéné vers les organes et les veines qui drainent les déchets.

Le débit de ces deux circulations est très élevé : 50 ml par minute environ ; la grande surface des villosités et ce débit élevé favorisent la quantité des échanges.

— Les échanges gazeux : le placenta est assimilable à un poumon. Le passage de l'oxygène se fait par simple diffusion tout comme le gaz carbonique, mais l'oxyde de carbone ou les gaz toxiques passent aussi facilement, ce qui explique les effets néfastes du tabac sur le fœtus.

— Les autres échanges : chaque heure, la circulation sanguine amène 3 à 4 litres de sang qui sont filtrés par le placenta. Le sang véhicule de nombreuses substances, comme les sels minéraux, le fer et surtout les aliments que sont les glucides, les protides et les lipides. Certaines de ces substances passent facilement le placenta, d'autres doivent être dégradées avant d'être assimilées. Le placenta n'est pas qu'un simple filtre. C'est également une « usine » qui peut dégrader des substances énergétiques, et aussi un lieu de stockage, qui engrange certaines substances comme le fer, le calcium ou le glucose sous forme de glycogène. Les vitamines A, B, C, D, E sont dissoutes dans le sérum et passent donc facilement ; par contre les grosses molécules comme la vitamine K ne passent pas, ce qui explique que l'on doive en faire une injection au nouveau-né dès la naissance (cette vitamine empêche les saignements).

Les globules rouges fœtaux peuvent exceptionnellement passer dans la circulation maternelle ; ils sont alors responsables de la formation d'anticorps si le groupe sanguin du fœtus est différent de celui de la mère. Lorsque le fœtus possède le facteur Rhésus (Rhésus positif) et que la mère ne le possède pas (Rhésus négatif), elle va se protéger contre ces globules rouges et fabriquer des agents (anticorps) détruisant les globules rouges du bébé, considérés comme étrangers, qui se sont égarés dans la circulation maternelle. Mais ces anticorps ne sont pas arrêtés par la barrière placentaire. Ils peuvent la traverser en sens inverse et venir détruire les globules rouges fœtaux dans leur propre circulation, ce qui explique les accidents d'incompatibilité sanguine.

La plupart des bactéries sont arrêtées par la barrière placentaire, barrière douanière imparfaite, puisqu'elle peut laisser passer le colibacille ou le tréponème de la syphilis ; quant aux virus, ils la franchissent aisément. De même, certains parasites responsables de la toxoplasmose ou du paludisme peuvent passer dans la circulation fœtale.

Les substances toxiques traversent facilement le placenta, de même que certaines drogues et heureusement certains antibiotiques qui pourront nous être utiles. Ne prenez jamais un traitement sans vous être renseignée sur son éventuel passage placentaire.

La mère transmet des moyens de défense immunologiques par l'intermédiaire d'anticorps. Ceux-ci franchissent le placenta, véhiculés dans la circulation du nouveau-né, ils vont le préserver encore plusieurs mois après sa naissance. Tous les anticorps ne passent pas le placenta et certains devront être synthétisés par le fœtus.

À voir la multiplicité des échanges, vous comprenez mieux toutes les conséquences d'une altération de la surface d'échange (de communication) sur la croissance de l'enfant. En effet, à petit placenta, petit bébé et à gros placenta, gros bébé. Schématiquement, si les substrats énergétiques sont en quantités insuffisantes, si les vaisseaux qui les conduisent sont d'un diamètre trop resserré, si la surface d'échange est diminuée, l'enfant ne pourra pas avoir une croissance normale, d'où l'importance de la surveillance de la tension artérielle, des troubles circulatoires et de l'alimentation. D'où aussi le danger du tabac, qui réduit le diamètre des vaisseaux sanguins.

À retenir

De nombreuses substances passent facilement le placenta :
— C'est le cas de l'oxyde de carbone. Donc, attention aux effets néfastes du tabac.
— Ne prenez jamais un médicament sans vous être renseignée sur son passage placentaire et les risques éventuels pour le bébé.

Le placenta est une glande

L'équilibre hormonal de la grossesse est assuré par l'action des hormones placentaires, ovariennes et hypophysaires. Le placenta pour sa part élabore plusieurs hormones :

— L'hormone gonadotrophine chorionique (hCG) dont nous avons vu le rôle dès la nidation.

— L'hormone lactogénique placentaire (hPL) favorise le développement du fœtus et de la glande mammaire. Sa concentration sanguine peut renseigner sur l'activité du placenta.

— Les œstrogènes et la progestérone agissent en synergie pour stimuler la croissance et le métabolisme de l'utérus et de la glande mammaire. Leur sécrétion est décuplée pendant la grossesse et peut être mesurée dans les urines ou dans le sang de la mère.

De nombreuses autres substances produites par le placenta sont aujourd'hui à l'étude. En outre, le placenta joue probablement un rôle très important dans la tolérance du fœtus par l'organisme maternel, en lui évitant d'être rejeté comme un greffon d'une cellule étrangère.

Le placenta, sa place dans différentes cultures

À passer en revue toutes ses fonctions, on comprend le caractère précieux de ce placenta dont on n'est pas près d'inventer le remplaçant synthétique. Il faut renvoyer dans un futur bien lointain les projets de matrice artificielle qui permettrait « d'éviter » aux femmes de porter des enfants. Projet impossible à réaliser aujourd'hui compte tenu de la complexité du placenta et de la multiplicité de ses pouvoirs.

Projet inhumain : la grossesse est autre chose qu'une somme de fonctions nécessaires au développement du fœtus, c'est aussi l'échange affectif que jamais la machine ne pourra remplacer.

Le placenta, organe totalement délaissé dans notre culture, revêt dans d'autres sociétés la dimension d'objet symbolique. Depuis les temps les plus reculés, des rites se sont enracinés autour de la naissance, qui tentent de repousser la malchance et les esprits néfastes.

Le placenta devient alors la source de superstitions comme le montrent certains mythes ; chaque pays, chaque région possède ses coutumes. Dans les sociétés africaines de l'Ouest, le placenta est très valorisé et on lui témoigne de nombreuses attentions. Cela n'a rien d'étonnant, car il est considéré comme un jumeau de l'enfant ou comme sa mère. La naissance est définie comme une série d'étapes où le placenta joue son rôle.

Chez les Gourmantchés du Burkina, la mère ne doit pas regarder son enfant avant la délivrance du placenta, car elle risquerait de le voir incomplet, donc de le mutiler ; dans ce cas précis, le risque est de le rendre stérile plus tard.

Dans la mythologie germanique et chez les indigènes d'Australie, le placenta est l'incarnation de l'esprit de l'enfant.

Dans les pays nordiques, il était considéré comme un double de l'enfant. Certaines peuplades y font l'analyse des traits humains, comme d'autres font l'analyse des lignes de la main.

On apprend que le placenta se mange tout cru chez certaines tribus du Brésil ; bouilli dans certaines contrées lors d'un repas d'action de grâce après la naissance, ou réduit en poudre et absorbé par le père afin de renforcer son amour paternel. Dans tous les cas, il est vénéré dans son rapport nourricier avec le bébé.

Au Sénégal, chez les Didas, une des tâches principales de la sage-femme est d'enterrer le placenta dans un lieu sacré, pour protéger la vie de l'enfant. Le placenta doit être enterré face fœtale au-dessus, face maternelle au-dessous.

Au Bénin, enterré à l'envers, il provoquerait un arrêt de la reproduction de la mère.

Le pouvoir d'action du placenta sur la fertilité ultérieure est ainsi constamment répété dans plusieurs cultures.

En Europe, à l'époque de l'accouchement à domicile, on l'enterrait à cause de ses vertus fertilisantes dans la cave ou sous un arbre fruitier : poirier pour un garçon, pommier pour une fille. Placé sous le lit d'un couple, il favoriserait la procréation ; une femme qui se baigne dans une eau imbibée du placenta d'une jeune accouchée verrait sa fécondité s'épanouir. Parmi les rituels encore actuels autour de la naissance, la coupure du cordon ombilical par le père pourrait signifier la représentation symbolique de la séparation entre la mère et l'enfant et la reconnaissance de paternité, telle que la conçoit Freud dans *Moïse et le monothéisme* : « Par opposition à la maternité qui est une expérience sensorielle, la paternité résulte d'un processus de pensée. » Ce geste effectué par le père marque sa participation à l'acte du don de la vie.

Le cordon ombilical prend encore dans certains pays valeur de talisman quand il est séché et conservé, et de remède quand il est réduit en poudre.

En Europe, les matrones faisaient sécher le cordon et le donnaient au père qui devait le conserver, comme garantie de prospérité et de santé pour l'enfant.

Les Incas du Pérou conservaient le cordon et le donnaient à sucer à l'enfant dès que celui-ci tombait malade. Le cordon s'avérait philtre d'amour chez les Kalmouks. Une tribu indienne de l'Arizona le faisait sécher et l'utilisait comme bracelet sur lequel le bébé se faisait les dents. Pour certains, il ne faut jamais le brûler ou le mettre dans l'eau, sinon l'enfant subirait le même sort.

Chez nous, le placenta est habituellement rejeté à cause du dégoût qu'il inspire. Rappelant les matières fécales, il empêcherait l'idéalisation de la naissance. Il appartient au corps, et quand il est perçu, il en est déjà détaché comme la salive, comme la sueur : ce statut particulier lui confère une certaine étrangeté et provoque un rejet.

Mais, délaissé symboliquement, le placenta n'est pas oublié dans la pratique ! Pendant la grossesse, un prélèvement de quelques grammes de ses cellules renseigne sur les chromosomes du bébé. Après la naissance, un examen approfondi du placenta peut aider à mieux comprendre certaines pathologies.

De nombreuses utilisations thérapeutiques du placenta sont dues à ses propriétés :

— Les gammaglobulines humaines d'origine placentaire sont indiquées lors de certaines infections allergiques (asthme, rhinite) et la prévention de maladies infectieuses (rubéole).

— Les extraits placentaires ont des propriétés régénératrices. Ils sont utilisés, entre autres, en ophtalmologie, en stomatologie, en gérontologie, en dermatologie pour traiter les brûlures, les ulcères, les altérations de l'épiderme, dans la fabrication de « produits de beauté ». C'est pourquoi le placenta était récupéré dans les maternités.

Les annexes

Le cordon ombilical

C'est un cordon gélatineux, arrondi, blanchâtre, luisant qui relie le fœtus au placenta ; il mesure en moyenne 50 à 60 cm. Il existe des cordons plus courts et d'autres plus longs, ces derniers pouvant s'enrouler autour du cou, passer en bretelle sur l'épaule et même autour de l'abdomen, sans que cela porte à conséquence s'il n'est pas serré.

L'épaisseur du cordon est de 2 cm ; il contient trois vaisseaux : une veine autour de laquelle s'enroulent deux artères, ce qui lui donne un aspect torsadé. D'un côté, il se termine par l'amnios qui s'étale sur le placenta comme les baleines d'un parapluie, et de l'autre il pénètre le nombril du fœtus. La veine amène au fœtus de la nourriture et de l'oxygène prélevés au niveau du placenta dans le sang maternel, alors que les artères ramènent les déchets, comme nous l'avons déjà vu. Le cordon est solide et se laisse difficilement comprimer. Dans la majorité des cas, il ne réagira même pas aux contractions utérines. Une fois le cordon coupé, les premiers soins de l'enfant comprendront une recoupe du cordon à 1 cm du nombril. Il cicatrisera une quinzaine de jours après la naissance.

Les membranes de l'œuf

Ces membranes entourent l'œuf et sont au nombre de deux : l'amnios et le chorion. L'amnios qui dérive du bouton embryonnaire est une membrane mince et résistante. Elle forme la poche des eaux qui contient le liquide amniotique et son extension est fonction de l'augmentation de volume de ce liquide et de la taille de l'embryon. Au fur et à mesure de cet accroissement, l'amnios vient s'accoler à une autre membrane, le chorion, issu du trophoblaste. Cette seconde membrane se trouve entre l'amnios et la muqueuse utérine. On le voit, le fœtus, bien protégé par ses enveloppes, flotte comme un poisson. Les chocs éventuels sont amortis. L'étude des membranes permet de distinguer les vrais des faux jumeaux.

En ce qui concerne les membranes, il existe aussi des traditions. Lorsque l'enfant « naît coiffé », c'est-à-dire avec un morceau de membrane sur la tête, la croyance populaire veut que cela lui assure chance, bonheur et invulnérabilité. Les membranes posséderaient des vertus de guérison, protégeraient de la noyade, du feu, des blessures, mais présenteraient aussi un aspect maléfique.

Le liquide amniotique

À terme, il y a environ 1,5 l de liquide amniotique. Transparent, il est constitué d'eau dans laquelle on trouve des cellules fœtales, des flocons blancs de vernix caseosa (ce produit graisseux qui se trouve sur la peau du fœtus jusqu'au terme), des poils et des fragments de matière sébacée. Ce liquide se renouvelle en permanence. Il provient essentiellement des sécrétions des membranes amniotiques et de l'urine fœtale.

Le fœtus avale du liquide amniotique, sécrétions et résorption s'équilibrent et il y a toujours une même quantité de liquide. Lorsque la grossesse dépasse son terme, la quantité de liquide diminue progressivement et c'est un des éléments à surveiller à la fin de la gestation, cliniquement ou par échographie.

Le liquide amniotique permet au bébé d'être maintenu à une température égale et d'être protégé des chocs extérieurs par une espèce de matelas aquatique ; et surtout, il lui apporte une quantité d'eau et de sels minéraux.

La couleur du liquide renseigne sur le bien-être fœtal, d'où l'intérêt d'une amnioscopie en fin de grossesse. Après la perte des eaux, qu'elle soit spontanée ou bien provoquée, le liquide amniotique s'écoule et sert à lubrifier les voies génitales et à faciliter le passage du bébé.

Il est possible que les membranes amniotiques aient aussi un rôle plus complexe. On sait qu'elles interviennent dans la synthèse de certaines vitamines (en particulier la vitamine D) et dans la synthèse des prostaglandines qui sont des substances permettant les contractions utérines.

Enfin, le liquide amniotique a un rôle antiseptique et la rupture prématurée des membranes est souvent synonyme d'infection. Par l'étude des substances qu'il contient, le liquide amniotique donne des renseignements sur l'état du fœtus, soit par l'amniocentèse en début de grossesse, soit par l'amnioscopie à la fin.

Les métamorphoses de l'embryon

En 9 mois, des métamorphoses fantastiques vont avoir lieu dans votre ventre. En vous, tout semble silencieux. Seule l'échographie à partir de la 7e semaine d'aménorrhée et l'écoute des bruits du cœur à partir de la 12e semaine permettront de voir et d'entendre le bébé. Vous percevrez directement dans votre ventre ses mouvements au cours du 4e mois, vers la 18e semaine pour un premier enfant, un peu plus tôt pour les suivants. Quand vous le sentirez bouger, son aventure sera déjà très avancée. Voyons mois par mois son histoire, que nous datons du jour de la conception et non en « âge de grossesse » compté en semaine d'aménorrhée.

Le premier mois

Nous avons laissé l'histoire de notre embryon à son 10e jour de vie, alors qu'il s'était emmitouflé dans la couverture utérine maternelle. L'embryon ressemble alors à un petit disque qui rapidement se divise en trois couches cellulaires ayant chacune une fonction bien définie.

La première, ou couche supérieure, ou encore ectoderme (peau du dehors), est à l'origine du système nerveux, de la peau, des poils, des ongles. La seconde, couche moyenne ou mésoderme (peau du milieu), est à l'origine du squelette, des muscles, de l'appareil urinaire et génital, du cœur et des vaisseaux. La troisième, couche inférieure ou endoderme (peau du dedans), est à l'origine des appareils digestif et respiratoire.

■ Dès le 20e jour, apparaît le tube cardiaque qui est la fusion de deux gros vaisseaux. C'est l'ébauche du futur cœur, et il est déjà animé de contractions. Le cœur bat. Une circulation rudimentaire s'esquisse.

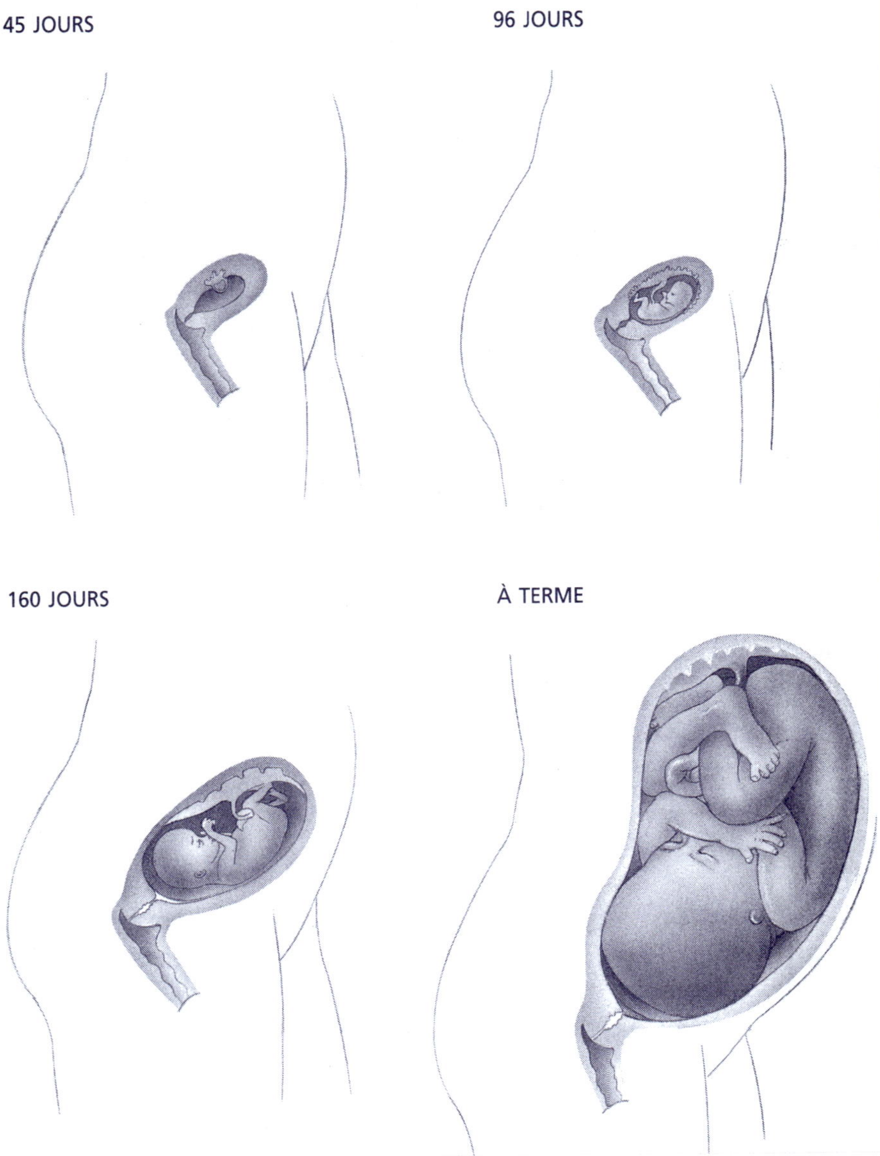

Votre utérus se développe progressivement.

Vers la 17e semaine vous commencerez à sentir bouger votre bébé.

De l'embryon au nouveau-né

■ Après 3 semaines de vie, l'embryon mesure 2 mm. Au-dessus du disque embryonnaire, une petite cavité s'est formée qui s'agrandira progressivement, pour devenir la future poche amniotique dans laquelle il flottera plus tard. Toutes ces cellules suivent minutieusement leur programme. Le disque s'ovalise, s'enroule sur lui-même, prend la forme d'un tube dont les extrémités se rapprochent l'une de l'autre. Bientôt, il ressemble à une « grosse virgule », car l'une de ces extrémités se renfle : c'est l'ébauche du cerveau. À l'autre bout se trouve le bourgeon caudal, sorte de petite queue correspondant au coccyx. Entre ces deux extrémités, un sillon forme bientôt une gouttière d'où dérivera tout le système nerveux.

■ Dès la fin du 1er mois, l'embryon mesure 5 mm. Son poids s'est multiplié par 10 000, mais il n'atteint pas encore la taille d'une groseille. Au cours de cette période, les principaux organes se sont ébauchés. S'il n'a pas encore figure humaine, si son corps n'a pas encore de membres, l'embryon a déjà un cœur.

À retenir

— Dès le 20e jour, le cœur bat.
— Après 3 semaines de vie, l'embryon mesure 2 mm.
— Dès la fin du 1er mois, il mesure 5 mm. Au cours de cette période, les principaux organes se sont ébauchés.

Le deuxième mois

L'ébauche de tous les organes se poursuit. Les bourgeons des bras et des jambes apparaissent et vont bientôt se développer en segments de membres. Le visage s'esquisse, on aperçoit la saillie des yeux, la fossette des oreilles, l'ouverture commune de la bouche et du nez. Le système nerveux, la moelle épinière se développent, bientôt on distingue le cordon ombilical. Et dès la fin de la 5e semaine de vie, l'embryon mesure 8 mm.

■ À la fin de la 6e semaine, la tête a beaucoup grossi. Les yeux qui étaient écartés se sont rapprochés ; ils paraissent énormes, car ils n'ont pas de paupières. Le front est bombé, les lèvres sont encore très épaisses, le nez est presque complètement aplati. L'embryon est toujours replié sur lui-même.

■ À la 7e semaine de vie, il mesure 15 mm. Les ébauches des dents de lait sont en place, on voit apparaître les mains et les pieds ; les doigts, d'abord palmés, vont se séparer, tandis que les membres continuent à se développer. À la partie postérieure de l'embryon, l'appareil urinaire et l'intestin débouchent dans un orifice unique que l'on appelle cloaque et qui va se cloisonner une semaine plus tard en deux orifices distincts.

À l'intérieur du corps aussi les changements sont notables. L'estomac, l'intestin sont bien individualisés, le cœur prend sa forme définitive et la circulation embryonnaire se complète. Le cerveau se creuse et se renfle en sillons et saillies. L'ossification du squelette commence en même temps que les muscles se développent, ce qui permet à l'embryon de se redresser ; son tronc devient plus droit et à la fin de la 7e semaine, il dépasse les 20 mm pour atteindre 30 mm une semaine plus tard.

■ À la fin de la 8e semaine, il pèse 11 g. Le gros de l'œuvre est accompli.

Ainsi s'achève une période de 2 mois dite « d'embryogenèse », où l'embryon est particulièrement sensible aux agressions qui risquent de perturber la formation des différents organes et de conduire à des malformations.

Mon conseil

Il est donc important de respecter une hygiène de vie dès les premiers signes de grossesse, et même avant, puisque, à 15 jours d'existence, l'embryon a déjà subi beaucoup de transformations.

C'est pourquoi il est recommandé aux femmes susceptibles d'être enceintes d'éviter les agressions majeures dès la deuxième partie du cycle (radio du bassin, certains médicaments, consommation d'alcool). Passé ce stade de 2 mois, on ne parle plus d'embryon mais de fœtus pendant la période de croissance et de maturation des différents organes qui viennent de prendre place.

À retenir

— À la fin de la 8e semaine, l'embryon pèse 11 g et mesure 30 mm.
— Il a des yeux, un nez, des lèvres, des doigts et ses membres continuent de se développer.
— À l'intérieur de son corps, l'estomac et l'intestin s'individualisent, le cœur prend sa forme définitive et la circulation embryonnaire se complète.
— Le cerveau se creuse et se renfle en sillons et saillies, les muscles se développent.
— Passé ce stade de 2 mois, on ne parle plus d'embryon mais de fœtus.

Le troisième mois

C'est au début du 3e mois que les organes sexuels se différencient et que l'appareil génital sera féminin ou masculin, selon le programme qui a été fixé dès la conception par le hasard des chromosomes.

Le visage se modèle de mieux en mieux : les yeux, parfaitement à leur place, sont entièrement recouverts par les paupières qui se développent ; la bouche est bien dessinée, bordée par de belles lèvres, le front reste proéminent, les narines s'épaississent, mais sont encore écartées ; par contre les pavillons des oreilles ne sont pas formés, il n'y a que des fentes. Un premier duvet apparaît sur le visage.

Les membres s'allongent, surtout les membres supérieurs, et l'on peut distinguer bras, avant-bras et mains. À l'extrémité des doigts, les ongles poussent et durcissent. Les organes abdominaux sont également développés, le foie prend une place énorme, les intestins s'allongent et s'enroulent, les reins sont définitivement en place, la colonne vertébrale commence à s'ossifier.

Comme muscles et articulations se sont développés, le fœtus peut bouger très lentement. Sans que la mère puisse le percevoir, il bouge déjà la tête, agite les bras, les jambes et va même bientôt serrer les poings. Les premiers mouvements de l'embryon sont très saccadés et symétriques. Vous les suivez sur l'écran de l'échographie et il est typique vers le 3e mois de voir le fœtus faire du trampoline dans votre ventre. Il acquiert une indépendance de ses membres, bougeant un bras, portant son pouce à la bouche, sans pour autant bouger l'autre bras.

C'est également à ce stade qu'apparaissent les cordes vocales, mais il leur reste 6 mois avant d'émettre le premier son.

À retenir

— Au cours du 3e mois, les organes sexuels du fœtus se différencient, le visage se modèle de mieux en mieux, les membres s'allongent, le foie et les intestins sont en place, la colonne vertébrale commence à s'ossifier.
— Le fœtus commence à bouger très lentement sans que sa mère le perçoive encore.
— À la fin de ce 3e mois, votre bébé mesure déjà 10 cm et pèse 45 g environ.

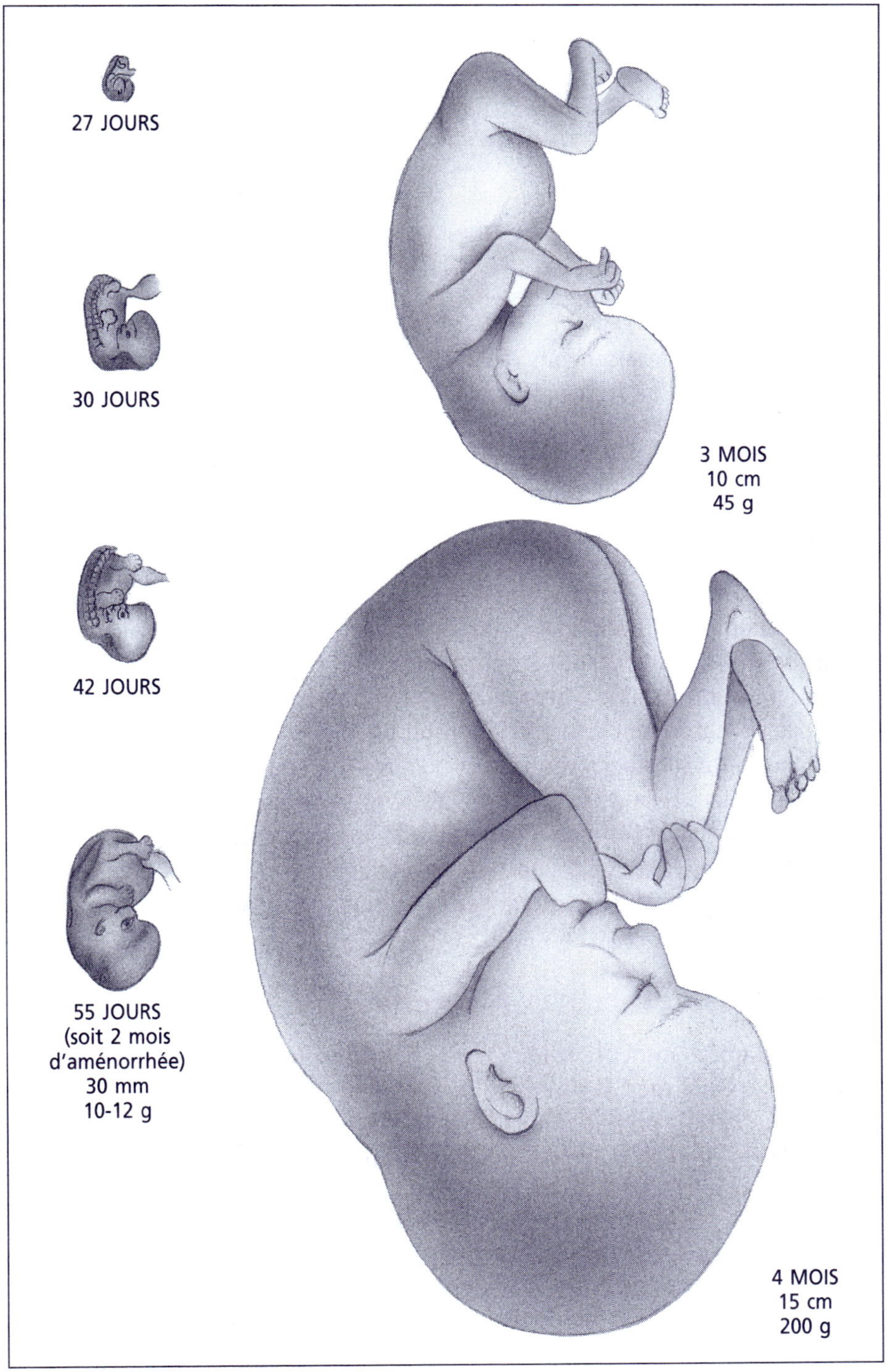

Taille réelle de l'embryon et du fœtus

Le temps des finitions : le fœtus

Le quatrième mois

Aux grands bouleversements rapides des trois premiers mois, succède le long temps des finitions. Le fœtus va s'embellir, son visage s'affirmer, en un mot il va s'humaniser. L'abdomen s'est développé, la tête est moins disproportionnée par rapport au reste du corps. La peau est très fine et lisse, transparente, laissant voir les petits vaisseaux dans lesquels le sang circule : ils offrent une véritable leçon d'anatomie ! Les cheveux poussent et l'ensemble du corps est recouvert par un fin duvet appelé *lanugo* (laine en latin) dont il peut rester à la naissance quelques vestiges qui disparaîtront rapidement. Les cartilages se soudent pour former le squelette dont l'ossification se poursuit activement, les muscles s'allongent et s'épaississent. À ce stade, tous les appareils précédemment mis en place vont se mettre à fonctionner et le fœtus va roder sa propre machinerie. Le foie et le système biliaire participent à la formation du premier suc digestif qui donnera le méconium, cette substance verdâtre et noirâtre contenue dans l'intestin qui formera la première selle à la naissance ; les reins également commencent à fonctionner, permettant l'émission d'urine dans le liquide amniotique.

Le cœur (mais c'est déjà une histoire ancienne) continue ses battements à 140 pulsations par minute, presque deux fois plus vite qu'à l'âge adulte.

À retenir

— Voici que commence le long temps des finitions : le fœtus va s'embellir, son visage s'affirmer. Il s'humanise.
— Les appareils précédemment mis en place se mettent à fonctionner.
— À la fin de ce 4e mois, votre bébé a beaucoup grossi, il pèse 200 g mais ne mesure que 15 cm.

Le cinquième mois

C'est le mois du mouvement, c'est le mois des galipettes. Le fœtus est plus fort, et il peut donner des coups, des bourrades à sa mère. Tout lui est permis, car il a de la place dans sa « piscine » et peut bouger dans tous les sens. Il flotte, en apesanteur, comme dans une fusée spatiale. Il lance bras et jambes surtout lorsque sa mère est au repos ; ses mouvements vont devenir très fréquents, et même s'ils sont incoordonnés au début, leur présence doit vous rassurer, car elle témoigne de la bonne vitalité du bébé.

Quel est son aspect ? La peau est moins fine, donc moins rouge, mais elle se fripe quelque peu, les cheveux sont plus abondants, le fœtus goulu avale d'importantes quantités de liquide amniotique, la cage thoracique se développe et l'on peut constater une ébauche de mouvement respiratoire. Il n'y a pas inspiration d'air, puisque le bébé est dans un milieu aqueux, mais ce mouvement prouve que sa cage thoracique se développe et qu'il s'exerce. Autre nouveauté, le fœtus est maintenant identifiable puisqu'au bout de ses doigts les empreintes digitales sont apparues.

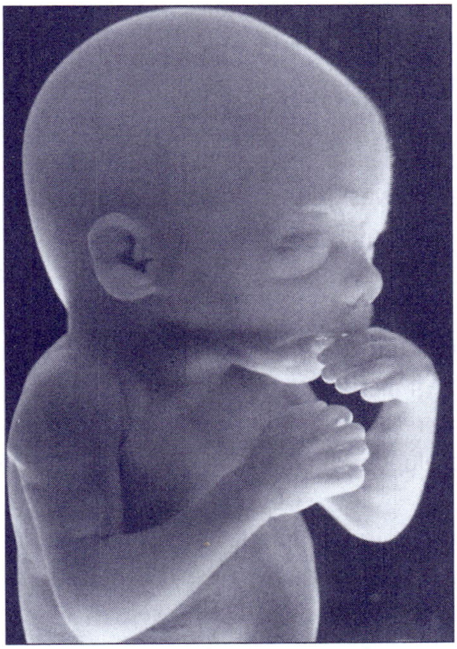

Le fœtus à 5 mois

À retenir

— Le 5e mois est celui du mouvement, des galipettes et des bourrades à sa mère !
— On constate une ébauche de mouvement respiratoire.
— Les empreintes digitales sont apparues.
— Le fœtus mesure 25 cm, pèse 500 g et son poids va sextupler jusqu'au terme alors que sa taille ne va que doubler.

Le sixième mois

Le fœtus est devenu vigoureux, il est capable de serrer ses poings, de s'agripper, et il possède déjà le réflexe de préhension. Il avale beaucoup de liquide, trois à quatre litres par jour, ce qui représente l'équivalent nutritif de 100 g de lait. Parfois, il attrape le hoquet.

Le bébé dort de 16 à 20 heures par jour, tantôt d'un sommeil profond, pendant lequel il ne bouge pas du tout ; tantôt d'un sommeil léger, émaillé de soubresauts que l'on confond souvent avec le hoquet. Il y a des bébés actifs et d'autres qui le sont moins. Les calmes bougent moins de 20 fois par heure, les agités plus de 100 fois ; ne cherchez pas à faire un rapport entre la fréquence de ses mouvements *in utero* et le caractère de l'enfant plus tard, car aucune étude sérieuse n'a démontré de corrélation. Ses mouvements varient au cours de la journée, et ils sont perçus le plus souvent le soir, lorsque vous vous reposez.

Le visage s'est encore affiné puisque les sourcils sont apparus, les narines parfaitement dessinées et les lèvres bien ourlées. À la fin du 6e mois, l'enfant se tient les bras repliés sur la poitrine, les genoux remontés sur le ventre : c'est la position fœtale par excellence. Il mesure 31 cm, pèse près de 1 kg et surtout les milliards de neurones de son cerveau commencent à fonctionner. Ses facultés sensorielles commencent à se développer, pour autant qu'on puisse dater leur apparition de façon précise.

À présent, on sait que le 1er trimestre est celui de la création des organes, le 2e trimestre, celui du développement de ces organes et le 3e, celui du rodage et du perfectionnement des fonctions, y compris sensorielles.

S'il venait au monde à 6 mois, l'enfant serait considéré comme viable (il faudrait enregistrer sa naissance à la mairie), toutefois ses chances de survie seraient minimes, malgré les progrès de la médecine néonatale. Plus il progresse en âge dans le 3e trimestre, plus il a des chances de survivre.

Il nous devient très difficile de continuer à parler de « fœtus », ce qui est pourtant l'usage médical depuis des siècles. À partir du 6e mois *in utero*, nous proposons d'appeler le bébé « infans », ce qui désigne en latin l'enfant avant le stade de la parole.

Passé le stade fonctionnel qui caractérise le fœtus, les possibilités émotionnelles se développent. L'infans de 6 mois voit, entend, goûte, répond à des sollicitations. Il est déjà un sujet, une personne. Les relations que les mères entretiennent avec leur bébé au 3e trimestre, lui parlant, lui faisant écouter de la musique ; les facultés de souvenir de ces enfants *in utero* nous font proposer ce mot différent d'infans pour qualifier cette personne pas encore née, mais viable et capable d'émotions.

En naissant, l'infans deviendra enfant. La naissance n'est plus considérée ici comme l'apparition d'une nouvelle personne, puisque nous savons qu'elle existe déjà, mais comme le passage d'un monde intérieur à un monde extérieur. C'est la même personne qui est dedans puis dehors et qui mobilise toute notre attention et tout notre amour.

À retenir

— **Le fœtus est devenu vigoureux.**
— **Il dort environ 16 à 20 heures et suivant sa nature bouge plus ou moins.**
— **Les milliards de neurones de son cerveau commencent à fonctionner et ses facultés sensorielles à se développer. Le fœtus voit, entend, goûte, répond à des sollicitations. Il est déjà une personne.**
— **Il mesure 31 cm et pèse près de 1 kg.**

Les trois derniers mois : l'infans

Au cours de ces trois derniers mois, l'infans va ressembler de plus en plus au nouveau-né que vous allez bientôt câliner.

Le septième mois

Son système nerveux est de plus en plus perfectionné et lui permet de mieux coordonner ses mouvements. Quoiqu'il bouge un peu moins faute de place, il bouge tous les jours.

Un enduit, blanchâtre, le vernix caseosa, recouvre sa peau (les bébés prématurés naissent revêtus de cette fine pellicule blanche).

Les paupières se sont ouvertes, le tympan définitif est apparu, le bébé voit et entend.

À retenir

— **Le bébé pèse alors environ 1 800 g et mesure environ 40 cm.**
— **Le bébé est maintenant capable de voir et d'entendre.**

Le huitième mois

Habituellement, le bébé prend sa position tête en bas et fesses en haut pendant le 8e mois. Il va grossir de 250 g par semaine jusqu'à atteindre 2 500 g pour une taille de 45 cm environ. Ses principaux organes sont prêts à fonctionner ou fonctionnent déjà.

Les poumons méritent toute notre attention en cas de naissance prématurée. En effet, c'est au 8e mois qu'ils vont devenir matures. Or le poumon subit un peu la loi du tout ou rien ; si l'infans naît à ce terme et si les poumons sont matures, le bébé n'aura pas de problème respiratoire ; s'ils sont immatures, il aura besoin de soins médicaux intensifs.

Le poumon est formé de nombreux alvéoles destinés à contenir l'air ambiant. Au 8e mois, les alvéoles existent déjà et se recouvrent d'une substance graisseuse (le surfactant) déposée sur toute la surface, les empêchant de se rétracter. Ce surfactant est indispensable au bon fonctionnement des alvéoles pulmonaires. En cas de besoin, il est possible de savoir si le surfactant est déjà présent dans les poumons en analysant le liquide amniotique prélevé à l'aide d'une fine aiguille. Certains composants en graisse sont alors modifiés et indiquent l'état de maturité du poumon.

Le cœur bat toujours au même rythme de 120 à 160 pulsations par minute, mais la communication entre la partie droite et la partie gauche du cœur n'est pas encore étanche et elle ne se fermera définitivement qu'après la naissance ;

elle est à l'origine d'un souffle cardiaque transitoire. L'infans s'est gonflé de graisse, ce qui a défripé sa peau et donne un aspect dodu ; il a pris une coloration rose clair.

À retenir

— Habituellement, le bébé prend sa position tête en bas.
— Ses principaux organes sont prêts à fonctionner ou fonctionnent déjà.
— Ses poumons deviennent matures.
— La communication entre la partie droite et la partie gauche de son cœur n'est pas encore étanche. Elle ne se fermera définitivement qu'après la naissance.
— Le bébé pèse environ 2 500 g et mesure environ 45 cm, à la fin de ce mois.

Le neuvième mois

Le 9e mois apporte peu de modifications. Le duvet disparaît en partie. Les poumons sont matures, mais tous les organes ne sont pas achevés, l'infans va continuer à prendre du poids et de la résistance. L'ossification n'est pas terminée, en particulier celle du crâne, puisque à la jonction des os crâniens, il existe deux petits espaces appelés fontanelles : l'un au sommet du front, en losange, l'autre en arrière au niveau de l'occiput, de forme triangulaire. Les fontanelles ne se refermeront que plusieurs mois après la naissance.

Le système nerveux est loin d'être terminé, et si les cellules nerveuses sont en place, leurs connexions sont encore rares et la substance qui enveloppe les nerfs et facilite la conduction nerveuse, la myéline, est peu présente. La myélinisation s'achèvera au cours des deux premières années de vie.

À retenir

Si les trois derniers mois sont consacrés aux embellissements et au perfectionnement du corps, l'essentiel est ailleurs. Il se situe dans la qualité de la vie intra-utérine, au niveau de l'éveil des sens. Pendant les trois derniers mois, le bébé, bien qu'apparemment isolé du monde extérieur, est en réalité déjà à son contact par l'intermédiaire de sa mère.

Les relations parents-enfant avant la naissance

■

Nous avons suivi la formation du fœtus puis celle de l'infans, et nous découvrirons aux chapitres suivants les transformations physiques, tant apparentes qu'intimes, qu'entraîne la grossesse chez la mère. Parallèlement à ces modifications, les émotions et les sentiments des différents acteurs de cette nativité vont également évoluer. Très vite, une communication à sens multiples s'instaure entre vous qui n'êtes plus la même, votre bébé qui acquiert peu à peu des sens l'ouvrant au monde extérieur et votre compagnon qui aborde une étape importante de sa vie.

De ce bouleversement émerge peu à peu un tissu organisé de liens affectifs uniques, les uns réels, les autres imaginaires : la trame de votre roman familial se met en place. Il est lié à l'expérience de chacun, mais les analyses psychologiques modernes et les données scientifiques les plus récentes permettent de mieux décrire et d'évaluer la richesse de cette expérience humaine.

L'éveil des sens

On soupçonne depuis bien longtemps que les bébés entendent déjà dans l'utérus. La tradition tzigane, par exemple, disait : « Si on ne commence pas à faire écouter du violon à un bébé quand il est dans le ventre de sa mère, il ne sera jamais un grand musicien. » Or tous les travaux modernes, et ils sont nombreux, ont confirmé ces impressions et établi les étonnantes aptitudes du fœtus au stade d'infans.

L'audition

C'est la fonction la plus étudiée. Il est bien démontré que le bébé a un système sensoriel auditif normalement développé à partir de six mois et demi, sept mois de vie intra-utérine. Le nerf auditif est même le seul nerf sensoriel totalement fonctionnel à partir de cet âge, parce qu'il est le seul dont la formation est achevée. Le bébé entend nettement les bruits intérieurs et extérieurs, mais atténués par le liquide amniotique qui le baigne.

Les bruits intérieurs du corps de la mère sont importants : ils viennent du mouvement des viscères (intestins) et de la circulation sanguine extrêmement développée autour de l'utérus maternel. Ces bruits pourraient gêner considérablement le bébé, qui vivrait ainsi dans un monde trop bruyant. Or toute hyperstimulation sensorielle peut détériorer l'organe trop sollicité. Une expérience sur les cochons d'Inde *in utero* montre qu'au-delà d'un certain seuil de décibels, ceux-ci perdent l'ouïe. Afin d'éviter une trop forte stimulation auditive, l'oreille de l'infans semble opérer un filtrage et ne laisse passer qu'une certaine bande sonore.

Dans l'utérus, le bébé entend surtout les sons graves, alors que les sons aigus lui parviennent atténués par l'effet du filtre de son oreille. Il a une excellente sensibilité à la voix de sa mère qui lui parvient par un chemin particulier, empruntant une transmission osseuse, c'est-à-dire la colonne vertébrale, puis les os du bassin au niveau duquel se créent des phénomènes de résonance. Votre bébé entend certainement bien mieux votre voix que la musique ou les voix de l'extérieur, dont il perçoit probablement le rythme.

La mise en place expérimentale de sondes intra-utérines a montré une différence de 20 décibels dans les sons captés à l'intérieur et à l'extérieur de l'utérus. Cette différence est importante : pour que l'enfant reconnaisse la voix de son père, il semble que celui-ci doive faire l'effort de lui parler à très haute voix et intentionnellement. Pour juger de ses réactions, amusez-vous à lui parler pendant l'échographie, à moins qu'il ne soit en phase de sommeil, ce qui le rend non réceptif.

Toute la vie intra-utérine est rythmée par les battements du cœur maternel. Les mères savent qu'un nouveau-né posé sur la gauche de la poitrine se calme facilement car il entend le cœur de sa mère, rythme auquel il a été habitué. Une preuve en a été apportée par la fabrication, aux États-Unis, d'un ours en peluche contenant un bruiteur qui reproduit le plus exactement possible ce que le fœtus entend dans l'utérus. Sa mise en marche calmerait fréquemment les nouveau-nés qui pleurent, pendant les premières semaines.

De nombreuses expériences à l'étranger et en France (surtout par M.-C. Busnel) ont confirmé les capacités auditives de l'infans. J'en citerai quelques exemples.

À certaines stimulations données, l'infans réagit par une accélération ou une décélération cardiaque ou par un mouvement de surprise. Deux chercheurs, Birnholz et Benacerraf, ont placé un stimulus sonore d'une intensité de 125 décibels directement au contact de l'abdomen de la mère. Ils ont observé à l'échographie un clignement des paupières à partir de la 28e semaine, associé à un mouvement d'extension des membres. Si on répète la même stimulation sonore, la réponse disparaît après 3 ou 4 stimulations. Il s'agit d'un phénomène d'habituation qui témoigne de la bonne vitalité du bébé ; en mauvaise santé, il perd cette capacité et continue à réagir à chaque incitation.

De nombreuses mères mélomanes racontent qu'au concert, les infans de 7 à 8 mois ne bougent pas du tout de la même manière selon la musique. Ils remuent à l'écoute des rythmes trop puissants, qu'ils soient classiques ou modernes : les mères disent qu'elles sentent que leur bébé n'est pas bien ; les mélodies plus calmes leur plairaient plus. Dans ce domaine, vous seule pouvez interpréter les réactions de votre bébé, selon votre intuition.

D'après certaines études, le nouveau-né aurait le souvenir de son environnement auditif *in utero*. On a observé les bébés nés dans une petite bourgade du Japon proche de l'énorme aéroport international d'Osaka, et on a étudié leurs réactions au passage des avions. Si la mère a vécu toute sa grossesse dans cette bourgade, seulement 5 % des bébés se réveillent car ce bruit leur est devenu familier. Par contre, si la mère est arrivée après le 5e mois de grossesse, 50 % des bébés se réveillent.

Le bébé semble bien tolérer les bruits qu'il a entendus avant la naissance, même s'ils sont apparemment perturbants : ainsi la vertu excitante du saxophone devient apaisante pour le nouveau-né qui en aurait été imprégné durant sa vie utérine. Si à la fin de la grossesse on fait entendre à l'infans pendant 2 à 3 minutes, deux fois par semaine, une phrase musicale qui le calme lorsqu'il commence à s'agiter, le même air aura le même effet après la naissance et le bébé tournera nettement la tête vers la source musicale. Il a mémorisé cet air et connaît déjà cette musique.

Cela a été aussi montré avec les voix, et peut paraître tout à fait surprenant. L'expérience suivante a été faite avec la mère ou le père : on demande à l'un d'eux de raconter toujours la même histoire de quelques minutes, plusieurs fois par semaine, durant les deux derniers mois de la grossesse. Dès la naissance, on fait écouter au bébé plusieurs histoires et il a la possibilité, par une technique de succion dite sélective, de déclencher l'histoire qu'il veut entendre. Eh bien, la plupart des bébés se font plaisir en écoutant l'histoire qui leur a déjà été racontée !

Ainsi, dans l'utérus, l'infans entend, retient une musique ou le son et la qualité d'une voix, et a donc déjà des capacités de reconnaissance et d'apprentissage. On a même mis en évidence que dès la naissance, ou presque, vers l'âge de quatre jours, le bébé reconnaît la voix de sa mère et la « langue maternelle » (dans ses intonations et ses sons essentiels). Il gardera définitivement cette faculté à partir de l'âge de trois semaines.

Ce que votre bébé entend

— Le bébé a un système sensoriel auditif développé à partir de six mois et demi, sept mois de vie intra-utérine. Il entend nettement.
— Son oreille semble toutefois opérer un filtrage et ne laisser passer qu'une certaine bande sonore.
— Il est extrêmement sensible à la voix de sa mère.
— En revanche, pour que l'enfant reconnaisse la voix de son père, il semble que celui-ci doive faire l'effort de lui parler à très haute voix et intentionnellement.
— Toute la vie intra-utérine est rythmée par les battements du cœur maternel.
— Le bébé semble bien tolérer les bruits qu'il a entendus avant la naissance.
— Dès la naissance, le bébé reconnaît la voix de sa mère et sa « langue maternelle ».

Le goût et l'odorat

Vous savez que le bébé déglutit, à plusieurs reprises chaque jour, du liquide amniotique. Ce faisant, il le goûte et on sait maintenant que ses capacités de goût sont très grandes, car il arrive au monde avec de nombreuses papilles gustatives recouvrant la langue.

Il s'habitue, durant sa vie intra-utérine, aux saveurs de la cuisine familiale qui imprègnent le liquide amniotique : aussi les bébés indiens sont tout à fait habitués au goût de safran ou de curry qui fait grimacer les bébés occidentaux. De même, le goût de l'ail s'acquiert *in utero*. Et tous les infans du monde déglutissent davantage de liquide amniotique quand celui-ci a été artificiellement sucré, ce qui prouve qu'ils apprécient déjà la saveur du sucre.

Ces expériences ont été confirmées chez l'animal. Si on introduit dans le liquide amniotique dans lequel baigne le fœtus un produit qui a un goût ou une odeur particulière (tel que le citral, au goût de citron), le nouveau-né choisira entre deux laits celui qui a le goût de citral, même s'il n'est pas d'emblée agréable. De même, un souriceau habitué au goût de pomme *in utero* retrouvera du jus de pomme placé dans un labyrinthe.

L'odorat se développera surtout en milieu aérien. Nous verrons en étudiant les compétences précoces du nouveau-né quel rôle important il joue dès la naissance puisque les bébés reconnaissent l'odeur du sein et de l'aisselle de leur mère dès les premiers jours de la vie.

Ce que votre bébé sent

— Les capacités de goût du bébé sont très grandes. Il s'habitue, durant sa vie intra-utérine, aux saveurs de la cuisine familiale qui imprègnent le liquide amniotique.
— L'odorat se développera surtout en milieu aérien, dès les premiers jours après la naissance.

La vision

L'infans vit dans un monde sombre où il n'y a pas grand-chose à voir. Mais son équipement visuel existe. Fait-il la distinction entre la lumière du jour et l'obscurité de la nuit ? Nul ne peut répondre ; mais on a pu faire la preuve qu'il réagissait à la lumière *in utero*, en projetant sur le ventre de sa mère des lumières très vives : l'infans les perçoit, bouge, se détourne et son rythme cardiaque s'accélère.

Ce qui est certain, c'est qu'il voit dès la naissance, contrairement à certaines croyances encore répandues.

Le toucher

Toute femme sait que si, en fin de grossesse, elle pose par exemple un livre un peu lourd sur son ventre, le bébé peut bouger, donner des coups de pied pour chasser ce poids importun. De même l'échographiste, en appuyant fortement sa sonde, peut provoquer le retrait brusque d'une jambe ou d'un bras. L'infans a une sensibilité cutanée bien développée, et perçoit, à travers la paroi du ventre et de l'utérus, caresses et attouchements. De cette constatation est née aux Pays-Bas, sous l'influence de Franz Veldman, une école tendant à développer toute une technique de caresses et de contacts du bébé par la mère et le père, appelée haptonomie. Elle permettrait de créer déjà une communication entre les parents et leur enfant, et aussi d'obtenir des modifications de position du fœtus pouvant favoriser le travail et l'accouchement.

Les perceptions tactiles de votre bébé

— L'infans a une sensibilité cutanée bien développée et perçoit à travers la paroi du ventre et de l'utérus, caresses et attouchements.
— Cette constatation est à l'origine de l'haptonomie : technique de caresses et de contacts du bébé par la mère et le père.

Vous voyez combien la vie de votre enfant, que vous sentez bouger et réagir en vous, est déjà riche. Bien sûr ses liens avec le monde extérieur sont beaucoup moins développés que ceux qui vont s'établir à partir de la naissance, mais ils font partie des relations instaurées dès le début de la conception entre vous deux. connaissant votre voix qu'il reconnaîtra avant toute autre, percevant vos mouvements qui l'ont bercé, il ressentira la manière dont vous le prendrez et le tiendrez dans vos bras ; il a déjà avec vous une intimité, des liens que rien ne pourra détruire.

L'infans, par définition, voit donc éclore ses sens durant les derniers mois de sa vie utérine. Les femmes ont toujours eu une connaissance intuitive de ce phénomène, relayée par de nombreuses traditions populaires. La médecine a pris du retard, mais elle trouve aujourd'hui les fondements scientifiques à ces intuitions. Que vous les connaissiez peut vous permettre d'approfondir la relation avec votre bébé. Devez-vous adopter un comportement particulier ? Certainement pas dans le sens d'une recherche de performance ou d'un excès de stimulation sensorielle ; mais au contraire dans le respect de son développement apprécié par votre écoute et votre intuition de mère.

Les relations mère-enfant

Il est difficile pour un médecin homme d'écrire sur un sujet si intime, une expérience qui n'appartient qu'aux femmes, et dont il n'a que des connaissances rapportées.

Cependant, il est clair pour tout le monde que les relations mère-enfant commencent bien avant la conception, dans l'imaginaire. Petite fille, vous avez joué à la poupée ; jeune femme, vous avez évoqué l'enfant à venir, puis la nécessité d'être mère s'est imposée peu à peu.

Aujourd'hui, vous portez en vous le fruit de votre amour. Vous le sentez bouger, grandir, manifester en votre sein, sensible à votre comportement, réactif à vos sentiments. Déjà il modifie votre intimité la plus profonde. Mais qui est-il ? Vous ne pouvez répondre à cette question et vous êtes amenée à imaginer un visage, un caractère, une personne. Vous découvrez l'aube de ses sens, vous devinez son image sur l'écran échographique, éventuellement vous connaissez son sexe, mais le mystère demeure...

Les femmes enceintes sont habitées par deux questions profondes, toujours semblables, qui s'expriment plus ou moins intensément. Mon enfant sera-t-il normal ? Vais-je être une bonne mère ?

Ces questions sont toutes deux parfaitement légitimes. La science s'efforce dorénavant de répondre à la première ; la réponse à la seconde est plus liée à l'idée que vous vous faites de l'éducation de votre enfant.

Très schématiquement, on peut dire qu'il existe trois modalités de relations mère-infans.

La voie biologique

Le fœtus est branché sur la circulation sanguine maternelle grâce au placenta et il existe des intermédiaires chimiques et neuro-sympathiques par lesquels les deux organismes sont en relation. En dehors même des répercussions biologiques de l'alimentation, de l'alcool et du tabac, les émotions fortes qui réagissent par une sécrétion hormonale agissent sur le bébé *in utero*. On sait par l'étude de brebis gestantes qu'un stress très violent subi par la mère entraîne des perturbations du fonctionnement cérébral de son fœtus. De tels phénomènes ont été observés chez les femmes enceintes qui doivent, dans toute la mesure du possible, éviter les chocs émotifs importants.

La voie psycho-sensorielle

La relation entre la femme enceinte et son enfant s'établit aussi par ce qu'ils perçoivent l'un de l'autre. La mère sent les mouvements et les réactions de l'enfant à son humeur et à l'environnement ; l'enfant entend la voix de sa mère, perçoit chacun de ses mouvements, s'habitue à ses manières de parler, de bouger, de le toucher et à l'ambiance générale de la future famille. Un dialogue intime plus ou moins spontané ou développé est fructueux. Il permet la sécurité de base du tout-petit et a de bonnes chances de se renforcer à la naissance.

La voie imaginaire

La troisième modalité est celle évoquée plus haut, c'est-à-dire la manière dont la jeune femme s'imagine dans un rôle de mère, la relation déjà nouée en esprit avec son enfant ; il ne fait aucun doute pour ceux qui s'occupent d'enfants que cette relation fantasmatique va constituer la base des liens à venir entre la mère et son enfant.

La grossesse est une période cruciale, une transformation du corps et la découverte d'un fantastique pouvoir de création, de transmission de la vie, qui donne un sens particulier à votre existence. Ce ne sera plus jamais comme avant. La femme enceinte s'éloigne de sa propre jeunesse et de sa propre enfance ; elle se rapproche de sa mère à laquelle elle s'identifie ou s'oppose, et les qualités de cette relation entre la fille et la mère (amour, haine, violence) vont influer sur votre façon de vivre ces 9 mois ; comme d'ailleurs les relations avec votre compagnon, avec vos amis, avec votre entourage et surtout avec l'enfant à venir. Celui-ci est tantôt l'enfant merveilleux, tantôt l'enfant intrus dans le couple.

L'enfant imaginaire

Tout enfant a été précédé d'un enfant imaginaire. Celui-ci est porteur de l'attente, des espoirs des parents et parfois de toute une famille (enfant unique, génération de filles, génération de garçons, stérilité traitée).
Parfois cet enfant imaginaire est censé tout accomplir et tout réparer, un deuil comme une solitude, ce qui n'a pas été vécu ni réalisé. L'enfant réel sera porteur de la conjugaison de ces deux enfants rêvés, de ces deux parts d'imaginaire insufflées par chaque membre du couple. Ainsi les humains font-ils toujours des enfants doubles, êtres de chair et de rêves.

La grossesse correspond à un temps physiologique inéluctable, mais également à un temps d'incubation psychique tout aussi indispensable, d'élaboration imaginaire de votre enfant. C'est une période de rêves, de fantasmes, de cauchemars, de merveilleux, où vous vous trouvez entre une certaine rupture avec le passé et un certain prolongement dans le futur.

Les rêves pendant la grossesse

Parce qu'il existe cette formidable projection dans l'avenir, remuant le passé, la grossesse est riche en rêves, encore que certaines femmes aient l'impression de ne pas rêver du tout ou ne s'en souviennent pas. Mais peut-on faire l'interprétation des rêves ? D'abord, il faut savoir que les rêves ne sont en aucun cas des signes prémonitoires ; ils sont les avant-postes de votre pensée enfouie, non de la réalité à venir. Par ailleurs, l'interprétation des rêves ne peut se faire à partir d'un code fixe. Il n'y a ni recettes ni symboles universels, car tel objet, tel événement auront un sens totalement différent selon les moments et selon la personne qui les projettera dans ses rêves. Le chien sera pour l'un symbole d'agressivité, pour l'autre symbole d'amitié fidèle. Personne d'extérieur à vous ne peut les décrypter. Mais en lisant les quelques récits de rêves qui suivent, vous comprendrez que vous n'êtes pas un cas à part, et peut-être certaines de vos angoisses se dissiperont-elles.

Beaucoup de rêves expriment en effet des craintes ou des désirs de la femme enceinte. On peut retrouver comme fils conducteurs :

- La perte de la liberté ou de l'équilibre du couple. J'ai souvent entendu : « Mon mari m'abandonne, mon mari part à la guerre, je suis en prison. » Parfois, c'est la crainte de ne pas savoir s'occuper de l'enfant qui revient sous forme de rêve : « Je rêve que je n'ai plus de couche pour le bébé, j'ai oublié l'enfant dans un coin, il est tout maigre, j'ai laissé le bébé dans une piscine et il est en train de se noyer. »
- L'eau est d'ailleurs un thème qui revient souvent : l'inondation serait-elle l'expression de sentiments qui débordent la rêveuse ? La mer source de vie, les baignades au fil de l'eau ne traduisent-elles pas un besoin de sécurité, de paix et d'isolement du monde extérieur ?
- L'accouchement est un grand inspirateur de : « L'enfant est né mais je ne m'en suis pas aperçue, on vient m'avertir que mon enfant est déjà né, j'accouche sans que l'on m'avertisse, j'accouche mais je ne ressens rien, aucune douleur, j'ai accouché d'un enfant qui n'est pas le mien, pour accoucher je tire sur le pied qui sort de mon ventre, je n'ai ni travail ni douleur, je me sens flouée, je vais choisir un enfant dans une boutique. »
- Les rêves de mort qu'il s'agisse de sa propre mort ou de celle de parents ou d'amis, ou encore de son premier enfant, ne sont pas plus prémonitoires que les autres. Ils effraient ou angoissent la rêveuse qui vit cela comme de mauvais présage : « Je rêve qu'une grand-mère que j'aime beaucoup est morte, mon frère est malade et ma mère va mourir, mon premier enfant est mort, je suis avec une amie qui est décédée. » Ils signifient sans doute que la maternité est vécue comme une étape de rupture avec son passé, avec sa famille.
- Les rêves de guerre symbolisent-ils l'existence d'un conflit ? « Je rêve que nous sommes en guerre, je lance une bombe dans la rue, je rêve de soldats en uniforme

ou d'armées qui s'affrontent. » Rêves de sang, d'accident ou de morcellement, reflètent la crainte de la séparation avec le bébé, angoisse bien compréhensible durant ce temps de symbiose totale entre lui et vous-même.

Il m'a semblé nécessaire d'insister sur les rêves à tendance cauchemardesque, car on ne les communique pas facilement, comme s'il y avait une honte à les vivre dans cet état de bonheur. Vous n'êtes pas la seule future mère dont la nuit est traversée par ces images. La vie n'est pas linéaire et un moment de plénitude se construit souvent sur un sentiment de perte.

Mais tout n'est pas pesant, dramatique. Les rêves sont parfois peuplés d'animaux fidèles, d'images de fêtes, voire de scènes humoristiques. Voici ce que nous rapporte un conteur chinois : si une femme rêve d'un ours ou d'un serpent qui entoure son corps, ou si elle rêve qu'elle porte la chemise de son mari, un enfant prodige naîtra ; si elle rêve d'un dragon ou d'une araignée qui tombe sur elle, l'enfant sera intelligent ; si elle voit un ciel clair dans son rêve, l'enfant sera génial ; si le futur père rêve que son épouse est enceinte, attention à son infidélité. Que de contes et de légendes ont été tissés à partir des rêves de la grossesse !

Le rêve ou l'expression des craintes et des désirs

— Les rêves ne sont en aucun cas des signes prémonitoires.
— Beaucoup de rêves expriment des craintes de la femme enceinte : crainte de la perte de la liberté ou de l'équilibre du couple, de l'accouchement, d'un conflit, de la séparation d'avec le bébé... Il n'y a aucune honte à éprouver ces angoisses.

La paternité avant la naissance

Il n'y a pas de test de paternité vendu en pharmacie ! La nature ne prévoit pas de chambardement dans le corps du père : il devient père parce que la mère le lui dit. Il va découvrir une femme différente et il peut en être déconcerté. Il doit parcourir mentalement le chemin que fait sa femme dans son être physique. La femme est mère dans son corps et dans son imaginaire, l'homme devient père dans son imaginaire seulement.

Si beaucoup d'hommes vivent avec bonheur l'idée que leur descendance est assurée et prennent même un certain plaisir à voir s'arrondir le ventre et les seins de leur compagne, d'autres s'adaptent mal à la grossesse.

Parfois, le futur papa manifeste son mal-être par des symptômes, des douleurs diverses au dos, au ventre. Parfois, il se met à manger démesurément, et lui aussi prend du ventre. Il a moins d'appétit sexuel, comme si sa femme devenait sacrée, intouchable, ou bien par peur de faire mal ; ou bien encore parce que le bébé est ressenti comme un intrus qui s'immisce dans les rapports intimes.

La grossesse invite à un certain aménagement des rapports de couple, y compris dans la sexualité ; c'est une remise en question de soi. Avec son premier enfant, le fils devient père et l'égal de son propre père. Ce déplacement dans l'arbre généalogique signifie une responsabilité sociale nouvelle et définitive. Il est donc normal que les sentiments du futur père puissent être ambivalents.

Il n'y a pas de règle : certains hommes se sentiront père ou pas dès le moment de la conception, d'autres lors de la première échographie, ou des premiers mouvements que leur main percevra, d'autres à la naissance, d'autres encore plus tard...

L'homme et son bébé

Il y a encore une quinzaine d'années, le père s'intéressait peu à la grossesse et à l'accouchement. Le souhaitait-il, il se heurtait à un refus de la part du corps médical, car il était interdit en salle d'accouchement. Jeune médecin, je trouvais cette séparation injustifiée et cruelle. Les raisons invoquées étaient diverses : asepsie, risque de malaise. En fait, elles n'étaient que des prétextes : les accoucheurs toléraient mal la présence d'un « étranger » spectateur de la relation médecin-malade ! Mais il leur a fallu reconnaître que l'accouchée n'est pas une malade.

Le comportement masculin lui-même a bien changé à l'égard des nouveau-nés ! De quantité presque négligeable avant l'âge du dialogue et des jeux, le bébé est devenu un centre d'intérêt pour son père dès sa venue au monde. L'homme, sans rien perdre de sa masculinité, s'est autorisé à vivre des émotions et un plaisir sensuel jusque-là interdits. Il n'est plus rare de voir les pères nourrir, baigner, porter et surtout caresser leur bébé avec toute la tendresse nécessaire (seuls les changes leur sont encore difficiles à admettre). Les publicités n'hésitent plus à montrer le contact physique d'un homme et de son bébé.

Le sentiment paternel pendant la grossesse

Les nouveaux pères – on parle de « primipère » avant la venue du premier enfant – assistent aux séances de préparation à l'accouchement. Comme ils ne parlent pas facilement, certaines maternités leur consacrent même des séances spécifiques afin qu'ils participent pleinement. Dès avant la naissance certains modes de préparation permettent au père d'entrer en contact avec son enfant. Ce dialogue a toujours existé sous diverses formes pour ceux qui le voulaient. Non seulement le père perçoit les mouvements de son bébé à travers le ventre de sa femme, mais il prend conscience que ces mouvements peuvent être une réponse à une sollicitation de sa part. De plus, le père voit son bébé par l'échographie, il l'entend par les bruits de son cœur, en un mot il peut, comme la mère, lui donner corps dans son esprit et le projeter dans le futur. Tout cela contribue à renforcer un sentiment de paternité avant la naissance.

Mon conseil

Plus l'enfant sera entouré d'attention, plus son éveil et ses potentialités de développement seront favorisés.

Dans le nécessaire attachement au bébé, le père a un rôle non négligeable. Je crois que le déroulement même de la grossesse est harmonieusement influencé par la naissance précoce du sentiment paternel. Dire qu'un enfant « s'attend à deux » n'est pas une clause de style. Le « nouveau père » comprend que la création d'un nouvel être est un phénomène extraordinaire. Il participe volontiers à l'épreuve physique de sa femme, en prenant sa part des tâches quotidiennes fatigantes, en la soutenant dans son désir d'alimentation équilibrée, de repos, de refus de l'alcool, etc. Les contraintes d'un mode de vie dues à la grossesse, destinées à éviter des risques au bébé, sont mieux vécues lorsqu'elles sont le fruit d'un projet commun. Cette responsabilité partagée permet une plus grande sécurité pour l'enfant à naître. Et progressivement l'homme s'approche de son rôle de père.

À notre époque, les rôles masculins et féminins, autrefois si tranchés, s'interpénètrent de plus en plus. Cependant les limites sont claires : la femme a le pouvoir d'engendrer, et l'homme ne peut que s'incliner devant cette toute-puissance. La grossesse masculine n'est pas pour demain, ni pour après-demain, même si elle est théoriquement possible. Il ne s'agit donc pas de brouiller la répartition des rôles, mais de reconnaître la place que doit tenir un homme vis-à-vis de l'enfant qu'il a désiré, qu'il assume et à qui il doit plus que la sécurité matérielle. Il est vraisemblablement profitable à l'enfant d'avoir un père et une mère, même si l'éducation monoparentale est possible et relativement fréquente de nos jours.

Comment le dire à l'aîné ?

Votre premier enfant a déjà dû se douter qu'il se préparait quelque chose. Dès qu'il peut se rendre compte que votre ventre s'arrondit, il faut lui parler de cette grossesse.

■ Il est nécessaire de le faire participer en lui expliquant ce qui va changer et ce qui ne changera pas, c'est-à-dire l'amour que vous lui portez. Que va-t-il se passer pour sa chambre, ses jouets ?

■ Mettez en avant la complicité que vous aurez avec lui, et insistez sur les relations spécifiques que vous développerez avec lui.

■ Il faut valoriser son rôle de grand frère ou de grande sœur, parler avec lui du prénom futur.

■ L'arrivée du second peut être l'occasion d'aborder les premières notions de sexualité. À ces questions, il est souhaitable de répondre simplement et clairement. On peut s'aider pour cela des nombreux livres pour enfants qui existent, sur l'arrivée d'un bébé à la maison.

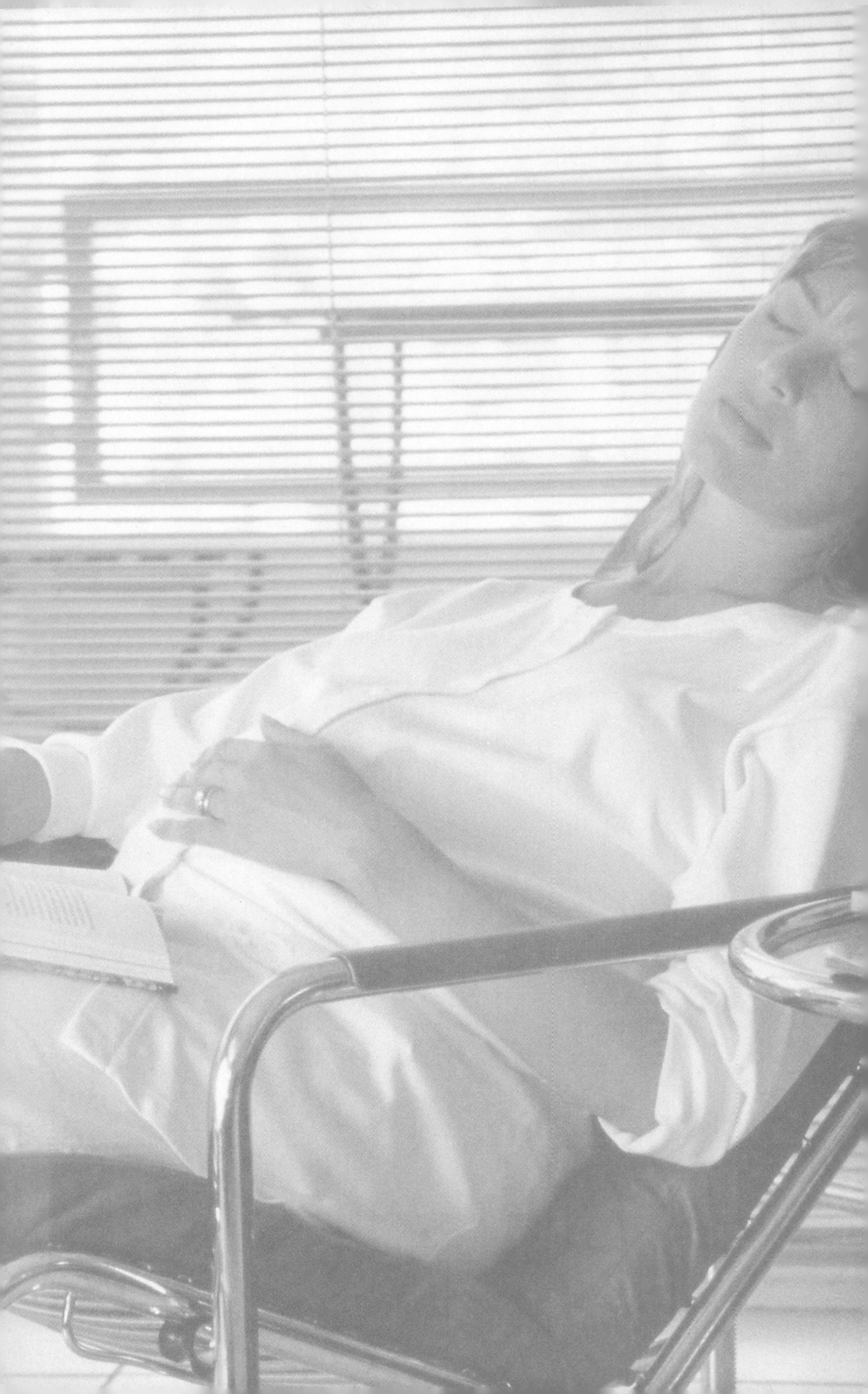

La grossesse au quotidien

Un nouveau mode de vie

■

Bien-être et beauté

■

L'alimentation de la femme enceinte

■

Les petites misères de la grossesse

Un nouveau mode de vie

Le corps de la femme enceinte

Au début de votre grossesse vous ne constaterez pas de grandes modifications corporelles, si ce n'est une tension des seins. Pourtant, votre corps doit se transformer afin d'assurer le développement de ces quelques cellules indifférenciées, invisibles à l'œil nu, jusqu'au nouveau-né de 3 000 g prêt à voir, à sourire, à pleurer, à se souvenir. Votre corps va se prêter à tous les ajustements qui lui permettront d'abriter et de favoriser l'évolution complexe de l'être en gestation.

Cette évolution entraîne des modifications qui sont responsables de certains troubles habituels au cours de toute grossesse.

La modification du volume de l'utérus

En dehors de la grossesse, l'utérus pèse 50 g tout au plus. Il a la forme d'une poire de 6,5 cm de long, dont la queue serait remplacée par une bouche aux lèvres épaisses : le col de l'utérus. Dès le début de la grossesse, l'utérus augmente de volume, mais vous ne pouvez vous en rendre compte car il reste situé au fond du petit bassin. À ce stade, seul un examen clinique ou échographique peut vous renseigner sur la progression de la grossesse.

De poire, l'utérus devient orange, puis pamplemousse vers le 4e mois. Vous pouvez alors le sentir au-dessus du pubis lorsque vous êtes allongée. L'utérus se palpe en effet en position allongée et le médecin le mesure avec un centimètre de couturière. L'évaluation réelle de sa taille donne quelques surprises en regard de l'aspect arrondi du ventre !

Au début de leur grossesse, beaucoup de femmes confondent le volume et la forme de leur ventre avec le développement de leur utérus. Désespoir des unes, joie des autres… Or l'aspect extérieur du ventre dépend de la quantité de liquide amniotique, de la tonicité des muscles de l'abdomen et d'un ballonnement intestinal éventuel. Ne cherchez pas à comparer la taille de votre bébé avec vos amies, la taille du ventre n'en rend pas compte. Vers le 6e mois, l'utérus atteint le nombril, puis le dépasse pour mesurer jusqu'à 32 cm. Au moment de l'accouchement, le muscle utérin pèsera 1 000 à 1 500 g. On est loin des 50 g du départ ! On comprend qu'il puisse causer certains troubles au cours de la grossesse, en comprimant la vessie, d'où les envies d'uriner plus fréquentes ; ou la veine cave, ce qui peut entraîner la formation de varices, et aussi créer un malaise quand vous êtes couchée sur le dos. Il faut alors vous mettre sur le côté gauche pour que le malaise s'estompe, car la veine cave se situe sur le côté droit et sera alors décomprimée.

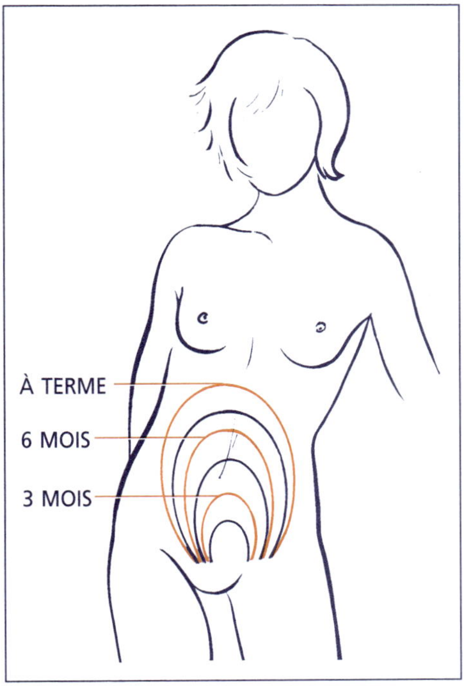

Modification de l'utérus

Comment votre utérus se transforme

— En dehors de la grossesse, l'utérus pèse 50 g tout au plus.
— Il en pèsera 1 000 à 1 500 au moment de l'accouchement !
— Cela explique qu'il puisse causer certains troubles au cours de la grossesse, comme la compression de la vessie ou du retour veineux.

Les modifications des autres organes

Les appareils cardiaque et respiratoire

Ils sont soumis à un régime de surchauffe par rapport à votre régime de croisière, afin de permettre les échanges nutritifs indispensables à votre bébé. Votre cœur doit faire face à une circulation supplémentaire, celle qui vous relie à l'enfant.

Il bat plus vite, le pouls s'accélère à près de 80 pulsations par minute et brasse 1,5 litre de sang de plus que d'habitude (5 à 6 litres au lieu de 4) ; vous avez une tendance aux palpitations, votre retour veineux se fait plus difficilement.

Vous avez peine à monter les escaliers ou à faire un sport éprouvant, d'autant que votre respiration aussi est modifiée. Vous devez consommer plus d'oxygène et comme votre utérus, par son volume, gêne le bon fonctionnement des muscles respiratoires, vous êtes essoufflée au moindre effort.

Les appareils rénal et digestif

Lenteur de digestion et constipation sont liées à l'action de la progestérone, qui détend les muscles lisses. Cette détente est bénéfique pour le muscle utérin, mais beaucoup moins pour les intestins !

Les conduits véhiculant l'urine des reins à la vessie (uretères), puis de celle-ci au méat urinaire (urètres) sont soumis à une véritable épreuve : d'une part, ils sont quelque peu dilatés sous l'action de la progestérone et, d'autre part, l'utérus qui grossit les comprime, conduisant à une stase urinaire qui favorise les infections. La compression de la vessie vous fait uriner plus souvent et vous devez vous relever la nuit.

Le vagin et la vulve

Ils se modifient sous l'effet des œstrogènes. Ils deviennent plus souples et plus gonflés, et les sécrétions vaginales sont plus importantes, sans qu'il y ait infection pour autant.

Les seins

Ils gonflent, s'alourdissent ; parfois ils sont le siège de picotements ou de démangeaisons, liés à l'augmentation de la circulation sanguine qui se traduira plus tard par l'apparition en transparence de tout un réseau de veines. Le mamelon peut être très sensible, voire douloureux, il va augmenter de volume, se déplier ; le cercle pigmenté qui l'entoure se bombe, et sa périphérie se constelle de petites saillies qui sont des glandes sébacées.

Ces modifications extérieures des seins sont le témoin d'une intense transformation interne. Le sein contient la glande mammaire recouverte de graisse. La glande mammaire peut être comparée à une grappe de raisin. Le lait sera fabriqué dans les « grains » de cette grappe et transporté aux mamelons par les « branches » réunies en faisceaux. Pendant la grossesse, les glandes qui fournissent le lait se multiplient afin d'être prêtes à remplir leur office. Les canaux qui relient ces glandes aux mamelons se préparent également. À partir du 5e mois, on peut voir couler spontanément du mamelon quelques gouttes d'un épais liquide jaunâtre : le colostrum. Laissez-le couler spontanément, ne cherchez pas à le favoriser. Après l'accouchement, les seins sécréteront du colostrum encore pendant 48 heures, avant de

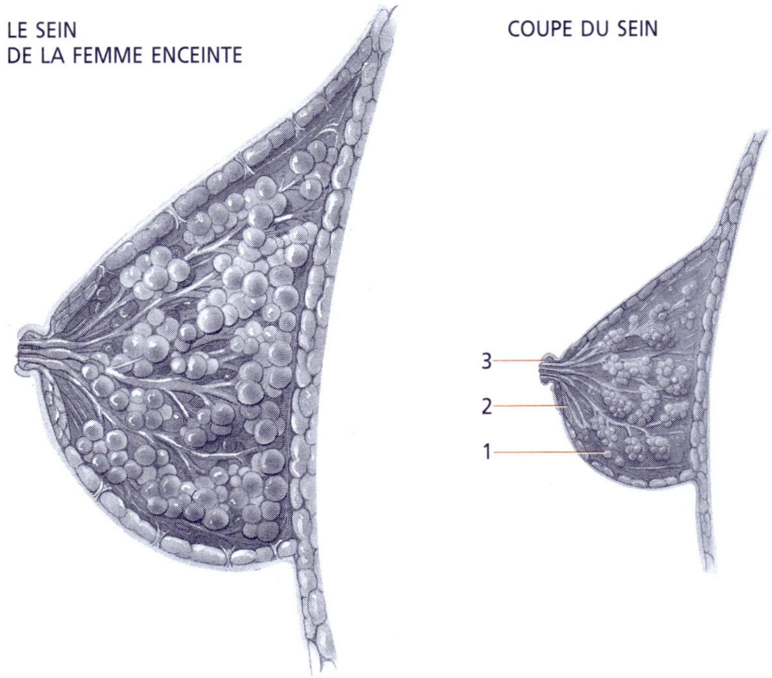

On observe une augmentation du volume due à l'accroissement des glandes mammaires (1) qui envahissent le sein et à la multiplication des canaux galactophores (2), qui amèneront le lait des glandes au mamelon (3).

Modification du sein

commencer à produire le lait. En plus des modifications corporelles apparentes, certaines constantes biologiques subissent des changements repérables seulement par des examens de laboratoire. Tôt dans la grossesse, des modifications des différents métabolismes permettent d'anticiper les futurs besoins de l'embryon. Nous ne les passerons pas en revue, mais je veux signaler qu'il est normal d'observer une légère baisse des globules rouges jusqu'à la trentième semaine et une augmentation des globules blancs qui de 7 à 8 000/ml passent très rapidement à 9 000 puis à 10-11 000/ ml en fin de grossesse. Ces chiffres ne doivent pas être pris comme des signes d'infection qu'ils sont habituellement en dehors de la grossesse, pas plus que la vitesse de sédimentation, elle aussi au-dessus des normes... de la femme non enceinte.

Comment votre corps se transforme

— Les appareils cardiaque et respiratoire sont plus sollicités pendant la grossesse : votre cœur bat plus vite et comme vous consommez plus d'oxygène, vous êtes plus essoufflée.
— La progestérone provoque souvent lenteur de digestion, constipation et une envie d'uriner plus fréquente.
— Sous l'effet des œstrogènes, le vagin et la vulve sont plus souples et plus gonflés et les sécrétions vaginales sont plus importantes.
— Les seins gonflent et s'alourdissent, le mamelon peut être très sensible. À partir du 5e mois, quelques gouttes de colostrum pourront s'écouler spontanément du mamelon.
— Il est normal d'observer une légère baisse des globules rouges jusqu'à la trentième semaine et une augmentation des globules blancs.
— La vitesse de sédimentation se situe aussi au-dessus des normes de la femme non enceinte. Ne vous inquiétez pas inutilement.

Des sentiments parfois ambivalents

À l'allégresse de la découverte peut succéder une période plus complexe. Vous savez que vous êtes enceinte, mais l'existence de cet enfant reste théorique ; l'évolution de votre corps n'est pas vraiment ce que vous imaginiez ; vous êtes sujette à quelques désagréments, vous éprouvez des réactions bizarres. Vous ressentez une fierté d'être enceinte, mais en même temps, vous êtes facilement au bord des larmes, vous réagissez très vivement aux remarques de votre entourage, vous avez du mal à fixer votre attention et vos sentiments.

Seule, vous posez votre main sur le bas de votre ventre à la recherche d'un signe concret, mais le ventre est plat et rien ne bouge ; l'enfant est-il bien là ? Autour de vous, le monde ne s'arrête pas de tourner. Après les images de nativité, il faut faire face aux nausées matinales, aux somnolences du soir, aux trajets chez le médecin, aux difficultés pour les inscriptions à la maternité ou à la crèche. Les files d'attente succèdent aux files d'attente. Vous avez parfois l'impression de ne pas être reconnue comme « enceinte » alors que vous vous sentez profondément différente.

Au cours de ces premières semaines de grossesse, vous pouvez vivre des impressions contradictoires, prise entre un sentiment de plénitude et un sentiment d'incapacité devant cette nouvelle responsabilité. Vous savez que votre vie ne sera plus jamais comme avant. Parfois, vous vous demandez : « Suis-je sûre de le vouloir ? Ai-je bien réfléchi ? Si j'accepte cet enfant, est-ce par égoïsme ou par générosité ? Pour faire plaisir à mon mari ? Pour moi-même ? Ou tout simplement pour lui, pour cet enfant qui ne demande qu'à venir ? Est-ce par peur de l'ennui, de la solitude, de la vieillesse ou de la mort ? Est-ce l'état de femme enceinte qui m'attire ? Est-ce pour faire comme tout le monde, pour ne pas décevoir mes parents, mes amis ? Est-ce bien un enfant que je veux ? Serai-je, serons-nous à la hauteur de cette tâche ? »

C'est une période pendant laquelle vous interrogez votre miroir, tâchant d'imaginer ce que sera votre corps dans quelques mois. Vous vous inquiétez pour votre taille, pour votre peau, pour l'éclat de votre teint. D'autres peurs encore vous assaillent : peur de ne pas savoir élever votre enfant, peur de perdre votre indépendance. Car accepter d'être enceinte, c'est accepter d'avoir un enfant. Un enfant qui, jour après jour, sera à vos côtés, dépendant de vous, et vous dépendant de lui, par l'amour que vous lui porterez. C'est aussi une modification radicale des rapports avec votre compagnon. Vous étiez toujours libres de remettre en question votre union ; en faisant ensemble un enfant, vous devenez père et mère, non seulement au sens social du terme, mais aussi l'un vis-à-vis de l'autre. À la différence du contrat d'époux qui peut être dénoncé, le statut de parents est immuable quel que soit l'avenir de votre union. Vous serez toujours le père et la mère de votre enfant quoi qu'il arrive.

Sachez qu'inévitablement vous aurez certains de ces états d'âme et de ces craintes. Rares sont les femmes qui y échappent complètement. Toutes ces peurs sont légitimes, surtout s'il s'agit d'une première grossesse. Elles constituent les interrogations normales de tout être humain qui plonge dans l'inconnu.

Des proches évoqueront sans pudeur devant vous des histoires d'accouchements pénibles et d'accidents de tous ordres. Ne vous laissez pas impressionner, même s'il est naturel que vous ayez la crainte d'accoucher, comme d'une épreuve que vous n'avez jamais connue et la plus décisive de toutes, puisque c'est la vie qui est en jeu.

Votre fragilité, votre hypersensibilité devrait cependant s'atténuer vers le 3e mois et faire place à plus de calme intérieur, et même à une certaine sérénité.

Si je me suis attardé sur ces sentiments ambivalents, qui n'ont rien de honteux, c'est qu'ils sont souvent passés sous silence.

Comme des vagues, ces sentiments de peur roulent vers les rivages encore déserts, mais d'autres vagues plus chaleureuses vous submergent en alternance,

Comment vos sentiments peuvent changer

— La grossesse est pour la future mère une période « d'états d'âme » et de sentiments ambivalents.
— Toutes vos craintes sont légitimes surtout s'il s'agit d'une première grossesse.
— Il faut savoir que cette fragilité s'atténue souvent lors du 3e mois. Si ce n'est pas le cas, parlez-en franchement à votre consultant.
— Par ailleurs, ne vous laissez pas impressionner par les récits d'accouchements terrifiants qu'on ne manquera pas de vous faire subir.

et puis la grossesse se poursuit, et la force de vie est gagnante. L'irrésistible besoin d'un enfant à aimer prend le dessus. Toutefois, si ces questionnements ne vous quittent pas, parlez-en franchement avec votre consultant et pas seulement avec vos intimes.

Faut-il modifier sa façon de vivre ?

Les mentalités ont changé. La grossesse n'est plus vécue comme un handicap. Le statut de la femme a évolué, et on oublie les nombreux préjugés qui tendaient à enfermer la femme enceinte dans un cocon, hors du temps, comme retirée de la vie sentimentale et professionnelle. Pour ma part, j'ai plutôt plaisir à voir des femmes enceintes à leur poste de travail qui montrent sans honte leur gros ventre, à condition bien sûr que leur emploi soit sans danger pour elles et leur enfant.

La majorité des grossesses se déroulent normalement. Il n'y a pas lieu d'inquiéter toute une population parce qu'un cas sur dix comporte des risques particuliers. Cependant, certaines règles sont à observer afin d'éviter de venir rejoindre la tranche des grossesses « à risques ». Votre liberté durant cette période est donc une liberté médicalement surveillée. La femme enceinte doit adopter une conduite de vie correspondant à sa nouvelle condition. Toutes ces recommandations peuvent vous paraître superflues et fastidieuses, d'autant que vous entendrez toujours une amie vous raconter sa vie trépidante sans conséquence malheureuse sur sa grossesse. Si vous pouvez continuer à mener une vie proche de celle que vous meniez auparavant, il me paraît en tout cas important que vous sauvegardiez le temps nécessaire pour apprécier cet état de grâce, même s'il est émaillé des contraintes que nous allons recenser ensemble.

Ne changez pas toutes vos habitudes, mais ne faites pas comme si vous n'étiez pas enceinte. Ne cherchez pas à faire un enfant « en plus » de tout le reste. Prenez le temps de vivre pleinement cette période. Le temps de la grossesse est finalement très court ; si vous savez vous y adapter, vous en sortirez sans aucun doute enrichie. Sachez aussi que les accidents n'arrivent pas qu'aux autres.

La grossesse n'est pas une maladie, il faut cependant ménager un équilibre entre les nécessités de votre vie quotidienne et celles de votre nouvel état. Il n'est pas question d'ériger des règles standardisées en matière d'hygiène de vie, d'alimentation, de prise de poids, de pratique sportive, etc. Parce que chaque femme, qu'elle soit enceinte ou non, est différente des autres. C'est au cours de la consultation avec votre médecin ou votre sage-femme que vous obtiendrez des conseils personnalisés.

Ce livre voudrait vous aider à dialoguer avec votre médecin, lequel ne peut pas toujours deviner seul ce qui vous tient le plus à cœur. Préparez vos consultations, et ne sortez pas déçue parce que vous n'avez pas osé poser des questions ! La consultation est avant tout un entretien.

Comment vivre votre grossesse

— La majorité des grossesses se déroulent normalement.
— Mais certaines règles sont à observer et votre liberté durant cette période est une liberté autosurveillée. La grossesse n'est cependant pas une maladie.
— Ne changez pas toutes vos habitudes mais ne faites pas comme si vous n'étiez pas enceinte ; prenez le temps de vivre pleinement cette période.

Le travail

La grossesse est un état physiologique particulier où, comme nous l'avons vu, votre organisme se modifie pour faire place à de nouveaux besoins : augmentation du débit sanguin et du rythme cardiaque, surcroît de travail des reins, essoufflement au moindre effort. L'ensemble de ce processus est fatigant et vous rend moins résistante : il ne vous permet pas de récupérer aussi facilement que d'habitude. Il ne faut pas sous-estimer cette transformation.

Le travail est-il compatible avec la grossesse ?

Le congé de maternité a été un grand progrès dans la prévention du risque de complications liées à la grossesse. Lorsque les conditions de travail sont éprouvantes (posture debout prolongée, travail sur machine, bruits, efforts physiques, transport de charges, température élevée, manque d'aération, atmosphère stressante), elles constituent un tel facteur de risque, et en particulier de risque d'accouchement prématuré, qu'il est préférable d'arrêter toute activité professionnelle, à moins que vous puissiez obtenir un changement de poste ou un horaire aménagé. Si nécessaire, votre médecin vous prescrira un arrêt de travail. Au contraire, si votre métier n'est pas particulièrement pénible, continuez à travailler normalement jusqu'à la date du congé de maternité (6 semaines avant la date prévue de l'accouchement et 10 semaines après). Si les trajets pour vous rendre à votre travail dépassent une demi-heure ou s'ils sont pénibles, votre médecin appréciera s'il y a lieu de vous prescrire un arrêt de travail préventif. Mieux vaut consentir à vous arrêter quelques jours que d'être contrainte à une hospitalisation prolongée par une menace d'accouchement prématuré.

La notion de fatigue est importante. Mieux vaut se reposer trop que pas assez et éviter à tout prix l'épuisement, qui non seulement constitue une menace d'accouchement prématuré, mais pèsera aussi sur la période post-natale, où vous aurez besoin de toutes vos forces. Votre allaitement peut en être compromis et vous risquez d'avoir plus de difficultés à être proche de votre enfant.

En d'autres termes, il n'y a pas de raison de prescrire à toutes les femmes enceintes un arrêt de travail supplémentaire. Si ce dernier doit vous être ordonné, il sera adapté à votre cas, et d'autant plus facilement que vous avancez dans votre grossesse. Vous pouvez également bénéficier de 15 jours de congé prénatal supplémentaire, dit « congé pathologique ». Soyez vigilante sur la fatigue ; vous seule la ressentez ; nous avons peu d'éléments pour la mesurer objectivement. Notre rôle est de dépister le risque, tout le risque, mais rien que le risque. C'est vous qui ressentez les premiers signaux d'alarme.

Grossesse et travail

— Des conditions de travail très éprouvantes sont un facteur important d'accouchements prématurés. Il est alors nécessaire d'obtenir si c'est possible un changement de poste ou un horaire aménagé, et sinon de vous arrêter de travailler.
— Si ce n'est pas le cas, continuez à travailler normalement jusqu'à la date du congé de maternité : 6 semaines avant la date prévue de l'accouchement et 10 semaines après.
— Si vous êtes très fatiguée, vous pourrez bénéficier de 15 jours de congé prénatal supplémentaire dit « congé pathologique ».
— La notion de fatigue est importante. Il faut à tout prix éviter l'épuisement. Le recours à l'arrêt de travail peut être salutaire.
— Le code du travail prévoit des dispositions particulières (voir page 742).

Le travail domestique

Vers le 6e mois, vous sentirez très vite qu'une journée debout vous fatigue et entraîne des contractions utérines à l'approche de la soirée. Essayez de couper cette journée par des instants en position allongée ou demi-assise afin de soulager les muscles abdominaux et ceux du périnée, et de favoriser une meilleure circulation veineuse. Reposez-vous, jambes surélevées. D'une façon générale, n'hésitez pas à vous faire aider : vous êtes la reine.

Les tâches ménagères et les soins aux enfants ne doivent pas être votre domaine réservé. C'est le moment ou jamais d'instaurer un partage équitable des tâches au sein du couple, des plus nobles comme des plus simples.

Porter des charges lourdes (panier à provisions, linge mouillé, etc.), gravir trop d'escaliers, repeindre l'appartement ou tendre des tissus au mur, peuvent entraîner des contractions utérines.

La grossesse est souvent l'occasion d'un déménagement pour faire place au nouveau venu ; or, par les gros efforts physiques et le surmenage qu'ils entraînent, les déménagements sont une cause directe de prématurité, lorsqu'ils ne sont pas accompagnés de précautions particulières. Ne déplacez pas vous-même les meubles, asseyez-vous et donnez vos ordres ! D'une façon générale, faites faire les travaux fatigants. Aucune activité n'est importante au regard des troubles, voire des handicaps que peut subir l'enfant prématuré.

Comment vous ménager

Vers le 6e mois, vous sentirez qu'une journée debout vous fatigue et provoque des contractions.
— Essayez de couper cette journée par des périodes de repos.
— C'est le moment d'instaurer un partage équitable des tâches dans votre couple.
— Évitez de porter des charges lourdes, de gravir trop d'escaliers, de faire des travaux fatigants.
— Si la venue de l'enfant occasionne un déménagement, asseyez-vous et donnez vos ordres ! Surtout ne portez rien. Peinture, tenture et autres poses de rideaux sont à proscrire.

Bains et douches

Pendant la grossesse, la transpiration est nettement plus forte, et vous ressentez le besoin de vous doucher ou de vous baigner souvent. Le bain ne facilite pas l'infection de la poche des eaux, comme je l'entends souvent dire. Il faut seulement éviter de mariner trop longtemps dans un bain chaud, qui dilate les veines et favorise les varices. Une température de 37 °C est idéale.

Mon conseil

La douche est tonifiante. Le bain vous permet de vous relaxer. Les femmes qui ont du mal à s'endormir peuvent prendre leur bain le soir et profiter de ce moment de détente pour prêter attention à leur bébé. Usez de tapis et d'artifices antiglisse, car vous serez moins à l'aise en fin de grossesse pour entrer et sortir de la baignoire.

Vous pouvez également faire des massages sur les jambes ou sur les seins, en alternant jets tièdes et froids, pour faciliter la circulation veineuse. Quelle que soit votre préférence, bain ou douche ne sont donc pas déconseillés, au contraire. Certaines maternités installent des baignoires ou des jacuzzis pour la période des premières contractions : c'est dire la vertu relaxante de l'eau.

En revanche, les saunas et les hammams ou bains de vapeur sont contre-indiqués, car ils demandent un trop gros effort à votre organisme déjà bien sollicité.

Cigarettes, alcool et drogues

Le tabac

Bien sûr qu'il faut cesser de fumer, enceinte ou pas, d'ailleurs ! Votre enfant n'est pas encore né que déjà vous l'intoxiquez – vous ou les autres, car si vous vivez dans une pièce qui est un vrai fumoir, les conséquences pour lui seront identiques.

Chez les femmes tabagiques (plus de 10 cigarettes par jour), on note en effet une diminution du diamètre des artères nourricières du placenta : cela entrave l'alimentation du bébé. C'est pourquoi les enfants copieusement enfumés sont d'un poids inférieur (de 200 à 300 g) à ceux qui sont normalement oxygénés. Ce sont des données indiscutables. Pour les grandes fumeuses, il faut trouver un équilibre. Par ailleurs, il existe un risque plus élevé de mort subite du nourrisson.

Avis aux fumeuses

Le mieux est bien sûr d'arrêter de fumer. Il existe des consultations spécialisées dans l'aide au sevrage tabagique pendant la période prénatale. Renseignez-vous auprès de votre médecin.

Attention également à la fumée des autres fumeurs qui est elle aussi néfaste pour le futur bébé.

Si arrêter de fumer doit vous rendre nerveuse, boulimique, insomniaque ou impossible à vivre, cherchez un compromis, d'autant que les médicaments antitabac sont déconseillés pendant la grossesse. Diminuez autant que possible les cigarettes, sans avaler la fumée, et tâchez de sauvegarder votre équilibre tout en respectant le bébé que vous portez.

Si le Bupropion (Zyban®) est contre-indiqué pendant la grossesse, il existe d'autres substituts nicotiniques qui doivent être donnés à doses efficaces puis diminués progressivement. L'arrêt du tabac ne fait pas nécessairement grossir.

L'alcool

L'alcool absorbé passe dans votre sang, donc immédiatement dans celui du bébé ; or son foie n'est pas encore prêt à neutraliser cette invasion alcoolique.

C'est pourquoi l'imprégnation chronique d'alcool peut avoir des effets graves sur l'enfant : enfant de petit poids ou qui naîtra « alcoolisé », c'est-à-dire avec un syndrome de manque comme les alcooliques brutalement sevrés.

Chez les femmes intoxiquées d'alcool, celles qui ingurgitent un litre de boisson alcoolisée par jour, bière ou vin, l'enfant sera malingre avec un visage peu avenant, nez épaté, front bombé. Il risque un retard intellectuel et psychomoteur. Heureusement, ces situations extrêmes sont rares aujourd'hui.

Mais il demeure raisonnable de supprimer totalement les apéritifs et les digestifs à teneur élevée en alcool et de ne s'autoriser à boire que de façon exceptionnelle des boissons alcoolisées même faiblement (vin, cidre, bière).

De récentes études confirment que l'alcool est très fortement déconseillé au cours de la grossesse. « L'alcoolisme fœtal » est sans doute plus répandu qu'on ne le pense actuellement.

Il faut savoir que si une femme habituellement consommatrice d'alcool ou de vin s'arrête de boire pendant sa grossesse, son enfant ne sera pas « alcoolisé », l'alcoolisme n'étant pas génétiquement transmissible. L'alcoolisme du père n'intervient pas directement. Sachez qu'il existe des centres de cure de désintoxication dans de nombreux départements en France.

Les dangers de l'alcool pour le fœtus

Une imprégnation chronique d'alcool est lourde de conséquences sur l'enfant :

— Il sera de faible poids.
— Il naîtra alcoolisé et présentera un syndrome de manque.
— Il risque un retard intellectuel et psychomoteur.

Les drogues

De même que l'alcool et le tabac, toutes les drogues sont déconseillées, même les drogues dites douces (haschich, marijuana, bien qu'il ne soit pas prouvé que leur usage ait des conséquences sur le bébé à naître, mais l'inverse n'est pas prouvé non plus !).

Les substances hallucinogènes comme le LSD et le « crack » favorisent les fausses-couches et la naissance d'enfants malformés.

Les drogues « dures » comme l'héroïne représentent un grand danger, car les enfants naissent souvent petits et prématurés. En cas de drogues injectées il y a en plus le risque de transmission du virus du SIDA.

De plus, dès la naissance, les bébés de mères droguées peuvent présenter un redoutable syndrome de manque nécessitant une prise en charge de leur sevrage.

Il existe des centres de soins spécialisés aux toxicomanes. Un traitement de substitution peut être instauré précocement.

Loisirs, voyages, vacances

Les loisirs

Éviter le surmenage ne vous interdit ni de sortir ni d'aller danser si tel est votre désir : choisissez cependant les musiques chaloupées ou langoureuses plutôt que les acrobaties et les rythmes endiablés ! Allez au concert si vous aimez la musique, en tenant compte des réactions de bébé. Faites attention aux endroits surchauffés, la chaleur peut être à l'origine de gênes, voire de malaises. Ne passez pas des heures à faire la queue pour un film et usez de votre droit de priorité en montrant votre carte à la caisse.

Faites preuve de bon sens ; utilisez votre propre régulateur de fatigue. Enceinte, vous récupérez plus difficilement, aussi est-il bon de ne pas accumuler les sorties, dîners, travail, balades et week-ends, les uns à la suite des autres. Les trajets en voiture, s'ils sont longs et fréquents, sont sources de fatigue.

Les bienfaits du repos

On ne dira jamais assez combien, en fin de grossesse, le repos est indispensable. Bien plus que les médicaments, il reste le meilleur garant d'une bonne évolution de la grossesse jusqu'à terme.

Les voyages

De nos jours, l'interdiction de tout déplacement pour les femmes enceintes est caduque. Un principe de bon sens reste cependant valable : ne vous déplacez pas loin si votre grossesse est à risques. Il est préférable de prendre un avis médical avant un voyage.

Dès le 5e mois de grossesse le risque majeur est la fatigue si redoutée, le déclenchement de contractions et l'accouchement prématuré. Mais le mot « voyage » recouvre des expériences bien différentes, assorties de conditions plus ou moins favorables.

➤ *Quels moyens de transport ?*

— Si la distance est courte (jusqu'à 200 km), vous pouvez prendre le train ou une voiture confortable. Empruntez plutôt les autoroutes, en respectant les limitations de vitesse ! Installez-vous de préférence à l'arrière de la voiture, mettez un coussin au creux des reins afin d'éviter le mal au dos. Le port de la ceinture est recommandé quelle que soit votre place ; passez les deux sangles : une sous le ventre et une en haut (et non au milieu) et reculez le siège au maximum. Je vous dissuade de demander un certificat médical de dispense, car votre sécurité est accrue avec une ceinture à trois points de fixation, comme l'ont confirmé des études récentes.

— Pour une distance plus importante vous pouvez également voyager en train. En voiture, pensez à fractionner votre voyage, c'est une occasion de visiter la France ! Arrêtez-vous de temps en temps pour vous dégourdir les jambes et améliorer votre circulation veineuse.

— Pour un trajet encore plus long (1 000 km), l'avion est alors recommandé, mais en principe, les compagnies aériennes n'acceptent pas les femmes enceintes au dernier mois de leur grossesse. Certaines exigent un certificat médical indiquant la date théorique de l'accouchement. Le bébé supporte sans problème la pression qui règne à l'intérieur de l'avion ; quant à la mère, sauf si elle est anémiée, le voyage en altitude ne pose pas de problème. La femme enceinte peut être gênée par une dilatation des gaz intestinaux (attention aux aliments qui les favorisent), ainsi que par une longue station assise dans un étroit fauteuil, qu'il est bon d'entrecouper de quelques déambulations. Bien entendu vous choisirez les sièges non fumeurs.

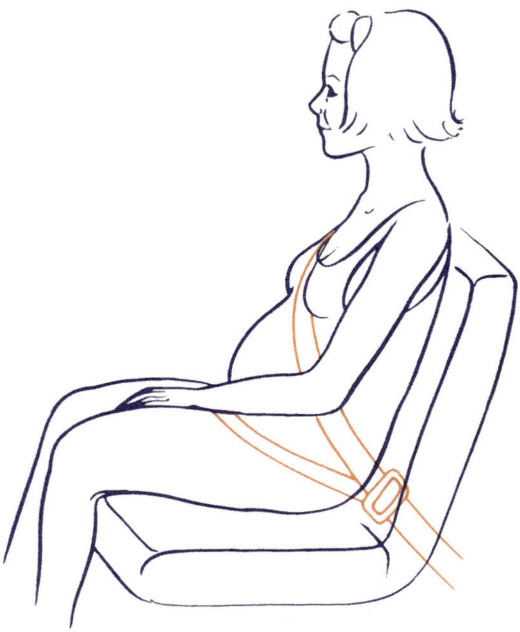

Bonne position

Port de la ceinture de sécurité

➤ *Une femme enceinte peut-elle conduire ?*

Il n'y a pas de contre-indications et les femmes qui se sentent parfaitement bien peuvent conduire au moins jusqu'à la moitié de leur grossesse. Mais souvent, dès les premiers mois, elles n'éprouvent plus l'envie de conduire. Si vous êtes sujette à des étourdissements ou tout simplement mal à l'aise au volant, renoncez à conduire vous-même et trouvez un chauffeur dans votre entourage. En fin de grossesse, les réflexes sont ralentis ; le moindre choc est source de secousses ou même d'émotions qui pourraient provoquer des contractions.

Au cours des six semaines qui précèdent le terme, ne vous éloignez pas de plus de deux heures de trajet du lieu prévu pour votre accouchement, on ne sait jamais ! C'est tellement plus sympathique d'accoucher là où on est attendue !

Les vacances

Pour les vacances, gardez toujours votre bon sens : évitez les régions désertiques, les randonnées, les circuits éprouvants. Ne portez pas de valises ou d'objets lourds. Votre assurance peut vous aider matériellement à vous tirer d'affaire, mais elle n'évite pas l'accident. Le même bon sens fera éviter les ruptures brutales avec votre milieu de vie habituel afin de ne pas trop demander à votre organisme.

— Si vous n'êtes pas habituée à la haute montagne, ne dépassez pas une altitude de 1 000 mètres sans préparation.

— Les bains de mer sont excellents, s'ils ne sont pas glacés et si vous ne risquez pas d'être bousculée par des rouleaux violents.

— Campagne et forêts sont généralement très bénéfiques.

— Quant au soleil, ne le fuyez pas. Il dispense une bonne énergie, à condition de l'apprivoiser en douceur, tôt le matin ou le soir. Ne cuisez pas aux heures chaudes sans bouger et protégez votre visage et votre ventre par une crème à fort indice de protection.

Les règles pour concilier voyage et grossesse

Vous pouvez voyager en respectant toutefois certaines règles édictées par le bon sens :

— Ne vous déplacez pas loin si votre grossesse est à risques.

— Si la distance est courte (jusqu'à 200 km), déplacez-vous en train ou dans une voiture confortable, installez-vous le mieux possible et mettez votre ceinture de sécurité.

— Sur une distance plus importante, si vous voyagez en voiture, n'hésitez pas à vous arrêter fréquemment.

— À partir de 1 000 km, l'avion est recommandé mais sachez que les compagnies d'aviation n'acceptent pas les femmes enceintes au dernier mois de leur grossesse. Dans l'avion, dégourdissez vos jambes fréquemment.

— Si vous vous sentez parfaitement bien et si vous en avez envie, vous pouvez conduire. Sachez cependant qu'en fin de grossesse, les réflexes sont ralentis ; le moindre choc est source de secousses ou même d'émotions qui pourraient provoquer des contractions.

— Enfin, à six semaines de la date prévue de votre accouchement, ne vous éloignez pas trop de la maternité !

Les relations sexuelles

Faire l'amour lors d'une grossesse qui se déroule normalement ne fait courir aucun risque à l'enfant. Rien n'a jamais justifié d'interdire les relations sexuelles pendant la grossesse, mais, là encore, il n'y a pas de conseils stéréotypés, de bonne ou de mauvaise conduite. Suivez vos impulsions et vos inclinaisons. Une diminution de l'appétit sexuel est souvent constatée au cours du 1er trimestre, avec une remontée pendant le 2e trimestre, puis à nouveau un espacement des rapports en fin de grossesse. Certaines femmes enceintes vivent un épanouissement de leur sexualité, justement parce qu'elles sont enceintes et ressentent alors leur féminité comme accomplie.

La vie sexuelle du couple évolue tout au long de la grossesse, les acrobaties plus ou moins élaborées étant à mettre provisoirement de côté. C'est l'occasion d'explorer d'autres formes de relations sexuelles : caresses, effleurements, attouchements de parties du corps trop souvent délaissées, qui peuvent permettre de développer une relation amoureuse différente. Le plaisir est un puissant facteur d'équilibre. L'inondation hormonale rend le vagin plus souple, plus humide, sans doute différent, et les impressions procurées par le coït vont être modifiées pour l'homme comme pour la femme. C'est mieux, ou moins bien, ou identique, mais, encore une fois, les relations sexuelles s'adaptent à la grossesse. Ne serait-ce qu'au fur et à mesure que vous devenez « ronde » les face-à-face sont de plus en plus inconfortables, il faudra inventer d'autres moyens de vous rapprocher.

Souvent l'un ou l'autre des partenaires a peur que le pénis aille blesser l'enfant, rompre la poche des eaux, provoquer un avortement, ou déclencher l'accouchement. Ces craintes sont sans fondement, le bébé est bien à l'abri au cours d'une grossesse normale.

Mon conseil

Il peut arriver qu'après une relation sexuelle vous constatiez quelques pertes de sang. Cela peut être en rapport avec une plus grande fragilité du col de l'utérus. Signalez-le à votre médecin qui, par sécurité, recherchera une inflammation locale.

L'abstinence

Certaines circonstances peuvent conduire à suspendre toute activité sexuelle, en particulier lorsqu'il existe une menace d'accouchement prématuré : des contractions utérines (qui sont un « tue-l'amour »), un col ouvert. Les chocs répétés durant le rapport sexuel, les contractions parfois liées à l'orgasme féminin, certaines substances contenues dans le sperme (les prostaglandines) pourraient dans ces circonstances, mais dans ces circonstances seulement, être néfastes.

L'activité sexuelle au cours d'une grossesse normale ne fait courir aucun risque à l'enfant.

Chaque couple doit trouver le rythme, les attitudes, les variantes qui conviennent le mieux à ses désirs et à ses sensations. La sexualité prend une autre dimension, mais encore une fois, il n'y a ni interdit de principe ni obligation. Pourquoi ne serait-ce pas l'occasion de chasser les attitudes stéréotypées, trouver le temps, les mots pour discuter franchement avec votre partenaire, afin de partager cette intimité, favorable tantôt au rapprochement sexuel, tantôt à une autre forme de complicité ?

Le sommeil

Dormez sans compter, et si vous ressentez le besoin de faire la sieste n'hésitez pas ! Le bon sommeil est excellent pour l'état de grossesse, il permet à l'organisme de récupérer ses forces.

Le sommeil de la femme enceinte est souvent perturbé. Nous avons décrit l'existence de sentiments ambivalents dès le début de la grossesse et nous avons exploré les rêves qui pourront agiter vos pensées nocturnes. En fin de grossesse, viennent s'ajouter la gêne occasionnée par le « gros ventre », l'impossibilité pour celles qui en ont l'habitude de dormir à plat ventre, la difficulté de se retourner dans le lit. Les jambes lourdes peuvent imposer de surélever légèrement les pieds du lit afin d'améliorer la circulation veineuse. En un mot, les raisons de mal dormir ne manquent pas.

Après le repas, faites une promenade digestive, si le temps et le lieu le permettent. Supprimez le café, le thé, le coca-cola, qui contiennent de la caféine, et sont autant de facteurs d'insomnie.

Tous les petits moyens sont bons, mais souvent peu efficaces. Mieux vaut donc en prendre son parti et surtout ne pas s'inquiéter : les insomnies de la mère n'ont aucune incidence sur le bébé. Il a ses propres rythmes de sommeil ou d'éveil, indépendants des vôtres.

Vous pouvez dormir dans n'importe quelle position sans crainte de le gêner, il est protégé dans ses mouvements par la poche des eaux qui le met à l'abri de toute compression.

Beaucoup de femmes craignent que leurs nuits blanches rendent l'enfant nerveux ou insomniaque : rien ne prouve que les insomnies pendant la grossesse soient responsables de troubles du sommeil du nourrisson. Cependant, il ne peut être que bénéfique pour vous de compenser votre manque de sommeil par du repos et de la relaxation. Si toutefois vous ne pouvez pas récupérer le matin ou pendant la journée, votre fatigue va s'accentuer. Je préfère dans ce cas prescrire un somnifère léger pendant une courte période. Mais, avant d'en arriver là, essayez les tisanes apaisantes au coucher et dans la nuit, cela peut suffire à vous détendre.

Les vaccinations

La plupart des vaccinations ne sont pas déconseillées durant la grossesse, à l'exception de celles faisant appel à des virus vivants, même atténués, formellement contre-indiquées : c'est le cas des vaccinations contre la rubéole, la rougeole, la variole, les oreillons, la poliomyélite par voie buccale ; cependant, si vous aviez subi l'un de ces vaccins sans savoir que vous étiez enceinte, ne soyez pas inquiète : la grossesse peut se poursuivre normalement (voir p. 204-206).

À l'âge adulte, peu de vaccinations sont nécessaires, et celles qui s'envisagent pendant la grossesse sont essentiellement liées aux voyages en pays d'endémie ou à quelques épidémies infectieuses tels la grippe et le tétanos.

- La vaccination anticholérique peut être pratiquée sans danger pour le fœtus.
- La vaccination antivariolique n'étant plus indispensable, je vous conseille de vous en abstenir.
- La vaccination contre la fièvre jaune est également déconseillée, mais en cas de nécessité elle peut être pratiquée entre le 4e et le 7e mois de grossesse, moyennant certaines précautions : recherche d'allergie, et réduction des doses de vaccin.
- La vaccination antitétanique ne comporte aucun risque. Elle est même recommandée pour les femmes professionnellement exposées (milieu rural), et particulièrement dans les pays en voie de développement. En cas de blessure avec un

objet rouillé, si votre vaccination antitétanique remonte à plus de 5 ans, il faudra en plus du vaccin dont l'action est différée, vous protéger par une injection de sérum antitétanique dont l'action est immédiate. Vous préférerez un sérum d'origine humaine, plus coûteux mais moins allergisant que le sérum d'origine animale.

■ La vaccination antigrippale à base de virus inactivé est sans danger et peut être indiquée en cas d'épidémie, de même que les autres vaccins à base de virus inactivé : hépatite virale, poliomyélite.

■ Les vaccinations antidiphtérique et antirabique (contre la rage), rarement nécessaires, doivent être réservées aux cas d'urgence.

■ La vaccination contre la typhoïde et la paratyphoïde, la coqueluche ou la tuberculose par le BCG est déconseillée, d'autant que l'on dispose de traitements efficaces.

Pour la varicelle, la rougeole, les oreillons, l'administration, en cas de risque de contagion (contact avec un enfant atteint), de gammaglobuline spécifique augmente vos défenses immunitaires. Cette séroprophylaxie renforce la protection de votre bébé.

Le zona est dû à un virus qui ne passe pas dans le sang et donc n'entraîne aucun risque fœtal.

On peut rapprocher du cadre des vaccinations les éventuelles désensibilisations, en cas d'allergie, qui ne sont pas contre-indiquées.

QUELS VACCINS EN COURS DE GROSSESSE ?

Inoffensifs	**À utiliser avec réserve, en cas de nécessité absolue**
la poliomyélite (sous la forme injectable) le tétanos la grippe l'hépatite virale B le choléra	la fièvre jaune la rage la diphtérie la typhoïde
Formellement déconseillés	
la rubéole la rougeole les oreillons la poliomyélite (par voie buccale)	la coqueluche la tuberculose (BCG)

Les médicaments

Dans le doute, abstenez-vous : la plupart des médicaments, même anodins, peuvent agir chez le fœtus à certaines étapes de son développement. La thalidomide ou le diéthylstilbéstrol (Distilbène ®) sont des expériences douloureuses qu'il ne faut pas oublier : le premier a entraîné des malformations des membres, et le deuxième des anomalies de l'appareil génital des petites filles.

Médicaments : les règles de prudence

— Attention à tous les médicaments, même à ceux qui se présentent sous une forme inoffensive, comme les ovules gynécologiques, les suppositoires et les sirops.
— Il faut toujours lire attentivement la notice d'emploi. Les contre-indications à la grossesse sont aujourd'hui précisées sur chaque médicament.
— En cas de nécessité, il faut impérativement vous traiter en vous adressant à votre médecin.
— Le plus sage est de ne pas vous auto-administrer de médicaments et de prendre conseil auprès de votre médecin.

Ne tombez pas dans l'excès inverse en refusant de vous soigner au risque d'entraîner des angines, des bronchites et autres infections qui, elles, peuvent être préjudiciables à l'évolution de la grossesse. La fièvre peut provoquer des contractions.

De nombreux antibiotiques (mais pas tous) sont sans danger et vous devez suivre la prescription médicale, faute de quoi votre maladie peut se révéler néfaste pour le bébé ou pour vous-même.

Les médicaments les plus usuels

■ L'aspirine traverse le placenta. Ce médicament aux doses habituelles est contre-indiqué pendant la grossesse, sauf cas très particuliers, et remplacé par d'autres moins agressifs (paracétamol).

■ Le magnésium est souvent prescrit sous différentes formes chez la femme enceinte qui présente une certaine nervosité ou excitabilité neuromusculaire : son action est alors très bénéfique. Il est également conseillé de boire certaines eaux de table riches en magnésium (Vittel, Hépar, Contrexéville ou Badoit).

■ Les sédatifs (tranquillisants ou somnifères), sauf exception, peuvent être utilisés à faible dose et pendant une courte période, à condition que ce soit sous contrôle médical. Certains antidépresseurs comme le lithium sont totalement contre-indiqués.

■ Les vitamines de synthèse ne sont pas nécessaires de façon systématique ; certaines peuvent être prescrites à bon escient, par exemple la vitamine B en cas de crampes. De façon générale, il vaut mieux consommer des vitamines naturelles que synthétiques, qu'on a trop souvent tendance à surdoser.

■ Des hormones comme la progestérone naturelle ou ses dérivés synthétiques vous ont peut-être été prescrites en début de grossesse pour en soutenir la progression. Plus tard, ce sera dans le but de maintenir le muscle utérin au repos. Ces produits sont choisis par votre médecin pour n'avoir aucune action sur le fœtus. La survenue d'une grossesse immédiatement après l'arrêt de la pilule ne comporte pas de risques accrus de malformations fœtales, comme on l'avait naguère évoqué.

Les médicaments à proscrire pendant la grossesse

Médicaments ou traitements ayant un effet de malformation reconnu

— thalidomide
— antitumoraux
— diéthylstilbéstrol (Distilbène ®) :
— lithium (Téralithe ®)
— etretinate (Tigason ®)
— isotrotinoïne (Roaccutane ®)
anticoagulant par voie orale

Pour toute prescription de médicaments peu usuels, ou en cas de grossesse imprévue pendant un traitement, votre médecin se renseignera auprès d'un service de pharmacovigilance.

■ Les antipaludéens : on recommande formellement la prévention du paludisme en cas de voyage en zone d'endémie, par l'administration d'antipaludéen de synthèse. Cette maladie est en effet redoutable. Certains antipaludéens donnés préventivement ne présentent aucun danger pour la grossesse (Nivaquine ®). Ils ne vous éviteront pas de vous protéger des piqûres de moustiques, vecteurs de la maladie (vêtement protecteur, moustiquaire, produits répulsifs). Dans certaines zones d'endémie (Thaïlande), la Nivaquine est sans effet et le Lariam ® qui la remplace est contre-indiqué pendant la grossesse.

■ Les anticonvulsivants peuvent être utilisés en cas d'épilepsie ; pendant la grossesse, on doit associer à certains d'entre eux une supplémentation en acide folique et en vitamine K. La vitamine D est recommandée les deux derniers mois.

■ Les antibiotiques : les cyclines colorent les dents de lait de l'enfant en jaune, mieux vaut donc les éviter. Mais l'émail dentaire des dents définitives n'est pas touché et il n'y a pas de prédisposition aux caries. Cet inconvénient est donc superficiel et transitoire. Il ne justifie pas d'inquiétude démesurée s'il vous était arrivé de prendre des cyclines alors que vous ne vous saviez pas enceinte.

■ Les corticoïdes pris de façon continue ne sont pas une contre-indication médicale à la grossesse. Ils n'entraînent pas d'augmentation du taux de malformations, mais la croissance du fœtus peut être ralentie, et donner lieu à un nouveau-né de petit poids. Ils sont utilisés couramment en cures de 48 heures en cas de risque d'accouchement prématuré.

■ Les anticoagulants oraux sont contre-indiqués à certaines périodes de la grossesse (au début et à la fin), car ils peuvent entraîner des fausses-couches. L'héparine ou ses dérivés (héparine de bas poids moléculaire), en injection sous-cutanée, sont utilisables en revanche pendant toute la durée de la grossesse.

■ Les traitements homéopathiques sont réputés inoffensifs, leur efficacité n'est cependant pas démontrée.

■ Les anti-inflammatoires non stéroïdiens ne doivent pas être administrés après 26 semaines d'aménorrhée.

Les médecins et les sages-femmes qui vous suivront pendant votre grossesse connaissent les médicaments à employer avec réserve et ceux qui sont contre-indiqués. Ils tiendront compte également d'une éventuelle allergie à certains d'entre eux, et peuvent faire appel au centre de pharmacovigilance (voir p. 756), qui tient à jour toutes les données scientifiques disponibles sur l'action des médicaments pendant la grossesse, des plus courants aux plus rares.

Les rayons X

Une femme sans contraception fiable doit éviter tout examen radiologique en deuxième partie de cycle, afin qu'un éventuel embryon, encore incognito, ne risque pas de recevoir des rayons X. En cas de grossesse connue, les rayons X sont proscrits, surtout si la région à examiner est proche de l'abdomen et que la grossesse est jeune.

Cependant, si vous avez subi des radios alors que vous étiez enceinte sans le savoir (cliché d'abdomen ou urographie intraveineuse), ne vous inquiétez pas inutilement ; tout dépend de la dose reçue. Il est possible de calculer les quantités exactes de rayons reçus à partir des doses émises, de l'appareillage et de la durée de l'exposition. De cette analyse précise découlera une appréciation des risques encourus par l'embryon. Il existe un seuil de rayons X au-dessous duquel les risques sont nuls. Si ce seuil est dépassé et uniquement dans ce cas, et cela est très rare aujourd'hui, une interruption thérapeutique de la grossesse peut être envisagée.

Les radios des autres parties du corps peuvent être pratiquées, avec la protection d'un tablier de plomb sur l'abdomen. Ainsi, les radios dentaires ne posent pas de problème. En revanche, n'oubliez pas de demander un tablier de plomb si l'on vous demande de tenir un de vos enfants pendant un examen radiologique.

Vous remarquerez dans votre carnet de maternité sur le feuillet du 6e mois l'indication d'une radiographie du thorax ; elle n'est plus obligatoire, mais votre médecin peut la prescrire. En fin de grossesse, l'échographie ne permettant pas de mesurer toutes les dimensions du bassin, des radios peuvent être nécessaires pour apprécier la forme et les mesures exactes (radiopelvimétrie), particulièrement en cas de présentation par le siège ou de grossesse gémellaire. Sachez que ce type de radiographies a été particulièrement étudié et que la dose de rayons que reçoit le bébé à ce stade est tout à fait inoffensive. En matière de rayons X, tout est question de doses administrées et celles-ci ont considérablement diminué ces dernières années grâce aux nouvelles performances des appareils de radiologie. Le bénéfice de ces examens est grand quand toutes les précautions sont prises.

Grossesse et radios

— Une femme sans contraception fiable doit éviter tout examen radiologique en deuxième partie de cycle.
— En cas de grossesse connue, les rayons X sont à proscrire surtout si la région à examiner est proche de l'abdomen.
— Toutefois, il existe un seuil de rayons X au-dessous duquel les risques sont nuls. Si ce seuil est dépassé et uniquement dans ce cas, une interruption thérapeutique de la grossesse peut être envisagée. Aujourd'hui, les doses utilisées sont faibles et habituellement bien au-dessous du seuil.
— Les radios des autres parties du corps (y compris des dents) peuvent être pratiquées avec la protection d'un tablier de plomb sur l'abdomen.

Bien-être et beauté

La grossesse peut être vécue comme l'accomplissement de la féminité, ou, au contraire, comme une déformation du corps.

Beaucoup de femmes se sentent bien dans cette plénitude, rejoignant les images des jeunes mamans radieuses qui ornent les panneaux de publicité ; d'autres redoutent plus ou moins les traces que va laisser la grossesse et craignent de rester abîmées ou déformées.

Entre le sentiment d'un état de disgrâce et la négation des transformations corporelles, il y a place pour le maintien de votre féminité, dans l'acceptation des changements de votre corps.

Les modifications de la peau

La grossesse est incontestablement une épreuve pour la tonicité de la peau, très sollicitée dans certaines zones comme les seins et le ventre. Face aux mêmes forces d'étirement, les prédispositions individuelles, la qualité des tissus et les habitudes sportives de chacune, donneront un résultat différent. Pendant la grossesse, la nature de la peau se modifie presque toujours de façon favorable : elle est plus fine, plus transparente, d'aspect plus délicat. Le teint et les cheveux aussi sont plus beaux ; plus rarement, la peau apparaîtra épaisse, voire grasse. Quelle qu'ait été sa tendance, la peau retrouvera son aspect antérieur après l'accouchement.

La peau du visage

Chaque femme réagit différemment. Certaines sont plus belles, comme épanouies par leur état, elles arborent cette fraîcheur particulière, classique chez la femme enceinte. L'acceptation de la grossesse se voit sur leur visage. Habituellement, la peau de votre visage se desséchera quelque peu durant la grossesse. Contentez-vous d'adapter vos produits cosmétiques à cette modification. Le soir, avant le coucher, nettoyez-vous avec votre lait habituel, puis avec un tonique sans alcool. Le jour, évitez d'employer des fonds de teint qui bouchent les pores de votre peau et l'empêchent de respirer, ce qui donne un aspect luisant au visage et favorise les comédons. Vous combattez une sécheresse cutanée par l'application d'une crème hydratante destinée au visage. La grossesse entraîne parfois des allergies à certains produits cosmétiques ; soyez donc prudente, choisissez dans les gammes hypoallergéniques. Et préférez le bon air et le sommeil aux multiples fards pour avoir une bonne mine.

Le masque de grossesse est heureusement rare. Il se manifeste par des plages irrégulières, grisâtres, pigmentées, sur le front, le nez, le menton, qui viennent altérer la fraîcheur du teint. C'est un phénomène hormonal qui peut également se produire lors de la prise de contraceptifs oraux (pilule). Des précautions peuvent limiter cette pigmentation, sans l'éviter totalement. Supprimez les bains de soleil prolongés, et utilisez des crèmes protectrices « écran total », ou abritez votre visage avec un chapeau à larges bords. Employez le moins possible de produits parfumés et alcoolisés. Ce masque disgracieux disparaîtra après l'accouchement, parfois seulement au bout de quelques mois.

Les soins du visage

— Chaque femme réagit différemment mais en règle générale la peau du visage se desséchera un peu durant la grossesse.
— Choisissez plutôt des produits hypoallergéniques car la grossesse entraîne parfois des allergies à certains produits cosmétiques.
— Le masque de grossesse est heureusement rare ; pour l'éviter, supprimez les bains de soleil prolongés et utilisez des crèmes « écran total ».

La peau du corps

Dès le début de la grossesse, les muqueuses subissent une modification de la pigmentation. En particulier les mamelons, de roses, deviennent bruns chez les blondes et les rousses, et plus foncés chez les brunes.

Plus tard, vers le 5e mois, beaucoup de femmes verront apparaître la ligne brune de l'abdomen : c'est une pigmentation qui va du nombril au pubis sous la forme d'une ligne marron. Peut-être serez-vous heureuse de l'apparition de cette marque naturelle de grossesse, ou au contraire la ressentirez-vous comme un détail inesthétique. Elle subsistera durant toute la grossesse, puis s'estompera pour disparaître 2 à 3 mois après l'accouchement, lorsque vous ne serez plus sous influence hormonale.

La peau peut présenter de petits défauts sans conséquence : une poussée d'acné due à la prolifération des glandes sébacées ; une couperose ou des angiomes en étoile dus à la fragilité des vaisseaux qui sont plus apparents sur le visage et sur le buste (les angiomes sont des points rouge vif d'où part une arborisation de fins vaisseaux tortueux qui s'étendent sur 1 ou 2 cm) ; des petites verrues *(molluscum pendulum)* sur le cou ou le haut du buste ; attention aux petites verrues vulvaires (condylomes), elles peuvent contaminer le nouveau-né et se développer ultérieurement au niveau de sa gorge.

La plupart du temps, tout rentre dans l'ordre spontanément quelques mois après l'accouchement. Cependant, grossesse ou pas, surveillez les modifications de vos grains de beauté déjà présents et signalez-les à votre médecin. Vos cicatrices antérieures peuvent se modifier pendant la grossesse, tantôt elles se pigmentent de façon anormale, tantôt elles deviennent épaisses, rougeâtres et plus ou moins sensibles.

Toutes ces transformations sont transitoires, à la différence des vergetures dont l'apparition est redoutée par toutes les femmes. En réalité leur survenue est rare. Les vergetures sont liées à la perte de l'élasticité de la peau, qui est un caractère héréditaire variable d'un individu à l'autre. Leur existence n'est probablement pas liée à la distension progressive de la peau comme on a tendance à le croire. Par contre une brusque prise de poids de 1 ou 2 kg favorise leur survenue. Elles apparaissent vers le 6e mois de la grossesse, sous forme de stries violacées qui s'atténuent après l'accouchement en devenant d'un blanc nacré en quelques mois. Elles affectent le tour du nombril, les cuisses, les flancs et les seins. Il n'existe aucun traitement indiscutable de ces lésions qui ne disparaissent jamais complètement. Les différents produits cosmétiques proposés pour les prévenir n'ont pas fait la preuve de leur efficacité, mais dans le doute, vous ne risquez rien en vous massant chaque jour avec une crème à l'élastine, ou, moins chère, avec une huile d'amande douce ou d'autre origine mais de bonne qualité. La chirurgie esthétique pourra être envisagée cas par cas.

La silhouette

La paroi abdominale va se distendre. Il faut tâcher de contrôler cette distension, d'une part en limitant la prise de poids à 10-12 kg et, d'autre part, en développant ou maintenant la musculation abdominale (tout en luttant contre la cambrure lombaire).

Comment la peau de votre corps se modifie

— Dès le début de la grossesse, les muqueuses subissent une modification de la pigmentation.
— Vers le 5ᵉ mois, on voit souvent apparaître « la ligne brune de l'abdomen » qui disparaîtra quelques mois après l'accouchement.
— La peau peut présenter des petits défauts sans conséquence : une poussée d'acné, une couperose, des angiomes en étoile, des petites verrues.
— Il faut signaler les modifications éventuelles des grains de beauté et savoir que les cicatrices antérieures à la grossesse peuvent se modifier.
— Toutes ces transformations sont transitoires à l'exception des fameuses vergetures qui apparaissent vers le 6ᵉ mois et peuvent être favorisées par une brusque prise de poids.

Pour retrouver aisément votre silhouette, ne dépassez pas la prise de poids idéale correspondant à votre gabarit et entretenez vos muscles par la préparation à la naissance. Des massages réguliers sont également utiles et en tout cas agréables et délassants

Mon conseil

Vous qui craignez un ventre mou, ne portez surtout pas de gaine de grossesse, mais pratiquez une activité physique régulière pour entretenir vos muscles abdominaux. Vous récupérerez plus rapidement un ventre plat ou en tout cas votre ventre d'avant l'accouchement.

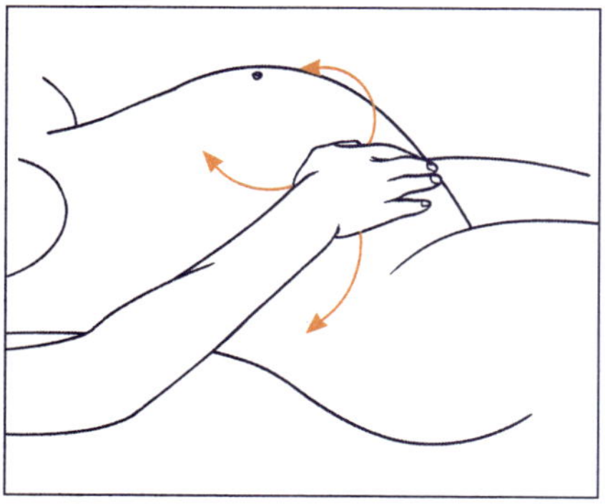

Massage du ventre

Massez-vous régulièrement le ventre en partant du nombril vers les côtés et en descendant peu à peu ; de même les fesses, de la colonne vertébrale vers les hanches, puis de la raie des fesses vers les hanches ; enfin les cuisses, en partant de l'intérieur, vers l'extérieur. Profitez de ces massages pour passer une crème ou une huile.
Votre compagnon peut également apprendre à vous masser, il découvrira ainsi les modifications de votre corps et pourra se sentir plus proche de son enfant.

Les seins

Toutes les femmes enceintes craignent de voir leurs seins abîmés par la grossesse. Dès le début, l'hypersécrétion hormonale produit un gonflement subit des seins. Il y a tout intérêt à éviter que leur poids ne tire sur la peau.

De même, les douches légères et fraîches sur les seins renforcent la tonicité de la peau. Les massages légers avec une huile ou une crème raffermissante permettent d'entretenir l'élasticité de la peau. Il n'y a pas de produit miracle, c'est autant le geste mécanique que le produit qui compte : mains posées à plat, remontez du mamelon vers l'épaule et vers l'aisselle.

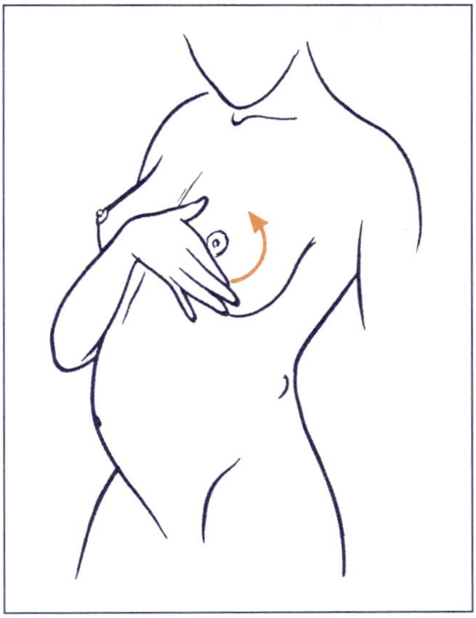

Massage du sein

Les effets de la grossesse sur le volume et la consistance des seins sont extrêmement variables. Les seins retrouvent rarement leur état antérieur, mais ils peuvent s'en rapprocher de très près. De toute façon, les seins subissent des variations dans leur fermeté et leur tenue qui ne sont guère expliquées.

Il n'est absolument pas prouvé que l'allaitement abîme les seins plus que le blocage immédiat de la montée laiteuse, et vous observerez tous les cas de figure autour de vous.

Préparer ses seins pour l'allaitement est une bonne manière de les conserver au mieux de leur forme. À partir du 8e mois, tamponnez les mamelons avec un mélange d'un tiers d'alcool et de deux tiers de glycérine préparé par le pharmacien, afin de les raffermir et d'éviter les crevasses. En cas de croûtes au sommet des mamelons, enlevez-les pour que le colostrum puisse s'écouler. Si vos mamelons sont ombiliqués, vous pouvez recourir à des massages spécifiques (voir p. 587) dès les dernières semaines de la grossesse.

Mon conseil

Un soutien-gorge bien adapté, à bonnets profonds et bretelles larges, porté dès le début de la grossesse (y compris la nuit pour les femmes très fortes), peut limiter les conséquences de la distension cutanée des seins.

Les yeux

Au cours de votre grossesse, vous pouvez subir une baisse de l'acuité visuelle parfois à l'origine de maux de tête importants. Les lentilles de contact deviennent difficiles à supporter à cause de la modification de l'hydratation de la cornée. Il faut dans ce cas revenir aux lunettes, et laisser momentanément les lentilles.

La myopie peut s'aggraver, nécessitant un contrôle de votre ophtalmologiste. En cas de forte myopie votre accoucheur limitera les efforts d'expulsion dans leur intensité et dans leur durée afin d'éviter tout risque de décollement rétinien.

Les cheveux et les ongles

La grossesse modifie la texture de vos cheveux. Habituellement, ils embellissent, prennent du volume et du brillant, car la séborrhée s'atténue. De gras, ils deviennent moins gras, mais de normaux ils peuvent devenir secs et cassants. L'emploi d'un shampooing non décapant évitera les pellicules provoquées par une desquamation agressive du cuir chevelu. Évitez les teintures chimiques qui peuvent déclencher des réactions allergiques inattendues. Préférez les décolorations superficielles et les teintures végétales.

Au cours de la grossesse, la chute des cheveux est habituellement interrompue sous l'effet des hormones, mais il est normal qu'après l'accouchement, vous assistiez à une perte importante de cheveux.

En effet, ils recommencent à tomber et rattrapent le retard, ce qui vous inquiète. En réalité, la quantité perdue n'est pas plus importante que si la chute avait été normalement étalée au cours des mois de grossesse. Rassurez-vous, ils repoussent toujours : entretenez votre chevelure, éventuellement coupez-la court pour la fortifier, mais ne vous ruinez pas en produits capillaires inutiles ! Massez votre crâne quelques minutes chaque jour, afin de favoriser l'irrigation du cuir chevelu, et armez-vous de patience. Un fin duvet peut faire son apparition (visage, jambes) : l'évolution sera favorable après l'accouchement. En cas de nécessité, une électrocoagulation viendra à bout de ces hypertrichoses résiduelles.

L'état des ongles et celui des cheveux vont souvent de pair. Quand les ongles deviennent cassants, les cheveux sont plus secs et ternes. Si vous jugez vos ongles plus fragiles que d'habitude, coupez-les court et rappelez-vous que cet état est passager. À l'inverse, ils peuvent devenir plus épais et plus solides le temps de la grossesse. Certains conseillent des gélules de gélatine. Pourquoi pas ?

Les dents

La grossesse n'entraîne pas de modification aux règles d'hygiène élémentaires (brossage prolongé des dents après chaque repas). De nombreuses craintes sont sans fondement : il n'y a pas de décalcification des dents pendant la grossesse au profit du fœtus. Les caries préexistantes peuvent s'aggraver, mais elles ne sont pas favorisées par la grossesse. « Un bébé en plus, une dent en moins » n'est donc pas un dicton véridique. Il faut continuer à vous faire soigner les dents. Aller chez le dentiste est pour beaucoup un trajet redouté et ce rendez-vous est souvent repoussé à plus tard. Mais il n'y a aucune contre-indication aux soins dentaires. Contrairement à un autre dicton, arracher une dent n'a jamais entraîné d'avortement. La seule précaution supplémentaire concerne le type d'anesthésique local utilisé qui ne doit pas contenir d'adrénaline, car celle-ci peut être à l'origine d'une poussée tensionnelle chez une femme sujette à l'hypertension.

La radio dentaire peut être effectuée sans réticence, en vous protégeant le ventre avec un tablier de plomb. Un bilan dentaire complet au cours de la grossesse est souhaitable, il est d'ailleurs pris en charge par la Sécurité sociale à 100 %. De bonnes dents vous permettront de bien vous nourrir en mâchant correctement vos aliments. Les gencives sont souvent fragilisées par la grossesse, elles gonflent et saignent facilement. Cette gingivite peut être enrayée par des soins locaux ou de la vitamine C. Pour éviter l'accumulation sur les dents de plaque dentaire et de tartre qui provoquent cette gingivite, faites-vous faire un détartrage, qui n'est pas contre-indiqué pendant la grossesse.

Un dernier mot sur le fluor. Sa présence au sein de la pâte dentifrice est bénéfique pour votre dentition, à condition que le dosage soit élevé (au moins 250 mg/ 100 g) et le temps de brossage suffisant : cinq minutes par jour en deux fois. En revanche, la prise orale de fluor pendant la grossesse, dans le but d'améliorer la dentition en formation du bébé, n'a pas d'effets prouvés.

En résumé

— Il n'y a pas de décalcification des dents pendant la grossesse au profit du fœtus.
— Il n'y a aucune contre-indication aux soins dentaires, à l'exception de l'anesthésique local éventuellement utilisé qui ne doit pas contenir d'adrénaline.
— Un bilan dentaire complet pendant la grossesse est souhaitable et remboursé à 100 %.
— Les gencives sont souvent fragilisées, elles gonflent et saignent facilement : si c'est votre cas, pratiquez des soins locaux, prenez de la vitamine C et/ou faites-vous faire un détartrage si besoin.

La toilette

Les glandes sudoripares du visage et du corps sécrètent plus pendant la grossesse. Vous transpirez plus des aisselles, de l'abdomen. La sueur favorise les mycoses et les irritations. Rincez et séchez soigneusement les régions des plis : doigts, coudes, genoux, cuisses, aisselles, nombril. Le talc ou l'argile en poudre permettent de garder temporairement ces zones au sec, si elles sont irritées.

Quant à la toilette intime, il faut savoir que la vulve est riche en glandes sudoripares, et il est normal que là aussi vous constatiez une transpiration plus importante. Vous ferez systématiquement une petite toilette vulvaire et anale après chaque selle : d'abord au niveau vulvaire, en déplissant les lèvres petites et grandes où s'accumulent les sécrétions vaginales plus abondantes avec la grossesse ; et ensuite la région anale. Évitez le sens inverse, qui risquerait d'amener à l'entrée du vagin des germes normalement contenus dans les matières fécales. Utilisez le bain de siège (le bidet bien français) avec de l'eau tiède à laquelle vous ajouterez une cuillerée de savon liquide vendu en pharmacie. Ensuite rincez et séchez bien.

Le milieu vaginal normal contient des germes dans un état d'équilibre, une toilette trop décapante aboutirait à détruire ses défenses naturelles. Des injections vaginales peuvent, en détruisant les bons germes, favoriser la prolifération des mauvais qui créent l'infection. La toilette doit par conséquent être strictement limitée à ce qui se voit.

Mon conseil

Ces conseils paraissent élémentaires, mais même à l'ère des antibiotiques, l'hygiène demeure le meilleur garant contre l'infection.
Il faut demander à votre partenaire d'assurer également son hygiène intime avec un soin particulier, afin d'éviter toute infection locale alors que vous y êtes plus réceptive.
Vous ne ferez en aucun cas de douche vaginale, de quelque type que ce soit.

Les vêtements de grossesse

Notre époque se délecte, par médias interposés, du corps de la femme enceinte et de sa beauté. Il est donc normal que la mode offre de jolies robes et de jolies tenues de grossesse. Il existe des boutiques de vêtements spécialisées pour femme enceinte, mais il peut être judicieux de faire son choix dans d'autres magasins parmi les modèles à coupe plus ou moins ample, qui personnaliseront votre habillement. À chacune de faire à sa guise, selon son budget et selon son goût. Certaines femmes se sentent parfaitement bien et sont fières de porter des tenues de grossesse dès les premières semaines. Le vêtement devient le signe extérieur de grossesse, et permet d'éviter les regards interrogatifs devant leur corps qui se transforme. D'autres, au contraire, essaient d'éviter cette étiquette de femme enceinte jusqu'aux derniers mois ; dans ce domaine, il n'y a pas de conseil médical particulier. Le seul impératif est de vous sentir à l'aise dans vos vêtements et de ne pas comprimer votre corps. Vous aurez plus de mal à vous habiller au 3e trimestre, car le bébé sera alors nettement plus encombrant, mais la période vestimentaire difficile passe très vite.

Une mention particulière aux futures mamans de jumeaux : la croissance de votre ventre est ici le reflet de la croissance des bébés ; dès le 6e mois, vous avez la silhouette d'une femme à terme. Si vous devez acheter des vêtements, prévoyez-les larges d'emblée.

Pour le dessous, évitez les textiles synthétiques qui sont imperméables et favorisent la transpiration. Utilisez du linge de corps en coton ou en soie naturelle.

N'oubliez pas que les seins sont des glandes, sans muscle pour les retenir. Seules quelques fibres s'attachent sur les muscles pectoraux. Si vous les contractez, vous ferez bouger vos seins, ce qui signifie qu'il faut entretenir cette musculature. Mais cela ne suffit pas. Pour soutenir des seins devenus lourds, afin qu'ils ne s'affaissent pas sous leur poids, il faut un bon soutien-gorge enveloppant, de texture tenue.

La ceinture de grossesse est totalement déconseillée au cours d'une grossesse normale. Ce sont vos muscles qui doivent travailler ; s'ils ne sont pas sollicités, ils vont s'atrophier comme tout muscle immobilisé (pensez à l'aspect de votre jambe après un mois d'immobilisation dans un plâtre). En cas de jumeaux, de paroi abdominale très déficiente et de douleurs lombaires, une ceinture de grossesse relève de la prescription médicale.

Comment vous habiller

— Le seul impératif est de vous sentir à l'aise dans vos vêtements et de ne pas comprimer votre corps.
— Pour les dessous, utilisez du linge en coton ou en soie naturelle.
— Choisissez de bons soutiens-gorge enveloppants, de texture tenue.
— La ceinture de grossesse est totalement déconseillée au cours d'une grossesse normale et relève de la prescription médicale.

Les chaussures, les chaussettes, les collants

■ Évitez les chaussures à talons hauts en fin de grossesse, car vous êtes moins stable et trop cambrée, ce qui entraîne des douleurs au niveau du dos.

— À l'inverse, les chaussures trop plates favorisent l'affaissement de la voûte plantaire et peuvent aussi déséquilibrer la colonne vertébrale.

— Enfin, vos pieds enfleront souvent en fin de journée et vous vous sentirez mal dans des chaussures trop étroites.

— Portez des chaussures assez larges à talons bottier de deux ou trois centimètres, avec une voûte plantaire soutenue.

— Évitez de porter des bottes dans les pièces chaudes, car elles augmentent le risque de varices ;

— de même, choisissez des chaussettes sans élastique au mollet, pour ne pas gêner la circulation veineuse de retour, et vérifiez qu'elles ne laissent pas de marques.

■ En ce qui concerne les collants, le début de grossesse ne doit pas modifier votre choix, mais à la fin ou lors d'une grossesse gémellaire, vous pourrez être amenée à acheter des collants spéciaux pour femme enceinte.

Pour pallier le manque de choix dans les coloris, j'ai vu plusieurs patientes enceintes acheter des collants de taille supérieure à leur taille habituelle et les mettre le devant derrière, c'est-à-dire les « fesses » du collant enveloppant confortablement le ventre.

Les activités sportives

Se reposer ne signifie pas devenir impotente. Le repos doit éliminer les fatigues nuisibles et vous donner suffisamment d'énergie pour exercer votre corps et votre tonus musculaire. Une femme enceinte, qui a une grossesse normale, peut pratiquer des exercices physiques de façon modérée jusqu'à un terme avancé. Faire de l'exercice vous est particulièrement recommandé pendant votre grossesse, afin de tonifier vos muscles et de vous permettre de vous sentir bien dans votre corps qui va prendre le devant de la scène. La fatigue, la gêne, les douleurs seront les signes d'un excès ou d'une inadaptation ; l'essoufflement ou le surmenage sont à éviter.

Exercer son corps est également une détente, c'est un excellent régulateur d'humeur, d'appétit, de sommeil ; c'est aussi un état d'esprit qui vous aidera à préparer votre accouchement plus aisément.

Si vous n'avez jamais été sportive, ce n'est pas le moment d'innover ou de vouloir faire des performances. Par contre, je vous conseille vivement la marche, la natation et la gymnastique douce.

Sport mode d'emploi

— Si vous êtes sportive, poursuivez votre activité en l'adaptant dès le début de la grossesse à votre nouvel état, évitez les compétitions, pas d'aérobic, pas de sauts, ni de musculation en force ; mais continuez la gymnastique douce adaptée et surveillée par des professionnels.

— Les sports déconseillés sont la plongée, l'alpinisme, l'équitation, le patinage, le ski nautique (pour le risque de chutes) ; le tennis et le golf ne sont pas recommandés en raison des mouvements brusques qui peuvent entraîner des contractions utérines et l'étirement de ligaments de soutien de l'utérus (risque de descente d'organes ultérieure) ; de même, le ski de descente en raison des chutes et aussi des rencontres intempestives, car vous êtes moins mobile.

■ La marche : à la campagne, en forêt, dans un jardin, en tout cas au grand air non pollué, la marche est un très bon exercice s'il ne dure pas trop longtemps. Marchez régulièrement, éventuellement à grandes enjambées, la tête bien droite, mais sans footing, course, ni escalade. Attention au dos et au souffle. Portez des chaussures adaptées. Cela constitue un excellent massage veineux et musculaire, et active la circulation sanguine. Une bonne demi-heure de marche par jour offre une préparation tonifiante et non fatigante jusqu'à la fin de la grossesse.

■ La natation est un des meilleurs sports pour la femme enceinte jusqu'à la fin de sa grossesse. Elle permet aux muscles de travailler en état d'apesanteur. Si vous ne savez pas nager, c'est une bonne occasion pour apprendre. L'eau est très relaxante. Mieux vaut le dos crawlé et la nage indienne sur le côté que la brasse qui accentue les courbures lombaire et cervicale. Les plongeons sont interdits, cela va de soi. Il existe dans certaines piscines des séances de gymnastique aquatique réservées aux femmes enceintes, et surveillées par des sages-femmes. Évitez l'eau trop froide, et vérifiez la propreté des lieux.

■ La gymnastique bien adaptée permet de se sentir en forme, de préparer un accouchement plus facilement et en faisant travailler les muscles appelés à jouer un rôle important et en assouplissant les articulations du bassin. Ces exercices faciliteront la récupération physique et celle de votre silhouette après l'accouchement. Par la gymnastique vous pouvez faire travailler en douceur tous les muscles, y compris vos abdominaux pendant les premiers mois de la grossesse en faisant très attention à ne pas accentuer votre creux lombaire. La gymnastique vous aidera ainsi à affirmer votre maintien et à éviter une mauvaise statique. Les exercices doivent être simples, pratiques, sans effort, et courts : 10 minutes par jour régulièrement valent beaucoup mieux qu'une longue séance hebdomadaire. Les gymnastiques douces sont tout à fait indiquées pour les femmes enceintes. Vous pouvez vous y mettre même si vous n'en avez jamais fait.

■ Le yoga, s'il est fait sans forcer, est une excellente préparation à l'accouchement par la maîtrise du corps qu'il enseigne.

■ Le ski de fond est très fatigant ; par contre le ski de promenade peut être toléré, mais pas en haute montagne car vous êtes plus sensible au manque d'oxygène (de toute façon, rester en dessous de 2 000 m).

■ La planche à voile comporte elle aussi des risques de chutes très importants.

■ La bicyclette n'est bonne que sur du plat, en début de grossesse, pour une courte distance, sinon elle demande trop d'efforts au dos.

L'alimentation de la femme enceinte

Le poids et la taille d'un nouveau-né sont toujours proclamés avec une sorte de solennité. À l'annonce d'un poids élevé, vous imaginez votre bébé robuste faisant face à toutes les épreuves ; au contraire, un faible poids évoque un bébé fragile ayant besoin d'une protection accrue.

Comment votre bébé profite de ce que vous mangez

L'embryon humain passe en 9 mois d'un dixième de millimètre à 50 cm et à plus de 3 000 g. Afin de se constituer ainsi, il lui faut puiser dans votre sang au fil des jours les substances nécessaires à l'élaboration de son corps et de son cerveau. La formation du bébé est parfaitement programmée et ce qui lui manquera à une période de croissance risque d'avoir des conséquences ultérieures. Il faut donc qu'il trouve en vous les éléments nécessaires, non seulement en quantité, mais en qualité suffisante.

L'unité fœtus-placenta fonctionne comme une usine de transformation. Elle reçoit des matières premières (protides, sucres, graisses) déjà affinées par l'organisme maternel (foie, reins, pancréas) et les transforme à nouveau en éléments indispensables à sa propre croissance (acides aminés, sucres simples, acides gras libres). Si la source se tarit, le développement du bébé s'en ressent.

Ces matières premières sont conduites par les vaisseaux sanguins, dont le diamètre contrôle le débit. Le rétrécissement du diamètre des vaisseaux sanguins, en cas d'hypertension artérielle ou de consommation de cigarettes, ralentit les apports nutritifs au fœtus. Une fois les matières premières sur place, encore faut-il que l'unité fœtus-placenta possède les outils nécessaires (enzymes, hormones) pour transformer et consommer ces matières énergétiques.

En plus de ce capital énergétique, assurez à votre bébé une fourniture suffisante de vitamines, d'oligo-éléments, de sels minéraux.

Quelques notions de diététique

La question n'est pas de manger pour deux, mais de manger mieux. Il faut vous nourrir de façon que votre bébé dispose des substances indispensables à sa croissance. Vous n'avez pas à vous imposer de régime draconien, ni à bouleverser vos habitudes alimentaires si elles sont d'ordinaire satisfaisantes.

Mon avis

En Europe, les vraies carences sont rares car nous bénéficions d'un grand nombre de produits frais. On rencontre plutôt des excès et des insuffisances d'apports dus à une alimentation déséquilibrée.

La diversité de votre alimentation est de première importance, mais de quelle diversité s'agit-il ? Les livres de diététique, les magazines, les amies et les mères rivalisent de conseils qui se contredisent et vous découragent de chercher à comprendre. La diététique est une science de l'équilibre, car les aliments ne sont jamais tout bons ou tout mauvais. Un constituant recherché s'accompagne parfois d'un autre que l'on veut éviter. Par exemple, les fruits sont riches en vitamines, mais aussi en sucre ; les viandes apportent des protéines, mais aussi des graisses ; le pain complet, le riz complet, les biscottes au son apportent des sels minéraux mais l'acide phytique qu'ils peuvent contenir empêche d'assimiler le calcium ; le lait écrémé ne contient pas de matière grasse, mais pas de vitamine A non plus. Pour le beurre, c'est l'inverse, il est très gras et riche en vitamine A... Plus compliqué encore, le même aliment ne produit pas exactement le même effet sur deux personnes différentes. Il ne faut donc ni en rejeter totalement certains ni en privilégier abusivement d'autres.

Vous pouvez respecter certaines règles simples. Mais l'équilibre n'est pas une donnée immédiate, il ne se devine pas spontanément. Pour établir ses menus et rectifier son alimentation, il faut connaître le rôle des grandes catégories d'aliments.

Les trois constituants principaux des aliments : protides, sucres et graisses

Une alimentation équilibrée comporte un peu de toutes les catégories d'aliments qui doivent couvrir les besoins de votre organisme et de celui de votre bébé : protéines, glucides, lipides, vitamines et sels minéraux.

Les besoins énergétiques

La consommation des aliments produit une énergie évaluée en kilocalories (l'abréviation « calorie » dont on use habituellement est inexacte). Du point de vue énergétique, il y a une différence entre les aliments. Pour un poids identique, ils apportent un nombre de kilocalories différent, 1 g de protéine ou de glucide fournit 4 kilocalories, 1 g de lipide apporte 9 kilocalories.

Les besoins énergétiques ne sont pas les mêmes d'un individu à un autre. Un être humain allongé sans rien faire consomme une énergie de base de 1 500 kilocalories, minimum vital pour subsister. Les besoins augmentent en fonction du type d'activité (écrire, marcher, monter les escaliers), de l'âge, de l'état physiologique et de la corpulence. Chaque effort, chaque geste, chaque travail musculaire ou cérébral consomme de l'énergie. Une alimentation adaptée est celle qui fournit à l'organisme l'énergie dont il a besoin à partir d'aliments variés. Si une personne ne mange pas suffisamment pour couvrir ses besoins, elle entame ses réserves et maigrit. Si elle mange trop, elle constitue un stock de réserves et grossit.

Mon avis

• Une femme de taille et de poids moyens, en activité standard, a besoin avant sa grossesse d'un apport quotidien de 2 000 kilocalories.
• La grossesse demande un apport supplémentaire de 100 kilocalories par jour (soit un total de 2 100 kcal quotidien) durant le deuxième trimestre, et de 200 à 250 kilocalories pendant le troisième trimestre (soit un total de 2 250 kcal en fin de grossesse).
Mais ce n'est évidemment là qu'une moyenne.

Si vous avez un travail très fatigant, votre consommation d'énergie sera plus importante. Si vous consommez habituellement 3 000 kilocalories par jour, il n'est pas question de diminuer cette consommation. L'adolescente enceinte doit augmenter sa ration calorique jusqu'à 3 000 kilocalories pour faire face à ses propres besoins en plus de ceux de la grossesse. D'une façon générale, vous ne pourrez pas établir vos menus uniquement avec une balance et une table d'équivalence des calories, les apports énergétiques doivent être modulés en fonction de votre prise de poids. Mais, à côté de la quantité, la qualité des aliments intervient, nous y reviendrons.

Les besoins en protéines

Les protéines participent à la construction et au renouvellement de tous les tissus du corps. Elles sont constituées d'éléments appelés acides aminés. Vingt d'entre eux sont indispensables à la synthèse de nouvelles cellules.

Les besoins en protéines pour une femme enceinte sont évalués à 80 g par jour, soit 10 à 20 g de plus que ses besoins habituels. Ils sont plus faibles en début qu'en fin de grossesse. Dans nos pays, nous ne manquons généralement pas de protéines, mais ces dernières sont mal réparties. Notre alimentation nous fournit des protéines d'origine animale et végétale. Les unes comme les autres seront transformées en protéines humaines, mais les protéines d'origine animale sont généralement associées à des graisses, qui peuvent influencer le taux de cholestérol. Pour assurer un équilibre correct des acides aminés nécessaires à notre organisme, il est préférable d'équilibrer l'apport végétal et animal à parties égales, l'un étant riche en certains acides aminés qui manquent à l'autre.

La viande, les œufs, les poissons, les produits laitiers contiennent tous les acides aminés indispensables. Chacun de ces aliments, en plus des protéines, apporte d'autres éléments, par exemple du calcium pour le lait, des corps gras pour la viande, que vous pouvez choisir en fonction de vos besoins. Les œufs sont une source de protéines peu coûteuse.

Les protéines d'origine végétale (céréales, légumes secs, noix, amandes) ne possèdent pas toute la gamme des acides aminés indispensables, sauf le soja et ses dérivés qui contiennent les 20 acides aminés essentiels. Cela explique que des femmes purement végétaliennes, c'est-à-dire qui n'acceptent ni viande, ni œufs, ni produits laitiers, peuvent avoir certains problèmes, car il leur manque des acides aminés qu'on ne trouve pas dans les céréales (lysine et tryptophane). Les femmes végétariennes, elles, diversifient leur source d'apport protéique en mangeant non seulement des céréales, des légumineuses et des oléagineux, mais aussi des œufs et des produits laitiers.

Les protéines pendant la grossesse

— Les protéines participent à la construction et au renouvellement de tous les tissus du corps et sont constituées d'éléments appelés acides aminés.
— Les besoins en protéines pour une femme enceinte sont évalués à 80 g par jour, soit 10 à 20 g de plus que ses besoins habituels.
— Pour assurer un équilibre correct des acides aminés nécessaires à notre organisme, il est préférable d'équilibrer l'apport végétal et animal à parties égales, l'un étant riche en certains acides aminés qui manquent à l'autre.
— La viande, les œufs, les poissons et les produits laitiers contiennent tous les acides aminés indispensables, ce qui n'est pas le cas des protéines d'origine végétale sauf le soja et ses dérivés.

Les besoins en sucres (glucides ou hydrates de carbone)

Les sucres sont les carburants de notre organisme, ils doivent fournir 50 à 55 % des calories de la femme enceinte. Il faut distinguer les sucres simples et les sucres complexes.

Les sucres simples

Ils ont une absorption rapide lorsqu'ils sont consommés hors des repas. Leur abus est l'un des responsables de l'obésité. Leur proportion doit être réduite chez la femme enceinte, elle ne doit pas excéder 10 % des 2 000 calories de sa ration alimentaire. À titre d'exemple, un morceau de sucre de 5 g fournit 20 calories, ce qui signifie que vous devez consommer moins de 50 g de sucre rapide par jour, soit moins de 10 morceaux ou leur équivalent. Ces sucres simples sont le saccharose ou sucre de cuisine, le fructose contenu dans les fruits, le glucose du miel. Raffinés ou non, tous les sucres ont la même valeur énergétique. Les aliments les plus riches en glucides sont les sucres de betterave et de canne, le miel, les confitures, les confiseries. Attention aux pâtisseries, aux boissons sucrées, aux yaourts sucrés. Une forte prise de poids est souvent la conséquence d'une consommation abusive de fruits frais, surtout s'ils sont bien mûrs. On oublie souvent qu'ils contiennent des sucres d'absorption rapide en grande proportion (par exemple, 0,5 kg de raisin équivaut à 15 morceaux de sucre) et, pris entre les repas, ils inondent le corps de matières énergétiques qui sont immédiatement stockées sous forme de graisse.

Les sucres complexes

On les appelle amidons, ils sont mis à tort sur le même plan que les sucres rapides. Or, ils sont d'une digestion plus lente, et freinent l'absorption des sucres simples consommés en même temps qu'eux : il faut les réhabiliter. On les trouve dans les céréales et leurs dérivés, le riz, les pâtes, les légumes secs, les pommes de terre et le pain ; à l'opposé des sucres rapides, ils ont peu de rôle dans l'obésité. Les féculents et le pain ne sont donc pas à supprimer : leur mauvaise réputation n'est pas fondée. Consommés en quantité raisonnable, ils sont un facteur d'équilibre alimentaire et évitent de consommer des aliments plus nocifs par fringales. La suppression sélective des féculents n'est pas une bonne façon d'éviter de prendre du poids.

Les glucides pendant la grossesse

Parmi les sucres, carburants de notre organisme, il faut distinguer les sucres simples et les sucres complexes.
— Les sucres simples consommés hors des repas ont une absorption rapide et leur abus est l'un des responsables de l'obésité. Ce sont le saccharose ou sucre de cuisine, le glucose du miel et le fructose contenu dans les fruits. Attention donc à l'abus de fruits frais.
— Les sucres complexes ont, eux, peu de rôle dans l'obésité. Ce sont les céréales et leurs dérivés, le riz, les pâtes, les légumes secs, les pommes de terre et le pain. Ils sont tout à fait recommandés en quantité mesurée.

Les besoins en corps gras (lipides ou graisses)

Les corps gras sont utilisés par le fœtus pour fabriquer son système nerveux. Ils sont donc indispensables, il serait dangereux de trop les restreindre. On les trouve dans l'huile, le beurre, la margarine, mais aussi dans le lait entier, les viandes, les poissons gras, le jaune d'œuf, les noix, amandes, noisettes. Les graisses sont nécessaires au bon équilibre de l'alimentation, y compris pendant la grossesse, mais il faut porter toute son attention à cette catégorie afin de ne pas prendre trop de poids. Les matières grasses ne doivent pas apporter plus d'un tiers de la ration calorique. 60 à 80 g de lipides par jour correspondent respectivement à 540 et 720 kilocalories. Souvent cette ration est dépassée, ce qui provoque un excès de calories mais également des troubles digestifs.

Plus l'alimentation est riche en matière grasse, plus la digestion est lente et difficile. Pour faciliter la digestion mieux vaut éviter les graisses animales telles que lard, saindoux, graisse d'oie et toute friture, particulièrement indigeste, supprimer les graisses des viandes, de la charcuterie, des pâtes feuilletées. Sachez que le poisson le plus gras est plus maigre que la viande la plus maigre.

Quelques points de repère : deux tablettes de beurre cru apportent 25 à 30 g de lipides, deux cuillerées à soupe d'huile végétale correspondent à 25 g (soit 200 kilo-calories), un œuf contient 6 g de matière grasse. Toutes les huiles se valent sur le plan calorique, seule leur teneur en acides gras varie, ce qui a une action plus ou moins bénéfique sur les parois du cœur et des vaisseaux. Le raffinage détruit leurs vitamines, de même que la cuisson détruit la vitamine A dans le beurre. Une petite quantité quotidienne de beurre cru est recommandée. Le beurre allégé peut être utilisé en cas de surpoids.

Les corps gras pendant la grossesse

— Les corps gras sont utilisés par le fœtus pour fabriquer son système nerveux et sont donc indispensables.
— Il faut cependant rester vigilante quant aux quantités absorbées qui ne doivent pas apporter plus d'un tiers de la ration calorique (60 à 80 g de lipides par jour).
— Plus l'alimentation est riche en matière grasse, plus la digestion est lente et difficile.

Ainsi, l'apport énergétique pendant la grossesse doit être équilibré par les protéines qui assurent l'édification des tissus, associées à des quantités modérées de glucides, plutôt sous forme de sucres complexes, et à une petite quantité de corps gras, absorbés de préférence crus.

Les sels minéraux et les vitamines nécessaires

Le calcium

La fabrication des os de votre bébé double vos besoins en calcium. Ce calcium doit être apporté par votre alimentation, sinon il sera puisé dans vos réserves osseuses. Les aliments qui contiennent le plus de calcium sont le lait et tous ses produits dérivés. Il vous faut consommer au moins un litre de lait par jour ou son équivalent en diversifiant les formes : fromages divers, yaourts, petits-suisses, fromages blancs. Contrairement à une idée reçue, les variantes demi-écrémées fournissent autant de calcium quotidien (les recommandations officielles de 1 g sont insuffisantes). Vous ne prendrez un médicament à base de calcium que si vous avez un dégoût pour le lait et ses dérivés. Attention, le son contenu dans le riz complet ou dans certains pains empêche l'assimilation du calcium apporté par l'alimentation (d'ailleurs, il n'est pas recommandé de consommer des aliments au son si vous n'en avez pas l'habitude, car cela pourrait déclencher des troubles intestinaux).

Le fer. Les folates

Les besoins en fer sont considérablement accrus au cours de la grossesse pour permettre la fabrication des globules rouges du bébé, mais aussi des vôtres (25 à 50 mg de fer par jour sont recommandés). Le manque de fer peut entraîner une anémie (diminution des globules rouges). C'est pourquoi il vous faut consommer des aliments riches en fer tels que la viande rouge, le foie, les épinards, le cresson, les lentilles, les haricots blancs, le persil, le jaune d'œuf, le cacao, les amandes et les noisettes. Le fer contenu dans la viande rouge et dans le foie de génisse, d'agneau ou de veau est particulièrement bien assimilé par notre organisme, à la différence du fer contenu dans les aliments d'origine végétale. Cependant, comme l'absorption du fer reste médiocre, cela ne suffit pas et votre médecin vous ordonnera un supplément de fer. Sous forme de complément médicamenteux, il colore les selles en noir, et n'est malheureusement pas toujours bien toléré sur le plan intestinal.

Cette supplémentation en fer est souvent associée à une **supplémentation d'acide folique** (ou folates ou encore vitamine B9), sous forme de comprimés ou d'ampoules buvables. Bien qu'on trouve l'acide folique dans le foie, les épinards, les croûtes de fromage, le chou, les asperges, les besoins en sont accrus pendant la grossesse et les apports alimentaires restent insuffisants (800 microgrammes quotidiens sont un minimum). En fixant le fer l'acide folique concourt à la formation des globules rouges et blancs par la moelle osseuse. Il possède également d'autres qualités ; il semble prévenir certaines anomalies de la fermeture du tube neural *(spina-bifida)* ou de la face (bec-de-lièvre). En Écosse, où ces complications sont fréquentes, elles ont été réduites par une simple supplémentation en acide folique ayant débuté plusieurs mois avant la conception. Il faut donc renforcer la prévention. Un bon verre de jus d'orange est une excellente habitude. Une supplémentation de 0,4 mg par jour est recommandée **4 semaines** avant la conception et doit se poursuivre **8 semaines** après celle-ci. Pour les femmes à risque élevé, une dose de 5 mg/jour dès qu'une grossesse est envisagée est recommandée.

Tout accouchement s'accompagne d'une perte sanguine plus ou moins importante, mais elle ne tire pas à conséquence si vous n'êtes pas anémiée avant l'accouchement. Par contre, si votre chiffre de globules rouges est bas en fin de grossesse, la perte de sang normale de l'accouchement vous laissera très fatiguée. La supplémentation en fer et acide folique vous permettra d'arriver à l'accouchement avec une réserve de fer suffisante pour que le sang perdu ne vous laisse aucune trace d'anémie ou de fatigue. Cela vous évitera une transfusion sanguine dans les suites de l'accouchement.

Les besoins calciques et foliques

LE CALCIUM

Chacun des aliments suivants fournit 300 mg de calcium :

— 30 g d'emmenthal ou 80 g de camembert
— 10 petits-suisses
— 300 g de fromage frais
— 2 yaourts
— 1/4 de litre de lait
— 1 kg d'oranges
— 40 g de pâtes fermes

LES FOLATES

— 100 g de foie, d'épinards, de salade verte ou de cacahuètes fournissent 100 à 150 µg de folates
— 100 g de chou, de betterave, d'artichaut, d'endive, de poivron, d'orange ou de fromage fermenté fournissent 50 à 100 µg de folates
— 100 g d'œuf, de riz, de semoule ou de banane fournissent 25 à 50 µg de folates

Les besoins en calcium représentent 1 200 à 1 500 mg par jour, soit par exemple : 1/2 litre de lait (600 mg) + 2 yaourts (300 mg) + 30 g d'emmenthal (300 mg).
Une trop longue ébullition lors de la cuisson élimine les folates.

Rappelons que les supplémentations en calcium, fer ou folates ont recueilli un consensus quasi général dans le milieu médical, alors que celles des autres oligo-éléments : iode, fluor, zinc, sélénium, magnésium sont encore discutées en raison du manque de preuves scientifiques de leur action ; cependant ces oligo-éléments entrent dans la composition de nombreux compléments nutritionnels. Notons qu'aucun travail ne démontre l'intérêt d'une supplémentation en fluor durant la grossesse pour prévenir la carie dentaire chez l'enfant.

Les vitamines

Il est important que vous absorbiez des vitamines pour soutenir l'effort général de votre organisme et aider la croissance de votre bébé. Cependant, une alimentation correctement équilibrée est fondamentale. Tant qu'on peut disposer d'une alimentation saine et variée, on peut se dispenser de vitamines pharmaceutiques, sauf situations bien particulières. Cependant, il existe sur le marché des « compléments vitaminiques » tout prêts dont certains peuvent être prescrits avant même la grossesse.

- Vitamine A : c'est la vitamine de la croissance, elle protège la vue et maintient le bon état de la peau. On la trouve dans les produits laitiers non écrémés et leurs dérivés (beurre frais, fromage), dans les œufs et également dans les légumes tels que carottes, cresson, épinards, choux, tomates, laitues, dans les abricots et dans le foie de veau et de génisse.
- Vitamines du groupe B (B1-B5-B6-B12) : leur carence peut être responsable de crampes musculaires ou de névralgies. Elles se trouvent dans les produits laitiers, les viandes, les poissons, les œufs, le germe de blé, les légumes secs, le pain complet qui est plus riche que le pain ordinaire, les levures, les céréales complètes et les noix. La vitamine B9 est l'autre nom de l'acide folique.
- Vitamine C : elle stimule les défenses de l'organisme contre l'infection. On la trouve dans les fruits et les légumes, en particulier citron, orange, pamplemousse, tomate, framboise, fraise. La cuisson détruit une bonne partie de son action.

■ Vitamine D : elle est fort utile, car elle permet au calcium de se fixer. Notre alimentation en est pauvre. C'est principalement la peau qui fabrique cette vitamine sous l'influence des rayons ultraviolets du soleil, même par temps nuageux. D'où la nécessité du grand air et des promenades par tous les temps. Si votre accouchement est prévu entre décembre et mai, la prescription d'une ampoule de vitamine D, par voie buccale, est nécessaire au sixième mois de grossesse.
■ Le fluor : souvent recommandé par les dentistes, n'a pas fait la preuve de son efficacité (voir page 129).

Mon conseil

Pour préserver les vitamines des fruits et des légumes, il faut éviter autant que possible la cuisson prolongée, la vapeur à haute pression et le trempage dans l'eau.

Les besoins en vitamines pendant la grossesse

— La fabrication des os du bébé double les besoins en calcium : il faut donc consommer au moins un litre de lait par jour ou son équivalent : fromages divers, yaourts, petits-suisses, fromages blancs.
— Les besoins en fer sont considérablement accrus au cours de la grossesse pour permettre la fabrication des globules rouges du bébé, mais aussi des vôtres : consommez donc des aliments riches en fer (viande rouge, foie, épinards, légumes secs, etc.). Le médecin vous prescrira par ailleurs un supplément de fer, souvent associé à une supplémentation d'acide folique (vitamine B9).
— Une alimentation correctement équilibrée et variée dispense de prendre des vitamines sous forme de médicaments. La seule prescription nécessaire est celle d'une ampoule buvable de vitamine D au 6e mois de grossesse, si votre accouchement est prévu entre décembre et mai, afin de remplacer l'effet du soleil absent les premiers mois de votre grossesse.

Boissons et condiments

Les boissons

Boire un litre et demi à deux litres d'eau par jour permet de désintoxiquer votre organisme en assurant un bon fonctionnement de l'appareil urinaire. En cas de rétention d'eau, ne diminuez surtout pas votre ration quotidienne, car le fait de boire peu ou beaucoup n'influe pas sur ce phénomène. Vous pouvez prendre du café léger ou du thé, mais pas en grande quantité, car le thé diminue l'absorption du fer et le café augmente les battements du cœur. Vous leur préférerez des infusions, des jus de légumes frais, et si vous n'avez pas de problème de poids, des jus de fruits frais. Évitez les boissons alcoolisées, y compris la bière ou le cidre, l'alcool contenu dans ces boissons passant intégralement chez le fœtus. Quand la mère se sent gaie, le fœtus, lui, est ivre. Seuls les grands événements vous autorisent à tremper vos lèvres dans une coupe bien choisie !

Les eaux minérales plates sont toutes recommandées.

Les condiments

Le sens du goût peut être émoussé, ce qui explique la tendance à recourir aux condiments. Ils agrémentent un régime un peu austère, mais souvenez-vous que le poivre, le piment et la harissa irritent les muqueuses digestives. Remplacez le vinaigre par le citron qui est moins acide.

La prise de poids

Il n'y a pas de prise de poids idéale pendant la grossesse. Elle est estimée normale entre 9 et 12 kg selon votre taille et votre corpulence. Une femme de 1,50 m et une autre de 1,80 m ne doivent pas prendre le même poids. Si vous êtes petite et forte, votre prise de poids doit se limiter autour de 7 à 9 kg, tandis que si vous êtes grande, une prise de poids de 13 à 14 kg n'est pas disproportionnée. L'inverse aboutirait à un surpoids important dans le premier cas et à un amaigrissement maternel dans le second. Il est conseillé de ne pas dépasser 20 % de son poids habituel.

Il ne faut donc ni trop ni trop peu de calories. Vous devez aboutir à fabriquer un petit humain de 3 000 g plus 500 g de placenta et un litre à un litre et demi de liquide amniotique. S'y ajoutent les 1 000 à 1 500 g de sang supplémentaire, l'augmentation du poids de l'utérus et des seins et la rétention d'eau habituelle. Le tout atteint 9 kg sans compter la mise en réserve d'énergie, sous forme de 2 à 3 kg supplémentaires pour vous permettre d'allaiter. La prise de poids se décompose donc en un minimum obligatoire incompressible, lié au poids du fœtus et de ses annexes et à une fraction mobile selon votre comportement alimentaire.

Pesez-vous le matin, une ou deux fois par semaine et reportez votre poids sur la courbe p. 140. Ne tenez pas compte des variations entre le matin et le soir, qui peuvent aller jusqu'à 1 000 g.

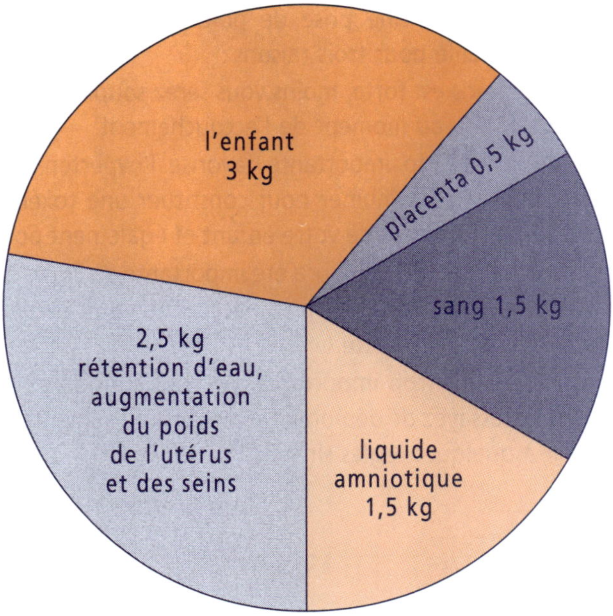

Au poids de l'enfant, il faut ajouter les réserves graisseuses nécessaires à l'alimentation du fœtus, variables selon les personnes.

Le surpoids incompressible au terme de la grossesse

Au cours des trois premiers mois de la grossesse, la prise de poids est souvent faible, parfois nulle. Vous pouvez même perdre 1 à 2 kg si les nausées et vomissements sont importants. Ne vous inquiétez pas, vous les rattraperez ensuite. Quant à l'embryon, il est si petit qu'à ce stade il ne consomme presque pas d'énergie. À partir du quatrième mois vous prendrez environ 300-350 g par semaine. À 24 semaines (6 mois) vous aurez pris environ 6 kg, dont deux correspondent au fœtus et à ses annexes et quatre à une réserve graisseuse plus la rétention d'eau. Au cours des trois derniers mois, la prise de poids représente plus de 1 kg par mois, et vous aboutirez ainsi à un poids total de 9-12 kg. L'important est la régularité de la prise de poids, car il est anormal d'en perdre brutalement ou d'en prendre trop d'un seul coup. Il faut moduler votre ration alimentaire en fonction de votre courbe de poids.

Les risques du surpoids

On constate plus souvent une prise de poids excessive qu'insuffisante. Ce surpoids vous est déconseillé pour trois raisons :

— Plus la prise de poids est forte, moins vous serez souple en fin de grossesse, et moins vous serez à l'aise au moment de l'accouchement.

— Une prise de poids trop importante favorise l'hypertension artérielle et l'albuminurie qui peuvent se combiner pour constituer une toxémie gravidique, avec des risques pour la croissance de votre enfant et également pour votre santé.

— Enfin, plus votre prise de poids aura été importante au cours de la grossesse, plus il vous restera de kilos à perdre après l'accouchement, et plus il vous sera difficile de retrouver votre silhouette.

En cas de prise de poids trop importante, ne vous considérez pas comme en faute, mais, posément, essayez de démonter le mécanisme alimentaire responsable et de vous en tenir à quelques règles simples.

Vous avez pris trop de poids

« Pourtant je ne mange rien ! » C'est la phrase que j'entends tous les jours en consultation. Mangez normalement, mais connaissez la liste des aliments qui apportent le plus de calories, et en premier lieu les aliments riches en lipides : huile, beurre, fromages gras et toutes les viandes. Évitez également les sucres d'absorption rapide : le chocolat (même le petit carré de chocolat amer avec le café...), les pâtisseries et autres confiseries. Diminuez fortement les fruits frais en dehors des repas, en particulier la banane qui est très riche en calories, ainsi que les sauces d'accompagnement (beurre fondu, crème fraîche).

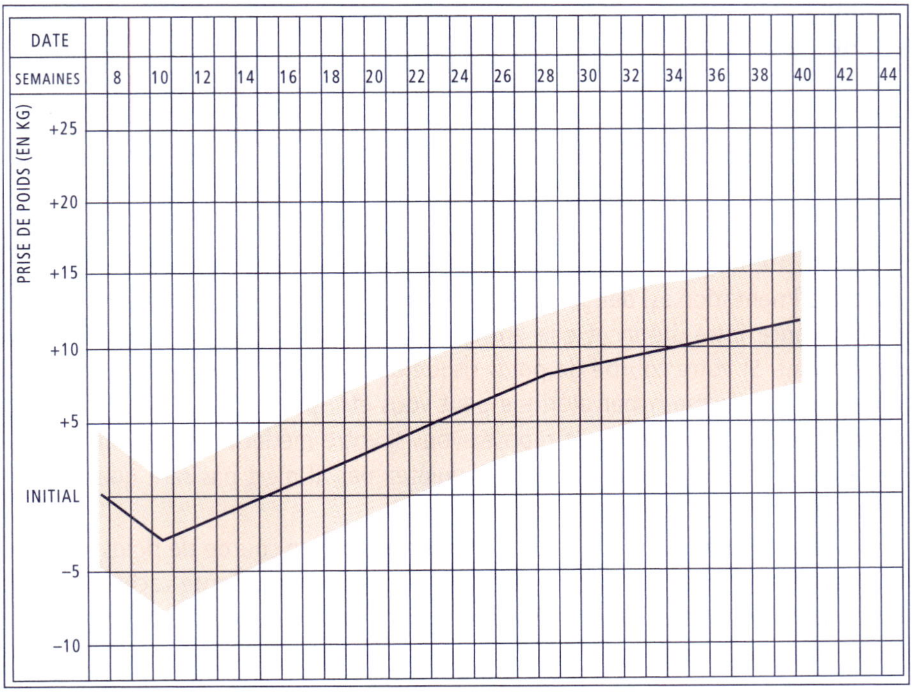

Exemple de courbe de poids dans la zone de normalité

Quelques erreurs classiques de régime

Il n'y a pas d'huile « plus légère » que d'autres, une cuillerée à soupe d'huile apporte toujours 100 kilocalories ; la teneur en acides gras essentiels plus ou moins bénéfiques pour le cœur et les vaisseaux, varie certes selon les huiles, mais ce n'est jamais un produit hypocalorique. La margarine remplace le beurre à la cuisson mais apporte autant de calories. De même, attention aux aliments secs qui remplacent le pain et dont certains contiennent des matières grasses, du sucre, des extraits divers et qui finalement, à poids égal, sont plus riches en calories que le pain. Les produits laitiers maigres sucrés par des fruits ou des glucides sont aussi à proscrire. Les édulcorants de synthèse peuvent être utilisés de préférence après le premier trimestre de la grossesse.

Mon conseil

Le pain grillé apporte la même valeur énergétique que le pain frais, mais se digère mieux : la biscotte est plus énergétique que le pain, car elle contient des matières grasses et du sucre. Croissants et brioches sont très riches en calories.

Vous ne prenez pas assez de poids

La crainte de prendre trop de poids peut vous inciter à vous sous-alimenter. La sous-alimentation est dangereuse pour le bébé qui risque de présenter un retard de croissance intra-utérin et elle entraîne pour vous un état de fatigue qui ira s'aggravant. Si votre courbe de poids risque d'aboutir à moins de 7 kg en fin de grossesse, un régime hypercalorique peut vous être prescrit. Multipliez les petits repas, diversifiez vos menus et reposez-vous si votre médecin constate une croissance insuffisante du bébé : ne vous inquiétez pas, il n'est pas rare que le bébé rattrape en flèche son retard.

Vous pouvez manquer de calories tout en ayant une courbe de poids normale d'apparence, car il arrive qu'une rétention d'eau très importante cache un amaigrissement ou une stagnation des réserves. La courbe de poids n'est donc qu'une indication à nuancer.

Votre poids pendant la grossesse

La prise de poids normale est estimée entre 9 et 12 kg selon votre taille et votre corpulence. Il est conseillé de ne pas dépasser 20 % de son poids habituel.

— À la fin de la grossesse, vous devez avoir pris au minimum 9 kg en raison du poids du bébé, du placenta, du liquide amniotique, de l'augmentation du volume sanguin, du poids de l'utérus et des seins et de la rétention d'eau.

— L'important est la régularité de la prise de poids : il est anormal d'en perdre brutalement ou d'en prendre trop d'un seul coup. La prise de poids est parfois immédiate, parfois tardive.

— On constate plus souvent une prise de poids excessive qu'insuffisante, et ce surpoids est déconseillé. Connaissez donc la liste des aliments qui apportent le plus de calories.

— Attention si vous ne prenez pas assez de poids : la sous-alimentation est dangereuse pour le bébé qui risque de présenter un retard de croissance intra-utérin et elle entraîne pour vous un état de fatigue difficile à récupérer.

Sécurité alimentaire : 10 règles

1. Transportez vos produits surgelés et réfrigérés dans un sac isotherme.
2. Vérifiez la température du réfrigérateur et du congélateur : de 0° à 6° pour le réfrigérateur et - 18° pour le congélateur.
3. Retirez les films plastiques. Séparez les aliments crus des aliments cuits ou prêts à la consommation.
4. Nettoyez le réfrigérateur avec de l'eau javellisée deux fois par mois.
5. Conformez-vous aux indications figurant sur l'emballage pour la consommation des produits après ouverture.
6. Ne consommez jamais un produit après sa date limite de consommation (DLC).
7. Ne conservez pas les restes trop longtemps.
8. Lavez-vous les mains souvent et soigneusement. Lavez les fruits, les légumes crus, les herbes aromatiques et les ustensiles de cuisine.
9. Faites bien cuire la viande, le poisson, et les aliments tels que les légumes qui ont été en contact avec la terre.
10. Évitez les aliments à risque pour la femme enceinte : charcuterie, fruits de mer, viande crue, poissons crus ou fumés, germes de soja crus. Préférez le lait pasteurisé et U.H.T. au lait cru. Retirez la croûte des fromages ; choisissez les fromages au lait pasteurisé, les fromages de la famille des gruyères et les fromages fondus.

UNE ALIMENTATION ÉQUILIBRÉE : EXEMPLES DE MENUS

1er MENU **Automne-Hiver**	**2e MENU** **Automne-Hiver**	**3e MENU** **Automne-Hiver**
Petit déjeuner 1 bol de lait avec corn flakes 2 tartines beurrées 1 orange pressée	*Petit déjeuner* Café Brioche 1 bol de fromage blanc aux myrtilles	*Petit déjeuner* Thé au lait Pain aux céréales Beurre Yaourt
Déjeuner Cœurs de palmiers en vinaigrette Thon basquaise Pommes vapeur Yaourt sucré Pomme reinette Pain	*Déjeuner* Salade mexicaine Filet mignon de porc Gratin de poireaux Brie Ananas frais Pain	*Déjeuner* Endives aux pommes Foie de veau à l'aigre-doux Purée de pommes de terre Fromage ail et fines herbes Flan au caramel Pain

UNE ALIMENTATION ÉQUILIBRÉE : EXEMPLES DE MENUS

1er MENU Automne-Hiver	2e MENU Automne-Hiver	3e MENU Automne-Hiver
Collation Thé au citron Pain de campagne Crème de gruyère	*Collation* Riz au lait à la cannelle	*Collation* Pain de seigle Comté Raisins
Dîner Salade de mâche Noix d'entrecôte grillée Poêlée de blettes Tomme de Savoie Crème brûlée à la vanille Pain	*Dîner* Radis beurre Œufs brouillés aux pointes d'asperges Petits pois Chèvre Cocktail de fruits au sirop Pain	*Dîner* Potage julienne Aiguillette de poulet à la crème Chou-fleur Petits-suisses Banane Pain

UNE ALIMENTATION ÉQUILIBRÉE : EXEMPLES DE MENUS

4e MENU Automne-Hiver	5e MENU Printemps-Été	6e MENU Printemps-Été	7e MENU Printemps-Été
Petit déjeuner Bol de lait chaud Pain grillé Beurre Pamplemousse pressé	*Petit déjeuner* 1 bol de lait et muesli Pain de campagne Fromage de Hollande	*Petit déjeuner* Chicorée au lait Pain de mie beurré Nectar d'abricots	*Petit déjeuner* Lait chocolaté Pain complet beurré Petits-suisses
Déjeuner Betteraves en salade Curry d'agneau Riz basmati Mimolette Salade d'agrumes Pain	*Déjeuner* Piperade Omelette et petits légumes nouveaux Yaourt nature Pêche Pain	*Déjeuner* Batavia en vinaigrette Steak de saumon grillé aux pommes de terre roses et brocolis Gouda au cumin Glace Pain	*Déjeuner* Cocktail de crevettes Jarret de veau en cocotte Courgettes printanières Beaufort Prunes Pain
Collation Café léger Pain beurré Fromage blanc	*Collation* Crème anglaise Génoise	*Collation* Pain beurré Yaourt à boire	*Collation* Lait froid Toast et marmelade

UNE ALIMENTATION ÉQUILIBRÉE : EXEMPLES DE MENUS

4e MENU Automne-Hiver	5e MENU Printemps-Été	6e MENU Printemps-Été	7e MENU Printemps-Été
Dîner Concombre en vinaigrette Filet de saint-pierre à la florentine Carré de l'est Tarte aux poires et aux amandes Pain	*Dîner* Artichaut vinaigrette Grillade de porc Tagliatelles fraîches à la crème et au basilic Fromage des Pyrénées Cerises Pain	*Dîner* Taboulé Rosbeef froid Terrine de légumes Faisselle Fraises Pain	*Dîner* Carottes râpées Tomates farcies Riz pilaf Camembert Melon Pain

Le régime sans sel

Le régime sans sel a été largement prescrit à toutes les femmes enceintes depuis des générations et il s'est avéré parfaitement inutile et même dangereux.

Mon conseil

Il ne faut jamais supprimer systématiquement le sel pendant la grossesse.

Le sel marin non raffiné contient des sels minéraux. Mangez salé si votre grossesse se déroule normalement. En fin de grossesse seulement, si vous vous sentez bouffie par une rétention d'eau, réduisez votre consommation de plats salés – les charcuteries, condiments salés (olives, cornichons), chips, biscuits apéritif, fruits oléagineux salés (cacahuètes, pistaches), poissons fumés salés (morue, haddock) – et ayez la main plus légère en cuisinant, sans descendre au-dessous de 7 à 8 g de sel par jour. Dans ce cas, attention aux eaux de table contenant beaucoup de chlorure de sodium (sel), comme l'eau de Vichy par exemple.

Quelques conseils alimentaires

Au début de la grossesse, vous êtes susceptible de souffrir de nausées, de vomissements, de maux d'estomac. Ces troubles empêchent un bon équilibre de l'alimentation. Parfois s'installe une perte d'appétit, ou au contraire une véritable boulimie ; vous pouvez aussi être sujette à des envies qu'il n'y a pas de raison de vous refuser à moins qu'il ne s'agisse de produits qui vous sont déconseillés.

Nous avons vu qu'il n'y a pas de régime particulier à la femme enceinte et que l'éventail des aliments bénéfiques est large. Tout repose sur la mesure et l'équilibre. Le dicton qui affirme qu'un enfant naît avec une tache de vin parce que sa mère a eu une envie non satisfaite est évidemment sans fondement.

Ne supprimez aucun repas

Ne délaissez pas les petits déjeuners copieux qui évitent les malaises hypoglycémiques, dont la répétition peut être préjudiciable au bon développement cérébral du fœtus. N'hésitez pas à prendre deux à trois tranches de pain ou cinq à six biscottes avec du beurre frais, du thé ou du café, en tout cas un quart de litre de lait, un yaourt, des céréales, un fruit entier pressé ou en compote qui facilite le transit intestinal. Le repas de midi peut alors être plus modeste, surtout s'il se prend sur le lieu de travail. Un goûter est souvent utile, car il vous permet un dîner léger qui facilite le sommeil. Faites trois ou quatre repas par jour, mais ne vous livrez pas à un grignotage permanent, qui vous fera grossir sans vous nourrir convenablement. En fin de grossesse la compression de l'estomac vous conduit à fractionner vos repas pour vous sentir plus à l'aise.

— Mangez lentement et à heures régulières, mastiquez soigneusement, ne vous précipitez pas sur la nourriture. Ne faites pas le soir votre seul repas important, si vous n'avez pas eu le temps de multiplier les collations. Allongez-vous quelques minutes pour favoriser la digestion.

— Préférez un mode de cuisson sans huile, sans sauce, cuisson à l'eau, à la vapeur et viande rôtie ou grillée.

— De nombreuses substances minérales dont l'organisme a besoin, telles que l'iode, le phosphore, le magnésium, se trouvent en quantité suffisante dans votre alimentation si elle est équilibrée. Les légumes et les fruits cuits conservent un apport minéral correct ; les fruits secs sont riches en magnésium, mais attention en cas de surpoids car ils sont également riches en calories.

Signalons enfin pour les femmes africaines certaines habitudes extrêmement néfastes, comme de consommer de la terre argileuse, responsable d'anémie.

Mangez équilibré

Une alimentation équilibrée est composée à 15 % de protides, à 30 % de lipides et à 55 % de glucides, le tout réparti en trois ou quatre repas par jour. Privilégiez certains aliments comme les laitages, le poisson, les légumes.

Il n'y a donc pas d'interdits alimentaires, ni d'aliments à éviter à tout prix pendant la grossesse. Il faut au contraire rechercher une grande variété. Vous pouvez être amenée à corriger votre régime en cas de variation anormale de votre courbe de poids. Lorsque ces simples conseils ne suffisent pas, et particulièrement en cas d'obésité ou de diabète, une diététicienne attachée à votre maternité ou un nutritionniste pourront vous conseiller.

Vous êtes végétarienne

Ce type d'alimentation exclut toutes les viandes et les poissons qui sont des sources importantes de protéines et de fer.

Chez la femme enceinte, entre autres, ces habitudes peuvent rendre difficile la couverture des besoins nutritionnels. Pour ne pas induire de carence protéique, il faut consommer tous les autres aliments protidiques (œufs, produits laitiers, légumineuses, céréales, soja) en quantités suffisantes, afin d'assurer l'apport quotidien recommandé de 80 g de protéines.

MENUS VÉGÉTARIENS ÉQUILIBRÉS PENDANT LA GROSSESSE

1er MENU	2e MENU	3e MENU
Petit déjeuner 1 grand bol de lait 1/2 écrémé 1 tasse de flocons d'avoine (70 g) 2 tranches de pain de seigle Beurre	*Petit déjeuner* 1 bol de café au lait 1/2 écrémé 4 tranches de pain aux céréales Beurre Fromage blanc (200 g) à la confiture de framboises	*Petit déjeuner* Thé 1 tasse de corn flakes 1 yaourt nature 2 tranches de pain de campagne Comté (30 g) 1 œuf coque

MENUS VÉGÉTARIENS ÉQUILIBRÉS PENDANT LA GROSSESSE

1er MENU	2e MENU	3e MENU
Déjeuner Concombre à l'estragon 2 œufs au plat Purée de pommes de terre gratinées Petits-suisses Salade de fruits rouges 2 tranches de pain	*Déjeuner* Artichaut en vinaigrette Gratin de pilpil de blé aux courgettes Cantal Nectarine 2 tranches de pain	*Déjeuner* Salade verte aux pignons Quiche aux quatre fromages Mousseline de carottes Petits-suisses Pomme au four à la cannelle 2 tranches de pain
Collation 1 grand verre de yaourt à boire (200 ml) 2 sablés	*Collation* 2 tranches de pain Fromage fondu (30 g) 1/2 pamplemousse pressé	*Collation* 1 bol de riz au lait 1/2 écrémé aux amandes
Dîner Salade de riz aux olives Poireaux en béchamel Camembert (30 g) Melon 2 tranches de pain	*Dîner* Gaspacho Galette de tofu aux fines herbes Petits pois Crème renversée à la vanille 2 tranches de pain	*Dîner* Salade aux lentilles aux échalotes Coquillettes au gruyère Fromage blanc (200 g) Ananas frais 1 tranche de pain

Pour satisfaire les besoins en différents acides aminés indispensables, il est nécessaire d'associer différents aliments protidiques au sein d'un même repas si vous souhaitez ne manger ni viande, ni poisson, ni œuf ; par exemple :

— produits laitiers + céréales

— légumineuses + céréales

Votre médecin vous conseillera pour une supplémentation en fer.

MENUS VÉGÉTARIENS ÉQUILIBRÉS PENDANT LA GROSSESSE

4e MENU	5e MENU	6e MENU	7e MENU
Petit déjeuner 1 bol de chocolat au lait 6 à 8 biscottes Beurre Gelée de mûres Orange	*Petit déjeuner* Thé au lait Petits pains aux raisins Fromage blanc (200 g)	*Petit déjeuner* 1 bol de lait 1/2 écrémé 1 tasse de riz soufflé 2 toasts beurrés Fromage 1/2 sel (30 g)	*Petit déjeuner* Café au lait 4 tranches de pain de seigle Beurre Yaourt nature

MENUS VÉGÉTARIENS ÉQUILIBRÉS PENDANT LA GROSSESSE

4e MENU	5e MENU	6e MENU	7e MENU
Déjeuner 2 pommes de terre farcies au tofu Poêlée de champignons Chèvre (30 g) Banane 2 tranches de pain	*Déjeuner* Carottes râpées Tourte aux poireaux Riz au maïs Yaourt nature Compote de pêches 2 tranches de pain	*Déjeuner* Radis Couscous de légumes et pois chiches Carré de l'est (30 g) Île flottante 2 tranches de pain	*Déjeuner* Asperges en vinaigrette Soufflé au fromage Spaghettis Mimolette (30 g) Pamplemousse rose 1 tranche de pain
Collation Muesli 1 bol de lait	*Collation* 2 tranches de pain de seigle Tomme blanche (30 g)	*Collation* 1 grand verre de lait froid 2 clémentines 1 tranche de pain d'épice	*Collation* Petits-suisses 4 biscottes à la gelée de groseilles
Dîner Salade d'endives aux noix Gnocchis de semoule à la provençale Edam (60 g) Diplomate aux fruits confits 1 tranche de pain	*Dîner* Velouté aux légumes 2 œufs durs sauce Mornay Épinards Saint-paulin (30 g) Poire 2 tranches de pain	*Dîner* Pousses de soja en salade Gratin dauphinois Salade verte Faisselle Salade de fruits frais 2 tranches de pain	*Dîner* Tomates en salade Galette de tofu forestière Côtes de blettes gratinées Fromage blanc (100 g) Clafoutis aux cerises 2 tranches de pain

NB : Si vous consommez du poisson, remplacez certaines préparations à base d'œuf ou de tofu de ces menus par 100 à 150 g de poisson.

Vous ne voulez pas prendre trop de poids

— Limitez les quantités de sucre dans vos laitages et boissons chaudes.

— Évitez les produits sucrés tels que les confiseries, pâtisseries, biscuits, chocolat... Après le premier trimestre de grossesse, vous pouvez utiliser des édulcorants de synthèse ou « faux sucres ».

— Remplacez les boissons sucrées (sodas et jus de fruits) par des eaux aromatisées sans sucre (plates ou gazeuses).

— Ne consommez pas plus de deux fruits moyens par jour.

— Évitez certains aliments très gras : charcuteries (sauf le jambon), fritures et sauces grasses, chips, fruits oléagineux (olives, cacahuètes), pâte feuilletée...

— Cuisinez de préférence avec peu de matière grasse : grillades, papillotes, cuisson vapeur, au four ou au micro-ondes.

— Consommez huile, beurre cru et crème fraîche en petites quantités.

— Choisissez des produits laitiers nature et peu gras. Par exemple : lait 1/2 écrémé, yaourt nature, fromage blanc à 20 % de M.G.

— Évitez une consommation excessive de fromages.

MENUS PRINTEMPS/ÉTÉ (CONTRÔLE DES KILOS EN TROP)

1er MENU	2e MENU	3e MENU
Déjeuner Concombre à la bulgare Filet de loup en papillote Riz safrané Camembert Compote de pêches sans sucre 2 tranches de pain	*Déjeuner* Salade de betteraves Œufs pochés sur lit d'épinards à la crème Fromage faisselle 20 % de M.G. à la ciboulette Salade de fruits exotiques sans sucre 2 tranches de pain	*Déjeuner* Chou-fleur et vinaigrette Entrecôte grillée aux échalotes Mousseline de carottes Tomme blanche Nectarine 2 tranches de pain
Dîner Poireaux en vinaigrette Poulet à la broche Ratatouille niçoise Yaourt nature Framboises 2 tranches de pain	*Dîner* Laitue vinaigrette Grillade de porc aux pois gourmands Mimolette Cerises 2 tranches de pain	*Dîner* Salade de tomates au basilic Filet de haddock poché Pommes de terre en papillotes Petits-suisses au coulis de fraises sans sucre 2 tranches de pain

MENUS PRINTEMPS/ÉTÉ (CONTRÔLE DES KILOS EN TROP)

4e MENU	**5e MENU**	**6e MENU**	**7e MENU**
Déjeuner Radis Escalope de veau au citron Coquillettes au fromage Pomme au four à la cannelle sans sucre 2 tranches de pain	*Déjeuner* Artichaut vinaigrette Darne de thon grillée Tomates à la provençale Edam Pêche 2 tranches de pain	*Déjeuner* Carottes râpées Lapin en cocotte aux petits navets nouveaux Petits-suisses Pamplemousse sans sucre 2 tranches de pain	*Déjeuner* Avocat au crabe et citron Filet de bœuf rôti aux pâtes fraîches Chèvre Melon rafraîchi 2 tranches de pain
Dîner Taboulé Courgettes farcies au bœuf Fromage blanc, 20 % de M.G. Abricots 2 tranches de pain	*Dîner* Salade frisée Foie de veau Purée de pommes de terre Yaourt nature Compote de poires sans sucre 2 tranches de pain	*Dîner* Gaspacho Omelette aux fines herbes Riz parfumé Cantal Salade de fruits rouges sans sucre 2 tranches de pain	*Dîner* Champignons à la grecque Jambon de Bayonne Mousseline de haricots verts Fromage blanc, 20 % de M.G. Mirabelles 2 tranches de pain

MENUS AUTOMNE/HIVER (CONTRÔLE DES KILOS EN TROP)

1er MENU	**2e MENU**	**3e MENU**
Déjeuner Salade d'endives à la vinaigrette de noix Tranche de gigot d'agneau Petits pois à la française Tomme de Savoie Compote de pommes Fraises sans sucre ajouté 2 tranches de pain	*Déjeuner* Salade de cœurs de palmier Darne de colin à la julienne de légumes Fromage blanc, 20 % de M.G. Pamplemousse rose sans sucre 2 tranches de pain	*Déjeuner* Salade de betteraves et mâche Rôti de porc à la mousse de céleri Saint-paulin Cocktail d'ananas et mangue sans sucre 2 tranches de pain
Dîner Potage au cresson Œufs au plat Champignons à l'étouffée Yaourt nature Poire 2 tranches de pain	*Dîner* Choux panachés en vinaigrette Langue de bœuf provençale Riz à la créole Pyrénées Pêches au naturel sans sucre 2 tranches de pain	*Dîner* Radis Spaghettis bolognaise Petits-suisses Pomme reinette 2 tranches de pain

MENUS AUTOMNE/HIVER (CONTRÔLE DES KILOS EN TROP)

4e MENU	5e MENU	6e MENU	7e MENU
Déjeuner Poireaux en vinaigrette Escalope de poulet grillée Chou-fleur au gratin Yaourt nature Banane 2 tranches de pain	*Déjeuner* Carottes râpées Œufs brouillés Coquillettes à la tomate Brie Raisin 2 tranches de pain	*Déjeuner* Salade de pommes de terre aux cornichons Pintade au citron vert Haricots beurre Camembert Clémentines 2 tranches de pain	*Déjeuner* Pointes d'asperges en vinaigrette Petit-salé aux lentilles Petits-suisses Litchis frais 2 tranches de pain
Dîner Potage au potiron Filet de saumon en papillote à l'aneth Pommes vapeur Edam Kiwi 2 tranches de pain	*Dîner* Salade mexicaine Endives au jambon Fromage blanc, 20 % de M.G. Salade d'agrumes sans sucre à la menthe 1 tranche de pain	*Dîner* Salade trévise Pot-au-feu de lotte Riz en timbale Yaourt nature Compote de pommes vanillée sans sucre 1 tranche de pain	*Dîner* Potage à la tomate Grillade de bœuf haché Carottes à l'étouffée Faisselle à 20 % de M.G. Ananas 2 tranches de pain

IDÉES DE PETITS DÉJEUNERS (CONTRÔLE DES KILOS EN TROP)

Café au lait demi-écrémé peu sucré (1 sucre ou Aspartam) 4 petites tranches de pain de seigle Noix de beurre Un petit bol de fromage blanc à 0 % de matières grasses
Un bol de lait demi-écrémé + cacao peu sucré 6 biscottes Noix de beurre
2 petits-suisses nature
Céréales type corn flakes, müsli, flocons d'avoine Un bol de lait demi-écrémé Une tranche de pain de campagne grillée Noix de beurre Yaourt nature
Thé peu sucré (1 sucre ou Aspartam) Semoule au lait demi-écrémé peu sucrée Une tranche de pain de campagne Une petite portion de fromage

Vous êtes diabétique

Un régime alimentaire adapté sera mis au point avec votre médecin, il sera hypocalorique si nécessaire, mais jamais inférieur à 1 600 kilocalories. Le saccharose (sucre et produits sucrés) sera supprimé. Les apports glucidiques seront contrôlés et répartis au cours de la journée.

Bébé est petit et/ou vous ne prenez pas assez de poids

Assurez-vous que vous mangez suffisamment, et sans oublier les aliments apportant des glucides complexes qui sont des nutriments importants pour la croissance de bébé.

Voici, à titre indicatif, quelques quantités moyennes pour une journée :

— lait : 1/4 de litre ou équivalent

— yaourts : 2 ou équivalent

— fromage : 60 g (soit 1/4 de camembert) ou équivalent

— viande ou volaille ou poisson ou abat : 200 g, ou œuf

— pommes de terre : 250 à 300 g (soit 2 à 3 de taille moyenne), ou féculent équivalent (pâtes, riz, semoule, petits pois, légumes secs) : 250 à 300 g poids cuit.

— légumes : environ 400 g

— fruits : 2 fruits moyens (environ 300 g)

— beurre : 30 g (soit une noix de beurre à chacun des trois repas)

— huile : 20 g (soit 2 cuillerées à soupe)

— sucre : 30 à 40 g (1 morceau de sucre n° 4 = 5 g ; 1 cuillerée à café de sucre = 5 g ; 1 cuillerée à soupe de confiture = 20 g de sucre)

— eau : 1,5 litre

— pain : 200 g (soit 4/5e de baguette)

40 g de pain = 3 biscottes = 30 g de céréales pour petit déjeuner = 1 croissant = 30 g de riz ou semoule (poids cru) pour faire un entremets

40 g de pain peuvent aussi être remplacés par 100 g de féculents (poids cuit).

Vous pouvez répartir ces aliments sur 3 repas principaux et 2 collations. Celles-ci permettront de compléter, si nécessaire, les apports des autres repas.

IDÉES DE GOÛTERS

2 tranches de pain aux 6 céréales 1 portion de fromage fondu
1 verre de lait demi-écrémé 2 toasts légèrement beurrés
1 ramequin de riz au lait demi-écrémé peu sucré
1 yaourt nature
3 biscottes + noisette de beurre

Les fringales

Des repas principaux et un petit déjeuner insuffisants peuvent entraîner des fringales au cours de la journée.

Prenez le temps de manger et composez-vous des repas équilibrés et complets.

Pour vos fringales

CHOISISSEZ

— Fromage blanc 0 % ou 10 % sans sucre ou Aspartam
— Yaourt nature sans sucre
— Lait écrémé
— Radis
— Tomate « croque au sel »
— Petits bâtonnets de légumes crus
— Pain (sans beurre)
— Céréales non sucrées
— Eau (plate ou gazeuse)
— Infusions sans sucre

ÉVITEZ

— Fromages
— Saucisson
— Cacahuètes (et autres fruits gras)
— Fruits
— Biscuits
— Sucreries
— Jus de fruits
— Sodas

La présence de pain, féculents et légumes aux repas est nécessaire pour la sensation de satiété qu'ils procurent.

Faites deux collations au cours de la journée, comprenant du pain (ou un produit céréalier) et un produit laitier.

Si les fringales persistent cependant, évitez certains grignotages pouvant favoriser une prise de poids trop importante.

La constipation

Buvez davantage d'EAU : 1,5 litre minimum tout au long de la journée. Utilisez des eaux type Hépar ou Contrexéville en petites cures de 10 jours.

Enrichissez votre alimentation en fibres qui facilitent le transit intestinal.

En cas de besoin, il existe de nombreuses médications pour accélérer le transit intestinal. Parlez-en à votre médecin.

Les aliments riches en fibres

- **Légumes verts crus ou cuits**
- **Fruits**
- **Pruneaux et figues**
- **Céréales type petit déjeuner**
- **Légumes secs (lentilles, flageolets...) selon tolérance**
- **Pâtes et riz complets**
- **Pain complet**
- **Aliments contenant du son : sans excès et suivant tolérance personnelle**

POUR LUTTER CONTRE LA CONSTIPATION

1er MENU	2e MENU
Petit déjeuner Chicorée au lait Pain complet Beurre Jus de pruneaux	*Petit déjeuner* Orange pressée 1 bol de lait Céréales enrichies en fibres Pain beurré
Déjeuner Céleri en vinaigrette Pintade aux endives Fromage blanc	*Déjeuner* Tomates en salade Rôti de porc aux pruneaux Pommes vapeur Fromage Nectarines Pain
Goûter Lait froid Flan à la mandarine Pain de campagne ou complet Compote à la rhubarbe	*Goûter* Yaourt à boire Biscuit au son
Dîner Velouté d'épinards Brochettes d'agneau au riz sauvage Fromage Ananas frais Pain de campagne	*Dîner* Carottes râpées Rouget en papillote au romarin Purée d'aubergines Petits-suisses Pain complet

Les petites misères de la grossesse

Certaines femmes ne se sont jamais aussi bien portées que lorsqu'elles étaient enceintes. Il n'en reste pas moins que pour nombre d'entre vous, la grossesse s'accompagne d'un cortège de petits désagréments gênants, mais sans conséquence sur votre santé, ni sur celle de votre bébé. Ces perturbations classiques, auxquelles peu de femmes échappent en totalité, sont la conséquence des modifications de l'organisme sous l'effet de la grossesse.

Ces petits troubles s'échelonnent dans le temps et intéressent plus particulièrement telle ou telle période de ces neuf mois. D'une façon générale, sachez que, durant le premier trimestre, votre organisme se modifie déjà de façon importante, sans que vous en ayez pour autant conscience. Le deuxième trimestre est en général le mieux vécu. Vous vous sentez bien, de vous émane un sentiment de bien-être et de plénitude. Le troisième trimestre apporte avec lui les petits troubles liés à l'augmentation de volume de l'utérus. Il paraît très long à beaucoup d'entre vous qui êtes impatientes de voir le terme de la grossesse arriver.

Les seins douloureux

Très précocement, parfois même avant que vous ne vous sachiez enceinte, vos seins augmentent de volume ; les fortes sécrétions d'œstrogènes du début de grossesse sont responsables de ce phénomène. Ils deviennent hypersensibles, le port de la ceinture de sécurité est inconfortable, et le moindre choc est douloureux. Le mamelon ne supporte aucun effleurement et peut faire mal spontanément.

À partir de la fin du 3e mois, vous allez retrouver une sensibilité normale. Vos seins garderont le même volume, mais ne seront plus aussi tendus, aussi durs. Vous aurez à changer de taille et peut-être de type de soutien-gorge dès le début de la grossesse.

Les pertes vaginales

Dès le début de la grossesse, du fait de l'inondation hormonale, les sécrétions vaginales vont augmenter. Cette hypersécrétion n'est en rien anormale, elle doit vous conduire à pratiquer régulièrement une toilette intime. Cette toilette ne doit pas être détersive, afin de ne pas perturber l'équilibre de la flore microbienne, dont certains germes sont salutaires. Le bacille de Doderlein est l'un deux. Sa mise en évidence lors d'un prélèvement ne révèle pas une infection, au contraire, il est le garant de défenses solides. C'est pourquoi je vous déconseille les injections vaginales et l'utilisation de savons trop acides : ne soyez pas maniaque de l'hygiène corporelle au point d'obtenir le contraire de l'effet recherché. Par contre, si vous constatez des démangeaisons, des brûlures vulvaires ou des pertes colorées et malodorantes, une infection vaginale est à craindre. Il faut absolument consulter votre médecin au plus tôt, car sa conséquence peut être la survenue de contractions avec le risque d'un accouchement prématuré. De même, une irritation chez votre partenaire doit vous conduire à une interruption des relations sexuelles pendant la durée de vos traitements respectifs.

À retenir

— L'hypersécrétion vaginale normale pendant la grossesse doit vous conduire à pratiquer une toilette intime régulière mais non détersive.
— En cas de brûlures vulvaires, de démangeaisons, de pertes colorées et malodorantes ou encore d'irritation chez votre partenaire, vous devez impérativement consulter et interrompre les relations sexuelles pendant vos traitements respectifs.

Les malaises et pertes de connaissance

Les femmes enceintes sont souvent sujettes à des pertes de connaissance. Ces malaises peuvent être d'origine vasculaire. La tension artérielle est normalement basse chez la femme enceinte, et le passage en position debout peut diminuer l'irrigation du cerveau et entraîner un étourdissement. Passez doucement de la position couchée à la position debout.

Lorsqu'il survient régulièrement quelques heures après le repas, ce malaise peut être en rapport avec la baisse du taux de sucre dans le sang. Ne restez pas longtemps sans manger, ayez un morceau de sucre sur vous. L'hypoglycémie matinale est souvent la conséquence d'un petit déjeuner insuffisant. Dans tous les cas, évitez la fatigue, les stations debout prolongées, les longs trajets, profitez de votre priorité pour couper les files d'attente ou vous asseoir dans les transports en commun, ce n'est pas superflu.

Si ces étourdissements persistent, votre médecin leur recherchera d'autres causes, notamment une tendance diabétique, une poussée d'hypertension artérielle, des problèmes d'adaptation cardiaque.

Les dernières semaines, les étourdissements sont le plus souvent liés à une mauvaise position. Par exemple, allongée sur le dos, la femme en fin de grossesse ressent fréquemment un malaise dû à la compression par l'utérus de la veine cave inférieure, gros vaisseau qui reçoit le sang de toute la partie inférieure du corps et le mène vers le cœur. Allongez-vous plutôt sur le côté gauche pour libérer le passage de cette veine stratégique.

Pour éviter les malaises

— Passez doucement de la position couchée à la position debout.
— Ne restez pas longtemps sans manger et évitez la fatigue.
— Les dernières semaines, les étourdissements sont le plus souvent liés à une mauvaise position. Allongez-vous sur le côté gauche pour libérer le passage sanguin dans la veine cave inférieure.

Fatigue, somnolence

En début de grossesse, vous risquez de vous sentir très fatiguée, même en dehors de toute activité professionnelle. C'est la conséquence du climat hormonal de la grossesse qui peut entraîner une forte somnolence les trois premiers mois. Cela est normal et fréquent.

Votre organisme fournit l'énergie nécessaire à l'élaboration de votre bébé. C'est une véritable usine à l'échelle cellulaire, il est donc normal que vous soyez fatiguée et, par là même, ayez besoin de grasses matinées et de soirées écourtées.

Mon conseil

Rappelez-vous que pour vous sentir bien et être en beauté, il faut dormir suffisamment, c'est-à-dire plus que d'habitude.

Essoufflement, palpitations

La surcharge cardiaque due à une grossesse entraîne souvent un essoufflement au moindre effort (montée d'escalier, marche rapide). Votre cœur bat la chamade, mais vous remarquez que ces battements forts et rapides s'estompent après l'arrêt de l'effort. Si ce n'est pas le cas, consultez votre médecin.

Nausées, vomissements

Une femme enceinte sur deux présente à des degrés divers des troubles digestifs à type de nausées et vomissements. Ces troubles débutent très tôt, dès le 1er mois de la grossesse, et disparaissent progressivement à la fin du 3e mois pour réapparaître parfois en fin de grossesse.

Leur mécanisme n'est pas encore totalement élucidé. Le rôle de l'hCG sécrétée abondamment par le placenta a été souligné, de même que la paresse, l'atonie des fibres musculaires de l'estomac. Les nausées et les vomissements sont le plus souvent matinaux, survenant avant même que vous ayez mis le pied par terre : vomissements de bile, vomissements à vide, malaises provoqués par certaines odeurs (tabac, parfums).

Mon conseil

Si les sirops ou comprimés antinausées déclenchent eux-mêmes des vomissements, pensez à demander à votre médecin le même médicament sous la forme de suppositoire. Dans certains cas extrêmes, ces troubles digestifs peuvent entraîner un amaigrissement important nécessitant un arrêt de travail et du repos strict, voire exceptionnellement une hospitalisation de quelques jours.

Les médicaments ne sont pas toujours efficaces. Il ne vous reste souvent qu'à supporter les nausées, en vous disant qu'elles disparaîtront vers le 3e mois. Voici quelques petits moyens pour essayer d'y remédier : avant de vous coucher le soir, préparez votre petit déjeuner préféré ; sitôt réveillée le lendemain, vous le prendrez au lit avant de vous lever (il peut être souhaitable de supprimer le café). Ensuite, pour sortir du lit, redressez-vous lentement, afin d'éviter le vertige. Essayez de multiplier les repas dans la journée, en faisant par exemple deux ou trois collations entre les repas principaux que vous allégerez.

À retenir

— Une femme enceinte sur deux souffre de nausées ou de vomissements à des degrés divers.
— Le plus souvent, les nausées débutent très tôt (le 1er mois de la grossesse) et disparaissent progressivement à la fin du 3e mois pour réapparaître parfois en fin de grossesse.
— Les médicaments ne sont malheureusement pas toujours efficaces.
— Quelques petits moyens pour essayer d'y remédier : prenez votre petit déjeuner au lit, redressez-vous lentement pour vous lever, multipliez les repas tout en les allégeant.

Les fringales

Les « envies » semblent moins fréquentes que dans le passé ! Restent pour certaines femmes les fringales, c'est-à-dire le besoin urgent de manger n'importe quoi.

Pour éviter que les fringales ne vous fassent grossir considérablement :

— Consommez des légumes frais riches en fibres, de faible pouvoir calorique.

— Coupez votre fringale avec du fromage blanc sans matière grasse et des édulcorants de synthèse qui remplacent le sucre.

— Certaines de mes patientes utilisent les chewing-gums sans sucre (voir p. 161).

La constipation

Beaucoup de femmes souffrent de constipation et vous constaterez que la grossesse renforce cette tendance. Les hormones de la grossesse en sont responsables. Diminuant le tonus des fibres musculaires, elles diminuent celui de l'intestin qui devient inerte, avec comme conséquence la stase des matières fécales qui s'expulsent lentement. Cette situation vous oblige à modifier votre alimentation. Enrichissez votre alimentation en fibres qui facilitent le transit intestinal. Les fibres végétales qui se gonflent d'eau donnent du volume aux selles et facilitent leur évacuation ; les légumes verts, frais ou cuits (salade verte assaisonnée à l'huile d'olive et aux aromates pour le goût, épinards, haricots verts, etc.) sont une source importante de fibres végétales. Une consommation suffisante de pain mi-complet (à 70 %) est très favorable. Ne consommez du pain vraiment complet (à 90 %) ou au son que si vous en avez l'habitude, car le son peut irriter le tube digestif, et provoquer alors un cycle de diarrhée-constipation. En outre, le son diminue l'absorption du fer et du calcium. Supprimez les légumes secs, les lentilles, les haricots secs, les pois chiches.

Il faut boire suffisamment (deux litres par jour) afin d'éviter que les matières, desséchées, ne sollicitent aucun mouvement de cet intestin atonique. Un grand verre d'eau ou de jus de fruits frais au lever ou au coucher est un apport efficace. Les pruneaux trempés le soir et dégustés le matin constituent un excellent laxatif naturel, non irritant, de même que la compote de pommes cuites et le miel en petite quantité. Une activité physique régulière comme une demi-heure de marche chaque jour ainsi que des massages du ventre aident les intestins paresseux. Pratiquez ce massage dans le sens du transit intestinal, en remontant le long du flanc droit vers les côtes, sous les côtes vers la gauche, enfin en descendant le long du flanc gauche. Si votre constipation résiste, il existe en pharmacie des confitures à base de paraffine qui sont un bon adjuvant à prendre le matin. Ensuite, vous pouvez essayer les suppositoires à la glycérine et, sur prescription médicale, des mini-lavements.

Mon conseil

Votre médecin peut être amené à vous prescrire des laxatifs doux ou des stimulants du transit intestinal lors de périodes de constipation rebelle, mais n'en abusez pas : l'objectif est d'aller à la selle régulièrement, tous les jours ou toutes les 48 heures, cela ne doit pas devenir une obsession.

La diarrhée

Si les selles plus ou moins liquides deviennent nombreuses, ce qui est plus rare dans la panoplie des troubles digestifs de la grossesse, vous devez corriger votre alimentation : diminution des salades et légumes verts au profit du riz, des pommes douces crues râpées, des carottes cuites. Si les petits moyens s'avèrent inefficaces, votre médecin vous prescrira un traitement adapté à base de charbon végétal.

Mon conseil

En cas de selles liquides, compensez les pertes d'eau par des boissons, bouillons de légumes salés, tisanes ; évitez les jus de fruits.

L'aérophagie

Aérophagie, flatulence, éructation sont la conséquence d'une fermentation alimentaire trop importante. Voici comment vous pouvez l'éviter :

— Diminuez le pain.

— Mâchez lentement vos aliments.

— Ne buvez pas pendant les repas.

— Évitez les féculents (sauf le riz) qui fermentent.

— Supprimez asperges, radis, poireaux, choux qui contiennent du soufre.

— Les eaux gazeuses ou gazéifiées favorisent la flatulence, mieux vaut s'en abstenir si vous êtes sujette à ces troubles.

Les brûlures d'estomac

Les sécrétions acides sont diminuées pendant la grossesse, mais comme l'estomac est paresseux, le suc gastrique stagne et reflue dans l'œsophage. Ainsi des brûlures d'estomac, des aigreurs, des renvois acides jusque dans la bouche sont fréquents en cours de grossesse. Les règles qui suivent vous aideront à limiter ce désagrément :

— Il ne faut pas laisser l'estomac vide, mais absorber des aliments qui vont diluer les sécrétions gastriques – lait, œuf, féculents digestes : tapioca, purée de pommes de terre, semoule.

— Mieux vaut fractionner vos repas en petites collations, sans cependant grignoter toute la journée.

— Il ne faut manger ni des aliments acides, crudités, tomates ou fruits peu mûrs, ni des aliments trop savoureux qui excitent les sécrétions.

— Buvez de l'eau plate et non de l'eau gazeuse, qui calme dans l'immédiat mais stimule les sécrétions ultérieurement.

— Bien entendu, les épices (poivre, moutarde) sont déconseillées.

— Si ces précautions diététiques sont insuffisantes, et si les aigreurs persistent, des médicaments anti-acides, véritables pansements de l'estomac, peuvent vous soulager.

La salivation

Une salivation exagérée peut vous gêner, surtout en fin de grossesse. Chez certaines femmes, elle est tellement importante qu'elles sont obligées de cracher souvent car elles ont du mal à l'avaler.

Nous n'avons aucun recours thérapeutique efficace à vous proposer ; cette hypersalivation disparaîtra après la grossesse.

Les maux de tête

Les maux de tête sont très gênants, fréquents au début de la grossesse, arrivant sans prévenir. Une variation de tension artérielle peut retentir sur la circulation du cerveau et entraîner ces douleurs. La fatigue s'y ajoute, contractant les régions cervicales ; tout cela aboutit à cette lourdeur plus ou moins lancinante.

Différents médicaments peuvent supprimer la douleur sinon ses causes, à condition de ne pas en abuser (paracétamol, mais pas d'aspirine) : ne les prenez que sur prescription médicale.

Si le mal de tête persiste, votre médecin recherchera une poussée d'hypertension artérielle ou une rhinite (inflammation des fosses nasales).

Sachez que certains kinésithérapeutes peuvent obtenir de bons résultats dans les cas rebelles, sans cause reconnue.

Lourdeur des jambes, varices, hémorroïdes

Dès le début de la grossesse, le volume sanguin augmente alors que par ailleurs les parois des veines se contractent moins bien. À partir du 5e mois, le volume de l'utérus gêne le retour du sang vers le cœur. Tous ces faits contribuent à créer une « maladie veineuse » dont les signes annonciateurs sont la lourdeur des jambes, un picotement dans les mollets, puis des œdèmes empâtant les chevilles et les pieds.

Cet état doit être combattu à l'aide de petits moyens :

— Évitez les talons hauts et les talons complètement plats.

— Surélevez les pieds de votre lit de 5 cm.

— Quand vous êtes assise, allongez les jambes sur un tabouret haut.

— Proscrivez tout ce qui comprime les mollets (chaussettes serrées, bottes).

— Ne restez pas debout trop longtemps immobile, ni les jambes croisées.

— Évitez la proximité d'une source de chaleur, méfiez-vous des chauffages par le sol et des bains trop chauds et prolongés. Pour vous épiler, abstenez-vous d'employer la cire chaude.

— Enfin, il existe des crèmes veinotoniques (sur prescription médicale) avec lesquelles vous pouvez vous masser en remontant du pied vers la cuisse et l'aisne, ce qui vous délassera.

Les varices

La dilatation veineuse est aggravée par la grossesse. Toujours en raison du surcroît de travail à fournir, les veines ont tendance à se dilater et, à la longue, apparaissent des varices aux jambes, aux cuisses. Mais, en matière de varices, l'hérédité est prépondérante. Une fois apparue la varice reste souvent stationnaire jusqu'à l'accouchement. Votre médecin peut être amené à vous prescrire des médicaments améliorant le tonus des parois veineuses, ou des décongestionnants.

Si les varices sont importantes et ont tendance à accroître leur volume, sachez que le seul traitement pour freiner leur développement est le port de bas à varices, volontiers remplacés par des collants spéciaux, plus esthétiques. Épais, chauds en été, ils ne sont efficaces qu'à certaines conditions. Ils doivent être mis en place après quelques minutes de repos allongé, avant de poser le pied par terre. Comme ils sont très serrés, c'est un véritable effort. Ces bas à varices sont remboursés par la Sécurité sociale sur prescription médicale. Ils sont un palliatif provisoire, les injections sclérosantes ou le traitement chirurgical des varices n'étant habituellement jamais pratiqués pendant la grossesse.

Mon conseil

Les varices de la grossesse diminuent ou disparaissent toutes seules ; vous ferez avec votre médecin un bilan de celles qui vous restent quelques semaines après votre retour de couches.

Les varices vulvaires

La vulve n'est pas indemne de cette maladie veineuse. Une grande lèvre ou les deux se gonflent et parfois laissent apparaître à leur surface des cordons veineux.

Mon conseil

Évitez les pantalons et les slips trop serrés, et prenez patience, car c'est la seule attitude possible. Tout rentrera dans l'ordre sans laisser de traces quand vous serez soulagée du poids du bébé.

Les hémorroïdes

Les veines autour de l'orifice anal se dilatent fréquemment pendant la grossesse. Des facteurs héréditaires, une inflammation locale, la constipation, et les compressions dues à la grossesse expliquent la grande fréquence des hémorroïdes pendant la deuxième partie de la grossesse. Les varices anales peuvent rester internes ou s'extérioriser en formant alors un bourrelet hémorroïdaire responsable de douleurs et de gêne.

- Une alimentation riche en fibres (c'est-à-dire principalement en légumes verts) permet d'aller facilement à la selle et d'éviter la constipation et les efforts douloureux de poussée en cas d'hémorroïdes. Supprimez les épices et les boissons alcoolisées.
- Si les hémorroïdes sont constituées, on pourra vous soulager par des applications de pommades spécialisées, par la prise de médicaments veinotoniques et par

des bains de siège. Mais on ne peut espérer les faire disparaître avant la fin de la compression mécanique due au volume et au poids de l'utérus, c'est-à-dire avant l'accouchement.

■ Si elles deviennent extrêmement douloureuses, consultez vite : il peut s'être formé un caillot qui exige d'être enlevé par un petit geste chirurgical.

Les saignements de nez et de gencives

La coagulation sanguine est modifiée pendant la grossesse et il n'est pas rare de faire saigner ses gencives en se lavant les dents. Quelques précautions sont nécessaires :

— Les gencives sont plus fragiles dans cette période, n'hésitez pas à changer votre brosse à dents au profit d'une plus douce.

— Faites-vous détartrer les dents pour supprimer la plaque dentaire, véritable nid à microbes.

— Vous pouvez faire des bains de bouche avec des solutions toutes prêtes, ou avec de l'eau oxygénée à 10 % coupée par moitié d'eau normale.

— Vous pouvez aussi sucer des pastilles antiseptiques.

Les saignements de nez, le plus souvent peu importants, peuvent éventuellement se répéter. Nous n'avons rien de très efficace à vous proposer pour empêcher leur survenue. Les veinotoniques et les cicatrisants locaux peuvent diminuer leur fréquence. Si les saignements persistent, un examen ORL est nécessaire.

La transpiration

Sous l'action des hormones, vos glandes sudoripares et sébacées vont se mettre à sécréter davantage. Vous constaterez parfois l'apparition d'une acné entre les seins. Votre transpiration augmentera, surtout en fin de grossesse, au niveau des aisselles, de la région pubienne et sur l'ensemble du corps parfois recouvert de gouttes de rosée.

Peu de solutions efficaces existent en dehors du talc et de lotions rafraîchissantes.

Les démangeaisons

Elles peuvent apparaître dans la deuxième moitié de la grossesse, le plus souvent généralisées à tout le corps. Parfois très violentes, elles peuvent vous entraîner à vous gratter sans arrêt, et vous empêcher de dormir. Sous l'action des œstrogènes de la grossesse, le foie, dont le fonctionnement est perturbé, laisse passer dans le sang des pigments biliaires à l'origine de ces démangeaisons.

Mon conseil

Il est nécessaire de consulter votre médecin qui en recherchera la cause, notamment une affection cutanée, une hépatite virale ou un calcul biliaire, avant d'être sûr qu'il ne s'agit « que » du prurit de la grossesse, qui disparaît à l'accouchement.

Les vêtements, les collants et les draps de coton sont les plus supportables, la laine et les synthétiques étant à éviter. Les médicaments comme le Questram® ne sont à utiliser que sous contrôle médical, car ils peuvent avoir des effets secondaires indésirables.

Les fourmillements des mains

Souvent, l'un des bras est le lieu d'élection de fourmillements. Il est comme endormi, ou il peut faire mal et vous réveiller la nuit. Il faut le bouger pour activer la circulation veineuse. Cette sensation transitoire et anodine peut être due à la compression d'un trajet nerveux par une rétention d'eau localisée.

Parfois l'engourdissement se porte sur une main, entraînant picotements et gênes diverses. Ce syndrome est causé par le gonflement des tissus autour du nerf médian de la main (syndrome du canal carpien). Que faire ?

— Évitez de porter des charges avec cette main, faites-vous aider dans les tâches ménagères, ne tapez pas à la machine, dormez le bras surélevé.

— Si les douleurs deviennent trop fortes, des manipulations physiques par des professionnels peuvent être utiles.

— Si les douleurs sont invalidantes, des infiltrations de produits anti-inflammatoires peuvent être proposées.

Les crampes

À mi-grossesse, la majorité des femmes se plaignent de crampes nocturnes extrêmement douloureuses qui raidissent les muscles du mollet et les réveillent brutalement. Cette contraction musculaire va céder à l'étirement du muscle.

■ Il faut se lever et appuyer de tout son poids sur la jambe en question, le pied bien à plat ; ou bien, au contraire, plier la jambe sur la cuisse, la cuisse sur le ventre, puis l'étendre doucement, progressivement, en relâchant les muscles.

■ Les crampes pouvant être dues à un manque de vitamine B, de magnésium ou de potassium, elles seront traitées par un apport complémentaire de ces éléments.

■ La mauvaise circulation veineuse, l'œdème qui empêche une bonne oxygénation des fibres musculaires, sont parfois également en cause : c'est pourquoi, si elles ne passent pas, il faut envisager un traitement veinotonique.

Si vous êtes sujette à des crises de tétanie, il peut être utile de vérifier les taux sanguins de calcium et de magnésium et de compenser une éventuelle déficience par l'alimentation ou par des médicaments (voir p. 143).

Les rhinites, les otites

La congestion des tissus n'est pas seulement localisée à la peau, mais elle touche les muqueuses et en particulier celles de la sphère ORL (nez, gorge, oreilles). Beaucoup de femmes enceintes se trouvent gênées par une obstruction nasale, une sensation permanente de rhume, que l'on peut éventuellement améliorer par l'instillation de sérum physiologique et par des inhalations classiques. Si une fièvre s'ajoute, il faut bien entendu consulter votre médecin.

Les bourdonnements d'oreilles et les impressions d'oreilles bouchées sont également dus au phénomène de congestion générale. En cas de fièvre et de douleurs, consultez immédiatement : il pourrait s'agir d'une otite.

Les troubles urinaires

Durant les premiers et derniers mois de la grossesse, les besoins d'uriner sont plus fréquents et vous réveillent la nuit. C'est la conséquence de la compression de la vessie par l'utérus. La diminution des boissons n'y fera rien, il est au contraire préférable de boire abondamment, afin d'éviter une trop forte concentration urinaire qui entraînerait picotements et gêne.

Dire qu'il est normal d'uriner plus souvent pendant la grossesse ne doit pas conduire à ignorer une infection urinaire sous-jacente. Au moindre doute, à la moindre sensation de brûlure pendant la miction, interrogez votre médecin. Il faut être extrêmement attentif à ces signes, car une infection débutante peut vite se propager du fait de la dilatation des voies urinaires où des microbes actifs (comme certains colibacilles) vont trouver un véritable terrain favorable à leur multiplication.

■ Il faut faire un examen bactériologique des urines à la première alerte, avant de prendre tout antibiotique qui risquerait de masquer le germe. Le germe identifié, on pourra lui opposer un traitement spécifique compatible avec votre grossesse. Pas d'automédication, ne fouillez pas votre armoire à pharmacie avant d'avoir effectué l'examen des urines, vous risquez de créer une résistance des microbes à certains antibiotiques.

■ Si vous êtes sujette à la cystite, entourez-vous d'un luxe de précautions. Évitez les aliments comme les épices, poivre, moutarde, piment, harissa, le gibier, les sauces, les asperges, l'ail, l'oignon et les boissons alcoolisées. Acidifiez vos urines par votre alimentation afin d'empêcher le développement des microbes : œuf, riz, pain blanc, lentilles, chocolat (plutôt qu'oseille, tomate ou jus de citron qui ne sont acides qu'au goût). Buvez abondamment, plutôt de l'eau plate et des infusions de menthe, verveine, thym... Évitez les eaux alcalines (comme l'eau de Vichy).

La douleur du pubis

Sous l'action des hormones de la grossesse, la symphyse pubienne (jonction des os du bassin au niveau du pubis) acquiert une certaine mobilité ; les ligaments qui l'entourent, s'étirant plus que d'habitude, sont vraisemblablement à l'origine des douleurs de cette région qui se manifestent lors du troisième trimestre. Ce n'est pas vraiment une douleur aiguë, mais plutôt une gêne permanente. Cette sensation ne doit pas être confondue avec une contraction utérine dont le cycle douleur-relâchement est particulier. Lors de la consultation, il est possible de percevoir une mobilité d'un à deux millimètres quand vous faites passer votre poids d'un pied sur l'autre.

Le traitement fait appel au repos, à la prescription de vitamine B, éventuellement de produits contre la douleur, parfois en infiltrations locales.

Le mal de dos

■ Le mal de dos ou lumbago fréquent au cours de la grossesse, peut se manifester tôt, mais il apparaît généralement vers le 5e-7e mois, surtout lorsque le surpoids imposé à votre colonne vertébrale entraîne des malpositions de la région lombaire et d'autant plus que vous vous tenez cambrée.

■ La sciatique est une douleur qui irradie vers la fesse, ou vers l'arrière de la cuisse, parfois même jusqu'au pied : le nerf sciatique est alors comprimé du fait d'un relâchement des articulations sacro-iliaques.

Même si vous n'avez aucun problème de dos, il faut éviter l'accentuation spontanée de la cambrure lombaire, et développer une activité physique qui vous permette d'acquérir une musculature abdominale et dorsale suffisante. Effacer la cambrure lombaire nécessite de basculer le bassin.

Si vous pratiquez la natation, essayez la nage sur le dos, excellente contre les lumbagos ; évitez la brasse.

Pour traiter le mal de dos

Le mal de dos vient de la compression des nerfs sensitifs, due à des déplacements vertébraux même minimes. En retour, ces douleurs entraînent des contractions musculaires autour des vertèbres. C'est pourquoi il ne faut pas les traiter à la légère, d'autant que le mal de dos ne ferait que s'aggraver avec la fatigue post-natale.

Les lombosciatiques rebelles peuvent bénéficier du repos, de la chaleur, voire des infiltrations anti-inflammatoires. Une mobilisation de la colonne vertébrale par des manœuvres douces peut vous soulager et, dans certains cas, vous guérir durablement.

Les exercices quotidiens pour prévenir le mal de dos demeurent les précautions les plus efficaces.

Pour prévenir le mal de dos

Comment trouver la bonne position du bassin

Pour trouver la bonne position du bassin voici quelques mouvements à exécuter :

Couchée sur le dos, les jambes repliées, faites de petits mouvements du bassin pour coller la région lombaire au sol. Écarter les cuisses facilite ce mouvement. En bonne position, on ne doit pas pouvoir passer une main sous les reins.

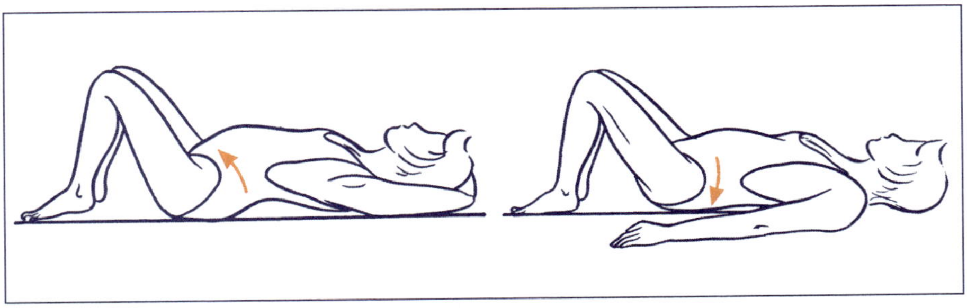

mauvaise position bonne position

Comment maintenir la bonne position du bassin

Quelques exercices à pratiquer avant l'apparition du mal de dos pour vous maintenir en bonne position :

1 – Couchée sur le dos, pliez les genoux contre la poitrine, décollez les fesses du sol, tenez quelques secondes et relâchez (uniquement au cours des premiers mois).

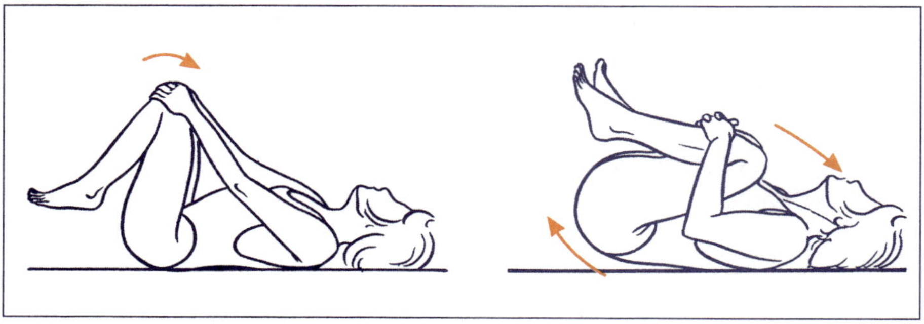

Exercice 1

2 – Debout, dos au mur, essayez de vous grandir comme si vous deviez repousser un poids sur votre tête, les talons restant au sol. Tenez 10 secondes et relâchez.

3 – Debout, le dos collé contre le mur, rentrez le ventre et le menton, serrez les fesses et basculez le bassin de telle sorte qu'il colle à la paroi. Il faut réaliser un ensemble rigide tronc-fesses-cuisses.

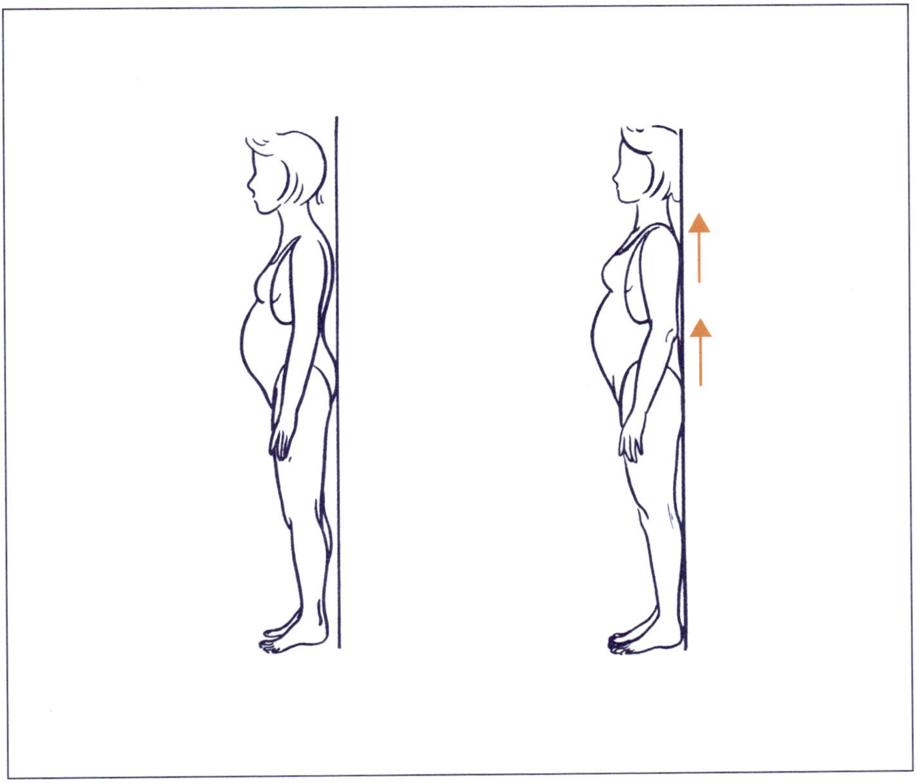

Exercice 3

4 – Debout, les bras tendus, appuyez-vous sur une barre ou le rebord d'un lavabo, basculez le pubis en avant, rentrez le ventre, serrez les fesses, les jambes écartées et légèrement fléchies, faites quelques mouvements alternatifs de flexion des jambes pendant 20 secondes.

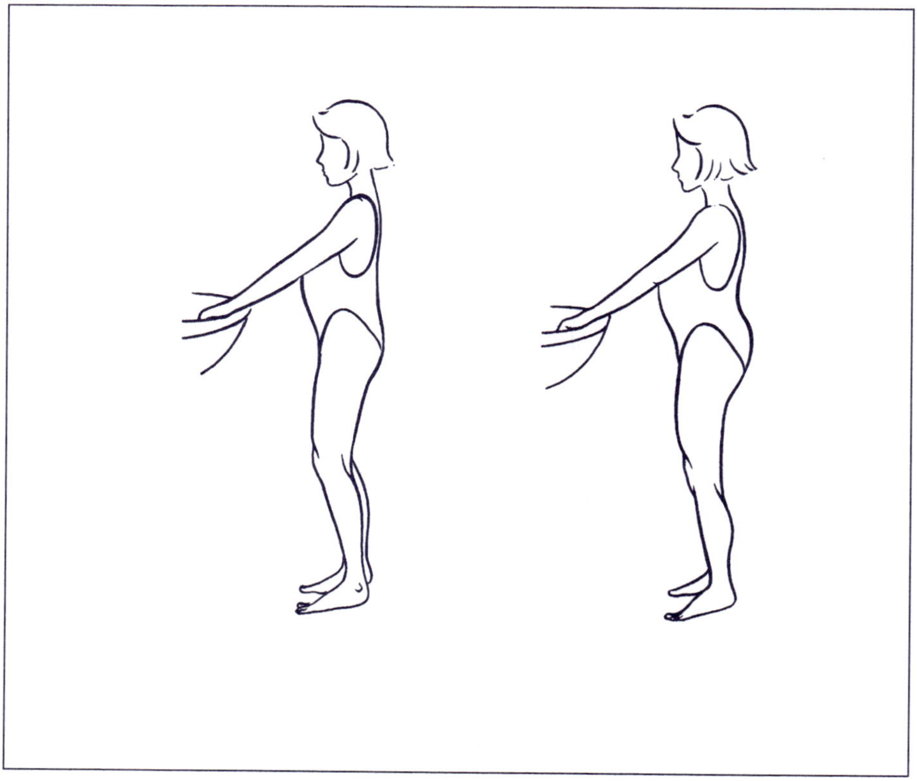

Exercice 4

5 – Debout, dos collé au mur, mains sur les hanches, mettez-vous sur la pointe des pieds et fléchissez les genoux en les écartant sans décoller le dos ni la tête du mur.

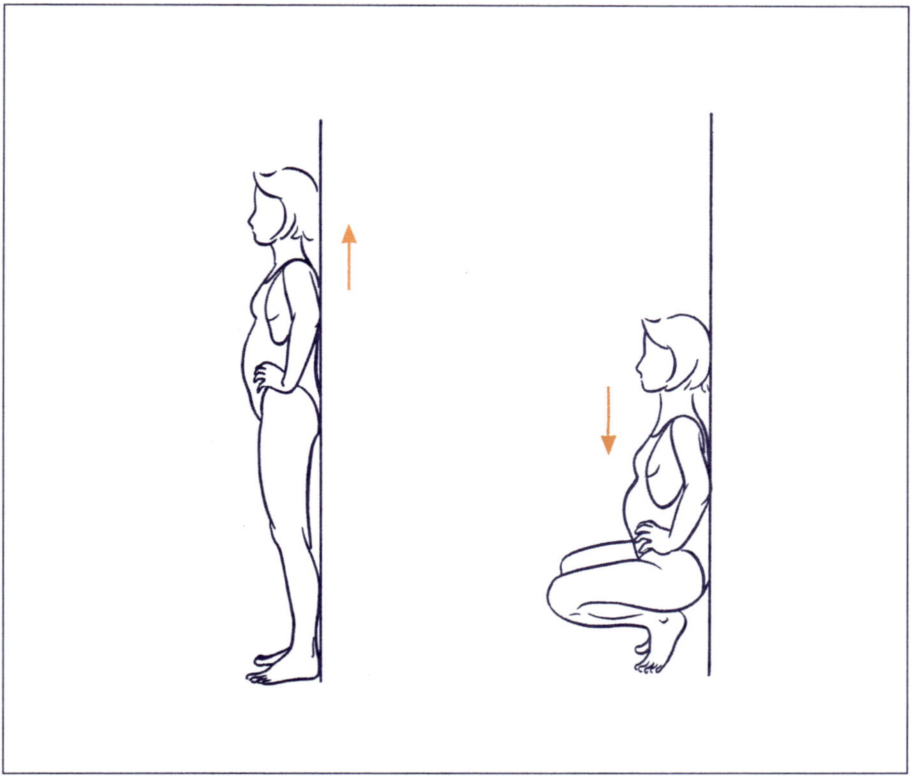

Exercice 5

6 – Allongée sur le dos, les jambes fléchies et écartées, la colonne bien à plat contre le tapis, décollez-vous lentement, bien droite, jusqu'à ce que l'appui se fasse sur le haut du dos et le sommet du crâne, restez quelques secondes, respirez puis, à l'expiration, reposez le dos comme un tampon buvard, vertèbre par vertèbre, de la nuque au sacrum. Cet exercice doit rester indolore.

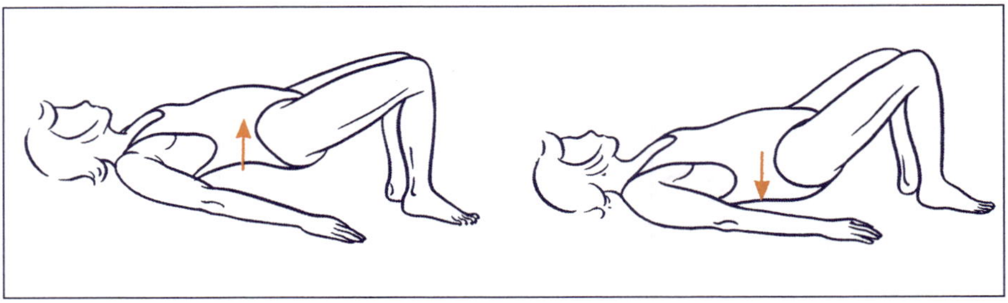

Exercice 6

Pour ne pas aggraver le mal de dos

Des précautions quotidiennes sont susceptibles aussi bien de vous éviter l'apparition du mal de dos que son aggravation s'il est déjà présent.

Pour la marche

Portez le poids du corps sur les talons et non sur les orteils, évitez les talons hauts ou très plats, marchez la colonne lombaire droite, comme si vous étiez appuyée contre un mur.

Pour les positions de repos allongées

Le soir, position en chien de fusil ou sur le dos, les jambes pliées, un peu surélevées.

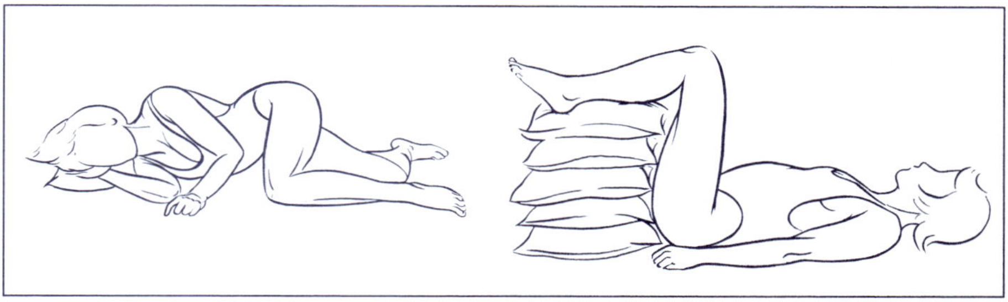

Pour mettre collants et chaussures

Évitez toute flexion du tronc en avant, posez le pied sur une chaise et ne cambrez pas les reins.

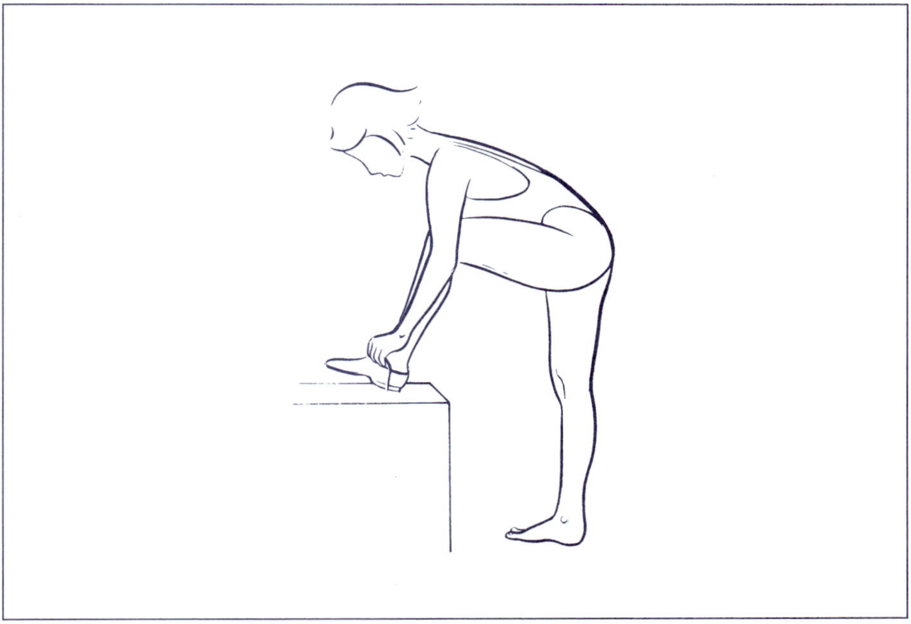

Pendant les travaux ménagers

Ne vous pliez pas en deux ; passer l'aspirateur à demi penchée est redoutable, ainsi que les éviers trop bas et les torsions du tronc en déséquilibre. Asseyez-vous pour éplucher les légumes.

Pour monter les escaliers

Penchez-vous légèrement en avant comme lorsqu'on monte une pente.

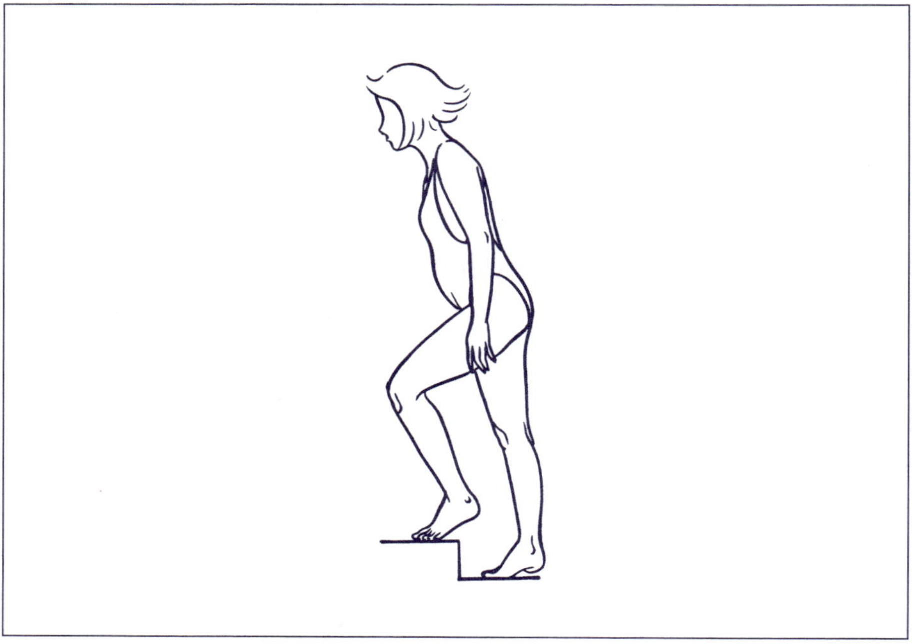

Pour ramasser un objet

Pliez les membres inférieurs, le dos droit et le ventre rentré, pas de flexion du tronc.

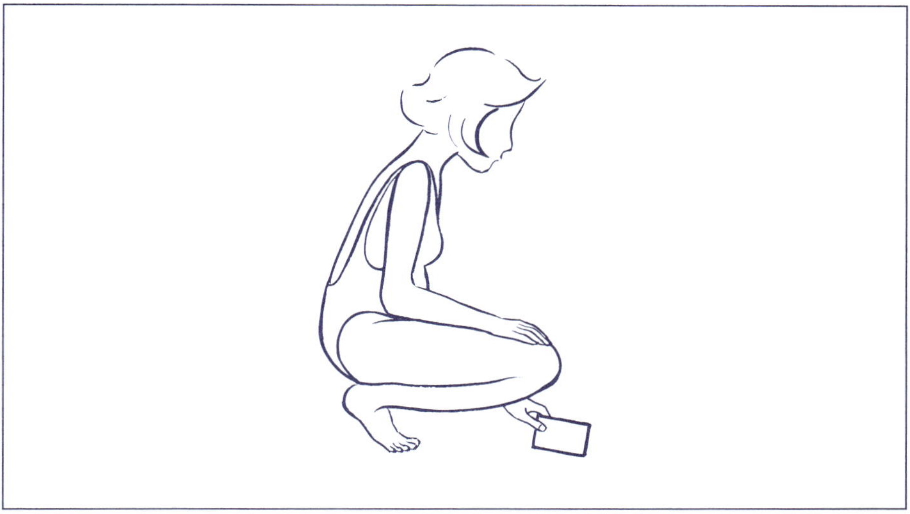

Lorsque vous êtes assise

Apprenez à rouler le bassin d'arrière en avant, à rouler sur les fesses et à effacer le creux des reins, ce qui vous donne une position de confort. Placez-vous au fond du siège et non sur le rebord.

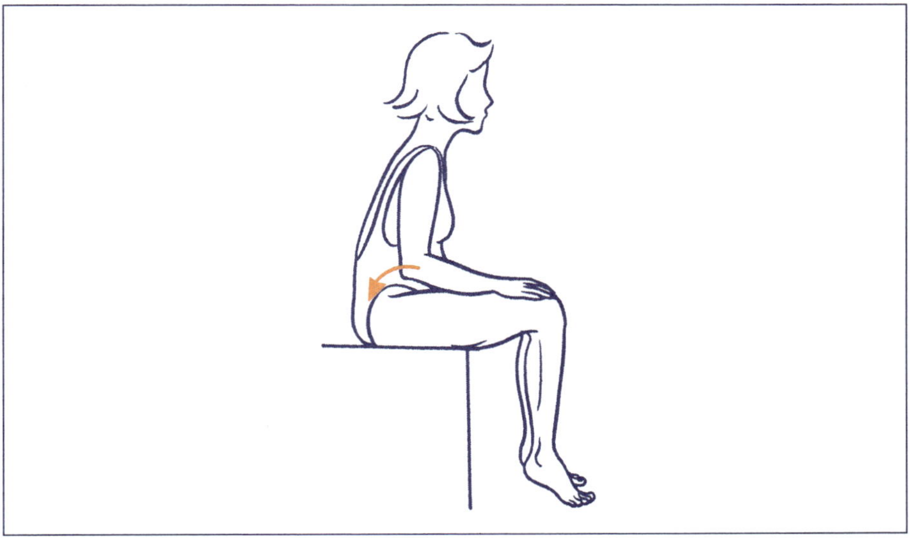

Si vous travaillez assise

Veillez particulièrement à adapter les hauteurs du siège et de la table.

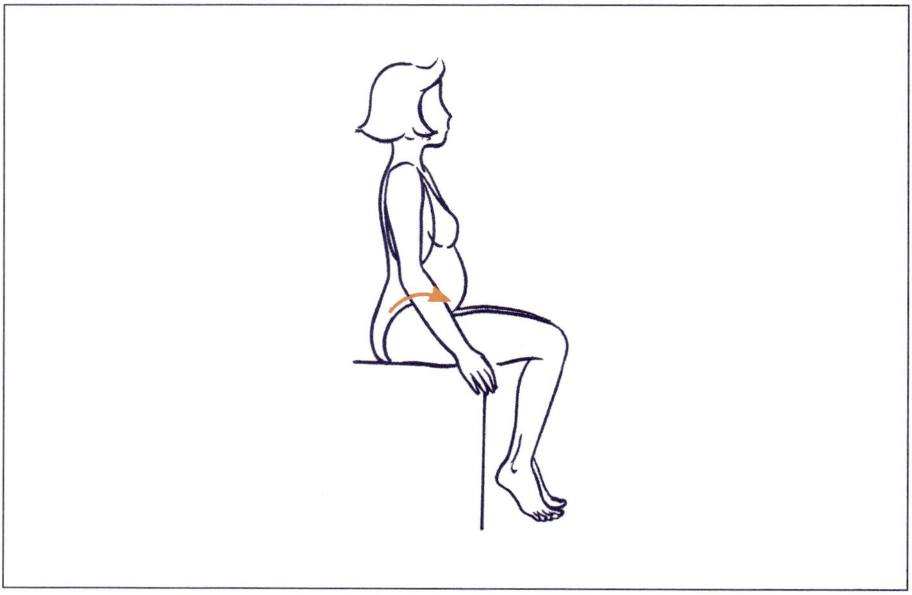

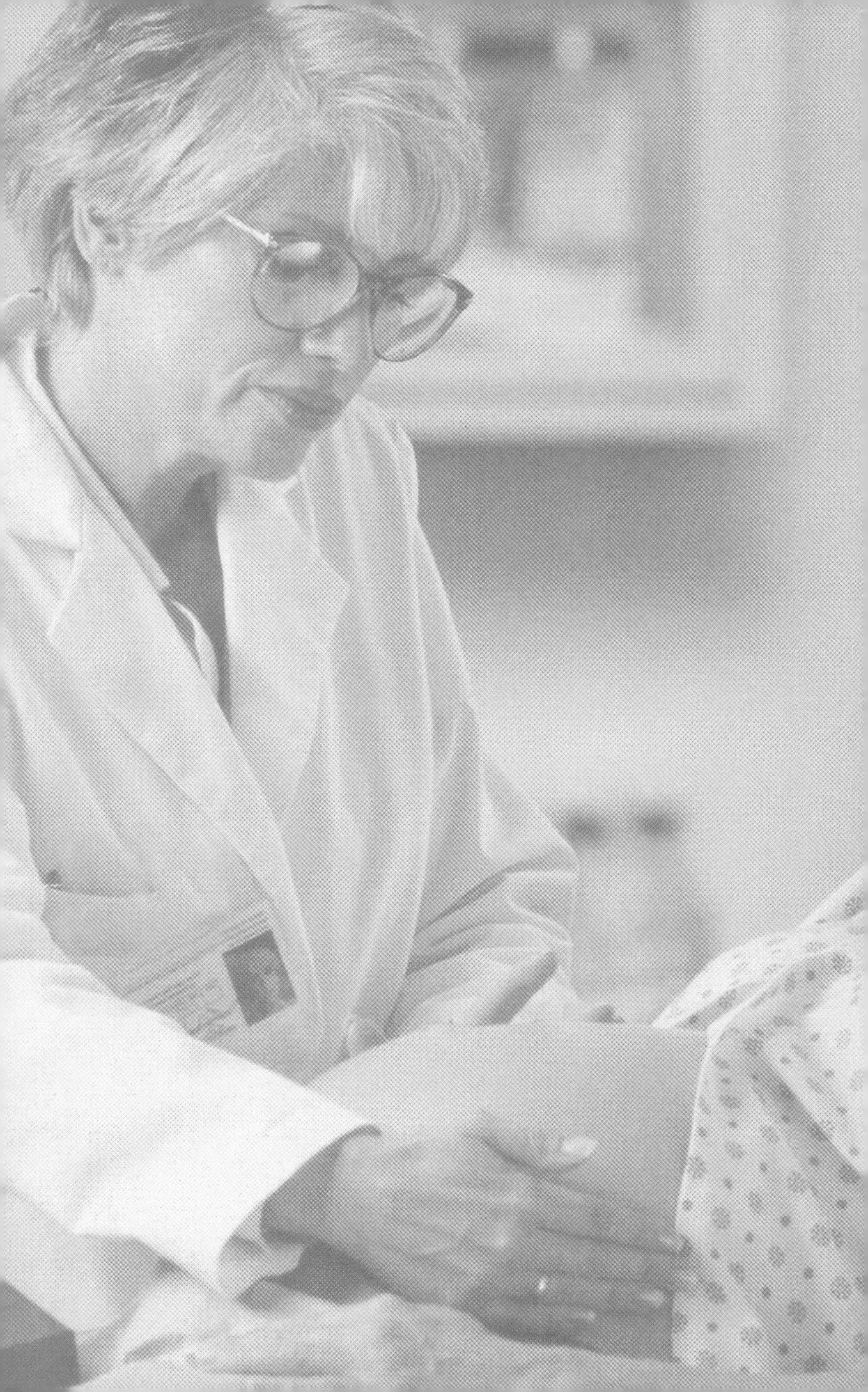

Le suivi médical de la grossesse

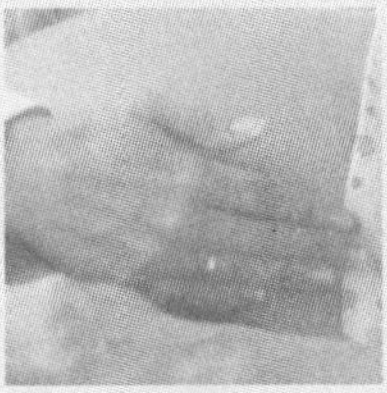

Les consultations médicales au cours de la grossesse

L'échographie

« Notre enfant sera-t-il normal ? »

Les grossesses particulières

■

La grossesse peut aussi se compliquer

■

Les grossesses sous haute surveillance

Les consultations médicales au cours de la grossesse

La première consultation

Le premier examen médical de grossesse est pour vous l'occasion de rencontrer un praticien, médecin généraliste ou gynécologue, qui va authentifier la grossesse. C'est un médecin qui le pratique car il comporte un examen général ; les consultations suivantes peuvent être effectuées par une sage-femme.

Ce premier contact doit permettre de faire connaissance, mutuellement, et de survoler l'ensemble de vos questions. Il a un objectif précis : débusquer dans votre passé médical les éventuels facteurs de risques qui nécessiteraient une surveillance particulière. Aussi le déroulement de la première consultation est assez méthodique ; rien n'est anodin et ne doit être laissé dans l'ombre.

Aujourd'hui ce n'est pas une maladie qui motive votre visite : c'est un projet d'enfant, qui vous comble de joie.

Avant que le rituel de l'examen gynécologique n'ait lieu, la conversation médicale portera sur votre passé, et celui de votre compagnon. La présence de ce dernier est donc souhaitable.

Le médecin cherchera à connaître votre statut social, votre âge, votre poids avant la grossesse, votre taille et pourra s'enquérir de votre poids de naissance (il existe une assez bonne corrélation entre le poids de naissance des parents et celui de leur enfant). Si vous travaillez il sera utile de préciser votre type d'activité professionnelle, les moyens de transport que vous utilisez, la durée de votre trajet, si vous montez des étages à pied et si vous avez des enfants à charge. Tous ces éléments sont à considérer pour évaluer votre fatigue, qui est la bête noire de votre consultant durant la grossesse : elle augmente les risques d'accouchement prématuré, ce qui demeure encore aujourd'hui la première de nos préoccupations.

Vous préciserez votre groupe sanguin, celui de votre conjoint ainsi que son âge, son poids, sa taille, ses maladies éventuelles. Le médecin ira fouiller l'histoire de vos deux familles à la recherche d'une prédisposition à l'hypertension, à l'obésité, au diabète... et à la mise au monde de jumeaux. Il s'attardera sur le cas d'enfants malformés ou à problèmes dans vos familles, qu'il s'agisse d'une maladie héréditaire connue, par exemple l'hémophilie, ou d'une anomalie comme la luxation de la hanche.

■ Votre passé chirurgical : vous préciserez vos opérations chirurgicales, vos transfusions, vos allergies éventuelles à des produits anesthésiants ou à des antibiotiques.

■ Votre passé médical : une hypertension sous pilule, une jaunisse, des problèmes cardiaques ou des cystites à répétition doivent être signalés. Chez les asthmatiques, la grossesse peut déclencher des crises importantes, que l'on peut toutefois traiter médicalement, et qui sont par conséquent bien supportées par la mère et par l'enfant. Présentez-vous une myopie ? Autres éléments d'intérêt : votre conjoint ou vous-même, êtes-vous sujets à de l'herpès génital ? Quelle était votre contraception et quand l'avez-vous arrêtée ? Quelle est la date de vos derniers frottis cervico-vaginaux ? S'ils datent de plus d'un an, ils pourront être contrôlés pendant la grossesse.

■ Votre passé obstétrical : est-ce la première fois que vous êtes enceinte ? Sinon, de quelle manière se sont déroulées vos grossesses antérieures ? Y a-t-il eu des menaces d'accouchement prématuré ? Une hypertension ? Avez-vous dû garder le lit ? L'accouchement a-t-il été simple ? Y a-t-il eu épisiotomie ? Une anesthésie péridurale ? L'accoucheur a-t-il utilisé les forceps ou une ventouse ? Une césarienne a-t-elle été pratiquée et pourquoi ? À quel terme a eu lieu la naissance ? Quel était le poids de l'enfant ? Comment se porte-t-il maintenant ? Enfin, quel souvenir gardez-vous de votre accouchement ? Avez-vous allaité ? Y a-t-il eu des problèmes en suites de couches ? Mentionnez aussi, s'il y a lieu, les interruptions volontaires de grossesse, les fausses-couches spontanées et les grossesses extra-utérines.

Tout cela est extrêmement méthodique et fait un peu penser à un interrogatoire, mais ces renseignements sont nécessaires. En vous donnant cette liste de questions, je souhaite vous aider à préparer vos réponses, à faire des recherches préalables, à vous remémorer des événements dont il importe de garder la trace dans votre dossier.

L'examen général

S'agit-il d'une grossesse souhaitée, attendue ? Ou acceptée une fois constatée ? Vous interrogez-vous sur son devenir ? En ce qui concerne la date de vos dernières règles, il faudra signaler si elle est certaine ou approximative. Vous pouvez être sûre de la date de la conception si vous avez fait l'amour un jour mémorable, si vous avez établi une courbe de température et connaissez votre ovulation, ou s'il s'agit d'un traitement de la stérilité par insémination dont le jour est connu. En cas de cycles ovulatoires irréguliers, s'il s'agit d'un cycle suivant un arrêt de pilule dont l'ovulation est souvent décalée, ou tout simplement si vous ne vous souvenez plus de la date exacte de vos règles, une échographie sera prévue dans les tout premiers mois afin de vérifier l'avancement de la grossesse et de calculer la date de votre accouchement. Votre âge est important car au début et à la fin de la période de fécondité correspond une surveillance particulière.

À chaque consultation, un certain nombre de questions vous seront rituellement posées. Avez-vous des douleurs ? Des pertes blanches ? Des troubles urinaires ? Des pertes de sang ? Nous reviendrons en détail sur ces questions que vous retrouverez tout au long de votre grossesse. Attachons-nous d'abord à cette première consultation.

➤ *L'auscultation cardiaque et pulmonaire*

Le médecin commence par l'auscultation cardiaque et pulmonaire ; celle-ci a pour but de détecter des anomalies cardiaques qui auraient pu échapper jusqu'à présent. Il recherchera aussi les troubles de la circulation sanguine, par exemple des varices ou des œdèmes, il examinera votre ossature, une scoliose ou un problème de bassin seront notés, ainsi que d'éventuelles cicatrices à l'abdomen.

➤ *Le poids*

Vous monterez sur une balance. Les premières semaines de grossesse, votre poids est sensiblement le même qu'« à vide », avant la grossesse. Un léger amaigrissement peut être constaté si vous avez des nausées ou manquez d'appétit.

➤ *La tension artérielle*

Réalisée en position allongée après quelques minutes de repos, la mesure de la tension artérielle ne doit pas dépasser 13 pour le chiffre maximal et 9 pour le chiffre minimal (13/9). La tension artérielle de la femme enceinte est plus basse qu'en dehors de la grossesse. Ainsi une mesure à 10/6 est acceptable alors qu'à 14/10 elle est pathologique. La tension artérielle varie au cours de la journée en fonction de votre anxiété, de votre énervement ou de votre fatigue. Toute tension qui se révélerait trop forte doit être contrôlée une deuxième fois après 10 minutes de repos car elle a toutes les chances de se normaliser.

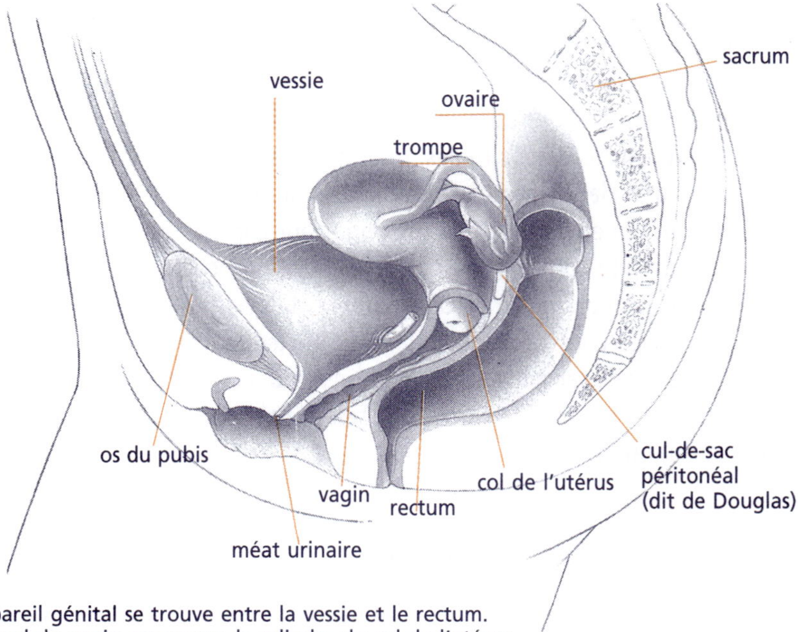

L'appareil génital se trouve entre la vessie et le rectum.
Au fond du vagin, en coupe, le cylindre du col de l'utérus.

L'appareil génital féminin

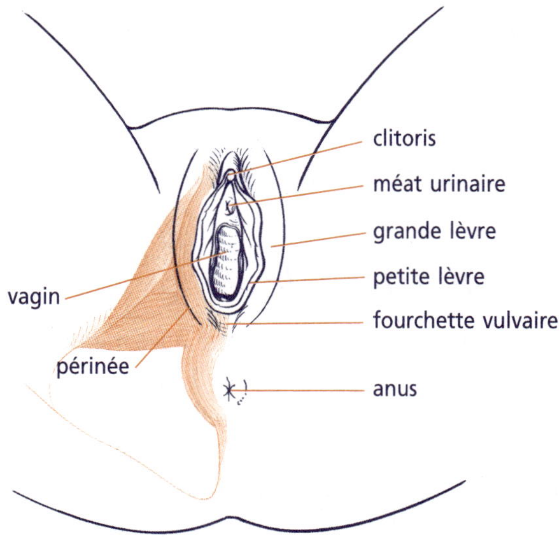

La vulve

➤ *L'examen des seins*

Il a pour but de vérifier l'absence de « boule » et l'état des mamelons en vue d'un éventuel allaitement : si vous avez des mamelons ombiliqués le médecin regardera si cette position est réductible ou non.

L'examen gynécologique

Monter sur une table d'examen gynécologique n'est pas spécialement agréable. S'installer les jambes écartées, faire fi de sa pudeur représente toujours un effort. Les qualités d'accueil, la douceur des gestes et la compréhension que manifestera la personne qui vous examinera vous mettront en confiance. Si vous appréhendez ce moment, demandez au médecin de vous prévenir de ses gestes afin de vous y préparer. Vous pouvez également utiliser cette consultation comme une possibilité de découverte de votre corps, vous faire préciser quels sont les muscles du périnée, voir à l'aide d'un miroir ce fameux col de l'utérus dont on a tant parlé, etc.

L'examen gynécologique comprend plusieurs temps.

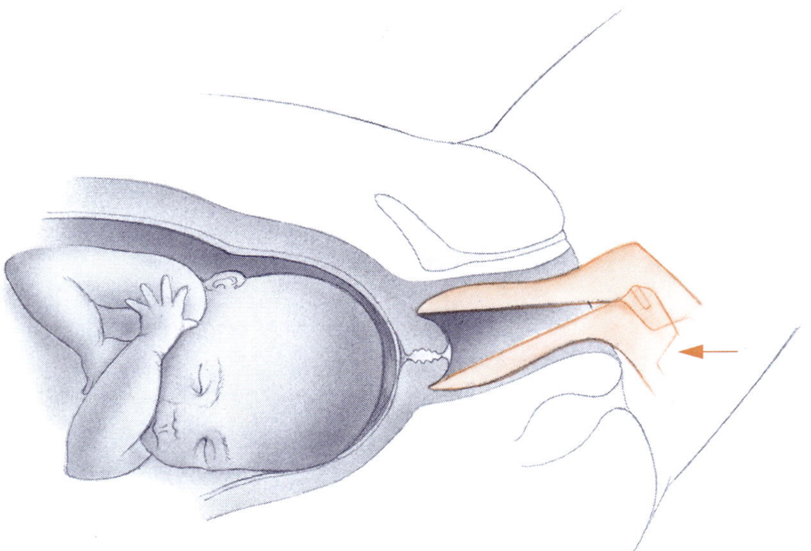

En écartant les branches du spéculum, le médecin peut voir le col de l'utérus.

Le spéculum

➤ L'examen visuel

Après l'examen de votre vulve le spéculum (qui n'est pas obligatoirement en métal froid) est introduit avec douceur dans le vagin, afin d'exposer le col à la vision du médecin. Parfois une lésion, une infection ou la présence de sang sont décelées, conduisant à d'autres investigations. S'il y a des pertes blanches anormales, le médecin fera des prélèvements afin de rechercher une infection vaginale. Le spéculum est ensuite enlevé.

➤ L'examen tactile

Le toucher vaginal consiste à introduire un ou deux doigts (l'index et le majeur) d'une main gantée dans le vagin afin d'apprécier les caractéristiques du col de l'utérus tandis qu'avec l'autre main le médecin palpe le bas-ventre. Il peut apprécier ainsi le volume de l'utérus et estimer s'il correspond à l'âge de la grossesse. Il précise également sa situation dans le petit bassin, si son fond est situé en avant (utérus antéversé) ou au contraire basculé vers l'arrière (utérus rétroversé). Si vous avez l'utérus rétroversé cela ne doit pas vous inquiéter. En augmentant de volume, il va se redresser, pour se développer dans la cavité abdominale. Quelques douleurs

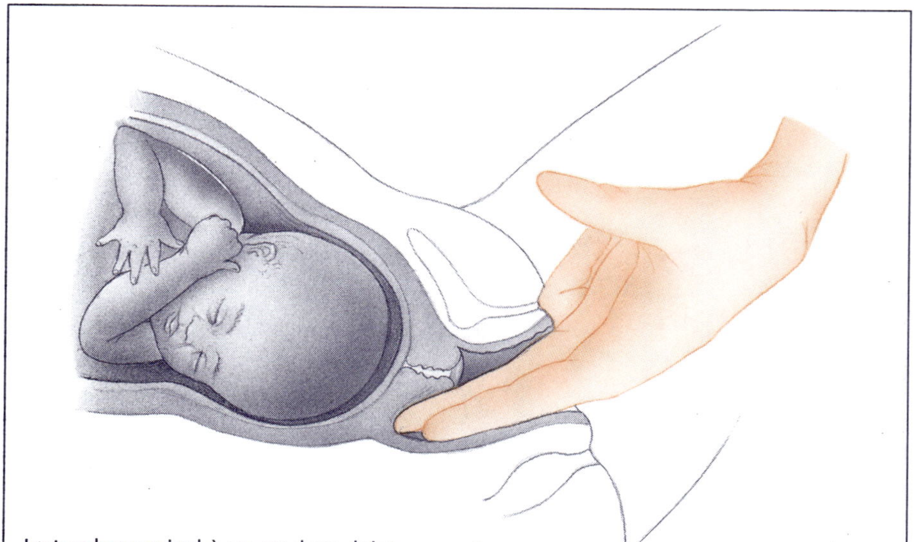

Le toucher vaginal à un ou deux doigts permet de juger l'état du col et à partir du 6e-7e mois, combiné au toucher abdominal, d'apprécier le volume de l'utérus et la position du bébé.

Toucher vaginal

vers le 3e mois sont à mettre au compte de ce redressement, qui n'entraîne aucun problème. Enfin, les ovaires vont être palpés de chaque côté de l'utérus ; parfois, celui qui a ovulé est un peu plus sensible.

Le col de l'utérus est l'objet de beaucoup d'attention. Cylindre de 1,5 à 2 cm de long, il a deux extrémités, une externe (vers le vagin), une interne (vers la cavité utérine). Si vous n'avez jamais accouché, il est habituellement de consistance dure et ses deux orifices sont fermés. Après le premier accouchement, l'orifice externe reste ouvert, et laisse pénétrer la pulpe d'un doigt. Le médecin surveillera l'éventuel raccourcissement ou ramollissement du col et l'ouverture des orifices, surtout l'orifice interne qui doit rester fermé le plus tard possible (jusqu'à 37 semaines). Vous entendrez votre médecin indiquer par exemple : « col mou, ouvert à l'orifice externe, raccourci », ou « dur, tonique, fermé à l'orifice interne ».

Ce n'est pas parce qu'un col se modifie (raccourcissement, ouverture de l'orifice interne) que vous allez immédiatement accoucher, mais si ces modifications surviennent trop tôt dans la grossesse, des précautions seront à prendre.

Le premier examen clinique est alors terminé. Le médecin conclut cette première consultation par la prescription d'examens que nous allons envisager en

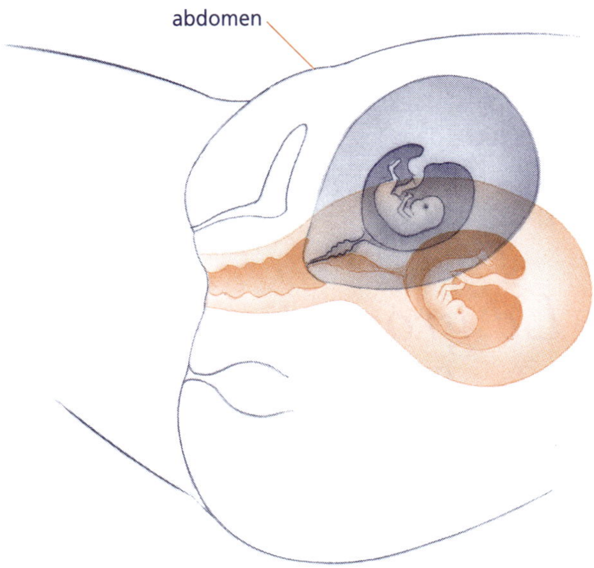

Une femme sur quatre a un utérus rétroversé (en couleur sur le dessin) ; au cours de la grossesse, ce dernier se redresse progressivement. Quelle que soit la position de départ, l'utérus occupe à terme la cavité abdominale.

Position de l'utérus en début de grossesse

détail. L'examen des urines et certains contrôles sanguins sont obligatoires : rubéole, toxoplasmose, syphilis ; d'autres sont conseillés : hépatite B, sida. Le médecin peut aussi prescrire une échographie (le prochain chapitre lui est consacré). À quoi servent tous ces examens ?

L'examen des urines

Une bandelette de papier réactif est trempée dans un bocal où vous venez d'uriner. Au bout de quelques secondes, des bandes de couleurs se dessinent, correspondant aux différents constituants de vos urines. Ces tests peuvent être achetés en pharmacie et pratiqués chez soi.

Le but de l'examen est de détecter la présence d'albumine, protéine qui ne se trouve normalement qu'à l'état de traces, car le filtre rénal ne doit pas la laisser passer. S'il y a une réaction positive, il faut contrôler la totalité des urines de 24 heures ; si on ne retrouve que des traces d'albumine, on se contentera d'une surveillance régulière. En cas d'albuminurie vraie, un bilan rénal complet s'impose pour rechercher une infection urinaire passée inaperçue, ou une maladie hypertensive de la grossesse. Des pertes vaginales anormales ou la présence de sang peuvent provoquer une réaction positive ; ainsi votre médecin vous demandera de procéder à une toilette vulvaire avant de pratiquer le recueil urinaire pour ne pas fausser les résultats.

La découverte de sucre dans les urines doit conduire au contrôle de son taux dans le sang.

Le groupe sanguin, le facteur Rhésus

➤ *Le groupe sanguin*

Le sang humain peut appartenir à quatre groupes principaux que l'on a désignés par des lettres : A, B, AB et O. Entre ces groupes peuvent exister des incompatibilités aboutissant à des accidents de transfusion sanguine. Ces accidents sont liés à l'existence d'agglutinines, ou anticorps, qui sont un peu les gardiens de notre organisme contre les substances étrangères dont font partie les globules rouges d'un autre groupe sanguin. Si l'on reçoit du sang incompatible avec le nôtre, nos anticorps vont détruire les globules rouges étrangers, entraînant des complications. C'est pourquoi les règles de sécurité avant toute transfusion sont très strictes. La compatibilité du sang que l'on doit transfuser est toujours contrôlée au dernier moment.

➤ *Le facteur Rhésus*

Regardez votre carte de groupe sanguin, elle porte la ou les lettres caractérisant votre groupe, et également une notation + ou – accolée à cette lettre. Car nous sommes caractérisés non seulement par les groupes principaux (A, B, AB, O), mais par des sous-groupes dont le plus connu est le facteur Rhésus. On peut se représenter le facteur Rhésus comme un signe de reconnaissance particulier, une sorte d'étiquette portée par les globules rouges de 85 % de la population : ce sont les personnes dites Rhésus positif ou Rh+, alors que ceux qui ne possèdent pas cette marque (15 %) sont appelés Rhésus négatif ou Rh-. On peut encore affiner les choses, car le groupe Rhésus contient 35 antigènes (dont les plus connus sont D, C, ē) et il existe encore d'autres systèmes, différents du Rhésus (Kell, Duffy, etc.), mais il suffit ici d'en rester au facteur Rhésus en général.

➤ *L'identification du groupe sanguin pendant la grossesse*

Toute femme enceinte devrait procéder à au moins deux analyses de sang au cours de la grossesse : l'une avant la fin du 3e mois pour déterminer son groupe sanguin, l'autre durant le 8e mois afin d'exercer un contrôle précis sur l'évolution ou l'apparition d'anticorps au cours de la gestation appelés « agglutinines irrégulières ». En effet votre sang peut être dangereux s'il contient des anticorps contre le groupe ou les sous-groupes du sang de votre bébé.

➤ *L'incompatibilité rhésus*

Lorsqu'une jeune femme Rh- conçoit un enfant avec un homme Rh+, l'enfant peut hériter du facteur Rh+ du père et tous ses globules rouges porteront alors cette marque. Normalement, le sang du bébé et le sang de la mère ne se mélangent pas. Dans certaines circonstances, il y a effraction de la barrière placentaire qui sépare les deux circulations, et quelques globules rouges du bébé passent dans la circulation maternelle.

L'organisme maternel (Rh-) détecte alors la présence des globules fœtaux étrangers (Rh+) et, les ayant identifiés, développe ses défenses contre les intrus, en fabriquant dans un délai de 72 heures des agglutinines irrégulières. Ces dernières vont rester en permanence présentes dans la circulation maternelle au cours de la grossesse et de grossesses ultérieures éventuelles. Les agglutinines irrégulières antirhésus peuvent à leur tour traverser le placenta dans le sens mère-fœtus et détruire alors les globules rouges fœtaux. Cela entraîne chez le fœtus une anémie plus ou moins sévère qui aboutit parfois à sa mort avant la naissance. Si l'enfant vit malgré cette anémie, la destruction des globules peut être responsable d'une jaunisse importante à la naissance appelée ictère grave néonatal, très dangereuse pour le système nerveux du nouveau-né. Cet ictère grave est différent de la jaunisse banale, habituellement transitoire.

Répétons-le, le risque n'existe que si le père possède le facteur Rhésus (Rh+) et pas la mère (Rh-). Dans tous les autres cas : la mère le possède (Rh+) et pas le père (Rh-), ils le possèdent tous les deux (Rh+ et Rh+), ou aucun d'entre eux (Rh-, Rh-), il n'y a aucun problème.

Toute femme enceinte Rh- dont le compagnon est Rh+ se voit proposer une recherche systématique d'agglutinines irrégulières tous les mois à partir du 6e mois. En cas d'apparition des agglutinines irrégulières, la surveillance est plus rapprochée afin d'éviter les accidents que nous avons mentionnés plus haut. Au-delà d'un certain taux d'anticorps dans le sang maternel une amniocentèse peut permettre d'apprécier l'état d'anémie du bébé. On mesure dans le liquide amniotique les produits de dégradation des globules rouges. Si ces globules rouges restants sont en nombre insuffisant et s'il est trop jeune pour naître, il est possible de pratiquer une transfusion sanguine à l'infans encore dans l'utérus de sa mère. Cette intervention est délicate et ne doit être réalisée que dans un centre spécialisé. Si l'avancement de la grossesse le permet, on peut également provoquer la naissance et remplacer le sang du nouveau-né par du sang neuf (Rh-) grâce à une exsanguino-transfusion.

L'incompatibilité Rhésus

MÈRE	Rh+	Rh-	Rh+	Rh-
PÈRE	Rh+	Rh-	Rh-	Rh+
ENFANT	Risque nul	Risque nul	Risque nul	Risque d'incompatibilité

L'ictère grave néonatal qui aboutissait à la mort du 2e ou 3e enfant est maintenant devenue rare et devrait progressivement disparaître.

Vous comprenez l'importance des mesures de prévention qui ont permis de diminuer la fréquence de cette maladie redoutable depuis quelques années : immédiatement après l'accouchement, toute femme Rh- dont l'enfant est Rh+

reçoit un sérum anti-agglutinines (sérum « anti-D ») qui neutralise les globules rouges Rh+ restant dans son organisme avant que le processus de fabrication des agglutinines ne se mette en route (ce qui prend 72 heures).

Mais cette prévention doit être étendue à toutes les situations qui peuvent favoriser l'effraction de la barrière placentaire par des globules rouges fœtaux – tels une fausse-couche, un avortement volontaire, un cerclage, une grossesse extra-utérine, ou encore une amniocentèse, de simples pertes de sang ou un choc abdominal violent. Après ce type d'incident, il est indispensable de pratiquer rapidement une injection de sérum anti-D.

Seule la connaissance précise du groupe sanguin autorise la pratique d'une transfusion sanguine : celle-ci peut être nécessaire en cas d'accouchement hémorragique ou de césarienne. Une perte de 0,5 à 1 litre est habituellement constatée au cours de tout accouchement, mais des pertes plus importantes s'observent dans 10 % à 20 % des cas. C'est dans ces dernières circonstances que pourrait s'imposer une transfusion. Le contrôle exercé par les centres de transfusion sanguine français sur la qualité du sang stocké est, maintenant, le plus poussé possible, y compris quant aux risques de transmission du sida et des hépatites B et C. La tendance actuelle est néanmoins d'éviter au maximum la transfusion sanguine. Votre médecin veillera à ce que vous ne soyez pas anémiée en fin de grossesse, par l'examen du nombre de globules rouges et du taux d'hémoglobine. Cette anémie est évitable par un apport en fer et en folates. J'insiste sur cette prévention souvent très efficace. Elle permet d'éviter que la perte de sang physiologique au cours de l'accouchement ne retentisse sur votre état général après la naissance. Dans certains centres, on pratique l'autotransfusion, c'est-à-dire la transfusion de votre propre sang préalablement stocké. Cette éventualité peut être évoquée avant une césarienne programmée ou un accouchement au risque hémorragique élevé. Le sang se conserve 4 semaines. La date du prélèvement de votre sang en vue du stockage doit tenir compte de cet impératif. C'est une technique qui va se développer dans les années à venir, compte tenu de la sécurité qu'elle apporte. Renseignez-vous pour savoir si votre maternité a prévu cette possibilité.

Le taux de plaquettes

Dans la prise de sang que demandera votre médecin (la Numération Formule Sanguine), il vérifiera le nombre de globules blancs, de globules rouges, mais également le taux de plaquettes. Si ce dernier est inférieur à 150 000, une surveillance particulière s'imposera. En effet, un taux de plaquettes trop bas (inférieur à 100 000) peut avoir des effets sur le bébé.

La rubéole

Lorsque certains agents infectieux pénètrent dans notre organisme ils provoquent une maladie mais également une réaction de défense : c'est la formation d'anticorps. Les anticorps, nous l'avons vu pour le facteur Rhésus, sont des substances qui restent présentes dans l'organisme longtemps après le premier contact, que la maladie ait été apparente ou non. Leur rôle consiste à neutraliser toute nouvelle intrusion de l'agent infectieux. On dit alors que le sujet est immunisé, c'est-à-dire qu'il ne risque plus d'être malade. C'est le principe des vaccinations qui consiste à vous administrer la partie inactive de l'agent infectieux, partie qui activera vos propres défenses pour vous immuniser sans vous donner la maladie. Tous les germes infectieux ne provoquent pas d'immunité (on peut faire des infections urinaires à répétition, mais il est exceptionnel de présenter une deuxième rubéole

Trois affections doivent être dépistées obligatoirement avant le troisième mois de grossesse : la rubéole, la toxoplasmose et la syphilis.

Maladie virale contagieuse extrêmement fréquente, la rubéole apparaît surtout au printemps. Après un contact rubéoleux, la personne atteinte « couve » la maladie pendant deux semaines, puis apparaissent des taches rosées sur le visage et sur le corps. Il s'y associe une petite fièvre à 38 °C, parfois quelques ganglions au niveau du cou. Souvent la maladie passe inaperçue. Autant elle est bénigne chez l'enfant, autant elle est gravissime au cours des trois premiers mois de la formation de l'embryon. Elle peut provoquer un avortement ou de graves malformations, atteignant surtout cœur, système nerveux, organes des sens (cécité, surdité). Dans de telles circonstances, il est légitime de demander une interruption thérapeutique de grossesse. Heureusement, 90 % des femmes sont immunisées contre la rubéole.

Lorsqu'on contracte la rubéole, les anticorps apparaissent dans le sang au bout de quelques semaines. Le taux des anticorps va croître très vite, puis se stabiliser et enfin diminuer. Au bout de quelques mois il persistera un taux résiduel stable, témoin à vie que vous avez eu cette maladie.

Ces anticorps que l'on nomme immunoglobulines se recherchent et se dosent dans votre sang. On distingue deux types d'immunoglobulines : les IgG et les IgM, qui n'ont pas la même signification. Il faut être prudent sur l'interprétation des chiffres de cette sérologie dont les valeurs varient selon les laboratoires. Il ne faut donc jamais comparer des résultats provenant de laboratoires différents.

Voici quelques cas de figure pour vous aider à comprendre les résultats de vos examens.

— Vous avez un taux nul ou quasiment nul d'anticorps IgG et IgM : la sérologie est dite négative. Vous n'êtes pas immunisée contre la maladie et vous devez éviter tout contact avec un rubéoleux ou avec un groupe d'enfants dont l'un peut être porteur du virus sans qu'on le sache. Au cours de la grossesse, vous ferez contrôler chaque mois votre sérologie de la rubéole, jusqu'à la fin du 4e mois.

— Vous avez un taux d'IgG et un taux d'IgM élevés : les risques sont extrêmement importants car vous êtes sans aucun doute en phase d'infection.

— Vous avez un taux d'IgG élevé et un taux d'IgM nul : le taux élevé d'IgG témoigne certainement d'une infection passée. Pour vous en persuader, reportez-vous à votre examen prénuptial ; s'il est également positif, cela confirme une immunisation ancienne. Dans le doute votre médecin vous prescrira un nouvel examen quinze jours plus tard ; si le taux d'IgG est stable, c'est que votre immunité est acquise et votre bébé est protégé.

Il existe un vaccin contre la rubéole. Les jeunes femmes en âge de procréer peuvent être vaccinées à n'importe quel moment, mais en dehors de la grossesse. Par sécurité votre vaccination doit être suivie d'une contraception efficace pendant au moins 2 mois ; il s'agit à vrai dire d'une simple précaution, car aucune étude à ce jour n'a révélé de malformation de l'embryon consécutive à une vaccination en tout début de grossesse. Si vous avez été vaccinée sans savoir que vous étiez enceinte, il n'y a pas de raison médicale d'interrompre la grossesse.

Il serait judicieux de vacciner ou de revacciner les adolescentes avant la puberté, mais les vaccinations n'étant pas toujours efficaces et l'immunité inconstante, il faut faire de toute façon des contrôles réguliers.

Les femmes séronégatives pendant leur grossesse doivent être vaccinées après leur accouchement pour protéger une grossesse ultérieure. Dans certaines maternités, on propose cette vaccination pendant le séjour, après l'accouchement.

Les dangers de la rubéole

— La rubéole est une maladie virale contagieuse extrêmement fréquente.
— Elle est gravissime au cours des trois premiers mois de la formation de l'embryon et peut provoquer un avortement ou de graves malformations.
— Il faut être prudent sur l'interprétation des chiffres de la sérologie dont les valeurs varient selon les laboratoires et donc ne jamais comparer des résultats provenant de laboratoires différents.
— Si vous n'êtes pas immunisée, vous devez éviter tout contact avec d'éventuels porteurs du virus et faire contrôler votre sérologie en début de grossesse.
— Il existe un vaccin contre la rubéole mais vous devez vous faire vacciner en dehors de la grossesse. Actuellement tout enfant devrait être vacciné avec le triple associé rougeole.

« Que faire en cas de contact rubéoleux ? »

Si vous êtes immunisée, n'ayez aucune crainte. Si vous n'avez jamais été immunisée, deux sérodiagnostics seront pratiqués à 15 jours d'intervalle. Avant même de savoir si vous êtes réellement contaminée, votre médecin peut vous conseiller une injection de gammaglobulines humaines spécifiques efficaces si elles sont faites très rapidement, 24 heures après le contact avec le rubéoleux, donc bien avant que n'apparaissent chez vous les signes de la maladie.

En cas d'épidémie, un congé de grossesse peut être attribué à certaines femmes exerçant des professions très exposées (enseignantes, jardinières d'enfants, infirmières) puisque la rubéole est une maladie d'enfant.

Lorsque l'infection maternelle est prouvée, il est à l'heure actuelle possible de savoir si le fœtus est infecté ou non. Le procédé d'amniocentèse et de prélèvement de sang fœtal sous échographie sera détaillé plus loin. Ces examens permettent d'affirmer l'atteinte du fœtus et d'envisager un avortement thérapeutique sur des arguments et non sur de seules présomptions.

La toxoplasmose

La toxoplasmose est une maladie bénigne qui passe généralement inaperçue. Elle se traduit par un état grippal accompagné de petits ganglions dans la nuque. La maladie est transmise par un parasite qui se trouve dans la viande. Il est détruit par la cuisson ou la congélation. Par conséquent si vous n'êtes pas immunisée contre la toxoplasmose, ne mangez pas de viande saignante. Ce parasite est aussi l'hôte privilégié de l'intestin de chats, et vous devez éviter tout contact, même indirect, avec leurs excréments. Les chats d'appartement sont rarement contaminés : ne vous séparez pas de votre compagnon félin, mais laissez à d'autres le soin de changer sa litière et évitez les coups de griffes. Méfiez-vous aussi du jardinage et du contact avec la terre : cette dernière peut avoir été contaminée par des chats inconnus. Lavez plusieurs fois à grande eau les fruits, les légumes et les salades que vous consommez crus. Ces précautions sont simples et il est très important que vous les suiviez tout au long de la grossesse en l'absence d'immunité.

On ne contracte qu'une fois cette maladie. Comme pour la rubéole, des anticorps spécifiques vont persister indéfiniment, et un sérodiagnostic vous dira si vous êtes immunisée ou non. Si votre taux d'anticorps est suffisant, vous êtes protégée et ne courez aucun risque ; si le taux est trop faible, on considère que

Ce qu'il faut savoir sur la toxoplasmose

— La toxoplasmose est une maladie bénigne pour vous mais dangereuse pour le bébé, pouvant entraîner des lésions des yeux ou du système nerveux.
— Si vous n'êtes pas immunisée contre la toxoplasmose, ne mangez pas de viande saignante, mais au contraire bien cuite ; tenez-vous éloignée des excréments de chats ; ne changez pas leur litière et méfiez-vous des coups de griffes. Enfin lavez plusieurs fois à grande eau les fruits, les légumes, les salades et herbes aromatiques. Cuisez les aliments qui ont été en contact avec la terre (fraises par exemple).
— Jardinez avec des gants ; lavez vos mains après chaque contact avec la terre.
— Si votre taux d'anticorps est insuffisant, un contrôle mensuel sera effectué tout au long de la grossesse.
— Il n'existe pas actuellement de vaccin contre la toxoplasmose.
— En cas de doute sur la date d'une séroconversion contemporaine du début de la grossesse, de récentes techniques (la mesure de l'avidité) permettent de donner cette précision et de lever le doute.

le sérodiagnostic est négatif et que vous n'êtes pas immunisée. Dans ce cas un contrôle mensuel tout au long de la grossesse est nécessaire.

« Quels sont les risques de la toxoplasmose pour le bébé ? »

Plus la toxoplasmose est contractée tôt dans le cours de la grossesse, plus l'atteinte est grave, pouvant entraîner des lésions des yeux ou du système nerveux ; au cours du 3e trimestre les contaminations sont plus fréquentes mais bien moins graves qu'au début.

En cas de maladie maternelle, la contamination du bébé n'est pas automatique, le parasite ne passant pas toujours la barrière placentaire : on admet qu'elle est de l'ordre de 17 % au cours du 1er trimestre, 25 % au cours du 2e et plus de 60 % au cours du 3e. En fin de grossesse, la contamination maternelle peut laisser l'enfant indemne. Dès la contamination évoquée, l'administration de Rovamycine® doit vous être proposée, afin de protéger le bébé et d'empêcher le passage du parasite au travers du placenta vers le bébé.

« Que fait-on dans les cas de toxoplasmose ? »

Aujourd'hui, on ne devrait plus voir des décisions d'interruption de grossesse sur une simple apparition d'anticorps dans le sang maternel. La contamination fœtale peut se rechercher par l'analyse du liquide amniotique (ou amniocentèse) vers la 18e-19e semaine ou, plus rarement, par l'analyse du sang du fœtus (ponction de sang fœtal) entre la 22e et la 24e semaine. Dans tous les cas, une surveillance échographique est indispensable. S'il est prouvé que le fœtus a été contaminé plus tardivement dans la grossesse, on peut faire appel à des médicaments plus récents, qui sont de maniement plus délicat, réservé à un spécialiste, mais dont les résultats semblent prometteurs.

Il n'y a pas à l'heure actuelle de vaccin disponible contre la toxoplasmose.

La syphilis

Les tests de dépistage de la syphilis sont obligatoires avant le 3e mois de grossesse. De nos jours cette maladie est beaucoup moins répandue qu'autrefois, mais elle n'a pas disparu. Elle doit absolument être recherchée dès les premiers mois de grossesse, car le germe ne franchit le placenta qu'après le 4e ou le 5e mois, laissant le temps de traiter la maladie avant que le fœtus ne soit contaminé.

Nous disposons d'antibiotiques efficaces qui vont assurer la guérison complète de la mère tout en évitant la contamination de l'enfant si la maladie est dépistée à temps.

La syphilis paternelle n'intervient pas directement car il ne s'agit pas d'une infection héréditaire, mais le père peut contaminer la mère, qui, à son tour, peut être responsable de l'atteinte fœtale.

La contamination maternelle se traduit par la présence d'anticorps dans le sang. Cette séropositivité permet la détection efficace d'une affection syphilitique en cours ; cependant certaines sérologies positives ne témoignent pas d'une maladie en évolution mais d'une atteinte antérieure, sorte de trace indélébile de l'affection dans le sang, sans qu'il y ait aucun danger pour le fœtus. Une batterie de tests peut être proposée dans un centre spécialisé, afin de discerner ces « faux positifs ».

Sida et grossesse

Le syndrome d'immuno-déficience acquise, ou sida, est une perte de défenses naturelles de l'organisme contre les infections. On distingue l'individu porteur du SIDA et ne présentant aucun signe de la maladie, de l'individu malade du sida dont l'avenir est encore aujourd'hui désespéré. Les premiers sont appelés « séropositifs »,

Ce qu'il faut savoir sur le sida

— La recherche du virus du sida (syndrome d'immuno-déficience acquise) ne peut être faite qu'avec votre consentement : elle est particulièrement recommandée dans les populations à risques.
— Chez une femme porteuse du virus du sida, on ne sait pas encore le retentissement que peut avoir la grossesse sur la survenue de la maladie, mais une chose est certaine : le fœtus est en danger. Près de 30 % des nouveau-nés seront contaminés. Cependant, la prise de médicaments spécifiques pendant la grossesse et la réalisation d'une césarienne diminuent le risque de 30 à 5 %.
— Nous sommes encore dans une phase d'observation, mais le projet d'enfant reste fortement déconseillé si l'un des deux parents est séropositif.

car on trouve dans leur sang des anticorps antivirus du sida, mais on ne sait ni quand ni pourquoi certains de ces « séropositifs » vont développer la maladie.

Le virus se transmet par le sperme lors de rapports sexuels sans préservatif, et par le sang lors de transfusions non contrôlées ou d'injections avec des seringues réutilisées.

La recherche du virus du sida est systématiquement proposée en début de grossesse, car on estime à plusieurs milliers en France le nombre de femmes en âge de procréer et porteuses, sans le savoir, du virus. Cette recherche ne peut être faite qu'avec votre consentement ; elle est particulièrement recommandée dans les populations à risques, par exemple : les femmes ayant eu des rapports sexuels avec des personnes susceptibles d'être contaminées (homosexuels, drogués), même dans le passé ; les femmes ayant eu des transfusions sanguines avant août 1985 (date à partir de laquelle des mesures particulières ont permis d'éviter les risques de contamination par transfusion) ; les toxicomanes anciennes ou récentes ; les habitantes de foyers fortement contaminés comme Haïti.

Chez une femme porteuse du virus du sida, on ne connaît pas encore le retentissement que peut avoir la grossesse sur la survenue de la maladie, mais une chose est certaine : le fœtus est en danger. Tous les nouveau-nés de mère séropositive seront transitoirement séropositifs à la naissance car les anticorps anti SIDA traversent le placenta. Cela ne signifie pas que tous les enfants seront atteints par la maladie. Plus de 70 % seront indemnes et verront disparaître les anticorps maternels sans laisser de traces ; mais près de 30 % des nouveau-nés seront contaminés (cependant la prise d'un médicament tel que l'AZT pendant la grossesse diminue le risque de contamination de 30 à 10 %, d'où l'importance du traitement). La naissance par césarienne semble protéger l'enfant de la contamination. L'ensemble des mesures médicales permet d'abaisser le taux de contamination de 30 à 5 %.

Les nouveau-nés contaminés connaîtront les complications redoutables d'une maladie mortelle dès les premières années de leur courte vie.

Ce terrible pronostic concernant les bébés de mères séropositives explique que, bien souvent, on envisage une interruption thérapeutique en début de grossesse. Celle-ci ne peut être imposée. Dans le cas où une femme enceinte séropositive, bien qu'informée des risques pour son enfant, décide de continuer sa grossesse, l'allaitement maternel ne sera pas autorisé car le virus passe dans le lait.

Nous sommes encore dans une phase d'observation. Il est impossible d'avoir une opinion définitive sur les risques de l'infection par le sida pour la mère et pour l'enfant. Il ne reste qu'à déconseiller formellement le projet de grossesse si l'un des deux parents se sait séropositif, car dans ce cas il n'y a pas à l'heure actuelle de possibilité d'envisager une grossesse sans risque de contamination maternelle et fœtale.

Les hépatites virales

L'hépatite virale se manifeste généralement par une jaunisse et une démangeaison de tout le corps, mais elle peut passer inaperçue. Il existe plusieurs sortes d'hépatites virales : l'hépatite virale de type A, qui survient après ingestion d'aliments contaminés par le virus (comme les crustacés) ou par contact direct avec quelqu'un en cours de jaunisse ; l'hépatite virale de type B que l'on contracte plus fréquemment par voie sanguine (piqûre, pour le personnel médical ou paramédical), et encore les hépatites dues à un troisième virus, le virus C. Une hépatite aiguë survenant pendant le troisième trimestre de la grossesse comporte un risque important de contamination pour l'enfant, alors que le risque est quasiment nul au cours des deux premiers trimestres.

Mon conseil

Si vous avez déjà eu, même dans votre enfance, une « jaunisse », il faut le préciser à votre médecin, afin que l'on recherche de quel type d'hépatite il s'agit. Le diagnostic peut être fait durant la grossesse, par la présence dans le sang des marqueurs de l'infection virale. C'est essentiellement l'hépatite B qui est dangereuse. Vous pouvez être « porteuse saine », c'est-à-dire que vous pouvez transmettre le virus à votre enfant sans pour autant être malade.

Depuis 1993, la recherche des « marqueurs » de l'hépatite B est devenue obligatoire chez la femme enceinte. Il est simple en effet d'identifier le risque de contamination par une prise de sang maternelle au cours du deuxième trimestre.

Dans ce cas, on protège efficacement l'enfant à la naissance par l'association d'immunoglobines spécifiques et d'un vaccin contre l'hépatite B lui évitant la maladie (cf. page 118). La vaccination contre l'hépatite B n'est pas contre-indiquée pendant la grossesse. La recherche de l'hépatite C n'est pas obligatoire mais recommandée. Il n'y a pas de traitement préventif pour le nouveau-né.

Herpès, varicelle, zona et autres virus

L'herpès est une infection virale, qui se manifeste par une éruption douloureuse de petites vésicules remplies d'eau. Ces poussées, sans rythme repérable, sans cause évidente, sont entrecoupées de périodes d'accalmie.

Il existe deux types de virus. Le type I prolifère autour de la bouche et le type II a pour siège la sphère uro-génitale (vulve, périnée, anus et col de l'utérus).

➤ *L'herpès génital*

Il comporte surtout un risque pour l'enfant et seulement s'il existe une poussée lors de l'accouchement. Au cours de la grossesse, la défense de l'organisme maternel est modifiée et la femme enceinte ayant eu de l'herpès génital a fréquemment de nouvelles poussées.

Mon conseil

Si vous avez été sujette à une telle poussée dans les années précédant la naissance, ou si votre conjoint fait ou a fait des épisodes d'herpès génital, pensez à le signaler, car vous pouvez être porteuse saine du virus herpès.

En cas de poussées répétées et gênantes pendant la grossesse, votre médecin peut vous prescrire des médicaments antiviraux adaptés.

La maladie herpétique peut être invisible : seule une recherche d'anticorps anti-herpétiques peut renseigner sur un contact viral antérieur. À la différence de la toxoplasmose et de la rubéole, la présence de ces anticorps ne vous protège pas d'une récidive. Le virus herpès de type II peut être mis en évidence par prélèvement au niveau du col utérin ou des éventuelles lésions vulvaires ou vaginales. Cette recherche peut être pratiquée au cours des dernières semaines de la grossesse.

Mais c'est le jour même de l'accouchement que l'examen gynécologique doit être particulièrement soigneux, car la présence de vésicules herpétiques sur le col, au niveau vaginal ou vulvaire, interdit un accouchement par les voies naturelles. Le risque que l'enfant soit atteint lors de son passage à travers la filière uro-génitale est très faible, mais il est tel qu'il justifie une césarienne. Si celle-ci n'a pas eu le temps d'être réalisée, on baignera l'enfant dans un liquide contenant de l'iode, qui a la réputation d'être efficace contre le virus.

Si dans les 15 jours qui précèdent l'accouchement vous êtes victime d'une première infection du virus herpès (et non d'une poussée récidivante), il conviendra d'envisager une césarienne sans hésitation.

Peu d'enfants sont touchés, mais lorsqu'ils le sont ils présentent des maladies du système nerveux qui peuvent entraîner des séquelles gravissimes. Actuellement on peut également pratiquer dans le sang du bébé des dosages d'anticorps antiherpétiques et dans le liquide céphalo-rachidien des dosages d'interférons. En attendant qu'ils confirment ou infirment une contamination éventuelle, l'administration d'un antibiotique antiviral spécifique, d'abord par perfusion puis par la bouche, constitue un traitement préventif efficace.

Après la naissance et quel que soit le virus herpès en cause, même autour de la bouche, des précautions s'imposent pour ne pas contaminer le nouveau-né (masque, nettoyage des mains).

➤ *L'herpès gestationnis*

C'est une éruption cutanée qui n'a rien à voir avec l'herpès génital : des plaques rougeâtres qui siègent autour de l'ombilic, sur le tronc, les fesses et les cuisses. Assez rare, sans gravité pour le bébé, cette affection ne survient que pendant la grossesse, d'où son nom. L'affection est sans rapport avec le virus herpétique.

➤ *La varicelle*

La varicelle de la mère pourrait contaminer le bébé *in utero*.

En cas de contact avec un sujet atteint, il est souhaitable de faire rapidement une recherche des anticorps résiduels témoins d'une maladie ancienne. Beaucoup de femmes possèdent ces anticorps et pourtant ne se souviennent pas d'avoir eu la varicelle dans l'enfance.

Or cette sérologie peut être parlante en moins de deux heures :

1. Vous avez des anticorps, partez rassurée.

2. Vous n'en n'avez pas : on vous injecte immédiatement par voie intraveineuse des gammaglobulines polyvalentes.

Si la varicelle est déclarée dans les deux premiers trimestres de la grossesse, on peut mesurer les risques encourus par le fœtus par prélèvement du sang fœtal et par surveillance échographique.

➤ *Le zona*

Le virus du zona chemine le long des trajets nerveux et ne passe pas dans le sang, il n'entraîne pas de risque pour le bébé.

➤ *Le virus d'Epstein-Barr*

Responsable de la mononucléose infectieuse, il peut atteindre bébé (mais semble-t-il très rarement).

➤ *Le virus des oreillons*

Il peut aussi atteindre le bébé si la mère développe la maladie pendant la grossesse, mais de façon exceptionnelle.

➤ *Les virus coxsackie et échovirus*

Ils ont également été mis en cause. Mais dans toutes ces circonstances, seul un suivi échographique rigoureux s'impose, qui aura pour but de vous rassurer.

➤ *Le virus de la grippe*

Il semble n'avoir jamais entraîné de malformations congénitales. Rappelons que le vaccin inactivé est possible au cours de la grossesse sans aucun risque (particulièrement si vous souffrez d'asthme, de diabète ou d'une insuffisance rénale).

➤ *Le virus de la rougeole*

Il ne donne pas de malformations congénitales et son affection ne constitue pas une indication à interrompre la grossesse. Le vaccin antirougeole est contre-indiqué pendant la grossesse même si aucun cas d'atteinte fœtale n'est connu après une administration inopinée. Une prévention des femmes enceintes exposées à la rougeole peut être réalisée par l'administration d'immunoglobulines polyvalentes.

Le vaccin contre la grippe

La vaccination antigrippale est recommandée, même chez la femme enceinte. En effet, dans la moitié des cas qui s'accompagnent de pneumonie, on observe des complications de la grossesse (fausse couche, accouchement prématuré). En période d'épidémie, la recommandation aux États-Unis concerne toutes les femmes qui seront au-delà du premier trimestre de grossesse, ce qui permet en outre d'assurer la protection de l'enfant six mois après la naissance.
Aucun effet néfaste néonatal n'a été mis en évidence et c'est uniquement par prudence que la vaccination du premier trimestre est réservée aux femmes à risques.

➤ *Le cytomégalovirus (CMV)*

C'est la plus fréquente des infections virales maternofœtales, mais le plus souvent méconnue. On ne possède à l'heure actuelle aucun vaccin ou traitement actif. L'infection à CMV apparaît comme un véritable problème de santé publique, et de plus en plus de maternités proposent une sérologie en début de grossesse. Si vous êtes immunisée, il n'y a pas de risque de contamination du bébé. Si vous ne l'êtes pas, il faut éviter une primo-infection en cours de grossesse qui entraînerait une surveillance accrue, en particulier échographique, et une recherche du virus dans le liquide amniotique. Quand existent à la fois des signes échographiques et une infection fœtale prouvée, le diagnostic est sévère et une interruption médicale de grossesse doit être discutée.

Comment se protéger du cytomégalovirus

Si vous n'êtes pas immunisée contre le cytomégalovirus et si vous êtes en contact avec un enfant en bas âge, prenez des précautions simples mais efficaces, surtout s'il fréquente une crèche ou une garderie :
— N'utilisez pas pour vous-même ses ustensiles de cuisine.
— Abstenez-vous de goûter ses biberons ou de sucer sa tétine.
— N'utilisez pas ses affaires de toilette qui doivent rester personnelles.
— Évitez de l'embrasser sur la bouche.
— Lavez-vous fréquemment les mains et en tout cas après chaque change.

➤ *Le streptocoque vaginal*

Les infections à streptocoque peuvent être redoutables pour le nouveau-né. Il importe de dépister de tels germes dans le vagin. Un prélèvement systématique est proposé par de nombreuses équipes au cours du 9e mois. Si les germes sont présents, on ne traitera pas pendant la grossesse si la maman ne présente aucun trouble (pertes blanches, démangeaisons). En revanche, des antibiotiques seront administrés pendant l'accouchement pour protéger le bébé.

Attention !

Il est important de signaler à tout moment de la grossesse
— un épisode de fièvre
— des ganglions (cou, aisselles ou ailleurs)
— une éruption
— un contact éventuel avec un porteur de maladie dite infantile.
Même si ces symptômes n'ont pas duré longtemps, ils peuvent aider votre médecin.

L'examen de l'hémoglobine

L'hémoglobine est un pigment constituant du globule rouge. Dans certaines populations du globe (Antilles, Afrique, bassin méditerranéen) la présence de formes anormales de l'hémoglobine peut entraîner chez l'enfant des maladies graves, dont les plus connues sont la thalassémie et la drépanocytose. Afin de connaître le risque encouru par l'enfant, on peut proposer aux personnes d'origine ethnique concernée un prélèvement sanguin en début de grossesse, avec une analyse détaillée (électrophorèse) de l'hémoglobine de la mère et du père. Une étude génétique concernant le risque de transmission peut également être entreprise.

Le rythme des consultations médicales au cours de la grossesse

La grossesse n'est pas une maladie, mais elle peut le devenir. Sa surveillance médicale a permis de réduire considérablement les complications maternelles et infantiles.

Une consultation mensuelle au début, et plus fréquente en fin de grossesse, est nécessaire pour dépister toute anomalie concernant votre bébé ou vous-même. La consultation mensuelle est effectuée par un praticien chevronné, accoucheur ou sage-femme, parfois par votre généraliste pour vous éviter un trop grand déplacement.

La consultation est un moment fondamental. Vous avez un interlocuteur compétent en face de vous, notez à l'avance vos questions et toutes les précisions que vous souhaitez obtenir, ne sortez pas déçue de la consultation, empêtrée dans une foule de petits problèmes que vous n'avez pas osé aborder. Les consultations de la grossesse comportent un rituel variable dans sa chronologie, mais immuable dans ses grands sujets. Elles débutent par une mise en confiance et un certain nombre de questions que l'on vous posera systématiquement, à la recherche d'un événement même anodin qui s'est produit entre les consultations : c'est alors que vous parlerez du rhume que vous avez eu, des crampes qui vous réveillent la nuit, de votre sciatique qui vous empêche de marcher, de tout autre élément de votre vie quotidienne, y compris les idées que vous jugez irrationnelles ou ridicules et qui sont plus répandues que vous ne le pensez. Invariablement votre interlocuteur médical vous questionnera sur les éventuelles pertes blanches, pertes de sang, troubles urinaires que nous détaillerons. Mais de votre côté deux questions reviennent fréquemment lors des entretiens : « Quand le sentirai-je bouger ? » et « Qu'est-ce qu'une contraction ? » Ce dernier point sera abordé en détail plus loin, mais parlons tout de suite des mouvements de bébé.

L'AGENDA DES EXAMENS RECOMMANDÉS

Avant la 12e semaine [a]	
— Examen médical complet par le médecin qui fera la déclaration de grossesse. — Prise de sang [b] : • groupe sanguin • agglutinines irrégulières (2 déterminants sont obligatoires) — Sérologie de : • la rubéole • la toxoplasmose • la syphilis • marqueurs de l'hépatite B et C • VIH (virus du sida) • CMV (cytomégalovirus). — Examen d'urines : sucre et albumine dans les urines. — Échographie fœtale, précisément entre la 11e et la 12e semaine	
De la 12e à la 36e semaine : Consultation mensuelle avec une sage-femme ou un médecin	
14-16e semaine	Prélèvement sanguin maternel en vue de la recherche des marqueurs d'anomalies chromosomiques
17-20e semaine	Prendre contact avec une sage-femme pour la préparation à la naissance
22-24e semaine	2e échographie dite de morphologie
24e semaine	— Numération formule sanguine et taux de plaquettes — Recherche hépatite B si elle n'a pas été faite
32e semaine	3e échographie
34e semaine	Consultation d'anesthésie, au cas où
36e semaine	Visite des locaux de la maternité À partir de ce moment, les consultations avec la sage-femme ou le médecin sont plus rapprochées
Autour de la 41e semaine : Surveillance de grossesse prolongée (rythme, échographie, amnioscopie)	
Vaccination post-accouchement : hépatite B, rubéole, anti-D si rhésus négatif	

a. Nous calculons en semaines d'aménorrhée, c'est-à-dire en nombre de semaines qui se sont écoulées depuis les dernières règles.
b. Si la toxoplasmose ou le rhésus sanguin sont négatifs, un contrôle mensuel s'impose pour la toxoplasmose et la recherche des agglutinines irrégulières à partir du 6e mois.

Les bruits du cœur et les mouvements du bébé

Dès la 12e semaine le praticien cherchera à entendre et à vous faire entendre les bruits du cœur du bébé à l'aide d'un appareil à ultrasons. Pour cela, il place le capteur sur votre ventre au-dessus de l'endroit où l'on présume que se trouve le cœur. Ce moment de la consultation est émouvant car vous entendez pour la première fois votre enfant. Ses battements sont beaucoup plus rapides que ceux d'un adulte, 120 à 160 par minute. La première fois que vous les entendrez, vous serez sans doute étonnée de ce rythme puissant et rapide.

La perception des mouvements du fœtus intervient un peu plus tard à une date variable. Les femmes minces à la paroi abdominale tonique les perçoivent plus facilement. Malgré votre impatience, vous aurez du mal à les identifier avant la 17e-18e semaine pour une première grossesse ; mais pour les grossesses suivantes, vous pourrez les reconnaître plus tôt. Le plus souvent, vous sentirez les mouvements le soir en position allongée, la tête posée sur un oreiller, les muscles abdominaux bien relâchés. L'image fréquemment utilisée pour décrire les tout premiers mouvements de bébé est une bulle se libérant à la surface d'une étendue d'eau très calme. Certaines femmes trouvent que ces premiers mouvements se confondent avec un mouvement d'intestin, comme s'il s'y trouvait des bulles d'air ! D'autres les décrivent comme une sensation d'effleurement de l'utérus par une plume intérieure ou le déplacement d'un petit poisson. La grossesse évoluant, vous n'aurez plus aucun doute sur la mobilité de votre enfant : à certains moments de la journée, notamment le soir, à l'heure de la détente, il se mettra à faire des galipettes ininterrompues ; entre ses séances, il donnera des petits coups moins violents et vous aurez de longues périodes d'accalmie. Plus tard, vous devinerez la position qu'il a adoptée dans votre ventre, en repérant l'endroit des coups de pied : son dos est de l'autre côté.

Parfois il vous semble que votre bébé bouge beaucoup trop. Pour ma part, je préfère toujours un enfant qui bouge beaucoup, car cette activité est le témoin de sa bonne forme, et ne présage en rien de son caractère futur. Pendant la grossesse chaque bébé garde son propre rythme, il y a des calmes, des acrobates.

Au cours des 2 à 3 derniers mois de la grossesse, vous pouvez ressentir un tressautement localisé : votre enfant a le hoquet. Ce hoquet n'a rien d'anormal, il est même très fréquent à cette période : il accompagne des mouvements respiratoires brusques et témoigne du bien-être fœtal.

En fin de grossesse vous pourrez remarquer une légère diminution de la fréquence des mouvements actifs de votre bébé, s'il a moins de place pour se mouvoir. En aucun cas il ne doit cesser de bouger plus de douze heures. Si vous avez un doute, il est préférable de venir à la maternité où l'enregistrement du cœur de votre bébé permettra de vous rassurer. Une idée fausse voudrait que le bébé s'arrête de bouger trois jours avant l'accouchement : il n'en est rien, bien entendu.

Quand et comment bébé se manifeste

— Dès la 12e semaine d'aménorrhée, le médecin cherchera à entendre et à vous faire entendre les bruits du cœur du bébé.
— La perception des mouvements du fœtus intervient rarement avant la 17e-18e semaine pour une première grossesse ; mais pour les grossesses suivantes, vous pourrez les sentir un peu plus tôt.
— Au cours des 2 à 3 derniers mois de la grossesse, l'enfant peut avoir le hoquet.
— En aucun cas, votre bébé ne doit cesser de bouger plus de douze heures. Dans le doute, rendez vous à la maternité.

Les mensurations et la position du bébé

La hauteur utérine est le reflet visible de la croissance du bébé. Avec un ruban de couturière, le médecin note la distance qui sépare votre pubis du fond de l'utérus. Cette mesure en centimètres peut être reportée sur un graphique en fonction de l'âge de la grossesse, elle permet d'apprécier si la croissance de bébé est celle correspondant au terme. Il faut examiner ces chiffres en tenant compte de la stature et des caractères morphologiques des parents. Par exemple à 6 mois, la hauteur utérine est en moyenne de 24-25 cm, ce qui veut dire qu'elle peut aller de 23 à 27 cm... Un excès de hauteur utérine a plusieurs explications : une grossesse gémellaire, une grossesse plus avancée que le terme évoqué, ou tout simplement l'annonce d'un bébé dodu. Une hauteur utérine apparemment insuffisante peut être due à une erreur de terme, ou faire craindre une insuffisance de croissance du bébé.

On mesure aussi votre tour de taille, appelé périmètre ombilical. Imaginez qu'au lieu d'être couché dans le sens de la longueur la tête en bas, le bébé ait adopté la position transversale, ses fesses dans un de vos flancs, sa tête dans l'autre. Votre hauteur utérine sera alors petite et votre périmètre plus important. Voici donc l'intérêt de cette deuxième mesure : elle évite les erreurs liées aux différents positionnements de votre bébé.

Le deuxième temps de l'examen va consister à palper votre abdomen. Pour un premier bébé, l'utérus est rond, alors que pour les grossesses ultérieures il semble plus étalé. La palpation permet de vérifier si le bébé est entouré d'une quantité de liquide suffisante, puisqu'on peut facilement le faire ballotter à l'intérieur de votre ventre.

À partir du 7e mois, la palpation va permettre de définir la position du fœtus. Le médecin met ses mains au-dessus de la symphyse pubienne, de part et d'autre de l'utérus. Habituellement il perçoit en bas une masse ronde et dure correspondant à la tête, alors qu'en haut, près des côtes, il peut repérer une autre masse ronde mais régulière et plus molle correspondant aux fesses. En appuyant doucement sur le haut de l'utérus, donc sur les fesses du bébé, il lui fait faire le dos rond. Avec la main, il va suivre la colonne vertébrale du bébé sur l'un des côtés. Il vous dira alors que l'enfant a la tête en bas et le dos à gauche ou à droite. Il peut guider vos mains ou celles de votre compagnon sur votre ventre pour que vous rencontriez la position du bébé. D'un examen à l'autre, vous constaterez souvent que le bébé a changé de position. Il n'est pas rare de trouver le fœtus le siège en bas jusqu'au 7e mois de grossesse ; il peut aussi être oblique puisque les culbutes sont possibles dans le grand espace dont il dispose encore. En général à partir du 8e mois, il va prendre une position définitive qui sera « en tête » ou, plus rarement, « en siège » – encore que, jusqu'au dernier moment, il puisse toujours se retourner. On définit ainsi sa présentation, puisqu'il s'agit bien de ce qu'il va présenter à la lumière le jour de l'accouchement. C'est au cours du troisième trimestre que l'on examinera le bassin.

À retenir

— La hauteur utérine (distance entre le pubis et le fond de l'utérus) est le reflet visible de la croissance du bébé.

— On mesure aussi votre tour de taille appelé périmètre ombilical, votre bébé pouvant avoir adopté une position transversale.

— Enfin, le médecin va palper votre abdomen pour vérifier si le bébé est entouré d'une quantité de liquide suffisante et, à partir du 7e mois, pour définir la position du fœtus. En général, à partir du 8e mois, le bébé va prendre une position « en tête », plus rarement « en siège ».

L'examen du bassin

Votre tour de hanches ne préjuge en rien des dimensions internes de votre bassin. Certaines femmes aux hanches étroites ont un bassin interne suffisamment large. À l'inverse, des femmes aux hanches larges peuvent très bien avoir ce que l'on appelle un bassin étroit.

Au cours de la consultation du 8e mois, par le toucher vaginal, le consultant examinera les reliefs osseux de votre bassin afin d'apprécier s'il est compatible avec un accouchement par les voies naturelles. S'il y a doute, une radiographie (radiopelvimétrie) permettra de connaître les mensurations exactes. La radiographie du bassin n'est pas systématique.

En prévision de l'accouchement et afin de se rendre compte de la qualité de la musculature du périnée, le consultant peut vous demander lors d'un toucher vaginal de serrer vos muscles comme lorsque vous voulez vous retenir d'uriner. Si la musculation du périnée est médiocre, quelques exercices peuvent vous être proposés avant la naissance (voir p. 342).

L'échographie

Le principe de l'échographie

L'échographie est une technique récente qui s'inspire du principe des radars ou du sonar utilisés pour détecter les sous-marins, ou plus pacifiquement les bans de poissons. À la différence des dauphins, des chauves-souris et d'autres animaux, l'homme n'entend pas ce qu'il appelle « les ultrasons », définis par rapport à ses propres limites auditives : « ondes au-delà du son ». Le fait que les ultrasons émis se réfléchissent sur telle ou telle surface et reviennent à leur source évoque un écho, d'où le nom d'« échographie » donné à la technique qui permet de les transformer en signes visibles. Lorsque les ultrasons émis par une sonde rencontrent un obstacle, ils reviennent vers leur source d'émission et se mettent à vibrer. Ces énergies vibratoires sonores analysées par un appareil puis transformées par un autre vont servir à la fabrication de l'image de l'échographie.

La représentation visuelle des vibrations prend la forme de points lumineux sur un écran, dont la luminosité varie selon la nature du tissu renvoyant l'écho : ainsi l'eau est vide d'écho, alors que l'os, qui renvoie tous les échos, apparaît très brillant. Un point sur quatre correspond vraiment aux signaux d'écho, les autres points de l'écran étant reconstitués mathématiquement par un ordinateur à partir de l'analyse des signaux reçus. Cette reconstruction laisse le champ à quelques imprécisions, qui ne sont pas sans conséquence puisqu'une différence d'un ou deux millimètres sur la taille d'un embryon peut représenter une variation d'une à deux semaines de grossesse.

Cela est la base du principe de l'échographie. Les appareils les plus récents bénéficient de nombreux progrès techniques et fabriquent des images toujours plus précises. 11 % des femmes enceintes bénéficiaient d'une échographie en 1976, 82 % en 1981, 95 % en 1995.

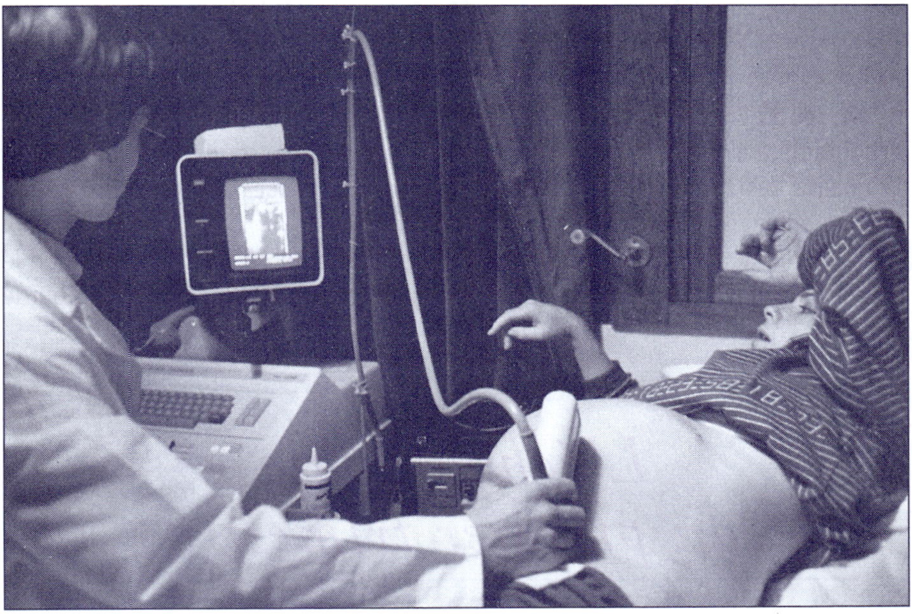

Comment se passe une échographie de grossesse ?

Le plus souvent, l'échographiste n'est pas la personne qui suit votre grossesse. La salle d'échographie comprend l'appareil d'échographie et un divan sur lequel vous vous allongez. De plus en plus fréquemment, un écran de contrôle supplémentaire est placé en face de vous, pour que vous puissiez regarder en même temps que l'opérateur. Les images les plus significatives peuvent être photographiées sur film polaroïd ou papier. Cette étrange image en pointillés blancs et noirs devient alors la première « photo » de l'album du bébé.

On vous recommande de venir aux premiers rendez-vous la vessie pleine, car elle repousse les anses intestinales du champ de restitution des images, ce qui donne une meilleure définition et une meilleure localisation du placenta. C'est le seul désagrément : il faut boire un litre d'eau avant l'examen, et essayer de ne pas aller aux toilettes jusqu'à ce qu'il soit terminé. Parfois une courte miction, si vous parvenez à l'interrompre, vous soulagera pendant l'attente. Aujourd'hui, cet inconfort peut être évité par l'utilisation de petites sondes vaginales qui donnent de bons résultats très tôt dans la grossesse, sans que l'on ait besoin de remplir la vessie. L'échographie vaginale est préférée par de nombreuses patientes, et je pense qu'elle s'imposera bientôt dans la palette de l'échographiste en début de grossesse.

Le gel ou l'huile que l'on vous passe sur l'abdomen avant d'y poser la sonde échographique diminue les traces d'air entre la peau et la sonde, améliorant ainsi la qualité des images. Il faut éviter de mettre des crèmes antivergetures avant l'échographie, car elles rendent l'imagerie difficile.

La durée de l'examen échographique peut atteindre 30 à 40 minutes selon le but recherché. C'est un examen totalement indolore pour la mère comme pour le bébé.

L'échographie du premier trimestre

Pratiquée avant la fin du 3e mois, cette première échographie a pour avantage de déterminer aussi précisément que possible l'âge de la grossesse, ce qui est la condition d'un bon suivi médical. Elle répond à une incertitude qui existe dans 25 % des situations.

L'échographie du premier trimestre permet également de découvrir la présence de jumeaux que l'examen clinique a du mal à identifier à ce terme. À ce moment, la représentation graphique du bébé tient en entier sur l'écran et l'on reconnaît bien sa forme de petit humain ; les échographies suivantes seront plutôt des gros plans de telle ou telle partie du corps du bébé, moins lisibles pour les parents.

À retenir

Actuellement on insiste sur l'échographie faite entre la 12e et la 14e semaine d'aménorrhée qui permet un dépistage précoce d'anomalies fœtales ; en particulier, la mesure de l'épaisseur de la nuque du fœtus, si elle est supérieure à trois millimètres, peut être une indication à réaliser une amniocentèse. C'est une des données du dépistage anténatal les plus performantes, apparue ces dernières années. L'exactitude du terme est fondamentale.

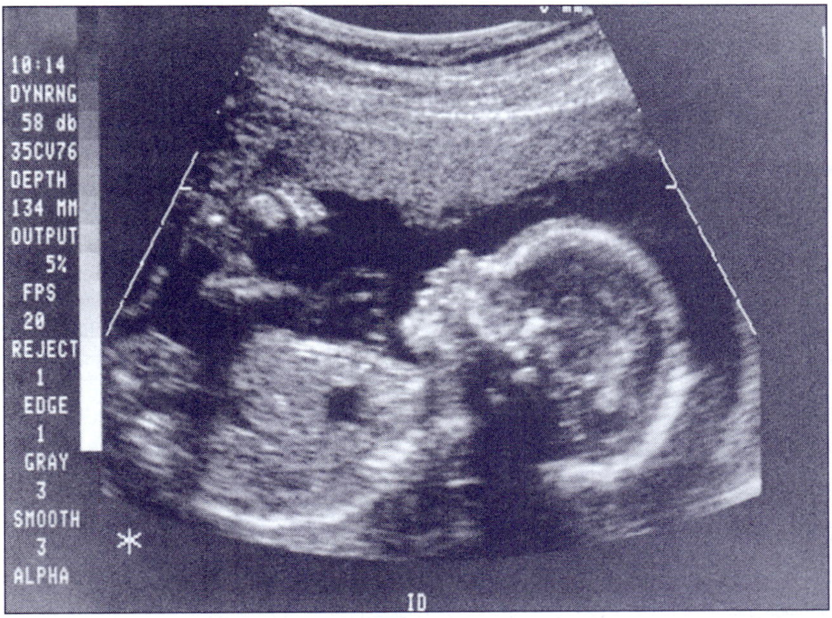

Échographie d'un fœtus de 12 semaines.
On reconnaît le profil du visage.

L'échographie du deuxième trimestre

C'est l'objectif majeur à ce stade, puisque l'échographie peut délimiter les contours de chaque organe et bien détailler l'anatomie du fœtus ; elle permet de dissiper des craintes et de vous rassurer. Cet examen du 2e trimestre dure environ 30 minutes ; il est plus long que les autres car les principaux organes y sont passés en revue. Il doit être pratiqué par un échographiste spécialisé en échographie obstétricale. C'est à ce terme que vous pourrez connaître le sexe de votre bébé, si vous le désirez et si vous le demandez expressément (à moins que, malgré toute sa bonne volonté, l'échographiste ne puisse vous donner la réponse, une position particulièrement « pudique » du bébé dissimulant son secret...).

À retenir

L'échographie du 2e trimestre, dite de morphologie, se pratique autour de la 22e semaine d'aménorrhée. Elle donne des indications pour localiser le placenta et évaluer la croissance du bébé. Mais son plus grand intérêt est de pouvoir dépister une éventuelle malformation, y compris des signes évocateurs d'une anomalie chromosomique.

L'échographie du troisième trimestre

Pratiquée au cours du 8e mois, soit à 32-34 semaines d'aménorrhée, elle permet :

— de déceler un retard ou un excès de croissance qui aurait pu échapper à l'examen clinique ;

— d'évaluer la quantité de liquide amniotique, abondante, normale ou insuffisante ;

— de contrôler la localisation du placenta et de préciser sa structure, sa maturité ;

— de dépister d'éventuelles malformations se révélant tardivement.

L'échographie peut-elle être dangereuse ?

Compte tenu de l'augmentation considérable du nombre d'examens d'échographie, il est tout à fait légitime de se poser la question. L'énergie utilisée est extrêmement faible. À cette dose, de nombreuses expériences réalisées avec les ultrasons ont montré l'absence d'effets nocifs pour la mère comme pour le bébé ; il faut atteindre des doses bien plus fortes pour perturber les tissus et, de plus, concentrer ces doses au niveau d'une seule cellule pendant un temps très long. Avec un recul qui atteint maintenant une dizaine d'années, on n'a constaté aucun effet biologique d'aucune sorte liée à l'exposition aux ultrasons. Contrairement aux rayons X, les ultrasons ne s'accumulent pas dans l'organisme.

Combien d'échographies sont-elles vraiment nécessaires ? Tout dépend de ce que l'on recherche et du stade de la grossesse. Chaque trimestre apporte des informations particulières. Si la grossesse se déroule normalement, une échographie par trimestre est suffisante. Au cours des mois, des éléments nouveaux peuvent être l'occasion d'échographies supplémentaires : une divergence entre le volume de l'utérus, les dimensions du bébé et l'âge de la gestation, ou des saignements qui font soupçonner une insertion trop basse du placenta, par exemple. Enfin, si vous dépassez le terme prévu de l'accouchement, l'analyse de la quantité de liquide amniotique ou l'analyse de la structure du placenta peuvent être fort utiles. Votre médecin choisira le nombre d'échographies adapté à votre situation, mais n'oublions pas que le coût de cet examen est élevé. C'est pourquoi deux échographies seulement sont remboursées par la Sécurité sociale, les autres ayant besoin d'un accord préalable. Le remboursement de trois examens serait à mon avis préférable.

En résumé, pour savoir si votre bébé va bien, on n'a pas besoin de le mettre en observation échographique permanente. À part les trois échographies recommandées, les autres examens doivent être motivés, en particulier ceux qui visent à étudier le comportement *in utero* de l'infans à haut risque, afin d'apprécier son « bien-être ».

Échographies : mode d'emploi

— De nombreuses expériences réalisées avec les ultrasons ont montré l'absence d'effets nocifs de l'échographie pour la mère comme pour le bébé.
— Si la grossesse se déroule normalement, une échographie par trimestre est suffisante.
— Votre médecin choisira le nombre d'échographies adapté à votre situation, mais comme cet examen coûte cher, deux échographies seulement sont remboursées par la Sécurité sociale, les autres nécessitant un accord préalable.

Que voit-on à l'échographie ?

Attention aux déceptions : l'échographie est une image construite qui exige une interprétation, car le dessin n'est pas spontanément lisible. Il faut savoir qu'avant 6 semaines d'aménorrhée, il n'est pas conseillé de recourir à l'échographie pour un diagnostic de grossesse, la visualisation du sac embryonnaire viable n'étant pas assurée. Par contre, vers 7 semaines d'aménorrhée, l'embryon est bien visible dans son sac qui mesure environ 2 cm et surtout, on peut déjà « voir » les battements cardiaques sous forme d'un point lumineux clignotant. On mesure la longueur de l'embryon de la tête aux fesses (longueur cranio-caudale) ce qui permet de fixer son âge à trois jours près. Ses mouvements actifs sont visibles à 8-9 semaines. À partir de la 12e semaine d'aménorrhée on mesure le diamètre bipariétal du bébé, c'est-à-dire le diamètre de sa tête, une des mesures essentielles pour suivre la croissance de l'infans *in utero*. La croissance fœtale s'appuie sur les mesures du diamètre de la tête du bébé (le bipariétal) ainsi que du diamètre du ventre (« abdominal transverse », au niveau de l'ombilic, qui représente en quelque sorte un reflet de son tour de taille) et sur la longueur du fémur, bon reflet de la taille de l'infans. Toutes ces mensurations peuvent être reportées sur des courbes de références. La courbe inférieure et la courbe supérieure délimitent une zone de normalité. Tous les points compris entre elles constituent la norme. Vous pouvez constater sur le schéma (voir p. 223) que cette zone normale est vaste car tout le monde n'a pas la même taille ni la même corpulence, et il en va de même *in utero*. Seules les mensurations qui sortent de cette zone (en plus ou en moins), après avoir été contrôlées une deuxième fois, invitent à une surveillance médicale.

Au cours de la 20e semaine, des mouvements aussi surprenants que la succion du pouce, un bâillement, parfois même des expressions du visage peuvent être observés. Plus le bébé va grandir, plus on va pouvoir distinguer différents organes. Entre 22 et 24 semaines, une échographie soigneuse faite par un praticien expérimenté employant un appareillage correct peut pratiquement tout détailler, si la position du bébé s'y prête.

Outre les mesures habituelles de la croissance de votre bébé, une exploration minutieuse est possible : on peut distinguer jusqu'aux mouvements des doigts des mains et ceux des orteils ; les différents organes sont systématiquement passés en revue : le cœur, les reins, le tube digestif, le cerveau, la colonne vertébrale. On peut voir des malformations même de petites dimensions, telles que bec-de-lièvre et anomalies des doigts. Cependant, si la qualité des images s'est considérablement améliorée, la compréhension de ce que l'on voit sur l'écran reste impossible pour les non-initiés. Particulièrement les échographies tardives, autour de la 22-24e semaine, sont très énigmatiques et demandent un œil exercé pour les déchiffrer. Autant dire que vous et les autres spectateurs ne voyez que ce que l'opérateur veut bien vous décrire.

Ce que révèle l'échographie

L'échographie est une image construite et la compréhension de ce que l'on voit sur l'écran est impossible pour les non-initiés.
— Sachez cependant que vers 7 semaines d'aménorrhée, l'embryon est déjà bien visible dans son sac et que l'on peut « voir » les battements cardiaques sous forme d'un point lumineux clignotant.
— La croissance fœtale s'appuie sur les mesures du diamètre de la tête du bébé (le bipariétal), du diamètre du ventre (« abdominal transverse ») et de la longueur du fémur, bon reflet de la taille du bébé.
— Entre 22 et 24 semaines, une exploration minutieuse est possible : on peut distinguer le mouvement des doigts et des orteils, les différents organes sont systématiquement passés en revue et on peut voir des malformations même de petites dimensions, telles que bec-de-lièvre et anomalies des doigts. Le sexe de votre enfant est alors identifiable si vous souhaitez le connaître.

Comment l'échographie change la perception de la grossesse

La parole de l'échographiste, une arme à double tranchant

Le moment où l'on visualise son enfant sur un écran est très particulier. Tous les sentiments peuvent s'y trouver mêlés : émotion, exaltation, inquiétude, attente de la parole de la personne qui sait lire l'image, déception de ne pas éprouver cette complicité qu'on attendait, dont on parle tant, de ne pas reconnaître aussi nettement son bébé... tout est possible. D'où l'importance de faire bien préciser le sens des mots employés, qui peuvent n'avoir ni la même signification ni la même portée pour les uns et pour les autres. Après l'examen, en lisant un compte rendu, n'hésitez pas à demander des éclaircissements sur les termes qui vous intriguent. Parlez-en à votre médecin au cours de la consultation suivante ou encore téléphonez-lui si quelque chose vous paraît obscur.

On a beaucoup commenté la toute-puissance des paroles prononcées au cours de l'examen échographique, comme si le fait de voir à l'intérieur du ventre conférait à ce qui est dit une valeur de vérité absolue. Certains termes sont anodins dans l'esprit des médecins mais peuvent être reçus très différemment par vous. Attention aux doubles sens et aux interprétations abusives.

Parfois, vous êtes à l'affût non seulement d'une parole, mais aussi d'une expression du visage. Faites attention à votre tendance à interpréter. Vous attendez une certitude, or il faut tenir compte des aléas de la technique. L'échographie est faite pour rassurer, pour informer, mais elle peut aussi angoisser. Pour ne pas être victime de « l'écho-panique », il faut vous rappeler que, quelle que soit la performance de cette technique, elle reste tributaire des hommes qui l'utilisent et si, dans la majorité des cas, elle est parfaitement fiable, sa précision demeure relative, surtout concernant les mesures chiffrées. Souvenez-vous aussi que la sonde n'envoie que 1 point sur 4, les 3 autres étant construits par l'ordinateur. Les points lumineux obtenus, ayant en plus une certaine épaisseur, donnent une imprécision de l'ordre de 2 mm, ce qui est considérable pour les petites mesures.

Mon conseil

Ne prenez pas au pied de la lettre une parole telle que « C'est un bébé menu, c'est un gros bébé, il a une petite tête, un fémur court », etc.

La diversité existe déjà au cours de la vie intra-utérine. Chaque bébé se différencie par quelques mesures chiffrées, ce qui explique que la zone dite de normalité est assez vaste pour chaque mensuration : on peut être dans la norme tout en étant dans la partie supérieure ou dans la partie inférieure, l'important, c'est d'y être ! De plus, il faut voir toutes ces données dans leur évolution : les bébés *in utero* se développent à très grande vitesse et, comme les enfants à l'âge de la puberté, ils ne font pas tous leur poussée de croissance au même moment ; or, les années se comptent ici en semaines et il faut laisser le temps à chacun d'affirmer sa personnalité.

L'échographie est un atout extrêmement précieux pour la surveillance des grossesses, mais elle demeure un examen médical et non un gadget comme on a parfois tendance à le croire. L'exigence des praticiens et des utilisateurs doit aller dans le sens d'une plus grande qualité et non d'une plus grande quantité d'examens. Il faut que les praticiens soient très attentifs à ne pas employer leur jargon, à donner des explications. Il faut se rendre compte que le fait de dire « Je vois un bras, il a le dos en avant » peut être entendu : « Mais où est l'autre bras ? » ou

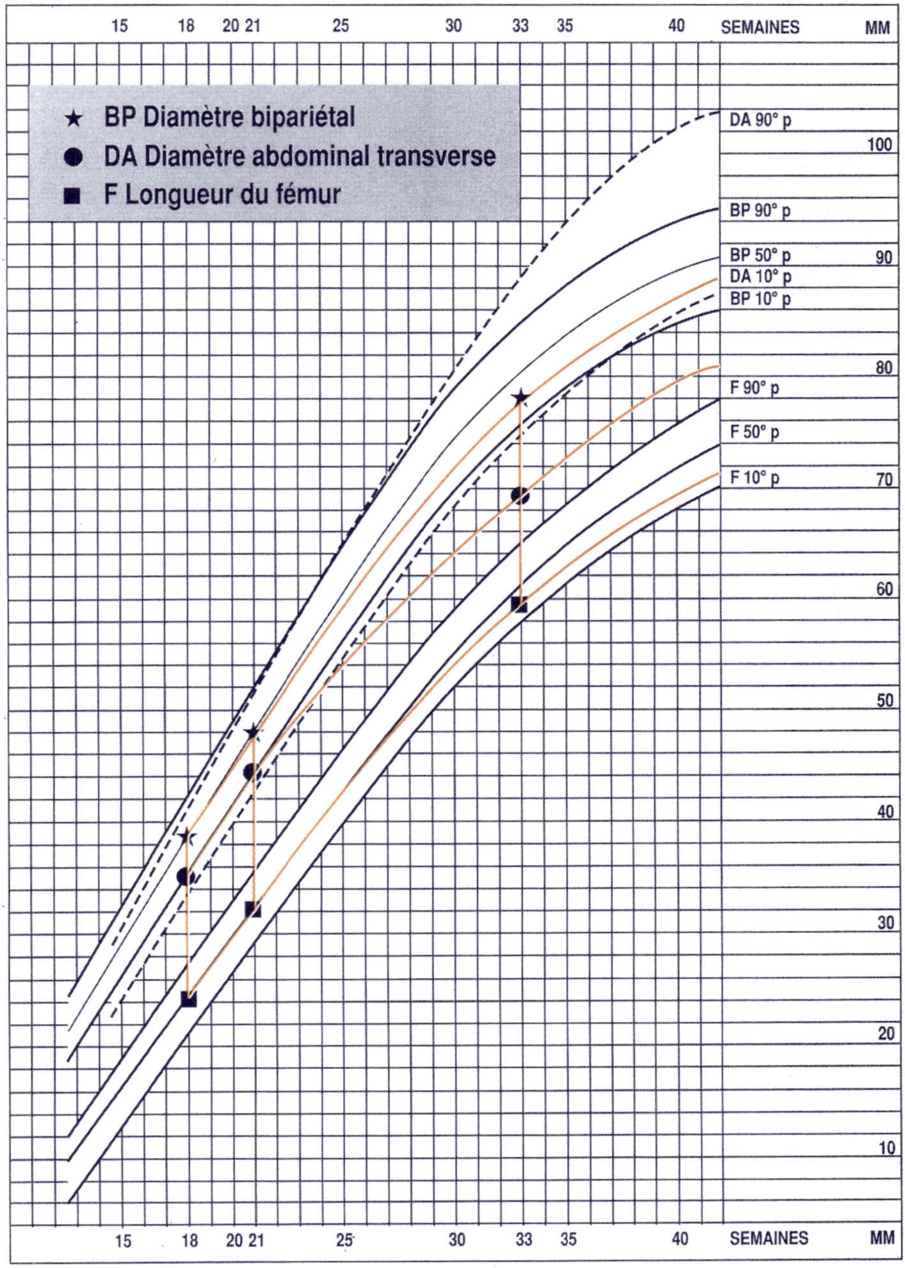

Les mensurations du bébé s'inscrivent dans des zones de normalité : elles peuvent être dans la partie supérieure ou inférieure de la zone, tout en étant encore dans la norme. La croissance est toujours rapportée au terme de la grossesse exprimée en semaines. Sur l'exemple ci-dessus, on constate un retard de croissance *in utero* : à 33 semaines, la mesure DA est nettement sous la norme.

Courbes de références échographiques

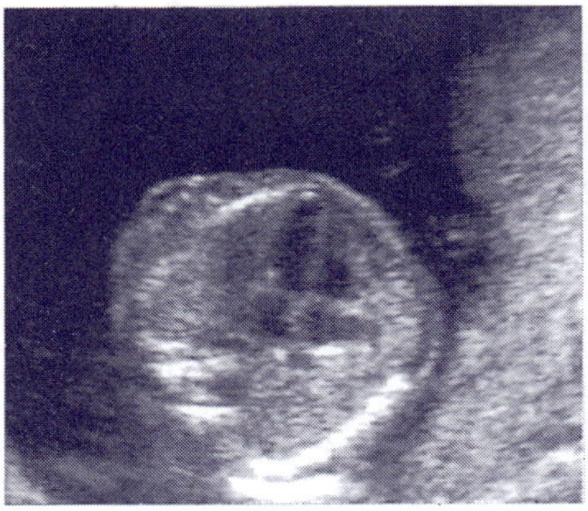

Le cœur en coupe : on distingue les 4 cavités cardiaques.

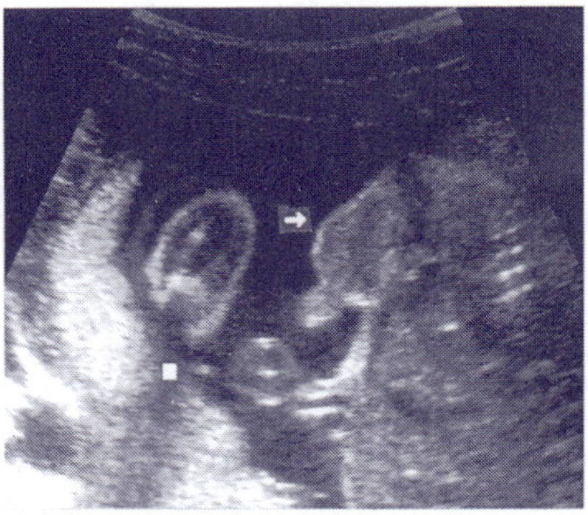

La flèche indique le sexe : on distingue les bourses et la verge.

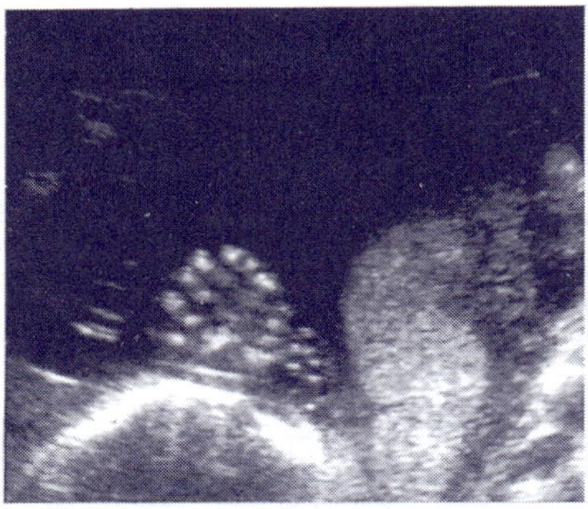

On peut distinguer les doigts d'une main.

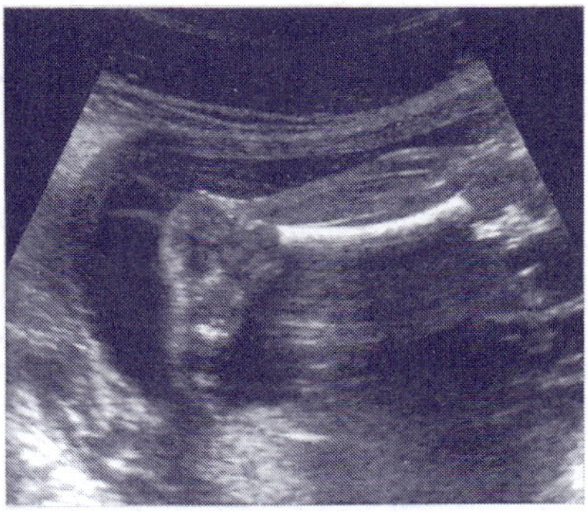

On voit le pied et le tibia.

L'échographie morphologique

encore « Si le dos est en avant c'est qu'il est contorsionné ». « Il est dolicocéphale » n'indique pas une anomalie, mais une forme particulière du crâne. Ce n'est pas évident et cela exige un commentaire rassurant. Des mots comme « Ce placenta est marginal, il va sûrement remonter » sont loin d'être sécurisants pour les patientes qui ignorent que cette remontée est normale ! « L'enfant est dodu » peut être entendu comme « trop gros », synonyme de « Il ne passera pas ». Inversement « Il est petit » ne veut pas dire qu'il est nain ! Ne cherchez pas à lire la moindre grimace de l'échographiste, qui peut avoir de multiples raisons personnelles de bouger les muscles de son visage. Établissez un climat de confiance et surtout posez les questions qui vous intéressent, de façon à être informée. Une fois de plus, nous nous retrouvons devant cette évidence que Molière énonçait dans *Le Médecin malgré lui* : « La façon de donner vaut bien ce que l'on donne. »

Comment le fœtus devient un sujet

Il ne faut pas perdre de vue que cet acte mobilise de nombreuses représentations imaginaires et inconscientes. En projetant une image sur un écran, en donnant la possibilité d'examiner ce qui était invisible, l'échographie a fait du fœtus un patient, donc un sujet, une personne.

Tant que l'enfant était à l'abri des regards, la femme gardait l'exclusivité de sa grossesse ; aujourd'hui plusieurs spectateurs regardent à l'intérieur de son ventre. Certaines femmes vivent cette situation comme une intrusion, et on peut les comprendre.

Le corps de la mère est devenu transparent, plus perméable aux influences extérieures, il faut qu'elle trouve en elle les forces de se protéger et de protéger son petit.

Le bébé est porteur de tous les espoirs, de toutes les exigences de ses parents. L'échographie, en le dévoilant au regard des autres, fait de lui le centre, alors qu'auparavant c'était surtout la femme enceinte qui était considérée.

L'entourage familial, ayant investi l'enfant comme une personne, fait continuellement référence à lui : « Repose-toi, ce n'est pas bon pour l'enfant, ne fume plus, pense à lui, etc. » « Et moi, s'écrient certaines patientes, je compte pour quoi ? » L'échographie peut donc avoir des effets indésirables.

L'échographie et le père

À l'inverse, en créant un support visuel, l'échographie permet d'établir une première relation entre le père, la mère et l'enfant, qui devient moins irréel et plus présent.

L'écran échographique peut ainsi apparaître comme un lieu de complicité et non comme un facteur de distance entre cet homme et cette femme, pas encore tout à fait père et mère, mais plus tout à fait les mêmes. Ce peut être l'occasion pour le sentiment paternel et maternel de s'affirmer dès avant la naissance.

L'échographie est devenue un outil indispensable pour un maximum de sécurité du bébé et elle est donc un véritable enrichissement pour les « presque-parents ». C'est aussi une façon de vous donner conscience de la réalité de l'enfant, qui devient moins abstrait, tout en offrant un support, une direction à votre imaginaire. Ces images sont comme un rêve éveillé, des ombres chinoises qui vous offrent une perception des mouvements, des réactions de votre bébé.

L'échographie a montré une image insolite

L'introduction de l'échographie dans le champ obstétrical a été un apport considérable dans la connaissance et la surveillance des bébés avant leur naissance. Certaines malformations incompatibles avec une qualité de vie normale peuvent être découvertes au cours des premiers mois, de plus en plus tôt avec les progrès de l'analyse des images. Mettre un terme à une jeune grossesse est sans doute difficile et douloureux, mais pour beaucoup de couples cette solution est préférable à la naissance d'un enfant gravement malformé.

Parfois l'échographie permet de reconnaître une affection aisément curable. Elle donne ainsi le temps d'organiser l'accueil du bébé, en lui ménageant la possibilité d'être immédiatement entre les mains les plus compétentes pour son cas. Cette échographie pourra également aider la mère, le père, la famille à accueillir et reconnaître un bébé tellement différent de l'enfant imaginé, désiré, investi de tous les espoirs. Le temps jouera là son rôle et il n'y aura ni choc ni désarroi total à la naissance.

Il est vrai que l'échographie crée aussi des difficultés auxquelles nous n'étions pas habitués. Il nous arrive d'identifier une maladie que nous ne savons pas traiter. De plus l'échographie nous fournit des informations à interpréter, pas des certitudes.

Cependant, les fausses alarmes sont beaucoup plus fréquentes que les vraies raisons de s'inquiéter. Combien ai-je vu de parents affolés demander une interruption de grossesse à la suite d'une anomalie apparue à l'échographie ! L'expérience nous montre qu'il faut toujours recontrôler une image à quelques jours d'intervalle : il existe des artefacts, des images construites, des images transitoires, des images sans signification. Il faut recommencer l'examen, parfois chez un autre échographiste qui possède un équipement plus performant.

De toute façon, le recours à un deuxième avis, de préférence celui d'un centre très qualifié ou d'un échographiste spécialisé, est toujours indispensable avant d'envisager une décision aussi grave que l'interruption d'une grossesse.

Dans la majorité des cas, cet examen vous rassurera. C'est là son atout majeur. Il est bien naturel de se demander si son enfant est normal, et l'échographie permet généralement de dissiper votre angoisse. En cas de problème, elle devient un des éléments de l'approche médicale du fœtus, que nous aborderons dans les chapitres suivants.

À retenir

— Certaines malformations peuvent être découvertes au cours des premiers mois, de plus en plus tôt avec les progrès de l'analyse des images d'où l'intérêt de l'échographie de 12 semaines.
— Parfois l'échographie permet de reconnaître une affection aisément curable.
— Il faut savoir que les fausses alarmes sont beaucoup plus fréquentes que les vraies raisons de s'inquiéter. C'est pourquoi il faut toujours recontrôler une image à quelques jours d'intervalle.
— Dans la majorité des cas, cet examen vous rassurera.

L'échographie permet-elle de connaître le sexe de l'enfant ?

À cette question, j'avais envie de répondre il y a quelques années par d'autres questions : « Pourquoi voulez-vous connaître le sexe de votre enfant avant sa naissance ? Par curiosité ? Pour vous rassurer ? Pour vous y habituer ? Pour choisir un prénom ? Pour gagner du temps sur le temps ? » Je me demandais s'il n'était pas préférable de laisser agir le mystère, la surprise, dans une société qui a de plus en plus tendance à vouloir circonscrire l'imprévu. Ne peut-on s'accorder, pensais-je, quelques mois de douce incertitude, un temps propice au rêve, à l'imagination, un espace poétique de la gestation, où tout est encore possible ? Je craignais que la connaissance du sexe de l'enfant ne le réduise à une somme de composantes physiques (sexe, taille, fémur).

Je pense aujourd'hui que ces demandes peuvent aller dans le sens d'une personnalisation du bébé sur laquelle nous n'avons pas à intervenir, et qui renforce parfois la relation mère-père-infans. J'ai vu des femmes enceintes ou des futurs pères gagnés par le sentiment maternel ou paternel à partir du moment où ils apprenaient le sexe de leur enfant. Je constate que voir la vie en bleu ou en rose n'empêche pas de rêver. De toute manière, cette révélation du sexe survient après plusieurs mois d'évocation d'un enfant imaginaire, puisqu'il faut attendre 22 ou 24 semaines d'aménorrhée pour discerner le sexe – à condition que le faisceau d'ultrasons passe bien entre les jambes, ce qui n'est pas toujours commode : s'il découvre les organes génitaux externes, c'est sans doute un garçon, mais s'il ne décèle rien, on n'est pas sûr que ce soit une fille. Question d'angle de vue.

Les cas où il y a crispation chez l'un ou l'autre des parents quant au sexe de l'enfant à venir sont délicats. C'est aux parents mis en confiance de décider d'affronter la réalité pendant la grossesse, ce qui peut leur permettre de s'habituer et de se préparer si le sexe n'est pas celui qu'ils souhaitent, ou d'attendre la naissance pour rêver le plus longtemps possible, et aussi parce que la présence physique de l'enfant enlève bien des réticences... Le refus d'accéder à la demande des parents m'apparaît comme un abus de pouvoir médical.

Nous n'avons nul droit de vous refuser la réponse à la question du sexe, si nous la connaissons ; à l'inverse, nous n'avons pas à vous l'assener si vous ne l'avez pas expressément demandée. Pour ceux qui souhaitent connaître le sexe, lire l'image sur l'écran exige encore un peu d'imagination. Ce n'est pas plus mal.

Données récentes de l'échographie : l'effet Doppler

La résistance à l'écoulement des flux sanguins dans les vaisseaux du cordon qui alimentent le fœtus peut être mesurée par un examen utilisant l'effet *Doppler*. Il s'agit d'ultrasons que l'on dirige vers les globules rouges des vaisseaux et qui mesurent la vitesse de déplacement de ceux-ci. Ce terme est compliqué et l'examen l'est également ! Il est aujourd'hui pratiqué par tous les écho-obstétriciens spécialisés. Il permet d'établir une véritable carte circulatoire fœto-maternelle. La circulation de l'artère ombilicale qui relie le fœtus au placenta fut la première et la plus couramment explorée. Mais des études portant sur les artères utérines maternelles et plus récemment sur la circulation cérébrale fœtale donnent des renseignements intéressants concernant le bien-être fœtal. C'est la valeur prédictive de cet examen que l'on recherche en cas de grossesse pathologique, en particulier lorsque le bébé est trop petit pour son âge.

Savoir reconnaître les signes qui précèdent l'installation d'une souffrance fœtale sera d'un apport préventif considérable. Des anomalies chromosomiques peuvent être suspectées à partir d'une perturbation de la circulation sanguine mise en évidence par le Doppler alors même que le développement fœtal est correct. Le caryotype fœtal sera alors étudié. C'est un domaine très évolutif. Aujourd'hui, l'avènement du Doppler couleur permet une définition et une analyse des images encore plus fines (on peut déjà voir la circulation sanguine en couleur). L'échographie en trois dimensions peut fournir des images encore plus précises en cas de nécessité. Mais dans les échographies courantes, en dehors des effets esthétiques qu'il procure, le « 3 D » n'est pas nécessaire.

« Notre enfant sera-t-il normal ? »

Certaines femmes traversent les 9 mois de la grossesse sans inquiétude, comme protégées par les bonnes fées. Mais la plupart des femmes enceintes craignent la présence d'une malformation ou d'une anomalie chez l'enfant qu'elles portent. Cette préoccupation peut se manifester avec insistance par des doutes et des questionnements permanents, ou d'une façon plus voilée, plus intermittente.

Lorsque vous êtes préoccupée, vous avez besoin de vous exprimer, mais souvent votre pudeur ou la crainte d'être jugée ridicule vous en empêche. Vous savez qu'il s'agit de peurs irraisonnées, mais vous ne pouvez les chasser. Certaines questions vous assaillent. Suis-je capable de porter un enfant normal ? Vais-je payer trop de bonheur ?

Ces questions s'expriment avec plus ou moins de force selon l'histoire de chacune, mais je les retrouve très fréquemment chez mes patientes. Le rôle du praticien est d'essayer de faire la part des choses dans vos craintes et rechercher si votre enfant a des risques objectifs d'anomalies.

Pourquoi il ne faut pas s'inquiéter

Voici quelques points de repère qui vous aideront à ne pas vous inquiéter inutilement :

— La plupart des anomalies de la fécondation sont supprimées spontanément au cours des premières semaines de la gestation par une fausse-couche très précoce, qui passe inaperçue. La sélection naturelle élimine les « mauvais œufs ».

— De nombreuses situations préjudiciables pour l'œuf sont évitables. Vous avez pris les précautions nécessaires pour vous soustraire à un risque contagieux de la rubéole, de la toxoplasmose, de la syphilis. Vous faites attention aux incompatibilités médicamenteuses, aux vaccins autorisés et vous ne vous êtes exposée à aucun produit toxique.

— S'il n'y a aucune maladie héréditaire dans votre famille ni dans celle de votre mari, si vous avez moins de 38 ans et si vous n'avez pas épousé votre cousin germain, vous ne faites pas partie d'un couple à risque.

Même lorsque toutes ces conditions favorables sont réunies, votre anxiété diminue mais ne disparaît pas. Peut-être avez-vous lu qu'il existe un pourcentage, faible mais constant, d'enfants malformés. Sachez que ce pourcentage (autour de 1 %) comprend aussi bien des malformations graves que des malformations mineures, sans conséquence importante, comme le daltonisme, un petit doigt de pied ou un mamelon supplémentaires.

Pourtant, malgré ces informations, votre crainte demeure. La régularité et la qualité des examens en cours de grossesse sont aujourd'hui des facteurs rassurants. On dispose désormais de la surveillance échographique et tout particulièrement de l'examen dit de morphologie, qui permet vers la 21e semaine de grossesse d'analyser en détail les différentes structures du bébé. Parfois on ne pourra pas observer toutes les parties du fœtus à cause de la position du bébé qui ne s'y prête pas ; il faudra alors renouveler l'examen quelques jours plus tard. On peut également procéder à des examens plus spécialisés, comme l'échographie cardiaque ou encore l'échographie transfontanellaire, qui étudie les structures du cerveau du bébé. Ces examens ne sont généralement envisagés qu'en cas de nécessité, s'il y a anomalie lors de l'échographie de dépistage.

« L'échographie peut diagnostiquer des malformations, mais peut-elle diagnostiquer toutes les anomalies et en particulier celles qui sont en rapport avec une aberration chromosomique ? »

Elle ne le peut pas, mais c'est un domaine qui évolue très vite avec la haute précision des machines échographiques et l'habitude des médecins. Ainsi peut-on, dès à présent, déceler à l'échographie des signes évocateurs de certaines anomalies chromosomiques par l'analyse des mensurations de la face, du cou et de certains os du fœtus, de mouvements anormaux des membres, ou d'une position particulière des mains et des pieds, ou encore une anomalie du flux sanguin de l'artère ombilicale. Certains signes sont formels, d'autres moins mais ils attirent l'attention et invitent, s'ils persistent, à un complément d'examen, en particulier à une étude du caryotype fœtal (carte d'identité des chromosomes). Ces signes d'appels échographiques sont aujourd'hui un des moyens de dépister les malformations chromosomiques, quel que soit l'âge de la femme enceinte. Dans ces conditions la majorité des situations à problème sont détectées.

Si, malgré toutes ces informations, vous êtes toujours inquiète, la préparation à la naissance peut vous aider considérablement, car vous rencontrerez d'autres femmes enceintes, qui ont les mêmes bouffées d'angoisse que la solitude aggraverait. S'il persiste toujours un irrépressible petit lot d'angoisse, ne le renfermez pas en vous, parlez-en, confiez-vous à votre médecin. Cela ne supprimera pas le fardeau, mais il deviendra moins lourd.

Comment être rassurée

L'association d'une échographie réalisée à 12-13 semaines et des marqueurs sériques (hCG et alpha-fœto-protéine) à 15-17 semaines constitue un dépistage performant des anomalies du fœtus. Cette association doit être complétée par l'échographie de la 22-24e semaine. La normalité de ces examens permet de rassurer la future maman et d'éviter une pratique trop extensive de l'amniocentèse dont les complications ne sont pas nulles.

Qu'est-ce que l'hérédité ?

Les lois de l'hérédité ont été découvertes par un moine autrichien nommé Mendel, il y a plus d'un siècle, à partir de l'étude des petits pois. La science de l'hérédité, la connaissance des maladies héréditaires, leur prévention éventuelle ont fait au cours de ces trois dernières décennies des progrès gigantesques.

L'organisme humain est constitué de cellules dont chacune (sauf les globules rouges) contient un centre (le noyau) et un corps (le cytoplasme) ; tous deux sont extrêmement complexes mais c'est le noyau qui commande le fonctionnement de la cellule. Au moment où celle-ci va se diviser pour se reproduire, le noyau s'efface et sa substance majeure, l'ADN (acide désoxyribonucléique), se matérialise et devient identifiable en chromosomes.

L'être humain possède 46 chromosomes : 23 paires, soit 22 paires dites autosomes (44) et une paire de chromosomes sexuels XX ou XY. La femme est caractérisée par la formule 44 + XX, l'homme par 44 + XY. Chaque chromosome est composé d'un long ruban fait de milliers de perles. 46 colliers de perles de formes différentes regroupés par rangées de 2 (soit 23 paires), une rangée provenant du père et l'autre de la mère. Chez la fille l'un des X provient du père et l'autre de la mère. Chez le garçon l'Y provient du père et l'X automatiquement de la mère.

Chaque perle du collier peut être assimilée à un gène. Chacun de ces gènes est responsable de la transmission d'un caractère particulier (couleur des yeux, couleur des cheveux), il est le messager de l'hérédité. Chaque chromosome est porteur de plusieurs milliers de gènes donc de milliers de messages héréditaires. Cette transmission est moins mécanique que je ne la décris, car un gène peut être responsable de plusieurs caractères et inversement un caractère peut dépendre de plusieurs gènes.

Que transmet-on à son enfant ?

Comme nous l'avons vu, les gamètes n'ont que 23 chromosomes et c'est leur union qui permet d'atteindre le nombre de 46 chromosomes, caractéristique de l'espèce humaine. Dès la troisième semaine de la vie intra-utérine, dans cette explosion que constitue le développement de l'embryon, un certain nombre de cellules se mettent en réserve pour constituer plus tard les cellules sexuelles grâce auxquelles l'adulte assurera la continuité de l'espèce.

Ces cellules sexuelles ont alors 46 chromosomes comme les autres : 23 venant du père, 23 venant de la mère. C'est bien plus tard, après la puberté, au moment

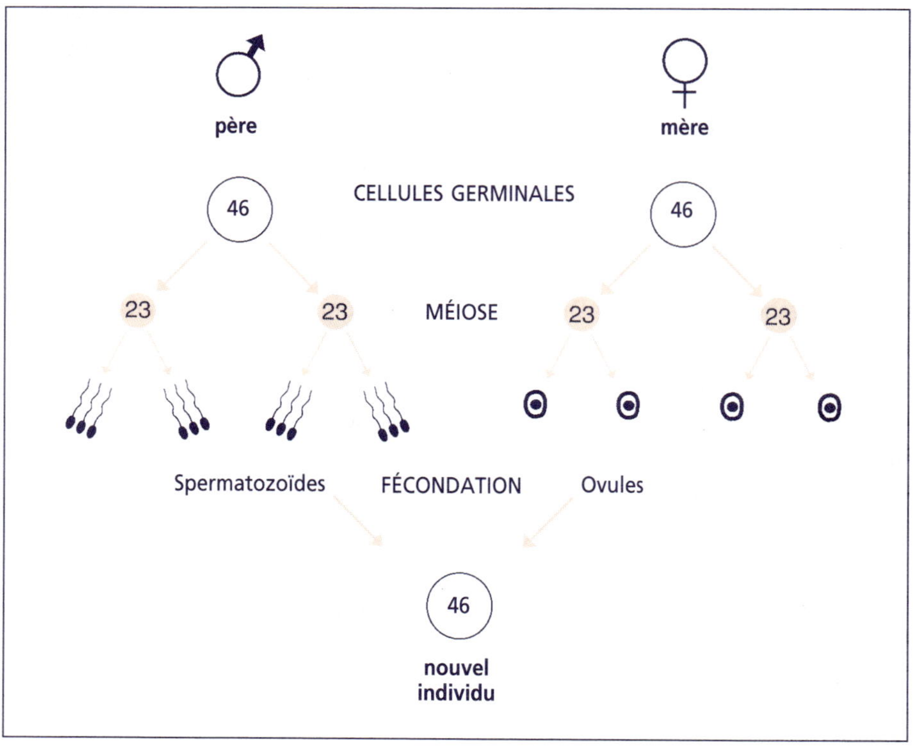

La reproduction sexuée

de leur formation en gamètes (ovules ou spermatozoïdes), que les cellules sexuelles ne garderont que 23 chromosomes, abandonnant les 23 autres. Le contenu des 23 chromosomes sauvegardés sera un mélange des gènes du père et de la mère obtenu au terme d'un processus obéissant aux lois du hasard (pour ce que l'on en sait actuellement) avec un fantastique potentiel de combinaisons.

Plusieurs phénomènes vont moduler la transmission des caractères venant du père ou de la mère.

Gène dominant ou gène récessif

Les gènes responsables de tel ou tel caractère héréditaire n'ont pas la même valeur. C'est comme au jeu de bridge où l'as de pique vaut plus que l'as de cœur, lui-même plus fort que l'as de carreau ou de trèfle.

Prenons l'exemple de la couleur des yeux : si la mère a les yeux marron et le père les yeux bleus, les yeux de l'enfant ne seront pas striés de marron et de bleu. Le gène marron, étant dominant, empêche le gène bleu de s'exprimer. Ce dernier est appelé récessif. Si l'enfant hérite un gène marron de sa mère et un gène bleu de son père, il aura les yeux marron puisque le marron domine sur le bleu. Mais il conservera dans ses chromosomes le gène bleu resté sans effet. Si cet enfant, devenu adulte, rencontre une partenaire aux yeux marron qui porte également dans ses chromosomes un gène bleu inexprimé, la distribution au hasard de leurs chromosomes peut amener le gène bleu paternel et le gène bleu maternel à se retrouver dans le nouveau patrimoine génétique créé. Leur enfant aura ainsi des yeux bleus avec des parents aux yeux marron. Si les deux parents ont les yeux bleus, l'enfant ne peut avoir que les yeux bleus ou « caractère bleu » c'est-à-dire gris ou verts.

Ainsi un enfant s'inscrit dans un arbre généalogique, mais telle ou telle particularité peut tout à fait sauter une génération : venir de l'un des grands-parents, sans paraître chez les parents. Voici quelques exemples de caractère dominant : les taches de rousseur, les narines larges ; de caractère récessif : les yeux bleus, les cheveux clairs. Si on en restait là, tout serait simple. Mais des changements peuvent intervenir à différents moments dans ce schéma général.

Les modifications des chromosomes ou des gènes

Brutalement peuvent apparaître chez un enfant des caractères que l'on ne retrouve pas chez ses ascendants, qu'il s'agisse d'anomalies ou d'aberrations chromosomiques, ou d'autres anomalies, plus localisées, qui peuvent toucher un ou plusieurs gènes : les mutations géniques.

Les anomalies chromosomiques

Elles peuvent porter sur le nombre ou la structure des chromosomes.

➤ *Les anomalies de nombre*

Au lieu de 46 chromosomes l'être humain peut avoir un chromosome supplémentaire soit 47, ce qu'on appelle trisomie. La plus connue est la trisomie 21 qui donne lieu au mongolisme, mais il existe aussi les trisomies 13 et 18 (selon le numéro de la paire de chromosomes atteinte). À l'inverse la monosomie est l'absence de l'un des chromosomes dans l'une des paires.

➤ *Les anomalies de structure*

Parfois un chromosome peut se casser, des fragments du collier peuvent se fixer sur un autre collier ou disparaître. S'il n'y a pas de perte de matériel héréditaire, la carte d'identité chromosomique – le caryotype – de l'individu est dite équilibrée. Si le fragment de chromosome est perdu, le caryotype sera alors dit déséquilibré.

Ces anomalies des chromosomes se produisent au moment du renouvellement des cellules sexuelles. Elles peuvent être déjà contenues dans l'ovule ou dans le spermatozoïde avant la fécondation, ou bien survenir au moment de la fécondation, ou encore lors des premiers stades de développement embryonnaire.

La plupart des malformations sont incompatibles avec la survie de l'embryon. Seules quelques-unes, dont la trisomie 21, sont compatibles avec la poursuite du développement de la grossesse.

La sélection de la nature

Heureusement la nature opère une sélection : 80 % des avortements spontanés (fausses-couches) du premier trimestre de la grossesse sont dus à des anomalies du nombre des chromosomes, qu'ils soient en plus ou en moins.

Les anomalies géniques

Elles ne concernent qu'un fragment de chromosome, une des perles du collier, et elles se situent à une échelle trop petite pour être visibles même au microscope électronique. C'est avec le développement du génie génétique, qui est l'ensemble des techniques utilisées pour l'étude des structures moléculaires du gène, et en particulier avec la mise au point de sondes capables de détecter telle ou telle perle du collier, que l'on peut faire le diagnostic *in utero* de quelques-unes des deux mille maladies génétiques actuellement connues, comme la myopathie ou la mucoviscidose.

Mon avis

Il est irréalisable de faire un diagnostic systématique de toutes les maladies chez toutes les femmes enceintes. Les maladies géniques ne sont recherchées que lorsqu'un signe fait suspecter un risque pour l'enfant à naître.

On met alors en œuvre toutes les possibilités d'investigation aujourd'hui à notre disposition, pendant que l'enfant est *in utero*. Ces recherches évoluent très rapidement avec le développement des sciences biomédicales.

« Quelles sont les conséquences d'une anomalie génique ? »

Lorsque le gène, au lieu d'informer correctement les cellules qu'il contrôle, adresse des informations erronées, les cellules réceptrices vont répondre de travers. La cellule musculaire va fabriquer un muscle qui ne sera pas efficace, l'hémoglobine qui normalement transporte l'oxygène dans le globule rouge le transportera en quantité insuffisante, ou bien tel ou tel enzyme sera absent, perturbant ainsi un métabolisme, celui par exemple des sucres, des protides ou des graisses. On connaît nombre de maladies familiales de ce type.

Les mutations géniques ne s'expriment pas toujours immédiatement. Si le gène est récessif, il faudra une rencontre hasardeuse et malencontreuse, à la génération suivante, avec un gène correspondant qui lui aussi aura muté silencieusement.

De la rencontre entre deux gènes mutants résultera l'expression tout à fait inattendue de l'affection en cause. Certaines malformations cardiaques, certaines surdités de l'oreille interne sont ainsi le produit de cette rencontre due au hasard.

Environnement et patrimoine génétique

Certains agents physiques ou chimiques (les rayons X ou les radioactivités) peuvent être mutagènes à fortes doses et entraîner des malformations fœtales ou des risques de cancer ultérieur. C'est bien entendu ce que l'on a craint récemment lors de la catastrophe nucléaire de Tchernobyl en URSS ou lors de la pollution par la dioxine à Seveso, en Italie.

En dehors des mutations chromosomiques ou géniques, l'expression du patrimoine génétique peut être modifiée par l'environnement. Exemples simples : une prédisposition à prendre du poids peut être battue en brèche par un régime alimentaire. Les populations asiatiques émigrées aux États-Unis, plus petites que la moyenne des Américains, ont vu leur taille s'accroître, attestant l'influence du mode de vie et de l'alimentation.

La transmission du caractère ?...

Nous avons parlé de la transmission des traits physiques qui vont finalement rappeler chez chaque individu ceux de ses ascendants, en soulignant une nouvelle fois les infinies possibilités du mélange des caractères génétiques. Il arrive que la première rencontre avec la frimousse du tout jeune enfant fasse apparaître une ressemblance frappante avec un des deux parents ou un oncle, une tante, un grand-parent, l'un des ancêtres, clin d'œil au passé qui va s'estomper pour ressurgir, peut-être, quelques années plus tard.

Mais qu'en est-il des traits de caractère ? Peut-on transmettre l'intelligence, la débrouillardise, l'avarice ? Chaque mère sait que les nouveau-nés ont des différences de tempérament très marquées dès la naissance. Pourtant, malgré les progrès de la neurophysiologie, on n'a jamais pu faire de corrélation entre un ou plusieurs gènes et des traits de caractère. Les influences extérieures, le mode de vie, les possibilités d'éducation, en un mot l'interaction, les relations entre le bébé et son entourage vont modeler à partir d'un matériau génétique originel la personnalité de l'individu en devenir. « Tel père, tel fils » ou bien « À père avare, fils prodigue » : les deux points de vue coexistent dans les dictons populaires, montrant que l'hérédité est une réalité d'une complexité extrême. Nous ne sommes qu'au début de sa compréhension, mais les progrès sont rapides.

On commence à dresser la carte des chromosomes, avec la situation des milliers de gènes repérés. Cette carte livrera encore davantage de secrets aux futures générations, ce qui ne manquera pas de soulever de nouveaux problèmes d'ordre éthique.

Les risques de transmission héréditaire

Les craintes d'avoir un enfant anormal sont fondées s'il existe une maladie héréditaire dans votre famille ou dans celle de votre mari. Il faut distinguer une malformation congénitale héréditaire d'une malformation congénitale non héréditaire. Les deux existent à la naissance, mais seule la maladie héréditaire est transmissible. Il est possible que dans votre entourage un enfant soit né avec une malformation, mais que celle-ci ne soit pas transmissible. Par exemple, une surdité liée à la rubéole est une malformation congénitale, aucun grand-parent ou ascendant n'en était atteint et l'enfant n'a aucun risque de la transmettre à sa descendance. Une maladie « héréditaire » signifie en revanche que les parents possèdent cette anomalie, exprimée ou non, dans leur patrimoine génétique. Ils peuvent la transmettre à leur enfant, qui lui-même pourra la transmettre à sa descendance, selon certaines lois dites « lois de l'hérédité ».

Le DPI ou une nouvelle solution pour les couples à risque

Pour les couples à risque de transmission de maladies génétiques particulièrement graves, il existe une alternative au diagnostic anténatal : c'est le diagnostic génétique préimplantatoire ou DPI qui est autorisé en France depuis le 1er juillet 1999[a]. La technique du DPI consiste à pratiquer la fécondation *in vitro*, puis à prélever une cellule de l'embryon ainsi obtenu afin de l'analyser avant de ne remettre dans l'utérus que les embryons indemnes de la maladie recherchée.

a. CHU Strasbourg, CHU Necker à Paris et Hôpital Antoine-Béclère à Clamart, dans la région parisienne.

La consultation génétique

Qui doit consulter ?

La consultation génétique est pratiquée par des généticiens et s'adresse :

— aux familles où existe une maladie héréditaire,

— aux parents qui ont eu un enfant anormal et qui veulent connaître le risque de récidive,

— aux femmes qui ont fait des avortements précoces à répétition, car ceux-ci peuvent résulter d'une anomalie chromosomique portée par les parents et jusqu'alors ignorée,

— aux personnes porteuses d'une maladie, qui souhaitent savoir si elles risquent de la transmettre à leurs enfants,

— aux couples consanguins : le mariage entre personnes de la même famille augmente le risque de voir apparaître chez l'enfant une maladie jusque-là cachée, car récessive, mais présente chez les deux cousins. Pourtant, cela n'a rien d'une fatalité. Charles Darwin, Abraham Lincoln sont nés de cousins germains !

— aux femmes enceintes âgées de 38 ans et plus au moment de l'amniocentèse.

Que fait le généticien ?

Les outils du généticien sont la constitution de votre arbre généalogique et l'établissement de votre caryotype. L'arbre généalogique fait appel à tous les antécédents connus chez les membres de la famille ; le caryotype s'établit à partir de cellules trouvées dans quelques gouttes de sang. Les 46 chromosomes seront numérotés, classés par paire et par taille décroissante.

Muni de ces renseignements, le généticien pourra établir la probabilité de transmission d'une tare héréditaire familiale, celle-ci pouvant se transmettre de façon cachée (non exprimée) ou visible (exprimée). S'il y a déjà eu un ascendant proche atteint, ou si vous avez déjà eu un enfant atteint d'une telle tare, l'enfant a 25 % de chances d'être indemne, 25 % de risques d'être atteint, 50 % de risques d'être porteur de la tare sans qu'elle s'exprime. Rappelez-vous les lois de Mendel : « mariez » une souris blanche avec une souris noire, vous obtiendrez un souriceau blanc, un souriceau noir et deux souriceaux gris. Voilà pour les pourcentages.

Après un accident à la naissance

Nous ne dirons jamais assez combien il est nécessaire après le décès d'un nouveau-né malformé de rechercher toutes les informations possibles. Les renseignements fournis par l'autopsie et le caryotype sont fondamentaux. Ce n'est qu'après avoir établi le type exact des malformations que les médecins seront à même de conseiller un couple pour un prochain enfant. Bien sûr, lorsque survient ce terrible accident, vous ne pensez pas à tout cela. C'est à votre médecin de vous guider dans ce sens, car après il ne sera plus possible de collecter ces informations ni de vous aider efficacement.

L'établissement de la carte chromosomique du fœtus permet aujourd'hui de dépister des maladies chromosomiques ou géniques, par exemple des maladies du sang comme la drépanocytose, maladie de l'hémoglobine qui atteint essentiellement les populations d'Afrique centrale, les Noirs américains et les Antillais ; la thalassémie, autre maladie de l'hémoglobine qui touche la population du bassin méditerranéen et en particulier de la Sardaigne ; l'hémophilie qui est transmise par les femmes et qui ne frappe que des garçons ; ou encore certaines maladies métaboliques dont les diverses myopathies.

Les choses vont très vite et la mise au point de sondes génétiques permet de pratiquer le dépistage de maladies jusqu'à présent indétectables *in utero* (polykystose rénale, mucoviscidose, retard mental lié au chromosome X, appelé syndrome de l'X fragile...) en analysant les constituants mêmes du gène dans le cadre du génie génétique.

Comment établir le caryotype

Les moyens dont dispose la médecine moderne pour prélever les cellules d'origine fœtale à partir desquelles le caryotype sera établi sont au nombre de trois : l'amniocentèse, le prélèvement de trophoblaste, le prélèvement de sang fœtal.

L'amniocentèse

Qu'est-ce que l'amniocentèse ?

L'amniocentèse est le prélèvement, à l'aide d'une aiguille fine, de 10 à 20 ml du liquide amniotique dans lequel baigne l'enfant ; il s'y trouve des cellules fœtales, que l'on va isoler puis mettre en culture. On peut attendre les résultats 2, 3 ou 4 semaines selon la progression de la culture, sans que ce délai ait une quelconque signification. L'amniocentèse renseigne sur le nombre et la qualité des chromosomes. Elle indique donc le sexe de l'enfant et permet éventuellement de diagnostiquer des maladies héréditaires liées au sexe. Elle découvre des anomalies chromosomiques autrefois insoupçonnables. Elle permet également le dosage de substances telles que les alphafœtoprotéines ou l'acétylcholinestérase, dont le taux élevé ou modifié peut orienter vers une anomalie digestive ou neurologique. Certains déficits enzymatiques, des maladies dues à une anomalie d'un gène peuvent également être mis en évidence par l'amniocentèse (grâce à la culture des cellules fœtales), mais cette technique est concurrencée par la ponction de trophoblaste sur laquelle nous reviendrons plus tard.

La réalisation de l'amniocentèse

Elle se pratique habituellement entre la 16e et la 18e semaine d'aménorrhée, parfois plus tôt. C'est une piqûre au niveau du ventre, entre le nombril et le pubis, avec une aiguille si fine qu'une anesthésie locale n'est même pas nécessaire. Ce prélèvement se pratique sous le contrôle échographique qui permet de suivre l'aiguille, de la voir pénétrer la poche amniotique bien à distance du bébé. Le tout dure 1 à 2 minutes. Vous venez le matin et vous repartez une heure plus tard, sans avoir besoin d'être hospitalisée. « Ah ! ce n'était que cela » est la réaction habituelle après cet examen. Effectivement, il y a plus de peur que de mal. Alors où réside le danger ? « Pourquoi ne fait-on pas une amniocentèse à tout le

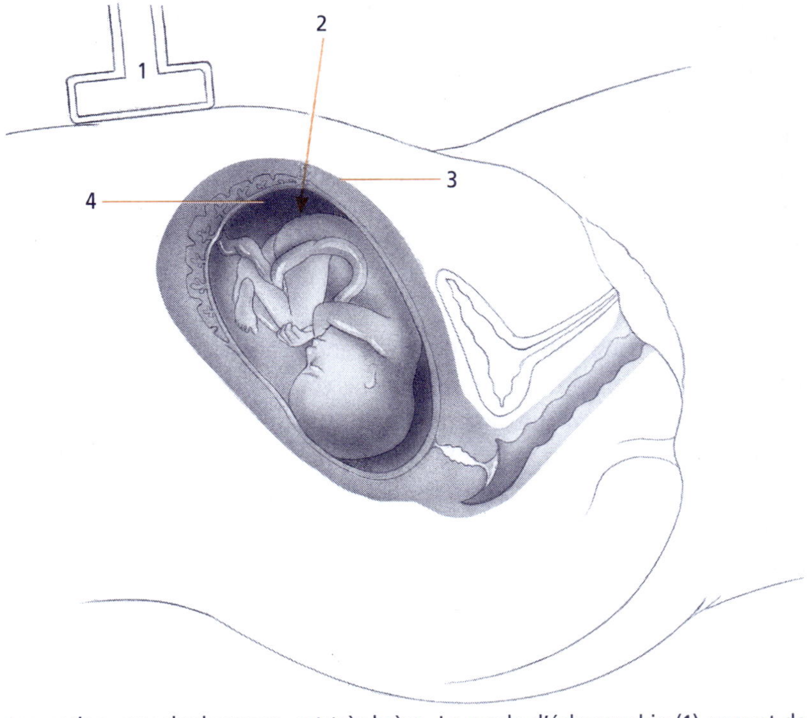

L'intervention, peu douloureuse, est très brève. La sonde d'échographie (1) permet de restituer une image de contrôle de l'aiguille (2), qui traverse le muscle utérin (3) avant d'être délicatement introduite dans la poche des eaux (4) à distance du bébé.

L'amniocentèse

monde pour étudier les chromosomes du bébé ? » Un geste médical n'est jamais anodin. Il faut toujours en apprécier le versant nocif ou contre-indiqué. Ici le risque est celui d'une fausse-couche. Il est faible (évalué à moins de 0,5 %), c'est pourquoi l'examen ne se justifie que si le risque statistique d'anomalies chromosomiques lui est supérieur ou au moins égal. Le risque de malformations chromosomiques est lié à l'âge de la mère : 1 % à 40 ans, 3 % à 42 ans, 7 % à 45 ans.

Ce qu'il faut savoir sur l'amniocentèse

— En France, l'amniocentèse est remboursée par la Sécurité sociale aux femmes âgées de 38 ans et plus au moment de l'examen, ou en cas de nécessité médicale.
— Sachez la réclamer : actuellement, à peine la moitié des femmes qui pourraient en bénéficier y ont recours.
— Si vous avez moins de 38 ans, cet examen coûteux peut toujours être pratiqué, mais à vos frais.
— Ne décidez d'une amniocentèse que si vous acceptez le principe d'un avortement thérapeutique en cas d'anomalie chromosomique.
— L'amniocentèse n'est jamais obligatoire.
— Informez-vous des risques inhérents à ce geste intrusif.
— Rediscutez la pertinence d'une amniocenthèse si le résultat des marqueurs sériques de la 15e-17e semaine sont rassurants.
— Votre consentement et une explication des résultats attendus doivent vous être proposés.

Voilà pourquoi nous réservons de préférence l'amniocentèse aux femmes de 38 ans et plus (au moment de l'examen), aux couples qui ont eu un enfant avec une anomalie chromosomique, ou dont l'un des conjoints présente une de ces anomalies. Ne passons pas sous silence le fait que le nombre de laboratoires habilités à lire un caryotype est notoirement insuffisant, et que les couples pour lesquels un tel diagnostic est souhaitable devraient être mieux informés des possibilités de la médecine moderne.

Les évaluations de risques de l'amniocentèse d'un côté et de l'âge de l'autre sont un des éléments d'information. Mais il faut aussi prendre en compte votre réaction personnelle lorsque vous êtes informée de ces données. À notre avis, la règle générale concernant l'âge est trop arbitraire et doit être assouplie lorsque l'angoisse de la mère, pourtant jeune et sans antécédent particulier, est si forte que seule l'analyse des caryotypes peut lui apporter la tranquillité. Il paraît difficile de refuser cet examen à une patiente âgée de 36 ou 37 ans dont le risque, même très faible, est très proche de celui d'une femme de 38 ans. D'ailleurs dans d'autres pays de la Communauté européenne ce dépistage peut être effectué à partir de 35 ans.

Le prélèvement de trophoblaste

Le caryotype peut être pratiqué non seulement sur les cellules du liquide amniotique, mais également sur les cellules du placenta lui-même, appelé trophoblaste les 3 premiers mois. Cet examen se pratique plus tôt que l'amniocentèse, entre la 9e et la 12e semaine d'aménorrhée. Quelques grammes de villosités trophoblastiques sont prélevés au moyen d'une ponction peu douloureuse, effectuée par voie vaginale ou abdominale, sans hospitalisation ni anesthésie générale.

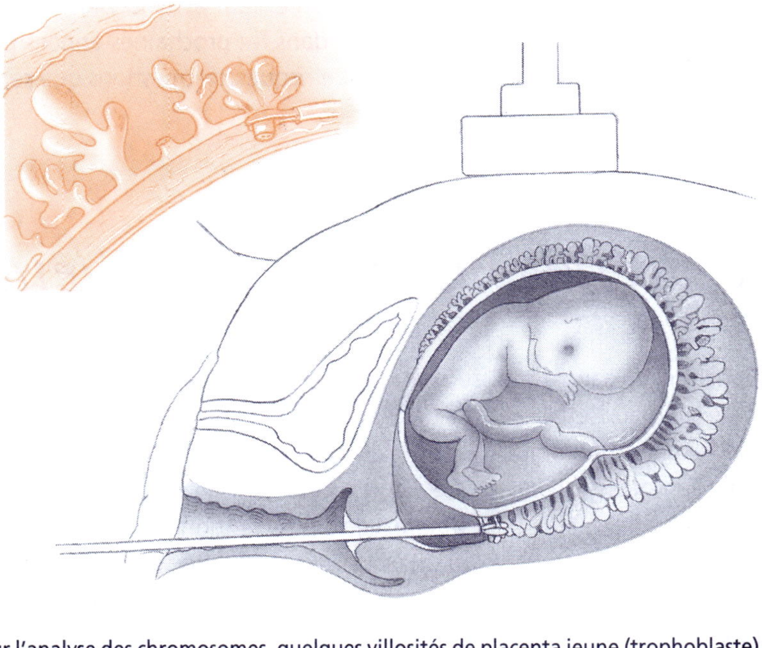

Pour l'analyse des chromosomes, quelques villosités de placenta jeune (trophoblaste) sont prélevées à l'aide d'une micropince ou d'une aiguille introduites au travers du muscle utérin (voie haute) ou par le col de l'utérus (voie basse, sur le dessin). Le prélèvement est à distance du fœtus.

Prélèvement du trophoblaste

➤ *Son intérêt*

Il réside dans la rapidité des résultats (quelques jours), car à ce stade les cellules du jeune placenta sont en pleine prolifération ; il n'est donc pas besoin de les cultiver de la même façon que pour une amniocentèse. Par ailleurs, le prélèvement étant précoce, il reste possible de décider une interruption de grossesse alors que celle-ci est peu avancée (les résultats de l'amniocentèse ne sont connus en revanche que lorsque le fœtus est âgé de 20 semaines environ).

➤ *Son inconvénient*

Bien que la fiabilité et l'innocuité de ces méthodes s'acquièrent avec l'expérience de l'équipe bioclinique, cet examen comporte un risque de fausse-couche évalué à 1 % ou 2 % (en 1989), et donc supérieur à celui de l'amniocentèse. Vous comprendrez que cet examen soit réservé en priorité à certaines situations incompatibles avec un avortement tardif (utérus cicatriciel, antécédent d'interruption de grossesse tardive...) ou parce qu'il s'agit d'un couple à haut risque de transmission d'anomalie génétique ayant déjà eu un enfant atteint. Dans le domaine du caryotype des évolutions sont à attendre dans les prochaines années permettant de répondre rapidement et à un moindre risque aux questions que se posent de nombreux couples.

Le prélèvement de sang fœtal

La ponction de sang fœtal se pratique depuis 1985. Elle consiste à prélever très peu de sang au fœtus, en ponctionnant la veine ombilicale au niveau du cordon à l'aide d'une fine aiguille. Le médecin repère le cordon ombilical à l'écran et contrôle son geste à l'aide de l'échographie.

Quoique peu agréable pour la mère, cette intervention n'est pas douloureuse et n'implique pas d'hospitalisation. Mais cet examen exige une grande habitude de la part de l'équipe et ne se pratique que dans quelques centres spécialisés. Il permet de savoir si une maladie infectieuse ou parasitaire contractée au cours de la grossesse (comme la toxoplasmose et la rubéole) a atteint le fœtus. Il offre également le moyen de faire un caryotype en urgence, et donc de déceler certaines maladies métaboliques et sanguines.

Comme le prélèvement de sang fœtal n'est pas sans risque de fausse-couche, on n'y recourt qu'avec mesure.

Le prélèvement de sang maternel

Le dosage de la gonadotrophine chorionique (hCG)

Cette hormone, sécrétée par le placenta, peut être encore présente à un taux élevé dans le sang maternel au cours de la 17e semaine de grossesse. La persistance de la sécrétion est considérée comme l'indicateur d'un risque d'anomalie chromosomique. Cela permet d'identifier, parmi les femmes de moins de 38 ans, un groupe à risque pour lequel une amniocentèse sera proposée, comme elle l'est chez toutes les femmes de plus de 38 ans. Cette recherche ne peut s'effectuer qu'avec votre consentement écrit.

Attention !

Nous attirons votre attention sur le fait que ce dosage doit être pratiqué dans un laboratoire compétent, à une date précise de la grossesse et qu'il n'implique en rien l'existence d'une anomalie fœtale.
Il permet seulement de définir si vous avez un risque suffisant pour vous proposer une amniocentèse. Un dosage élevé d'hCG vous place dans une population à risque (comme vous le seriez si vous aviez plus de 38 ans) et c'est tout ! Beaucoup attendent l'apport de l'échographie de la 22e semaine pour confirmer cette indication et avant de juger utile l'amniocentèse.

Le dosage de l'alpha-fœto-protéine

L'alpha-fœto-protéine est une protéine fabriquée par le fœtus que l'on peut doser facilement dans le sang maternel. Des taux anormaux peuvent signaler une malformation du système nerveux (spina-bifida : défaut de fermeture de la moelle épinière) ou du système digestif fœtal. On ne propose ce dosage que lorsqu'il existe des cas d'anomalies dans la famille. Dans certaines régions du globe où les populations sont sujettes à ce type de malformations, comme l'Écosse, le pays de Galles, l'Irlande et la Bretagne, il est plus systématique. La prévention du spina-bifida se fait par la prescription d'acide folique. Attention, les taux d'alpha-fœto protéine et de hCG sont élevés en cas de grossesse gémellaire, et ceci ne doit pas vous inquiéter.

L'ensemble de ces examens peut rassurer aujourd'hui une grande majorité de couples à risque et leur permet d'envisager une grossesse, puis de la poursuivre sans l'angoisse qui pesait sur eux comme une chape de plomb.

La médecine fœtale

Il se développe aujourd'hui une véritable médecine du bébé avant sa naissance, que l'on appelle la médecine fœtale. Grâce à ces techniques, le fœtus peut être ausculté et parfois soigné *in utero*. La détection d'un handicap fœtal avant la naissance est un axe prioritaire de la médecine de demain.

Parfois, alors que rien ne laissait présager la découverte d'une malformation grave, celle-ci éclate comme un coup de tonnerre et peut conduire à discuter de l'éventualité de mettre fin à une grossesse. Cette interruption thérapeutique de grossesse pose peu de problèmes moraux lorsque la malformation fœtale est incompatible avec la vie. Mais il existe des situations frontières, beaucoup plus complexes, où il faut avancer pas à pas : confirmer la nature exacte du handicap, distinguer une singularité d'une infirmité, juger les bienfaits d'un éventuel traitement *in utero* ou d'une prise en charge médicale de l'enfant à la naissance. Afin d'aider les couples en difficulté, plusieurs centres de diagnostic prénatal (voir p. 754 à 755) ont été créés dans les grandes villes. Ils permettent de réunir plusieurs spécialistes concernés par la découverte d'un handicap avant la naissance : pédiatre, échographiste, généticien, radiologue, anatomopathologiste, biologiste, sage-femme et bien sûr obstétricien. Cette prise en charge collective permet de mieux analyser chaque cas, et de donner à votre gynécologue et à vous-même tous les éléments d'information. Car il existe des malformations rares, parfois difficiles à analyser. Certaines découvertes échographiques peuvent entraîner des attitudes injustifiées, comme d'exagérer l'importance d'une anomalie en fait parfaitement curable (ainsi j'ai reçu des demandes déraisonnables d'interruption volontaire de grossesse uniquement pour un bec-de-lièvre ou une taille trop petite). À l'opposé, on peut se contenter parfois d'investigations insuffisantes : certaines maladies cardiaques ou digestives s'accompagnent d'aberrations chromosomiques qu'il ne faut pas oublier de rechercher.

Cette médecine fœtale, encore débutante, doit absolument être développée. Certains gestes salvateurs peuvent être effectués dès le stade de la vie intra-utérine, d'autres dès la naissance. La date de l'accouchement peut être avancée ou en tout cas son contexte modifié (proximité d'une unité de soins intensifs ou de chirurgie pédiatrique), si l'on sait quel type de traitement va être proposé à l'enfant dès sa naissance.

Cependant ce n'est pas parce qu'une malformation est découverte *in utero* que le traitement est immédiatement trouvé. L'information grand public a tendance à donner aux futurs parents l'illusion de la toute-puissance des techniques modernes du diagnostic anténatal. Il y a malheureusement une grande marge entre les diagnostics que nous sommes capables de faire aujourd'hui et les traitements que nous pouvons proposer pour ces mêmes anomalies. C'est un domaine en pleine évolution : en 1994, on a pu réaliser en France la première greffe *in utero* de tissus fœtaux (foie, thymus) chez un fœtus de 28 semaines atteint d'un déficit immunitaire sévère qui avait conduit ses aînés à une mort certaine. Mais tout n'est pas réparable, et l'on ne peut garantir, comme le souhaiteraient les parents, que leur enfant sera indemne de toute séquelle ou singularité.

Mon avis

On peut dire que l'ensemble de l'obstétrique moderne se développe dans le sens d'une lutte pour la prévention et le dépistage de plus en plus précoce des anomalies. Car plus la grossesse est avancée, plus l'infans pointe sous le fœtus et plus les décisions sont difficiles à prendre.

Les méthodes de dépistage seront de plus en plus fiables. Or aujourd'hui en France, seules 50 % des femmes de plus de 38 ans bénéficient d'un dépistage prénatal. La technologie existe, mais il faut constater que l'information n'est pas encore suffisamment répandue, ignorance renforcée par l'insuffisance notoire du nombre de laboratoires, à quoi viennent s'ajouter les blocages idéologiques, comme la croyance en une « bonne nature » que le métier de médecin nous apprend à ne pas vénérer...

La découverte d'un handicap est toujours une catastrophe. Notre expérience dans ce domaine nous a conduits à recevoir de nombreux couples dans la détresse. Il faut éviter les décisions trop rapides, insuffisamment étayées. Il faut du temps avant de pouvoir confirmer ou même cerner un problème de cet ordre. Les examens doivent être refaits souvent ou bien les résultats mettent du temps à être connus. Une image insolite à l'échographie ne doit pas conduire au rejet de l'enfant. Il faudra d'abord confirmer cette image, éventuellement par un autre échographiste plus entraîné. Une fois identifiée l'affection dont souffre ou risque de souffrir le bébé, le médecin devra informer les parents des conséquences sur sa qualité de vie : une anomalie jugée mineure par le médecin peut ne pas l'être pour les parents. Mais ce qui est insupportable pour les parents le sera-t-il pour le bébé ? Qui parlera au nom de l'enfant ? Une fois la décision prise, quelle qu'elle soit, il faut accompagner les parents dans un chemin difficile.

Si les moyens modernes de l'obstétrique permettent d'éviter la venue au monde d'un enfant lourdement handicapé qui aurait une vie d'infirme dramatique, pour lui et pour ses parents, la difficulté réside dans l'appréciation du retentissement du handicap sur la qualité de la vie. Les progrès techniques conduisent les accoucheurs et les pédiatres néonatologistes à de nouvelles responsabilités. Sans nier les problèmes éthiques que soulèvent le développement de ces investigations, la diversité des situations et des réponses qu'on peut leur apporter, nous voudrions terminer ce chapitre en soulignant quel progrès humain représente aussi la médecine fœtale : il y a quelques années, beaucoup de femmes renonçaient à être mère quand elles pouvaient craindre que leurs enfants naissent handicapés.

À retenir

Aujourd'hui, le dépistage d'anomalies dès les premières semaines et les possibilités de suivre le développement du fœtus permettent d'envisager des grossesses autrefois interdites.
Chaque région est maintenant dotée d'un ou de plusieurs centres pluridisciplinaires de diagnostic anténatal[a]. Ces spécialistes sont chargés de donner toutes les informations disponibles en cas d'anomalies fœtales au cours de la grossesse. C'est un centre conseil pour les médecins comme pour les patients et les couples. Toute demande d'interruption de grossesse doit y être discutée (en dehors de l'IVG).

a. Pour les centres pluridisciplinaires de diagnostic prénatal, voir page 754.

Les grossesses particulières

La grossesse chez la femme de 40 ans

La grossesse tardive pose-t-elle plus de problèmes qu'une autre ? Courante au temps des familles nombreuses, qui sont devenues plus rares aujourd'hui, on la rencontre à nouveau chez les femmes qui ont consacré les premières années de leur vie active à leur épanouissement professionnel, chez celles qui commencent une nouvelle relation, après un nouveau mariage.

Si dans l'ancien temps le nouveau-né « tardif » était le dernier de la fournée, aujourd'hui il est parmi les premiers, si ce n'est le premier. Et souvent il s'est fait attendre, car plus on avance en âge, moins bonne est la fécondité.

Les statistiques montrent qu'il existe un taux élevé de fausses-couches du premier trimestre chez les femmes de plus de 40 ans, mais c'est une grossesse qui ne pose, par ailleurs, pas de problèmes médicaux importants. La mauvaise réputation de ces grossesses d'après 40 ans est injustifiée. Les risques de malformation chromosomique s'élevant avec l'âge de la mère, l'amniocentèse est conseillée à partir de 38 ans. En dehors de cet examen, il suffit de s'en tenir aux précautions habituelles. Il est vrai que les risques d'hypertension et de complications vasculo-rénales sont plus importants ; la fatigue, plus vite présente, doit être évitée au maximum.

Mon avis

Mais les grossesses dites « tardives » ont généralement un déroulement satisfaisant, ce qui se comprend aisément puisqu'elles sont le fruit d'une décision mûrement réfléchie.

L'accouchement lui-même ne pose pas non plus de problème spécial. J'ai le souvenir de merveilleux premiers accouchements chez des femmes de 44 ans. À vous entendre, Mesdames, la grossesse et l'accouchement de la quarantaine méritent d'être vécus. En tout cas ces grossesses sont souvent agréables à suivre pour les accoucheurs, en raison de cette maturité particulière.

La grossesse chez l'adolescente

Malgré la contraception, un grand nombre d'adolescentes donnent naissance à des enfants. Il y a en France chaque année près de 10 000 grossesses chez des mères de moins de 18 ans et 2 000 chez des mères âgées de moins de 16 ans. Circonstance particulière liée aux conditions socio-économiques ou familiales, la grossesse chez l'adolescente est souvent découverte tardivement. Lorsque l'adolescente a décidé la poursuite de sa grossesse, il est nécessaire de lui apporter le maximum de compréhension pour que la scolarité ou l'apprentissage professionnel ne soit pas gravement perturbé.

Mon conseil

Les parents et le médecin doivent veiller tout particulièrement à l'équilibre psycho-affectif de l'adolescente et l'inciter à suivre une préparation à la naissance qui lui permette de s'habituer à ce bouleversement et de se projeter dans son rôle de jeune mère célibataire.
Contrairement aux idées reçues, la grossesse elle-même, chez l'adolescente, ne pose pas de problème médical majeur lorsqu'elle est correctement surveillée.

Pour l'accouchement, paradoxalement, il y a moins de césariennes pratiquées chez ces adolescentes que dans les autres tranches d'âge, alors que la taille du bassin aurait pu faire penser le contraire. Est-ce un scrupule médical ou une astuce de la nature pour ne pas marquer un corps si jeune et ne pas compromettre l'avenir ? Comme la grossesse, l'accouchement pose moins un problème technique qu'humain : celui de l'avenir de la jeune mère et de son enfant lorsqu'ils ne sont pas soutenus et que la solitude, la détresse sociale et affective sont leur lot.

La grossesse chez la mère seule

Décision volontaire qui témoigne de l'évolution des mœurs ou circonstance imposée par le départ du père au cours de la grossesse, l'état de future mère célibataire est d'autant plus difficile à vivre que la solitude est grande. Il existe des associations qui proposent un soutien, une aide matérielle et morale (voir p. 756 et 757). La préparation à la naissance est également une occasion de communiquer avec d'autres. Mais peut-être ne ressentirez-vous nullement ce besoin, et vivrez-vous votre grossesse de manière tout à fait sereine.

Mon conseil

Souvenez-vous que lors de l'accouchement rien n'interdit la présence à vos côtés d'une autre personne que le père, une personne qui vous est chère : amie, sœur, parent. Ne vous laissez pas impressionner par les habitudes anciennes.

La grossesse après traitement de la stérilité

Les grossesses après un traitement de la stérilité sont de plus en plus nombreuses. Je connais bien la grossesse après fivete (fécondation *in vitro* et transfert embryonnaire) pour avoir, avec le biologiste Jacques Testart, aidé à donner naissance à Amandine, premier « bébé-éprouvette » français, en 1982. La fivete ne comporte qu'une très courte phase en éprouvette, phase que l'on appelle *in vitro*. La fécondation elle-même (la rencontre entre l'ovule et le spermatozoïde) et les premiers développements de l'embryon ne durent que 48 heures *in vitro*, au laboratoire. L'embryon, qui mesure alors un dixième de millimètre, est transféré chez sa mère, dans la cavité utérine où, dans 20 % des cas, il va s'implanter quelques jours plus tard et rester 9 mois, jusqu'à la naissance.

À l'origine, la fivete était destinée à pallier la stérilité « tubaire », c'est-à-dire causée par des obstacles dans les trompes. Cette méthode a marqué le début de l'ère des « procréations médicalement assistées », et de multiples variantes sont venues enrichir la panoplie médicale du traitement de la stérilité.

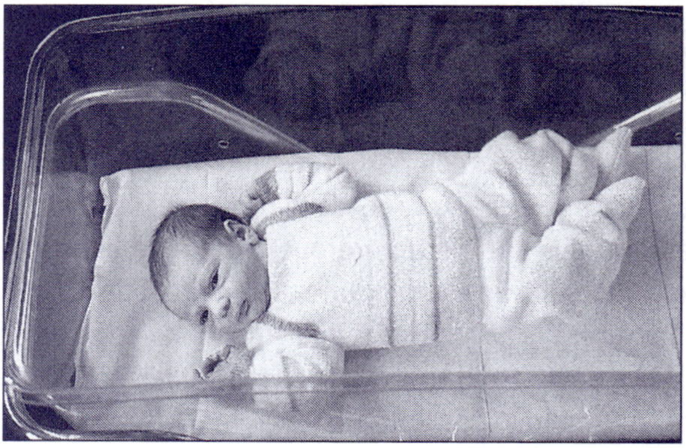

Le premier « bébé-éprouvette » français : Amandine.

Après un véritable parcours du combattant, vous voici remplie d'espoir. Grâce à la mesure du taux de certaines hormones, vous savez avant même la date présumée de vos règles qu'une grossesse est en route. Vous vous êtes posé des questions : « Y a-t-il plus de risques pour cette grossesse que pour une autre ? Y a-t-il des risques pour l'enfant ? »

■ Ce n'est pas une grossesse à risque : il n'y a pas plus d'avortement qu'après une fécondation spontanée. Seules sont à noter des douleurs abdominales un peu plus fréquentes au cours du premier trimestre, dues à l'augmentation du volume des ovaires, conséquence de toute stimulation ovarienne. Ce n'est pas une grossesse à risque, mais elle mérite tout de même une surveillance attentive.

À signaler les nombreuses naissances de jumeaux après fivete car, pour augmenter les chances de succès, on place plusieurs embryons en même temps. Or, ce sont les grossesses gémellaires qui entraînent une grande prématurité et la naissance accrue d'enfants de petits poids.

Quant à l'accouchement proprement dit, si le taux de césariennes a été très élevé au début de la fivete, c'est pour une bonne part dû aux angoisses de l'accoucheur. La méthode est aujourd'hui entrée dans les mœurs médicales et l'on voit le taux de césariennes diminuer, tout en restant légèrement supérieur à celui de l'ensemble de la population.

En un mot, il n'y a pas de conseils spéciaux pour cette grossesse. Les deux jours où l'embryon d'un dixième de millimètre a séjourné au laboratoire n'entraînent aucune conséquence médicale particulière pour l'accouchement.

■ L'état des nouveau-nés conçus par procréation médicalement assistée est le même que celui des nouveau-nés conçus naturellement. Vous vous interrogez sans doute : qu'en est-il des enfants nés après fécondation *in vitro* ? Et qu'en est-il des

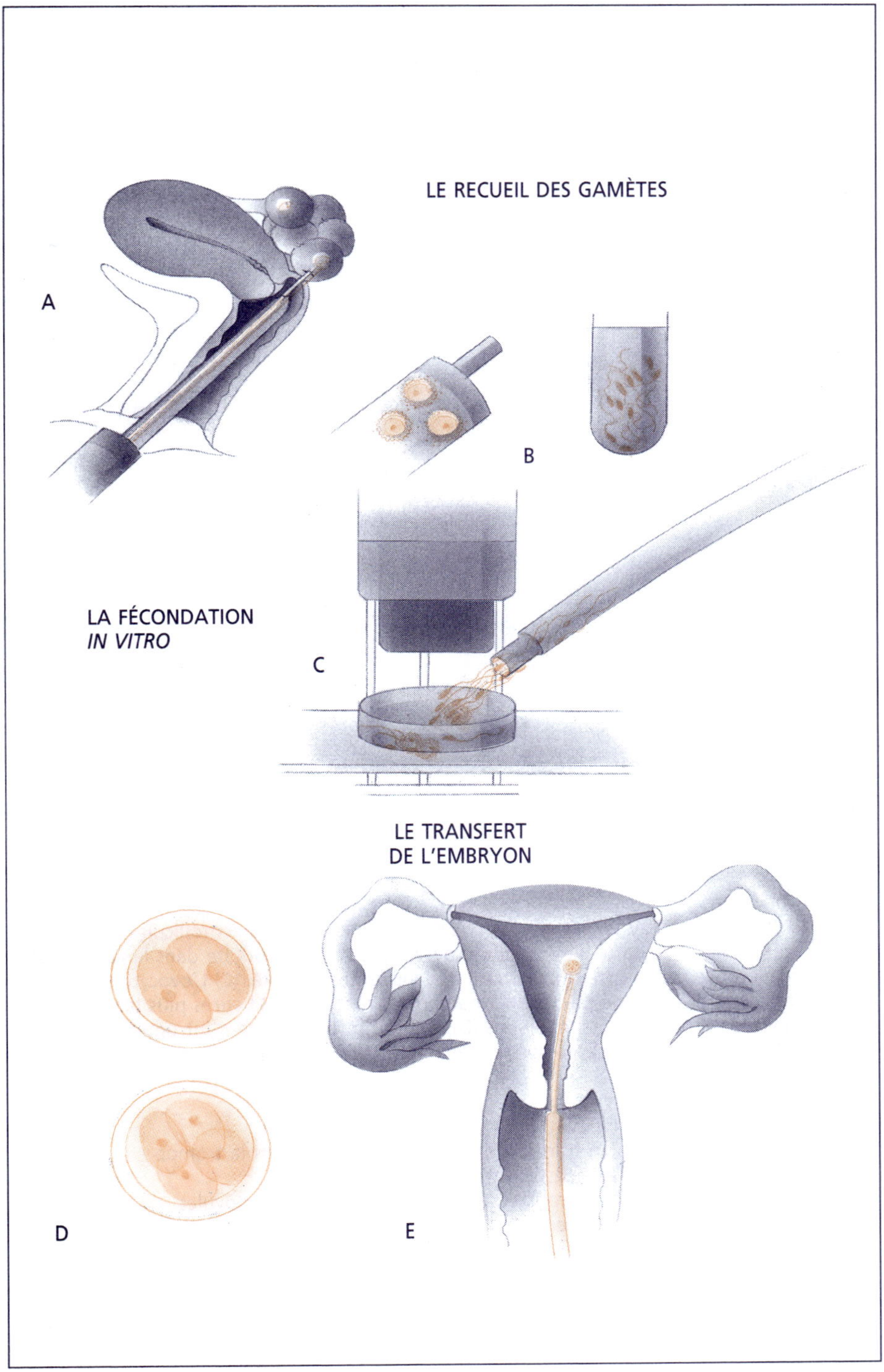

La procréation médicalement assistée (1)

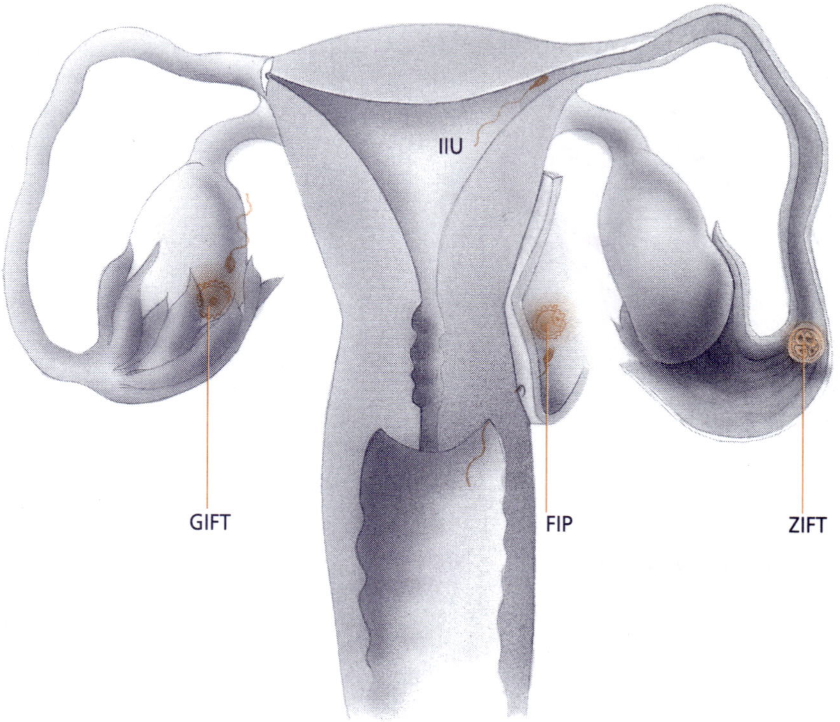

1. LA FÉCONDATION *IN VITRO*. (A) Les ovaires porteurs de plusieurs follicules sont ponctionnés par voie naturelle (sonde échographique fine introduite dans le vagin). (B) Le sperme est recueilli, après masturbation, dans un tube stérile. (C) L'ovocyte est repéré au microscope et inséminé par les spermatozoïdes réactivés. 48 heures plus tard apparaissent un ou plusieurs embryons (D), qui seront délicatement introduits, par l'intermédiaire d'une petite sonde, dans la cavité utérine (E).

2. TECHNIQUES APPARENTÉES
ZIFT : Zygote intra Fallopian transfer (en anglais), transfert dans la trompe d'un ou plusieurs œufs fécondés in vitro.
GIFT : Gamets intra Fallopian transfer, transfert dans la trompe d'ovules et de spermatozoïdes préalablement recueillis *in vitro.*
FIP : Fécondation intrapéritonéale, les gamètes sont déposés dans le péritoine, la fécondation se faisant naturellement dans la trompe.
IIU : Insémination *intra utero*, le sperme est déposé dans la cavité utérine, l'ovocyte suit son parcours naturel.

La procréation médicalement assistée (2)

enfants nés après un stade de congélation embryonnaire ? Mon expérience personnelle, qui date de 1982 pour le premier bébé-éprouvette et de 1986 pour le premier nouveau-né après une période de congélation embryonnaire, ne m'apporte aucune inquiétude. Je n'ai constaté aucune différence entre ces enfants et leurs camarades de promotion, ils ont toutes les caractéristiques des enfants désirés. En 1995, près de 75 000 enfants sont déjà nés par fécondation *in vitro* dans le monde, dont près de 1 000 après un stade de congélation embryonnaire. Avec dix années de recul, les différentes réunions d'experts internationaux ont relevé un taux de complications et de malformations comparable à celui trouvé dans la nature, dans une population témoin.

Les feux des médias s'éteignent peu à peu sur ces nouvelles méthodes de procréation artificielle qui ont fait reculer la stérilité, mais les recherches continuent pour améliorer les résultats toujours insuffisants et le vécu encore pesant de ces traitements.

Les grossesses de jumeaux

Il y a seulement une vingtaine d'années, les femmes apprenaient qu'elles attendaient deux bébés dans les derniers mois de leur grossesse, et même parfois le découvraient lors de l'accouchement. Actuellement, le diagnostic de grossesse gémellaire est fait plus tôt grâce à une meilleure surveillance médicale et plus particulièrement grâce à l'échographie qui permet, dès la 7e semaine, d'apporter la certitude de jumeaux ou de l'infirmer.

La fréquence des grossesses gémellaires est de 1 % à 2 % des naissances, soit près de 10 000 naissances par an en France, ce qui est loin d'être négligeable. La prédisposition à la grossesse gémellaire se transmettrait selon les lois de l'hérédité, mais aujourd'hui il existe une augmentation artificielle du nombre de jumeaux due aux traitements de la stérilité qui utilisent des inducteurs de l'ovulation favorisant les multi-ovulations (près de 20 % des grossesses gémellaires).

« Deux d'un coup » plairaient à beaucoup de futures mères, certaines femmes iraient même jusqu'à provoquer cette éventualité. Mais, à l'inverse, l'annonce d'une grossesse gémellaire peut susciter quelques appréhensions. Donnons tout d'abord quelques points de repère.

Les faux jumeaux

Les faux jumeaux (grossesse diamniotique ou dizygote : di- car il y a deux œufs) sont issus de deux œufs distincts qui proviennent de la fécondation de deux ovules différents par deux spermatozoïdes différents au cours du même cycle menstruel. Chaque bébé a son placenta propre et sa poche des eaux complète. Les deux placentas sont distincts même s'ils peuvent apparaître à l'échographie comme une masse unique. Les enfants sont soit du même sexe, soit de sexe différent, mais leur patrimoine génétique est de toute façon aussi différent que celui d'un frère ou d'une sœur non jumeaux. Après la naissance, à l'examen du placenta, on retrouvera deux circulations sanguines totalement indépendantes, et quatre membranes (deux amnios et deux chorions dans la cloison qui sépare les œufs). Les grossesses dizygotes (faux jumeaux) sont beaucoup plus fréquentes que les grossesses monozygotes (vrais jumeaux). Les faux jumeaux se développent simultanément, côte à côte, mais séparément. À la naissance, ces enfants peuvent se ressembler, ou être aussi dissemblables que des frères et sœurs d'âge différent, alors que les vrais jumeaux sont de véritables sosies.

Les vrais jumeaux

Les vrais jumeaux (grossesse monozygote ou uniovulaire) sont issus d'un même œuf, c'est-à-dire qu'un seul spermatozoïde a fécondé un seul ovule. Mais, au cours de ses 15 premiers jours de vie, l'œuf s'est divisé en deux parties égales, qui ensuite se développent chacune pour son propre compte. Selon la date de cette division, les membranes et le placenta peuvent être communs ou séparés, si bien que les bébés vrais jumeaux peuvent être dans deux poches amniotiques différentes ou bien dans la même. En revanche, ils ont le même patrimoine héréditaire, et sont donc toujours du même sexe.

Vrais et faux jumeaux n'ont pas le même développement ; les vrais jumeaux sont plus souvent sujets à complications médicales que les faux. Un seul placenta signifie que la source d'approvisionnement est commune pour les deux enfants. Si la surface de circulation sanguine qui leur est attribuée sur le placenta est identique, leur croissance va être semblable ; par contre, en cas de déséquilibre, l'un des jumeaux reçoit davantage de sang, et cela se traduit par une différence de corpulence entre les deux bébés. Celui qui donne sa part (le transfuseur) est plus petit en taille et en poids que celui qui reçoit (le transfusé), plus gros, plus dodu. Ce déséquilibre est fréquent et aboutit, à la naissance, à une différence de centaines

VRAIS JUMEAUX

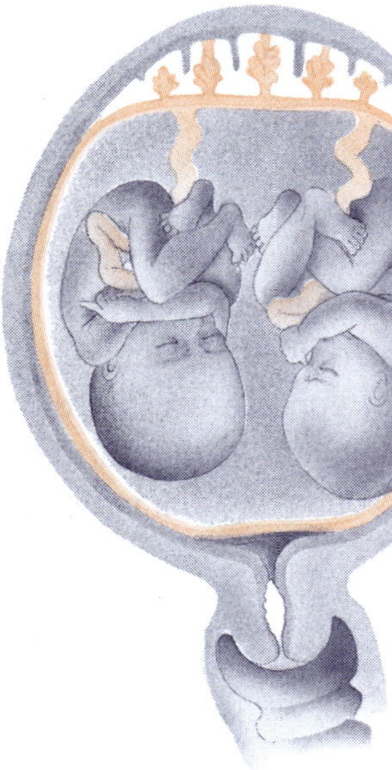

FAUX JUMEAUX

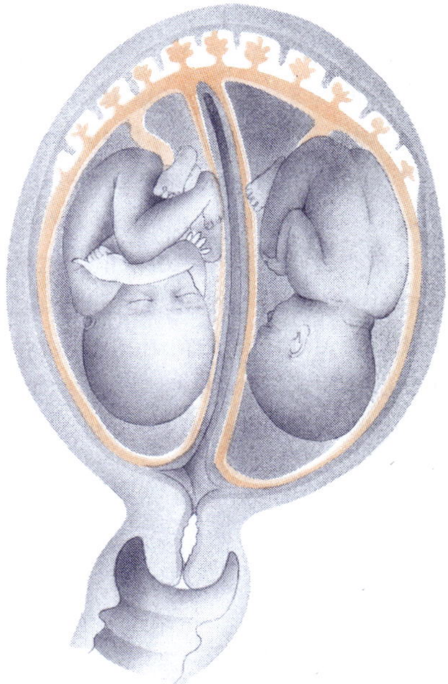

VRAIS JUMEAUX :
les deux bébés, de même sexe, sont dans la même poche des eaux, nourris par le même placenta.

FAUX JUMEAUX :
chaque bébé est bien individualisé — sexes différents.

VRAIS OU FAUX ?
Dans des poches des eaux distinctes mais avec un seul placenta, les bébés ne peuvent être distingués que par l'étude des membranes (deux ou quatre) qui les entourent. Parfois il est même nécessaire d'analyser leurs groupes sanguins et tissulaires.

VRAIS OU FAUX JUMEAUX ?

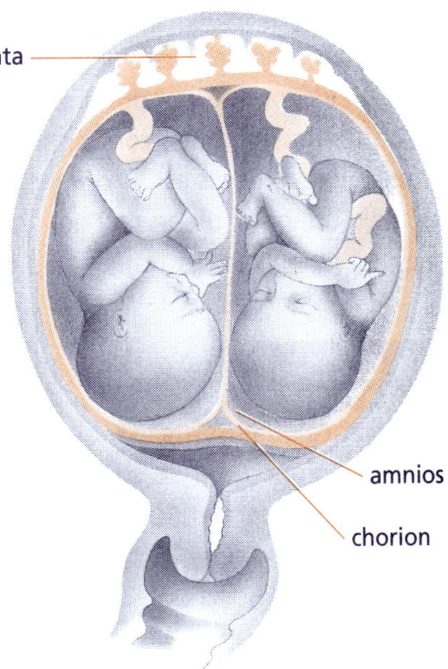

Vrais et faux jumeaux

de grammes, voire d'un kilo et plus. Dans tous les cas, une surveillance médicale clinique et échographique tous les 15 jours à partir de la 28e semaine est indispensable. En effet, si l'un des jumeaux est d'une taille nettement insuffisante, on peut décider de faire naître vos enfants avant le terme, afin d'éviter que ce déséquilibre n'entraîne des risques pour le plus petit des deux.

Lorsque la division de l'œuf initial est tardive, alors que la cavité amniotique est déjà constituée, les vrais jumeaux se développent dans la même poche des eaux. Cette situation, heureusement rare, peut être source de complications. L'échographie permet de constater s'il existe une poche ou deux en visualisant la cloison (appelée signe du lambda) qui les sépare. Elle permet parfois également de préciser l'existence d'une ou de deux masses placentaires, et donc de vrais ou de faux jumeaux. Deux placentas séparés et deux poches indiquent à coup sûr de faux jumeaux ; les autres cas de figure sont plus sujets à caution : il faudra attendre la délivrance à la naissance.

Le déroulement des grossesses gémellaires

Quel que soit le type, vrais ou faux jumeaux, le risque de prématurité est plus élevé que dans une grossesse unique du fait de la surdistension de l'utérus. C'est un « défaut de pointure » puisque l'utérus de la femme n'est pas conçu pour contenir plusieurs enfants, contrairement à celui de certains mammifères. Cette surdistension de l'utérus est à l'origine de petits troubles : gêne respiratoire, envie fréquente d'uriner, douleurs costales, impression d'étirement de la peau et surtout fatigue. Les vitamines, les traitements contre l'anémie sont conseillés.

Mon conseil

La croissance de l'utérus est telle qu'il a une taille de 9 mois dès le 6e mois ; on conçoit donc qu'il se contracte facilement. Je vous conseille de diminuer vos activités ménagères et professionnelles dès les premiers mois de la grossesse.

■ À partir de la 20e semaine au plus tard, une vie calme avec du repos, sans activité professionnelle, sans longs transports est nécessaire ; il ne faut pas hésiter à mettre à contribution vos parents et votre conjoint. Seul un aménagement de votre vie quotidienne vous permettra de vivre cette fin de grossesse à peu près normalement.

■ À partir du 6e mois, je préconise une surveillance plus intensive de ces grossesses : une consultation tous les 15 jours pour apprécier la prise de poids, la tension artérielle, l'albumine. Les échographies seront ici fréquentes, car elles renseigneront sur la croissance des bébés et leur différence éventuelle. Cette surveillance peut être également effectuée en association avec une sage-femme à domicile, s'il en existe une dans votre région.

■ En fin de grossesse, redoublez de précautions, afin d'atteindre la date de 37 semaines qui met les enfants quasiment à l'abri de tout problème respiratoire.

Je propose volontiers de déclencher l'accouchement des grossesses gémellaires à partir de la 39e semaine. À ce stade, la fatigue et la gêne maternelles sont souvent importantes, et les bébés n'ont pas grand-chose à gagner à poursuivre leur vie *in utero* ; en les faisant naître on leur évite plutôt les problèmes dus à d'éventuels déséquilibres de transfuseur-transfusé ou liés à une insuffisance du placenta. De plus, aussi bien le couple, la famille que l'équipe médicale peuvent se préparer à accueillir les enfants un jour J, prévu un peu à l'avance, plutôt qu'à l'improviste.

Le vécu de la grossesse gémellaire

La grossesse gémellaire est plus facilement acceptée s'il y a des antécédents de jumeaux dans la famille ou si la future mère a suivi un traitement de la stérilité. Mais il arrive qu'elle soit difficilement admise, par exemple si la famille est déjà relativement nombreuse, ou lorsque le diagnostic en est fait tardivement.

Durant cette grossesse, vous vous souciez de différencier les deux bébés quand ils seront nés : « Je les baignerai dans deux eaux différentes avec un gant et une serviette pour chacun. » Vous voyez deux chaises, deux baby-relax, deux couverts, deux assiettes différentes. Déjà, vous individualisez celui qui remue beaucoup ou qui remue moins, celui qui donne des coups de pied dans les côtes, celui qui donne des coups de pied plus bas. Dans l'ensemble vous vous posez plus de questions pour leur avenir si l'on diagnostique deux sexes identiques, qui peuvent être le signe de vrais jumeaux : vous préféreriez qu'on vous annonce à l'échographie qu'il s'agit d'un garçon et d'une fille.

L'autre préoccupation est la recherche des prénoms : c'est un véritable casse-tête, car il faut trouver au moins quatre prénoms si l'on ne connaît pas les sexes.

Vous envisagez l'avenir lointain plus facilement que l'avenir proche car vous avez du mal à imaginer les nouveau-nés et le travail intensif qui vous attend. « Va-t-on les mettre dans la même classe ? Vont-ils faire le même sport ? Vont-ils choisir des loisirs identiques ? » Vous vous posez ces questions à long terme, mais il faut d'abord songer au court terme : allez-vous les allaiter ? Cela entraîne entre 12 à 15 tétées par 24 heures, et pourtant, plus les enfants sont petits, plus ils ont besoin de votre lait. Vous produirez la quantité de lait nécessaire si la mise au sein se passe normalement. Rien n'empêche d'allaiter des jumeaux, sauf la charge et la fatigue que cela représente ; de ce fait beaucoup choisissent l'allaitement artificiel.

Mon conseil

Il y a donc au moins une certitude pour le retour à la maison, il faut que vous soyez aidée. Que le père prenne quelques jours de congé, que la famille ou une aide ménagère puisse vous soulager, car vous en aurez besoin. L'idéal serait que vous puissiez vous ménager une nuit sur deux et faire la sieste les après-midi, afin de vous permettre une approche plus détendue de vos bébés.

Le souci primordial des mères de jumeaux est de donner le même temps et les mêmes soins aux deux : « donner une caresse à l'un et à l'autre », « donner le biberon en même temps quand ils pleurent ». Souvent vous devenez particulièrement ingénieuse, vous trouvez des astuces, par exemple de caler les enfants entre les oreillers de manière à donner les biberons simultanément, et plus tard de donner la bouillie avec une seule assiette et une seule cuillère. Toutes ces indications pour vous signaler que cette relation maternelle à trois est vraiment particulière et qu'il est bon de profiter de l'expérience des autres. Il existe dans ce but des associations de parents de grossesses multiples avec lesquelles je vous conseille vivement de prendre contact si vous vous sentez quelque peu démunie (voir p. 756)

Encore un mot sur les suites de couches : la remise en forme physique est doublement importante car votre fatigue aura été grande, les muscles et la peau très distendus, au point de laisser parfois quelques séquelles cutanées dont vous pourrez vous occuper plus tard. La chirurgie esthétique peut s'envisager dans certains cas.

Les grossesses multiples

■ Les grossesses triples peuvent provenir d'un, de deux ou de trois ovules et peuvent donner vie à de vrais ou de faux triplés. Plus il y a de fœtus, plus le risque d'accouchement prématuré est grand. Les précautions classiques doivent donc être respectées avec une grande rigueur, en particulier le repos s'impose, avec souvent une hospitalisation à mi-grossesse pour accélérer, par un traitement à base de corticoïdes, la maturation pulmonaire des fœtus qui risquent de naître prématurément.

■ Les grossesses quadruples ou quintuples (dont la fréquence augmente du fait de traitements inducteurs de l'ovulation mal contrôlés) peuvent nécessiter un avortement médical partiel en fonction du contexte de cette grossesse, de votre âge, de votre taille et de votre situation de couple. Cet avortement partiel (réduction embryonnaire qui permet par exemple de passer d'un chiffre de 4 ou 5 à 2) lorsque aucun des embryons ne présente d'anomalies et qu'il s'agit uniquement d'un problème de nombre pose toujours un véritable cas de conscience et n'est pas sans risques pour les fœtus restants.

La femme épileptique

Certaines précautions sont à prendre : il ne faut pas modifier le traitement antiépileptique si la maladie est stabilisée mais associer une prescription d'acide folique, de vitamine D et de vitamine K pendant la grossesse. Le recours à l'amniocentèse est inutile mais la surveillance échographique doit être sérieuse.

La femme atteinte de la maladie périodique

Maladie de système atteignant particulièrement les femmes jeunes, d'origine israélite ou arménienne, elle nécessite un traitement au long cours à la colchicine. La prise de ce traitement ne nécessite pas d'amniocentèse systématique comme on a pu le croire un temps.

La grossesse peut aussi se compliquer

Les pertes de sang en début de grossesse

Les saignements en début de grossesse ne sont pas rares. Ils ne signifient pas automatiquement qu'une fausse-couche est en train de se préparer. Le plus souvent ils s'arrêtent rapidement. Rappelez-vous que 20 % des grossesses qui vont normalement à terme ont présenté des saignements au cours de leur évolution. Rouge vif au début, les pertes sanguines s'assombrissent jusqu'à devenir brun foncé quelques jours plus tard.

Quelle que soit la quantité (quelques taches découvertes sur le slip ou un saignement plus abondant) votre réflexe doit être le même : arrêter vos activités, vous mettre au repos, allongée, et prévenir votre consultant.

Par un simple examen au spéculum, le praticien voit immédiatement si une inflammation du col ou du vagin est responsable du saignement. Lorsque le sang provient de l'intérieur de l'utérus, le praticien ne peut d'emblée en déceler la cause. Il demande des dosages d'hCG, dont le résultat obtenu le jour même est un bon reflet de l'évolution de la grossesse, mais le plus précieux est le résultat de l'échographie. C'est ce dernier examen qui va lever l'incertitude.

L'échographie montre que l'œuf évolue bien. S'il est bien situé dans l'utérus (et non dans la trompe), il n'y a aucune raison de craindre une grossesse extra-utérine. L'échographie permet parfois de retrouver la cause du saignement. Il arrive que le placenta s'insère près du col ou sur lui. Quelques contractions ou les simples modifications du volume de l'utérus ont provoqué des tiraillements qui ont entraîné un décollement minime du placenta, suffisant pour faire saigner, mais sans gravité.

Quelquefois, c'est la découverte d'un deuxième œuf à côté du premier qui attire l'attention ; il est petit, sans mouvement cardiaque enregistrable. C'est un jumeau en voie d'élimination (le *vanishing-twin* en anglais médical). L'échographie a montré la fréquence de ces grossesses gémellaires à l'origine de certains saignements jusque-là inexpliqués. Cette éventualité s'accompagne habituellement de la poursuite de la grossesse.

Mais il arrive que l'échographie soit tout à fait normale, ne livrant alors aucune explication. Ces saignements peuvent survenir à la date anniversaire de vos règles (ou plutôt à la date qui aurait été celle de vos règles). Un écoulement sanguin de faible abondance apparaît sans autre forme de procès, comme si l'utérus se souvenait...

Les saignements en début de grossesse

— Les saignements en début de grossesse sont fréquents. Qu'ils soient abondants ou pas, mettez-vous au repos et prévenez votre médecin.
— Lors de la consultation, il verra s'il s'agit d'une inflammation du col ou du vagin et prescrira certainement une échographie.
— Si l'œuf est situé dans l'utérus, il n'y a pas lieu de craindre une grossesse extra-utérine.
— Il peut s'agir quelquefois d'un œuf jumeau en voie d'élimination.
— Un écoulement sanguin peu abondant peut survenir à la date anniversaire des règles.

La fausse-couche du premier trimestre

Parfois, l'ensemble des examens échographiques et de laboratoire fait penser qu'il y a un risque de fausse-couche.

Que faire en cas de risque de fausse-couche ?

Avant tout vous reposer pour passer ce cap difficile. Selon l'avis de votre médecin, des sédatifs ou de la progestérone peuvent diminuer la contractilité utérine, mais, à ce stade, la médecine a peu de possibilités d'action. Elle compte les points que la nature a distribués. Ce sera donc pour vous une période d'incertitude, relativement angoissante, car, en dehors de l'échographie ou de la recherche des bruits du cœur après 12 semaines de grossesse, peu d'éléments objectifs sont capables de vous rassurer définitivement, sauf le temps. Le plus souvent ces trois premiers mois s'achèvent bien et le risque s'éloigne.

Les causes des fausses-couches du premier trimestre

Il arrive que l'échographie révèle l'absence de battements cardiaques. À l'évidence, la grossesse est arrêtée. On peut même découvrir un œuf clair, c'est-à-dire un œuf non fécondé ; seul le futur placenta s'est développé, sans qu'il y ait d'embryon, donnant l'illusion d'une grossesse. Il peut exister une malformation utérine qui sera révélée plus tard par un examen radiologique de l'utérus ; une insuffisance hormonale dont la preuve est difficile à faire, car un niveau hormonal effondré peut succéder à l'arrêt de grossesse sans en être la cause. Un œuf de mauvaise qualité est l'explication la plus fréquente : c'est un accident salutaire, puisqu'il a évité la poursuite d'une grossesse anormale.

En cas de fausse-couche spontanée, l'attitude préconisée est d'attendre que l'œuf s'évacue spontanément, car il n'y a aucun risque d'infection. Cependant, si l'évacuation tarde trop (une prise de progestérone à haute dose en début de grossesse retarde l'évacuation utérine), il faudra se résoudre à faire une aspiration du contenu de l'utérus. On peut aussi faire appel à des médicaments comme les prostaglandines ou, plus récemment, le RU 486.

On pratique rarement l'analyse chromosomique des débris ovulaires, car on sait maintenant que dans la majorité des cas « l'œuf n'était pas bon », étant porteur d'anomalies chromosomiques. Cela ne préjuge en rien des grossesses ultérieures, sauf si les fausses-couches se répètent, constituant alors une véritable maladie abortive où l'organisme maternel rejette l'embryon comme un corps étranger. En effet, la moitié embryonnaire d'origine paternelle pourrait être considérée comme un agent étranger pour la mère. Mais des mécanismes immunologiques complexes font que normalement la grossesse est tolérée. L'œuf n'est pas rejeté, mais au contraire accueilli – sauf dans certaines circonstances où ce mécanisme de tolérance fait défaut. Ces avortements d'ordre immunologique ne sont pas liés à des anomalies chromosomiques. Des recherches sont en cours dans ce domaine, qui échappe encore à une compréhension totale.

À retenir

— Lorsque l'échographie révèle l'absence de battements cardiaques, la grossesse est arrêtée. Un œuf de mauvaise qualité est l'explication la plus fréquente.
— S'il y a fausse-couche spontanée, on peut soit attendre que l'œuf s'évacue spontanément, soit utiliser des médicaments, soit faire une aspiration du contenu de l'utérus.
— Cela ne préjuge en rien des grossesses ultérieures, sauf si les fausses-couches se répètent.

La grossesse après pilule ou sur stérilet

Pas de crainte sur l'enfant à venir si vous avez pris la pilule alors que vous ignoriez être enceinte. Si vous êtes enceinte le cycle succédant l'arrêt de la pilule, là encore pas d'inquiétude pour bébé. Une fois passé trois mois en effet, le seul risque (et c'est pourquoi votre médecin vous conseille d'attendre un ou deux cycles après l'arrêt de la pilule) c'est que l'ovulation soit défaillante et que l'œuf ne tienne pas.

Si vous êtes enceinte sur stérilet, votre médecin l'enlèvera au cours de l'examen gynécologique si son fil est encore accessible (risque de fausse-couche incontournable). Si par contre il est remonté dans l'utérus et ne constitue plus un risque infectieux, il n'interviendra pas.

La grossesse extra-utérine

La grossesse extra-utérine nécessite presque toujours une intervention chirurgicale. L'œuf s'est arrêté en chemin et se développe dans la trompe au lieu de poursuivre son trajet jusqu'à l'utérus ; la trompe ne pouvant se dilater va très vite se fissurer, provoquant une hémorragie interne. Ces saignements s'accompagnent de douleurs.

Mon avis

Prise à temps, la grossesse extra-utérine peut aujourd'hui être opérée sans que le ventre soit ouvert (par cœlioscopie).

Selon les cas, la trompe pourra être conservée ou supprimée ; mais cette ablation ne conduit pas à la stérilité, puisque avec une seule trompe on peut encore avoir des enfants naturellement. Si vous n'avez plus aucune trompe, on pourra faire appel à la fécondation *in vitro*.

Actuellement se développe une possibilité de traitement médical par injection *in situ* sous contrôle échographique, ou en intramusculaire de médication spécifique (métothrexate).

Les pertes de sang des deuxième et troisième trimestres

En dehors d'une irritation du col lui-même, la cause la plus fréquente des saignements du 2e trimestre est un placenta bas-inséré. Cette insertion particulière favorise le saignement, car le placenta se décolle facilement lorsque l'utérus se contracte.

Qu'est-ce qu'un placenta bas-inséré ?

Grâce à l'échographie, on a constaté qu'au début de la grossesse le placenta (trophoblaste) se greffe souvent dans la moitié inférieure de l'utérus, et pas seulement dans le fond comme ce sera le cas plus tard. Habituellement, cette insertion basse ne provoque aucun problème : l'utérus, en s'étoffant, va se développer en hauteur et entraîner le placenta dans son mouvement ascensionnel. Il n'y aura donc ni décollement ni saignement. Autrement dit, un placenta bas-inséré en début de grossesse est un phénomène normal, comme il est normal qu'il monte dans l'utérus au fur et à mesure que les mois passent. Mais près du col, le muscle utérin est moins épais. Quelques contractions, même faibles, peuvent décoller légèrement le bord inférieur du placenta en provoquant un petit saignement. Un écoulement léger ne menace pas la vitalité du bébé, l'ensemble du placenta restant parfaite-

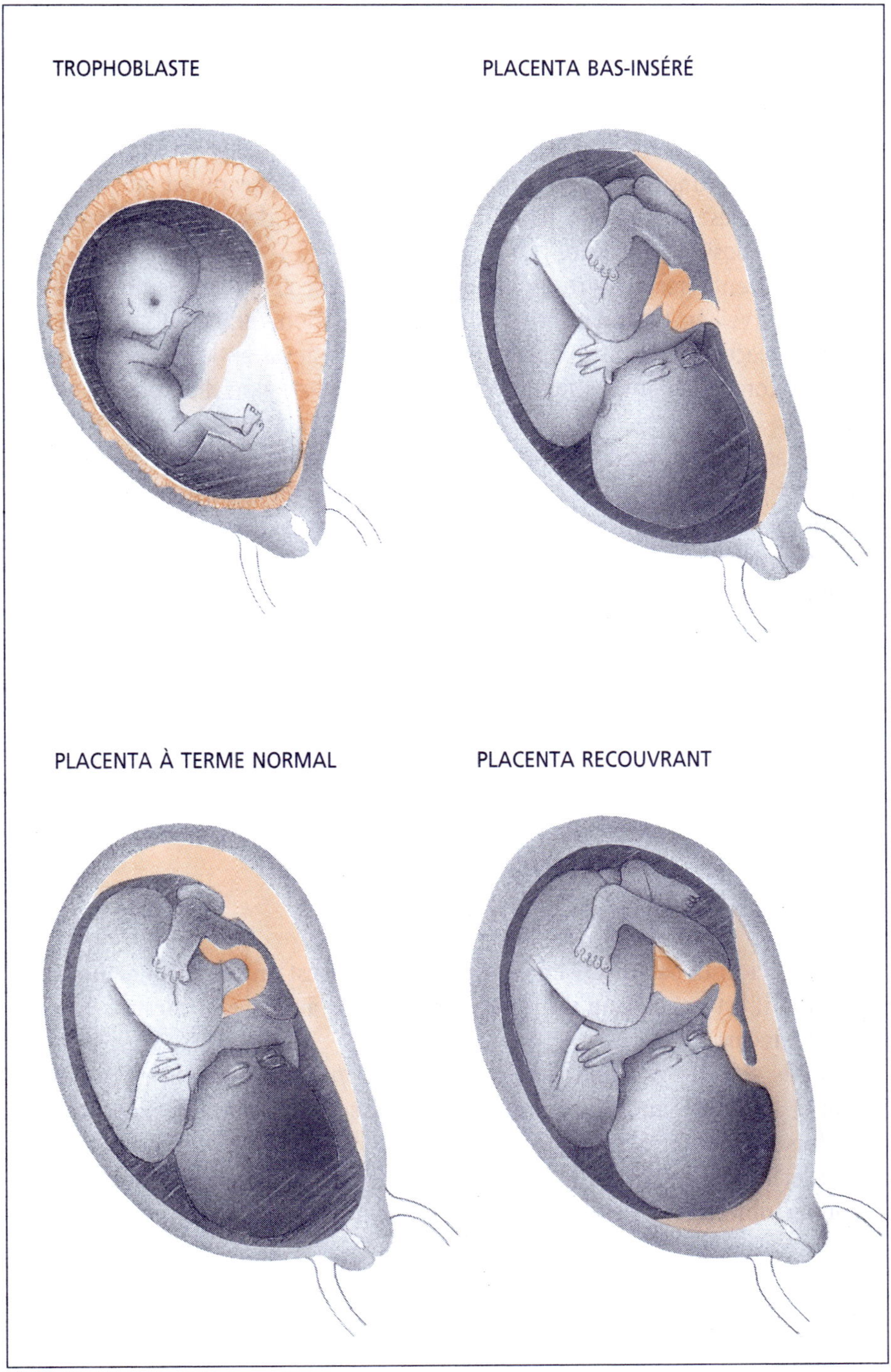

Position du placenta

ment fonctionnel. La conséquence immédiate pour vous est le repos total, et la prise de médicaments décontractant le muscle utérin, éventuellement associés à un traitement hormonal de soutien de la grossesse jusqu'à ce que vous ne saigniez plus. Quelque temps plus tard, une nouvelle échographie montrera un placenta ayant migré plus haut dans l'utérus et s'étant fixé dans une zone plus épaisse, insensible aux contractions, et dont il ne se décollera plus qu'au moment de la délivrance. C'est la situation habituelle. Plus de 90 % des placentas bas-insérés migrent en position normale.

Si le placenta persiste à rester bas-inséré, près du col, la fin de la grossesse doit être très surveillée, parfois assortie d'une hospitalisation, car il peut saigner à nouveau. Le placenta se trouve « devant la route » (*praevia* en latin). Il peut même recouvrir complètement l'orifice interne du col : on parle alors d'un placenta recouvrant.

Ce diagnostic ne peut être retenu qu'après le 7ᵉ mois, car auparavant sa position n'est pas définitive. Des contractions utérines risquent d'ouvrir le col et peuvent décoller un placenta inséré « en pont » sur les berges du col utérin et entraîner une hémorragie, parfois très importante. Un vrai placenta *praevia* est donc une situation qui impose une hospitalisation prolongée en fin de grossesse. À terme, le placenta ainsi positionné empêche le passage du fœtus, ce qui nécessiterait de pratiquer une césarienne.

Cette dernière éventualité reste rare : l'insertion basse du placenta demeure le plus souvent un phénomène transitoire, en cours de grossesse, il n'y a donc pas lieu de prévoir systématiquement une césarienne à terme, puisque la situation du placenta est loin d'être définitive.

À retenir

— Un placenta bas-inséré en début de grossesse est un phénomène normal, comme il est normal qu'il monte dans l'utérus au fur et à mesure que les mois passent.

— Mais si cette position persiste (placenta *praevia* ou placenta recouvrant) après le 7ᵉ mois, la fin de la grossesse sera très surveillée, nécessitera parfois même une hospitalisation.

— L'échographie du col utérin est de plus en plus pratiquée et permet une donnée objective sur la longueur et l'évasement du col.

La béance du col

Certains cols de l'utérus sont ouverts soit par malformation, soit à la suite de dilatation forcée (après une aspiration endo-utérine). On dit alors qu'il y a une « béance du col » : le col ne pourra pas jouer son rôle de verrou jusqu'à la fin de la grossesse. Afin de le maintenir fermé pendant la grossesse il est possible de le cercler.

« Qu'est-ce qu'un cerclage ? »

Le cerclage consiste à faufiler un fil de nylon autour du col pour le fermer, bien serré comme une bourse dont les cordons sont tirés. Ce cerclage doit être fait avant le 4e mois de grossesse pour être le plus efficace. C'est une opération simple sans danger pour le bébé.

Habituellement pratiqué sous anesthésie générale, je propose pour ma part, de le réaliser sous anesthésie locale. Ce geste médical, certes

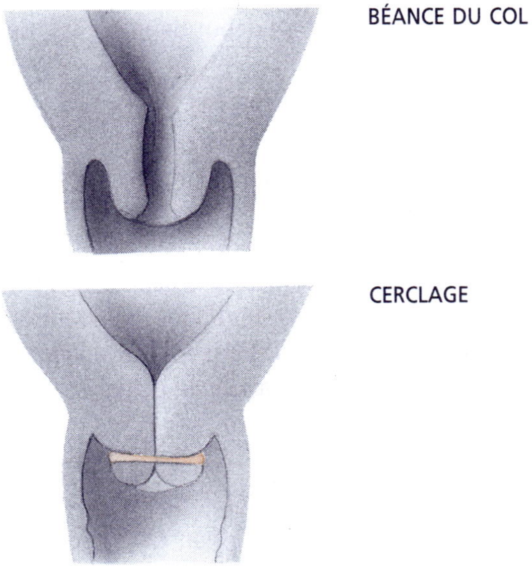

Le cerclage prévient les risques de naissance prématurée.

Cerclage du col utérin

inconfortable pour vous, mais bref et non douloureux, permet une sortie quelques heures plus tard. Le fil sera enlevé très facilement au cours d'un simple examen gynécologique en consultation, un mois avant la date présumée de l'accouchement, soit un peu avant la 37e semaine. Le cerclage du col est une technique qui fut très en vogue, mais qui aujourd'hui est réservée aux seules béances avérées. Les béances du col importantes non traitées peuvent aboutir à des avortements tardifs du 2e trimestre, mais ne sont pas responsables des fausses-couches des trois premiers mois.

Les contractions

« Des contractions de l'utérus ? Moi, je ne sens rien. »

« Des contractions, c'est quand le ventre durcit ? Oui, j'en ai le soir. »

« Des contractions ? J'en ai chaque fois que je change de position, chaque fois que mon bébé bouge. »

« Il m'arrive d'avoir des douleurs comme lorsque j'attends mes règles, est-ce normal ? »

« J'ai eu beaucoup de contractions au début de ma grossesse et ensuite presque pas. »

« J'en ai tellement que je me demande parfois si je ne suis pas en train d'accoucher sans le savoir ! »

Telles sont quelques-unes des paroles que j'entends le plus fréquemment à ce sujet, qui suscite en vous de nombreuses interrogations. Vous avez souvent du mal à interpréter la manière dont vous ressentez l'activité de votre utérus. La difficulté vient du fait qu'il faut considérer les contractions de l'utérus comme tout à fait normales, inévitables, voire même bénéfiques pendant la grossesse ; mais par ailleurs, on vous répète que les contractions sont très dangereuses et peuvent entraîner un accouchement prématuré. Faisons le point.

« Comment reconnaître une contraction normale ? »

« Normales » signifie qu'elles sont indolores, peu fréquentes et isolées, et cela dès le 5e mois de grossesse. Lorsque, en fin de journée, vous vous allongez sur le dos, la tête posée sur un coussin, les jambes repliées, vous pouvez palper votre ventre : normalement il est souple et vous pouvez enfoncer légèrement le bout de vos doigts. Quand survient une contraction vous ne pouvez plus le faire, l'utérus se met en boule et vous sentez sous la peau un muscle contracté comme lorsque l'on touche un biceps en plein effort. Votre utérus durcit pendant quelques secondes, puis se relâche et votre ventre redevient normal. La durée de la contraction peut être fugace (10 à 15 secondes) ou prolongée (près d'une minute). Tout cela s'est passé sans aucune douleur avec parfois une pesanteur ou une tension passagère. Les contractions utérines sont souvent confondues avec les mouvements du bébé, qui sont plus brusques et qui ne durcissent qu'une partie du ventre.

Vers le 6-7e mois, ces contractions sont plus nettes et si auparavant vous deviez mettre vos mains à plat sur votre ventre pour les identifier, l'évolution du volume de votre utérus vous permettra ensuite de les sentir sans les rechercher. Pendant les contractions, vous ne sentez plus le bébé bouger. Toutefois il n'est pas comprimé puisqu'il est environné de liquide amniotique incompressible. Une fois la contraction utérine passée, le bébé se remet à bouger, soulevant l'utérus et la peau du ventre en un point localisé.

« À quoi servent les contractions ? »

L'utérus est un muscle qui comme tous les muscles peut se contracter ; cet état se caractérise par un durcissement et par un changement de volume. L'utérus se ramasse sur lui-même, il se « rétrécit » puis se détend peu à peu. Les contractions habituelles ne sont pas néfastes et elles restent rares et indolores ; au contraire, elles aident le fœtus à se verticaliser et à disposer sa tête en bas, elles « entraînent » le bébé comme un sportif s'entraîne avant l'effort. La forme de l'utérus et celle du fœtus s'accommodent l'une à l'autre. Une fois que le bébé est dans la bonne position, les contractions normales permettent à sa tête de s'approcher de plus en plus du bassin osseux et du col de l'utérus situés à peu près au même niveau. Si, juste avant la mise en route de l'accouchement, la tête de l'infans est bien positionnée par rapport à ces deux portes osseuse et utérine, il est probable que tout se passera simplement.

« À partir de quel moment faut-il s'inquiéter ? »

Certaines femmes ont peu de contractions normales de la grossesse, à peine quelques-unes par jour ; d'autres peuvent en avoir plusieurs dizaines par jour, plus particulièrement le soir après la fatigue de la journée ou après un voyage, après un stress, après un changement de position. Une fois la cause déclenchante passée, les contractions doivent s'estomper spontanément. Mais elles peuvent survenir également à votre insu. Le plus important est de savoir si elles ont une répercussion au niveau du col ou si ce dernier reste bien fermé. Habituellement les contractions que nous venons de décrire n'ont pas de conséquences : si elles deviennent trop fréquentes, une vérification du col s'impose.

Vous devez réduire votre activité selon l'importance de vos contractions, car le passage du caractère banal à dangereux des contractions se fait insensiblement. Si vous n'y prenez pas garde en continuant vos activités : travail, transport en commun, voiture le week-end, elles risquent d'augmenter en intensité et de pousser la tête de votre bébé vers le col, qui va se raccourcir et se ramollir beaucoup trop tôt dans la grossesse.

À retenir

— Des contractions normales apparaissent dès le 5e mois de grossesse. Elles sont indolores, peu fréquentes et isolées.

— Vers le 6-7e mois, pendant les contractions, on ne sent plus le bébé bouger mais une fois qu'elles sont passées, il se meut de nouveau. En effet, l'utérus est un muscle : il se ramasse sur lui-même, se rétrécit puis se détend peu à peu.

— Si ces contractions deviennent trop fréquentes, une vérification du col s'impose et de toute façon vous devez réduire votre activité et vous reposer.

Les contractions douloureuses

Elles n'ont pas la même signification et provoquent également un durcissement de l'utérus, mais celui-ci est douloureux, évoquant des douleurs de règles, des coliques, des cisaillements en bas du ventre, parfois à la face interne des cuisses. Souvent ces contractions douloureuses s'accompagnent d'accélération du pouls, de bouffées de chaleur et sont séparées par une période de détente indolore. Les intervalles de détente se raccourcissent, tandis que les contractions, elles, deviennent de plus en plus fortes, de plus en plus longues et peuvent aboutir à l'ouverture du col. Si elles surviennent près du terme, elles sont plutôt réjouissantes, car elles annoncent l'accouchement. Si elles apparaissent avant le 8e mois (37 semaines d'aménorrhée), c'est une menace d'accouchement prématuré qui doit être jugulée. Venez rapidement consulter à la maternité pour faire le point exact de l'activité de votre utérus (enregistrement par monitoring des contractions) et de son retentissement sur le col.

Mon conseil

Avoir des contractions fait partie du déroulement normal de la grossesse, mais celles-ci doivent absolument rester indolores et n'être pas trop fréquentes. Au moindre doute, le contrôle du col s'impose.

Grossesse et fièvre

Une fièvre même peu élevée (37,5 à 38 °C le matin) n'est pas normale. Les syndromes fébriles sont dangereux quelle que soit leur origine parce qu'ils peuvent déclencher des contractions utérines (et aboutir soit à un avortement tardif, soit à un accouchement prématuré selon l'âge de la grossesse). On recherchera systématiquement une origine gynécologique, urinaire ou de la sphère ORL. Si vous avez une angine évidente ou un rhume caractérisé, vous serez traitée comme il se doit. Ce n'est pas parce que vous êtes enceinte que tous les médicaments vous sont interdits, certains antibiotiques sont tout à fait autorisés.

Mais certaines infections telles que la listériose n'ont pas de signes de reconnaissance nets. Peu fréquente, **la listériose** est une maladie bénigne chez la mère mais redoutable pour le bébé. Elle est due à une bactérie présente dans le sol, dans la végétation et dans l'eau, le listéria, transmis par les animaux domestiques (chiens, chats) ou d'élevage (vaches, moutons, volatiles). Les aliments d'origine animale peuvent être source de contamination (croûtes de fromage, œufs, lait, viande).

Les symptômes sont trompeurs et ressemblent à une poussée de grippe, mais la conséquence peut en être autrement redoutable pour l'enfant, car le bacille traverse, le placenta entraînant la naissance prématurée d'un enfant infecté, voire un décès *in utero*. Aussi, chez une femme enceinte, tout épisode fébrile mal étiqueté doit faire rechercher le listéria. Il est mis en évidence plus facilement dans le sang que dans les sécrétions vaginales ou de la gorge. Il ne faut donc pas hésiter à pratiquer les examens nécessaires pour l'identifier (prise de sang pour hémoculture), car nous disposons d'un traitement antibiotique très efficace, capable d'empêcher la contamination du bébé. Toute fièvre pendant la grossesse requiert un avis médical.

À retenir

La meilleure façon de se protéger de la listériose consiste à éviter de consommer les aliments les plus fréquemment contaminés :
— charcuterie cuite : rillettes, langue en gelée...
— crustacés, coquillages crus, poissons crus ou fumés, tarama non pasteurisé,
— viande, lardons insuffisamment cuits,
— germes de soja crus,
— aliments restés trop longtemps au congélateur,
— préférer les laits pasteurisés, UHT ou stérilisés,
— préférer les fromages pasteurisés, enlever la croûte,
— laver fruits et légumes avant de les consommer.

Pourquoi la fièvre doit vous amener à consulter

— Toute fièvre pendant la grossesse, même peu élevée, n'est pas normale et vous devez consulter. Le médecin recherchera une origine gynécologique, urinaire et de la sphère ORL. Même enceinte, vous devez être traitée.
— Une fièvre mal étiquetée doit faire rechercher la listériose dont les symptômes sont trompeurs – ils ressemblent à une poussée de grippe –, mais il faut la diagnostiquer car elle est redoutable pour le bébé. Il est d'ailleurs facile de l'endiguer par un traitement antibiotique très efficace.

L'infection urinaire

Fréquentes envies d'uriner, pesanteur de la vessie, douleurs lors de la miction doivent être signalées. Ces manifestations sont fréquentes pendant la grossesse et peuvent être simplement la conséquence de la pression de l'utérus sur votre vessie. Mais une infection urinaire se manifeste parfois seulement par de très fréquents besoins d'uriner, sans brûlures, et il n'est pas facile de faire la part du normal et de l'anormal, surtout chez les femmes sujettes aux cystites.

La réponse sera donnée rapidement. Si elle est négative, c'est uniquement le ralentissement de l'évacuation de l'urine qui est responsable de ces symptômes. Pensez-vous à boire un litre et demi à deux litres d'eau par jour ? Si le laboratoire

Mon conseil

En cas de doute et même en l'absence d'urines troubles, la règle est de faire pratiquer un examen bactériologique des urines par un laboratoire spécialisé avant tout traitement : pas d'automédication.

trouve des microbes non pas isolés, mais en concentration significative – supérieure à 10^5 –, les plus fréquents étant les colibacilles et les entérocoques, il fournira une liste des antibiotiques actifs sur cette infection et votre praticien prescrira un traitement adapté pour éliminer ces germes hébergés temporairement dans votre vessie.

Une infection urinaire ignorée ou négligée favorise l'ascension des germes vers les reins qui peuvent alors provoquer une infection grave avec fièvre élevée et douleurs lombaires importantes. Dans ce cas une hospitalisation s'impose. Après un tel incident, une surveillance bactériologique à intervalles réguliers jusqu'à la fin de la grossesse est souvent utile, afin de dépister une atteinte rénale « à bas bruit », c'est-à-dire sans symptôme évident.

Les pertes blanches anormales

Certaines femmes enceintes présentent d'abondantes sécrétions vaginales, les pertes blanches. Sous l'effet des hormones de la grossesse, les cellules du col et du vagin sécrètent plus activement. Il est donc normal d'avoir des sécrétions vaginales abondantes dès le début de la grossesse. Par contre, si les pertes s'accompagnent de démangeaisons, de brûlures ou d'une mauvaise odeur, il y a infection microbienne et un traitement est indispensable.

Si les pertes deviennent épaisses, semblables à du fromage blanc ou du lait caillé, brûlantes, il s'agit vraisemblablement d'une mycose. Si au contraire, elles sont liquides, malodorantes, bulleuses et légèrement verdâtres avec des démangeaisons, il s'agit vraisemblablement d'un parasite, le trichomonas.

Mais, habituellement, l'infection n'est pas aussi aisée à reconnaître. À des symptômes identiques peuvent correspondre des germes différents. Afin de les identifier à coup sûr, un prélèvement de laboratoire vous sera prescrit.

Ne vous traitez pas toute seule avec des ovules gynécologiques traînant dans votre pharmacie personnelle. Il faut d'abord identifier le germe puis le traiter avec un produit spécifique prescrit par votre médecin, sans quoi vous aboutirez à l'inverse du résultat souhaité : à la création de souches microbiennes résistantes.

Quelques jours après la fin du traitement, il est prudent de faire un prélèvement de contrôle pour vérifier la disparition du germe. Enfin, n'oubliez pas que votre partenaire devra également être examiné et, dans tous les cas, traité en fonction du germe découvert, même s'il n'accuse aucun trouble, car il a toutes les chances d'être porteur sain des mêmes germes et risque de vous contaminer à nouveau s'il n'est pas soigné.

J'insiste sur l'importance de traiter à temps et complètement toute infection, même apparemment bénigne, car elle peut être source de complications (menace d'avortement ou d'accouchement prématuré, risque d'infection pour la mère) et responsable d'infection néonatale toujours préoccupante du bébé.

À retenir

— S'il est normal d'avoir des sécrétions vaginales plus abondantes dès le début de la grossesse, il en va autrement si ces pertes s'accompagnent de démangeaisons, de brûlures ou d'une mauvaise odeur : dans ces cas, il y a infection microbienne.
— Ne vous autotraitez pas avec des ovules gynécologiques prélevés dans votre pharmacie personnelle.
— Il est très important de traiter à temps et complètement toute infection même apparemment bénigne et de traiter le conjoint.

La diminution des mouvements du bébé

« Je n'ai pas senti bouger mon bébé depuis 24 heures. » Les bébés ont des phases de sommeil alternées avec des moments d'activité, et vous devez le sentir bouger au moins une fois toutes les 12 heures. On dit qu'à la fin de la grossesse le bébé ne bouge plus. C'est une erreur. Un bébé qui va naître est moins à l'aise qu'un bébé de 7 mois, dont le logement est bien vaste, mais il n'y a aucune raison que le bébé à terme, plein de vitalité, soit inerte dans l'utérus. Dans cette période, surtout au cours des deux derniers mois, il faut veiller à ce qu'il se manifeste quotidiennement. Si vous pratiquez l'haptonomie comme préparation à la naissance, vous sentez nettement s'il répond à vos sollicitations.

Mon conseil

Toute diminution des mouvements du bébé paraissant anormale à la mère doit motiver une consultation à la maternité. L'éclat des bruits de son cœur, dès la pose de l'appareil, soulagera tout le monde.

Parfois, si vous avez pris un somnifère, celui-ci peut avoir un effet prolongé sur votre bébé. Activez son réveil en le stimulant, appuyez fortement sur son derrière de droite à gauche, ou de gauche à droite, il va sans doute réagir.

Fibrome et grossesse

« J'ai plusieurs fibromes, ma grossesse est-elle risquée ? »

L'utérus peut former des excroissances musculaires à l'intérieur de sa paroi. Ces boules de fibres musculaires (fibromes ou myomes) sont palpables lorsqu'elles sont d'une taille importante, et sont visibles à l'échographie. De nombreuses grossesses ne posent aucun problème malgré la présence d'un ou de plusieurs fibromes dans la paroi de l'utérus. Un fibrome petit avant la grossesse, grossit avec l'utérus au long des mois puisqu'il est fait, comme l'utérus, de fibres musculaires, et il diminuera de même après la naissance. De nombreux fibromes sont découverts par l'échographie au cours de la grossesse et seraient passés inaperçus si la sonde échographique ne s'était pas posée sur eux.

Si, au moment de la naissance, il se trouve « devant la route » du bébé *(praevia)* le fibrome peut imposer une césarienne ; mais cette situation est rarissime.

Naturellement, la taille d'un fibrome peut devenir gênante. Sa forte augmentation de volume ne lui permettant pas d'être bien irrigué, le fibrome souffre d'une nécrose interne et devient douloureux, spontanément ou lorsqu'on le touche. Un traitement par perfusion intraveineuse pour le décongestionner peut être proposé, nécessitant une hospitalisation. S'il se développe à l'intérieur de la cavité utérine et la déforme, le fibrome peut être responsable d'une fausse-couche. Si tel a été le cas, on doit alors l'enlever chirurgicalement avant d'envisager une nouvelle grossesse.

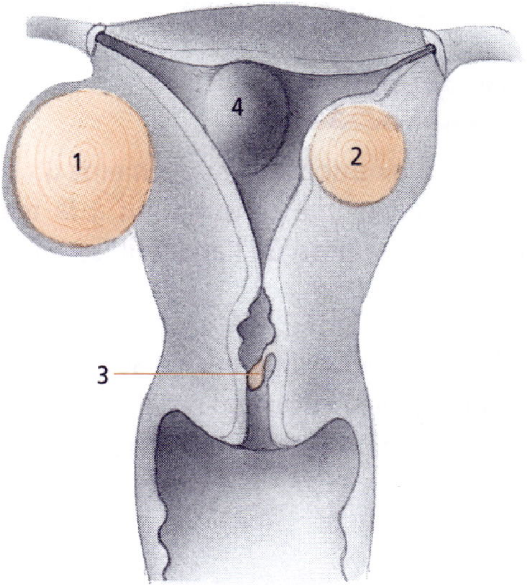

1. Fibrome se développant à l'extérieur de la cavité utérine, dans l'abdomen — il ne gêne pas l'implantation de l'œuf.
2. Fibrome modifiant la cavité utérine, empêchant une bonne nidation.
3. Polype utérin, sans gravité, mais pouvant provoquer des saignements.
4. Embryon.

Les fibromes

Kyste de l'ovaire et grossesse

« L'échographie indique la présence d'un kyste de l'ovaire, faut-il m'opérer ? » Dans le 1er trimestre de la grossesse, on constate souvent la présence d'un kyste sur l'un des ovaires. Le follicule qui a ovulé s'est transformé en une petite poche remplie de liquide, laquelle va disparaître vers le 4e mois. Il n'est donc plus question de vous opérer systématiquement, comme on l'a fait trop souvent avant de bénéficier de la surveillance échographique qui permet de suivre la disparition progressive.

Si ce kyste persiste, devient douloureux et gênant par sa taille ou son poids, on peut le vider en le ponctionnant avec une aiguille sous contrôle échographique. Cette intervention est simple et ne nécessite qu'une matinée d'hospitalisation. Les vraies opérations chirurgicales sont devenues rares pour un kyste en début de grossesse.

Les grossesses sous haute surveillance

Médicaliser la grossesse : trop ou pas assez ?

Face à l'éventualité d'accidents au cours de la grossesse, le corps médical oscille entre plusieurs attitudes. La première est de ménager la majorité des femmes enceintes dont la grossesse est normale en évitant d'évoquer les difficultés ne concernant qu'une minorité d'entre elles. Il suffirait pour mener son bébé à bon port de se fier à sa bonne étoile ou plutôt à la bonne nature...

La deuxième attitude, au contraire, agite en permanence le spectre du risque, de la complication possible. Toute femme enceinte est considérée avec méfiance, car pas assez vigilante, et son comportement risque de conduire au drame à tout moment...

Je suis en faveur d'une troisième voie : donner aux femmes enceintes l'information nécessaire leur permettant de discerner par elles-mêmes les signaux d'alerte. En effet, une complication est souvent précédée par des symptômes d'alarme, une sorte de clignotant, de carte de visite, qu'il faut reconnaître et transmettre à son médecin. Une fois envisagé, l'accident de parcours peut souvent être évité, alors que le risque méconnu est dangereux car négligé.

La prévention d'un certain nombre de risques a entraîné dans nos pays la diminution de la mortalité maternelle et infantile, ainsi que du handicap à la naissance (c'est-à-dire essentiellement des séquelles neurologiques).

La mortalité périnatale a considérablement diminué durant les dernières décennies.

Le système de réseau de périnatalité se développe ces dernières années dans notre pays. Il s'agit en cas de nécessité d'être transférée pour accoucher dans une maternité où existe un service de réanimation néonatale et/ou adulte, plutôt que de transférer l'enfant après la naissance, ce qui donne des résultats moins satisfaisants. Si l'alerte est passée ou si l'accouchement a eu lieu, le retour vers la maternité d'origine peut s'effectuer au plus vite à la joie de la famille. Ce système de réseau des différentes maternités permet le maintien de maternités de structure différente qui se coordonnent pour une meilleure sécurité.

Qu'est-ce qu'une grossesse à haut risque ?

Une grossesse « à haut risque » (GHR) est une grossesse dont les risques de complications sont connus. Elle est tout particulièrement surveillée afin d'éviter à la mère un problème médical et à l'enfant un handicap à la naissance. L'estampille « GHR » est un gage de vigilance médicale qui devrait rassurer.

Pour certaines femmes présenter une grossesse à haut risque est ressenti comme un échec personnel ou comme une contrainte énorme à laquelle elles sont obligées de se soumettre car une hospitalisation est souvent nécessaire.

Mon avis

Identifier les risques permet de les combattre. Les vraies grossesses à risque sont celles qui restent ignorées jusqu'à l'incident.

Quels risques ?

■ Pour l'enfant : il s'agit avant tout d'éviter une naissance prématurée, préoccupation première des accoucheurs, et une souffrance cérébrale avant ou pendant la naissance, génératrice de séquelles neurologiques.
■ Pour la mère : diverses maladies peuvent évoluer ou se révéler au cours de la grossesse – hypertension artérielle, phlébite, aggravation d'un diabète, par exemple.

Les causes d'entrée dans la catégorie GHR sont très variables. Deux types de circonstances peuvent se rencontrer :

— dès le début de votre grossesse, vous êtes placée sous haute surveillance parce qu'une maladie en cours ou des antécédents constituent un risque évident d'incident ;

— au cours d'une grossesse normale survient une complication inattendue, qui la transforme soudain en une grossesse à haut risque, une « GHR ».

Hospitalisation de courte durée, surveillance par explorations répétées à l'hôpital, ou encore suivi par une sage-femme ou par une hospitalisation à domicile, voilà la panoplie des réponses possibles à votre cas particulier.

Le risque reconnu à temps et la prise en charge assurée, l'évolution peut être tout à fait normale, au point que surveillance et traitement adaptés peuvent vous faire revenir dans la catégorie des grossesses quasi normales.

Les progrès de la médecine autorisent de nos jours des grossesses naguère interdites, voire impensables, car jugées trop risquées pour la mère ou pour l'enfant.

C'est le cas des grossesses chez les femmes diabétiques, après greffe rénale ou hépatique, après traitement d'un cancer, ou chez des femmes sans ovaires ; ces grossesses peuvent être menées à terme à condition d'être étroitement surveillées. Mais n'oublions pas que des situations beaucoup plus banales nécessiteront également une surveillance accrue.

Les grossesses très rapprochées

Lorsqu'une grossesse survient à moins d'un an de la précédente et que les conditions socio-économiques sont précaires, vous n'avez souvent pas eu le temps de récupérer. Il faut poursuivre les soins du premier nourrisson tout en menant à bien cette nouvelle grossesse. La fatigue risque d'être importante. Repos, alimentation enrichie, lutte contre l'anémie tenteront de faire face.

Les grossesses nombreuses

On pourrait penser que plus on accumule les grossesses, plus l'accouchement devient facile. En fait, à partir du quatrième ou cinquième accouchement, l'utérus perd de sa tonicité et le bébé peut ne pas bien s'orienter au moment de la naissance, ce qui entraîne un accouchement parfois plus difficile que prévu.

Des grossesses antérieures compliquées

Des accidents survenus lors de grossesses précédentes (accouchement prématuré, enfant mort-né ou malformé, etc.) amènent à rechercher leurs causes pour éviter qu'ils se reproduisent. La nouvelle grossesse doit faire l'objet d'une surveillance soutenue, particulièrement au moment correspondant à l'accident précédent.

Les conditions socio-économiques

Des études ont montré ce que l'on soupçonnait déjà : chez une femme enceinte qui doit accomplir en même temps un travail pénible, de longs trajets dans les transports en commun et des travaux ménagers importants, les risques de complications au cours de la grossesse sont accrus.

Le bulletin de santé du bébé in utero

La médecine moderne dispose de plus en plus de moyens d'investigation et de suivi de la grossesse. Nous avons déjà parlé du suivi de la grossesse normale et abordé les nouvelles technologies qui permettent en particulier la surveillance du bébé *in utero* ainsi que l'échographie, véritable révolution pour toutes les femmes enceintes. En faisant le rappel de ces techniques, je voudrais vous montrer quel apport, quel réconfort, quel progrès elles représentent pour celles d'entre vous qui vivent une grossesse à haut risque. Les informations qui nous parviennent sont plus nombreuses, plus fiables que jamais – et ces techniques qui sont en train de se développer se banalisent peu à peu, gagnant tous les établissements concernés.

Les dosages hormonaux

La détection des hormones sécrétées par le placenta (progestérone, œstrogène, hormone lactogène placentaire) est beaucoup moins pratiquée de nos jours, car un seul dosage n'a pas en soi de grande valeur. C'est l'évolution des dosages qui serait intéressante, mais elle n'est connue qu'au terme d'une succession de prélèvements et le résultat est souvent trop tardif. Aux dosages hormonaux, on préfère maintenant les renseignements fournis par l'échographie et par les mesures Doppler.

L'échographie

Outre la description détaillée de l'infans et ses dimensions, l'échographie peut également apporter des renseignements sur le comportement *in utero*. Chercher à connaître le bien-être, le développement neurosensoriel, tel est l'objectif de la surveillance de l'infans au cours d'une grossesse à haut risque.

- La mobilité fœtale peut être étudiée précisément. La mobilité spontanée de l'infans ou sa réponse à un stimulus extérieur, physique ou sonore, sont analysées depuis longtemps. On peut noter la fréquence des mouvements, mais également leur qualité, leur coordination, les mouvements de succion, le délié des doigts...
- Les mouvements respiratoires : Les mouvements d'élévation et d'abaissement du diaphragme sont bien visibles, ils sont épisodiques, augmentent en régularité et en durée au cours du 3e trimestre mais restent séparés par de longues périodes de calme. La présence de mouvements respiratoires est signe de bien-être, mais leur absence peut être due seulement à une observation en période de repos.
- Le mouvement des yeux : vers la fin du 2e trimestre on peut observer des mouvements rapides des globes oculaires ; si leur présence est rassurante, leur absence peut ne correspondre qu'à la période de sommeil.
- L'état de sommeil, l'état d'éveil : l'état de sommeil calme peut durer 30 à 45 minutes au cours du 3e trimestre. Pendant cette phase l'infans ne réagit pas aux stimuli. L'état d'éveil est défini par des réponses aux stimulations, par des mouvements oculaires et respiratoires et des accélérations du rythme cardiaque.

Si l'étude de la mobilité est courante, il est des études encore dans le domaine de la recherche. Nous avons vu précédemment les capacités auditives de l'infans : une stimulation sonore particulière entraîne un mouvement d'extension des membres, mais si l'on répète la même stimulation sonore une dizaine de fois, la réponse de l'infans cesse au bout de la 3e ou 4e comme s'il avait intégré le mécanisme. Seul un fœtus en bonne santé est capable de réagir ainsi ; s'il est en état de souffrance, il perd cette capacité d'habituation et il continue à répondre de la même manière à chaque stimulus.

L'exploration de la vie fœtale par l'échographie est un domaine encore nouveau ; l'observation du comportement de l'infans apporte des renseignements sur ses acquisitions sensorielles, auditives, visuelles, sensitives qui permettront sans doute dans un proche avenir de mieux définir le bien-être fœtal dans des situations dites à haut risque.

Le monitoring

Le monitoring est un appareil qui permet d'enregistrer et de surveiller pendant quelques dizaines de minutes le rythme cardiaque du bébé ; la souffrance éventuelle se traduit par certaines altérations du tracé qui seront interprétées par votre médecin.

L'amnioscopie

C'est un examen indolore qui permet de voir la couleur du liquide amniotique alors même que la poche des eaux est intacte. Elle n'est pratiquée qu'après 37 semaines, car elle comporte le risque de percer la poche des eaux et de provoquer un accouchement qui, avant ce terme, serait prématuré.

Pour cet examen, on introduit par le vagin et le col un tube ouvert à ses deux extrémités. Une extrémité est au contact de la poche des eaux et l'autre est libre en dehors de votre vulve. L'observateur va éclairer fortement l'intérieur du tube, ce qui permet de voir en transparence, à l'autre extrémité, l'intérieur de la cavité amniotique. On note la coloration du liquide habituellement clair, la présence ou non de flocons de vernix (un enduit recouvrant le bébé, dont certaines particules flottent dans le liquide amniotique) ; près du terme, les flocons de vernix diminuent, et à terme il n'y en a plus. On peut voir aussi les petits cheveux du bébé s'il se présente par la tête.

Un liquide amniotique teinté indique que le bébé a expulsé du méconium. Cette activité intestinale témoigne d'une gêne dans les échanges avec l'organisme maternel, qui peut justifier de déclencher l'accouchement.

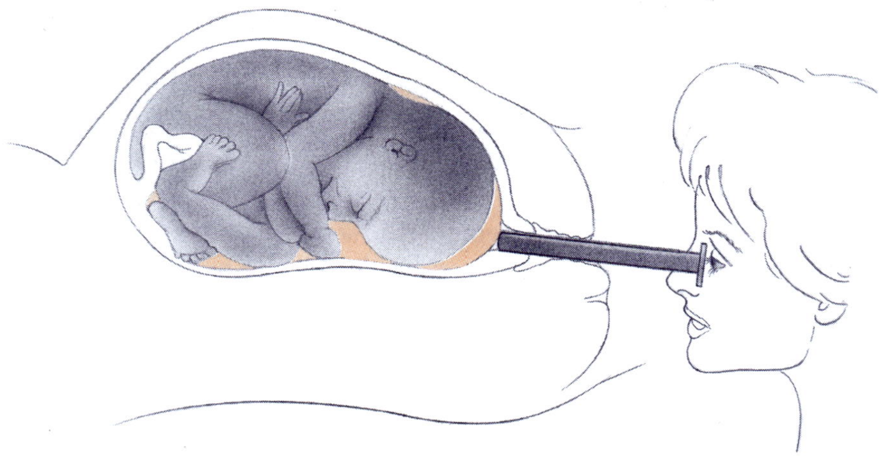

Grâce à un tube lumineux introduit dans le col utérin, le médecin peut voir et contrôler la poche des eaux.

L'amnioscopie

Comment surveiller bébé *in utero*

Les données de l'échographie, l'étude du rythme cardiaque sont des moyens non invasifs, non dangereux qui nous permettent autant de fois que cela est nécessaire d'avoir un « instantané » sur la vitalité du bébé, jusqu'alors avare de messages. S'ajoutant à l'amnioscopie (après 37 semaines), ils constituent les examens qui ont révolutionné la surveillance de la grossesse. D'autres examens peuvent êtres utiles, mais il faudra toujours peser le bénéfice attendu avec le risque encouru.

L'amniocentèse

L'amniocentèse a été décrite précédemment (voir p. 248). Elle consiste à ponctionner à travers la paroi abdominale de la mère une certaine quantité du liquide dans lequel baigne le fœtus.

Habituellement prélevé pour obtenir un caryotype en début de grossesse le liquide peut également fournir de nombreux renseignements en fin de grossesse.

Au cours de cette dernière période, il recèle les informations permettant de connaître la maturité pulmonaire du bébé. En effet, dans certaines conditions, il faut écourter la grossesse. On cherchera à repousser la naissance prématurée jusqu'à ce que l'enfant soit apte à respirer, afin d'éviter la maladie dite « des membranes hyalines » qui exigerait sa surveillance en service de réanimation. En dosant certaines graisses rejetées par les poumons dans le liquide amniotique (vous entendrez des abréviations, L/S ou Pg), on peut apprécier le degré de maturation pulmonaire de bébé et le risque qu'il encourt s'il sort à l'air libre. En situation pathologique, on peut être amené à choisir la meilleure date pour sa venue au monde, en mettant en balance l'urgence d'écourter la grossesse et le risque de prématurité.

La ponction de sang fœtal au cordon

Faire une prise de sang au bras du fœtus dans votre ventre est impossible ! Mais le sang qui circule dans le cordon ombilical est du sang fœtal : en le ponctionnant, on peut l'étudier et obtenir un caryotype fœtal en 48 heures, au lieu des 2 à 3 semaines de l'amniocentèse. C'est une technique récente, réservée à des cas bien précis, qui demande un très grand entraînement de la part de l'équipe médicale.

Tous ces moyens techniques ne donnent que des renseignements ponctuels qu'il faut ensuite interpréter. Votre médecin accoucheur les traduira en termes intelligibles et pratiques. L'expérience sera pour beaucoup dans ses décisions.

Affirmer qu'un bébé souffre repose habituellement sur un faisceau d'arguments et non sur une seule donnée. C'est l'association de plusieurs informations ou la répétition de celles-ci qui conduiront votre médecin à en tenir compte. Les progrès techniques doivent être maniés à bon escient et les informations interprétées en fonction du contexte. Quelle que soit l'évolution de la technologie, c'est le facteur humain qui prime.

Les nouveaux modes de surveillance

Pour une grossesse compliquée l'alternative n'est plus aujourd'hui entre hospitalisation et manque de surveillance. En fonction de l'importance de votre problème médical, plusieurs types de surveillance vont être proposés. L'hospitalisation de jour permet d'éviter un séjour hospitalier prolongé inutile. Le suivi à domicile par une sage-femme autorise une bonne surveillance peu contraignante.

L'hospitalisation de jour

Actuellement, l'hospitalisation en cours de grossesse intéresse pratiquement une femme sur cinq. L'hospitalisation de jour est une formule qui va se développer car elle permet en une matinée de faire le point sur l'évolution de la grossesse.

Dès votre arrivée, vers 8 heures du matin, l'infirmière vous fait les prises de sang nécessaires. Puis vous voyez en consultation la sage-femme ou le médecin responsable.

L'examen clinique réalisé, vous bénéficierez, selon votre cas : du monitoring pendant une demi-heure, d'une amnioscopie, d'une consultation d'échographie, d'un Doppler, voire d'une consultation spécialisée, par exemple de diabétologie. Une réunion quotidienne des médecins et sages-femmes qui vous surveillent étudie les éléments nouveaux apparus depuis votre dernière visite. Une ligne de conduite et un traitement adapté vous sont alors exposés.

Cette formule exige que vous vous rendiez à l'hôpital plusieurs fois par semaine.

Le suivi à domicile par les sages-femmes

Ce système a été instauré dans certains départements de France par la DASS (Direction de l'action sanitaire et sociale), depuis 1975 parfois complété par l'hospitalisation à domicile.

Trop peu nombreuses encore, les sages-femmes assurant cette fonction ont pourtant un rôle primordial. Elles permettent aux patientes qui doivent respecter un repos strict de ne pas avoir à multiplier leurs déplacements à la maternité, tout en bénéficiant d'une surveillance rapprochée. Certains médecins généralistes assurent également cette surveillance. Ce suivi est plus particulièrement indiqué dans les grossesses compliquées de menace d'accouchement prématuré, dans les grossesses gémellaires, dans les grossesses avec hypertension artérielle.

Entre vos consultations à la maternité, la sage-femme vient vous visiter à domicile, une, deux, voire trois fois par semaine.

Les sages-femmes qui ont choisi ce mode d'exercice sont des interlocutrices de choix, auxquelles vous pouvez exposer vos problèmes. Elles sont souvent reliées à une maternité. Elles vous donneront par ailleurs des conseils judicieux pour vous préparer à la naissance et vous indiqueront les exercices à faire si vous n'êtes pas autorisée à vous rendre aux cours de préparation à la naissance.

Elles effectuent à votre chevet une véritable consultation et peuvent même dans certains cas faire un monitoring à domicile.

La surveillance demain

Dans les années qui viennent, on verra se développer les possibilités d'enregistrement du cœur du bébé et des contractions de l'utérus à domicile par les futures mamans elles-mêmes, le système d'enregistrement étant relevé à distance par l'hôpital.

C'est une technique en phase expérimentale, qui, grâce au téléphone, permet au médecin hospitalier de vérifier en quelques secondes l'équivalent d'une demi-heure de relevé de monitoring cardiaque, visualisant ainsi aussitôt une éventuelle anomalie. Dans ce cas, la femme est immédiatement convoquée à la maternité. Cette autosurveillance à domicile, lorsqu'elle se développera, permettra aux femmes enceintes à problèmes d'être en sécurité dans leur milieu familial.

Ainsi, on assiste à une surveillance médicale accrue de la grossesse, mais en même temps, on cherche à combiner cette surveillance avec votre participation et votre bien-être psychologique.

Ne pas vous couper du milieu habituel, ou le moins longtemps possible, tout en maintenant la sécurité, tel est l'objectif lorsque la grossesse est compliquée (retard de croissance intra-utérine, diabète, hypertension ou dépassement du terme).

L'enfant trop petit

Un retard de croissance peut se manifester pendant la vie utérine. Encore appelé hypotrophie fœtale ce retard signifie que le bébé *in utero* est plus petit qu'il ne devrait l'être pour l'âge de la grossesse. Ce sont les mesures régulières de la hauteur utérine, du périmètre ombilical et de la prise de poids de la mère, confirmées par les mensurations échographiques, qui permettent de reconnaître cette situation.

« Et alors, direz-vous, qu'est-ce que cela peut faire ? Il sortira plus facilement le jour de l'accouchement ! » Il faut au contraire s'en inquiéter.

Mon avis

Un enfant en retard de croissance marqué risque de souffrir lors de l'accouchement, car il est plus fragile.

■ Si, malgré le repos et les conseils d'hygiène (arrêter toute consommation de tabac et s'alimenter mieux et plus, se reposer sur le côté gauche pour augmenter la perfusion du fœtus), le bébé garde une croissance trop lente, il est indispensable d'en trouver la cause. Bilans sanguins, échographies, enquête diététique, mesures Doppler seront ainsi effectués dans un minimum de temps.

Bien souvent aucune cause n'est trouvée, car il ne s'agit que d'un retard passager. Tous les infans ne font pas leur poussée de croissance *in utero* en même temps et à cette période de la vie cela joue sur quelques semaines. Aidé par le repos de sa maman, le bébé rattrapera tout seul son retard de croissance. Le plus souvent vous pourrez retourner chez vous en bénéficiant d'une surveillance rapprochée.

■ Si le retard de croissance se confirme ou s'accentue, il peut être nécessaire d'avancer la date de la naissance. Il faudrait alors la fixer assez tôt pour que le retard ne soit pas trop marqué, mais pas trop pour qu'à son petit poids ne viennent pas s'ajouter une prématurité, avec des difficultés respiratoires et une grande fragilité aux infections de toutes sortes. Il faudrait aussi apprécier s'il est susceptible de supporter l'accouchement par les voies naturelles ou si une césarienne est préférable.

L'hypertension artérielle

Il y a hypertension artérielle au cours de la grossesse lorsque, à la prise de tension, le chiffre supérieur dépasse 13 ou lorsque le chiffre inférieur est égal ou supérieur à 9. Habituellement on ne trouve pas de cause, et elle disparaît en général après l'accouchement.

Le problème qu'elle pose est double. La maladie hypertensive non traitée expose la mère à des complications rénales, oculaires et cardiaques. Pour le bébé, l'hypertension artérielle maternelle, si elle est très sévère, peut entraîner un retard de croissance, et une souffrance fœtale qui peut exiger de provoquer la naissance plus tôt, avec un risque de prématurité.

Parfois l'hypertension artérielle échappe au traitement instauré et atteint des valeurs trop élevées, ou se complique par l'apparition d'albumine dans les urines, d'œdèmes des membres et surtout du visage, constituant alors le syndrome toxémique. Celui-ci doit être traité énergiquement, car il peut évoluer jusqu'à provoquer une crise d'éclampsie, sorte de crise d'épilepsie généralisée, mettant en péril votre vie et celle de votre enfant ; il peut aussi entraîner un décollement du placenta.

Afin d'éviter ces complications, on vous propose une courte hospitalisation pour rechercher la cause et apprécier la gravité de cette hypertension, qui, dans la majorité des cas, se soigne très bien par le repos, associé à un médicament hypotenseur. Une fois la tension bien stabilisée, vous pourrez rentrer chez vous, et être suivie en alternance par la maternité et par une sage-femme à domicile ou par votre médecin généraliste, en contrôlant vous-même l'éventuelle apparition d'albumine dans les urines, (grâce à des bandelettes colorimétriques), ce qui nécessiterait votre hospitalisation. En effet, l'albumine associée à l'hypertension est un symptome grave.

Les complications de l'hypertension artérielle

Ce sont des accidents rares qui surviennent au 3e trimestre de la grossesse. Ils sont annoncés par des « clignotants » que l'on recherche systématiquement à chaque consultation (hypertension artérielle, albuminurie, œdèmes et prise de poids excessive).

La tension artérielle peut atteindre des chiffres comme 20/12, l'albuminurie être supérieure à 2 g/litre, les œdèmes se généraliser atteignant le visage qui devient bouffi. Entre la simple hypertension isolée et cet état de toxémie confirmée, de nombreuses gradations sont possibles.

Les signes qui doivent vous alerter

Si vous êtes hypertendue, vous serez extrêmement vigilante à différents signes comme l'apparition de taches noires ou de « mouches volantes » devant les yeux, des bourdonnements d'oreilles, un mal de tête, une poche d'œdème sous les yeux, une prise de poids rapide. Tous ces signes vous amèneront à consulter d'urgence.

L'hypertension peut aussi favoriser un décollement du placenta de la paroi utérine : tout saignement, toute douleur intense au ventre, au creux de l'estomac, doivent entraîner un examen d'extrême urgence.

Il faut stopper au plus vite le processus hypertensif pour éviter la survenue de telles complications. La surveillance du bébé sera renforcée par des monitorings fréquents. Parfois, la situation sera jugée irréductible. On pourra alors être amené, malgré le risque de naissance prématurée, à effectuer une césarienne dans les plus brefs délais pour éviter une aggravation de votre état.

N'oubliez pas que les simples surveillances de la tension, de la prise de poids et de l'albumine assurent la détection de la toxémie en voie de constitution et permettent de mettre en route un traitement préventif précoce.

Le diabète

Grossesse et femme diabétique ?

Le diabète n'est plus aujourd'hui, comme il y a vingt ou trente ans à peine, une contre-indication absolue à la grossesse. Toute femme diabétique peut prétendre à porter un enfant normal. C'est l'exemple type de l'efficacité d'une prise en charge médicale qui doit débuter avant la survenue de la grossesse et se poursuivre tout au long de celle-ci. Si le bilan est correct (en particulier absence de complications oculaires), la grossesse est médicalement autorisée. Si vous êtes diabétique, vous connaissez votre maladie et les nécessités de la surveillance et d'un bilan régulier. La césarienne n'est plus systématique chez les femmes diabétiques, dont beaucoup accouchent par voie basse.

Le diabète gestationnel

Le diabète gestationnel est un état diabétique transitoire qui peut être découvert au cours de la grossesse.

Il s'agit d'un diabète bien particulier, lié aux hormones de la grossesse, et qui disparaîtra après l'accouchement. Il y a du sucre dans vos urines, et la mesure du sucre dans votre sang, la glycémie, se montre trop élevée. Ce diabète gestationnel, bien que transitoire, vous expose, ainsi que votre bébé, à des complications. Il doit être traité impérativement. Une hospitalisation de courte durée permet de faire le point sur l'importance de la perturbation de la glycémie et de vous expliquer le traitement.

- Un régime alimentaire adapté sera mis au point. Il sera hypocalorique si nécessaire, mais jamais inférieur à 1 600 kilocalories. Le saccharose (sucre et produits sucrés) sera supprimé. Les apports glucidiques seront contrôlés et répartis au cours de la journée.
- L'autosurveillance de la glycémie vous sera détaillée. Lorsqu'on aura obtenu la normalisation du taux de sucre dans votre sang, votre retour à domicile sera autorisé avec une surveillance régulière effectuée en alternance par le diabétologue et l'obstétricien.
- Parfois, le régime n'est pas suffisant. Il faudra utiliser un médicament antidiabétique (seule l'insuline en piqûre est permise pendant la grossesse). La mise en route du traitement se fera à l'hôpital.

On peut également être amené à utiliser une pompe qui délivre dans les veines un débit d'insuline contrôlé de façon permanente, ce qui exige alors une hospitalisation complète.

« Pourquoi faut-il traiter le diabète de la grossesse ? »

Lorsque le taux de sucre est trop fort dans votre sang, le bébé a, lui aussi, trop de sucre. Il risque de trop grossir et d'être alors exposé à des troubles liés à ce surpoids. Un bébé trop gros est plus fragile, sa maturation pulmonaire peut être retardée, son seuil de prématurité repoussé d'une semaine (une naissance après 38 semaines est préférable à 37 dans ce cas). Pour vous aussi le diabète est néfaste, car votre organisme n'est plus capable d'utiliser tout ce sucre et les variations de la glycémie sont dangereuses pour vos reins, pour vos yeux et votre cœur.

Un contrôle permanent du diabète gestationnel permet de mener à bonne fin une grossesse qui devra cependant être très surveillée.

La menace d'accouchement prématuré

Avant 37 semaines d'aménorrhée, la naissance de votre enfant l'expose à la prématurité : certains organes ne sont pas finis, il risque de souffrir lors de l'accouchement, car il a encore une constitution fragile ; il peut ensuite avoir une maladie respiratoire et être sensible aux infections.

En cas de risque, il faut vous rendre à la maternité. Si le col est ouvert, si l'utérus se contracte avant l'heure, il y a menace d'accouchement prématuré.

Les causes sont multiples : un déménagement, un voyage, un travail pénible, voire une infection passée inaperçue. Mais elles restent inconnues dans la moitié des cas. L'examen des pertes vaginales et des urines sera systématique.

Le traitement s'appuiera avant tout sur le repos, et sur le diagnostic de la cause. Si les contractions sont fréquentes et fortes, des médicaments qui ont pour effet de bloquer la contraction du muscle utérin (bétamimétiques, progestatifs ou antispasmodiques voire certains médicaments du groupe hypotenseurs) vous seront administrés, peut-être au début par perfusion intraveineuse, selon l'importance de la menace.

Combien de temps resterez-vous à l'hôpital en cas de menace d'accouchement prématuré ? C'est très variable : de quelques jours à plusieurs semaines, en un ou plusieurs séjours. Parfois, un simple repos suffira ; d'autres fois, vous resterez les yeux rivés sur un goutte-à-goutte, une pompe dont on réglera le débit en fonction de vos contractions... Enfin, dans certains cas, on vous proposera une ou deux cures de corticoïdes (une cure dure 48 h et agit pendant 10 jours) afin d'accélérer la maturation pulmonaire de votre bébé et d'éviter les complications respiratoires s'il vient à naître plus tôt.

Des règles de prudence

Toute modification du col a tendance à persister et exige des précautions et une surveillance permanente. Une fois la menace jugulée, il faudra absolument modifier vos conditions de vie afin de réduire au minimum la fatigue et les travaux, notamment par l'octroi d'une aide-ménagère. Une sage-femme à domicile ou votre médecin généraliste poursuivront la surveillance de façon rapprochée.

Trop de liquide amniotique

Il ne faut pas confondre le banal excès de liquide mis en évidence à l'échographie avec l'hydramnios qui consiste en une quantité de liquide amniotique trop importante pour la taille de l'utérus. Le liquide peut être fabriqué en excès ou être mal résorbé par le fœtus. Souvent la cause en est inconnue, mais il faut signaler que l'hydramnios est beaucoup plus fréquent dans les grossesses multiples. Le bilan aura surtout pour but de rechercher par l'échographie détaillée une anomalie fœtale qui pourrait éventuellement être associée à un diabète, à un problème de compatibilité de groupes sanguins.

Quel est le danger de l'hydramnios ? L'excès de liquide distend l'utérus et provoque des contractions utérines, constituant une menace d'accouchement prématuré.

Parfois un traitement médical peut suffire. Mais on peut être amené à faire des ponctions abdominales afin de soustraire une quantité de liquide amniotique et de supprimer la gêne due à la compression de vos organes par un trop gros volume utérin.

Trop peu de liquide amniotique

Là encore, il faut faire la distinction à l'échographie entre une quantité modeste de liquide (cas relativement banal) et la diminution extrême ou l'absence totale de liquide amniotique qui, elles, sont préjudiciables au bon développement de l'infans *in utero*. Une batterie d'examens est mise en route afin de rechercher une cause : examen échographique détaillé, recherche d'infection, recherche d'une fuite du liquide amniotique par fissuration de la poche des eaux. L'échographiste apprécie les capacités de mouvement et de développement des poumons, l'existence ou non de malformations des pieds. Ainsi l'estimation du bien-être du bébé est fondamentale pour décider de la poursuite de la grossesse, ou du moment le meilleur pour l'écourter. Tant qu'il réagit bien, que son rythme cardiaque est correct et que sa croissance se poursuit, la grossesse continuera sous surveillance.

L'insuffisance de liquide amniotique peut être passagère, se corrigeant toute seule sans qu'une explication en soit trouvée et sans conséquences pour le bébé.

La rupture prématurée de la poche des eaux (avant 37 semaines)

La rupture de la poche des eaux est rare en dehors du travail de l'accouchement et sans être accompagnée de contractions utérines. Elle peut pourtant survenir inopinément dès le 5e ou le 6e mois, se manifestant par la perte des eaux. La poche des eaux peut se rompre franchement ou se fissurer. Dans ce cas, elle se signale par un faible écoulement qu'il ne faut pas confondre avec une perte d'urine ou des sécrétions vaginales. Cette fissuration de la poche des eaux, pas toujours facile à mettre en évidence, impose l'hospitalisation au moindre doute.

Le liquide amniotique se renouvelle en permanence et le bébé peut continuer à se développer, mais il doit être surveillé pour éviter toute infection. Surtout, il ne faut pas que le cordon se glisse par la brèche – procidence du cordon –, car il ne pourrait assurer, étant alors comprimé, sa fonction d'irrigation fœtale. Il s'agirait d'une urgence absolue car la vie du bébé serait en jeu.

Mon conseil

Toute rupture prématurée de la poche des eaux impose d'abord une hospitalisation. Le repos absolu au lit sera poursuivi jusqu'à l'accouchement, soit à domicile, soit à l'hôpital, soit les deux combinés.

Le risque est qu'une infection soit la cause de la rupture et que celle-ci entraîne des contractions et un accouchement prématuré. 50 % des femmes accouchent dans les trois jours qui suivent une rupture de la poche des eaux. Il semble préférable, dans ce cas, de ne pas s'opposer aux contractions, de prescrire des corticoïdes pour faire mûrir les poumons du bébé et de transférer la future maman près d'un service de néonatologie.

Il arrive que la poche des eaux se colmate spontanément, ou encore que seule une poche des eaux accessoire soit rompue, la principale restant intacte. Plus une véritable rupture de la poche des eaux est précoce, plus la partie est difficile à gagner. Certaines de mes patientes ont passé plusieurs mois à l'hôpital – jusqu'à la naissance d'un bébé en excellente santé.

Le dépassement de terme

Le terme de la grossesse est fixé à 41 semaines plus 3 jours d'aménorrhée révolus, mais un certain nombre de femmes accouchent après ce terme. Ce surplus de vie intra-utérine ne profite pas au bébé. Au contraire, un placenta « vieilli » peut devenir insuffisant pour assurer correctement sa nutrition et son oxygénation. Le nouveau-né post-mature (post-terme) a un aspect fripé, sa peau pèle facilement car elle n'est plus recouverte pas le vernix protecteur, ses ongles sont anormalement longs. En dehors de ces problèmes esthétiques qui sont passagers, il y a un risque d'amaigrissement du bébé. En effet un enfant né post-mature a dû puiser dans ses propres réserves de graisse l'énergie nécessaire au bon fonctionnement de son cœur et de son système nerveux. C'est pourquoi on suggère à partir de la 41e semaine une surveillance rapprochée tous les 2 jours. Toutes les 48 heures, vous vous rendrez donc à la maternité pour un bilan clinique, une amnioscopie, un enregistrement du cœur du bébé, voire une échographie, à la recherche de signe de surmaturité ou de vieillissement placentaire.

Mon avis

Passé 42 semaines, la poursuite de la grossesse expose à des risques non négligeables. Il vaut mieux, si l'on est sûr du terme, envisager de déclencher artificiellement le travail.

Les grossesses après exposition au Distilbène

Autour des années 1970, le Distilbène (hormone œstrogénique) a été prescrit à certaines femmes enceintes qui présentaient un risque d'accouchement prématuré.

Malheureusement, cette molécule a entraîné, chez les fœtus de sexe féminin, certaines malformations génitales. Aujourd'hui, les jeunes femmes dont la mère a été traitée peuvent présenter des grossesses à risque de prématurité, du fait de la petite taille de l'utérus ou de l'ouverture du col.

L'éventualité d'un cerclage, le repos, voire l'alitement, se discutent selon l'importance du risque (voir associations Info-DES).

Trois exemples de risques déjoués par la surveillance

Nous voudrions conclure par trois exemples de surveillance particulière au cours de la grossesse susceptible d'éviter des séquelles graves pour l'enfant grâce à des mesures préventives. Ce succès aurait été impossible il y a seulement quelques années.

Un bébé à la croissance insuffisante

Cela concerne un bébé dont la surveillance clinique et échographique révèle vers le 6e mois de la grossesse une croissance insuffisante. Cependant le développement de la boîte crânienne est satisfaisant, ce qui est rassurant. Mais, vers le 7e mois, deux examens successifs par échographie et Doppler notent la persistance d'une croissance insuffisante et une légère diminution au niveau de la circulation sanguine.

Le débit des artères cérébrales augmente alors pour alimenter préférentiellement le cerveau du bébé. Mais ce système ne peut suffire longtemps. Si bien que le cerveau du bébé risque de se développer moins qu'il ne le devrait. La conséquence majeure de cette hypotrophie cérébrale serait un retentissement sur le fonctionnement du cerveau, facteur éventuel d'un risque de retard mental définitif. Le rythme cardiaque fœtal, vérifié tous les deux jours, est satisfaisant, ce qui permet d'atteindre le début du 8e mois où un déclenchement prématuré de la naissance est décidé, la maturité pulmonaire étant constatée après étude de la composition du liquide amniotique par amniocentèse.

Le bébé, très bien formé, très vivace, pèse environ 1 700 g, il se développera parfaitement après un stage en milieu spécialisé. C'est un petit garçon qui va maintenant tout à fait bien.

En intervenant avant que ne s'installe un retard de croissance cérébrale, les nouvelles techniques de surveillance de la grossesse ont sans doute permis à cet enfant d'échapper à un handicap mental ou psychomoteur.

Un bébé souffrant de troubles cardiaques *in utero*

L'échocardiographie du fœtus a fait des progrès tels qu'elle permet aujourd'hui de dépister des troubles du rythme (cœur battant trop lentement ou trop vite).

Alerté par des irrégularités des battements cardiaques aux ultrasons, le consultant évoque la possibilité d'une anomalie. Elle sera confirmée par une échographie spécialisée (étude de l'anatomie et de la fréquence cardiaques) : le cœur du bébé s'accélère et s'emballe par moments, ce qui pourrait à la longue l'épuiser. Il est possible d'administrer à la mère des médicaments qui passent la barrière placentaire et vont régulariser le rythme cardiaque du bébé, et de poursuivre le traitement à la naissance.

Ces médications du fœtus *via* la mère ont permis de traiter l'infans dans l'utérus maternel.

Le traitement fœtal est une possibilité encore rare, mais qui se développe. En dehors des troubles cardiaques que nous venons de voir, certains déficits enzymatiques ont pu être rétablis (déficit en 21 hydroxylase, homocystinurie) ou encore des anémies traitées par des transfusions directement dans la circulation fœtale (par la ponction du cordon).

La prise en charge chirurgicale de l'enfant à la naissance

Quelques interventions chirurgicales (dérivation urinaire) ont été tentées *in utero* chez l'infans avec poursuite ultérieure de la grossesse, mais ces cas restent encore extrêmement limités. Par contre, il est plus fréquent de prévoir une opération dès la naissance.

On peut détecter par échographie une anomalie justiciable d'une intervention chirurgicale qu'il y aura intérêt à pratiquer le plus précocement possible après la naissance. Par exemple : une anomalie de la paroi de l'abdomen, ou une hernie du diaphragme. Il y aura peut-être lieu de conduire la mère dans une maternité proche d'un centre chirurgical infantile et de déclencher l'accouchement, l'équipe se tenant prête à intervenir pour l'accueil du bébé dans les meilleures conditions. Certaines affections imposent en effet d'agir en urgence, d'autres au contraire peuvent attendre pour être traitées que le bébé ait pris plus de force.

Deuxième partie

2

La naissance

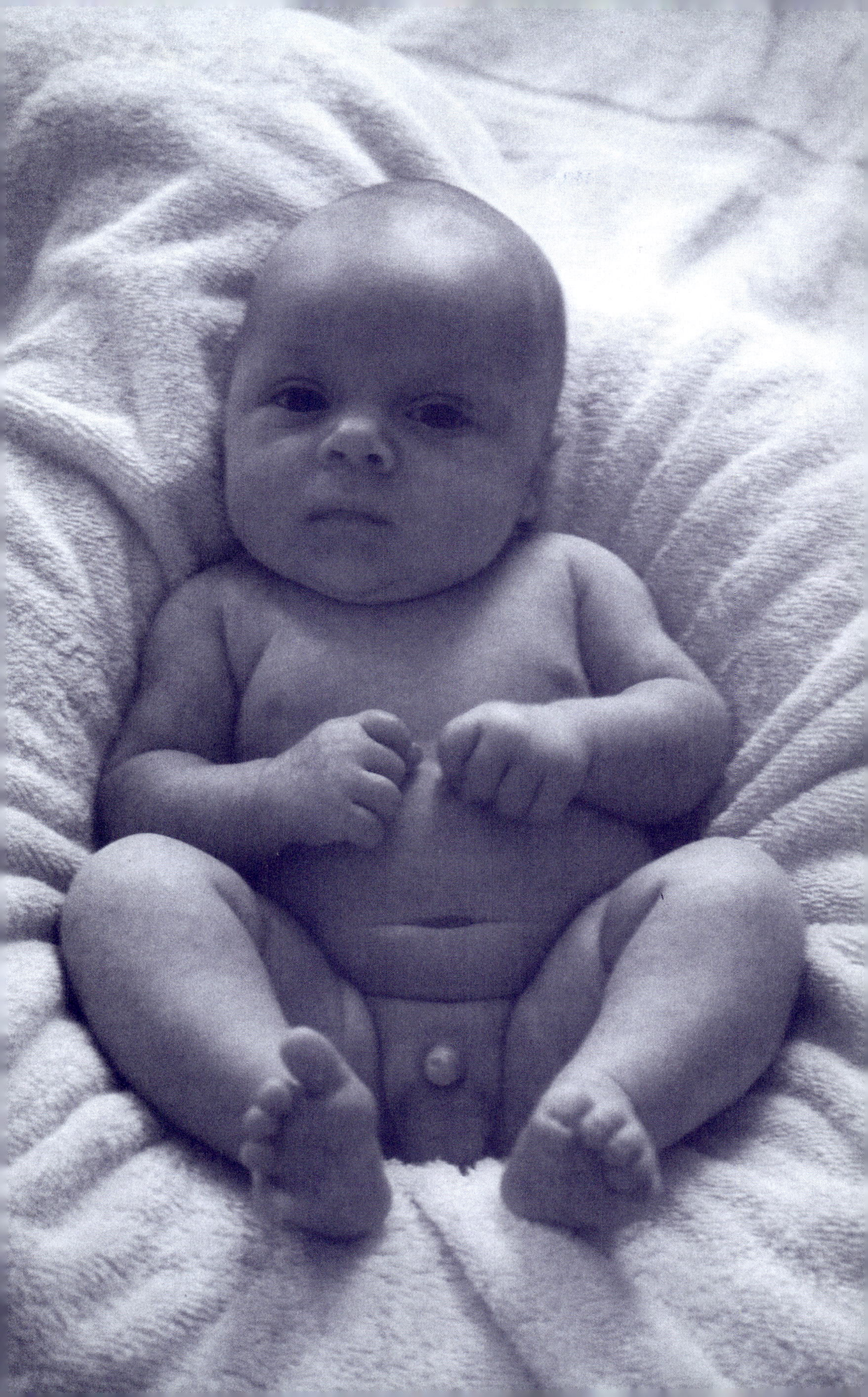

La naissance

La naissance

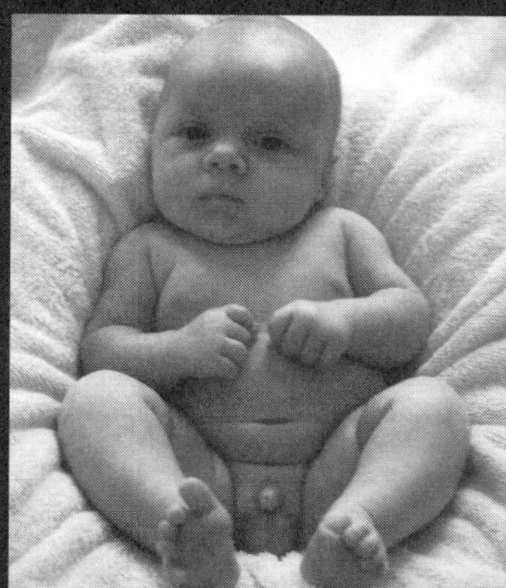

La naissance

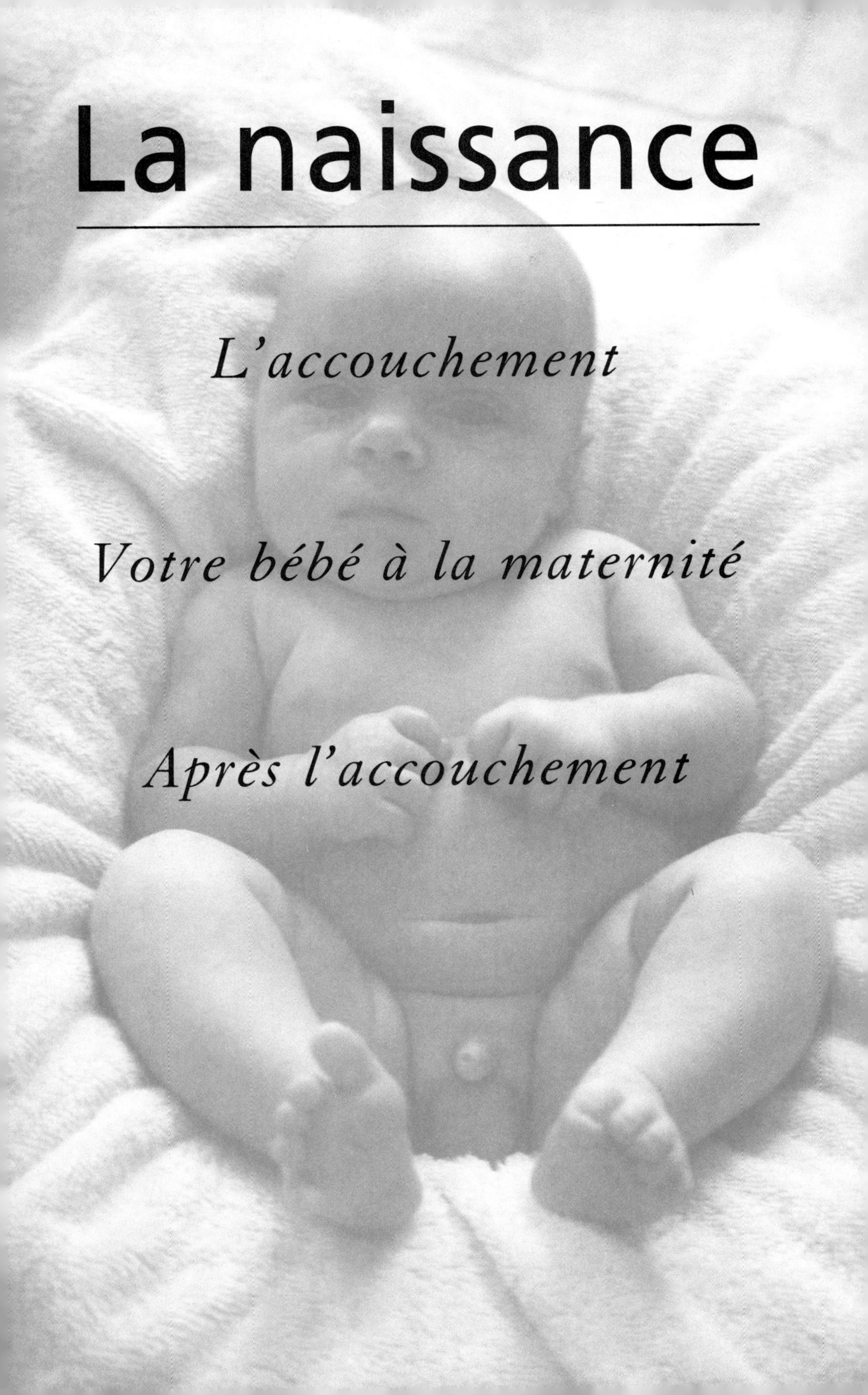

La naissance

L'accouchement

Votre bébé à la maternité

Après l'accouchement

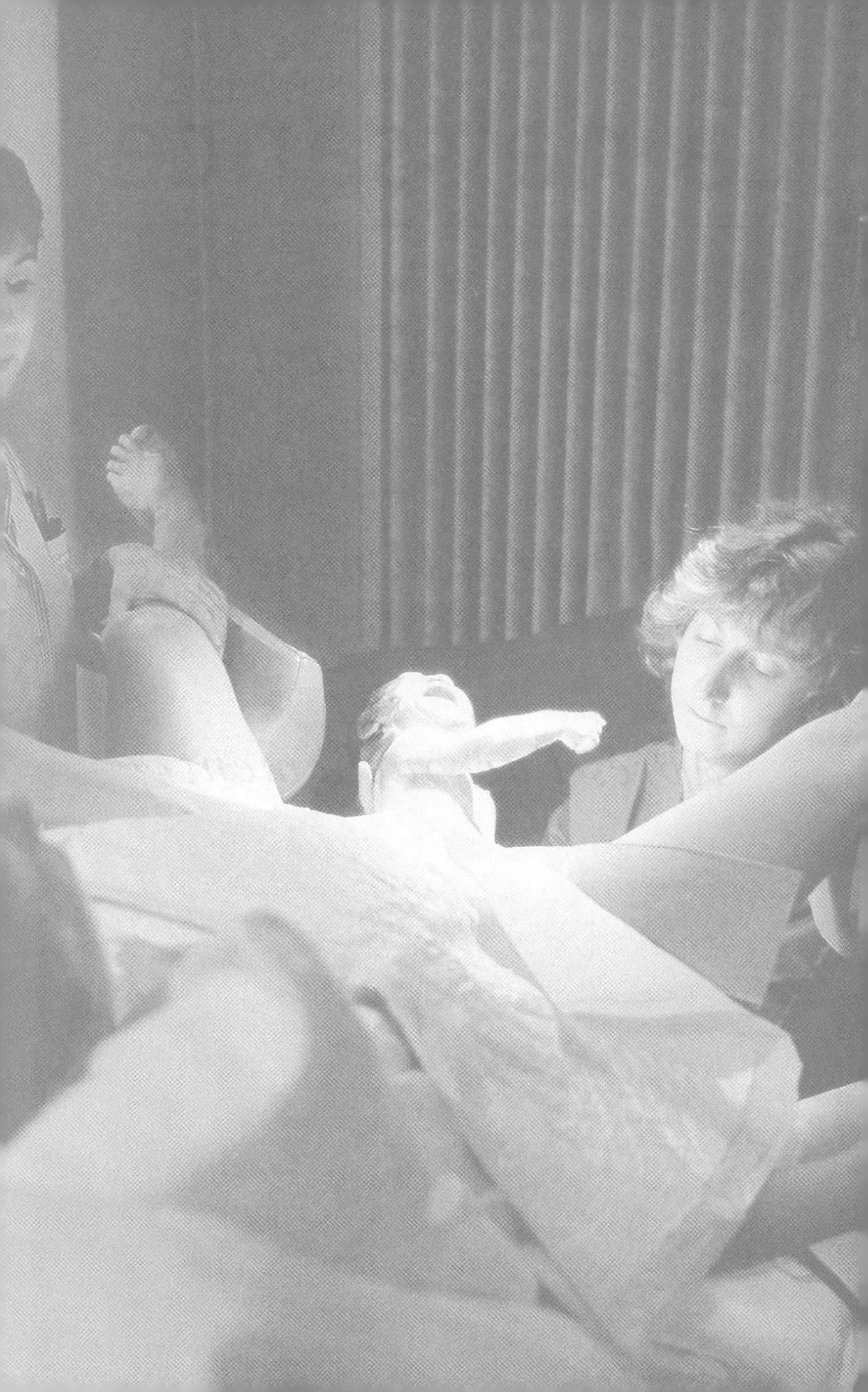

L'accouchement

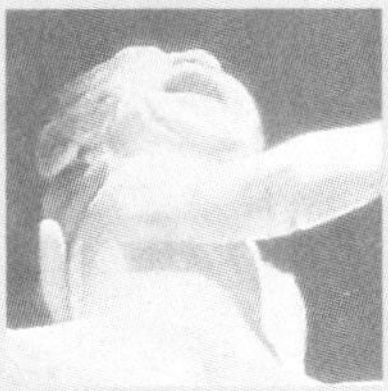

Accoucher sans douleur ?

La péridurale
Les techniques d'anesthésie

La préparation à la naissance

Les prémices de l'accouchement

■

Les trois phases de l'accouchement

■

Les cas particuliers

Accoucher sans douleur ?

La grossesse n'est pas une parenthèse, un vide dans le temps. Grossesse n'est pas synonyme de longue patience précédant l'événement, car l'événement est déjà là, en vous. Le temps de la grossesse est le temps du développement de cet être potentiel unique, d'abord grand de quelques millimètres et dépendant de vous pour sa survie, jusqu'à ce qu'il devienne capable de vivre hors de vous. L'accouchement met fin à la symbiose mère-enfant et à la compréhension purement intuitive de l'enfant par sa mère.

Tandis que le nouvel être se construit avec une énergie inégalée, le couple dispose de ces mois de grossesse pour acquérir un sentiment nouveau, le sentiment maternel ou paternel. Ce sentiment, cette révélation pour certains, surgit inopinément, dès la conception, ou à la première échographie, lors des premiers mouvements ressentis, parfois après la naissance ou encore plus tard.

La préparation à l'accouchement (que l'on ne saurait réduire à l'application de telle ou telle méthode) donne au couple l'occasion d'aborder cette situation de façon plus concrète.

Les douleurs de l'accouchement

La majorité des accouchements s'accompagnent de douleurs très intenses et plus de la moitié des femmes gardent le souvenir d'une épreuve difficile. Désormais, plus personne ne conteste cette réalité. Cependant, si le fait même de la douleur n'est pas nié, son interprétation comme phénomène nécessaire ou inutile est loin de faire l'unanimité. Aujourd'hui la souffrance n'est plus inéluctable. « Tu accoucheras dans la douleur » n'est plus une fatalité. Le sujet demeure toujours chargé de connotations morales et idéologiques. Mais que sont exactement les douleurs de l'accouchement ?

Le travail lors de l'accouchement se divise en deux phases :

— la première, la « phase de dilatation », comprend l'ouverture progressive du col de l'utérus sous l'effet des contractions spontanées de celui-ci ;

— la deuxième, dite « phase de l'expulsion », comprend la descente de l'enfant et sa sortie hors du bassin maternel. Chacune d'elles provoque des douleurs différentes : pendant la dilatation, la douleur est intermittente ; elle se reproduit avec chaque contraction et dure tant que dure la contraction, de trente secondes à une minute. Elle est liée à deux phénomènes dépendant l'un de l'autre : la distension des muscles du col de l'utérus et l'effort du muscle utérin lui-même.

Les douleurs de la dilatation

Le col de l'utérus est formé de muscles richement innervés qui informent le cerveau de toute dilatation même minime, ce qui le rend particulièrement sensible. Le muscle utérin en se contractant de plus en plus devient douloureux, comme tous les muscles de l'organisme lorsqu'ils sont soumis à un effort intense et répété. Cette douleur est produite par l'accumulation, au sein des cellules musculaires, de toxines, déchets du métabolisme. Très sollicité par l'effort, il arrive que le muscle utérin se tétanise, véritable crampe musculaire qui ne se relâche qu'avec difficulté. Ces toxines s'éliminent avec une bonne oxygénation des cellules, favorisée par la respiration, d'où l'importance du contrôle de la respiration dans la plupart des méthodes de préparation à l'accouchement, pour permettre une certaine diminution du phénomène douloureux. Les nerfs sensitifs informant le cerveau de la dilatation du col et des contractions utérines, rejoignent la moelle épinière au niveau des onzième et douzième vertèbres dorsales et des deux premières lombaires.

Les douleurs de l'expulsion

Les douleurs de l'expulsion sont dues à la distension des muscles du périnée, du vagin et de la vulve par la tête du bébé. Cette distension est douloureuse de façon continue, sans lien avec les contractions ; elle ne cesse qu'avec la sortie du bébé. Les racines des nerfs concernés rejoignent la moelle épinière un peu plus bas que les précédents : au niveau des deuxième, troisième et quatrième vertèbres sacrées. Ce sont ces mêmes racines nerveuses qui sont comprimées lors de l'accouchement « par les reins », où la tête du bébé se positionne de telle façon qu'il appuie sur l'origine vertébrale de ces nerfs. Cela a son importance pour l'anesthésie de la douleur que nous verrons plus loin.

Le seuil de la douleur est variable

Disons tout de suite que le seuil de la douleur est propre à chaque femme et à chaque accouchement. Ces dernières années on assiste à une évolution du concept de douleur. On distinguait volontiers les douleurs « vraies », neurologiques, des pseudo-douleurs psychiques. À présent, dans de nombreux congrès médicaux, on admet que des sensations affectives désagréables, liées à l'existence d'un dommage corporel potentiel ou réel (même en l'absence de tout dommage constaté), doivent être appelées douleurs. Autrement dit toute douleur, en dehors de la simulation pure et simple, est considérée comme telle sans qu'il y ait besoin de prouver sa réalité par l'existence de certains types d'influx nerveux. Il faut concevoir la douleur comme un noyau neurophysiologique entouré d'une enveloppe affective.

Pourquoi il est impossible de mesurer la douleur

Toutes les équipes obstétricales constatent que le vécu des douleurs est extrêmement variable d'une femme à l'autre, et d'un accouchement à l'autre pour la même femme. C'est à cause de ce vécu variable qu'aucun critère objectif ne peut fixer le seuil du tolérable à la place de l'accouchée. L'insupportable est parfois atteint dès les premières contractions, parfois seulement à la fin de la dilatation ; pour de rares femmes, il n'est jamais même approché.

Cependant, sans prétendre faire des prévisions exactes avant un accouchement, nous savons qu'un certain nombre de facteurs influencent l'intensité de la douleur :

- Des facteurs physiques tels que la force des contractions, la souplesse ou la rigidité du col, le poids et le volume de la tête de l'enfant, la fatigue de la mère.
- Des facteurs psychiques tels que l'anxiété devant l'inconnu de l'accouchement. Fréquemment, le manque de confiance en l'équipe soignante, ressentie comme inamicale, le sentiment d'être incomprise, jugée ou abandonnée, loin de tout soutien affectif, renforcent la crispation et la douleur. Parfois, au moment même de l'accouchement resurgit une histoire personnelle complexe telle qu'un accident à la naissance dans la famille, oublié du conscient mais non de l'inconscient. Des terreurs enfantines réapparaissent aussi, subitement, à ce moment-là.
- Des facteurs culturels influencent sans doute le vécu de la douleur, en tout cas le comportement des femmes pendant l'accouchement, sans que l'on puisse en

déduire l'intensité de la douleur ressentie. Ainsi les « femmes du Sud » manifestent à grands gestes et à grands cris. Rien ne permet pourtant de dire qu'elles ont plus ou moins mal que les « femmes du Nord ».

Certaines femmes crient, hurlent, se cramponnent et donnent tous les signes de la plus grande douleur pendant leur accouchement, mais déclarent le lendemain conserver le souvenir d'un moment merveilleux. À l'inverse, certains accouchements en apparence harmonieux et presque paisibles donnent lieu à des reproches ultérieurs, l'équipe étant accusée de n'avoir rien tenté pour soulager la douleur.

Malgré un visage impassible, nous pouvons déceler à la crispation des mains, à l'accélération du rythme cardiaque, une douleur assez intense. Mais ces indices sont peu mesurables et guère objectifs. Je me demande d'ailleurs à quoi servirait la mesure objective de la douleur. Lorsque aucun jugement de valeur, aucun sentiment de culpabilité ne vient fausser la confiance nécessaire entre l'accouchée et l'équipe, la seule mesure qui compte est celle de votre parole : ce que vous dites doit être notre seul guide. C'est à nous, médecins et sages-femmes, de nous adapter à vous, et d'intervenir pour vous soulager. Il n'y a en termes de douleur ni bien ni mal.

Vous ne savez pas encore si les douleurs de l'accouchement seront intolérables ou non. Mais vous savez qu'il y a de nombreuses possibilités (soit par vous-même, avec l'aide d'une des méthodes de préparation à la naissance, soit par une aide médicale, soit par les deux) d'atténuer cette douleur, voire de la faire disparaître et cela est rassurant.

Mon avis

Je considère qu'il est indispensable de tout mettre en œuvre pour éviter à une femme d'être submergée par une douleur qu'elle ne tolère pas et qui transforme son accouchement en cauchemar. Une douleur mal maîtrisée laisse des traces et peut compromettre les débuts de la relation mère-enfant, les retrouvailles sexuelles au sein du couple, voire, à l'extrême, entraîner le refus d'une nouvelle maternité.

Je ne pense pas que la douleur soit rédemptrice, nécessaire, et qu'elle corresponde à un quelconque prix à payer pour être mère. Le refus de souffrir n'a rien à voir avec le fait d'être ou ne pas être une bonne mère. On ne devrait plus entendre qualifier une demande d'anesthésie en termes un peu méprisants d'anesthésie de confort ou de convenance. Vous-même, vous devrez vous adapter à votre état de femme en travail, qui peut être différent de l'image idyllique projetée au cours des neuf mois de grossesse. Telle femme qui passe une grossesse tranquille sera submergée par la douleur dès les premières contractions. Une autre qui se pensait douillette et ne jurait que par la péridurale ressentira les douleurs de l'accouchement comme parfaitement tolérables.

Pour certaines femmes ce passage a besoin d'être ressenti dans leur corps comme une initiation, un rituel. Ce n'est pas à moi de dire si ces douleurs créent ou non un plaisir, comme le font certains états extatiques. Mon propos n'est ni de valoriser ni de dévaloriser la douleur, mais de souligner la possibilité pour toute femme de décider de ne pas souffrir au cours de cet événement rare et si riche de conséquences qu'est la mise au monde.

Combattre la douleur : un acquis de la médecine

C'est en 1945, en Angleterre, que le Dr G.D. Read énonce que l'accouchement naturel ne doit pas être douloureux. Ce serait la peur qui entraînerait la tension musculaire, qui elle-même provoquerait la douleur. Il conclut donc que pour vaincre la douleur, il faut vaincre la peur et pour cela il faut informer. L'information permet de dédramatiser, car ce qui perd son mystère devient compréhensible. Il souhaite mettre la future mère en confiance en répondant à toutes ses questions, en expliquant l'anatomie et la physiologie de la grossesse, de l'accouchement, des suites de couches. N'oublions pas qu'à cette époque ces sujets étaient tabous, et qu'il régnait une véritable méconnaissance de l'anatomie sexuelle, du développement du fœtus et de la sexualité. Les manuels scolaires ignoraient tout de la reproduction humaine. Les seules informations étaient orales, transmises par les femmes de génération en génération.

En 1952, les travaux du Dr Velvosky, en Russie, fondés sur les études de Pavlov en matière de déconditionnement, sont repris en France par le Dr Lamaze. Ils visent à détruire la liaison négative accouchement-douleur et à la remplacer par un conditionnement positif. Pour y parvenir, il faut détourner l'attention des femmes sur le contrôle de leur respiration et exalter la maîtrise de soi. Cette préparation à l'accouchement sans douleur (ASD) apporte surtout des informations afin de répondre aux diverses angoisses des femmes enceintes. S'y ajoutent des exercices physiques de respiration et de relaxation qui permettent une maîtrise du corps, prélude à la maîtrise du phénomène de l'accouchement. La femme ne doit plus être soumise aux orages de son corps, elle doit devenir active et, de femme-objet manipulée par le grand sorcier-médecin, gagner sa place de sujet de son propre accouchement.

En 1974, le Dr Frédérick Leboyer renversait la perspective, en mettant au premier plan le nouveau-né et non plus la mère. Il proposait une conception de l'accueil de l'enfant dans le respect de sa personne. Michel Odent, de son côté, remet en cause la position classique de l'accouchement. Face à certains excès de médicalisation tous azimuts de la naissance, s'impose le concept de « l'accouchement sans violence » où les gestes, les sons, les lumières, les actes médicaux, se font les plus discrets possible. Surtout l'enfant à naître est considéré comme une personne qui subit une épreuve, et doit être aidé et respecté pour la surmonter avec succès. Il est tout à fait excessif, à notre sens, d'en déduire que des conditions de naissance non traumatisantes produiraient un homme nouveau.

Parallèlement à ce courant « écologique », la technique d'anesthésie péridurale, déjà développée aux États-Unis et au Canada, fait son apparition en France. Ici encore, il s'agit d'affirmer haut et fort que la douleur n'est pas inéluctable et de s'opposer à l'héritage culturel qui conditionnait les femmes à souffrir ; mais la démarche est différente de celle de l'accouchement sans douleur puisque pour ne plus souffrir on fait appel à une tierce personne, en l'occurrence le médecin-anesthésiste. Est-ce à nouveau subir son accouchement au lieu de le vivre de manière active ? Des femmes se posent la question. Comme on le voit, si toutes les tendances concourent à supprimer ou à maîtriser la douleur, l'une fait appel à des forces intérieures, l'autre à un apport médical extérieur.

Le moment est peut-être venu de l'âge de raison, où cesseront de s'opposer les passions partisanes. Je crois pour ma part qu'il est important de s'adapter à la personnalité de chaque femme au moment où elle est enceinte, de lui présenter sans exclusive tout ce qui peut l'aider à créer sa propre histoire, et même de lui permettre de changer d'avis au cours de la grossesse et de l'accouchement.

Aujourd'hui, enfanter dans la douleur n'est plus un passage obligé. Un acquis de la médecine moderne est de pouvoir supprimer cette crainte qui terrorisait certaines femmes au point de leur interdire d'être enceintes : sachant qu'il y a des moyens qui leur éviteront de vivre une situation jugée intolérable, elles se trouvent d'emblée en confiance, et acceptent l'épreuve plus sereinement.

Si les médecins, et les anesthésistes en particulier, peuvent se préoccuper de la qualité du vécu de l'accouchement comme d'une priorité, c'est que les problèmes de survie maternelle et infantile sont globalement surmontés. Il y a un siècle, un enfant sur deux n'atteignait pas l'âge d'un an et nombre de femmes mouraient en couches. La vigilance ne doit pas cesser dans ce domaine et les précautions d'hygiène par exemple sont toujours à l'ordre du jour. Mais l'étape de la survie est franchie et la recherche de la qualité de la mise au monde peut à présent animer les médecins et leurs collaborateurs.

Les obstétriciens savent aujourd'hui que l'éveil et l'équilibre ultérieur de l'enfant dépendent de la précocité des liens entre le père, la mère et le bébé. On conçoit dès lors l'importance de la qualité du sentiment paternel et maternel dès le stade utérin. La confiance des femmes et des couples face à l'événement de l'accouchement leur permet de se préparer sereinement à accueillir leur enfant et leur offre les conditions propices à l'attachement mutuel indispensable. C'est pourquoi une médecine digne de ce nom ne peut qu'abonder dans le sens de ce qui reste d'abord une conquête des femmes.

Le choix du mode d'accouchement : un acquis des femmes

Accoucher sans souffrir est devenu possible grâce à la conjonction de découvertes scientifiques (conditionnement, relaxation, analgésiques, anesthésie péridurale) et d'un changement de mentalités dans le monde occidental, changement qui s'inscrit dans un mouvement plus vaste d'émancipation de la femme. Ce mouvement est bien récent : il y a seulement 40 ans que les femmes ont obtenu les droits civiques en France, dont le droit de vote, un siècle et demi après la Déclaration des droits de l'homme ! Il n'y a qu'une vingtaine d'années que le droit pour les femmes de disposer librement de leur corps a été revendiqué. La contraception d'abord, la liberté d'avorter plus tard sont la partie visible de l'iceberg. L'iceberg lui-même ici est la maîtrise de la fécondité. Pour la première fois dans l'histoire, les femmes ont cessé de subir des maternités successives non désirées. En vivant leur sexualité sans être obligées d'engendrer, les femmes ont conquis leur liberté. Cette séparation entre sexualité et fécondité est la véritable révolution du XXe siècle.

Dans ce contexte, l'expérience de la maternité est rare et choisie, il faut donc qu'elle soit réussie. Avec deux enfants à peine en moyenne, les femmes occidentales choisissent la qualité avant la quantité. Vous vous rappellerez toute votre vie votre accouchement, car c'est une expérience riche, librement consentie et précieuse.

Un autre phénomène mérite que l'on s'y arrête. Aujourd'hui la femme moderne fait tout pour retarder la vieillesse et garder sa séduction ; elle attache beaucoup d'importance à son état physique et à son sentiment de bien-être. La préparation à l'accouchement par la maîtrise du corps est aussi un moyen de ne pas se laisser aller physiquement et de garder une belle image de soi-même.

La péridurale Les techniques d'anesthésie

L'anesthésie péridurale

Le moyen le plus simple d'éviter la douleur est évidemment l'anesthésie. L'anesthésie la plus pratiquée lors de l'accouchement est l'anesthésie péridurale. Largement diffusée aux États-Unis depuis plusieurs décennies, elle est de plus en plus fréquente aujourd'hui en France.

L'anesthésie péridurale a pour but de supprimer la douleur des contractions en insensibilisant la moitié inférieure du corps, la femme restant parfaitement éveillée et consciente.

La « péridurale », comme on dit couramment, tire son nom du fait que la solution anesthésiante est injectée dans l'espace « péridural » de la région lombaire, c'est-à-dire l'espace autour de la dure-mère (la membrane qui enveloppe la moelle épinière). On insensibilise les racines des nerfs sensitifs qui transmettent les douleurs, utérines entre autres, au cerveau.

Comment se réalise une péridurale ?

L'anesthésiste vous demande de vous asseoir au bord de la table d'accouchement et de « faire le gros dos » en serrant un oreiller dans vos bras pour que ressortent vos vertèbres, ou bien de vous coucher sur le côté en chien de fusil, les jambes repliées, toujours un coussin dans les bras. Après désinfection de la peau, la piqûre « dans le dos » faite par un anesthésiste entraîné n'est pas plus douloureuse qu'une banale intramusculaire, mais elle est plus impressionnante. Une anesthésie locale est possible, mais non indispensable. Le point où l'on pique se situe au niveau des vertèbres lombaires, c'est-à-dire au-dessous de la moelle épinière qui ne descend pas jusqu'à ce niveau. Une fois l'aiguille en place dans l'espace péridural, on injecte le produit anesthésique, puis on place un cathéter (un tuyau en plastique très fin) à travers cette aiguille qui sera retirée. Le fin cathéter restera en place dans l'espace péridural pendant toute la durée de l'accouchement afin de réinjecter le produit sans faire de nouvelles piqûres. Une perfusion intraveineuse placée une demi-heure auparavant permet de répondre aux éventuelles modifications de la tension artérielle que peut entraîner ce type d'anesthésie. Cet abord veineux permettra plus tard d'administrer des médicaments pour régulariser, voire accélérer les contractions utérines qui peuvent être diminuées par l'anesthésie péridurale.

« Que ressent-on après une péridurale ? »

Il faut attendre une dizaine de minutes entre l'injection de l'anesthésique et les premiers effets de soulagement des douleurs.

Vous pouvez ressentir des sensations de fourmillements dans les pieds, de chaleur dans les membres inférieurs, de jambes lourdes. Tous ces phénomènes sont normaux et vont régresser rapidement. Mais, fait important, du nombril à la racine des cuisses vous êtes insensibilisée.

La perception des contractions utérines est totalement abolie ou notablement atténuée. C'est en posant la main sur votre ventre ou les yeux sur l'appareil qui enregistre les contractions que vous pourrez noter ces dernières. Au moment de l'installation de l'anesthésie péridurale l'activité des contractions utérines peut être ralentie. Quant à l'action sur la dilatation du col, les travaux récents ne permettent pas de trancher : accélération, ralentissement ou aucune modification sensible. On note cependant un modeste allongement de la durée de la descente du bébé et de l'expulsion.

Depuis quelque temps se développe une méthode d'analgésie péridurale ambulatoire. Cette technique insensibilise tout autant, mais vous permet de vous déplacer. Parlez-en à votre anesthésiste. C'est l'avenir.

Qui peut bénéficier de la péridurale ?

Si la maternité où vous allez accoucher vous propose une anesthésie péridurale, cela signifie qu'il faut au moins un anesthésiste présent de jour comme de nuit. Vous n'aurez peut-être pas recours à ses services, mais vous serez assurée que l'on ne vous refusera pas une péridurale faute d'anesthésiste. Pour en bénéficier au moment de l'accouchement, il vous faut avoir eu une consultation avec un anesthésiste au cours du troisième trimestre de votre grossesse. En effet, il existe

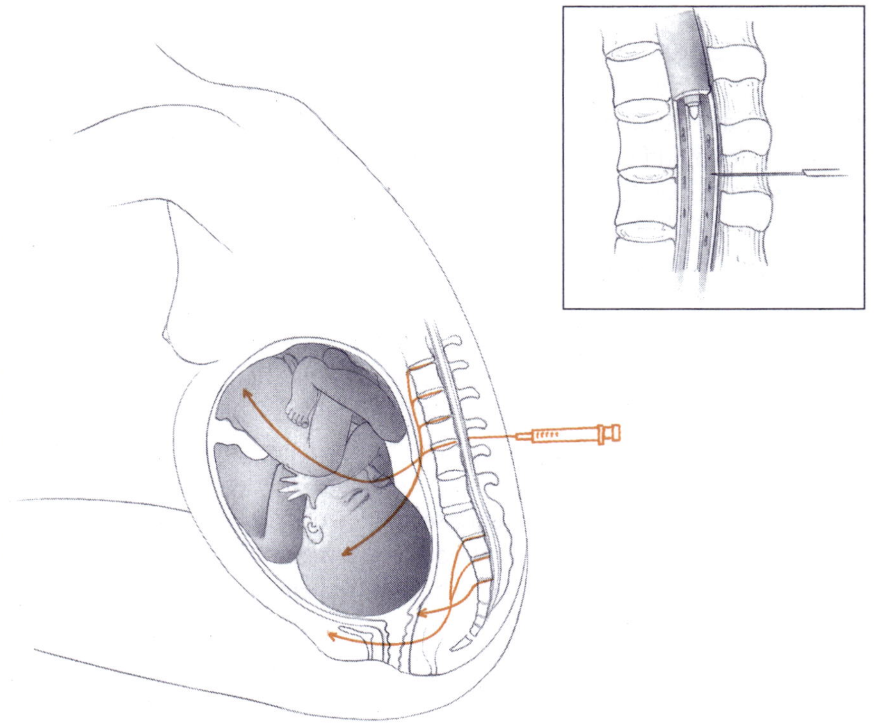

En faisant le dos rond, vous ouvrez l'angle entre les vertèbres lombaires. L'aiguille traverse les ligaments intervertébraux pour n'atteindre que l'espace péridural. L'anesthésie ne concerne pas la moelle épinière mais les racines nerveuses qui la prolongent, et se diffuse le long des trajets nerveux.

La péridurale

quelques affections, rares, qui conduisent à récuser la péridurale (certaines cardiopathies, certaines maladies neurologiques, une méningite récente, une allergie à certains anesthésiques locaux...). Cette consultation permettra à l'anesthésiste de vérifier s'il n'existe pas d'anomalie vertébrale ou d'antécédent de traumatisme lombaire sérieux qui pourraient gêner la réalisation de ce type d'anesthésie. Elle a pour but également de vous expliquer quelles situations, le jour de l'accouchement, peuvent empêcher à la dernière minute la pratique de l'anesthésie péridurale. Ce sont en particulier des troubles de la coagulation, ou une infection cutanée au niveau lombaire, ou encore une fièvre élevée. Cette consultation aura le mérite de bien vous décrire la pratique de la méthode. Le fait de savoir que celle-ci est possible est déjà un grand soulagement.

À quel moment pratiquer la péridurale ?

Classiquement, on attendait que le col soit dilaté à 4 ou 5 cm pour supprimer les douleurs par la péridurale. Cette position me paraît totalement injustifiée.

La péridurale doit être pratiquée au moment où vous en ressentez la nécessité, que ce soit dès les premières contractions qui peuvent être intolérables d'emblée, ou tout à la fin de la dilatation avant l'expulsion.

Ce n'est pas toujours la douleur qui motive la demande, mais parfois la crainte de l'expulsion, l'appréhension de la distension du vagin vécue comme une trop grande violence. Je ne vois aucun argument qui justifierait un refus à une telle demande. La suppression de l'angoisse peut aussi être considérée comme une victoire de la médecine moderne.

Cependant, lorsque la dilatation progresse vite et que vous récupérez bien entre les contractions, vous pouvez faire appel à d'autres méthodes très intéressantes pour atténuer la douleur : réflexothérapie, masque de protoxyde d'azote, anesthésie électrique. Certaines femmes recherchent une atténuation de la douleur qui leur redonne la maîtrise de leur accouchement, plutôt qu'une suppression totale ; c'est à vous de juger en toute connaissance.

« Y a-t-il besoin d'une préparation à l'accouchement même en cas de péridurale ? »

Il faut éviter deux écueils : négliger la préparation à l'accouchement sous prétexte d'être certaine d'avoir une péridurale ; et inversement, ne pas envisager par principe le recours à celle-ci en se croyant sûre de refuser son apport. Nul ne sait à l'avance comment vous allez tolérer la douleur et le plus sage est de laisser ouvertes toutes les portes.

Dans le cas où vous envisagez une péridurale la préparation à l'accouchement est nécessaire pour trois types de raisons : de circonstance, physiques et psychologiques.

— Des raisons de circonstance peuvent vous empêcher de bénéficier de la péridurale au moment où vous le souhaitez (anesthésistes occupés par une urgence, ou contre-indication de dernière heure). Vous pouvez aussi tout simplement ne pas en ressentir la nécessité.

— Du point de vue physique, l'effort de l'accouchement avec ou sans péridurale reste le même, il faut donc entraîner votre corps à cette épreuve, afin de récupérer rapidement votre musculature et d'éviter certains troubles urinaires et sexuels.

— Psychologiquement, il faut que vous vous prépariez à la sensation de dédoublement, de corps dissocié en deux parties, que vous preniez conscience de la difficulté à pousser alors que vous n'en ressentez ni le besoin ni l'envie. Cette préparation psychologique à l'absence de sensation de la partie inférieure du corps est nécessaire afin d'éviter surprises et frustrations. Enfin, il serait vraiment dommage de manquer la préparation psychologique à la maternité et à la paternité, simplement parce que la médecine peut supprimer les douleurs de l'enfantement !

La péridurale pour raisons médicales

Dans certains cas la péridurale peut être décidée par l'obstétricien, en particulier chez les femmes angoissées, fatiguées, agitées ou chez celles qui ont un mauvais souvenir de l'accouchement précédent. Chez les femmes hypertendues ou qui souffrent de toxémie gravidique, la péridurale peut faciliter les échanges biologiques entre le bébé et le placenta ; elle évite l'hyperventilation pendant l'accouchement, car la femme qui souffre respire souvent trop vite, ce qui est tout à fait contre-indiqué dans certaines situations (tétanie, hémophilie ou épilepsie).

L'anesthésie péridurale est particulièrement indiquée chez les cardiaques ou chez les femmes ayant des problèmes respiratoires (asthme, etc.). Elle est utile pour éviter les efforts expulsifs lorsqu'il y a des problèmes oculaires (en cas de forte myopie afin d'éviter un décollement de la rétine) ou vasculaires (anévrisme). Elle est encore fortement appréciée pour éviter une anesthésie générale chez certaines allergiques ou lorsque l'intubation imposée par l'anesthésie générale est difficile ou dangereuse (malformation interne de la gorge).

La péridurale relâche les fibres d'un col qui ne se dilate pas. Elle permet l'utilisation des produits destinés à augmenter l'intensité des contractions qui, sans cette anesthésie, deviendraient très douloureuses. C'est pourquoi, en cas de déclenchement artificiel du travail, la péridurale est fort utile et peut être pratiquée au tout début de l'accouchement. On peut aussi la préconiser lors de situations psychologiques particulières, chez les toutes jeunes filles, lors d'une grossesse non désirée ou chez les femmes qui souffrent de vaginisme (contraction permanente des muscles du périnée et du vagin).

Dans certaines circonstances, comme la présentation du siège, une césarienne antérieure, la naissance de jumeaux, la péridurale a longtemps été refusée. On invoquait des raisons médicales qui étaient plus des prétextes que des arguments fondés : la plupart des problèmes peuvent être contournés avec une surveillance adéquate et je suis convaincu que la péridurale apporte une aide réelle, un confort, une détente et une efficacité bien supérieurs à ses inconvénients.

Présentation du siège

L'intérêt de la péridurale est de diminuer l'angoisse et la fatigue de la mère, éventuellement de permettre une manœuvre pour aider la sortie sans créer d'appréhension ; mais, là plus qu'ailleurs, un bon apprentissage de la respiration est nécessaire, car l'expulsion peut être ralentie par l'analgésie et un bébé qui se présente par le siège ne tolère pas d'expulsion trop longue.

Césarienne antérieure (utérus cicatriciel)

Lorsqu'une femme désire accoucher normalement alors qu'elle a déjà subi une césarienne, l'équipe doit s'attacher à surveiller la cicatrice et le tonus de l'utérus. On a recours au monitoring qui contrôle la contractilité du muscle ; et beaucoup d'obstétriciens y ajoutent la mesure de la pression qui règne à l'intérieur de l'utérus, grâce à un petit manomètre sous forme de tuyau en silicone. La péridurale permet de régulariser le travail par l'ajout de petites doses d'ocytocine, et de réaliser un geste médical urgent, qui autrement imposerait une anesthésie générale.

Naissance de jumeaux

Là encore la péridurale permet d'agir dans le confort s'il faut aider à l'expulsion du deuxième bébé.

Césarienne programmée

La césarienne peut être pratiquée sous anesthésie péridurale. Cette possibilité paraît toujours impressionnante. Sachez qu'un drap vertical vous permet de ne pas voir le champ opératoire, que votre mari peut rester à côté de vous et que, surtout, vous verrez et entendrez tout de suite votre enfant, que l'on vous donnera dans les bras. Je ne connais pas une patiente qui n'ait eu une appréhension avant ce moment délicat ; mais elle est le plus souvent suivie d'un réel enchantement ! Avant de débuter, le chirurgien vérifie bien sûr si vous êtes totalement insensibilisée.

Sortir l'enfant par césarienne prend près de 10 minutes, recoudre demande 30 minutes environ, et la fin de la césarienne peut paraître longue à la mère. On pourra lui administrer une drogue légère pour l'assoupir, l'effort qu'on lui a demandé est passé et le moment intense de la naissance et de l'accueil du bébé a pu être vécu consciemment. Les suites opératoires sont meilleures sous péridurale.

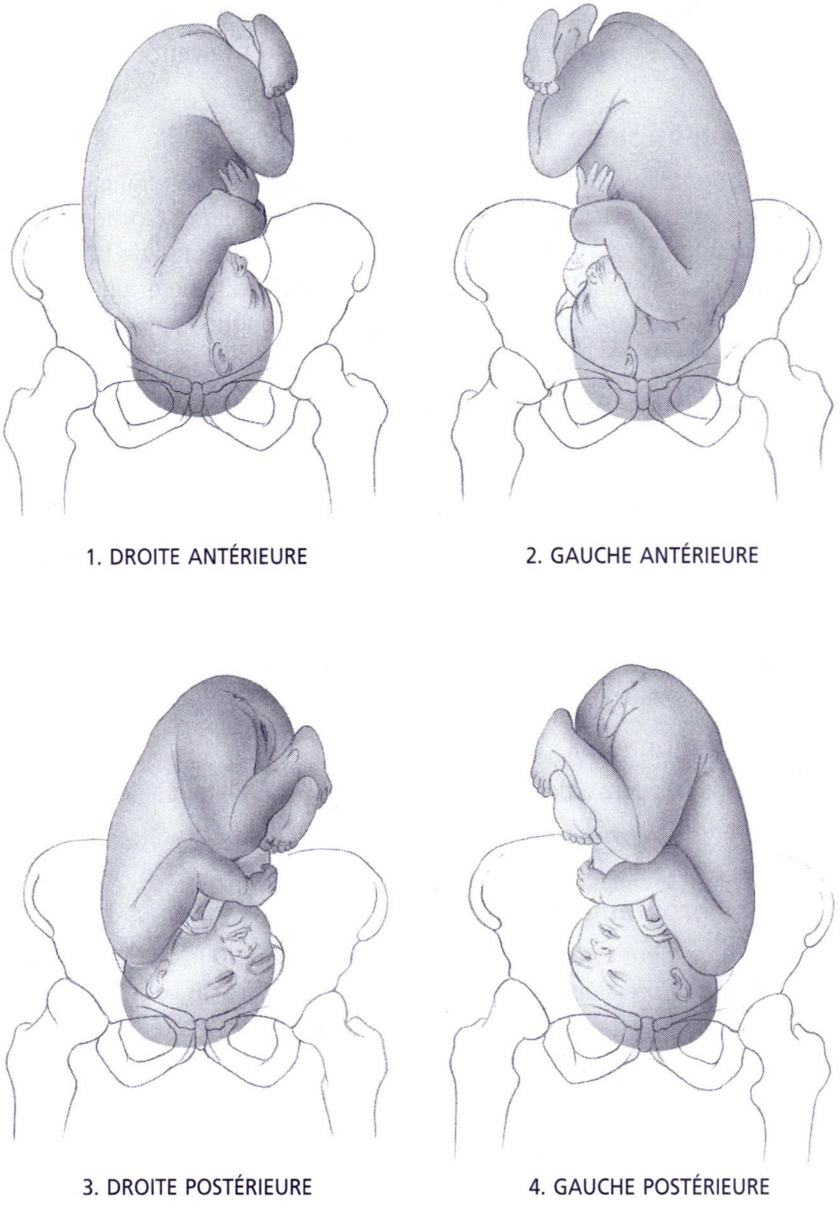

En présentation dite céphalique, c'est-à-dire par le crâne, le dos de l'enfant peut se trouver à droite (1,3) ou à gauche (2,4) dans le bassin de la mère, l'occiput tourné vers l'avant (1,2) ou vers l'arrière (3,4).

Les positions *in utero*

Césarienne imprévue

En cas de césarienne décidée en urgence, si la patiente est déjà sous péridurale, il sera facile d'injecter une dose plus forte dans le cathéter préalablement posé. Inversement, on n'a pas toujours le temps d'installer la péridurale : si la césarienne est d'une urgence extrême il faudra recourir à l'anesthésie générale.

Prématurés, bébé de petit poids

La péridurale aura un effet protecteur car le relâchement musculaire diminue la force des pressions qui s'exercent sur le bébé.

« Accouchement par les reins »

Dans le cas de douleurs lombaires intenses – ce que nos grand-mères appelaient « accoucher par les reins » – la péridurale est tout à fait indiquée, encore que la réflexothérapie ou l'acupuncture puisse parfois donner satisfaction. Ces douleurs aiguës, souvent presque intolérables, entraînent chez celle qui en est victime une crispation et une perte de contrôle provoquant un certain affolement. Elles sont dues à la compression, par la tête du bébé, des nerfs sortant de la moelle épinière au niveau du sacrum ; cette position de la tête appelée « droite ou gauche postérieure » n'est pas anormale, mais si douloureuse que vous ne supportez pas d'être allongée. Il faut faire le dos rond, les genoux sur la poitrine, de préférence assise (d'où l'importance d'une table d'accouchement que l'on incline à volonté). Si vous restez allongée, mettez-vous en « chien de fusil » pour diminuer la pression de la tête du bébé sur la zone sacrée. Si la douleur persiste, la péridurale est un véritable soulagement.

Avantages et inconvénients de la péridurale

■ La péridurale agit d'abord sur la souffrance : suppression des douleurs lors des contractions, de la dilatation du col et de la descente du bébé dans le bassin dans 85 % des cas ; soulagement partiel dans 10 à 15 % des cas, avec persistance de la douleur d'un côté du corps. L'échec total est rarissime (1 à 3 % des cas). Mais elle a aussi d'autres effets.

Elle diminue la fatigue, ce qui permet une meilleure participation à l'accouchement ainsi qu'une récupération plus rapide.

D'autre part, l'analgésie péridurale ne présente aucun inconvénient pour le nouveau-né, puisque le produit anesthésiant ne l'atteint pas.

Pour la mère, elle diminue les risques de complications qui restent attachés à l'anesthésie générale (intubation, inhalation) : c'est pourquoi elle la remplace de plus en plus souvent. La péridurale n'augmente pas le risque d'épisiotomie, car les muscles du périnée sont bien relâchés. L'enfant pourra être accueilli tout de suite par une mère souriante, en forme, et par un père détendu.

■ La péridurale a favorisé l'utilisation des forceps : l'insensibilisation qui diminue voire supprime l'envie de pousser au moment de l'expulsion, peut justifier une pose de forceps. Cette pose n'est pas systématique, car vous pouvez être guidée par la sage-femme surtout si vous avez bénéficié d'une préparation adaptée. En tout cas, elle n'est douloureuse ni pour vous qui êtes anesthésiée ni pour le bébé qui est presque sorti. Ces instruments posés à la fin de l'accouchement permettent de donner le coup de pouce nécessaire pour faire passer le bébé lorsque les efforts expulsifs ne sont pas suffisants.

La péridurale n'est pas toujours efficace. Il faut parfois réinjecter une dose ou bien refaire une piqûre au-dessus de la première. Quelques cas de complications dues à une technique débutante ont été exploités par les opposants à la méthode, alors qu'ils ont été exceptionnels, bien plus exceptionnels que les complications de l'anesthésie générale.

Les maux de tête persistant quelques jours et nécessitant de rester allongée à plat sont les inconvénients les plus notables, quoique extrêmement rares. Bien sûr, il importe de respecter les contre-indications, d'où l'importance d'une consultation d'anesthésie pendant la grossesse.

Ce qu'il faut savoir sur la péridurale

— Si la péridurale agit d'abord sur la souffrance, il faut savoir en outre qu'elle diminue la fatigue et augmente la possibilité de voir une mère souriante et un père détendu accueillir leur enfant.
— Elle ne présente aucun inconvénient pour le nouveau-né.
— Elle favorise toutefois l'utilisation de forceps car l'insensibilisation diminue souvent l'envie de pousser au moment de l'expulsion.
— La péridurale n'est pas toujours efficace : il faut parfois réinjecter une dose, par exemple.
— L'inconvénient le plus notable est l'apparition de maux de tête, mais ils sont extrêmement rares.

Réflexions en faveur de la péridurale

La péridurale, méthode hautement médicalisée, nécessite la présence permanente d'un anesthésiste, ce qui limite sa pratique dans les maternités. Cependant la carence en anesthésistes est en train de se combler et ce d'autant plus vite que s'exprimera la volonté des patientes : seules près de 10 % des femmes peuvent bénéficier actuellement en France de la péridurale mais dans les centres où il n'y a pas de limitation de moyens, ce taux atteint 60 à 70 % des accouchements, surtout pour le premier enfant. On ne devrait plus voir des anesthésistes surchargés, des attentes trop longues qui augmentent le stress de la mère et obligent parfois à renoncer à l'anesthésie.

Mais je dois reconnaître que certaines de mes patientes, enthousiastes juste après la naissance, ont été plus réservées ensuite, comme si quelque chose leur avait manqué. La péridurale laisse parfois un vide, une impression de perception insuffisante de la mise au monde. Une préparation à la naissance adaptée à l'usage de la péridurale devrait prévenir ce genre de malaise. Il faudrait surtout apprendre aux femmes comment bien pousser au moment de l'expulsion lorsqu'elles sont sous péridurale. Il est bon que vous connaissiez ces réactions afin de ne pas être déçue. Vous avez noté que je suis favorable à l'accès à la péridurale, mais il est clair qu'elle ne doit pas non plus vous être imposée sauf indications médicales précises. Il y a place pour un grand nombre de méthodes qui préparent à donner la vie, elles peuvent être suffisantes le jour de l'accouchement, ou nécessiter d'être relayées par la péridurale en cours de travail. Inversement l'accès à la péridurale n'est pas en opposition avec une méthode de préparation à la naissance. Soyez prête à toute éventualité ; votre apprentissage de la relaxation vous y aidera.

Il n'est pas rare de voir des femmes ayant bénéficié de la péridurale pour un premier enfant y renoncer pour le second. Je crois qu'elles ont probablement moins besoin d'aide pour faire naître ce deuxième bébé, maintenant qu'elles n'appréhendent plus l'inconnu. Aussi je proposerais facilement une anesthésie péridurale pour un premier accouchement. Il y a d'ailleurs moyen de garder ce qu'apporte la péridurale et de réduire ce dont elle prive, en essayant de contrôler la dose de produit analgésiant injectée. Au mieux, l'anesthésie est alors progressive : totale pendant la dilatation, puis moins absolue au moment de l'expulsion. Ces perceptions sensitives qui restent supportables permettent de ne pas vous priver de votre participation à l'accouchement et d'éviter des pensées ultérieures comme « Je n'ai servi à rien ». Il peut être nécessaire d'inscrire dans votre corps ce passage de la vie, de ne pas gommer le rituel, de lui laisser toute sa signification. L'expulsion sous péridurale est plus longue, il faut donc prendre son temps, en particulier au moment des poussées. Lorsque tout est normal, l'obstétricien peut attendre que l'envie de donner le jour à votre enfant vous mène à le pousser hors de vous.

L'utilisation de la péridurale se dégage à peine du sentiment de culpabilité encore véhiculé par les générations antérieures.

Ce n'est pas parce que vous aurez utilisé la technique moderne que vous ne serez pas une bonne mère.

Ne tenez pas compte de la parole néfaste de l'entourage : « Vous n'avez pas été capable de supporter... moi, de mon temps... » ni de la parole de votre mère : « Moi, j'ai dû souffrir pour t'obtenir », etc. Quelles que soient vos décisions pendant la grossesse, vous ne savez pas comment vous serez le jour J. Contre toute attente, vous pouvez avoir besoin de la péridurale ; ou inversement, alors que vous n'aviez pas envisagé votre accouchement sans péridurale, vous reculerez le moment de l'utiliser jusqu'à... ne plus en avoir besoin.

Les autres moyens de lutte contre les douleurs de l'accouchement

Il existe différentes méthodes anesthésiques plus ou moins efficaces qui agissent contre la douleur et permettent de s'adapter à diverses situations : douleur brève, douleur de longue durée, cap difficile à passer, perte de tous vos moyens, impossibilité totale de supporter... Cette réponse graduée, cette palette des actes médicaux ou médicalisés contre la douleur doit vous rassurer. L'aide à l'accouchement doit être adaptée à votre cas particulier. Votre confiance en l'équipe médicale repose aussi sur sa souplesse et sur son aptitude à faire face à ce qui vous arrive parfois de façon totalement inattendue. L'idéal serait que l'équipe qui vous assiste pendant votre accouchement adhère au mode de préparation que vous avez choisi mais soit prête également, si un inconfort ou une gêne douloureuse survient, à utiliser des analgésies. En cas de douleurs insupportables, la meilleure méthode (efficace dans 85 % des cas), c'est la péridurale en dehors de l'anesthésie générale.

Plus de la moitié des accouchements s'accompagnent de grandes douleurs qui exigent d'être soulagées par l'un ou l'autre des moyens proposés par la médecine moderne.

L'inhalation de gaz anesthésique

C'est la méthode la plus ancienne, dite « anesthésie à la reine » car utilisée par la reine Victoria, mais le chloroforme de l'époque est remplacé aujourd'hui par le protoxyde d'azote mélangé à de l'oxygène. Ce mélange gazeux peut être inhalé par la femme elle-même, qui s'applique le masque sur le visage trente secondes avant la contraction utérine ; cela est très important, car le produit agit avec un temps de latence. Par contre, son effet cesse dès l'arrêt de l'inhalation. D'emploi facile, c'est la patiente qui l'utilise selon ses propres besoins.

Les médicaments analgésiques

Un médicament analgésique supprime la douleur en laissant la conscience intacte. Les dérivés morphiniques comme le Dolosal® sont administrés en début de travail par injection intramusculaire ou mieux intraveineuse. À doses élevées, ils peuvent entraîner un affaiblissement respiratoire du nouveau-né ; c'est pourquoi on en utilise uniquement en début de travail, de manière que le produit soit éliminé au moment de la naissance (en cas d'accouchement extrêmement rapide, un antidote pourra être aussitôt administré au nouveau-né).

La réflexothérapie lombaire

Cette méthode consiste à injecter 3 cm^3 d'eau distillée mélangée à un anesthésique local dans la région lombaire, juste sous la peau, sans pénétrer dans le muscle. Son effet dure à peu près une heure mais l'injection peut être répétée ; elle est recommandée chez les femmes qui accouchent « par les reins » (qui ressentent les contractions dans le bas du dos), car elle rend les contractions supportables, et permet à peu de frais de passer un cap difficile ; elle n'est pas suffisamment utilisée.

L'acupuncture

Elle pourrait être pratiquée par une sage-femme spécialement formée, mais elles n'en ont pas encore l'autorisation, si bien que la méthode est encore peu utilisée en France. Son principe repose sur la production dans le cerveau, après stimulation de certains faisceaux nerveux, de substances naturelles semblables à la morphine, les endorphines. Huit à dix aiguilles à usage unique sont posées au niveau des avant-bras, des jambes et du tronc, dès le début du travail, environ toutes les heures et pour une demi-heure environ. La piqûre n'est pas douloureuse. L'acupuncture peut être utilisée également pour provoquer des contractions (lors d'un déclenchement du travail) ou, avec moins de bonheur, pour les stopper en cas de menace d'accouchement prématuré.

L'anesthésie électrique

Les endorphines sont des agents naturels contre la douleur ; sécrétées en faible quantité par les cellules du cerveau, leur production est renforcée spontanément en cas de stress ou artificiellement par un courant électrique à basse fréquence. Cette méthode est totalement indolore, ne comporte aucun risque, aucune contre-indication. Une sage-femme vous appliquera une électrode autocollante sur le front et une derrière chaque oreille. Ces effets apportent une diminution de la douleur, sans toutefois la supprimer.

L'anesthésie loco-régionale

L'injection de produit anesthésique au niveau des nerfs « honteux » (c'est-à-dire des nerfs du périnée) rend l'expulsion moins douloureuse et permet aussi la pose indolore de forceps. On injecte le produit par le vagin à un endroit précis du bassin, des deux côtés.

L'anesthésie locale

Elle est limitée aux tissus du périnée et pratiquée habituellement après la naissance pour réparer l'épisiotomie ou une déchirure vaginale.

L'anesthésie générale

Lorsque la dilatation du col stagne, que la douleur est trop importante, et que la péridurale est impossible à réaliser, on peut être amené à proposer une anesthésie générale. Dans certains cas, la situation nécessite une intervention urgente et seule l'anesthésie générale peut endormir la douleur dans les plus brefs délais. L'anesthésie générale fait perdre la conscience, mais n'empêche pas les contractions utérines, si bien que l'on peut parfaitement accoucher par les voies naturelles sous anesthésie générale. Il existe de nombreux produits non toxiques pour la mère et pour l'enfant ; ils seront choisis par l'anesthésiste en fonction des circonstances.

Mon conseil

Les remèdes à la douleur que nous venons de passer en revue ne dispensent en rien de la préparation physique à l'accouchement qui reste nécessaire à votre corps et à votre équilibre.

De plus en plus, les médecins se préoccupent des douleurs après un accouchement par césarienne mais aussi lorsqu'il y a eu épisiotomie. Des protocoles anti-douleurs sont mis en place : leur principe, quel que soit le ou les produits utilisés, est de devancer la douleur en prenant des antalgiques de façon systématique pendant 48 heures sans attendre de souffrir.

La préparation à la naissance

■

La préparation classique à l'accouchement

En vous donnant des connaissances théoriques sur l'anatomie et la physiologie de la grossesse et de l'accouchement (explication de la fécondation, du développement de l'œuf, de l'implantation et des mécanismes de la naissance), on supprime l'inconnu, source d'angoisse et de tension. Des diapositives illustrent ces informations, des livres sont conseillés ou mis à la disposition des couples, et surtout un dialogue s'établit, car les femmes ne sont plus sous-informées comme l'étaient leurs mères : elles ont plutôt, au contraire, du mal à se faire une opinion au milieu de propos ou de notions contradictoires. Vous apprenez comment se passe un accouchement, les signes qui l'annoncent, comment se présente l'enfant, ce qu'est la phase d'expulsion, la délivrance, à l'aide d'un fœtus et d'un placenta en poupée chiffon.

En maternité la visite de la salle d'accouchement et la présentation des appareils de monitoring sont souvent proposées. Des films sur le développement du fœtus, sur l'accouchement, sur l'allaitement sont parfois projetés. Toutefois, voir un accouchement au cinéma ne représente pas une obligation pour la future mère : ne vous forcez pas, si vous craignez la découverte d'images trop fortes.

Après l'information, la préparation comprend toute une série d'exercices physiques qui comportent plusieurs volets : contrôle respiratoire, assouplissement des articulations, éducation des muscles concernés, pratique de la décontraction musculaire. L'accouchement représente une véritable épreuve physique équivalant à une course de fond, suivie d'un sprint final, épreuve sportive à laquelle vous devez vous préparer ; la respiration permet de canaliser la douleur en respectant un repos nécessaire entre les contractions. La relaxation permet de se détendre au mieux et de conserver ainsi toute son énergie pour l'accueil du bébé. Le relâchement musculaire s'enseigne à partir du relâchement des muscles de la main, de la nuque, du visage ; puis on s'occupe des muscles du périnée, dont l'entretien est très important pour l'accouchement et pour les suites de couches.

Au cours des séances suivantes, le déroulement de l'accouchement sera détaillé ; les signes qui permettent de reconnaître le début du travail ; la découverte des différentes positions anti-douleurs ; la recherche de celle qui vous convient le mieux et rendra les contractions supportables : position assise ou marche (car l'immobilité sur une table d'accouchement peut être très gênante pour certaines femmes). On vous apprendra à simuler l'expulsion : inspiration et blocage du souffle, contraction des muscles abdominaux, relâchement des muscles du périnée. Il vous faudra apprendre à ne plus pousser lorsque la tête est dans le vagin, pour éviter une déchirure du périnée et laisser la sage-femme ou le médecin faire le dégagement de la tête sans vous blesser. Pour cela, on vous montrera comment respirer de façon accélérée et superficielle, c'est-à-dire la « respiration du petit chien ». J'insiste sur le fait que les séances d'entraînement physique doivent être complétées par un entraînement individuel chez soi.

Ce qu'il faut savoir sur la préparation à l'accouchement

— Cette préparation comporte des entretiens théoriques et des séances d'entraînement physique qui doivent être complétés par des exercices à la maison.
— La Sécurité sociale rembourse à 100 % huit séances de préparation à la naissance.
— Ces dernières sont maintenant pratiquées dans la plupart des maternités, par un médecin ou une sage-femme. Habituellement collectives, proposées dès le 6e ou 7e mois, elles réunissent de 5 à 10 couples pour deux heures environ.
— La préparation peut également être individuelle, en séance privée avec une sage-femme.

Le déroulement des cours n'est pas rigide. L'information doit répondre à toutes vos questions. Par exemple : comment nourrir mon enfant ? Qu'est-ce que la péridurale, l'épisiotomie, les forceps ? Les différentes techniques éventuellement utilisées pendant l'accouchement sont ainsi dédramatisées ; bien comprises elles ne déshumanisent pas la naissance. La préparation permet au contraire de vous intégrer au cadre médical sans être dépendante ou victime de tous ces examens. Les instruments tels que le monitoring ou la ventouse perdent leur pouvoir de surprise et regagnent leur place d'objets à votre service.

La préparation, parce qu'elle réunit des femmes dans la même situation, permet une entraide entre les futures mères qui témoignent de leur expérience, évoquent et comparent ce qu'elles ressentent. Il est rassurant d'apprendre que les bébés des autres ont également le hoquet *in utero*, que l'on n'est pas la seule à avoir des insomnies, et il peut être réconfortant d'exprimer les émotions ressenties pendant l'échographie.

Pourtant certaines d'entre vous pensent que ce type de préparation est insuffisant ou exagéré :

- Vous n'avez que faire de la préparation dans la mesure où beaucoup de choses vous sont connues par les films, les livres, les nombreux magazines. Vous avez la sensation de tout connaître sur la naissance et sur l'accouchement, et vous n'avez pas très envie de vous mêler à un groupe de femmes à l'écoute d'elles-mêmes. Vous n'aimez pas « le psychologisme », vous recherchez l'efficacité et quelques conseils, sans vouloir vous étendre sur vos sensations intimes. Si vous faites partie de ces femmes souvent très actives, deux ou trois séances suffisent pour répéter chez vous les exercices physiques et tout particulièrement la préparation du périnée.
- Vous demandez beaucoup à la préparation, et, comme de nombreuses femmes vous désirez « entrer en grossesse » pour neuf mois. Vous voulez consacrer ce temps à vivre pleinement votre corps, et à suivre mentalement l'élaboration du petit être que vous portez. Cette pénétration à l'intérieur de soi, ce cheminement mené de pair avec l'auteur masculin de cet enfant demande du temps et de la disponibilité. Vous souhaitez que la préparation à l'accouchement soit beaucoup plus approfondie quant à la relaxation, à la qualité des échanges, à la liberté de parole. L'apprentissage technique, bien que nécessaire, passe alors au second plan, au profit de l'expérience vécue et partagée. Sont importants pour vous, la spontanéité des questions, les propos à bâtons rompus, les thèmes plus intimes comme l'instinct maternel, le rôle de l'homme, la sexualité, l'accueil de l'enfant, les séquelles corporelles de la grossesse, les relations entre féminité et maternité. La préparation, pour vous, c'est aussi une prise de parole, et le fait d'oser dire à haute voix ses peurs, ses plaisirs, ses contradictions. Peut-être ferez-vous alors appel à des types de préparation différents de la préparation classique. Toutes ces méthodes plus récentes sont fondées sur l'échange avec le bébé et sur la relaxation. Ce sont, par exemple, la sophrologie, le yoga, l'haptonomie.

Quelles que soient vos tendances et vos préférences, il y a deux directions à travailler de toute façon, car vous accoucherez avec votre corps : les techniques de relaxation et l'entraînement des muscles, particulièrement du périnée. La maîtrise de la respiration vient soutenir les deux aspects précédents.

Mon avis

Il n'y a pas de modèle parfait et standard de la préparation à la naissance, elle doit simplement vous correspondre. Encore faut-il que vous soyez informée des différentes approches de ces méthodes, et qu'elles existent dans votre région.
Mais avant d'aborder le principe de ces modes de préparation, je tiens à dire par expérience que l'accouchement d'une femme qui s'y est préparée se distingue tout à fait de celui d'une femme non préparée.

La préparation à l'épreuve physique de l'accouchement

Une bonne image de son corps est un élément essentiel de l'équilibre psychique de l'individu. Vous pouvez éviter que votre corps soit marqué ou dégradé par la grossesse et l'accouchement qui, si enrichissants qu'ils soient, restent des épreuves physiques. Toute épreuve physique se prépare. Mais une femme qui n'a jamais fait de sport ne doit pas brusquement s'y mettre intensément pendant sa grossesse, car elle risquerait de provoquer des réactions nuisibles. Elle doit s'entraîner progressivement, ne serait-ce qu'un quart d'heure par jour, et de façon contrôlée.

On a pu comparer les efforts de poussée de l'expulsion à un sprint qui viendrait après un dix mille mètres ! Tous les muscles ont besoin d'être travaillés dans cette perspective, mais trois zones sont particulièrement intéressées : les muscles abdominaux, les muscles lombaires et les muscles du périnée.

- Les muscles abdominaux : ils constituent une sangle qui soutient l'utérus en avant. Si leur tonus est bon, ils supportent d'être distendus. Une gymnastique adéquate permet de récupérer un ventre plat. Ces muscles contribuent également au maintien de la colonne vertébrale en soulageant la tension des muscles lombaires.
- Les muscles lombaires : ils soutiennent la colonne vertébrale et jouent essentiellement sur la statique en position debout. En apprenant à les localiser et à les maîtriser successivement, vous apprendrez à basculer votre bassin en avant afin d'éviter de creuser vos reins et d'accentuer la cambrure consécutive à la grossesse, source de douleurs.

Mon conseil

Vous apprendrez les divers mouvements au fur et à mesure des séances de préparation. J'insiste sur deux règles générales.

- **Lorsque vous êtes allongée sur le sol, n'oubliez pas de placer un coussin sous votre tête et sous vos genoux pour effacer la cambrure des reins, le bas du dos devant coller au sol.**
- **N'exigez pas trop de vous-même, soyez progressive et surtout régulière, l'endurance prime l'intensité. Des douleurs dans le bas du dos doivent vous alerter et faire suspendre les exercices tant qu'elles persistent.**

La préparation en piscine

La préparation en piscine, en supprimant les problèmes de poids, offre de multiples possibilités d'exercices physiques et respiratoires. Elle permet le maintien du tonus musculaire, l'assouplissement, et soulage les douleurs dans le dos, les sciatiques. De plus, l'eau a une vertu calmante et permet d'exercer votre respiration tout en vous relaxant.

Mon conseil

Je ne peux que vous conseiller la piscine, même si vous ne savez pas nager, car la gymnastique dans l'eau fait travailler le corps de façon harmonieuse et particulièrement douce.

Il existe dans de nombreuses piscines des séances spéciales réservées aux femmes enceintes, placées sous la surveillance d'un maître nageur et d'une sage-femme. Ces heures réservées vous mettront à l'abri des plongeons et des jeux intempestifs. La sage-femme présente veillera à ce que chaque séance soit adaptée à votre état. En effet, la menace d'accouchement prématuré ou certaines maladies telles que la grippe, les infections urinaires et les infections vaginales, sont des contre-indications à la préparation en piscine.

Le périnée n'est plus un sujet tabou

Le périnée est une partie du corps peu connue dont le rôle est cependant capital lors de l'accouchement et pour le confort sexuel. Cet ensemble de muscles et de ligaments forme le plancher de la cavité abdominale, qu'il maintient fermée en bas. C'est un plancher fragile car il n'est pas hermétique : il doit laisser passer les conduits urinaires, génitaux et anal. La tête de votre enfant viendra buter contre cette zone de soutènement au moment de l'expulsion, lorsqu'elle pénétrera dans le vagin pour se frayer un passage vers la lumière. Le vagin est l'organe central du petit bassin, derrière la vessie et devant le rectum ; à son sommet s'insère le col utérin. Cet ensemble très proche col-utérus-vagin-rectum-vessie est maintenu en place par les muscles du périnée qui, tel un hamac, s'accrochent aux os du bassin, au pubis en avant et au sacrum en arrière.

Lorsque les muscles du périnée sont relâchés, les organes ne sont plus suffisamment soutenus ; c'est ce qu'on appelle communément la « descente d'organes » : les formes mineures en sont une perte urinaire aux moments d'efforts (toux, rire) ; cette fuite urinaire en cours de grossesse ou dans les suites immédiates de l'accouchement est assez fréquente et habituellement transitoire. Parfois cette gêne persiste ou s'aggrave, obligeant la femme à se garnir. Souvent délaissés par le corps médical, souvent sous-estimés ou cachés par les femmes, ces troubles empoisonnent la vie quotidienne.

« À quoi sert la préparation du périnée ? »

Le périnée a été trop longtemps un sujet tabou – au point qu'on a baptisé « nerfs honteux » les nerfs qui l'innervent – parce qu'il est lié à la relation sexuelle et aux fonctions d'évacuation urinaire et fécale. Il n'y a aucune honte, aucune malédiction sur cette région. La préparation du périnée a pour but de mieux vous faire connaître votre machine corporelle, de vous éviter des handicaps ou des gênes aussi bien dans l'équilibre pelvien que dans la qualité de la relation sexuelle après votre accouchement. Une préparation faite avant et juste après l'accouchement vous évitera des troubles urinaires mineurs ou la crainte de rapports sexuels douloureux. Toutes les femmes ont intérêt à renforcer la tonicité des muscles du périnée pendant leur grossesse, quelle que soit leur méthode de préparation à la naissance. Au cours de l'accouchement, c'est la phase de l'expulsion qui sollicite intensément les muscles du périnée. Apparemment ce qu'il faut faire à ce moment-là est contradictoire : pousser, c'est-à-dire contracter vos abdominaux, mais en même temps

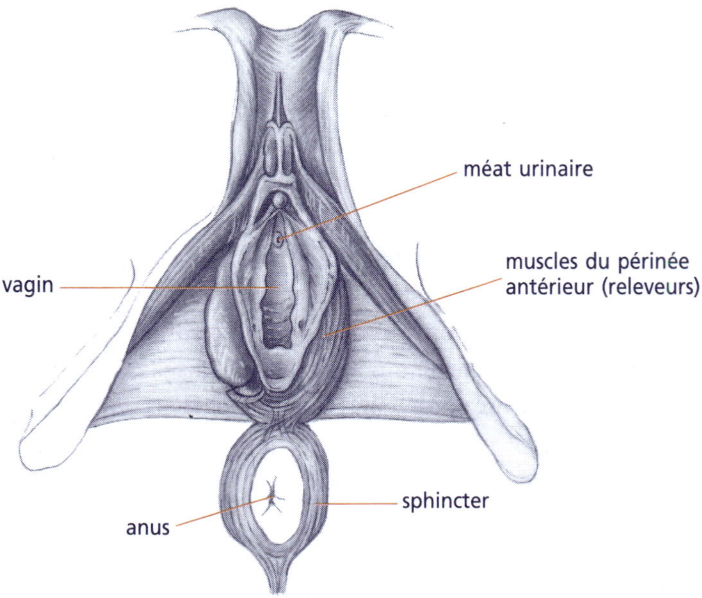

Les muscles du périnée constituent un véritable plancher, qui laisse cependant l'espace nécessaire aux canaux urinaire, vaginal et anal.

Le périnée

relâcher la sangle périnéale. Par automatisme on a l'habitude de contracter en même temps le périnée et les abdominaux ; pendant la grossesse il faut apprendre à relâcher ou à contracter un seul groupe de muscles. Le premier objectif est donc d'apprendre à localiser son périnée grâce à un miroir et à renforcer sa tonicité et son contrôle par des exercices physiques.

À retenir

— Le périnée est un ensemble de muscles et de ligaments formant le plancher de la cavité abdominale qu'il maintient fermée en bas. Ce plancher n'est pas hermétique car il doit laisser passer les conduits urinaires, génitaux et anal.

— Toutes les femmes ont intérêt à renforcer les muscles du périnée pendant leur grossesse et surtout après la naissance afin d'éviter plus tard la « descente d'organes ».

Exercices

Contraction du périnée

Allongez-vous sur le dos, en évitant toute cambrure des reins, les jambes fléchies, les pieds bien à plat sur le sol, inspirez puis expirez très lentement. Relâchez tous les muscles, ne commencez l'exercice que bien détendue.

Imaginez que vous retenez une envie d'uriner, serrez le sphincter urinaire, puis décontractez-le. Relâchez bien le ventre, les fessiers et les autres muscles du corps. Dirigez votre attention maintenant vers l'anus comme pour retenir une envie d'aller à la selle. Afin d'en prendre une plus grande conscience, vous pouvez vous représenter le canal anal et le canal vaginal comme des conduits de quelques centimètres chacun dont vous contractez successivement l'extrémité la plus lointaine, puis le milieu, puis l'extrémité la plus proche, puis vous faites la même chose en sens inverse. Ce va-et-vient de contractions pendant 5 secondes, entrecoupées de 10 à 15 secondes de relâchement, peut être répété une dizaine de fois. Le même exercice peut être fait en position assise et debout en décontractant les abdominaux, ce que vous pouvez vérifier en posant une main sur votre ventre.

Contraction des muscles fessiers

Comme si vous vouliez retenir une feuille de papier entre vos fesses, contractez quatre à cinq fois les deux fesses ensemble. Puis, après une période de repos, effectuez une nouvelle contraction de chaque côté isolément. Une fois cette contraction musculaire bien individualisée, il faut pouvoir contracter le sphincter anal sans serrer les fesses.

Arrêt pipi

Quand vous urinez, essayez d'interrompre le jet urinaire à plusieurs reprises en début de miction. Mais n'oubliez pas de vider votre vessie en fin d'exercice ! Répétez cet exercice avec un pipi imaginaire.

Parfois les exercices du périnée entraînent une contraction utérine non douloureuse. Fondamentaux pour la préparation de votre périnée, ces exercices doivent être repris dès le lendemain de votre accouchement, même à petites doses, bien avant la rééducation des muscles abdominaux. Quelques semaines après la naissance, si vous n'arrivez pas à commander parfaitement ces muscles du périnée une rééducation urodynamique par électrostimulation est conseillée.

Le contrôle de la respiration

Certes, on respire comme on vit, sans y prendre garde, mais la respiration, fonction automatique de la naissance à la mort, peut être modifiée volontairement. Ce contrôle permet de répondre avec sang-froid au phénomène étonnant qu'est la survenue des contractions du travail, que vous ne pourrez arrêter une fois le processus enclenché. La maîtrise de votre respiration vous permet de ne pas vous laisser déborder par l'intensité des contractions ; elle doit vous aider à acquérir un véritable self-contrôle. Les phénomènes seront domptés, les inconforts ou les sensations douloureuses seront amoindris. Cela doit vous éviter la fatigue et la panique, que ce soit pendant toute la durée de l'accouchement ou dans l'attente d'une péridurale qui tarde à venir.

Mon avis

Face aux vagues successives des contractions utérines, la respiration est la bouée de sauvetage qui doit vous permettre de garder la tête hors de l'eau.

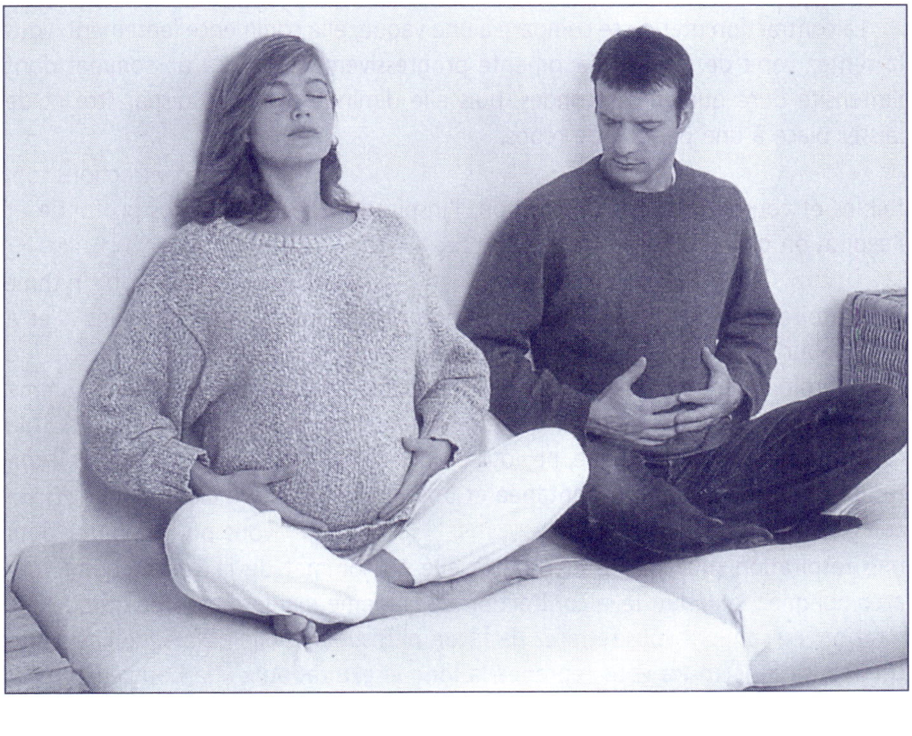

La pratique du chant prénatal est choisie par certaines d'entre vous, car elle apporte, en plus du plaisir qu'elle procure, un contrôle respiratoire propre à l'art vocal.

La respiration se décompose en deux temps : l'inspiration qui fait entrer l'air dans les poumons, l'expiration qui l'en fait sortir. Ce ne sont pas les muscles de la cage thoracique qui sont les principaux muscles respiratoires : le muscle principal est le diaphragme. C'est un muscle horizontal, en coupole, qui sépare le tronc en deux : au-dessus le thorax avec les poumons et le cœur, au-dessous l'abdomen.

Vous pouvez vérifier aisément le phénomène de la respiration : au cours de l'inspiration, le diaphragme se contracte et s'abaisse comme un piston, créant un appel d'air. Il refoule le contenu de l'abdomen, ce qui aboutit à un gonflement de votre ventre. Lors de l'expiration, il se relâche et remonte vers la cage thoracique, le ventre se dégonfle et l'air est expulsé. Cela est la respiration normale. Ce n'est qu'en respirant à fond que l'on fait jouer d'autres muscles : les muscles intercostaux. Ils écartent les côtes pendant l'inspiration profonde et, en se contractant, aident le diaphragme à remonter le plus haut possible pour vider les poumons de l'air qu'ils contiennent. Volontairement, vous pouvez avoir une respiration plus lente ou plus rapide, plus profonde ou plus superficielle.

➤ *Quelle est la respiration adaptée ?*

La contraction utérine se compare à une vague, elle commence lentement, vous la sentez venir de loin, elle augmente progressivement jusqu'à un sommet dont l'intensité dure quelques secondes, puis elle diminue avant de disparaître et de laisser place à une période de repos.

- Le début du travail est généralement facile à contrôler car les contractions sont faibles et courtes. Dès leur apparition, l'inspiration devra être plus profonde et l'expiration plus prolongée, sans plus.
- Lorsque la contraction utérine s'intensifie, vous pouvez modifier votre rythme respiratoire de la façon suivante : vous prenez une inspiration forte sans aller à fond, pour emmagasiner une quantité d'air importante que vous expirerez de façon prolongée, sans contracter les abdominaux, presque spontanément, comme si votre souffle devait chercher à éteindre une bougie sans faire de bruit. Si la contraction n'est pas terminée, ne vous étouffez pas et achevez cette longue expiration par une inspiration spontanée et une nouvelle longue expiration.
- Si vous vous trouvez essoufflée après ces tentatives, vous pouvez opter pour une respiration plus courte et superficielle au sommet de la contraction : vous accompagnez le début de la contraction de la même manière par une grande inspiration, au sommet vous respirez de façon plus superficielle et lorsque l'intensité commence à décroître vous reprenez la longue expiration « à la bougie ».

Vous pouvez vous entraîner en fin de grossesse, lorsque vous commencez à avoir des contractions indolores (voir p. 278). Vous les percevez allongée, en palpant le durcissement intermittent de votre utérus. Exercez-vous alors à l'une ou l'autre de ces techniques respiratoires, vous pouvez tranquillement chercher une technique personnelle qui vous aide à ne pas reprendre de l'air trop rapidement : comptez à haute voix au moment de l'expiration ou chantez quelques phrases musicales d'une comptine bien connue. Pendant le travail, certaines femmes ont à l'expiration un chant à la limite d'un cri plaintif qui les soulage.

➤ *Ne poussez pas encore*

Il y a des moments dans l'accouchement où vous avez très envie de pousser alors qu'il ne faut plus ou pas encore le faire. Par exemple le col n'est pas assez dilaté ou bien, à la toute fin de l'expulsion, la tête du bébé appuie sur la vulve et les poussées provoqueraient une déchirure du périnée ou nécessiteraient une épisiotomie.

■ Il faut alors savoir retenir son envie de pousser sans pour autant contracter le périnée. C'est le moment de la respiration superficielle accélérée dite « du petit chien » : vous raccourcissez au maximum l'inspiration et l'expiration jusqu'à haleter pendant une dizaine de secondes, puis vous faites une pause en respirant naturellement, avant de reprendre le halètement tant que durent les contractions ou l'envie de pousser.

■ Il faut éviter de mobiliser le diaphragme dans cette respiration du petit chien qui permet d'assurer vos besoins en oxygène tout en évitant de comprimer l'utérus. Il faut veiller à ne pas la maintenir trop longtemps sans l'interrompre par de courtes respirations spontanées.

➤ *Pour l'expulsion : la respiration bloquée*

Il arrive un moment lors de l'expulsion où votre respiration va pouvoir agir directement sur la sortie du bébé. C'est l'expulsion active. Pour ménager vos forces, vous ne pousserez que lorsque la contraction utérine est installée, et pas depuis son début. Soit vous la sentez venir, soit (si vous êtes sous péridurale) c'est le médecin ou la sage-femme qui vous donne le signal.

Ce matelas d'air appuie sur le diaphragme, lequel appuie sur l'utérus déjà enserré par les muscles abdominaux contractés, et l'utérus pousse le bébé aux fesses. La seule issue du bébé, c'est le bas, d'où l'importance de relâcher en même temps les muscles du périnée.

C'est cette déconnexion musculaire, le haut du corps contracté et le bas du corps décontracté, qu'il faut acquérir en se préparant à l'accouchement.

Attention

Les contractions d'expulsion sont plus longues que celles de dilatation, elles durent près d'une minute. Vous soufflez d'abord pour bien vider vos poumons, puis vous inspirez à fond en emmagasinant le maximum d'air. Et surtout vous bloquez cet air dans les poumons pendant une quinzaine de secondes, tout en poussant vers le bas.

Lors de ces poussées respiration bloquée, il ne faut pas rejeter l'air en parlant ou en criant : cela dégonflerait vos poumons, privant le diaphragme de son rôle de piston. Lorsque, bien arc-boutée sur les barres, vos avant-bras à l'extérieur, la nuque relevée pour arrondir votre dos et raccourcir la longueur des abdominaux, en prenant appui sur les jambes si vous bénéficiez d'une table d'accouchement assise, vous ferez descendre votre bébé vers la lumière, il faudra ne pas bloquer votre respiration plus d'une quinzaine de secondes. Lorsque vous n'en pourrez plus, vous soufflerez rapidement, puis une nouvelle fois inspirerez d'un grand coup un nouveau bol d'air pour accompagner la fin de la contraction.

Bloquez ! Poussez ! Le temps de l'expulsion varie de 10 à 20 minutes. Entre les contractions, c'est le moment où jamais de vous relaxer comme vous avez appris à le faire, de détendre vos muscles, de desserrer les barres, de décrisper vos doigts, etc. Un massage du visage, des mains et des jambes est souvent le bienvenu avant le nouvel effort qui s'annonce.

Le relâchement musculaire et la détente

Les diverses méthodes regroupées sous le terme de « techniques de relaxation » ont un objectif commun : découvrir par la relaxation du corps le chemin qui mène à la sérénité. La détente du corps due à un relâchement musculaire entraîne un état de bien-être et de calme intérieur ; le fait de se détacher volontairement de l'emprise du monde extérieur pendant un instant permet de ressentir une certaine harmonie. Cet état de relaxation vous le traversez tous les soirs au moment de vous endormir. Pendant l'accouchement, il vous permet de faire face aux assauts successifs des contractions utérines involontaires et de récupérer vos forces dans un minimum de temps, de mieux supporter la tension de l'accouchement et de garder votre calme, même dans les circonstances difficiles et imprévues.

Plusieurs schémas de relaxation peuvent être proposés qui font appel à la voix, à la musique, aux images intérieures apaisantes pour vous. Le calme, la pénombre et une certaine disponibilité sont recommandés. Vous n'êtes là pour personne, sinon pour vous et votre bébé. Une fois confortablement installée sur le côté ou sur le dos avec un coussin sous les genoux, fermez les yeux. Vous allez détendre progressivement tous les muscles de votre corps, en effectuant une véritable promenade anatomique. Vous allez procéder de haut en bas systématiquement. D'abord le front. Essayez d'effacer les plis du front, décontractez le pourtour des yeux et les paupières, desserrez les dents afin que votre bouche s'entrouvre et descendez : cou, épaules, un bras puis l'autre, chaque doigt... Détendez tout votre corps jusqu'à percevoir votre propre respiration et entendre vos propres battements de cœur. Veillez à ne pas recontracter le haut, quand vous êtes concentrée sur les muscles du bas du corps : fessier, cuisse, jambe, cheville... La relaxation en cours de grossesse vous amène à percevoir de façon amplifiée les mouvements actifs du bébé qui, lui, ne se relaxe pas toujours en même temps que vous. Cette écoute de votre corps vous offre un moment privilégié pour faire connaissance avec votre enfant.

Il vous faut quitter cet état de plénitude par quelques respirations amples ; puis vous réveillez chaque partie de votre corps successivement, pas d'un coup car vous êtes devenue très lourde. Votre tonus musculaire revient comme une ondée, vous ouvrez les yeux... L'idéal serait de faire cette pause à chaque fois que vous vous sentez fatiguée dans la journée et au moins une ou deux fois par jour pendant 10 minutes.

Mon conseil

Bénéfice secondaire de la relaxation : non seulement elle vous prépare à votre accouchement, non seulement elle vous permet de vous mettre à l'écoute de votre enfant, mais elle vous met d'excellente humeur pour un moment.

Le jour de l'accouchement, les choses parfois ne se passent pas comme vous les aviez imaginées et préparées. L'accueil n'est pas aussi parfait, l'anesthésiste est surchargé et l'attente est trop longue, bref dans votre état d'hypersensibilité, un stress dû à un environnement jugé trop vite hostile, peut vous déstabiliser ; autre problème possible : votre compagnon peut ne pas être prévenu à temps. À ce trouble extérieur peut s'ajouter un trouble intérieur car, nous l'avons dit, la naissance fait souvent resurgir les souvenirs et les impressions enfouies, heureuses ou tristes. C'est pourquoi il faut être prête à toute éventualité et la pratique d'une bonne relaxation ne peut que vous aider.

La préparation par le yoga

Le yoga est une manière d'être, à la fois dans son corps et dans son esprit. Sur le plan physique, un certain nombre d'exercices et de positions du yoga se retrouvent dans la gymnastique douce ou dans d'autres techniques de préparation du corps.

Sans forcément embrasser la philosophie et les objectifs de méditation du yoga, il est possible d'utiliser cette technique de postures qui constitue un véritable travail musculaire complet, tout en permettant une profonde relaxation par la respiration.

Les puristes du yoga regrettent que l'on galvaude ainsi quelques « trucs » et que l'on ampute le yoga de sa dimension mystique. Cependant, nombreuses sont les femmes enceintes désirant suivre ce type de préparation afin d'acquérir une meilleure maîtrise d'elles-mêmes. Sentir votre respiration, prendre conscience de l'air qui circule en vous exige une concentration qui permet l'isolement du monde extérieur. Cette « concentration sans tension » sera la clé de l'adaptation au travail des contractions utérines le jour de l'accouchement. Les exercices du yoga sont en grande partie basés sur la respiration et sur les postures qui vous permettront d'améliorer votre capacité respiratoire et d'atteindre peut-être certains états proches du Nirvana...

La préparation sophrologique

La sophrologie est une technique qui s'appuie sur la relaxation plus que sur les exercices physiques.

Cette relaxation se pratique dans un état de conscience particulière, qui n'est pas loin du demi-sommeil ou encore de l'hypnose.

Une fois cet état atteint, la pensée se concentre tout d'abord sur les transformations corporelles de la femme enceinte. La grossesse devient alors une expérience de communication avec l'enfant qui est porté. Concentration et relaxation vont de pair. Savoir se relaxer est un art qui nécessite un entraînement quotidien.

La préparation sophrologique permet d'aborder l'accouchement dans un état de concentration maximale des forces mentales et physiques. Pour atteindre cela, il est proposé une série d'exercices mentaux. On peut également utiliser des sons enregistrés sur bandes magnétiques.

L'haptonomie

Haptonomie veut dire science de l'affectivité, ou du « toucher affectif ». Il s'agit tout à la fois d'une préparation à l'accouchement et d'une communication avec le bébé. De nombreuses femmes enceintes ont témoigné de cette communication à double sens : il s'établit entre la mère et l'enfant en gestation une relation telle que la mère invite l'enfant à monter ou descendre dans son giron (quoique l'utérus soit réputé être un muscle involontaire). Le futur père peut également entrer en relation tactile avec son enfant à travers la paroi abdominale de sa compagne. L'enfant leur répond en se déplaçant de lui-même vers le point d'appel, de façon très perceptible. De cet échange réciproque naît la communication. Dans le ventre de la mère le bébé reçoit des stimuli venus du monde extérieur, il réagit au toucher, il entend certains bruits, il peut être attiré par une forte lumière. L'haptonomie, développée par Franz Veldman, postule que les stimulations affectives sont également perçues par l'enfant et ont une influence positive sur son développement ; il se sent reconnu dès qu'il peut ressentir. Cette communication par le toucher, le sens le plus développé de l'enfant, inclut pleinement le père. Elle confirme les trois partenaires dans leur nouveau rôle avant la naissance. On connaît l'importance du phénomène de l'attachement post-natal et combien il doit être respecté, car il est source de sécurité existentielle pour le nouveau-né.

Mon avis

L'approche haptonomique consiste en fait à créer avant même la naissance l'attachement parents-enfant. Cette symbiose prénatale est considérée comme le meilleur gage d'un attachement post-natal, source de sécurité et en conséquence d'autonomie ultérieure.

L'haptonomie n'est donc pas une simple méthode. Il ne s'agit pas d'une technique de massage, mais d'une capacité à mettre en œuvre un contact tactile qui permet une rencontre avec l'enfant en train de grandir *in utero*, afin de l'accueillir dans les meilleures conditions de disponibilité et de respect de son individualité.

C'est une approche centrée sur la rencontre du couple et de l'enfant, et sur l'hypothèse que l'harmonie, établie avant la naissance, se poursuivra ultérieurement par le biais de l'attachement puis du détachement, permettant un meilleur épanouissement. D'ailleurs l'haptonomie préconise un certain nombre de gestes après la naissance, pour accueillir et toucher le nouveau-né, afin de l'aider à communiquer avec le monde qui l'entoure.

Méthodes « douces » : de la vigilance

Toutes ces méthodes de préparation à l'apparence douce (yoga, sophrologie, haptonomie), mettent en jeu des forces qui ne doivent pas être sollicitées à l'aveugle. Le professionnalisme est de rigueur. Vous pouvez contacter en particulier des sages-femmes spécialisées dans l'enseignement d'une de ces disciplines.

Se préparer à la maternité et à la paternité

Pour beaucoup de couples, les méthodes de préparation à la naissance sont un support à leur propre cheminement vers la maternité et la paternité ; cette démarche est un désir spontané. Aussi, survolez les différents modes de préparation, trouvez celui qui convient à votre personnalité et surtout sentez-vous en confiance avec l'équipe qui doit vous préparer. Il n'y a pas de « menu » stéréotypé, de conduite toute faite. Il faut une médecine à la carte, qui propose de nombreux choix, car chacune d'entre vous aura un comportement différent. La médecine de l'accouchement est une fantastique école d'écoute des différences.

Je pense qu'un équilibre est possible entre la médicalisation nécessaire à la sécurité et la compréhension de votre besoin de magnifier l'acte le plus exaltant de la vie. Aucune école de pensée ne peut prétendre donner un modèle de conduite, ou un type idéal de préparation. Le temps de la grossesse est suffisamment rare pour que vous puissiez vous arrêter un peu, pour que vous ne vous livriez pas à une fuite en avant et que vous ne perdiez pas de vue l'essentiel des valeurs de la vie. Le recours à la technique est une bonne chose à condition qu'elle n'envahisse pas tout. La péridurale, le monitoring, la médicalisation doivent toujours rester au second plan, ils ne sont qu'une aide à la rencontre avec votre enfant, avant, pendant et après la naissance.

Mon avis

Si vous n'avez pas de temps pendant la grossesse à consacrer à l'enfant ou à vous-même, en aurez-vous après ?

La préparation est un long cheminement vers votre bébé. Vous remarquerez que l'on dit de moins en moins « préparation à l'accouchement », au profit de l'expression « préparation à la naissance » : elle ne se limite plus à lutter contre la douleur, à entraîner son corps, mais suscite une démarche active, qui a pour objectif de faire de la maternité une expérience enrichissante, créative et de donner à la naissance toute sa merveilleuse importance. Pour l'équipe médicale, il s'agit d'aider les futurs parents à découvrir harmonieusement cette expérience, et de les accompagner dans cette période de métamorphose et de rencontre de l'inconnu. N'y a-t-il pas lieu de libérer un temps pour la rencontre avec votre bébé *in utero*, qui a besoin de votre disponibilité et qui aime communiquer ?

Se préparer à accueillir bébé

La préparation n'est donc pas seulement une préparation physique : c'est le début de l'accueil de cet enfant que vous attendez. L'attachement mutuel entre la mère et l'enfant commence à s'enraciner dans le cours de la grossesse et cela mérite d'être connu des futures mamans. Vous souhaitez surtout que votre enfant soit serein et qu'il ait toutes les forces psychiques pour se développer. Il est vrai que vous pouvez déjà mettre en œuvre ce processus au cours de votre grossesse. Que vous accouchiez sans péridurale, avec péridurale, endormie ou non, l'important est d'accueillir votre bébé. Mais cet accueil ne dépend pas seulement des conditions de la naissance, il est l'aboutissement et le point de départ de liens affectifs multiples qui vous relient à l'infans comme à l'enfant. En un mot, cet accueil s'étale dans le temps.

Les prémices de l'accouchement

Quand partir à la maternité ?

Bien souvent, j'ai examiné des femmes ne présentant aucun signe de l'imminence de travail, le col bien fermé, la tête du bébé encore haute... et j'ai assisté l'accouchement de ces mêmes femmes dès le lendemain, à la surprise de tous. Au contraire, des femmes alitées, entourées de toutes les précautions pour arriver à dépasser la période critique des 37 semaines, mènent allègrement leur grossesse jusqu'au terme alors que le bébé ne risque plus d'être prématuré : il se fait même attendre...

En effet, il n'est pas possible de prévoir avec exactitude la date de la mise en route du travail. Aucun indice sérieux ne permet d'annoncer le jour de l'accouchement, ni l'activité fébrile, ni la grande fatigue, ni « l'absolue certitude » évoquée par votre mère ou votre grand-mère. C'est pourquoi le départ à la maternité est l'un des sujets de préoccupation des futurs parents, en particulier lors d'une première grossesse. Les futures mères craignent de ne pas reconnaître le bon moment, les futurs pères ont peur de voir leur bébé naître sur le chemin de la maternité.

Mon conseil

Les prémices du travail de l'accouchement restent difficiles à reconnaître. Il faut cependant que vous gardiez confiance en vous-même car la plupart des femmes sentent qu'il se passe quelque chose de particulier dans leur corps ; les lignes qui suivent vont vous donner quelques points de repère.

Les premiers signes de ce début de travail peuvent être soit la perte des eaux, soit les contractions utérines. L'accouchement commence. Durera-t-il 3, 8 ou 12 heures ? Nul ne peut le prédire. Chaque naissance est différente, la notion du temps l'est également. Ce que vous ressentirez subjectivement sera peut-être très différent du temps objectif de l'accouchement.

La perte des eaux

Habituellement, la perte des eaux est ressentie comme une inondation soudaine d'un liquide tiède qui ressemble à de l'eau. Cet écoulement paraît toujours plus abondant qu'il ne l'est. Il dépasse rarement le contenu d'un verre et ne laisse aucun doute. Certaines femmes craignent que le bébé soit « au sec », mais cette appréhension n'est pas fondée. D'une part la tête du bébé fait bouchon, elle retient le liquide amniotique, d'autre part, ce liquide se renouvelle en permanence.

La rupture de la poche des eaux est spontanée, imprévisible et indolore. Elle n'est pas synchronisée avec les contractions. Les contractions débutent parfois aussitôt après la rupture de la poche des eaux, mais elles peuvent s'associer quelques heures plus tard. La rupture n'est pas toujours franche, la poche des eaux peut se fissurer et l'écoulement prêter un temps à confusion avec des pertes blanches ou des pertes d'urine. Son caractère incontrôlable le caractérise.

Mon conseil

De toute façon vous devez partir immédiatement à la maternité, que la perte des eaux soit franche ou non, abondante ou non, accompagnée ou non de contractions.

Vous éviterez de trop marcher ou de prendre un bain. Ce départ est d'autant plus impératif que le liquide est teinté de vert ou de jaune. N'oubliez pas de noter l'heure du début de l'écoulement de liquide amniotique. À votre arrivée à la maternité, on vous fera un prélèvement de ce liquide pour rechercher un germe éventuel.

Le travail peut s'enclencher aussitôt après la rupture de la poche des eaux. Il peut aussi se faire attendre 24, 48 heures ou plus. En fonction de l'âge de la grossesse et de la maturité du col de l'utérus, votre accoucheur décidera de laisser faire la nature ou de stimuler les contractions.

Les contractions utérines

Reconnaître les contractions de l'accouchement

Vous êtes après 37 semaines de grossesse. Comment reconnaître les contractions de l'accouchement ? Au moment du travail, le muscle utérin se contracte fortement. Ces contractions sont involontaires. Elles peuvent être peu intenses, perçues comme un simple pincement, mais si vous posez la main sur votre ventre et qu'il se met « en boule », il s'agit bien de contractions utérines.

Le mode d'installation des contractions n'est pas le même pour toutes : elles peuvent être douloureuses dès le début du travail, ou au contraire le devenir progressivement, voire rester longtemps indolores. Il n'existe pas de normes. De plus en plus rapprochées, de plus en plus régulières et de plus en plus intenses, elles se ressentent comme une onde circulaire qui part du bas du dos et enserre le ventre comme une ceinture : elles peuvent aussi prendre la forme d'une barre dans les reins.

Vous reconnaîtrez une tension croissante au niveau du ventre qui atteint un point culminant puis décroît jusqu'à l'arrêt de la sensation. Certaines sont si puissantes qu'elles peuvent vous couper le souffle. Essayez de profiter des phases d'accalmie pour vous détendre. Ces contractions ne vont plus s'interrompre jusqu'à la naissance de votre bébé.

Le rythme des contractions

Habituellement, pour un premier enfant, le rythme des contractions s'accentue progressivement. Elles sont d'abord espacées d'une vingtaine de minutes, puis se rapprochent (15, 10, 5 minutes) en un temps variable. Mais il arrive qu'elles soient d'emblée régulières, toutes les cinq minutes. La position allongée n'est pas indispensable. Libre à vous, si vous vous sentez plus à l'aise, de vous asseoir ou de marcher un peu. C'est le moment d'appliquer ce que vous avez acquis pendant la préparation à la naissance.

Certaines femmes préféreront arriver à la maternité alors que le travail est bien engagé ; d'autres se sentiront insécurisées dès les premières contractions et se

Mon conseil

Lorsque les contractions sont espacées d'environ cinq à dix minutes de façon régulière, vous devez vous préparer à partir pour la maternité.

trouveront plus en confiance au sein d'une équipe médicale. Pour décider du moment de votre départ, vous tiendrez compte du temps nécessaire pour vous rendre à la maternité, de jour et de nuit. Partez plus tôt en cas de risques d'embouteillage (départs en vacances par exemple).

S'il s'agit d'une grossesse gémellaire, si vous avez eu une césarienne au cours de votre accouchement précédent, ou si l'enfant se présente par le siège, vous devrez vous rendre à la maternité en tout début de travail, afin de pouvoir bénéficier d'une surveillance médicale intensive. Si votre premier enfant est né après 2 ou 3 heures de travail, il faudra partir très rapidement pour la naissance du deuxième, de même si vous savez que votre col s'est modifié au cours de la grossesse.

La perte du bouchon muqueux

On appelle bouchon muqueux les glaires situées à l'intérieur du col de même origine que la glaire cervicale sécrétée au moment de l'ovulation, qui s'est épaissie sous l'action de la progestérone. Ce bouchon muqueux fait barrière à l'infection. Il peut être éliminé au moment de la perte des eaux ou au cours de la dilatation du col et dans ces deux cas il passera inaperçu. Toutefois le bouchon muqueux peut être évacué sous forme de perte glaireuse, brunâtre ou sanguinolente, avant même le début du travail, voire plusieurs jours avant les premières contractions. Ce sont les premières modifications du col, imperceptibles, qui provoquent l'expulsion de cette mucosité. Cela signifie seulement que le corps se prépare à l'accouchement sans que l'on puisse en déduire une date précise.

Mon conseil

Il n'est donc pas utile de se rendre à la maternité en cas de simple perte du bouchon muqueux.

Comment partir pour la maternité ?

Avant de partir à la maternité, vous pouvez prendre une douche ou un bain si vous n'avez pas perdu les eaux.

Un bain chaud vous détendra, car il favorise la dilatation du col. Pour éviter d'être gênée par l'évacuation de matières fécales lors de l'accouchement, vous pouvez utiliser un suppositoire de glycérine ou un produit équivalent pour aller à la selle.

Ne vous précipitez pas pour manger ou boire : mieux vaut avoir l'estomac vide afin de prévenir les nausées et les vomissements en cas d'anesthésie.

J'ai observé chez certaines de mes patientes une foule de moyens qui leur permettent de se sentir un peu chez elles à la maternité et de se retrouver en pays connu dans ces lieux étrangers et malheureusement parfois austères. C'est une façon d'emporter avec elles un peu de leur intimité et de leur personnalité : des cassettes musicales composées pendant la grossesse, un recueil de poèmes, des livres, un pull-over antique ou un tee-shirt de leur mari, un objet fétiche et pour leur chambre un couvre-lit plus gai que le matériel hospitalier, des photos et des dessins à mettre au mur. Ces petits riens apparemment futiles les sécurisent et leur permettent de se reconnaître en ces endroits ô combien impersonnels.

Le transport à la maternité

Prévoyez le numéro de téléphone d'une ambulance proche de votre domicile afin de ne pas être prise au dépourvu si le futur papa ou des amis ne peuvent servir de chauffeur. L'ambulance n'est pas du tout une nécessité, mais sachez que les taxis refusent souvent de transporter les futures mamans. N'envisagez pas de conduire vous-même, car vous risquez d'avoir des douleurs au volant.

Le nécessaire

Les papiers

— Votre carnet de maternité ;
— votre carte de Sécurité sociale ;
— votre carte de groupe sanguin ;
— votre livret de famille ou, si vous n'en avez pas, votre carte d'identité.

La valise

Il faudra vous faire préciser le contenu de cette valise qui peut varier selon l'établissement dans lequel vous allez accoucher. Ne vous inquiétez pas si vous avez oublié quelque chose pour vous-même ou le bébé, vous pourrez toujours vous le faire apporter après la naissance.

Pour l'immédiat emportez :

— un vêtement pour la salle de naissance (chemise de nuit, grand tee-shirt...) ;
— des pantoufles, une robe de chambre ;
— un brumisateur d'eau ;
— une petite couette propre recouverte de coton pour réchauffer le bébé sur votre ventre dès sa naissance ;
— les premiers vêtements pour l'habiller : un body, une brassière de laine ou de coton selon la saison, une paire de petits chaussons, une grenouillère (ne pas utiliser d'acrylique, froid l'hiver, chaud l'été).

Pour les jours suivants :

— pour le bébé, 4 ou 5 bodies, 3 ou 4 brassières laine ou coton, 3 ou 4 paires de chaussons en laine, 3 ou 4 grenouillères (il en existe qui se déplient entièrement et se ferment par des Velcros bras et jambes compris), des bavoirs, des langes pour le caler dans son berceau, des couches de tissu, pratiques pour tout.
— pour vous, des slips jetables, un sèche-cheveux pour l'éventuelle épisiotomie, une trousse de toilette, une robe de chambre ou vêtement d'intérieur, chemises de nuit, soutien-gorge d'allaitement, serviettes de toilette.

Demandez à l'avance si les produits de toilette et les garnitures ainsi que les couches pour le bébé vous seront fournis.

L'arrivée à la maternité

Les futurs parents ont la hantise de se voir renvoyer chez eux s'ils ne sont pas venus à bon escient. Mieux vaut venir pour rien que trop tard. Ne pas être admise à la maternité n'est pas un échec, car dans certains cas le début du travail n'est pas facile à déterminer. Si après un examen complet on constate que vous n'êtes pas en travail, vous aurez intérêt à rentrer chez vous, plutôt que de rester à la maternité si rien n'est prévu pour passer confortablement et dans l'intimité cette phase de préparation à l'accouchement.

Le fait de se présenter à plusieurs reprises n'a rien d'exceptionnel.

« Qu'est-ce qu'une fausse alerte ? »

Le travail commence avec des contractions régulières, puis, au bout d'une heure, les contractions s'arrêtent et vous êtes déçue car vous espériez en finir avec cette attente... Pour distinguer une fausse alerte de véritables contractions de travail, on vous donnera peut-être un suppositoire antispasmodique : si les contractions s'estompent et disparaissent, c'est une fausse alerte, sinon le médicament n'a aucune action.

« Qu'est-ce qu'un faux travail ? »

Il s'agit de contractions régulières pendant plusieurs heures n'ayant aucun effet sur le col de l'utérus (comme nous allons le détailler plus loin, l'effet normal des contractions du travail est d'effacer le col, de le raccourcir et de l'ouvrir petit à petit). Leur inefficacité ne les rend pas moins pénibles et leur persistance peut justifier la prescription de médicaments contre la douleur.

Les trois phases de l'accouchement

Pour venir au monde, le bébé doit franchir un goulet de tissu musculaire extensible qui chemine dans un détroit osseux peu modifiable : votre bassin. On divise un peu schématiquement l'accouchement normal en trois phases : la dilatation, l'expulsion et la délivrance.

- La dilatation est celle du col de l'utérus qui s'ouvre pour laisser le passage à l'enfant.
- L'expulsion correspond à la descente du bébé hors de l'utérus dans le vagin, à travers le bassin osseux, puis à travers le bassin mou ; et ensuite à l'expulsion active hors de la vulve.
- La délivrance enfin est le décollement puis le rejet du placenta et des membranes.

La phase de dilatation du col

L'utérus est un muscle creux qui, en fin de grossesse, ressemble à une grosse bonbonne de caoutchouc épais dont le goulot (le col) serait tourné vers le bas. Ce muscle creux est tapissé intérieurement par le sac amniotique encore appelé « poche des eaux » dont la paroi est formée de membranes transparentes assez solides. À l'intérieur de ce sac rempli de liquide, se trouve le bébé, la tête généralement tournée vers le bas. Les contractions de l'utérus vont le pousser vers la lumière du jour. En effet, comme tout muscle, l'utérus a le pouvoir de se contracter ; il échappe au contrôle de la volonté et vous ne pouvez ni accélérer ni ralentir ses mouvements.

Qu'est-ce qui, un beau jour (ou plus souvent une belle nuit !), déclenche les contractions ? De nombreuses hypothèses sont envisagées, mais aucune d'elles n'est suffisante pour expliquer le phénomène dans son ensemble. Elles impliquent toutes cependant la libération de substances appelées prostaglandines produites par les membranes du sac amniotique. Ce serait le point de passage obligé de la mise en route du travail, quels qu'en soient les facteurs initiaux. Une série de réac-

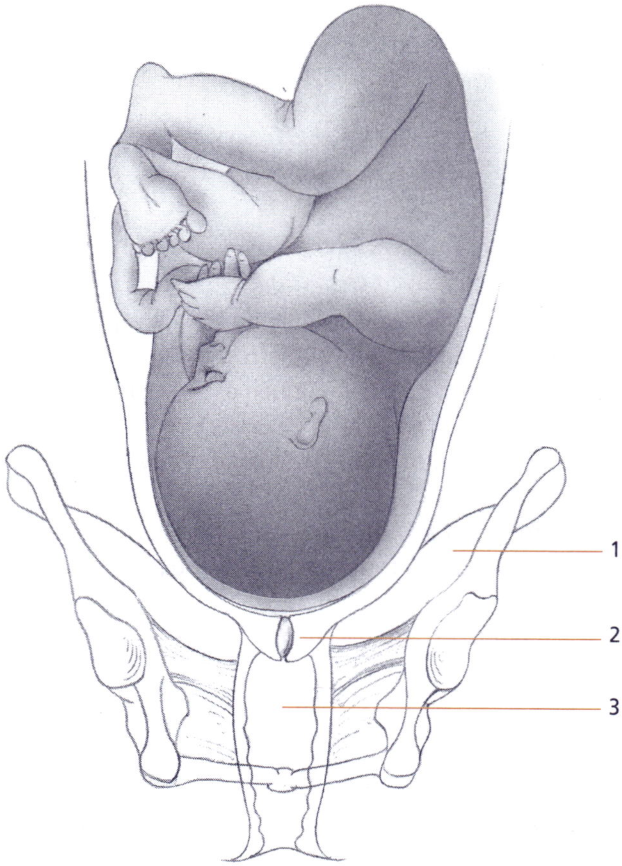

Le bébé emprunte successivement le bassin osseux (1), puis le bassin mou : col de l'utérus (2) et vagin (3).

Les voies de passage

tions en chaîne aboutirait à la libération des prostaglandines et au déclenchement des contractions utérines, sans que le mystère de cette organisation soit levé.

Dans ces réactions en chaîne on évoque des facteurs hormonaux et des facteurs mécaniques.

■ Du point de vue hormonal on a pensé, par analogie avec certaines espèces animales, que le déclenchement de l'accouchement résultait de la diminution de la production de progestérone par le placenta vieillissant.

L'ocytocine, hormone sécrétée par l'hypophyse maternelle, a également été considérée comme un acteur important, car elle provoque des contractions. Sous forme de médicaments, elle est d'ailleurs utilisée dans le déclenchement volontaire des accouchements.

L'infans lui-même pourrait aussi donner le signal hormonal, en particulier lorsque ses glandes surrénales deviennent matures. De là à penser que c'est le bébé qui décide que son heure est venue, il n'y a qu'un pas, allègrement franchi par certains.

■ Du point de vue mécanique on peut penser que la mise en route prématurée des processus de l'accouchement peut être provoquée par la distension de l'utérus : par exemple, en cas de grossesse double ou d'excès de liquide amniotique, la fibre musculaire réagirait par des contractions contre un étirement prolongé ; une stimulation locale du col après un toucher vaginal profond ou une amnioscopie peut entraîner des réactions de tout le muscle utérin.

Quelles qu'en soient les raisons premières, les contractions ont pour conséquence d'effacer puis de dilater le col. À la fin de la grossesse, la tête du bébé protégée par la poche des eaux repose sur la partie inférieure de l'utérus, là où s'insère le col, et appuie dessus à chaque scontraction. Cette zone de l'utérus appelée segment inférieur, moins épaisse que le reste de l'utérus, forme un bonnet musculaire qui se laisse progressivement distendre. Les contractions provoquent un raccourcissement du col que l'on nomme effacement. Lorsque le col, couloir étroit de deux centimètres de long, est entièrement effacé, il commence à s'ouvrir, comme si la tête du bébé enfilait petit à petit un pull-over à col roulé. L'ouverture du col s'appelle la dilatation.

Pour un premier bébé, l'effacement et la dilatation se succèdent (l'effacement seul peut durer plusieurs heures). Au contraire, pour un 3e ou 4e enfant, la dilatation peut commencer alors que le col mesure encore un demi ou un centimètre de long.

Néanmoins pour un premier enfant on a coutume de dire que, après l'effacement du col, la dilatation va s'opérer au rythme d'un centimètre par heure ; mais la dilatation n'est pas un phénomène régulier, elle peut s'arrêter un temps – on parle de stagnation – puis reprendre.

En résumé

— Ce sont les contractions de l'utérus qui vont pousser le bébé vers la lumière du jour. Ces contractions ont pour conséquence le raccourcissement du col que l'on appelle l'effacement, puis son ouverture appelée dilatation.

— Pour un premier bébé, l'effacement et la dilatation se succèdent. La dilatation s'opère en moyenne au rythme d'un centimètre par heure.

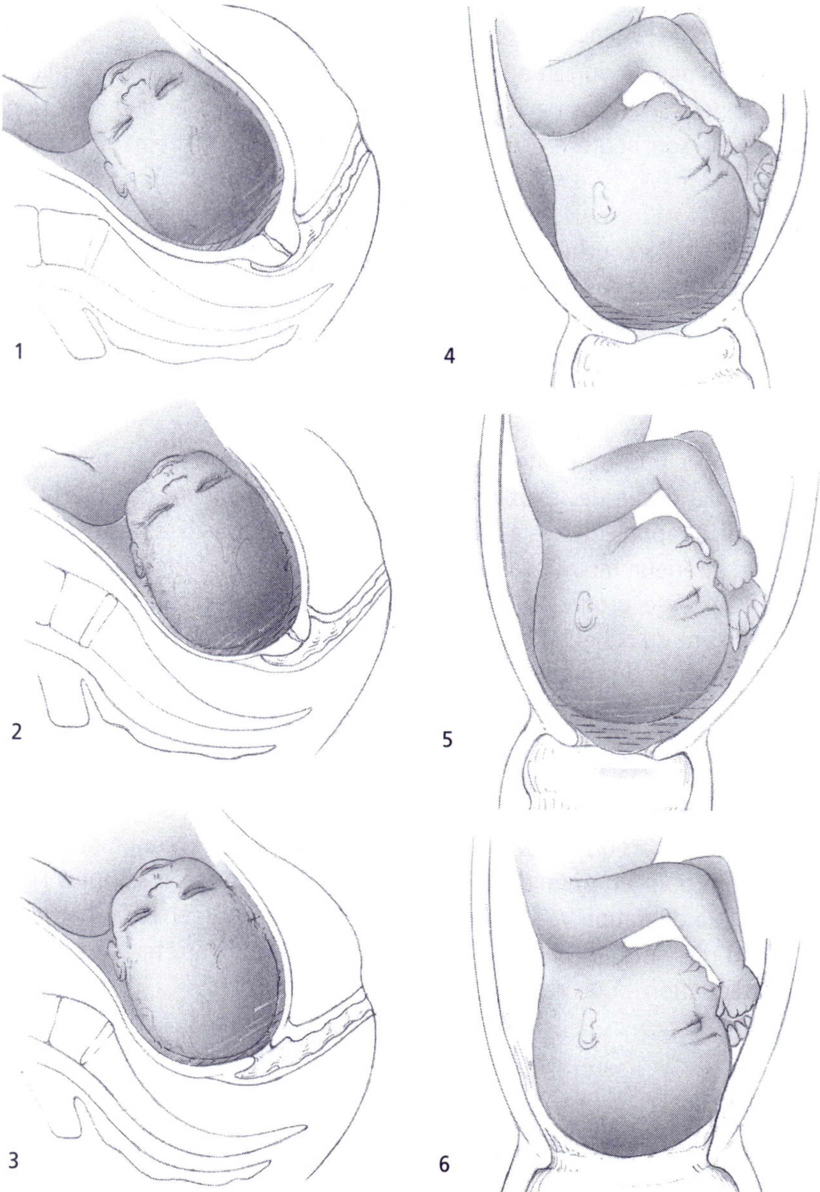

Sous l'effet des contractions, le col de l'utérus, initialement (1) long de 1 à 2 cm, diminue (2) jusqu'à s'effacer complètement (3). L'orifice du col utérin se dilate progressivement. Lorsque l'examinateur peut passer deux doigts (2-3 cm de large), la poche des eaux lui est accessible (4). À 5 cm, la poche des eaux bombe vers le dehors (5). À dilatation complète, l'orifice atteint 10-11 cm de large, la poche des eaux est déjà rompue, spontanément ou, si nécessaire, artificiellement (6).

Effacement et dilatation du col

Les examens à votre arrivée

Il est impossible d'évaluer vous-même l'état de votre col. Diverses combinaisons entre contractions et dilatation du col peuvent se rencontrer tout à fait normalement. C'est pourquoi, dès votre arrivée à la maternité, la sage-femme va procéder à un toucher vaginal.

Vous l'entendrez dire, par exemple, que « le col est effacé à un centimètre », ou « dilaté à un ou deux doigts », ce qui signifiera qu'elle peut atteindre la poche des eaux par le col. Après avoir vérifié, à l'aide d'un appareil à ultrasons (monitoring) ou d'un stéthoscope d'accoucheur appelé « trompette », que le cœur de votre bébé supporte bien les contractions utérines, après avoir pris votre tension artérielle et votre température, contrôlé dans vos urines l'absence d'albumine, elle pratiquera éventuellement une amnioscopie, afin de s'assurer que le liquide dans lequel baigne votre bébé est bien clair.

Si vous envisagez une anesthésie péridurale, on pourra vous faire une prise de sang pour vérifier vos constantes sanguines. Ce bilan prend une demi-heure dans les meilleurs cas, il faut donc le faire assez tôt, car le besoin de cette anesthésie peut se révéler brusquement urgent. Sachez aussi que l'on peut pratiquer l'anesthésie péridurale dès le début de la dilatation et qu'il n'est pas nécessaire d'attendre le stade de dilatation de 4 centimètres comme on le dit parfois.

Après ces examens, il vous sera proposé de patienter dans une chambre en compagnie d'une ou des personnes dont vous aurez souhaité la présence. Certaines femmes écoutent de la musique enregistrée pour le jour J, ou celle qui a accompagné le bébé pendant la grossesse. Cette période en « salle de prépartum » (que je préférerais appeler salle de prénaissance) peut durer plusieurs heures, durant lesquelles les contractions sont espacées et souvent relativement supportables. Là, vous pourrez vous détendre au maximum et, sans tension, vous concentrer sur votre corps et votre enfant. Si la maternité l'a prévu, un bain d'eau chaude peut vous relaxer.

« Quelles positions adopter pendant le début du travail ? »

La plupart des maternités françaises imposent à la femme enceinte la position allongée durant toute la durée du travail. Autant une position horizontale ou inclinée est souhaitable au moment de l'expulsion afin de permettre à l'accoucheur ou à la sage-femme de mieux guider vos efforts et de dégager la tête de l'enfant en évitant une déchirure, autant au cours du travail la position horizontale stricte présente des inconvénients. Il est dommage de ne pas rendre aux femmes leur liberté de mouvements en début de travail. Certaines veulent se lever, s'accroupir, s'asseoir, marcher, au moins jusqu'à 5 centimètres de dilatation, ensuite

À retenir

Vous allez subir divers examens dès votre arrivée à la maternité ; la sage-femme va :
— procéder à un toucher vaginal pour estimer la dilatation du col de l'utérus,
— vérifier si le cœur du bébé supporte bien les contractions,
— prendre votre tension et votre température,
— contrôler dans vos urines l'absence d'albumine,
— habituellement, pratiquer une amnioscopie pour voir la couleur du liquide.
— Si vous avez envisagé une anesthésie péridurale, on vous fera une prise de sang pour connaître vos constantes sanguines.

l'envie de bouger devient moins grande. La position verticale aide le bébé à trouver son chemin, la pesanteur facilite sa descente, la pression de sa tête accélère la dilatation et en raccourcit la durée ; les contractions étant plus efficaces, l'engagement de la tête s'en trouve facilité.
Pendant cette période qui dure souvent plusieurs heures, il est nécessaire de contrôler de temps à autre la dilatation de votre col et de surveiller le cœur de l'enfant soit à l'oreille, soit par un monitoring électronique (voir p. 369) qui enregistre les battements cardiaques (il existe un système sans fil idéal à ce stade, puisque vous pouvez vous déplacer tout en étant surveillée).
Lorsque la dilatation progresse, les contractions utérines involontaires, rythmées et rapidement douloureuses ne laissent plus de répit.

« Que faire lorsqu'arrive une contraction ? »

Pendant la phase de dilatation du col, seul doit travailler votre muscle utérin, et dans la mesure du possible vous ne devez pas contracter votre abdomen. Si vous avez suivi une préparation à la naissance, c'est le moment de la mettre en application. Dès que vous sentez que la contraction arrive, soufflez, inspirez assez fort, rapidement, puis expirez légèrement tout en contrôlant votre souffle comme pour éteindre une bougie qui résisterait. Dans le même temps, relâchez les muscles abdominaux et ceux du périnée. Vous attendez ainsi que passe l'acmé de la contraction, soit 10 à 20 secondes, puis vous vous laissez aller progressivement à la détente et au relâchement total pendant quelques minutes, en respirant normalement.

Même quand tout se passe bien, la première phase de dilatation paraît toujours trop longue. Lorsque l'ouverture du col est suffisante (ce qui peut prendre plusieurs heures), la sage-femme vous accompagne en salle de naissance.

La salle de naissance

On vous conduit dans le lieu où votre bébé va naître. Cette pièce est souvent plus austère que vous ne le souhaiteriez. Dans la plupart des maternités votre compagnon peut vous accompagner, revêtu d'une blouse propre et de protège-chaussures. Il me paraît très important que vous puissiez choisir qui vous accompagne dans un moment aussi intense. Pour la majorité des femmes la présence de leur compagnon à leur côté est indispensable. Vous pouvez aussi, si vous le souhaitez, avoir une amie ou un parent cher quelques heures auprès de vous, pour faire un petit bout de chemin ensemble. Et lorsque le bébé est sur le point de venir au monde, cette personne saura vous laisser en couple pour l'accueil de l'enfant. Il faut cependant que ceux qui vous accompagnent soient prêts à sortir si quelques difficultés surviennent. Les souhaits du personnel soignant doivent être respectés ; en cas d'urgence, l'efficacité et la rapidité des interventions obstétricales en salle de naissance ne permettent pas de faire des politesses aux accompagnants.

On vous fera étendre sur une table d'accouchement, sorte de sommier matelassé plus étroit qu'un lit, à l'extrémité démontable pour ajuster porte-cuisses et étriers lors de l'expulsion. Dans certaines maternités, on vous proposera des sièges d'accouchement mieux conçus que les tables de travail horizontales. Ces sièges qui se redressent à volonté donnent le choix de l'inclinaison la plus agréable et la plus profitable au travail : l'effet de pesanteur aide à l'expulsion, les jambes calées et non plus en l'air donnent de la force.

La surveillance électronique de l'accouchement

Le monitoring est un appareil qui enregistre à la fois les bruits du cœur du bébé et l'intensité de vos contractions. Cet enregistrement permanent du rythme cardiaque du bébé et des contractions utérines se poursuit jusqu'à la naissance. Il

Le rôle de la sage-femme pendant l'accouchement

Votre surveillance médicale est confiée à une sage-femme. Son rôle est fondamental :
— veiller au bien-être du bébé et de la maman ;
— diriger au mieux l'accouchement ;
— reconnaître les éventuelles anomalies qui nécessiteraient un appel à l'accoucheur ;
— faire le point de la situation et retranscrire son examen sur une grande feuille de papier que l'on nomme partogramme. On pourra ainsi apprécier d'un simple coup d'œil l'évolution du travail jusqu'à la dilatation complète du col, qui annoncera le début de l'expulsion.

permet à tout moment de constater que le cœur du bébé bat normalement et réagit bien aux contractions.

L'enregistrement du cœur du bébé

Un capteur de sons permet de retracer sur un papier millimétré le rythme cardiaque et ses éventuelles variations. On voit ainsi en images ce qu'habituellement on entend. Le cœur du bébé bat de 120 à 160 fois par minute. À l'intérieur de cette zone, le rythme cardiaque est très variable d'un bébé à un autre et chez un même bébé d'un moment à l'autre. Comme chez un adulte, son cœur s'accélère avec ses mouvements, passant de 120 à 160, voire à 180 battements par minute. Ces variations enregistrées par le monitoring renseignent seconde par seconde et permettent aussi de lire *a posteriori* le récit des événements.

Le rythme cardiaque fœtal est recueilli à l'aide du capteur de sons soit externe, soit interne. Le capteur externe est placé sur votre ventre au-dessus du cœur de votre bébé. L'enregistrement interne, lui, ne peut être réalisé que si la poche des eaux est rompue. Une petite électrode placée sur le cuir chevelu du bébé enregistre directement son électrocardiogramme. Elle est mise par la sage-femme lors d'un toucher vaginal qui permet l'accès à la tête du bébé à travers le col de l'utérus dilaté. Une fois le capteur posé sur la tête de votre bébé, s'il s'agit d'un enregistreur sans fil vous pouvez déambuler dans la salle de naissance et le rythme s'inscrit sur un écran dans une autre pièce, la pièce de surveillance des sages-femmes. C'est un équipement qui allie sécurité et liberté des mouvements.

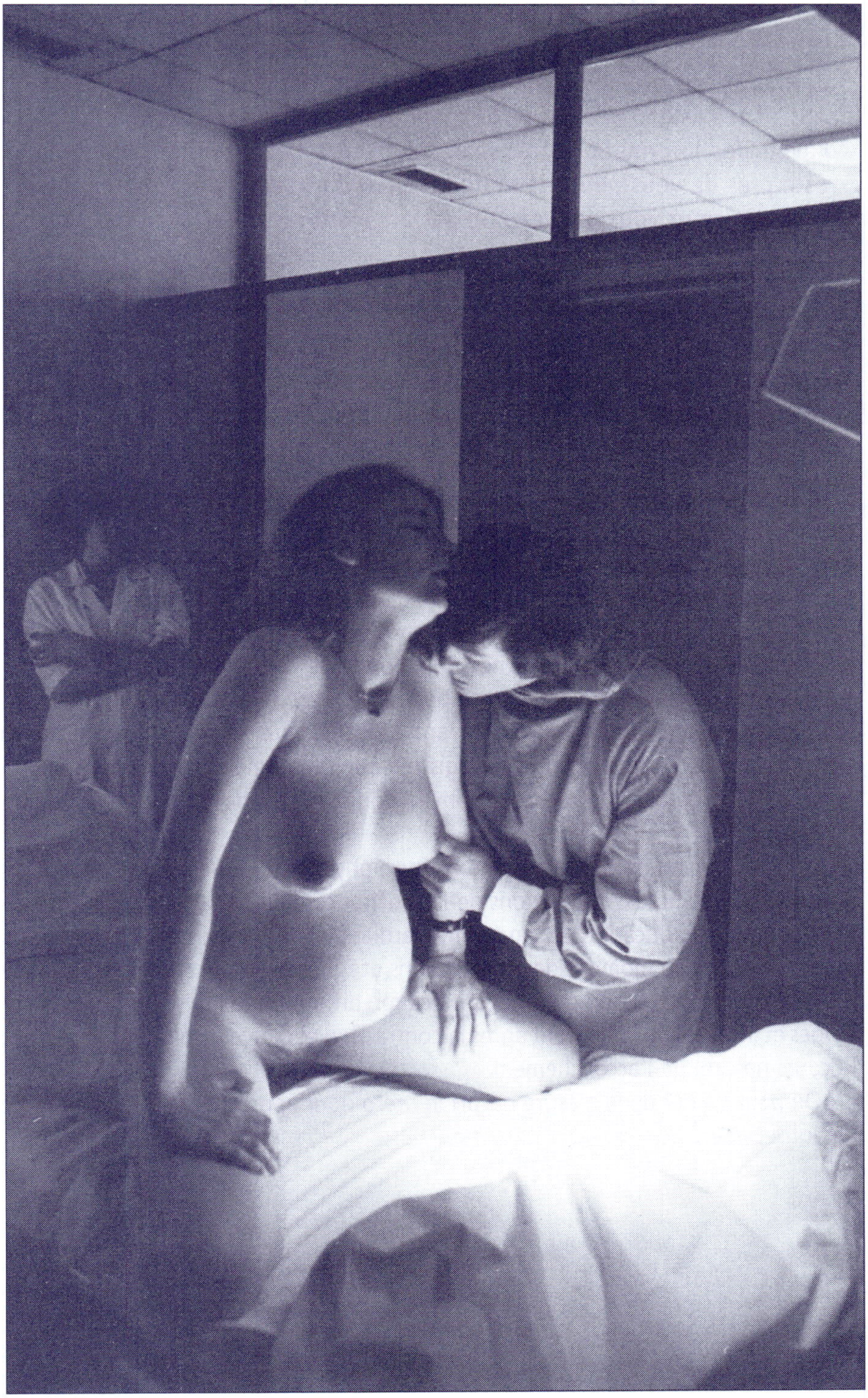

Mon avis

Mais si les possibilités comme le monitoring classique ou le monitoring sans fil n'existent pas dans votre maternité, sachez que l'important est d'avoir des informations fréquentes sur votre bébé. Si une sage-femme reste près de vous pendant toute la durée du travail et écoute régulièrement son cœur vous pouvez être parfaitement rassurée.

L'enregistrement des contractions utérines

Il est possible d'enregistrer les contractions utérines en posant un second capteur sur votre ventre, fixé par une ceinture en caoutchouc. Ce capteur de contractions joue le rôle d'une main posée sur le ventre, il perçoit fort bien l'utérus qui se contracte et se relâche. Sur le papier d'enregistrement qui se déroule, vous verrez des vagues. Le creux des vagues correspond aux phases d'accalmie pendant lesquelles votre utérus est bien relâché ; puis, l'onde de contraction arrivant progressivement, se dessinera la vague correspondante, avec une phase de montée, un petit plateau, une décroissance pendant laquelle vous sentirez la contraction s'estomper puis disparaître. Cet enregistrement renseigne objectivement sur la force et la durée des contractions, dont la douleur n'est pas toujours un témoin fidèle.

L'accouchement est pour vous une épreuve physique à laquelle votre bébé aussi doit s'adapter. Une des traductions de la souffrance d'un fœtus dans le ventre de sa mère est la modification de son rythme cardiaque : des ralentissements très brefs et peu marqués au moment des contractions utérines avec un retour à la normale dès la fin de la contraction ont une signification différente des ralentissements prolongés et intenses qui persistent après la contraction et peuvent conduire à modifier le cours naturel de l'accouchement.

On peut s'aider de la mesure du pH *in utero* pour approcher de plus près l'état de votre bébé.

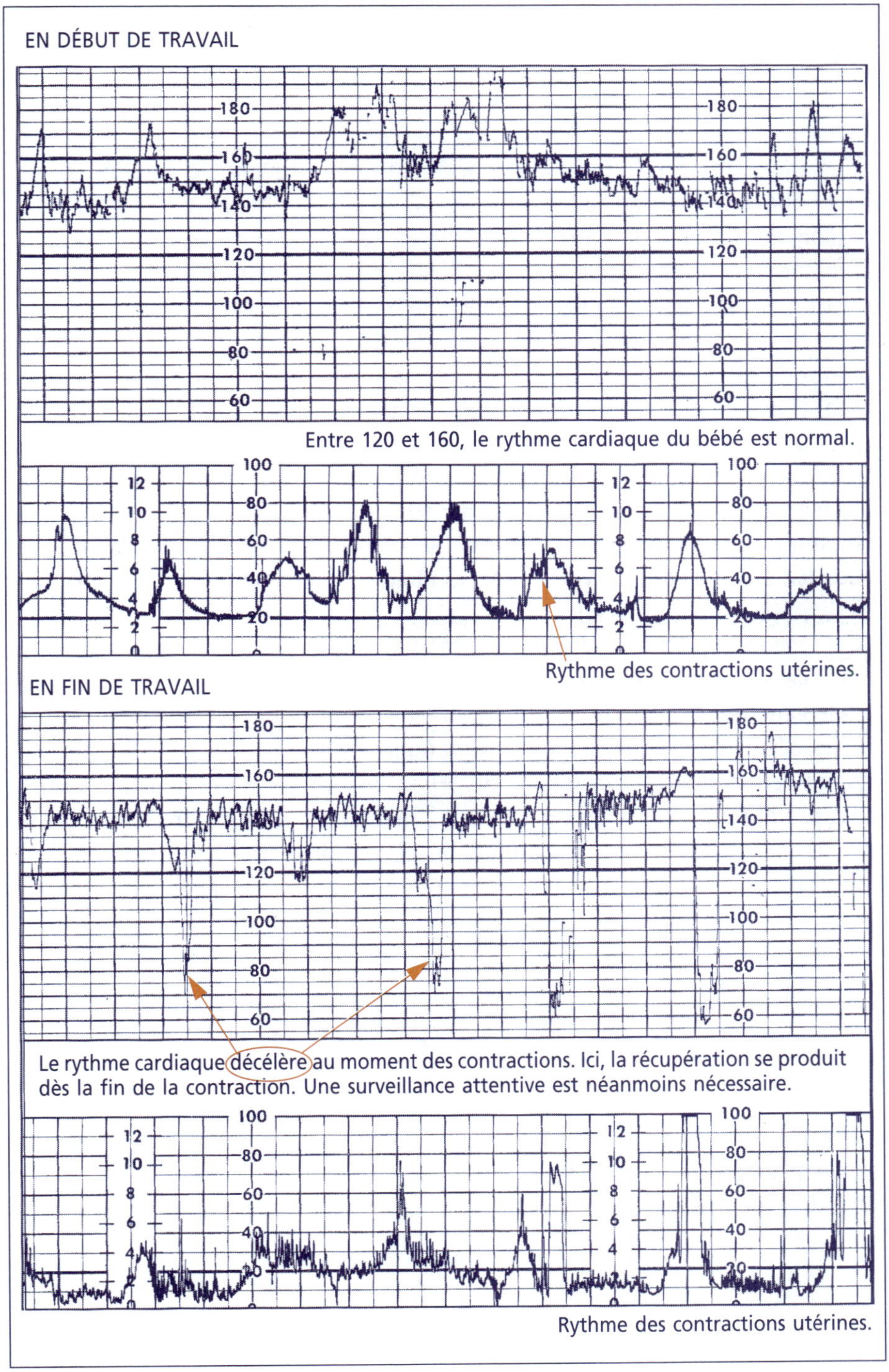

La surveillance par monitoring

Le pH in utero

La mesure du pH *in utero* est un examen qui a pour but de déceler et de quantifier une souffrance fœtale. Son principe est simple : quand l'organisme souffre, il fabrique davantage de gaz carbonique (CO_2). Le gaz carbonique est retrouvé dans le sang. Sur un plan pratique, la quantité de ce gaz dans le sang est estimée par la mesure de l'acidité (équilibre acide/base = pH). Quand le pH est bas, c'est qu'il y a trop de fabrication de CO_2 et donc une souffrance fœtale est suspectée.

La réalisation de cet examen comporte deux temps : le prélèvement d'une goutte de sang de votre bébé d'une part, la mesure en laboratoire du pH de ce sang, d'autre part.

Pour le prélèvement, vous êtes en position gynécologique, votre bébé se présente par la tête, la poche des eaux est rompue et la dilatation du col de l'utérus a atteint au moins 3 à 4 centimètres de diamètre. On introduit à travers le vagin un amnioscope (cylindre creux ouvert à ses deux extrémités). Le fond du tube est appliqué contre la tête de votre bébé, tandis que l'autre extrémité est à l'extérieur de la vulve.

Le médecin peut ainsi voir le cuir chevelu du bébé, il y fait une éraflure. Une gouttelette de sang est recueillie dans un tube en verre très fin, ce petit tube est immédiatement transporté au laboratoire et, en dix minutes, on obtient le résultat. Habituellement, le signe qui invite à pratiquer cet examen est une altération du rythme cardiaque fœtal. La mesure du pH est un examen simple, indolore, qu'il ne faut pas redouter. C'est un examen utile, mais cette technique n'est pas utilisée par toutes les maternités. Les données du pH complètent celles de la surveillance électronique et permettent soit de temporiser, soit d'accélérer l'accouchement.

L'oxymétrie de pouls

Le pH *in utero* par prélèvement au cuir chevelu du bébé est de plus en plus souvent remplacée par l'oxymétrie de pouls. On pose un petit capteur sur la tête du bébé, par voie vaginale, lors du travail, et on obtient ainsi des renseignements en continu sur son bien-être.

Une perfusion est-elle indispensable ?

S'il me paraît important de surveiller la mère et l'enfant, je pense qu'il faut chercher en même temps à préserver la liberté du corps, dans cette action du corps par excellence qu'est la mise au monde.

Souvent, dans un but préventif, on vous posera une perfusion de sérum glucosé, qui vous immobilisera sur la table d'accouchement, de même que les capteurs du monitoring destinés à enregistrer les bruits du cœur du bébé et l'intensité des contractions.

La précaution qui consiste à trouver un accès veineux avant d'en avoir besoin est sage. S'il devient urgent d'apporter de l'eau et des calories par du sérum glucosé en cas de travail qui dure, des médicaments contre la douleur, des antispasmodiques, de l'ocytocine en cas de pause des contractions, des sels minéraux, tels que magnésium et calcium en cas de tétanisation, du plasma ou du sang en cas d'hémorragie, ce n'est pas le moment de tâtonner à la recherche d'une bonne veine à perfuser. On peut mettre en place tranquillement l'accès veineux en début de travail par la pose d'un cathéter souple qui reste en attente, sans vous lier d'emblée à une perfusion qui vous immobilise. Cette solution légère offre tous les avantages en cas de besoin, puisqu'elle permet de brancher une perfusion en quelques secondes et n'a pas l'inconvénient de vous donner l'image d'une perfusée avec tout son cortège de visions désagréables. Beaucoup de femmes se passent parfaitement de perfusion et le petit « papillon » (c'est le nom du cathéter veineux) n'aura été pour elles qu'une sécurité.

Mon avis

L'immobilité forcée de la femme allongée, perfusée, enserrée par de multiples capteurs est plus confortable pour l'équipe médicale, mais elle représente une contrainte souvent superflue pour la femme.

En revanche la position demi-assise ou allongée est utile en cas d'anesthésie péridurale, après rupture de la poche des eaux ou tout simplement si vous êtes fatiguée. Il faudra vous allonger de préférence sur le côté gauche pour ne pas comprimer la veine cave, ce qui pourrait perturber l'oxygénation du bébé et se traduire par des anomalies du tracé du monitoring.

La rupture de la poche des eaux en cours de travail

Lorsque la poche des eaux ne s'est pas rompue spontanément, elle s'arrondit et bombe devant la tête du bébé, car le liquide est fortement poussé par les contractions utérines. Ce matelas compressé exerce un effet de butoir sur le col et fait progresser son ouverture. Pour accélérer la descente et laisser la tête, plus dure que la poche des eaux, appuyer directement sur le col, la sage-femme juge parfois utile de rompre cette poche avant qu'elle ne cède spontanément, autour de 7 ou 8 centimètres de dilatation.

D'un geste totalement indolore, la sage-femme perce les membranes à l'aide d'un instrument spécial, puis elle observe le liquide : il doit être clair et transparent.

Il peut aussi être jaune, sans signification particulière. Enfin, il peut être franchement teinté de jaune ou de vert. Dans ce dernier cas, il faut redoubler la surveillance médicale car la teinte peut témoigner d'un « mal-être » du bébé ; mais elle peut aussi être simplement le résultat d'une selle de bébé, vert méconium.

La dilatation complète du col de l'utérus

La dilatation progresse, le col atteint 10 à 11 centimètres de diamètre. Parfois, il est presque complètement ouvert, mais il reste une languette de col qui devra s'effacer toute seule ou avec l'aide de la sage-femme, sans que vous cédiez à votre envie de pousser.

Car des efforts intempestifs risqueraient de casser des fibres du col jusque-là respectées par une dilatation progressive. Réfréner cette envie de pousser pendant quelques minutes n'est pas facile, mais seule une dilatation harmonieuse du col assure son intégrité et son retour à la normale après l'accouchement.

Vous êtes à dilatation complète, le col de l'utérus est ouvert au maximum, c'est-à-dire qu'il va pouvoir laisser passer la tête de votre bébé ; c'est alors que vous-même et l'équipe vous préparez à la phase dite de poussée. La vessie doit être préalablement vidée, soit en urinant dans un bassin, soit par sondage afin de ne pas étirer les tissus de soutien de la vessie. Entre le stade de dilatation complète et la naissance, il faut attendre encore un certain temps qui est très variable, mais toujours trop long pour vous, si proche du but.

L'expulsion

Lorsque la tête du bébé franchit le col, elle se trouve engagée dans le vagin qui est très extensible. C'est la phase de l'accouchement où la tête du bébé – qui est la partie la plus large de son corps, habituellement la première à se présenter – va commencer à se frayer un passage à travers le bassin osseux, puis à travers le bassin mou jusqu'à la vulve.

Le bassin osseux

C'est une sorte de vasque évasée vers le haut dont la porte d'entrée est appelée « détroit supérieur » et la porte de sortie « détroit inférieur ». Il présente de plus un rétrécissement interne appelé « détroit moyen ». Les parois osseuses du canal sont constituées en avant par le pubis, en arrière par le sacrum et le coccyx, et de chaque côté par les os iliaques du bassin.

Le détroit supérieur, porte d'entrée du bassin, a grossièrement une forme de cœur. Les grands diamètres, droit et gauche, mesurent 12,5 cm. La tête du bébé pourra franchir ce détroit en empruntant préférentiellement l'un ou l'autre des espaces ménagés, c'est-à-dire qu'elle devra se mettre obliquement de façon à faire coïncider son grand axe avec un des deux grands diamètres obliques du bassin.

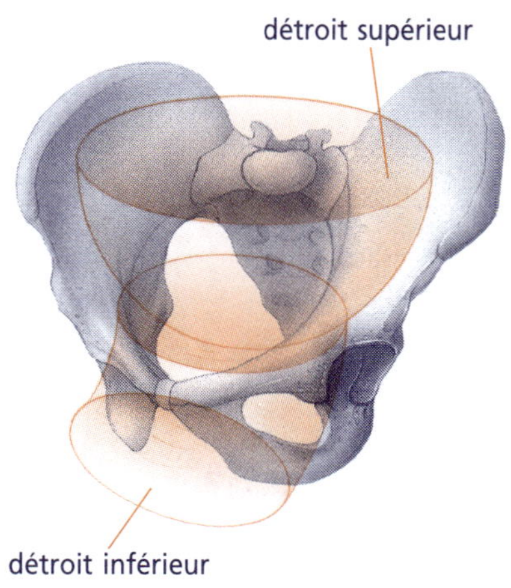

La tête est engagée lorsqu'elle a passé le détroit supérieur.

Le bassin osseux

La tête du bébé

Elle n'est pas ronde mais ovale. Sa longueur du front à l'occiput est de 12 cm et sa plus grande largeur de 9 cm. La voûte crânienne est faite d'os cartilagineux séparés par des sutures souples qui s'élargissent en avant par la fontanelle antérieure, en forme de losange, et en arrière par la fontanelle postérieure, plus petite et triangulaire. Ces fontanelles de forme différente permettent de repérer lors des touchers vaginaux où se trouvent le front et l'occiput (fontanelle losangique = *bregma* = front ; fontanelle triangulaire = *lambda* = sommet du crâne). Ces repères permettent de suivre le déroulement de l'accouchement.

Pour que la tête franchisse le détroit osseux qui marque l'entrée dans le bassin, il faut qu'elle se fasse la plus petite possible.

La flexion de la tête du bébé, amenant son menton contre sa poitrine, permet de réduire au maximum ses dimensions à 9,5 cm ; par ailleurs, les os du crâne n'étant pas soudés, les sutures et les fontanelles permettent à la tête de se modeler selon la forme du bassin. C'est la raison pour laquelle certains enfants ont à la naissance un crâne allongé en pain de sucre, toujours impressionnant, qui disparaît en 24 à 48 heures. Lorsque la plus grande dimension de la tête du bébé a franchi la porte

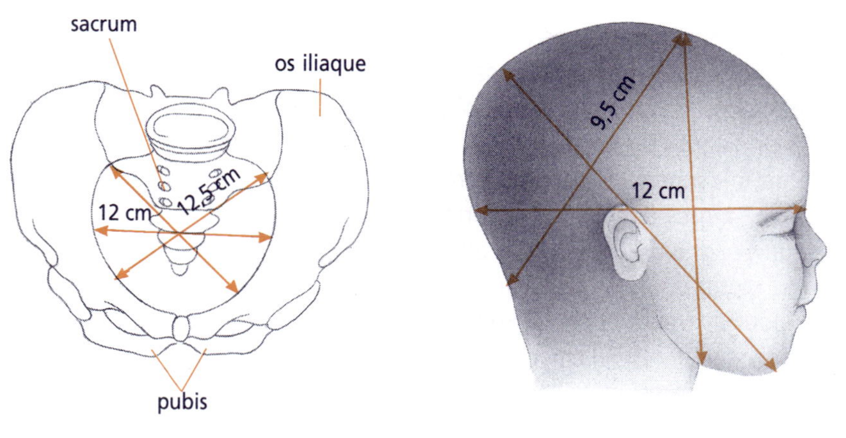

Vus de face, les os du bassin forment comme un cœur de carte à jouer.
La tête va emprunter le plus grand passage disponible c'est-à-dire l'oblique, se présentant quant à elle sous son plus petit diamètre, menton contre poitrine.

Dimensions du bassin et du crâne

d'entrée, on dit que la présentation est engagée. Ce qu'on appelle dans le jargon médical les « variétés de présentation » définissent la direction de la tête du bébé par rapport au bassin de sa mère. Selon que c'est l'un ou l'autre espace de cette sorte de « cœur » qui est emprunté par la tête, on dira que la présentation est postérieure (le crâne proche du sacrum, le visage sous le pubis) ou antérieure (le contraire).

Les phénomènes ne s'enchaînent pas toujours rigoureusement : on peut être à dilatation complète sans que pour autant la tête soit engagée ; à l'inverse la tête peut être engagée sans que la dilatation soit complète.

La descente dans le bassin osseux

La descente dans le bassin osseux va prendre un certain temps, bien difficile à préciser. Vous pourrez entendre la sage-femme dire successivement que le bébé est engagé partie haute, partie moyenne puis partie basse.

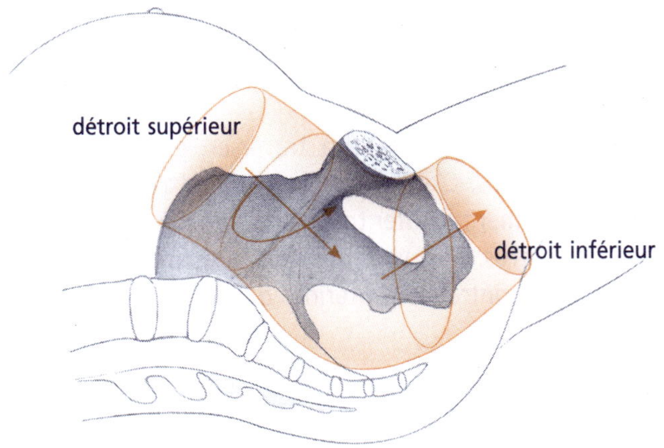

Pour descendre le bassin osseux, le bébé change d'orientation. Puis il change d'axe au moment de l'expulsion.

La descente du bassin

Le détroit inférieur a son plus grand diamètre non plus en oblique mais d'avant en arrière, du pubis au coccyx. Ainsi la tête rentrée obliquement dans le bassin osseux devra tourner en spirale pour ressortir dans le grand axe vertical osseux. Le coccyx peut reculer parfois de trois centimètres afin d'agrandir cet espace utilisé par le grand axe de la tête du bébé.

C'est seulement à présent que la sage-femme vous aidera à vous mettre en position gynécologique, les jambes écartées soutenues par des porte-cuisses. On pratiquera alors un modeste rasage des poils du périnée entre l'anus et le bas de la vulve (en laissant les poils du pubis), afin de pouvoir surveiller la distension de cette région et prévenir une éventuelle déchirure. En appuyant sur le périnée, la tête provoque l'envie de pousser, mais attention, la tête est encore trop haute, il est trop tôt et il faut attendre qu'elle soit à partie moyenne ou à partie basse du défilé osseux, sinon, les efforts d'expulsion seraient inutiles et fatigants.

Mon conseil

Afin d'éviter de pousser, il faut souffler, inspirer, souffler assez vite en saccades – le temps que l'envie passe... Une fois la tête arrivée à partie basse, vous n'aurez plus qu'à accompagner votre irrésistible envie de pousser.

L'expulsion active

L'expulsion active aide le bébé à traverser le bassin mou jusqu'à sa sortie complète de votre corps. C'est le moment de mettre tous vos moyens en action. Vous allez volontairement ajouter toutes vos forces à la puissance des mouvements involontaires de l'utérus. C'est vous qui allez faire naître votre bébé, en vous adaptant aux vagues des contractions utérines qui vous submergent.

Qu'est-ce que le bassin mou ?

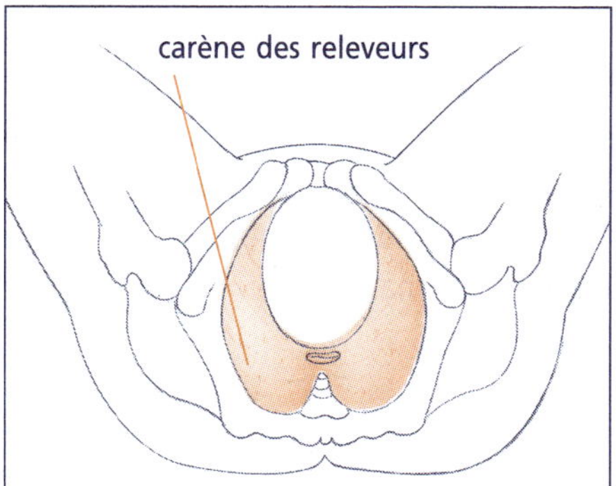

La distension des muscles du périnée (releveurs) laisse passer la tête du bébé.

Le bassin mou

La tête s'engage dans le vagin et par son intermédiaire va s'appliquer sur les muscles du périnée qui constituent une sorte de hamac fermant parfaitement l'espace inférieur de l'abdomen. Les organes génitaux, le conduit urinaire et le rectum traversent ce plancher pelvien. Le périnée va se distendre, s'étirer, permettant à la tête de progresser jusqu'à la fente vulvaire qui va s'élargir et laisser voir les cheveux du bébé.

Comment pousser ?

Je vais décrire ici la méthode classique que la plupart des sages-femmes et des accoucheurs utilisent pour guider les mères. Parfois, les futures mères ont appris cette respiration lors des cours de préparation à la naissance ; d'autres fois elles la découvrent au dernier moment et font preuve d'une grande facilité d'adaptation. Cette description est donc destinée à vous donner une idée du processus de l'expulsion active, mais vous serez forcément aidée et guidée.

Pour obtenir le maximum d'efficacité, il faut pousser en même temps que les contractions utérines. Afin de vous aider, la sage-femme vous accompagne de la voix et respire avec vous, elle guide vos efforts ; souvent votre compagnon vous soulève la tête, les épaules et vous encourage des yeux et de la voix.

- Lorsqu'une contraction utérine débute, videz vos poumons en soufflant, puis emplissez-les à fond afin de constituer un matelas d'air qui appuiera comme un piston sur votre diaphragme, lequel repoussera le fond de votre utérus.
- Appuyez bien vers le bas en contractant vos abdominaux comme si vous deviez enfoncer vos fesses dans la table. Les montants des porte-cuisses sont à votre portée, empoignez-les et tirez dessus à la façon d'un rameur pour vous aider à pousser votre bébé.

■ Essayez de ne pas contracter votre périnée, mais cette désynchronisation musculaire ne s'improvise pas, il faut l'avoir préparée.

Une autre façon est d'empaumer le haut de l'utérus des deux mains bien ouvertes, proches du sternum, les coudes à l'horizontale et d'exercer un mouvement de poussée avec chaque contraction pour amener votre bébé à la lumière.

Tâchez de garder votre souffle pendant toute la durée de la contraction. Quand vous n'en pouvez plus, soufflez rapidement l'air emmagasiné et si la contraction utérine persiste, respirez une nouvelle petite bouffée d'air pour refaire un effort jusqu'au bout. Tant qu'il y a contraction il faut pousser ; dès qu'elle disparaît reposez-vous, essayez de vous détendre, de récupérer en fermant les yeux, en desserrant les mains.

Combien de temps dure l'expulsion ?

La période de l'expulsion dure environ 30 minutes pour un premier bébé, mais parfois elle peut se réduire à 15 voire à 5 minutes. À travers le vagin, votre bébé va parcourir votre bassin, puis tourner sa tête de telle façon qu'elle efface son grand diamètre et présente toujours sa plus petite dimension dans le plus grand espace disponible. Cette progression se fait centimètre par centimètre et seule la sage-femme la constate. Mais lorsque les cheveux commencent à s'apercevoir au travers de la vulve, vous pouvez voir le résultat de vos efforts si un miroir vous est proposé.

Le vécu de l'expulsion

L'expulsion est diversement ressentie. Certaines femmes y trouvent un soulagement : pendant le travail, la douleur s'accompagne d'une sensation d'impuissance, tandis que pendant la sortie du bébé, elles poussent de toutes leurs forces, elles sont actives et savent qu'elles agissent sur la durée de la douleur. Pour d'autres, c'est un moment où la sensation d'écartèlement domine toute autre impression.

Il est fréquent d'entendre crier à ce moment. Si parfois la sage-femme vous conseille de ne pas crier, de fermer la bouche et de verrouiller votre respiration, c'est parce que le cri chasse l'air des poumons et que ceux-ci ne peuvent plus jouer leur rôle de piston. Crier libère d'une certaine façon de la douleur en permettant d'extérioriser ses sensations ; si vous ressentez le besoin de crier, si ce trop-plein d'énergie ne peut être contenu, alors déchargez-vous et criez, il n'y a pas de honte à cela. Mais tâchez de vous contrôler entre les cris afin de ne pas enclencher un cycle de panique.

Dans le cas d'anesthésie péridurale (vous savez que j'y suis favorable pour un premier bébé), la respiration est guidée par la voix de l'accoucheur plus que par la douleur ; les contractions sont peu ou pas perceptibles.

Ce qu'il faut savoir sur l'expulsion

— Pour obtenir le maximum d'efficacité, il faut pousser en même temps que les contractions utérines. Vous serez aidée par la sage-femme qui guidera vos efforts.
— Cette période d'expulsion dure environ 30 minutes pour un premier bébé, mais elle peut se réduire à 15 voire à 5 minutes.
— L'expulsion est diversement ressentie : certaines femmes y trouvent un soulagement, d'autres sont submergées par la force de la poussée.
— En cas d'anesthésie péridurale, les contractions sont peu ou pas perceptibles et c'est donc la voix de l'accoucheur qui guidera votre respiration.

La sortie de la tête du bébé

Lorsque le bébé remplit totalement le vagin, l'ampoule rectale si elle contient de la matière fécale se vide au passage (c'est pourquoi je vous conseille de faire un petit lavement avant de partir à la maternité, afin d'éviter d'être gênée par cette situation).

La tête fœtale est parvenue dans la partie basse du vagin. Elle va glisser contre le toboggan relevé que constitue le coccyx de telle sorte qu'au lieu de plonger vers le bas, elle va se redresser et se diriger en avant vers la vulve dont la fente s'élargit progressivement. L'espace périnéal qui sépare l'anus de la vulve est passé de 2 à 10 centimètres. Distendu, le périnée enserre la tête ; horizontale, poussée vers l'avant, la vulve coiffe le crâne du bébé comme un anneau ; le bébé est sur le point de sortir.

Avec ses mains, en douceur, la sage-femme, ou le médecin, va dégager progressivement la tête du bébé afin de tenter d'éviter une déchirure du périnée que ne manquerait pas de créer une sortie brutale de la tête. S'il y a risque de déchirure, une épisiotomie est préférable : elle consiste à inciser le bas de la vulve afin de laisser passer la tête du bébé.

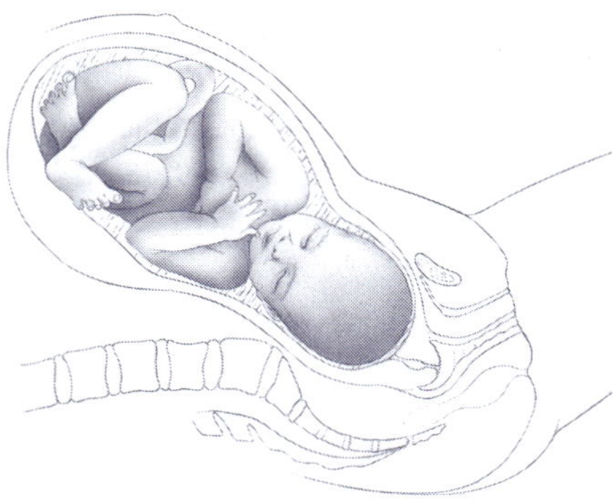

1. Présentation par la tête, avant le début du travail.

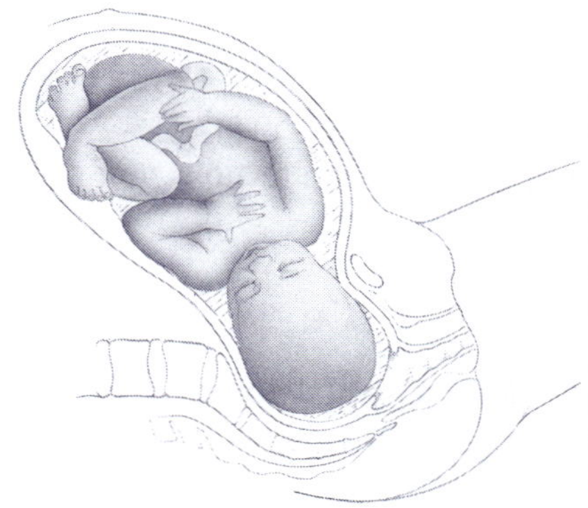

2. La tête s'engage dans la partie supérieure du bassin, le col est ouvert à 5 cm.

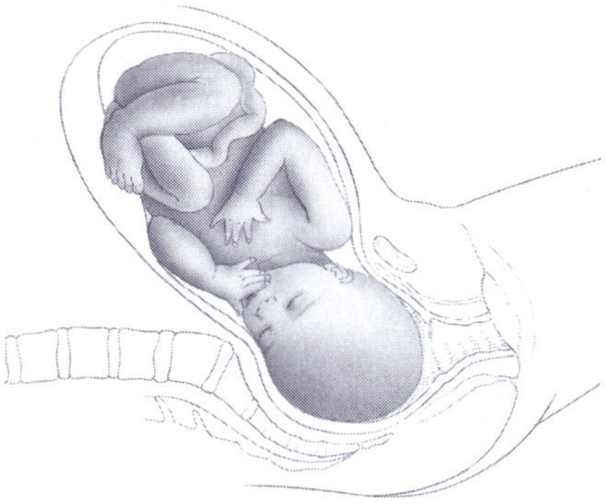

3. La tête pivote pour emprunter l'axe oblique du bassin.

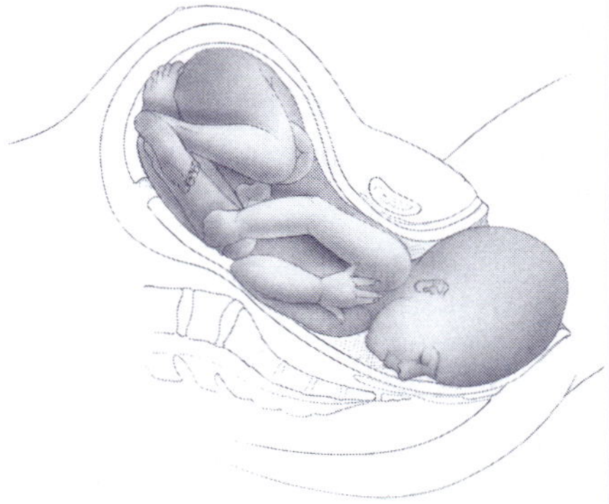

4. Phase d'expulsion : le bassin mou se distend.

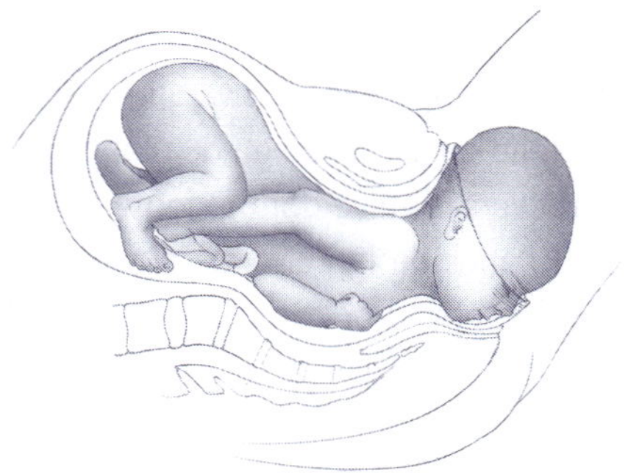

5. La nuque calée sous les os du pubis, le bébé relève progressivement la tête et se dégage.

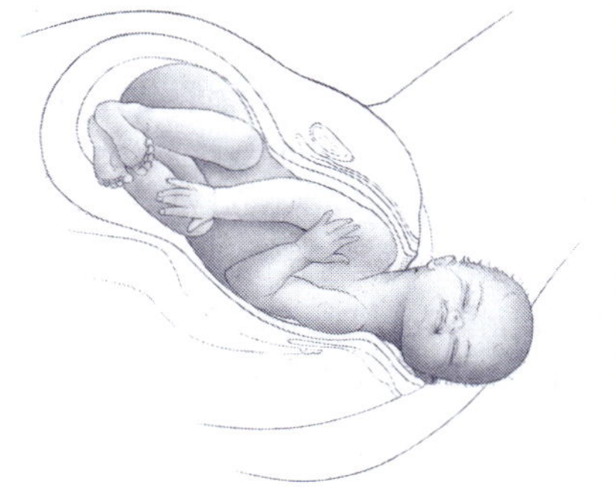

6. Les épaules suivent la même route : diamètre oblique puis diamètre droit, une épaule puis l'autre.

L'expulsion

Mon conseil

Vous avez envie de pousser, ne poussez pas. La sortie de la tête du bébé est le moment délicat où l'on vous demandera à nouveau de réfréner votre envie, c'est le moment de la respiration haletante, la respiration dite « du petit chien ».

Mais ni la déchirure ni l'épisiotomie ne sont systématiques. Cependant une courte épisiotomie est fréquemment nécessaire pour le premier enfant.

Le bébé cale sa nuque sous la barre osseuse que constitue l'os du pubis, relève sa tête, la défléchit de telle sorte qu'il étend le cou, le visage d'abord tourné vers le bas, puis vers l'avant, puis vers le haut.

L'accueil du bébé

Une fois la tête du bébé sortie, la sage-femme ou l'accoucheur va lui faire faire un demi-tour pour entraîner ses épaules dans la spirale qu'elle a empruntée ; d'abord apparaît l'épaule située sous le pubis, puis celle en arrière. Vous pouvez alors saisir à pleines mains votre enfant sous les bras pendant que le reste du corps est en train de se dégager très facilement. La sage-femme vous aide à poser votre enfant sur votre ventre. Alors votre bébé va crier et aussitôt, vous réalisez que ce petit être nouveau, tant attendu, est bien là, ça y est, vous êtes mère, vous êtes maman ! Ce moment ultime de la naissance de votre bébé est bouleversant pour vous, pour votre compagnon, et nous voudrions que ce soit l'un des plus beaux moments de votre vie. Une grande bouffée de bonheur vous envahit, l'explosion d'émotion vous fait parfois pleurer des larmes de bien-être et de joie : nous autres médecins, sages-femmes, infirmières qui avons partagé avec vous cet extraordinaire instant, sommes sensibles à l'intensité de ce que vous vivez. Il faudrait faire silence, vous laisser à l'entière découverte de votre œuvre. Chaque nouvelle naissance recrée cette fantastique tension. Chez le personnel soignant passe le courant de vos émotions et, même avec le temps, sa sensibilité ne s'émousse pas. Votre petit enfant est né à la vie aérienne, il a crié, il est autonome, il bouge, il est bien là et c'est le vôtre.

Quand votre bébé est posé sur votre ventre, vous ressentez ce merveilleux bien-être qui suit l'accouchement. Vous avez contre vous ce petit corps tout doux, tout chaud, qui gigote, qui serre fort les poings et parfois crie. Il s'apaisera en reconnaissant votre voix, vos caresses, votre odeur et se lovera entre vos seins à la recherche de votre mamelon, comme le font tous les petits mammifères.

C'est un moment d'une qualité émotionnelle inouïe qui vous appartient. C'est pourquoi après nous être assurés que tout va bien, nous sortons de la pièce quelques instants pour vous laisser seuls à votre bonheur et à la découverte de votre enfant. La lumière souvent très vive dans les salles de naissance peut être atténuée pour créer l'intimité dont vous avez besoin. C'est entre vous trois, comme pendant la grossesse, que se fera l'adaptation à votre enfant qui ne demande qu'à poursuivre la merveilleuse symbiose de la vie intra-utérine. Il arrive que vous reconnaissiez indiscutablement l'enfant que vous avez porté à ses mouvements sur votre ventre, qui sont l'exacte réplique de ceux que vous avez si longtemps ressentis en vous. Lorsque tout va bien, il n'y a aucune raison de se hâter pour couper entre deux pinces le cordon ombilical qui relie votre bébé au placenta. Ce n'est pas aussi urgent que votre découverte de l'enfant. Le moment venu, la sage-femme peut le couper elle-même ou offrir au père de le faire, s'il désire accomplir ce geste chargé de symboles. Plus tard, si tel est votre souhait, un bain pourra être donné près de vous à votre bébé. Peut-être votre compagnon voudra-t-il s'en charger, non pas pour le laver, mais pour le replonger dans la douceur de l'eau chaude où les contraintes sont moindres et où il est si heureux de pouvoir se mouvoir. Dans l'eau, la tête soutenue, votre bébé est bien, heureux, et les caresses que vous lui prodiguez sont autant de promesses de bonheur ensemble.

La délivrance

Délivrance, quel terme ! Si vous avez la curiosité d'ouvrir votre dictionnaire vous lirez : « fin d'une gêne, d'un mal, d'un tourment » voire « soulagement ». C'est pourtant vrai, l'expulsion du placenta est appelée délivrance, c'est elle qui marque la fin de l'accouchement, des douleurs de l'enfantement. Durant quelques dizaines de minutes, c'est l'accalmie, vous êtes sur votre petit nuage, vous n'avez plus mal, votre bébé est là, et vous avez presque oublié toutes ces heures d'attente. C'est le calme après la tempête, c'est le repos physiologique.

Pourtant, presque vingt minutes après la naissance, il se passe encore en vous des choses importantes, le placenta est en train de se décoller de votre utérus, un petit filet de sang forme un caillot qui s'étend de proche en proche entre le placenta et l'utérus, les séparant progressivement l'un de l'autre. À nouveau les contractions utérines reprennent, mais bien moins fortes qu'auparavant et elles vont finir par détacher le placenta.

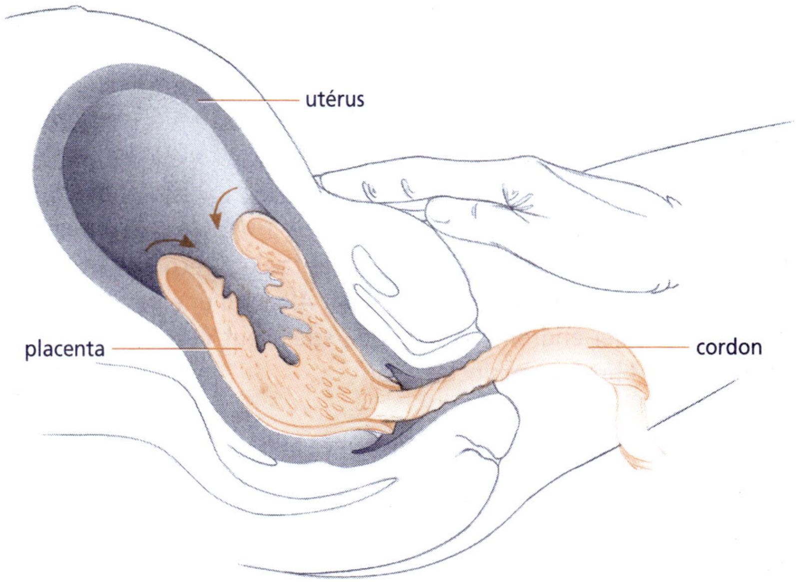

Le placenta se décolle spontanément. Le palper abdominal permet de le vérifier.

La délivrance

Ce moment est repéré par l'apparition d'un saignement au niveau de la vulve et par l'ascension du fond de votre utérus. Votre placenta est totalement décollé, il doit encore sortir. Pour cela, vous allez pousser une dernière fois, en même temps que la sage-femme empaume le fond de votre utérus. Ensemble, vous arriverez sans difficulté à le sortir. Le produit de votre délivrance va alors être examiné. La sage-femme s'assure que la totalité des membranes et du placenta a été recueillie et que par conséquent il ne reste plus rien dans votre utérus. Le placenta appelé encore « gâteau placentaire » présente deux faces. La première, qui était collée contre l'utérus (la face maternelle), se présente sous la forme d'un petit ensemble de monticules appelés cotylédons, au nombre de 12 à 20 séparés par des travées. Les cotylédons doivent être bien réguliers et il ne doit pas en manquer. La deuxième, la face fœtale, est recouverte par des membranes. Celles-ci seront examinées par transparence. On note le lieu d'insertion du cordon sur cette face.

Le placenta sera pesé, il fait habituellement de 500 à 700 g. La délivrance est complète. L'accouchement est alors terminé.

L'épisiotomie

Tandis que vous réchauffez votre bébé sur votre ventre, vient le moment, en cas d'épisiotomie, de faire de la haute couture.

« L'épisiotomie vaut-elle mieux que la déchirure ? »

Certainement, car c'est une plaie franche, facile à recoudre et qui cicatrise bien en quelques jours (5 à 7 jours). Alors qu'une déchirure se fait à n'importe quel endroit, en dents de scie, peut être très étendue et atteindre les fibres du sphincter anal.

Une épisiotomie doit toujours être refermée sous anesthésie. Si vous êtes sous péridurale, la région est déjà insensibilisée, sinon on vous fera une anesthésie locale par injection autour de la plaie.

« Que se passe-t-il après l'épisiotomie ? »

Pour recoudre une épisiotomie, il y a plusieurs couches de tissus à réparer : le vagin, le muscle, puis la peau du périnée. Seule la peau peut être suturée avec des fils non résorbables ; ce sont donc seulement ces points superficiels que l'on retirera quelques jours plus tard. Les autres types de

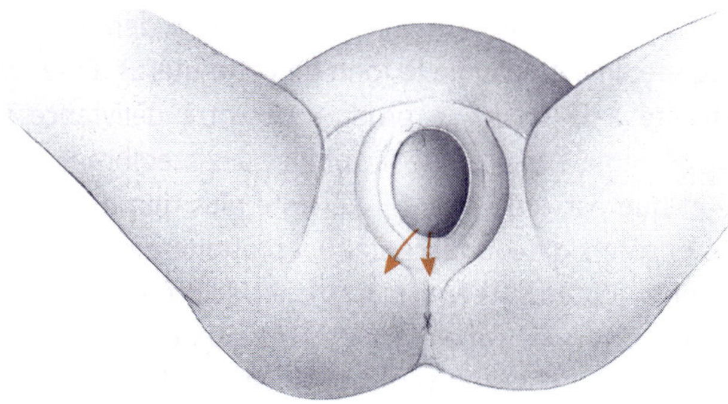

L'épisiotomie ne doit pas être systématique, mais elle est préférable à une déchirure du périnée.

L'épisiotomie

fils disparaîtront d'eux-mêmes. D'autres variantes sont possibles sur la peau selon les habitudes de chacun (agrafes, surjets sous-cutanés, etc.). Durant les quelques minutes que dure l'intervention, il se peut que la sage-femme emmène votre bébé dans une autre pièce pour l'examiner, le peser, le mesurer, l'habiller. Le tout nouveau père peut la suivre pour accompagner son bébé, lui parler, lui faire entendre cette voix déjà familière qui le rassure dans son nouvel univers, avant qu'on vous le rapporte tout pomponné.

La délivrance étant achevée, l'épisiotomie recousue, on va vous allonger les jambes en vous mettant une protection pour absorber les saignements utérins qui vont continuer quelque peu. On peut baisser les lumières et vous laisser tous trois faire plus ample connaissance. Pendant les deux heures qui suivent votre accouchement vous restez en salle de naissance où la surveillance est maintenue. Cette surveillance a essentiellement pour but de détecter les hémorragies qui seraient trop importantes et qui surviennent lorsque l'utérus se contracte mal. Il vous faut encore patienter pour boire et manger, en revanche, c'est le moment d'accueillir votre bébé selon vos désirs. Vous pouvez le mettre ou le remettre au sein, vous serez surprise de la vigueur de son réflexe de succion une fois qu'il aura trouvé le mode d'emploi. Vous n'avez pas encore de lait, la montée laiteuse se fera dans 48 heures, mais le colostrum est riche et précieux.

La place de l'homme pendant l'accouchement

Je constate que la place de l'homme pendant l'accouchement n'est pour le moment ni confortable ni simple. L'homme a toujours été fasciné par l'enfantement, cette fascination est d'ailleurs à l'origine de certaines vocations obstétricales. Autrefois le père n'assistait pas à la naissance. Cependant dans certaines sociétés primitives, la couvade rituelle était une façon symbolique pour l'homme d'affirmer son droit sur l'enfant. Le père se couchait et mimait l'accouchement en poussant des cris de douleur ; tandis qu'on s'occupait de lui et qu'on lui apportait des présents, la mère suscitait moins d'attention... Dans le monde occidental moderne, nous sommes loin de ce rituel. Pourtant nombreux sont les hommes qui réagissent dans leur corps pendant la grossesse, par une appendicite, par une angine, par une

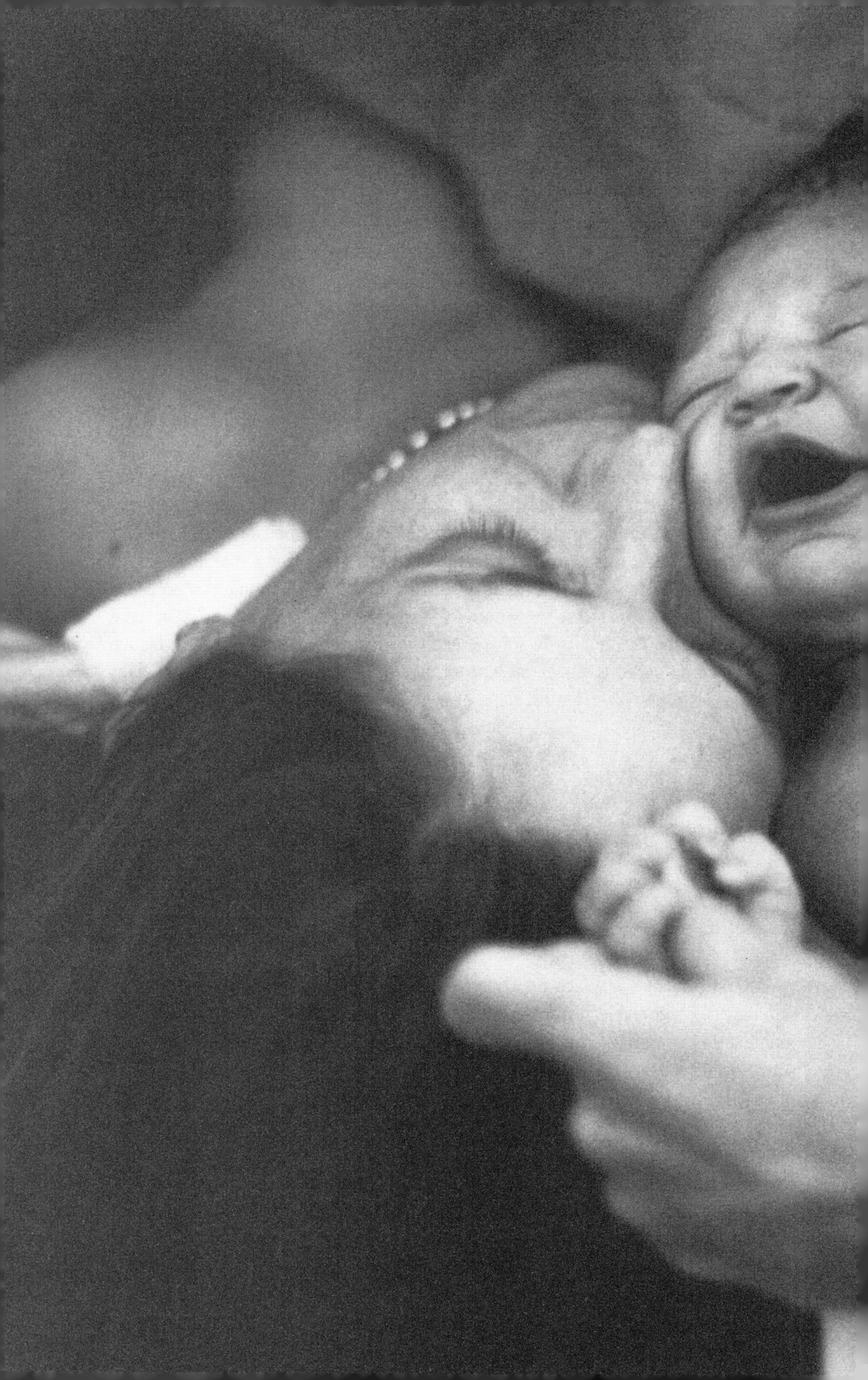

douleur du dos ; certains prennent du ventre, façon de marquer symboliquement dans leur physique ce changement d'état qui fera d'eux un père.

Il est de plus en plus fréquent de voir le père demander à participer aux premiers contacts avec le bébé. Mais a-t-on prévu sa place dans les maternités ? Des salles de naissance aux chambres, aucun lieu n'est aménagé pour lui. Doit-il être engoncé dans un peignoir de papier dont l'effet sur l'asepsie est des plus discutables, empêtré dans des surchaussures, embarrassé de ses affaires qu'il ne peut poser nulle part, coincé contre un mur, sans même un siège où s'asseoir ? Le mobilier, la conception de la salle de naissance sont à revoir. Le père n'est ni un intrus ni un visiteur à peine toléré. Il doit pouvoir entrer en salle de naissance, en partir, y revenir avec beaucoup de souplesse. L'homme doit faire sien cet espace afin d'être libre de ses mouvements, se mouvoir autour de la table d'accouchement, aller près des épaules et de la tête de sa compagne, masser son dos, l'aider à bouger, à se retourner, à se déplacer, lui détendre les jambes en cas de crampes, lui tenir la main, effectuer de légers massages sur le ventre pendant la contraction, obtenir le silence, vaporiser le visage avec un brumisateur d'eau... Tout cela apporte une complicité et un réconfort irremplaçables. L'homme qui a suivi les cours de préparation avec sa femme l'aide à respecter les temps d'effort et de relaxation entre les contractions. Il peut guider sa respiration ; pendant l'expulsion, il peut soutenir sa nuque afin de renforcer l'efficacité de la poussée. Il ressemble alors à un manager qui assiste un sportif à l'entraînement, la tendresse en plus !

Quel est le plus important, du support physique ou du support moral ? L'important est d'aider de toutes les manières, c'est-à-dire soutenir sa compagne, l'accompagner, la caresser, lui parler, la cajoler, l'éventer, la rafraîchir, la masser, respirer avec elle, suggérer, écouter... Être aux petits soins n'est pas de tout repos. La participation du père peut se concrétiser par la section du cordon ou par le bain qu'il va donner au bébé. Ce plaisir du toucher, cette sensation lorsque l'on tient d'une main sous la nuque le bébé qui se détend dans l'eau tiède, pourquoi s'en priver si cela correspond à son désir ? Mais bien sûr pourquoi s'y obliger si on a le sentiment que cela correspond à un dogme ou à une mode ?

On ne peut imposer à l'homme d'être présent pendant l'accouchement. Certaines femmes ne le souhaitent pas, par peur de ne plus séduire, de montrer des choses jugées trop animales. Il est normal que les hommes redoutent la vision du sang, du sexe dilaté de leur femme ou de l'éventuelle épisiotomie. Certains m'ont confié combien ces scènes les avaient inhibés ultérieurement dans leurs ébats amoureux. Avec l'expérience on peut donc conseiller à la majorité des pères de rester avec leur compagne, du côté de ses épaules, de son visage (cela est déjà une aide considérable).

L'important est que les maternités fassent une place confortable au père, qu'il utilisera selon son désir et selon le désir de sa femme. Il est souhaitable évidemment que le désir soit le même.

Durant la période des suites de couches, les portes doivent être grandes ouvertes au père ; certains se sentiront concernés par les soins de puériculture auxquels ils veulent contribuer à la maison.

Les cas particuliers

Les forceps

Si un mot fait peur quand on attend un enfant, c'est bien celui de forceps ! Les « fers » évoquent de mauvais souvenirs chez nos grand-mères, parce qu'ils sont synonymes d'accouchement difficile et parfois dramatique. En effet, au cours de la première moitié de ce siècle, la difficulté à recourir à l'anesthésie et l'absence d'antibiotiques faisaient que les césariennes étaient très dangereuses et peu pratiquées. Donc les forceps ou les « fers » étaient le seul recours en cas d'accouchement difficile.

Aujourd'hui, les accouchements ne se font plus à domicile et les progrès de la médecine permettent d'envisager une césarienne lorsque les choses s'annoncent compliquées, soit pour la mère, soit pour l'enfant. On ne pose donc plus de forceps acrobatiques et leur utilisation est beaucoup plus mesurée. Ce ne sont pas des instruments utilisés avec force, mais avec souplesse et doigté : ils guident le passage, aident à fléchir ou à tourner la tête du bébé afin de faciliter sa sortie ; une pose de forceps peut se faire avec une grande douceur.

Bien sûr, vous préférez accoucher normalement et faire naître votre bébé toute seule. Mais en certaines circonstances (plus d'un accouchement sur dix) leur emploi peut être nécessaire.

Voici les trois principales circonstances amenant l'utilisation des forceps.

■ La souffrance fœtale : elle peut avoir de multiples origines. La compression du cordon en est une relativement fréquente. Parfois, au cours de sa vie intra-utérine, le bébé a fait des galipettes autour du cordon qu'il peut avoir sur l'épaule en bretelle ou autour du cou. Cela entraîne au cours des contractions une restriction passagère en oxygène qui aboutit à un ralentissement du cœur. Le rythme cardiaque récupère rapidement si le cordon n'est pas trop serré. Par contre, en cas de circulaire du cordon double ou très serré, la restriction en oxygène se prolonge. Il est nécessaire de réduire le temps pendant lequel le bébé est mal irrigué. À dilatation complète, la pose des cuillers de forceps le tire de ce mauvais pas.

■ La non-progression de la tête : voici déjà 10 à 20 minutes que vous poussez de toutes vos forces et que la tête de votre bébé ne progresse plus dans votre bassin. Vos efforts se révèlent inefficaces pour débloquer la situation, vous avez la très nette impression de vous exténuer pour rien ! L'aide des forceps est un coup de pouce qui peut résoudre ce problème en préservant vos forces et celles de votre bébé.

■ La contre-indication aux efforts expulsifs : certaines pathologies préexistantes à la grossesse interdisent les efforts de poussée (par exemple certaines maladies du cœur et la forte myopie). Plutôt que de faire une césarienne, on vous autorisera un accouchement par les voies naturelles avec une expulsion dirigée par forceps.

Les forceps en pratique

Vous entendez la fameuse phrase : « Nous allons vous aider avec des forceps. » L'application des forceps permet de réduire le temps d'expulsion, mais en aucun cas elle ne saurait réduire la douleur. L'origine de la douleur de l'accouchement est double : les contractions utérines et la distension du périnée au passage du bébé. Si vous êtes sous péridurale, vous ne sentirez pas les forceps, mais vous sentirez la distension qu'entraîne le passage du bébé comme vous le sentiriez sans forceps. D'autres modes d'anesthésie sont à notre disposition : anesthésie générale, anesthésies locales. Si chacun reconnaît le bien-fondé de l'anesthésie pour une pose de forceps, il est des cas où on ne la pratique pas : c'est lorsqu'une souffrance gravissime du bébé impose son extraction dans des délais records, et à l'inverse lorsque la tête du bébé est tellement facile à saisir que la pose des forceps sera indolore.

Certaines conditions doivent être réunies pour utiliser les forceps en toute sécurité :

— Le bébé doit se présenter par la tête.
— La poche des eaux doit être rompue.
— Le col de l'utérus doit être dilaté au maximum.
— La présentation doit être engagée.

Abordons maintenant la pose des forceps. En dehors d'une contraction utérine, le médecin va introduire tour à tour, après les avoir lubrifiées, l'une puis l'autre branche constituant les forceps. Chacun des manches se termine par une cupule allongée en forme de cuillère. Chaque cuillère glissée entre la paroi du vagin et la tête de votre bébé va être placée au niveau de ses tempes, le coiffant à la manière d'écouteurs radio.

Lorsque le système est mis en place, on attend que s'installe une contraction utérine. Le médecin vous demande alors de pousser tandis que lui tirera sur les barres des forceps ; tant que persiste la contraction utérine, vous poursuivez tous deux vos efforts.

Les forceps écartent les parois vaginales devant la tête du bébé, ils lui « font le chemin », leur emploi apporte un bénéfice pour vous qui avez moins longtemps à pousser et un bénéfice pour votre bébé, moins longtemps soumis à cette épreuve de la traversée de votre bassin.

En dernier lieu, il faut savoir qu'au niveau de la vulve les forceps agrandissent l'espace du passage du bébé. C'est la raison pour laquelle, dans nombre de cas, une épisiotomie préventive est pratiquée, mais elle n'est pas systématique.

Quand la tête du bébé est sur le point de sortir coiffée par la vulve, la partie est gagnée : on peut alors enlever les forceps et terminer l'accouchement de façon classique et naturelle. Une fois la tête dégagée, les épaules, le tronc et enfin les membres inférieurs suivent facilement.

Les suites d'accouchement avec forceps

Votre bébé aura parfois durant un ou deux jours les marques de forceps sur les tempes, la joue ou le crâne. Résultat de la pression des cuillères, un bleu peut apparaître, mais il va disparaître en un à trois jours. Soyez rassurée, c'est un petit préjudice très fugace. Les réflexions qu'il provoque chez vos visiteurs sont nettement plus nuisibles.

Soyez sûre qu'à votre sortie de la maternité plus aucune marque des forceps ne subsistera, puisqu'elles sont superficielles.

Si le forceps a été difficile, et uniquement dans ce cas, vous aurez l'impression d'avoir été rouée de coups. Vous asseoir nécessitera beaucoup d'ingéniosité. Marcher réveillera vos douleurs et spontanément vous adopterez la démarche des canards.

Vous allez vous remettre très vite, les fibres musculaires vont cicatriser, vos douleurs s'estomper puis disparaître, et dans une semaine vous aurez retrouvé votre démarche de jeune fille... mais portant un enfant dans les bras.

La ventouse

Un autre système peut remplacer les forceps. À dilatation complète, une ventouse est placée sur le sommet du crâne du bébé. On crée un vide d'air qui permet une bonne adhérence de la ventouse puis on guide la tête du bébé vers la sortie.

Chaque instrument a ses adeptes et correspond à des conditions propices à son emploi.

La délivrance artificielle

Comme nous l'avons vu précédemment, le dernier temps de l'accouchement est appelé délivrance. C'est le décollement puis l'expulsion du placenta hors du corps maternel. Le plus souvent la délivrance se déroule naturellement, sans que soit nécessaire l'intervention du médecin. Mais parfois elle ne se fait pas spontanément et il peut arriver qu'après une attente de trente à quarante-cinq minutes le placenta ne soit toujours pas expulsé. Pourquoi ? Deux types de causes sont possibles : soit il n'est pas totalement décollé, soit l'utérus qui s'est rétracté le retient en son sein. Dans un cas comme dans l'autre on a recours à la délivrance artificielle, c'est-à-dire manuelle. Laisser le placenta en place conduirait à des risques majeurs d'hémorragie, puisque l'utérus, empêché de se rétracter, ne pourrait fermer les vaisseaux qui le parcourent. Il faut donc artificiellement décoller le placenta, puis le retirer de votre utérus. Cette intervention est réalisée sous anesthésie générale de courte durée, ou sous anesthésie péridurale si vous en bénéficiez déjà. Le médecin, après s'être habillé stérilement, introduit une main dans le vagin, puis dans l'utérus ; avec ses doigts il décolle le placenta, puis le retire doucement. Enfin, une dernière fois, il introduit sa main, vérifiant si l'utérus est bien vide. S'il ne reste plus ni membranes ni placenta, si vous ne saignez pas, la délivrance est faite et elle est complète.

La révision utérine

Après votre accouchement, alors que votre bébé est né et que le placenta est sorti, vous entendrez parfois la sage-femme dire : « Il faut faire une révision utérine. » Terme bien peu poétique qui évoque la révision programmée d'une voiture ! La révision utérine consiste à s'assurer qu'il ne reste plus rien dans votre utérus et que celui-ci n'est pas intérieurement déchiré. Le médecin habillé stérilement introduit sa main gantée dans l'utérus ; il explore méticuleusement de la pulpe des doigts la surface des parois intérieures. Tout débris est retiré et la révision utérine est terminée quand on est sûr que l'utérus est vide. Vous ne saignez plus, tout va bien, le geste n'a pas duré plus de 5 minutes. Comme la délivrance artificielle, cette intervention est réalisée sous anesthésie générale de courte durée ou sous anesthésie péridurale. Dans quels cas est-elle indiquée ?

■ La délivrance est incomplète : après toute délivrance la sage-femme examine soigneusement les membranes, le placenta et le cordon ombilical, elle s'assure que le placenta et les membranes ont été entièrement recueillis. S'il y a doute, une révision utérine est indispensable.

■ L'hémorragie de la délivrance : après la naissance de votre bébé, lors du décollement du placenta, un filet de sang s'écoule par votre vulve. C'est un phénomène normal, physiologique. Parfois en revanche l'hémorragie persiste, ou s'amplifie après l'expulsion du placenta, c'est ce qu'on appelle hémorragie de la délivrance. Si elle durait, cette perte de sang mettrait votre vie en danger. Elle impose de vérifier s'il ne subsiste aucun morceau de membranes ou de placenta à l'intérieur de l'utérus. En effet, ces résidus entretiennent l'hémorragie par deux moyens : ils empêchent l'utérus de se contracter et de comprimer les petits vaisseaux qui saignent ; ils libèrent dans votre circulation des substances qui entravent la coagulation de votre sang. Pour interrompre ce cercle vicieux, il faut retirer tous les débris restant dans la cavité utérine en faisant une révision utérine.

La présentation par le siège

Ce type de situation où le bébé se présente par le siège, quoique rare, n'est pas exceptionnel (3 à 4 % des accouchements). On le sait à l'avance grâce à la palpation du ventre et à l'échographie. Plus encore que pour une présentation classique, vous devez être informée du déroulement de l'accouchement. En premier lieu, sachez que votre bébé peut adopter deux types de position. Soit il est en siège dit complet, assis en tailleur, les pieds se présentant en premier. Soit il est en siège dit décompléte, les jambes relevées, les pieds devant le visage et les fesses se présentant en premier.

Pourquoi le bébé est-il en siège ?

C'est qu'il met d'office la partie la plus volumineuse de son corps (la tête) en haut, dans le fond de l'utérus, qui est plus vaste. Au 7e mois, beaucoup de bébés sont encore en siège. On parle alors de présentation physiologique du siège. Ensuite, la tête devenant plus lourde, il va faire la culbute et passer ses petites fesses en haut. Quelques enfants ne font pas cette culbute pour des raisons que nous ignorons. On peut tenter de les placer la tête en bas en effectuant au cours du 3e trimestre une « version manuelle par manœuvres externes » : l'accoucheur peut, sous contrôle échographique, manipuler le bébé à travers la paroi de l'abdomen. Cependant on sera réticent à pratiquer cette version si on suspecte une malformation utérine ou une brièveté du cordon qui la rendraient dangereuse.

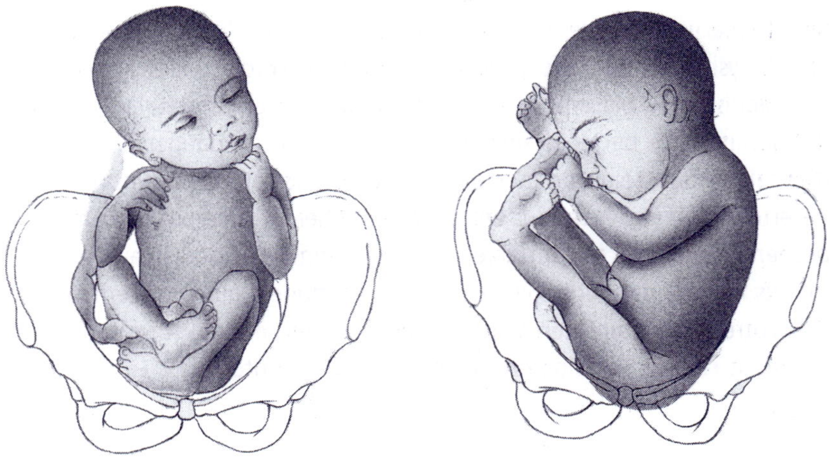

SIÈGE COMPLET
Les pieds se présentent en premier.

SIÈGE DÉCOMPLÉTÉ
Les fesses se présentent en premier, les jambes en attelle le long du corps.

Présentation par le siège

Quels sont les risques liés à un accouchement par le siège ?

Dans un accouchement par le siège, la structure osseuse la plus grande, c'est-à-dire la tête, va devoir passer en dernier, alors que la moitié inférieure du bébé sera déjà dehors. À ce stade de l'accouchement, on ne peut pas revenir en arrière pour faire une césarienne.

On n'acceptera un accouchement du siège que lorsque l'on est sûr que la tête peut passer facilement dans votre bassin.

La voie d'accouchement du bébé en siège

La décision de l'accouchement par les voies naturelles en cas de présentation de siège est prise en général vers la 36e semaine d'aménorrhée. On confronte les volumes de votre bébé et de votre bassin. L'échographie donne les dimensions du bébé, en particulier le diamètre osseux de sa tête : le BIP (bipariétal).

La radiographie du bassin (radiopelvimétrie) renseigne sur la forme de votre bassin et sur ses diamètres internes ; elle comporte un cliché de face et un cliché de profil. Les techniques radiologiques modernes ne délivrent qu'un nombre minime de rayons, jugé totalement inoffensif pour le bébé. La tête de votre bébé et la taille de votre bassin étant compatibles, il reste encore un dernier point à vérifier le jour de l'accouchement : il faut que le bébé tienne sa tête bien fléchie, le menton bien appuyé sur sa poitrine. Une tête renversée en arrière ne permettrait pas un accouchement par les voies naturelles car son diamètre serait trop grand pour votre bassin. Ce renseignement est fourni par une radiographie du contenu utérin, qui permet de visualiser les os du bébé et de juger par conséquent de l'angle d'inclinaison de sa tête sur son thorax. Faite en début de travail, cette radio peut être judicieusement remplacée par une échographie.

Les renseignements nécessaires avant un accouchement par le siège

Une fois tous les éléments suivants connus, la décision de la voie d'accouchement (voies naturelles ou césarienne) peut être prise :
— diamètre osseux de la tête du bébé, le BIP (bipariétal),
— radiopelvimétrie (forme et diamètre interne de votre bassin),
— inclinaison de la tête du bébé (bien fléchie, menton appuyé sur la poitrine).

Comment se passe l'accouchement par le siège ?

La période de dilatation ne diffère pas de celle d'un accouchement par la tête. Cependant, la poche des eaux est conservée le plus longtemps possible : ronde et lisse, elle sert de butoir sous le col de l'utérus mieux que ne le feraient des pieds ou des fesses.

La dilatation complète obtenue, vous êtes installée en vue de l'accouchement. Vous voyez alors défiler dans la salle de naissance beaucoup de gens pour votre sécurité à tous deux. Il peut y avoir l'accoucheur, la sage-femme, l'infirmière, l'anesthésiste et le pédiatre. Une table est installée, destinée à recevoir les jambes et les fesses du bébé, elle est placée en contrebas de votre lit d'accouchement, entre les barres d'appui de vos jambes.

La patience alors va être de règle. Ce n'est que lorsque le siège du bébé apparaît qu'on vous demande de pousser. Poussez alors de toutes vos forces, encouragée par votre compagnon et par l'accoucheur : vous seule pouvez sortir le bébé. Sachez qu'une épisiotomie est systématiquement pratiquée pour les accouchements par le siège.

Il faut laisser le bébé descendre de lui-même le plus longtemps possible. Le tirer pourrait lui relever les bras, augmentant le diamètre des épaules et gênant sa sortie. Le toucher risquerait de le stimuler au point de l'inciter à respirer trop tôt.

Encore quelques efforts et le bébé se dégage jusqu'à la taille. L'accoucheur vérifie si l'enfant est en bonne position, le dos en avant, et vous attendez qu'une nouvelle contraction survienne : une épaule puis l'autre apparaissent ; enfin, en dernier, la tête est à son tour dégagée.

Lorsque le délai entre la sortie de la partie inférieure et celle des épaules est un peu trop long, l'accoucheur peut aider au dégagement du haut du corps. Souvent on vous aura aidée en faisant de « l'expression abdominale » : une sage-femme appuie son bras en travers sur la paroi de l'utérus en rythme avec vos efforts d'expulsion. L'accoucheur a normalement peu de choses à faire pour un accouchement par le siège, mais en cas de nécessité, il abaissera un bras ou saisira une jambe avec la main. Tous ces gestes sont facilement réalisés si vous êtes sous péridurale.

Votre bébé est posé sur votre ventre, il crie et gigote et reprend spontanément la position qu'il avait adoptée dans votre ventre. Il peut avoir les jambes « en attelle », c'est-à-dire le long du corps ; vous constatez alors parfois un bleu sur son sexe ou sur ses fesses ; ne soyez pas effrayée, c'est une éventualité fréquente mais passagère, et le bleu se résorbera en quelques jours. Par contre, la tête qui n'a pas eu à frayer le passage est toute ronde.

Vous constatez que cet accouchement n'était pas si terrible et vous retrouvez votre sourire. Soulagé, votre compagnon reprend ses esprits, car, il faut bien le dire, un accouchement par le siège est un peu impressionnant.

À retenir

— Le fait que le bébé se présente par le siège (soit les pieds – siège complet –, soit les fesses – siège décomplété – se présentant en premier) n'est pas exceptionnel : environ 3 à 4 % des accouchements.

— On n'acceptera un accouchement du siège que lorsque l'on est sûr que la tête peut passer facilement dans votre bassin.

— La décision de l'accouchement par les voies naturelles en cas de présentation de siège est prise en général vers la 36e semaine d'aménorrhée.

— Une épisiotomie est systématiquement pratiquée pour les accouchements par le siège.

Les autres présentations

Ces autres possibilités d'accouchement sont beaucoup plus rares.

L'accouchement par la face concerne un bébé sur mille ; tous les efforts de pression se portent sur le visage qui est passablement tuméfié après la naissance. En quelques jours, tout rentre dans l'ordre.

Par contre, d'autres présentations ne permettent pas à l'accouchement de se dérouler normalement et imposent une césarienne. C'est par exemple la présentation par le front, où le diamètre présenté est trop grand pour pouvoir passer le bassin, et la présentation par l'épaule, qui empêche d'emprunter la filière.

L'accouchement de jumeaux

« J'attends des jumeaux, est-ce que je vais accoucher normalement ? » C'est une question que vous vous posez très tôt au cours de la grossesse gémellaire.

Accepter un accouchement par les voies naturelles ou intervenir par césarienne se décide généralement vers la 36e semaine. Dans certains cas particuliers, comme une cicatrice sur l'utérus par exemple, vous saurez dès le début de la grossesse que votre nouvelle césarienne sera programmée à un terme fixe.

Plusieurs éléments sont pris en compte par votre accoucheur pour décider si oui ou non il peut sans danger pour vous et vos bébés vous laisser accoucher naturellement.

- Votre bassin doit avoir des dimensions et une forme compatibles avec le passage des bébés. C'est par un examen clinique du bassin pratiqué au 8e mois que ce paramètre est jugé. Une radiographie du bassin (radiopelvimétrie) peut être faite également pour donner les mesures osseuses que l'on calculera sur les clichés.
- Les positions *in utero* conditionnent la voie d'accouchement. Le premier jumeau, celui situé en bas, le plus près de la sortie, ne doit pas être en position transversale, allongé dans le sens de la largeur, ni en siège. Pour la majorité des accoucheurs, l'accouchement ne peut avoir lieu qu'à la condition expresse que le premier bébé se présente par la tête. Pourquoi ? Parce qu'un accouchement par le siège est souvent long et laborieux, par conséquent il retarde d'autant la naissance du deuxième bébé. De plus, si les deux bébés sont dans la même poche, il peut y avoir des risques d'accrochage entre eux.

La position du deuxième jumeau est moins importante. S'il se présente lui aussi tête en bas, c'est parfait ; s'il se présente par le siège, il risque de ne pas pouvoir faire la pirouette avant de sortir. Ce sera un accouchement par le siège simplifié, puisque la route a déjà été tracée par l'aîné. On peut accepter l'accouchement par les voies naturelles après qu'une échographie et une radiopelvimétrie ont confirmé que les dimensions de la tête sont inférieures à celle de votre bassin, comme pour tout accouchement du siège.

Un tel examen doit souvent être mené très rapidement, car il est fréquent que vous nous preniez de vitesse et que vous accouchiez avant la 38e semaine.

En combien de temps accouche-t-on de jumeaux ?

Pendant le travail, l'enregistrement du cœur des deux enfants par deux appareils distincts est continu. Le délai nécessaire à la dilatation complète est très variable, mais d'une façon générale il est plutôt plus court que pour une grossesse unique. Par contre, l'expulsion de jumeaux est plus longue d'environ 15 à 30 minutes, car il y a deux enfants qui sortent l'un après l'autre, avec un délai variable entre eux de 5 à 30 minutes.

Le premier bébé naît à peu près comme un bébé unique. Immédiatement après sa sortie, un aide mettant les mains sur vos flancs guide le deuxième bébé afin qu'il se présente bien dans le sens de la longueur. En effet, il va y avoir quelques minutes pendant lesquelles vous n'aurez plus du tout de contraction ; puis les contractions reprennent. Si elles sont faibles on peut les soutenir par une perfusion d'ocytocine. Au cours d'une contraction utérine, on rompt la seconde poche des eaux si elle est toujours présente. Puis le deuxième bébé descend dans le bassin, aidé par vos efforts de poussée. Il sort beaucoup plus facilement que le premier, car le chemin a déjà été fait.

La délivrance

La délivrance survient une vingtaine de minutes après l'accouchement des jumeaux. Elle peut être hémorragique car l'utérus est fatigué et se contracte moins bien. Pour pallier ce risque, on fait ce que l'on appelle une délivrance dirigée : 10 minutes après la naissance des enfants, on remet en route une perfusion d'ocytocine pour donner des contractions utérines et accélérer le décollement et la sortie du placenta.

Mon avis

Le lieu d'accouchement d'une grossesse de jumeaux est particulièrement important, car il s'agit d'assurer la sécurité de la mère et l'accueil de deux bébés ; obstétricien, sage-femme et anesthésiste sont sur place au moment de l'accouchement et une équipe de pédiatres est prête à agir en urgence si besoin est.

L'anesthésie péridurale peut être pratiquée non seulement pour soulager la mère, mais aussi pour un meilleur confort médical, car parfois le deuxième jumeau nécessite un geste de l'obstétricien pour l'aider à sortir, et ce geste sera d'autant plus facile que la mère est relaxée et détendue.

Enfin, quelle que soit la façon dont il s'est présenté, le premier-né sera toujours l'aîné et non le contraire, mais cela n'est plus qu'un détail dans les pays où il n'y a plus de droit d'aînesse.

La césarienne

La césarienne est une intervention chirurgicale consistant à inciser l'utérus pour en extraire le bébé. Ce n'est pas Jules César qui a donné son nom à cette intervention de chirurgie obstétricale, mais le mot latin *cesare*, qui veut dire couper.

En France, aujourd'hui, plus de 12 % des accouchements se font par césarienne ; ce pourcentage était de 3 à 5 % en 1950. Cette intervention chirurgicale parfaitement maîtrisée a permis de réduire considérablement les complications neurologiques néonatales liées aux accouchements difficiles. Son emploi doit être modulé car, comme tout acte chirurgical, elle comporte également des risques, qu'il faut mettre en balance avec les avantages attendus.

Mon avis

Un accouchement par les voies naturelles est toujours préférable, mais si la césarienne s'impose, vous ne devez pas la considérer comme un échec. C'est plutôt une victoire sur la nature.

Pourquoi une césarienne ?

De nombreuses raisons peuvent conduire à une césarienne. Trop longues à énumérer, elles tiennent à des facteurs maternels et fœtaux.

Envisageons trois types de situations où la césarienne apparaît comme inéluctable, probable ou imprévue.

➤ *Inéluctable, la césarienne programmée*

Avant même que vous soyez enceinte, on sait déjà que votre accouchement devra se faire selon ce mode dit « voie haute ». Par exemple, vous avez eu auparavant deux césariennes qui ont fragilisé l'utérus, ou bien votre bassin présente des anomalies osseuses qui ne permettront pas le passage de l'enfant.

➤ *Probable, la césarienne dite « facile »*

Rien ne vous empêche *a priori* d'accoucher par les voies naturelles, sous réserve d'un déroulement du travail rapide et sans le moindre accroc ; c'est ce que l'on appelle l'épreuve du travail. Cela signifie que l'accouchement par les voies naturelles est possible, mais que la césarienne sera « facile », les choses ne s'éterniseront pas. Les cas typiques sont représentés par une présentation de siège ou par une cicatrice sur l'utérus due à une césarienne antérieure.

➤ *La césarienne imprévue*

Elle est décidée lors du travail devant l'apparition soudaine d'incidents tels que souffrance fœtale, arrêt de la dilatation du col malgré des contractions efficaces, orientation du bébé incompatible avec sa sortie par le bassin (par exemple en position transversale).

Quelle anesthésie lors de la césarienne ?

Il y a quelques années, seule l'anesthésie générale était envisageable. À présent deux possibilités coexistent dans la plupart des maternités : la péridurale et l'anesthésie générale. La décision se prendra en fonction des conditions locales d'une part, de contre-indication éventuelle à la péridurale d'autre part, et bien entendu selon votre souhait.

Dans le cas d'une anesthésie générale, vous assisterez à toute l'installation des champs opératoires et à la préparation des instruments. En effet, on ne vous endormira qu'au dernier moment, juste avant d'inciser la peau, une fois que tout est prêt, afin d'éviter à l'enfant de recevoir trop de produit anesthésique et d'être endormi en naissant.

Quant à la péridurale, il faut reconnaître qu'il n'est pas indifférent d'assister à sa propre intervention chirurgicale, mais si vous êtes bien entourée, c'est à mon avis un apport indéniable : votre bébé sort bien éveillé, il crie immédiatement, vous gardez toute votre conscience et vous êtes partie prenante de l'intervention. Enfin et surtout la péridurale vous permet de vivre votre accouchement, de voir votre bébé sortir de vous, de le découvrir immédiatement. Combien de femmes ne se sont-elles pas senties démunies au réveil de l'anesthésie générale devant un bébé qu'on leur dit être le leur !

Attention

Précisons que la césarienne sous péridurale ou sous anesthésie générale n'impose pas du tout de renoncer à l'allaitement.

Le déroulement de la césarienne

Aussi banalisée soit-elle, la césarienne reste une intervention chirurgicale qui impose certaines règles. Vous êtes perfusée avec du sérum glucosé, rasée du haut du pubis au nombril, badigeonnée sur tout le ventre d'un produit antiseptique, sondée (on vide la vessie), assistée en permanence par l'équipe anesthésiste. Puis le rituel préparatoire va avoir lieu, quelque peu impressionnant. Les chirurgiens se lavent soigneusement mains et bras, s'habillent de façon stérile, préparent leurs instruments et disposent autour de vous de grands tissus également stériles qui vont circonscrire le champ opératoire. Une incision de la peau est pratiquée, puis celle des différents tissus permettant de parvenir jusqu'à l'utérus. Celui-ci est alors ouvert dans sa partie la plus fine. Puis on extrait votre bébé : aussitôt sorti, il poussera son premier cri et sera alors confié à la sage-femme qui, si vous êtes sous péridurale, vous l'apportera avant de lui faire les premiers soins. Dix minutes à peine se sont écoulées entre l'ouverture de votre peau et la naissance de votre enfant. Le placenta est ensuite retiré de l'utérus.

Succède le deuxième temps opératoire, celui de la réparation, de la fermeture des différentes couches, qui va demander un peu plus de temps, environ 30 minutes. Au niveau de la cicatrice, vous aurez selon le cas soit des points, soit des agrafes, qui seront retirés quelques jours plus tard.

Dans quel sens se fait l'ouverture ?

Il y a deux possibilités, soit dans le sens vertical, soit dans le sens horizontal (incision dite de Pfannenstiel). Bien entendu, vous préférez l'incision horizontale au niveau des poils pubiens, car la cicatrice sera quasiment invisible. C'est le cas le plus fréquent, mais le chirurgien peut être amené à réaliser une incision dans l'autre sens, notamment poussé par l'extrême urgence. La voie d'incision de la peau est décidée par votre chirurgien en fonction du contexte et de ses propres habitudes.

Les suites de la césarienne

Quel que soit le mode d'anesthésie, les suites de la césarienne sont douloureuses pendant les deux ou trois premiers jours. En effet, comme après tout accouchement l'utérus se contracte pour retrouver sa forme, amplifiant les douleurs dues à la cicatrice. Passée cette période, chaque jour apporte un soulagement notable. On peut maintenant quitter la maternité au bout de six à huit jours, au lieu des douze jours traditionnels. Des antalgiques peuvent vous être prescrits en nombre suffisant pour ne pas souffrir inutilement pendant les deux jours qui suivent la césarienne. L'important est de prendre systématiquement et régulièrement sur 24 heures les médications contre la douleur, et surtout de ne pas attendre qu'elle s'installe.

La sonde urinaire sera enlevée dans les vingt-quatre premières heures. Le transit intestinal se rétablit au bout de deux bons jours ; les premiers gaz expliquent la persistance des douleurs. Puis, tout évolue naturellement. On contrôlera l'absence d'anémie ; si vous avez prévu une autotransfusion, celle-ci permettra un prompt rétablissement.

L'allaitement n'est en rien contradictoire mais est souvent douloureux les premiers jours, car il accélère les contractions.

Les fils de la cicatrice sont enlevés aux environs du septième jour. On veillera tout particulièrement à éviter la phlébite en bougeant les jambes dans le lit et en se levant le plus tôt possible.

« Une césarienne est-elle toujours suivie d'une autre césarienne ? »

Il n'est plus question d'appliquer l'adage : « Césarienne une fois, césarienne à chaque fois. » Une césarienne ne signifie pas que le prochain bébé sera également « un enfant de César ». Plus de 50 % des femmes qui ont subi une césarienne peuvent espérer accoucher par les voies naturelles si elles le désirent. Tout dépend de la cause de la première intervention.

Soit la cause persiste, par exemple le bassin est anormal et il faudra refaire une césarienne pour éviter tout incident. Soit la première césarienne était due à un accident qui *a priori* n'a aucune raison de se répéter, souffrance fœtale du bébé ou présentation en travers, et on peut alors envisager un accouchement par les voies naturelles. Dans ce cas, il faut que vous soyez motivée. Votre utérus est plus fragile, il faut donc que toutes les phases de l'accouchement s'enchaînent sans accroc, sinon on aura la césarienne « facile ». C'est votre accoucheur qui prendra la décision avec vous en fonction de nombreux paramètres impossibles à détailler ici. Il reste classique de surveiller la pression interne de l'utérus afin de déceler une éventuelle faiblesse du muscle utérin : cela consiste à introduire par voie vaginale un cathéter de 2 mm de diamètre pour mesurer les variations de pression que subit le bébé au cours des contractions. La pose de ce cathéter est tout à fait indolore. Cet accouchement peut lui aussi bénéficier d'une anesthésie péridurale.

L'accouchement déclenché artificiellement

Avant d'envisager tout déclenchement artificiel, l'âge du bébé doit être connu avec certitude afin d'éviter une naissance prématurée à moins de 37 semaines d'aménorrhée.

Il existe un certain nombre de circonstances soit médicales, soit de convenance, qui incitent à déclencher artificiellement le travail.

➤ *Les raisons médicales les plus courantes*

Ce sont l'hypertension maternelle mal contrôlée, le diabète mal équilibré, l'arrêt de la croissance du bébé dans le ventre de sa mère, un col ouvert aux deux orifices (ce qui entraîne un risque d'infection) ou la rupture de la poche des eaux sans mise en route du travail.

Le déclenchement artificiel doit tenir compte du terme de la grossesse, la 37e semaine d'aménorrhée constituant la date frontière de la prématurité. En cas de nécessité médicale, le médecin doit apprécier les risques d'un accouchement précoce en regard de ceux liés à la poursuite de la grossesse.

➤ *Les déclenchements dits de convenance*

Ce peut être la convenance de la femme ou celle de l'accoucheur. Par exemple, votre accouchement risque d'être rapide, car il s'agit de votre troisième ou quatrième bébé, et vous habitez loin de la maternité, ou bien votre compagnon ne peut se libérer que certains jours ; la rentrée scolaire de l'aîné, le mariage de votre meilleure amie, le départ en vacances difficile à déplacer sont les raisons invoquées par les femmes qui demandent qu'on programme leur accouchement. Bien souvent, c'est votre accoucheur qui le propose car il doit s'absenter et vous souhaitez tous deux qu'il vous assiste.

Certaines femmes sont rassurées par cette possibilité de naissance programmée. Elles redoutent la survenue du travail en pleine nuit, la panique du départ à la maternité, la nécessité de placer en catastrophe le grand frère ou la grande sœur ; d'autres, au contraire, attachées à une naissance plus naturelle préfèrent laisser place à l'imprévu.

Sauf urgence médicale, les accouchements sur rendez-vous peuvent s'envisager en toute sécurité autour de la 39e semaine d'aménorrhée, c'est-à-dire lorsque l'enfant est bien « fini ».

« Quelles sont les conditions d'un déclenchement ? »

On ne peut déclencher le travail par un coup de baguette magique. Il faut que cela soit techniquement possible. Un échec aboutirait à une césarienne.

Les conditions favorables sont appréciées par le toucher vaginal : le col de l'utérus doit être mou, court et centré, c'est-à-dire dans la trajectoire de la tête du bébé, et surtout il doit être ouvert sur toute sa longueur aux deux orifices, ce qui permet d'atteindre la poche des eaux. En effet, la rupture de la poche des eaux est le secret du déclenchement, facile à provoquer quand le col est largement ouvert, impossible quand le col est fermé. La rupture des membranes libère des substances, les prostaglandines, qui vont provoquer des contractions.

« Comment se déroule un déclenchement artificiel ? »

Lorsque le col de l'utérus est fermé et le bébé trop haut, il faut procéder en deux temps : d'abord faire mûrir le col, ensuite rompre la poche des eaux. Classiquement, le déclenchement est provoqué par des hormones comme l'ocytocine administrées par voie intraveineuse, qui déclenchent les contractions. Mais parfois le col résiste. Depuis peu, divers produits dont les prostaglandines sont employés localement sous forme d'ovule vaginal ou de gel pour commencer d'assouplir le col. Une fois celui-ci mou et perméable, il est possible dans un deuxième temps de procéder au déclenchement proprement dit, c'est-à-dire à la rupture de la poche des eaux. La maturation du col est toujours aléatoire, on peut donc être amené à différer le déclenchement et à recommencer la pose d'un ovule douze heures plus tard.

Une fois le col ouvert et la poche des eaux rompue, les contractions utérines spontanées peuvent être suffisantes ou au contraire exiger le soutien de l'ocytocine. L'anesthésie péridurale est souvent proposée lors d'un déclenchement, car les contractions sous ocytocine et prostaglandines sont d'emblée plus douloureuses que les contractions spontanées, d'autant que le travail paraît plus long puisque l'on supprime la période de mise en route progressive du processus naturel de l'accouchement.

En dehors des raisons médicales qui ne se discutent guère, peut-on accepter le principe du déclenchement du travail ? Pour ma part, j'y suis assez favorable. Certes il y a moins de mystère, de conjonction des astres ou de présence de la Nature, mais la prise en charge par une équipe disponible et connue de vous est aussi plus importante ! La certitude de bénéficier de la présence fraîche et dispose de leur accoucheur ou de leur sage-femme, d'un anesthésiste, d'un pédiatre et d'infirmières en nombre suffisant donne aux futures mamans une sérénité plus grande pour accueillir leur bébé. Le mystère fondamental n'est-il pas l'existence même de l'enfant ?

Que faire en cas d'accouchement surprise ?

➤ *Si vous attendez votre premier enfant*

Sachez qu'il est très exceptionnel que la dilatation soit ultra-rapide et ne vous laisse pas le temps d'arriver à la maternité. Les conseils suivants ne servent donc que très rarement !

Si, très peu de temps après les premières contractions vraiment très rapprochées, vous avez une envie irrésistible de pousser ou comme une forte envie d'aller à la selle, c'est que la tête de l'enfant est déjà très basse. À partir de ce moment, tout va extrêmement vite.

➤ *Appelez le SAMU ou les pompiers*

Et allongez-vous les fesses surélevées sur un coussin pour qu'une personne puisse vous aider ; si vous êtes seule, pensez à laisser votre porte ouverte.

Si vous n'avez pas perdu votre contrôle, faites un effort de poussée, jusqu'à ce que la tête apparaisse à la vulve.

La personne qui vous aide doit poser une main sur la tête du bébé pour éviter qu'elle ne sorte trop brutalement.

➤ *Une fois la tête sortie*

Il faut tirer vers le bas pour qu'apparaisse une épaule, puis vers le haut pour la deuxième épaule. Tout cela est bien théorique, mais une fois le bébé sorti, s'il n'est pas urgent de sectionner le cordon, il est en revanche très important d'éviter que le bébé se refroidisse : mettez-le contre vous en le recouvrant de couvertures. Il est inutile de faire chauffer de l'eau.

➤ *Si l'aide tardait à venir*

Vous pouvez au bout d'une dizaine de minutes sectionner le cordon en prenant quelques précautions : trempez un fil dans de l'alcool et faites deux nœuds sur le cordon entre lesquels vous couperez avec des ciseaux désinfectés à la flamme ou à l'alcool. Pour la délivrance, il ne faut pas tirer sur le cordon, le placenta va sortir tout seul au bout de 20 minutes.

La sécurité au cours de l'accouchement

L'accouchement moderne implique une surveillance médicale attentive. S'il est rare aujourd'hui qu'un accouchement se déroule sans intervention médicale (monitoring, perfusion, analgésie), c'est qu'en plus de la bonne santé du bébé, la médecine vise aussi à assurer votre confort et votre intégrité physique (éviter les déchirures, le délabrement des tissus). En revanche elle ne se préoccupe pas encore assez de votre vécu affectif. Toutes ces interventions au service de la santé doivent permettre un accueil du bébé dans une atmosphère détendue, décrispée. Il faut trouver un juste équilibre entre l'intrusion dans votre intimité qu'exige la présence médicale et la tranquillité que vous procure une telle surveillance. Dans 95 % des cas, cette surveillance continue ne décèlera rien d'anormal, mais il vaut mieux prévenir les difficultés et être prêt à toutes les éventualités. À certains moments difficiles, il n'y a pas place pour les tergiversations, seules comptent la rapidité de la décision et la précision du savoir-faire. Pourtant, pour répondre de façon efficace à tous les besoins de la mère et de l'enfant, les équipes médicales ont peu à peu entravé la femme dans un réseau de tuyaux, de capteurs et d'enregistreurs de toutes sortes, la plaçant au rang d'objet des techniques et non plus de sujet qui accomplit l'un des actes fondateurs de sa vie. Que la liberté de la femme qui accouche soit surveillée n'implique pas qu'elle soit aliénée ; des moyens existent de désentraver la parturiente, c'est une question de mentalité des équipes médicales, plus que de nécessité objective. Il y a quinze ans, de multiples prétextes médicaux étaient avancés pour refuser la présence des pères en salle de naissance. La plupart des maternités l'admettent à présent, quand elles ne l'exigent pas, et les prétextes médicaux sont complètement oubliés. Ce refus quasi général tenait aux réticences du corps médical de devoir évoluer parmi des gens bien portants et non parmi des « malades » auxquels l'accouchée était assimilée. Il en est de même aujourd'hui à l'égard de la femme qui ne doit pas être considérée comme une sorte d'écran technique entre le nouveau-né et le corps médical.

La surveillance de la mère et du bébé en train de naître peut coexister avec un respect tout particulier du moment exceptionnel que vous vivez.

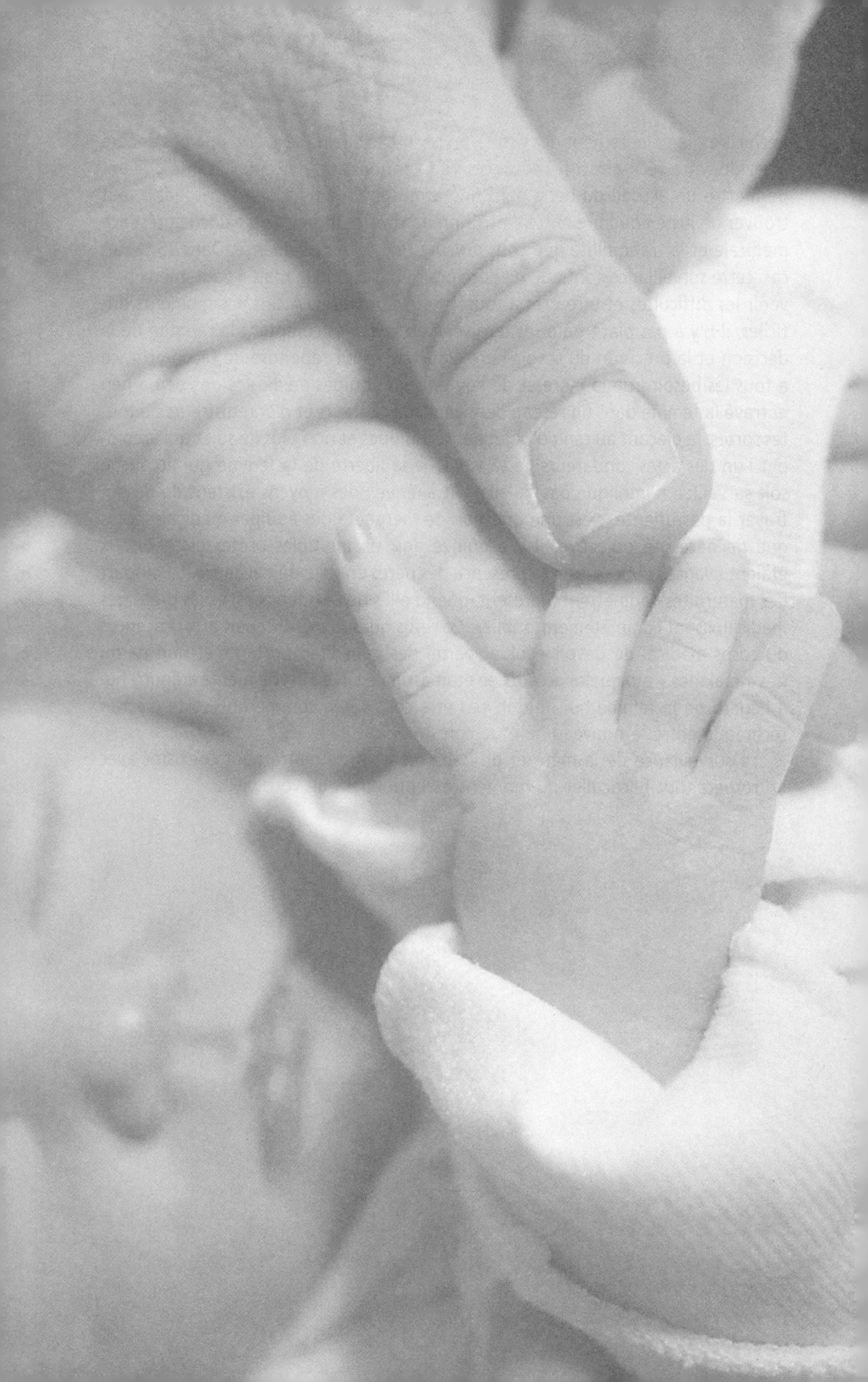

Votre bébé à la maternité

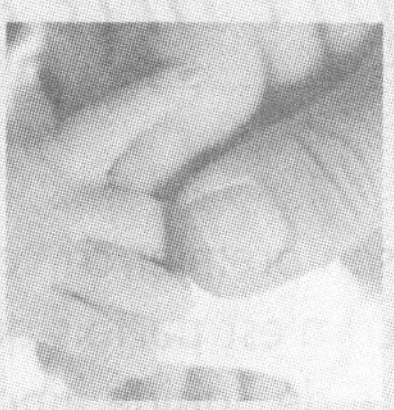

Votre bébé à la naissance

La pathologie des premiers jours

Le prématuré
L'enfant de trop petit poids
Les soins intensifs au nouveau-né

Le nouveau-né

Le premier cri

Enfin, il est là, il est arrivé, son premier cri vous rassure sur sa bonne santé et sa réelle présence. Le premier cri n'est parfois qu'un petit sanglot car le bébé le pousse encore un peu encombré de liquide amniotique ou de glaires ; mais très vite l'enfant crie plus fort, au rythme de sa respiration aérienne qui s'établit normalement.

Si des mucosités ou du liquide amniotique continuent à l'encombrer et le gênent pour respirer, la sage-femme introduit dans la bouche et dans ses narines un fin tuyau branché sur une mini-pompe qui permet de le désobstruer. Ce geste s'effectue avec délicatesse, mais rapidement juste au moment où le bébé « atterrit » sur votre ventre. Une ou deux aspirations suffisent à provoquer un cri vigoureux.

À peine sorti, le visage du bébé est de couleur légèrement bleue, mais il va rapidement devenir rose du fait de l'oxygène que lui apporte sa respiration.

Le premier cri correspond à un brusque appel d'air dans les poumons : les alvéoles pulmonaires qui étaient fermés se sont déplissés et remplis d'air. Les muscles respiratoires ont commencé à fonctionner.

Dans le même temps, le circuit du courant sanguin du bébé se transforme, la circulation placentaire cesse et le trou de Botal, qui faisait communiquer les deux oreillettes de son cœur, se ferme. Le sang va être éjecté dans les poumons pour se charger en oxygène et évacuer le gaz carbonique. Une transformation radicale s'accomplit ainsi en l'espace d'une respiration.

Les premiers contacts avec votre bébé

Il y a encore quelques années, le bébé tout juste né était à peine montré à sa mère qui lui faisait une petite bise, puis on l'emmenait à la nursery pour le nettoyer, l'habiller, loin du regard de ses parents. Ce genre de pratique tend à disparaître. Mère et enfant devraient rester ensemble, si leur état le permet, durant les premiers moments et même les deux ou trois premières heures qui suivent l'accouchement. Vous avez attendu votre bébé durant neuf mois, il n'y a aucune raison pour ne pas le garder avec vous, afin de vraiment faire connaissance dès qu'il est là. Beaucoup de travaux ont été effectués ces dernières années pour souligner combien ce contact intime pendant les premières heures de la vie favorise le processus d'attachement entre la mère et l'enfant.

Sans exagérer l'importance de ces moments pour l'avenir (vous pouvez être fatiguée, avoir envie ou besoin de dormir, en étant rassurée de savoir votre bébé surveillé par des personnes compétentes), il faut insister sur la nécessité de vous montrer suffisamment tôt votre bébé pour que vous constatiez son bon état de santé : je connais nombre de cas où, les médecins n'ayant pas fait cela, la mère est restée inquiète plusieurs mois, en se demandant si on ne lui avait pas caché quelque chose.

Il est tellement simple d'adopter l'attitude suivante : dès que le bébé est né, il est déposé sur le ventre ou entre les seins de sa mère, sans couper le cordon, et pendant quelques minutes la mère, le père et le bébé font connaissance. Le cordon ombilical qui cesse progressivement de battre est coupé au bout de 4 à 5 minutes, durant lesquelles le nouveau-né est resté calme et tranquille au contact de votre chaleur. C'est un des moments les plus riches. L'équipe médicale doit préserver l'intimité de la découverte par sa discrétion. Il faut savoir se retirer quelques instants tout en restant proche, c'est une marque de respect. Quelques minutes plus tard, lorsqu'on le prend pour l'examiner, le bébé peut recommencer à crier, car il était bien contre vous ; mais il est nécessaire d'effectuer les premiers soins, soit dans une pièce voisine où le papa peut être présent, soit sur une table spéciale, juste à côté de vous. Cette dernière solution paraît préférable car elle maintient le contact entre la mère et l'enfant.

Mais si votre bébé a besoin de soins urgents, nécessitant un transport et une séparation, vous devez considérer que la protection de sa santé prime toute autre considération. Il ne sera pas psychologiquement handicapé parce qu'on l'aura séparé de vous, dès la naissance, pour le soigner ; cependant, si cela est possible, le voir quelques instants, même en couveuse, vous rassurera.

Les premiers soins du bébé

Aussitôt après la naissance, l'équipe médicale va administrer les premiers soins au bébé.

- Le nez, la gorge de votre bébé seront systématiquement désobstrués, quelle que soit l'importance des mucosités, afin de s'assurer que les voies respiratoires sont bien libres.
- En 1952, Virginia Apgar a mis au point un test d'appréciation de l'état du bébé à la naissance reposant sur la respiration, la coloration de la peau, le rythme cardiaque, le tonus musculaire et la réponse aux excitations. Chacun de ces critères est noté de 0 à 2. La sage-femme ou la puéricultrice apprécie la valeur de cet « Apgar », la note 10, la meilleure possible, correspondant à un état parfait à la naissance. Mais une notation un peu inférieure n'a guère d'importance : le bébé

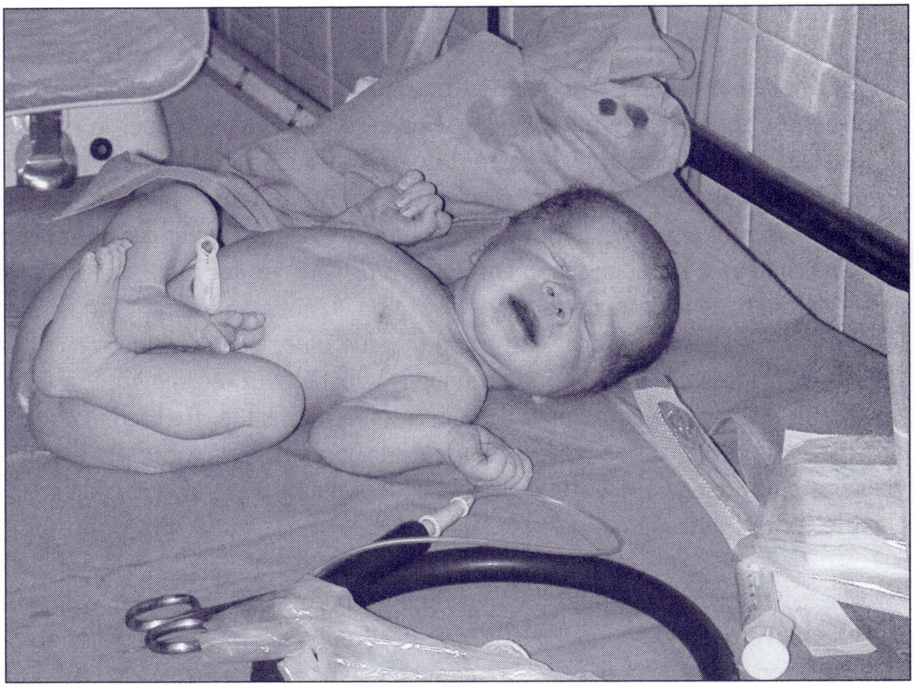

peut être un peu bleu (cyanosé), la respiration peut être un peu plus rapide, le cœur un peu plus lent, selon les conditions du travail ou de l'accouchement ; au bout de quelques minutes, votre bébé aura récupéré sa note maximale.

- Il faut couper le cordon ombilical à quelques centimètres du nombril du bébé, juste au-dessus d'une pince plastique (ou clamp) que l'on gardera quelques jours ; puis on désinfecte à l'alcool iodé et on enveloppe le tout dans des compresses stériles. Le pansement est maintenu par une bande de gaze ou fixé par un sparadrap léger.
- On passe au poignet un ou deux bracelets indiquant le nom, le prénom et l'heure de naissance. Ainsi votre bébé a déjà une identité sans équivoque possible.
- Les soins des yeux consistent à déposer deux gouttes de collyre antibiotique pour éviter toute infection.
- On s'assure que tout fonctionne bien, que l'anus est correctement formé, que l'œsophage est libre jusqu'à l'estomac. Enfin on prend la température rectale.
- Si le bébé semble encore avoir du mal à respirer par le nez, il faut continuer à le désobstruer et vérifier si les orifices postérieurs des fosses nasales, les choanes, sont bien ouverts.
- Les premières misères faites au bébé commencent avec des prélèvements à la recherche de microbes par des cotons-tiges promenés sur les oreilles, dans la bouche, le nez. Pour connaître son groupe sanguin, un prélèvement de sang sera fait par une piqûre soit au talon, soit au cordon relié au placenta, quelques gouttes suffisent. Habituellement, votre bébé manifeste puissamment son désagrément, mais le personnel fera le plus délicatement possible et expliquera aux parents le pourquoi de tous ces gestes. Dans de nombreuses maternités, on donne systématiquement de la vitamine K1, par la bouche ou en injection, afin de prévenir d'éventuels troubles de la coagulation.

Certains parents souhaitent que leur bébé soit baigné dès la naissance. Il ne s'agit pas de le laver ni d'enlever le vernix protecteur, mais de lui procurer un moment de détente et de sérénité. Pas trop longtemps, 5 à 10 minutes pour éviter un refroidissement. Essuyé dans une serviette chaude à la sortie, dorloté, habillé, il vous revient de droit, corps contre corps. Il existe des vêtements confortables, faciles à mettre, où il se sentira libre et non plus emmailloté comme autrefois.

Parfois le bébé nécessite des soins plus importants, ou il a besoin d'une réanimation. Les professionnels feront les gestes précis et sûrs dont ils ont l'habitude. Ceux-ci peuvent vous impressionner : votre bébé est si petit... Mais il est très résistant !

La bosse séro-sanguine, la forme du crâne

Lors de tout accouchement tête la première, le crâne qui ouvre la voie au reste du corps subit des pressions importantes. La voûte crânienne est composée de plusieurs os malléables qui ne sont pas soudés entre eux. Les sutures et les fontanelles qui les séparent leur permettent de se modeler en fonction des diamètres successifs de la filière génitale.

Le bébé né par les voies naturelles, surtout lorsqu'il s'agit du premier, a parfois un crâne irrégulier, en pain de sucre, avec une bosse plus ou moins importante dans la zone du crâne qui s'est présentée la première : la bosse séro-sanguine. Elle est faite d'œdème et parfois de petites hémorragies sous-cutanées. Elle peut être importante et atteindre la taille d'un œuf de pigeon ou même de poule, avec une périphérie plus solide. Elle s'ajoute à la déformation du crâne.

Mon avis

La bosse séro-sanguine n'a aucune gravité et va se résorber en quelques jours sans aucune suite, ni séquelles. Il en va de même pour les éventuelles déformations du crâne, liées au passage vaginal ; celles-ci s'arrangent en quelques jours.

Plus important que la bosse séro-sanguine, le céphalhématome mettra plusieurs semaines à se résorber complètement.

Le bébé né par césarienne a en général une tête bien ronde et symétrique.

La peau et les yeux du bébé

- La peau est recouverte à la naissance d'un enduit un peu gras, jaunâtre, qui la protège et s'accumule surtout au niveau des plis : le vernix caseosa. Il va disparaître en quelques jours.
- Les nouveau-nés sont parfois poilus. Le fin duvet, appelé *lanugo*, peut couvrir les joues, le front, le dos, les cuisses, les épaules ; il va tomber en quelques jours comme une partie des cheveux si ceux-ci sont très abondants à la naissance.

■ L'apparence légèrement bleutée du visage, surtout des oreilles, du front, du menton, peut être due au frottement lors du passage des voies génitales ; cet aspect va disparaître en un ou deux jours et ne doit pas vous inquiéter ; il s'observe surtout chez les gros bébés.
■ Beaucoup de nouveau-nés (20 à 40 %) présentent des petits grains blanchâtres, rares ou nombreux, bien enchâssés dans la peau sur le nez, les joues, parfois le front ou le menton. Ce sont les grains de milium du visage, petits kystes sébacés, disparaissant spontanément en quelques semaines au plus, et sur lesquels il ne faut rien faire.
■ Quelques nouveau-nés présentent, après quelques heures ou le 2e jour, une éruption rougeâtre, uniforme ou faite de petits éléments séparés, dont la cause n'est que rarement élucidée. Cette éruption disparaît spontanément en deux à trois jours, sans surveillance particulière. Certaines taches angiomateuses peuvent frapper votre regard dès la naissance ; nous les détaillerons plus loin (p. 424-425).
■ Lorsque l'enfant naît après terme, le vernix caseosa a disparu et le nouveau-né « pèle », il a des ongles longs et la peau fripée. Cette desquamation, variable selon les cas, est banale et s'estompe en quelques jours.
■ Vous pouvez également être frappée par la coloration des yeux : rougis par une petite hémorragie de la conjonctive, c'est-à-dire de l'enveloppe la plus superficielle de l'œil. Elle disparaît en quelques jours et ne porte pas à conséquence.
■ Les nouveau-nés ont tendance à se refroidir facilement, et cela entraîne une persistance de la coloration bleutée, au niveau des mains, des pieds. C'est une des raisons conduisant à confier de suite le bébé à sa mère, car elle le réchauffe facilement en le couchant contre elle.

Vous voyez que la peau de votre bébé peut présenter nombre de petits symptômes physiologiques sans gravité.

Le méconium

Le méconium est le nom donné aux premières selles émises par le bébé, parfois juste avant la naissance dans les accouchements par le siège, en règle générale dans les heures suivant la naissance. Il est noirâtre, verdâtre. La transition avec des selles normales se fait progressivement, en deux à trois jours. Des anomalies dans l'émission du méconium doivent attirer l'attention.

Quand faut-il donner à boire ?

Il y a encore peu d'années, on retardait pendant plusieurs heures, parfois un jour ou deux, la première alimentation du nouveau-né. Cette habitude néfaste a heureusement disparu.

Mon avis

Chacun sait maintenant que le bébé a besoin de boire dès la 2e heure de sa vie, téter sa mère précocement s'il doit être allaité, ou prendre un biberon. Même s'il est endormi ou fatigué, il faut s'efforcer de lui donner à boire.

Les réserves nutritives qu'il possède à la naissance sont d'autant plus faibles qu'il a un petit poids. Il fera facilement une hypoglycémie c'est-à-dire une baisse du taux de sucre dans le sang, pouvant être néfaste à sa santé. Il est impératif de l'éviter.

Si vous avez opté pour l'allaitement mettez très vite votre bébé au sein, la sécrétion lactée s'établira rapidement.

Le lait sécrété au cours des deux premiers jours s'appelle colostrum. Il est important pour le bébé, car riche en moyens de défense contre l'infection. La succion du mamelon constitue le mécanisme de déclenchement et d'entretien de la sécrétion lactée.

L'épreuve de la naissance

Tout bébé né dans de bonnes conditions, non « déprimé » par une administration de médicaments à la mère, non fatigué par un travail trop long ou un accouchement traumatique, va alterner des phases de sommeil et des phases d'éveil, pendant lesquelles il est alerte, vif et réactif, dès les premières heures de sa vie.

Vous vous rendrez compte à ce moment combien il peut être attentif, même à quelques minutes de vie, à tout l'environnement : il écoute, il regarde, il sera rapidement capable de suivre des yeux, de tourner la tête vers un petit bruit, et donc, dès sa naissance, il peut communiquer avec vous. Savourez ces instants. Votre bébé fait la connaissance de sa mère et des autres membres de sa famille après l'épreuve qu'il vient de passer avec succès.

Du point de vue du bébé la naissance est évidemment une épreuve importante. Jusqu'à l'accouchement, il est bien au chaud, lové dans son univers amniotique, bougeant dans un liquide amortissant les chocs, nourri en continu par le sang venant du placenta, dans une ambiance feutrée. Tout à coup, l'utérus commence à se contracter et il est poussé, plus ou moins violemment, à travers une voie étroite.

Tant qu'il est rattaché au placenta par son cordon ombilical, son organisme est irrigué et l'oxygénation de ses tissus se fait tout à fait normalement à partir du placenta. Mais dès que la tête et le thorax sont sortis du conduit vaginal, le bébé rejette les mucosités qui l'encombrent, expire violemment, et c'est le premier cri. À la suite de ce premier cri, il y a la première respiration aérienne.

Les poumons se déplissent, se remplissent d'air et vont immédiatement jouer leur rôle. Les communications existant dans le cœur du fœtus entre les deux oreillettes, d'une part, et entre l'aorte et l'artère pulmonaire, d'autre part, se ferment rapidement. Il arrive cependant que l'ensemble de ces phénomènes mette quelques jours à se réaliser pleinement. C'est ainsi qu'il n'est pas rare d'entendre, au cours des premiers jours, un souffle cardiaque temporaire, témoignant de la persistance d'une communication entre les cavités du cœur, dont la fermeture progressive entraînera la disparition.

Tels sont les éléments physiologiques essentiels de l'acte de la naissance : mise en place de la respiration aérienne, adaptation instantanée du poumon et de la circulation cardio-vasculaire aux conditions nouvelles d'oxygénation du sang. Mais la naissance est bien autre chose...

Premières heures, premiers jours

Le bébé passe d'une situation tranquille dans l'utérus où il était logé, nourri, toujours à la même température, sans besoin de respirer, à une situation beaucoup plus difficile au cours de laquelle il doit s'adapter à de nombreuses conditions extérieures.

Pendant les deux premiers jours, votre bébé doit fournir un énorme effort pour s'habituer à la vie extra-utérine. Durant cette période, l'examen médical est surtout physique et neurologique. L'étude des comportements sera un peu plus tardive.

À partir du troisième jour, les sollicitations considérables de la première adaptation diminuent ; les comportements du bébé se précisent, on peut observer les

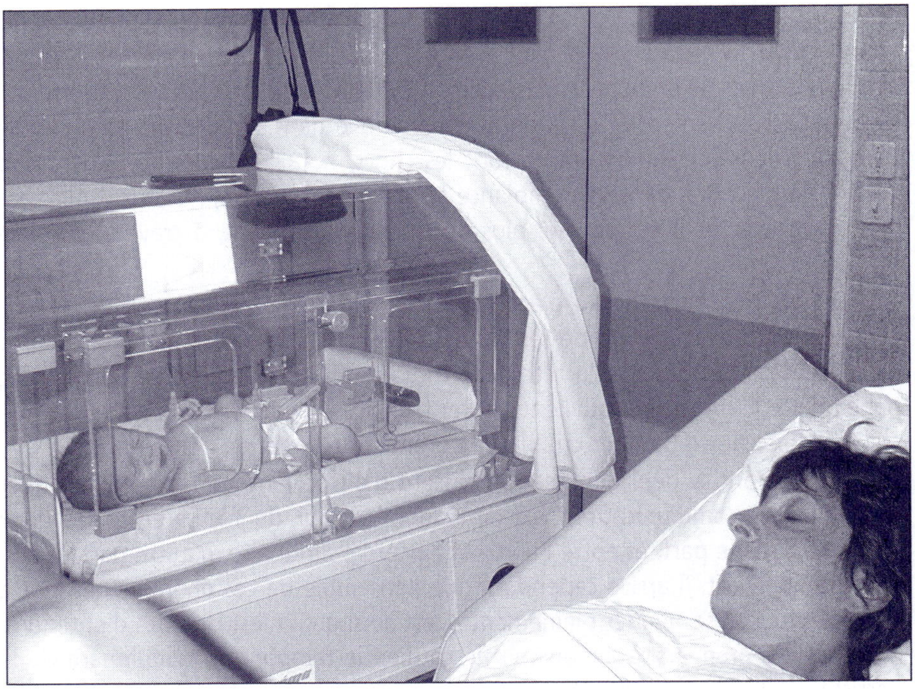

réponses aux diverses stimulations, les aptitudes individuelles. À ce moment, pourra être pratiqué un examen plus complet et plus détaillé sur les capacités sensorielles et générales.

Durant cette première période de la vie, et les semaines suivantes, vous allez devoir faire connaissance avec votre bébé, satisfaire à ses besoins, comprendre ses appels, son rythme. Lorsqu'il s'agit d'un premier enfant cela n'est pas toujours facile pour les jeunes mères actuelles, souvent éloignées de leur propre mère, isolées, n'ayant pas vécu dans de grandes familles au sein desquelles, comme on disait justement, elles se « familiarisaient », auprès de frères et de sœurs plus jeunes, avec les soins du tout-petit.

Toutefois, nous sommes toujours frappés par la rapidité à laquelle les jeunes mères trouvent le bon contact avec leur nouveau-né, même si c'est le premier.

Simplement, cela se fait dans une certaine atmosphère d'inquiétude due surtout, semble-t-il, à la crainte de ne pas bien le comprendre, inquiétude qui aura disparu avec le deuxième ou le troisième enfant, élevé d'une façon plus détendue, plus « décontractée », que l'aîné.

L'influence de la qualité de l'accouchement sur l'état du bébé

Les accouchements sont toujours différents, et même dans le cadre d'un accouchement tout à fait normal, la durée du travail, le type de présentation, le temps de l'expulsion elle-même, l'étroitesse des voies génitales, le mode et la nécessité ou non d'une anesthésie, la pose des forceps ou d'une ventouse, vont retentir sur l'état du bébé à la naissance et sur son comportement durant les premières heures. Cela est tout à fait compréhensible.

➤ *Si l'accouchement a été facile, mais cependant pas trop rapide*

S'il n'y a pas eu d'anesthésie générale, si les voies génitales sont bien préparées, si le bébé est bien à terme, mais avec un poids moyen, il est alerte, bien présent, attentif durant les deux ou trois premières heures. Ensuite il va dormir beaucoup, pendant vingt-quatre ou quarante-huit heures. Tout se passe comme si cette période nécessaire d'accommodation, d'adaptation à la nouvelle vie ne devait durer qu'un jour ou deux. S'il ne se réveille pas spontanément, il faut le réveiller pour lui donner à boire régulièrement. Les mères disent alors : « Il est gentil et calme » ou « Il dort tout le temps ». Les puéricultrices de la maternité peuvent vous dire : « Il est fantastique, il ne se réveille même pas la nuit pour boire. »

Attention. Il cache son jeu. Ce bébé si calme va, à 8 jours, crier à perdre haleine, toutes les trois heures, y compris la nuit, parce qu'il a faim. Cela est d'ailleurs la marque d'un bon équilibre ; il se régularisera vite vers 4 ou 5 semaines.

➤ *Si l'accouchement a été un peu « difficile » pour le bébé*

Un travail un peu long avec des contractions intenses, un passage un peu étroit dans la filière génitale, ayant entraîné une bosse séro-sanguine importante, un petit modelage des os du crâne, peuvent expliquer un certain état d'agitation durant les premières heures. Le bébé semble excitable, ou nerveux, ou tendu ; il peut paraître avoir un peu mal (comme pour une migraine), se tourner, se retourner, chercher peu à peu son calme et son équilibre. Il peut pousser de petits cris (ce ne sont pas des gémissements ; le nouveau-né geignard est toujours préoccupant pour le pédiatre et mérite une surveillance étroite) et on sent bien qu'il n'est pas très à son aise.

Dans ces mêmes circonstances, à l'inverse, certains nouveau-nés semblent trop endormis, mais l'examen les tire de leur état de léthargie et ils crient alors facilement. Il ne faut pas trop les déranger, simplement vérifier leur température, le taux de sucre dans le sang, les réchauffer parfois et les réveiller seulement pour leur donner à boire. Si l'examen neurologique est parfaitement normal, si les conditions de l'accouchement expliquent la situation, alors on peut être rassuré : vous verrez en quelques heures s'estomper tous ces symptômes et votre bébé récupérer progressivement son état de calme et de tranquillité.

➤ *Si l'accouchement a été trop rapide*

Sans l'adaptation habituelle due à un travail normal, le nouveau-né peut paraître surpris – en très bon état neurologique cependant, ce qui est l'essentiel.

C'est un peu le cas des bébés nés par césarienne, qui n'ont pas bénéficié du temps d'adaptation à leur nouvelle vie, temps respecté au cours de l'accouchement par les voies naturelles ; ils ont parfois besoin d'être stimulés et souvent d'être réchauffés deux ou trois heures en couveuse.

L'anesthésie péridurale n'ajoute aucun problème spécifique. Par contre, une anesthésie générale, même très courte avant la mise au monde, endort toujours un peu le nouveau-né ; il restera somnolent quelques heures, criera normalement au cours des stimulations et de l'examen, mais aura tendance ensuite à se rendormir facilement.

Là encore une bonne réactivité, une bonne coloration de la peau, une respiration calme et tranquille, des battements cardiaques et un examen neurologique normaux sont parfaitement rassurants.

Le poids à la naissance influence quelque peu l'état du nouveau-né. Les gros bébés de 4 kg, n'ayant pas souffert lors du passage, seront plutôt calmes et placides. Par contre, ceux de petits poids : 2,7-2,8 kg à terme, sont souvent remuants et bougent beaucoup.

En résumé

Tous les bébés ne se ressemblent pas à la naissance. Leur manière d'être dépend certes de la qualité de l'accouchement, mais aussi de leurs propres aptitudes neurophysiologiques et de leur état de maturité.
Toutes les petites différences, tenant aux conditions de l'accouchement, vont s'estomper et n'ont aucun retentissement sur son développement futur.

Il est bien fait, son poids et sa taille sont dans les normes

Vous le saviez par les échographies antérieures, on vous le confirme par l'examen succinct dès la naissance, votre bébé est normal, bien fait, complet.

Le bébé « standard » mesure 50 cm et pèse environ 3,2 kg à 3,3 kg. Mais ce ne sont que des moyennes. Un bébé de 48-49 cm et de 2,8 kg est tout aussi normal qu'un bébé de 52 cm et de 3,8 kg ou 4 kg. Il existe de grandes variations individuelles.

En fonction du rang de la grossesse, de l'état de nutrition du bébé, de la durée exacte de gestation, de l'existence ou non d'un peu d'œdème, les mensurations varient. Tant qu'elles restent dans la norme, elles n'ont aucune relation avec le développement futur.

Beaucoup de mères se plaignent de la maigreur de leur enfant de 3 ans en invoquant son gros poids à la naissance. Il n'y a aucune corrélation entre les deux phénomènes. Seule peut-être la taille à la naissance est un des éléments de l'appréciation de la taille future dans la mesure où elle reflète des possibilités de croissance déjà exprimées dans la vie intra-utérine. On mesure également les circonférences crânienne et thoracique.

Comment bouge-t-il ?

Même nés à terme ou proches du terme, tous les bébés n'ont pas la même maturité ni le même éveil les premiers jours de la vie, qui restent une période d'adaptation.

Les médecins ont des critères d'appréciation de la maturité qui concernent à la fois le fonctionnement des organes, pris séparément, et le comportement général. Tel bébé de 3,5 kg présentera une jaunisse physiologique assez intense car son foie fonctionne encore insuffisamment mais urinera beaucoup et très tôt après la naissance ; tel autre au contraire n'aura aucune jaunisse, mettra quelques heures à uriner normalement, et restera très endormi pendant deux à trois jours ; tel autre devra être réchauffé pour avoir sa température normale de 37 °C.

La maturité, la capacité physiologique d'adaptation sont variables selon chaque bébé, et s'apprécient sur le comportement général, l'installation plus ou moins rapide des rythmes d'éveil ou de sommeil liés à l'appétit, ainsi que nous l'exposons dans la troisième partie.

Certains dorment beaucoup et doivent être stimulés pour boire. D'autres crient de faim toutes les trois heures, avec une régularité d'horloge. Cette période d'adaptation est de durée variable. D'un à deux jours à deux semaines, habituellement plus longue pour les nouveau-nés de petit poids. C'est pourquoi, au cours de cette phase de développement du premier mois où le bébé est appelé « nouveau-né », les premiers jours de la vie méritent un intérêt particulier.

En France, vous êtes en général à la maternité pendant 5 à 7 jours (souvent 2 jours aux États-Unis). Profitez de ces journées pour bien faire connaissance avec votre bébé, dont les capacités sont tout de suite en éveil, et qui vous reconnaîtra à l'odeur et au goût du lait dès l'âge de 5 à 6 jours. La tendance est à raccourcir la durée du séjour à la maternité lorsqu'existent des systèmes servant de relais à domicile. Certaines mères le souhaitent, d'autres le vivent plus difficilement. N'hésitez pas à vous renseigner sur ce point avant de choisir votre maternité.

Court ou long séjour à la maternité ?

La tendance est aujourd'hui à la diminution de la durée du séjour à la maternité. Si cette diminution est souvent désirée par les mamans elles-mêmes, elle peut parfois bousculer certaines d'entre elles, surtout si c'est leur premier bébé. C'est pourquoi il faut savoir lutter, quand c'est nécessaire, contre ce qui n'est qu'un souci de rentabilité. Si vous n'êtes pas prête à rentrer chez vous à la date qu'on vous suggère, faites-le savoir.

On a beaucoup insisté sur le rôle des premiers instants et leur importance dans les liens qui se développent entre la mère et son enfant. Nous connaissons la souffrance des mères qui, pour une raison médicale, ne peuvent garder leur enfant avec elles, et nous savons combien elles ressentent cruellement cette séparation ; quant au bébé, avoir des relations intimes, charnelles et fréquentes avec sa mère développe à coup sûr en lui un sentiment de sécurité affective et de « tranquillité d'âme ».

Regardez-le bouger. Il a au début de la vie, dit-on, une « mobilité de masse », bougeant globalement un bras, une jambe, un membre entier. Il fronce souvent les sourcils. Mais très vite vous remarquerez, lorsqu'il est rassasié et en état « d'éveil calme » , lorsqu'il vous regarde, comme son visage se détend et à quel point il a, déjà, en allongeant bras et mains, des mouvements fins, déliés et précis de ses petits doigts. Les bâillements, fréquents, lui donnent un air absorbé, sourcils froncés, et le laissent un peu fatigué et endormi.

Profitez, détendue et tranquille, de cette période des premiers jours de la vie, merveilleuse et riche déjà d'enseignements.

Les réflexes archaïques ou primaires

Dès la naissance, le bébé possède un certain nombre de « réflexes » indispensables à sa survie. Si le pédiatre pratique devant vous le premier examen, la recherche de ces réflexes sera toujours pour vous une source d'émerveillement et de joie.

■ D'abord le bébé sait sucer, il sait téter et déglutir.

Nombre de prématurés en sont incapables ou n'en ont pas la force et doivent être nourris à la sonde. Tous ne sucent pas très bien, ne tètent pas avec vigueur et il faut souvent leur apprendre à bien placer la langue sous le mamelon. Très vite, les mouvements deviendront vigoureux, très actifs, productifs, vous le sentez sur le bout de votre sein. Cette capacité de sucer est accompagnée d'une sorte de « fouissement » de la bouche à la recherche du sein, et d'une capacité d'orienter la bouche à droite ou à gauche, en haut ou en bas en fonction des sensations que le bébé perçoit. Il s'agit donc d'une aptitude très complète à chercher la source de la nourriture.

Sucer est pour le bébé un besoin très profond. Nous en reparlerons.

■ La marche automatique est un réflexe très spectaculaire, ébauche de marche obtenue en tenant le nouveau-né par le ventre et le thorax, un peu incliné en avant, les pieds à plat sur le lit ou accrochés à son rebord. Il esquisse alors quelques pas qui le font avancer, mais ce réflexe disparaît en cinq à six semaines.

■ À l'âge de quelques jours, si l'on place le nouveau-né sur le ventre, il redresse la tête et peut la tourner à droite ou à gauche. C'est un réflexe puisqu'il est incapable de tenir sa tête si on le place en position assise.

■ Le bébé se présente en général poings fermés. Si vous placez votre index à l'intérieur de sa paume de main il va l'agripper très fort : c'est le grasping des mains, et l'on peut soulever ainsi le bébé, accroché tout seul aux deux index de l'observateur.

C'est dire si ce grasping est puissant : il est l'équivalent du réflexe par lequel un singe est capable de se balancer longtemps à une branche en s'y accrochant, par un seul membre, sans faire de gros efforts.

Les réflexes de bébé à la naissance

Dès la naissance, le bébé possède un certain nombre de réflexes :
— La succion (il sait donc téter et déglutir).
— La marche automatique.
— Le grasping des mains et des pieds.
— Couché sur le ventre, il peut redresser sa tête et la tourner à droite et à gauche.
La présence et la normalité de ces réflexes témoignent du bon état neurologique du nouveau-né.

Les angiomes, la tache mongoloïde

➤ *Un angiome plan*

C'est une dilatation des vaisseaux superficiels de la peau. À la naissance, très fréquemment, le nouveau-né présente des angiomes au niveau des paupières supérieures, entre les deux sourcils remontant plus ou moins vers le front. Ce sont les angiomes en flammèche qui ont tendance à disparaître spontanément en quelques semaines ou quelques mois.

L'angiome du front peut être assez intense ; il s'exagère alors beaucoup lors des cris et des pleurs ; vous pourrez voir parfois réapparaître un fin réseau angiomateux même lorsque le bébé aura deux ou trois ans, mais seulement au moment de la congestion du visage (cris ou pleurs).

Enfin, les bébés ont fréquemment une tache angiomateuse, au niveau de la nuque, remontant un peu sur le cuir chevelu. Cela ne prête pas à conséquence bien que sa disparition soit moins complète que celles des en flammèche. Ce qui en restera sera caché par les cheveux.

➤ *Les taches mongoloïdes*

Elles se trouvent sur des bébés bruns, surtout ceux dont les parents sont originaires du pourtour de la Méditerranée, du Proche-Orient, d'Europe orientale ou d'Asie. Ces bébés présentent souvent, dans la région du bas du dos, à la partie moyenne ou sur le haut des fesses, une ou plusieurs taches, absolument plates, de coloration brunâtre tirant sur le bleu : les taches mongoloïdes. Elles n'ont qu'une signification liée à l'origine ethnique, et ne présentent aucun inconvénient, aucune gravité ; elles ont tendance à s'estomper et s'effacer progressivement sur une période de plusieurs mois.

À savoir

Malgré leur nom, qui inquiète parfois les parents, les taches mongoloïdes n'ont aucune relation avec une malformation quelconque.

➤ *Les angiomes dits « tubéreux »*

Ils sont en relief, ont également une tendance spontanée à la disparition vers l'âge de 2 ans, après une phase de croissance de quelques mois. Seuls leur importance ou leur aspect vraiment inesthétique pourraient faire discuter de traitements précoces.

Le premier examen complet, l'échelle de Brazelton

Nous venons de parler de l'état du bébé à la naissance, d'évoquer quelques phénomènes sans gravité, mais pouvant inquiéter, concernant la peau, l'aspect du visage, l'état durant les premières heures. Une fois celles-ci passées, et un examen succinct effectué dès la naissance et à la deuxième heure par des sages-femmes et des puéricultrices, vous savez que votre bébé doit être examiné à nouveau avant le 8e jour par un médecin, généraliste ou pédiatre, qui va signer le premier certificat de santé.

Cet examen vous rassurera complètement sur la normalité de votre enfant ; il est bon que vous y assistiez ; vous verrez ainsi votre bébé tout nu, vous serez convaincue par vous-même que tout est en bon ordre et normal ; après le contact de la naissance et la fatigue des deux ou trois premiers jours, vous prendrez pleinement conscience des extraordinaires capacités précoces de cet étonnant petit être.

■ Poids (moyenne 3-3,2 kg), taille (moyenne 50 cm), tour de tête (moyenne 35 cm) ont été notés dès la naissance. Le médecin qui examine ensuite votre bébé juge l'aspect général de la peau, par exemple si la cyanose du visage, fréquente à la naissance, a disparu. Il étudie le système cardio-vasculaire, ausculte le cœur, palpe les artères fémorales (c'est-à-dire en haut de la cuisse, celles qui vont irriguer les deux membres inférieurs).

À savoir

Il n'est pas rare d'entendre à la naissance un petit souffle cardiaque témoignant de la persistance d'une communication entre les deux oreillettes ou les deux ventricules.

Ces communications, normales chez l'infans, se ferment autour de la naissance, parfois avec retard : de petits souffles persistent alors quelques semaines, voire quelques mois. Si besoin est une consultation cardiologique vous rassurera complètement : l'échographie permet actuellement un diagnostic et une surveillance très précis.

- L'état neurologique est particulièrement et soigneusement apprécié : les mouvements des membres, leur symétrie, les réflexes archaïques, le tonus général.
- Il est très important de juger le plus tôt possible de l'audition et de la vision. L'audition est maintenant testée dans de nombreuses maternités grâce à un petit appareil ; mais il suffit, pour s'assurer de sa normalité, que bébé cligne des yeux lors d'un bruit un peu fort (par exemple un claquement des mains) effectué près de chacune des oreilles.
- De même il cligne des yeux si on approche la main ou une lumière un peu vive, et cela constitue déjà une indication importante sur la normalité de la vision.
- Le médecin palpe soigneusement le ventre, juge de l'aspect normal de l'anus, des organes génitaux, qui peuvent être temporairement et physiologiquement gonflés, de l'apparence du visage et du corps, en particulier les pieds.
- Pour une raison ignorée, peut-être simplement parce qu'on y prête plus attention, les petites anomalies de ceux-ci, le métatarsus varus en particulier, c'est-à-dire l'inclinaison en dedans de l'avant-pied, sont plus nombreuses qu'autrefois.
- S'il existe une anomalie des pieds, si l'enfant s'est présenté par le siège, il y a risque d'anomalie des hanches. Ces dernières sont de toute façon soigneusement examinées. En cas de doute, une échographie des hanches sera demandée.Cet examen général, surtout physique, a bien évidemment pour but de déceler le plus tôt possible une anomalie à laquelle il sera bien plus aisé de remédier qu'en cas de détection tardive.
- Enfin deux tests de dépistage sont pratiqués systématiquement au 5e ou 6e jour de la vie par prélèvement d'une goutte de sang au talon : le test de Guthrie et la recherche d'une insuffisance de fonctionnement de la glande thyroïde. Ils sont pratiqués sur tous les bébés naissant en France. Le test de Guthrie constitue la

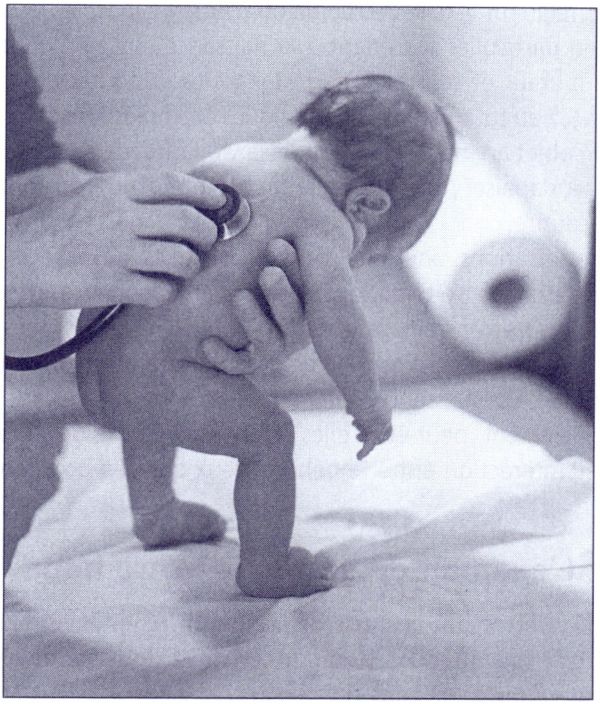

détection d'une maladie au nom barbare, l'oligophrénie-phényl-pyruvique, très rare puisqu'elle atteint 1 nouveau-né sur 100 000, mais exemplaire car elle a constitué la première description, par le médecin anglais Folling, d'une série de maladies qui, par un déficit d'enzymes, sont susceptibles d'entraîner un très sévère retard mental. La détection précoce du trouble permet, par un régime approprié, d'empêcher l'installation de ce retard mental. L'insuffisance de la glande thyroïde, appelée myxœdème, doit être traitée le plus tôt possible et c'est pourquoi la détection se fait, avec le test de Guthrie, à la naissance.

Le résultat de cette recherche n'est donné que si le test est positif. Si l'on ne vous transmet rien, c'est donc que tout est normal !

Il est de plus en plus instructif pour les médecins intéressés au développement global de l'enfant, à son devenir psychologique et intellectuel, désireux d'aider les parents, si besoin est, dans cette tâche si difficile de l'éducation, d'observer les comportements précoces, de déceler d'éventuelles différences individuelles, et de juger, comme pour le physique, des aptitudes sensorielles, et des aptitudes à communiquer avec l'environnement. Depuis un certain nombre d'années a été mise au point et utilisée, surtout aux États-Unis, sous l'influence de l'école de Boston, toute une série de tests : l'échelle d'évaluation du comportement néonatal de Brazelton.

Ces tests s'effectuent vers le deuxième ou troisième jour, le bébé une fois sorti de l'état un peu particulier succédant à la naissance ; ils permettent d'apprécier à la fois l'état moteur et sensoriel, de noter toute une série de comportements ou de réactions (27 au total), dont voici quelques exemples : réaction à un cliquetis, une lumière, un objet animé ; évaluation de la vigilance, de l'activité, de l'aptitude à être consolé, à s'apaiser ; mesure de la maturité motrice, du tonus général, de la capacité de sourire.

Avec des modifications, une simplification, ces tests, davantage instrument de recherche que d'examen systématique, demandant pour être effectués des personnes compétentes et entraînées durant plusieurs semaines, seront de plus en plus utilisés en France. Ils permettront de comprendre beaucoup mieux les différences individuelles à la naissance, comment elles sont perçues et supportées par les parents, et comment, peut-être, elles retentissent sur le développement futur en fonction de l'interaction entre le bébé et ceux qui s'en occupent.

L'examen de sortie de votre bébé

Votre bébé va subir avant la sortie de la maternité un examen complet par un médecin qui va signer son premier certificat de santé. Il sera très enrichissant et rassurant pour vous d'y assister.

— Le médecin va de nouveau examiner son poids, sa taille et son tour de tête mais aussi l'aspect général de sa peau, son système cardio-vasculaire, ausculter le cœur et palper les artères fémorales.

— Il appréciera l'état neurologique : mouvements des membres, leur symétrie, réflexes archaïques, tonus général.

— Il testera l'audition et les réflexes oculaires.

— Il palpera le ventre, examinera les organes génitaux, l'anus, l'aspect du visage et du corps, en particulier les pieds.

— Deux tests de dépistage sont pratiqués systématiquement au 5e ou 6e jour de la vie par prélèvement d'une goutte de sang au talon : le test de Guthrie et la recherche d'une insuffisance de fonctionnement de la glande thyroïde.

Le pédiatre à la maternité

Depuis peu, le concours d'un pédiatre est obligatoire en maternité, au moins pour pratiquer le premier examen complet et remplir le carnet de santé du bébé avant votre sortie. Dans les hôpitaux il y a un pédiatre en permanence ; dans les autres cas ce peut être votre pédiatre de famille, si vous avez déjà un ou des enfants, le pédiatre attaché à l'établissement où vous avez accouché, celui que vous aurez choisi ou que vous aura conseillé la sage-femme ou l'accoucheur s'il s'agit de votre premier bébé.

L'examen, pratiqué avant le 8e jour, conduit à établir le premier certificat de santé (les autres ont lieu aux 9e et 24e mois) nécessaire pour les droits aux allocations familiales.

Soyez présente lors de cet examen. Le pédiatre vous fera apprécier les compétences précoces de votre bébé, vous fera assister à la recherche des réflexes archaïques, vous montrera comment déjà, à 2 ou 3 jours, votre bébé est attentif, sensible à la voix, capable de suivre des yeux, apte à communiquer avec vous.

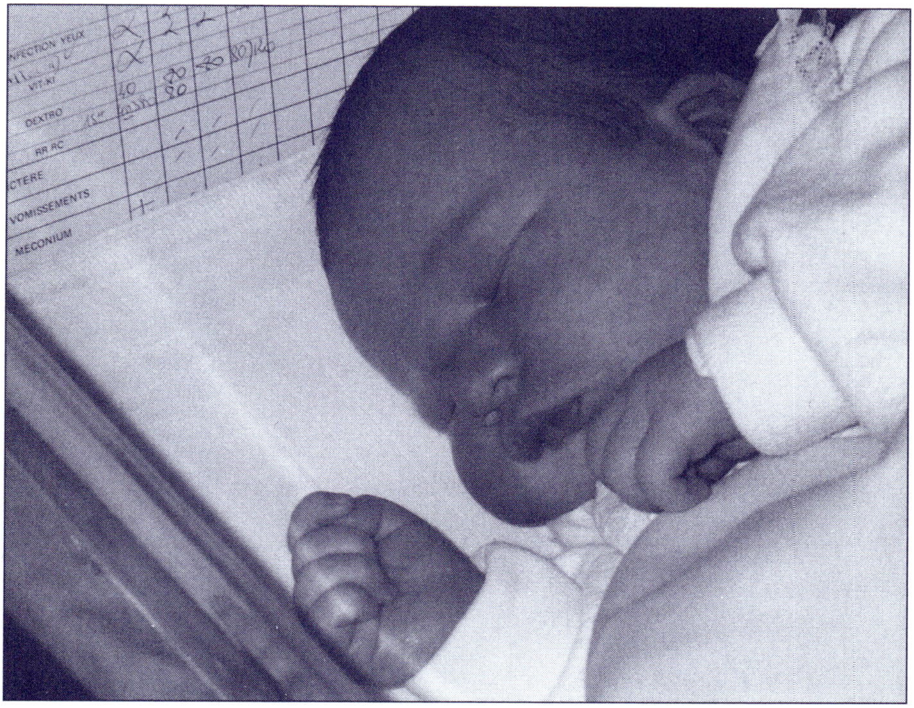

Vous vous entretiendrez avec lui du régime du 1er mois. À la maternité vous vous sentez protégée et soutenue par la compétence des puéricultrices et des sages-femmes ; rentrée chez vous, vous pourrez vous sentir un peu perdue, dépassée, inapte à comprendre tous ces appels du bébé. Ce premier entretien vous préparera bien à votre nouveau rôle.

Si vous n'êtes pas dans une maternité hospitalière et si des mesures d'urgence s'imposent, si une surveillance particulière est nécessaire, le pédiatre, qui se tient en rapport constant avec les puéricultrices et les sages-femmes, sera prévenu à temps.

La pathologie des premiers jours

Comme vous l'avez déjà vu tout au long de ce livre, l'obstétrique a fait des progrès importants au cours des vingt dernières années ; les conditions de l'accouchement, la détection suffisamment précoce du risque d'infection ou de souffrance fœtale ont considérablement diminué les « complications » à la naissance. Néanmoins, les meilleures conditions techniques, l'équipe la plus entraînée et la plus attentive, la surveillance la plus parfaite tout au long de l'accouchement, ne suppriment ni l'imprévu ni toutes les situations traumatisantes pour le bébé.

Tout nouveau-né doit être surveillé avec attention. Tout bébé né dans des conditions un peu difficiles ou délicates, s'il ne paraît pas tout à fait à son aise, s'il est gêné pour respirer, s'il est encombré, si l'examen neurologique n'est pas excellent, s'il y a un risque d'infection, mérite d'être suivi régulièrement, d'heure en heure, par un personnel entraîné et compétent.

Il peut donc arriver que le pédiatre, examinant votre bébé au bout de quelques heures, étant un peu inquiet de son état, même s'il n'est pas sûr de l'existence d'un trouble important, sachant qu'une surveillance soigneuse du bébé est parfois bien difficile à instituer sur les lieux de l'accouchement, vous propose une mise en observation à l'hôpital ou dans un centre spécialisé. Malgré votre tristesse, il faut accepter.

Si solide soit-il, le petit homme nouveau-né est quand même d'une grande fragilité, en particulier du fait de ses capacités de défenses immunitaires encore faibles, et telle situation qui serait banale et non inquiétante chez un enfant de 18 mois ou de 2 ans, mérite chez le nouveau-né une prise en charge plus rapide et plus énergique.

Il faudrait éviter de vous séparer de votre bébé, surtout si vous l'allaitez. Mais, malheureusement, il y a encore beaucoup trop peu de places en France dans les services s'occupant d'enfants pour accueillir en même temps le bébé et sa mère, et l'on manque de structures de surveillance en maternité.

Si un problème sérieux se déclare, la sécurité médicale prime toute autre considération, et il est nécessaire de prendre, vite, les mesures adéquates. Heureusement, dans l'immense majorité des cas il s'agit d'affections mineures.

La jaunisse

Chacun sait que le nouveau-né présente souvent, dans 20 % des cas environ quand il est à terme, un peu plus fréquemment s'il est prématuré, une jaunisse que les médecins appellent « ictère physiologique ». Ictère est le nom médical donné à la jaunisse. Physiologique veut dire que cet ictère est en quelque sorte normal.

Au bout de quarante-huit heures de vie apparaît une jaunisse qui peut rester très légère, teintant le blanc de l'œil, colorant les téguments. Elle mérite alors une surveillance, d'abord par appréciation à travers la peau, puis par des dosages sanguins de la bilirubine, c'est-à-dire du pigment dont la présence dans le sang caractérise la jaunisse. À taux trop élevé, ce pigment est dangereux, car il fait courir des risques au système nerveux en se déposant dans certaines zones électives dont il altère le fonctionnement. Cela explique la surveillance très attentive exercée sur les jaunisses des nouveau-nés.

Les dosages répétés sont effectués, soit par les laboratoires d'hôpitaux, soit, en particulier dans la région parisienne, par les laboratoires du centre d'hémobiologie périnatale, qui centralisent les renseignements afin de décider d'une thérapeutique éventuelle. Cette surveillance est encore plus attentive chez le prématuré ou si l'ictère relève d'une autre cause.

La jaunisse banale apparaît au 2e ou 3e jour, augmente jusqu'au 4e et 5e jour de façon lente puis diminue progressivement pour disparaître au maximum en une à deux semaines. L'allaitement maternel peut en augmenter la durée, sans aucune conséquence. Elle ne retentit pas sur la santé générale du bébé, n'affecte en rien le fonctionnement ultérieur du foie.

Les risques sont quasiment nuls chez le bébé à terme. Cependant une jaunisse importante peut entraîner une anémie retardée vers l'âge de six semaines ou deux mois et nécessite un contrôle de la formule sanguine du nouveau-né.

Les mécanismes en sont simples et bien compris. Le bébé vient au monde avec un nombre de globules rouges important. Dans l'organisme mature la destruction régulière de ces derniers entraîne la libération de l'hémoglobine qui est transformée, par action enzymatique du foie, en bilirubine en particulier, éliminée normalement par la bile et, de là, par les selles, leur donnant leur coloration. Chez le nouveau-né, lorsque les systèmes enzymatiques ne sont pas encore bien mis en place du fait de l'immaturité générale, le foie n'arrive pas à faire face à l'afflux d'hémoglobine et une certaine quantité de bilirubine, incomplètement dégradée, se déverse dans le sang, au lieu d'aller dans la bile, entraînant ainsi la jaunisse.

Le traitement, lorsqu'il est nécessaire, ce qui est rare, fait appel par ordre d'importance croissante à la photothérapie (exposition de quelques heures à une lumière bleue qui diminue la synthèse des pigments biliaires), aux perfusions d'albumine, à l'exsanguino-transfusion.

À l'inverse toute jaunisse débutant chez le nouveau-né dans les vingt-quatre premières heures a peu de chances d'être un ictère physiologique ; c'est un problème à envisager d'urgence car il peut s'agir d'une infection néonatale, d'une incompatibilité fœto-maternelle.

En dehors de ces causes nécessitant une prise en charge thérapeutique rapide, toute jaunisse se prolongeant, pourra faire envisager un ictère bénin au lait de mère si le bébé est allaité, ou plus rarement, une hépatite, une anomalie des voies biliaires, une maladie métabolique, problèmes sérieux de traitement difficile.

Ce qu'il faut savoir sur la jaunisse

— Au bout de quarante-huit heures de vie, le nouveau-né présente souvent une jaunisse que les médecins appellent ictère physiologique. Ces jaunisses font l'objet d'une surveillance très attentive. Elles démarrent souvent au 2ᵉ ou 3ᵉ jour, augmentent jusqu'au 4ᵉ ou 5ᵉ jour puis diminuent pour disparaître en une à deux semaines.

— L'ictère physiologique sans gravité reste de loin le cas le plus fréquent de jaunisse.

— Mais toute jaunisse démarrant chez le nouveau-né dans les vingt-quatre premières heures peut s'avérer être une infection néonatale, ou une incompatibilité fœto-maternelle exigeant une prise en charge thérapeutique rapide.

Incompatibilité entre le sang du fœtus et le sang de la mère

Toutes les mères ont entendu parler du facteur Rhésus et des risques mortels courus par les bébés de mère Rhésus négatif il y a encore trente ans, et nous avons déjà longuement évoqué ce problème. Si les précautions sont prises chez les jeunes femmes, si la grossesse est bien surveillée, si le nécessaire est fait après l'accouchement, les accidents du facteur Rhésus ne peuvent plus se produire.

À savoir

La découverte du sérum anti-D a révolutionné la prévention de ces accidents et permis de sauver des milliers d'enfants.

Il existe aussi des incompatibilités dans les groupes sanguins classiques A, B, O. Toute femme du groupe O possède des anticorps anti-A ou anti-B pouvant traverser le placenta. Si elle porte un enfant du groupe A ou B, celui-ci peut présenter une anémie ou une jaunisse sévère. C'est généralement moins grave que les incompatibilités Rhésus, mais la surveillance de l'ictère doit être la même car une exsanguino-transfusion peut être nécessaire (voir p. 202-203).

La crise génitale du nouveau-né

Dès la naissance et durant les jours qui la suivent, les organes génitaux du nouveau-né sont souvent augmentés de volume et congestionnés.

- Chez la petite fille, la vulve est gonflée, petites lèvres et clitoris sont saillants et très apparents. Il peut même se produire un petit écoulement sanglant et des sécrétions vaginales blanchâtres, glaireuses, lactescentes, plus ou moins collantes.
- Chez le garçon, la verge peut être assez volumineuse pour diminuer ensuite, les bourses sont gonflées par une hydrocèle : l'enveloppe qui entoure les testicules et les sépare de la peau des bourses est remplie d'une sérosité qui ne va disparaître qu'en quinze ou vingt jours. Il convient de bien vérifier la présence des testicules dans les bourses.
- Il peut se produire une mammite : la zone des seins est dure, tendue, augmentée de volume, aussi bien chez le garçon que chez la fille ; un stade de plus et la peau de la région peut être rosée, inflammatoire. Cette mammite s'accompagne parfois de sécrétion lactée, qualifiée couramment de « lait de sorcière ».

Il ne faut pas presser les seins, ni les bander. Mieux vaut ne rien faire, sinon appliquer des compresses d'eau chaude alcoolisée ou imprégnées d'alcool camphré et des pommades anti-inflammatoires. Cette mammite pourrait s'infecter en cas d'intervention intempestive. On observe alors une régression en quelques jours des phénomènes, mais il pourra persister, sous le mamelon, un tout petit noyau glandulaire, dur, qui ensuite, dans le cours de l'enfance, surtout chez la petite fille, pourra gonfler de temps à autre.

Tous ces phénomènes constituent la crise génitale du nouveau-né et sont dus à l'inondation du bébé par des hormones maternelles, dans les jours et les moments qui précèdent la naissance, agissant sur les tissus récepteurs que sont les organes génitaux. Au moment de la naissance, leur privation brutale est susceptible d'entraîner chez la petite fille un saignement évoquant des règles.

À savoir

Au bout de deux ou trois semaines, au maximum, vous verrez les organes de votre bébé reprendre l'aspect très infantile qu'ils garderont ensuite jusqu'aux alentours de la puberté.

Phimosis, circoncision, coalescence des petites lèvres

➤ *Chez le garçon*

L'extrémité de la verge est recouverte de cette fine peau, le prépuce, que, normalement, il est possible de faire glisser en arrière pour découvrir le gland. Dès la naissance, il est nécessaire de vérifier si l'orifice de la verge, le méat, est bien situé à son extrémité. L'anomalie de position de cet orifice, sous le gland plutôt qu'à son extrémité, ou plus en arrière sur la ligne médiane de la verge, s'appelle hypospadias. Elle s'accompagne alors d'une anomalie de forme du prépuce, ne recouvrant que la partie supérieure du gland, et justifie un examen rapide par un urologue spécialisé et la vérification par échographie de l'intégrité des voies urinaires supérieures : vessie, uretères, reins.

Il est bien banal à la naissance de ne pouvoir décalotter le gland, du fait de l'étroitesse du prépuce, dont l'orifice est très petit, et de la fréquence des adhérences du prépuce, collé sur une plus ou moins grande surface.

On observe souvent, sous le prépuce, de petites boules jaunâtres constituées de l'accumulation de smegma, matière sébacée sécrétée dans cette zone du corps, qu'il faut essayer de nettoyer avec un savon désinfectant.

Mais il peut arriver que l'orifice préputial soit vraiment étroit, gênant ainsi l'émission d'urine ; il s'agit d'un phimosis plus ou moins serré, que les soins locaux n'améliorent pas, ce qui pourra justifier plus tard un décollement d'adhérences, voire une circoncision effectuée par un chirurgien.

Mon avis

Je ne crois pas qu'il faille faire systématiquement un décollement d'adhérences, comme cela est encore si fréquent. Le bébé souffre. Il est rare, malgré la persévérance des soins, que les adhérences ne se reforment pas et tout sera à refaire plus tard.
Par contre, il est indispensable de nettoyer soigneusement cette région, en la savonnant, en rinçant bien ; on arrive alors, parfois en tirant tout doucement le prépuce en arrière, à découvrir progressivement l'extrémité du gland. Il persistera des adhérences dont on fera le décollement plus tard, vers deux ans ou deux ans et demi, si cela paraît nécessaire.

C'est la fréquence de ces petits ennuis qui, indépendamment de toute croyance religieuse (comme c'est le cas chez les juifs ou les musulmans), a rendu habituelle la circoncision précoce, particulièrement dans les pays anglo-saxons ; effectuée dès les premiers jours de la vie, après vérification de l'absence de troubles de la coagulation, elle se réalise en quelques secondes, avec une simple « anesthésie à la sucette » (qui consiste à faire téter vigoureusement le bébé). La cicatrisation est effective en deux ou trois jours grâce à un pansement de tulle gras, et les soins d'hygiène ensuite en sont grandement simplifiés. Pratiquée plus tardivement, la circoncision peut nécessiter une anesthésie générale. Quant à la circoncision rituelle, elle a lieu au 8e jour de vie pour un enfant vigoureux, sinon elle est repoussée ; cette cérémonie peut se faire à la maternité ou à domicile selon les circonstances.

La circoncision systématique a des partisans inconditionnels et des détracteurs acharnés. Elle ne semble pas, en tout cas, entraîner une diminution de la sensibilité

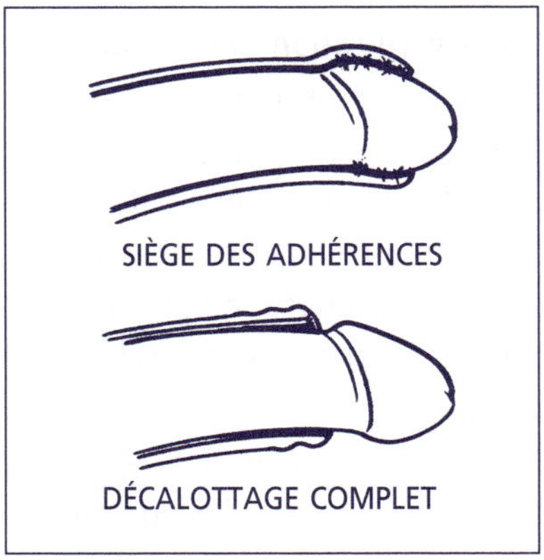

Adhérences du prépuce

de l'extrémité du gland susceptible de gêner la vie sexuelle ultérieure. Des statistiques ont évoqué, au contraire, il y a quelques années, une diminution importante de la fréquence du cancer du col de l'utérus dans les populations féminines dont les partenaires habituels étaient circoncis, et la rareté du cancer de la verge chez ces derniers.

➤ *Chez la fillette*

Il peut exister dès la naissance une coalescence des petites lèvres : celles-ci sont collées sur toute leur longueur au-dessous de l'orifice urinaire, ne permettant pas de voir l'orifice vaginal et la zone hyménéale ; leur décollement, très facile avec une petite sonde, doit être effectué pour éviter les infections et permettre l'écoulement, sans accumulation, d'éventuelles sécrétions vaginales.

Les organes génitaux

Les organes génitaux de votre bébé peuvent présenter certaines affections plus ou moins graves.
• Chez le garçon :
— Des adhérences du prépuce sur le gland.
— Le smegma, de petites boules jaunâtres sous le prépuce.
— Le phimosis lorsque l'étroitesse de l'orifice préputial gêne l'émission d'urines.
La fréquence de ces troubles mineurs peut amener le praticien à proposer une circoncision précoce qui a ses partisans et ses détracteurs. Quant à la circoncision rituelle, elle se pratique généralement au 8e jour de vie.
— L'hypospadias par contre, anomalie de situation du méat urinaire, va nécessiter une prise en charge urologique attentive et éventuellement une ou plusieurs interventions délicates.
• Chez la fille :
— Une coalescence des petites lèvres dont le décollement est très facile.

La luxation de hanche

L'articulation de la hanche est formée d'une cavité, le cotyle, située sur les os de la hanche dans laquelle tourne et glisse la tête du fémur, bien encastrée et bien recouverte par la partie supérieure du cotyle, son toit, pour que l'articulation fonctionne bien.

La luxation de hanche est une mauvaise position de la tête du fémur par rapport au cotyle et ne devrait plus se voir. Elle résulte d'une malfaçon du cotyle, d'une dysplasie cotyloïdienne, existant à la naissance : le cotyle est trop plat et, sous l'effet des tractions musculaires, la tête du fémur a tendance à sortir de la cavité cotyloïdienne en glissant vers le haut, réalisant alors la luxation.

Comment prévenir la luxation de hanche ?

La luxation constituée est une véritable infirmité, dont le traitement est long, pénible, difficile et aléatoire. Son traitement préventif est beaucoup plus simple : il consiste à écarter largement les cuisses du bébé, à les mettre en abduction de façon à bien recentrer la tête du fémur par rapport à la cavité du cotyle.

Cette abduction peut être obtenue par la mise en place d'une double ou triple couche, d'un lange d'abduction, d'une culotte d'abduction, plus rarement par la pose d'un étrier ou d'attelles particulières. Elle est en général maintenue en permanence pendant quelques semaines voire quelques mois, ensuite parfois de façon intermittente, selon l'âge de détection, l'amélioration radiographique, la normalisation de l'état des hanches.

Il vaut beaucoup mieux que ce traitement, même le plus simple, soit pris en charge par un orthopédiste qualifié. Vous êtes souvent chagrinée de cette contrainte pour le bébé, mais une bonne marche est au bout de vos efforts mutuels. Le problème essentiel consiste donc à dépister le plus précocement possible la dysplasie de la hanche. Si le bébé naît avec une hanche déjà luxée, ce qui est très rare, là encore le traitement est d'autant plus efficace que sa mise en œuvre est rapide.

On recense 10 000 à 15 000 cas de dysplasie par an en France, touchant surtout les populations de Bretagne, de Vendée, du Massif central, atteignant plus fréquemment les filles. C'est une anomalie héréditaire, mais aggravée par certaines positions du fœtus à l'intérieur de l'utérus, en particulier la présentation par le siège. À la naissance, elle doit être systématiquement suspectée s'il existe des cas familiaux, dans les présentations par le siège, en cas d'autre anomalie orthopédique évidente (pieds), mais un examen même soigneux des hanches ne permet pas toujours de mettre en évidence le craquement et le ressaut décrits comme caractéristiques de la hanche luxable.

Il faut être très attentif à la symétrie de longueur des membres inférieurs et des plis des cuisses et des fesses. Au moindre doute une échographie du bassin peut être faite, mais les résultats sont malheureusement plus difficiles à interpréter les premiers jours qu'à l'âge de 2 ou 3 mois.

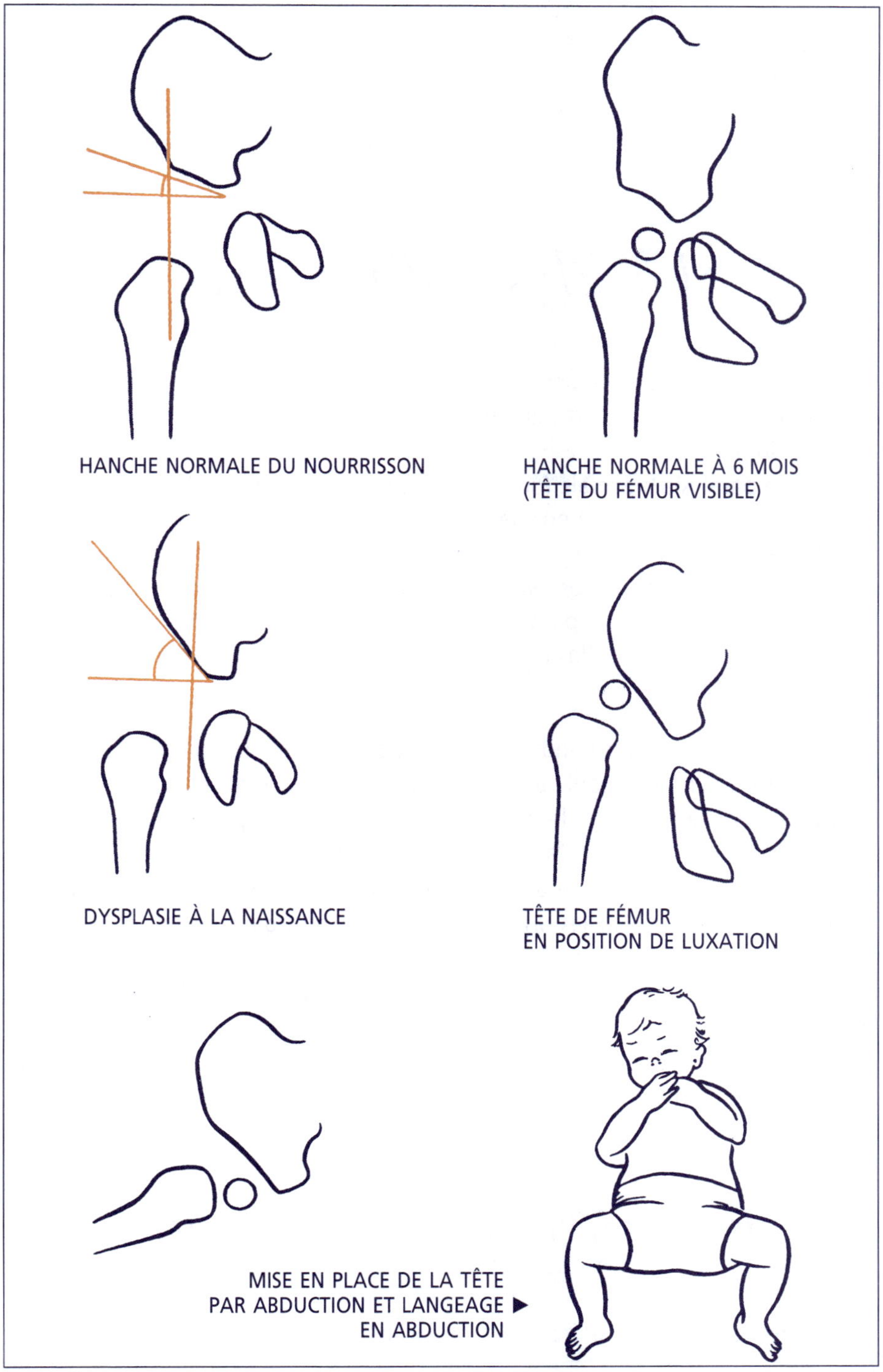

Problèmes de hanche

Il est entré dans la pratique en France qu'une radiographie des hanches soit systématiquement pratiquée au cours du 4e mois et cela est tout à fait justifié, car il est prouvé que l'on évite ainsi 60 % des problèmes de hanche de l'âge adulte.

De toute façon, tous les bébés doivent être langés cuisses écartées, jamais cuisses serrées, tant qu'on n'a pas la certitude absolue que les hanches sont normales.

Paralysie d'un bras

Au cours d'un accouchement difficile, il peut arriver que les tractions exercées sur un bras entraînent un étirement, voire des lésions de déchirure des nerfs du membre supérieur.

C'est la paralysie brachiale (du bras) obstétricale (causée par les manœuvres de l'accouchement), heureusement de moins en moins fréquente, les indications de césarienne étant plus courantes si des manœuvres difficiles peuvent être prévues.

On peut cependant en observer des formes légères au cours des accouchements apparemment simples. Si la paralysie est importante, le diagnostic en est facile car le nouveau-né a un bras flasque, allongé le long du corps alors que l'autre est normalement tonique.

Cette paralysie peut atteindre bras, avant-bras, main, ou seulement une partie du membre supérieur : épaule et bras, par exemple, les doigts et l'avant-bras bougeant. Elle doit être traitée le plus précocement possible par une kinésithérapie efficace et une mobilisation faite par la maman dans l'intervalle des séances.

La récupération est suivie attentivement par l'examen clinique, les examens électriques s'il le faut. Car les progrès de la neurochirurgie sont tels qu'il est possible maintenant d'opérer ces lésions, assez tôt, vers l'âge de 8 à 10 semaines, dans les formes sévères, si l'on pense qu'il s'agit de déchirures complètes sans espoir de récupération.

Parfois, après pose de forceps, on peut également observer une paralysie faciale transitoire, qui disparaîtra facilement.

Fracture de la clavicule

Il arrive que les gros bébés, avec de larges épaules, nés normalement par la tête, aient une fracture d'une clavicule ; celle-ci n'est pas toujours détectée dès la naissance, car il s'agit souvent d'une simple fêlure, sans chevauchement. Mais on percevra au bout de quelques jours le cal de réparation qui commence à se former. L'examen du pédiatre au douzième ou quinzième jour peut donc diagnostiquer cette fracture qui n'avait pas été suspectée auparavant, et la confirmer par l'examen radiographique.

Le retard du diagnostic n'a guère d'inconvénient car il n'y a pas de traitement particulier ; mais plus il est précoce moins le bébé souffrira : on s'explique alors qu'il criait beaucoup, davantage dans certaines positions. Il peut être soulagé par l'immobilisation du bras contre le corps, du côté de la fracture, pendant une dizaine de jours.

Aussi faut-il, dès la naissance, examiner les clavicules avec beaucoup de soin ; la perception d'un ressaut ou d'un crépitement suspect doit conduire à une radiographie. Il n'y aura aucune séquelle.

Torticolis congénital

Au cours d'un accouchement difficile, un étirement des muscles du cou peut entraîner un saignement dans la gaine d'un de ces muscles, le sterno-cléido-mastoïdien. Il en existe un de chaque côté du cou, reliant la base du crâne à la partie interne de la clavicule, jouant un rôle dans la rotation de la tête et les mouvements du cou, saillant et très visible chez l'homme.

Le saignement entraîne un hématome du muscle, bien difficile à détecter dès la naissance, mais on percevra au bout de 10 à 15 jours, en notant que le bébé tourne moins facilement la tête d'un côté, ou la maintient un peu penchée et inclinée, une petite olive allongée collée au muscle. Le cou très court du nouveau-né est bien difficile à examiner, et il est possible que ces symptômes ne soient notés qu'à l'âge de quelques semaines ou de quelques mois. L'hématome de la gaine du muscle n'est alors plus perceptible car il est résorbé, mais un des sterno-cléido-mastoïdiens apparaît plus court, plus tendu, plus rigide, comme rétracté, moins souple que celui de l'autre côté.

C'est cela le torticolis congénital entraîné par le traumatisme du muscle. À ce stade la kinésithérapie est moins efficace. En effet, il y a intérêt à détecter l'hématome au plus tôt par une palpation soigneuse pour mettre en œuvre, dès que possible, une gymnastique d'assouplissement, de rotation et d'inclinaison de la tête. Il faut aussi solliciter le bébé à regarder du côté où il a du mal à le faire, en tournant son lit, en attirant son attention, en lui proposant des objets de ce côté-là.

Si plus tard on se trouve en présence d'une rétraction définitive du muscle, si la gymnastique n'est plus utile, une petite intervention, simple et bénigne, d'allongement du muscle, effectuée à quelques mois sera très utile.

À côté des torticolis par hématome, il en existe aussi dus à des anomalies musculaires, associés parfois à des petites déformations du crâne.

Problèmes de pieds

➤ *Pied bot*

Il peut exister, à la naissance, de nombreuses anomalies des pieds, le terme de « pieds bots » désignant les plus sévères d'entre elles.

Toute position imparfaite des pieds nécessite un examen du bassin pour détecter une éventuelle anomalie des hanches associée. Les plus importantes anomalies consistent en une flexion exagérée, difficilement réductible, du pied en dedans et en bas (pied bot, varus équin), véritable pied bot, trouble peu fréquent mais sévère et de traitement complexe, ou vers le haut (pied talus), beaucoup plus anodin.

Au moins les plus graves d'entre elles commandent la prise en charge, dès la naissance, par un orthopédiste compétent, qui envisagera toujours dans un premier temps un traitement sans intervention chirurgicale. Ultérieurement, dans les formes sévères, l'opération peut s'avérer indispensable, mais cela est rare.

Le traitement est long, minutieux, mais, s'il est mis en œuvre très précocement, donne de bons résultats. Il convient toujours de vérifier l'absence d'anomalie neurologique éventuellement responsable du trouble.

➤ *Métatarsus varus*

Si ces pieds bots sont exceptionnels, on observe de plus en plus de métatarsus varus, inclinaison en dedans de l'avant-pied, réductible par une simple petite pression, plus ou moins marquée, et plus ou moins symétrique. La fréquence en a-t-elle augmenté, ou bien y sommes-nous simplement plus attentifs ?

La déformation est-elle en rapport avec la position des pieds dans l'utérus ? En tout cas, cette petite malposition n'a pas de gravité si on s'en occupe précocement ; elle n'était pas améliorée par l'habitude de coucher les bébés sur le ventre, habitude heureusement abandonnée.

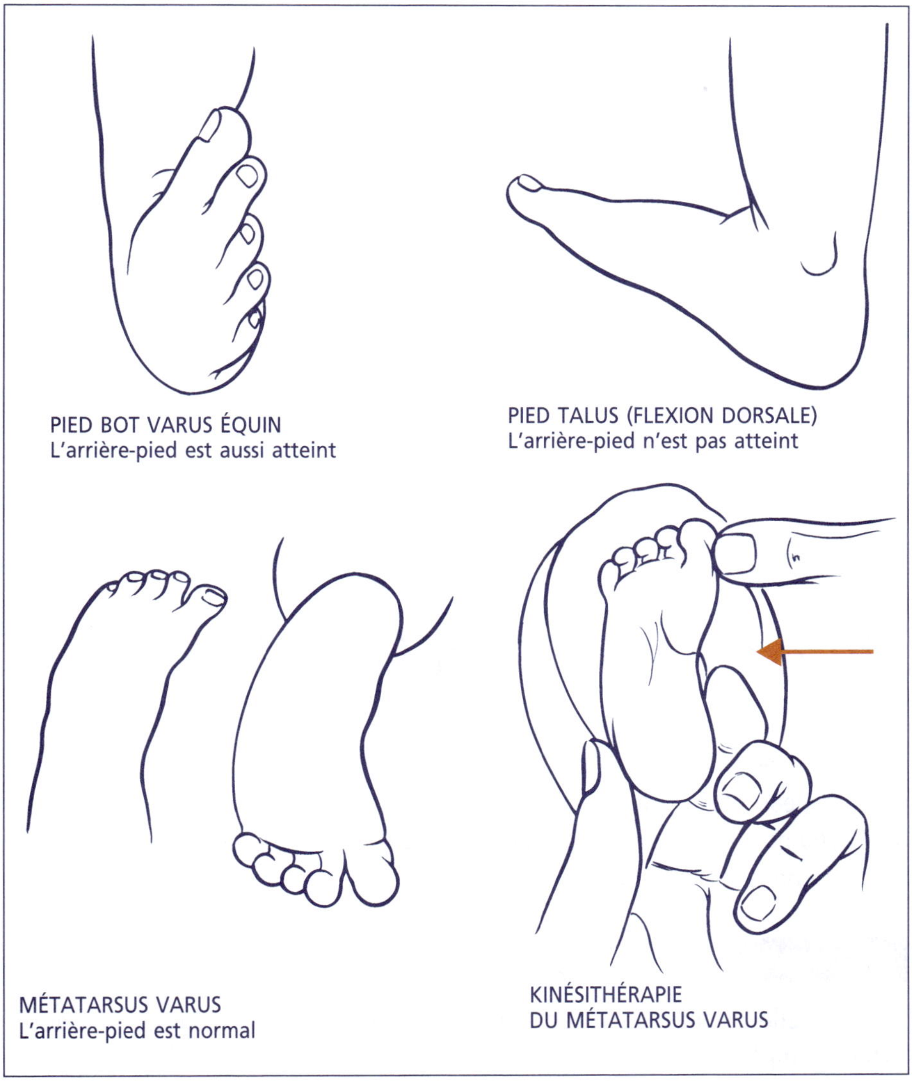

Anomalies du pied

Le traitement consiste d'abord en des manipulations des pieds pour les assouplir, éviter les rétractions et améliorer la musculature, faites régulièrement, au moins deux fois par jour, avec maintien dans l'intervalle par une bande élastique. Cela peut suffire dans les formes légères.

Si le métatarsus est plus important, il faudra s'aider soit de plaquettes tenues par une bande élastique, soit de petits plâtres à porter pendant une vingtaine de jours, continuer la gymnastique et faire porter au bébé, lorsqu'il commencera à se mettre debout, des chaussures adaptées dites antivarus.

Le prématuré, l'enfant de trop petit poids, les soins intensifs au nouveau-né

■

Qu'est-ce qu'un bébé prématuré ?

Malgré les efforts entrepris dans notre pays pour lutter contre ce qui reste le premier fléau obstétrical, 5 à 6 % des naissances sont encore prématurées. Près de 40 000 nouveau-nés par an, ou encore 1 enfant sur 20, naissent avant la date frontière de la prématurité.

Mon avis

On appelle prématuré un enfant né à moins de 37 semaines d'aménorrhée, comptées à partir du premier jour des dernières règles. Donc ce n'est pas du tout le poids de naissance qui intervient, mais la durée de gestation.

Ainsi, deux nouveau-nés pesant 2 kg chacun, peuvent être l'un prématuré, car né avant 37 semaines, l'autre né à terme, mais de petit poids. On appelle ce dernier hypotrophique. Cette distinction n'est pas académique, car les problèmes posés par l'enfant prématuré et l'enfant hypotrophique sont différents.

L'enfant hypotrophique est un enfant maigre, insuffisamment nourri *in utero*. Tous les degrés existent jusqu'au « fœtus araignée », de taille normale, mais tout maigrichon et très fragile. Il aura au début des problèmes de nutrition et le rattrapage du poids peut ne se faire qu'en plusieurs mois ou même plusieurs années.

Un nouveau-né prématuré est un enfant qui n'a pas terminé sa formation. Son immaturité peut être plus ou moins accentuée, plus ou moins grave, d'autant plus importante que l'enfant est né trop tôt et perdra du poids.

Pour compliquer le tout, on peut être prématuré et en plus hypotrophique, c'est-à-dire peser moins que le poids attendu au moment de la naissance avant terme.

Les divers degrés de prématurité

Plus la naissance survient tôt, plus la prématurité est grave. Mais il y a des étapes dont les frontières sont déterminées par nos possibilités de prise en charge médicale et par les progrès de la réanimation.

Avant le 6e mois (24 semaines), on considère que le fœtus a peu de chances de survie ; les succès concernant des enfants nés entre 25 et 27 semaines, sont encore trop rares.

- Le prématurissime venant au monde avant 29 semaines est porteur de tous les dangers, cela d'autant que son poids est inférieur à 1 000 g.
- Le grand prématuré, né entre 29 et 31 semaines, pèse entre 1 000 et 1 500 g. Il doit être pris en charge dans un service spécialisé et son évolution demeure très préoccupante, bien que de très nombreux enfants dans ce cas se tirent d'affaire sans trop de mal.
- Le prématuré né entre 31 et 35 semaines était autrefois sujet à de nombreuses complications, parfois gravissimes, alors que maintenant la plupart se développent normalement, passé un cap plus ou moins difficile. C'est la rançon éclatante des progrès réalisés dans le domaine de la réanimation néonatale.
- Le prématuré né entre 35 et 37 semaines court de moins grands risques. Habituellement, il sera soigné au sein de la maternité, souvent à côté de vous, et rentrera en même temps que vous à la maison.

Cependant il existe encore, même dans les services de pointe, des nouveau-nés qui présenteront des problèmes parce qu'ils sont nés avant 37 semaines, ne serait-ce que de quelques jours.

Mon avis

Il faut se mobiliser pour que la naissance ne survienne qu'après 37 semaines et même après 38 semaines afin d'éviter de mauvaises surprises.

Il ne faut pas relâcher les efforts, il y va de la santé physique, mentale ou psychologique de l'enfant. On ne peut traiter ce problème à la légère, et même si la fin de votre grossesse est pénible, même si votre accoucheur part en vacances, il ne faut pas avancer la date de l'accouchement avant 38 semaines. Chaque fois, c'est un risque pour l'avenir de votre bébé.

Prématurés : l'importance de la prévention

La prématurité n'est pas une malédiction, elle est dans un grand nombre de cas évitable. Voilà pourquoi vous trouverez dans ce livre des conseils qui ont un but premier : vous aider à éviter un accouchement prématuré. C'est un des points sur lesquels nous pouvons et devons agir.

Pourquoi un accouchement est-il prématuré ?

➤ *Les causes locales*

Il existe des causes locales (voir p. 301) :

— Malformation de l'utérus réduisant l'espace dans lequel se développe le bébé.

— Béance du col empêchant celui-ci de jouer son rôle de verrou de sécurité.

— Distension anormale de l'utérus, due aux grossesses multiples ou à un excès de liquide amniotique.

— Placenta bas-inséré ou *praevia*.

Parmi les causes locales, certaines viennent d'agents extérieurs, comme un choc abdominal qui peut entraîner des contractions ou une infection vaginale qui peut atteindre le pôle inférieur de l'œuf et provoquer également des contractions utérines et un accouchement avant terme.

➤ *Les causes générales*

Ce sont les maladies maternelles, en particulier toutes les formes d'infection, indépendamment du germe, puisque la fièvre en elle-même provoque des contractions.

➤ *Le surmenage physique*

Il existe aussi un certain nombre de circonstances entraînant un surmenage physique : nature et horaires du travail professionnel, longs trajets en transports en commun ou en automobile, importance des travaux ménagers.

Pourquoi le repos au cours de la grossesse est essentiel

Si une seule idée devait rester de cet ouvrage, nous voudrions que ce soit l'importance du repos au cours de la grossesse. Ce repos, moins spectaculaire que les prouesses techniques auxquelles nous, médecins, sommes attachés, est pourtant beaucoup plus efficace pour l'avenir des bébés et des adultes qu'ils deviendront ! Le repos est la carte maîtresse que vous avez entre vos mains. Persuadez-en votre compagnon et ne vivez pas comme si de rien n'était, car il se prépare en vous une longue vie, dont le départ est déterminant.

➤ *L'accouchement de convenance déclenché trop tôt*

Attention à l'une des causes les plus absurdes d'accouchement prématuré : l'accouchement provoqué par la volonté du médecin ou par la vôtre alors que le terme est incertain. Comme vous êtes en principe à 37 semaines on a pensé que tout irait bien, et malheureusement on avait fait une erreur de calcul... L'enfant qui ne demandait qu'à poursuivre sa vie utérine va naître prématuré. Ne prenez pas de risques inutiles dans ces conditions.

➤ *Les raisons médicales*

Parfois le médecin doit prendre une décision difficile. Il peut être nécessaire d'écourter la durée de grossesse lorsque l'enfant souffre *in utero*, ne se développe pas suffisamment, ou si une maladie de la mère risque d'entraîner des séquelles pour sa santé.

La décision médicale est toujours délicate, car le médecin va devoir peser les risques d'aggravation de votre état ou de l'état du bébé et les risques de la prématurité.

➤ *Les causes inexpliquées*

Enfin, un accouchement prématuré sur quatre n'est pas explicable par un facteur évident et ni vous ni le corps médical n'ont le sentiment d'avoir été négligents. Le mécanisme déclenchant le travail est encore loin d'être connu.

L'état de l'enfant prématuré

C'est un enfant encore inachevé. Son aspect varie en fonction de son degré de maturité. Sa peau est rouge, si fine que les vaisseaux sont parfaitement visibles. Il n'est pas recouvert de vernix, mais d'un duvet, le *lanugo*, abondant sur le dos et sur le front. Les os du crâne sont mous, les cheveux sont rares, les ongles minces et peu développés. Ça ne l'empêche pas d'être mignon ! Mais c'est au niveau de ses fonctions essentielles que le prématuré peut avoir des problèmes.

➤ *La respiration*

Les alvéoles pulmonaires ne sont pas complètement formés. Ce n'est qu'après 37 semaines qu'ils seront recouverts d'une mince pellicule contenant le « surfactant » (le « L/S » ou « P/G » parfois recherché au cours d'une amniocentèse), qui permettra les échanges gazeux. En son absence, l'enfant aura une gêne à respirer, revêtant parfois la forme intense dite « maladie des membranes hyalines ». On lui fournira en incubateur ou sous ventilation assistée de l'oxygène pour approvisionner suffisamment son cerveau. La quantité d'oxygène est délicate à doser, sa diminution sera progressive, en rapport avec l'amélioration de la fonction respiratoire. La récupération est habituellement totale.

➤ *Le maintien de la température*

Très sensible au froid, le prématuré est incapable de régulariser sa température, il va donc se refroidir. Pour y remédier, il faudra le mettre en incubateur, où la température pourra être artificiellement contrôlée. Comme il transpire beaucoup, il faudra le laisser en atmosphère humide.

➤ La digestion

Le grand prématuré n'a pas de réflexe de succion, ni de déglutition, et son estomac a une toute petite contenance. On sera donc obligé de le nourrir par perfusion (empruntant les veines qui parcourent le sommet du crâne) ou par sonde gastrique.

Mon avis

Les meilleurs aliments demeurent les solutions lactées et nutritives et avant tout le lait de femme, éventuellement enrichi, comme on le propose depuis peu.

➤ La résistance aux infections

Le prématuré est très sensible aux infections. Il faut donc éviter tout risque de contagion et préserver une asepsie rigoureuse surtout en milieu hospitalier, quand on est amené à le toucher (blouse spéciale, masque, désinfection des mains).

➤ Le sang

Le prématuré peut manquer de globules rouges. Il est parfois nécessaire de le transfuser et toujours de le supplémenter en vitamines et en fer dont il est dépourvu.

Mais surtout, il contrôle mal sa coagulation. Cela explique en partie le risque majeur que sont pour le grand prématuré les hémorragies, dont les plus redoutables siègent au niveau du cerveau ou des méninges.

➤ Le foie

Le foie du prématuré ne peut transformer la bilirubine (pigment libéré par les globules rouges lorsqu'ils sont détruits). Celle-ci au lieu d'être éliminée par les urines va s'accumuler dans les tissus, entraînant une jaunisse. Les yeux bien protégés, votre bébé sera placé par moments sous une lumière bleue qui a pour effet d'aider à la résorption de ces pigments.

➤ *Le système nerveux*

Le cerveau du prématuré est inachevé. Il somnole en permanence. Ses muscles sont mous. Cependant s'il reçoit des stimulations suffisantes, son système nerveux va se développer tout à fait normalement.

C'est pourquoi on insiste beaucoup sur la relation affective qu'il faut développer avec tout nouveau-né ayant besoin de soins intensifs. En effet, au fur et à mesure des progrès de la pédiatrie, on s'est aperçu de l'importance de la relation maternelle pour ces petits êtres fragiles placés en couveuse.

L'enfant de trop petit poids

En France, 3 % des enfants, soit environ 22 000 par an, naissent avec un poids et une taille trop petits par rapport à leur âge gestationnel. C'est ce que l'on appelle le retard de croissance intra-utérin dû rarement à une anomalie chromosomique qu'il faut rechercher systématiquement, plus souvent à une certaine malnutrition, ou une souffrance durant la vie fœtale. L'abus de tabac, d'alcool ou de drogue, mais aussi des problèmes placentaires ou endocriniens complexes peuvent en être la cause. La surveillance obstétricale justifiera parfois, lorsqu'il y a souffrance fœtale, la décision du déclenchement rapide de l'accouchement.

Mon avis

N'ayez aucune inquiétude : la plupart de ces enfants rattraperont leur « retard » au cours de la première année.

Toutefois, des enfants âgés de plus de deux ans seront encore trop petits et certains garderont une petite taille jusqu'à l'âge de quatre ans, voire plus. Un certain nombre de ces enfants sont actuellement traités par l'hormone de croissance obtenue par génie génétique. Les résultats semblent très encourageants ; une amélioration de la croissance en taille est observée dans un notable pourcentage de cas.

Les relations mère-enfant en néonatologie

Pris en charge dans un service spécialisé, votre bébé prématuré sera séparé de vous de quelques mètres dans le meilleur des cas, d'un étage, mais parfois de plusieurs kilomètres si votre maternité n'est pas groupée avec un service de néonatologie.

Vous ressentirez les premiers jours une grande déception. La proximité physique vous manquera beaucoup, et cette période sera difficile.

➤ *Que pouvez-vous faire ?*

Il ne faut pas hésiter à entrer en contact directement (vous ou son père) avec le service où il est hospitalisé. On peut vous procurer une photo de votre enfant. Certes, elle le montre avec un tuyau dans le nez ou attaché dans sa couveuse pour que la perfusion ne saute pas. Mais vous pourrez tout de suite poser un regard sur lui et apprendre à le reconnaître.

Réclamez auprès de l'équipe qui vous a assistée pour la naissance la possibilité de rendre visite à votre petit, dès que vous vous en sentirez la force. Le père peut

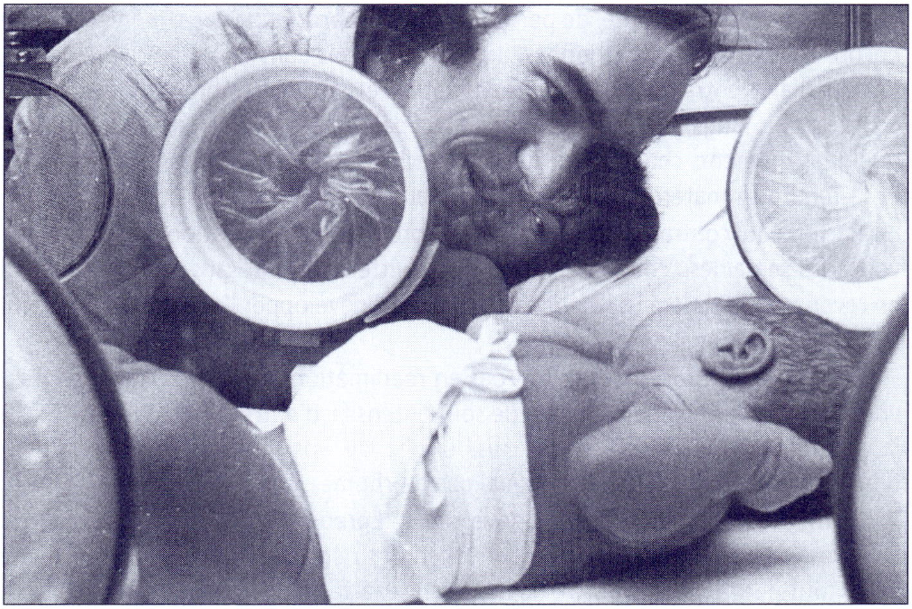

y aller dès les premiers moments, l'enfant s'habitue à sa voix et l'entendre le sécurisera. Comme vous ne pourrez rester en permanence aux soins intensifs, quelques équipes proposent de faire écouter au bébé, à intervalles choisis, des cassettes de la voix de sa mère chantant ou parlant.

À présent, le personnel médical et infirmier est très attentif à ce souci de favoriser le plus tôt possible une relation mère-enfant. À cette fin, des unités de soins intensifs ont été créées au sein des services de maternité, et portent un nom évocateur : unité Kangourou.

Il est vital pour le bébé de recevoir des signes d'intérêt de ses parents même s'ils ne sont que fragmentaires. Ce sont autant de signes d'amour précieux pour l'aider dans sa lutte pour la vie et lui donner une certaine continuité affective, dans un milieu complètement étranger.

« Peut-on allaiter un enfant prématuré ? »

Si vous avez décidé d'allaiter votre nouveau-né, la séparation n'est pas un obstacle. L'emploi du tire-lait vous demandera quelques efforts mais vous avez pris une bonne décision, car votre lait est particulièrement important pour son développement. La montée laiteuse est parfois moins abondante que si le bébé la stimulait lui-même. Mais votre lait lui sera précieux même en petite quantité.

➤ *Que va-t-il se passer ?*

Au fur et à mesure de son évolution, le bébé devient autonome, il a de moins en moins besoin d'oxygène, de perfusions, il se rapproche de vous, même s'il exige encore des soins très attentionnés. Il pourra être mis dans une unité de pédiatrie, intermédiaire entre le service de réanimation et votre chambre, qui permet des contacts plus longs et plus fréquents. Il n'est pas impensable de laisser la couveuse quelques moments chaque jour dans votre chambre. Dès que possible, la chaleur et la tendresse maternelles vont succéder aux machines les plus sophistiquées.

Parfois, au contraire, l'hospitalisation promet d'être très longue, des jours, voire des semaines. Vous serez amenée à quitter l'hôpital sans votre bébé, tout en revenant le voir le plus souvent possible pour développer l'attachement affectif qui lui assurera une vie normale.

Tous les prématurés ne passent pas en réanimation. Selon leur stade, certains vont faire un petit stage en milieu de soins intensifs, d'autres pourront rester dans la chambre maternelle. Dans ce cas, exigez de vos visiteurs des précautions d'hygiène redoublées : pas de bisous, pas de rhumes.

L'enfant hospitalisé traverse une épreuve. Épreuve tout d'abord pour lui, car il lui faut passer avec succès plusieurs obstacles ; épreuve pour vous, car de voir votre tout-petit derrière la vitre de la couveuse, attaché, bardé de tuyaux, perfusé, environné de « bip-bip » de science-fiction, avec des électrodes, cela vous place loin, très loin des premières images qui vous ont envahie quand vous avez appris que vous étiez enceinte. C'est un moment difficile. Espérons que vous trouverez autour de vous l'aide nécessaire pour passer ce cap et surtout agissons pour que vous ne soyez pas dans cette situation.

Si votre bébé est pris en charge dans un service spécialisé

Vous êtes séparée de votre enfant, et c'est une épreuve douloureuse. Pour mieux supporter cette période, voici quelques conseils :
— N'hésitez pas à entrer en contact avec le service où est hospitalisé votre enfant.
— Réclamez auprès de l'équipe qui vous a assistée pour la naissance de rendre visite à votre petit, dès que vous vous en sentirez la force.
— Parlez-lui, vous et votre compagnon : le bébé reconnaîtra vos voix et se sentira sécurisé. Vous pouvez aussi lui faire écouter des cassettes de vos voix.
— Il est vital pour le bébé de recevoir ces signes d'amour.
— Si vous aviez décidé d'allaiter, utilisez un tire-lait : votre lait lui sera précieux, même en petite quantité.

Souffrance néonatale

Certains nouveau-nés ont pu manifester des signes de souffrance en fin de grossesse ou durant l'accouchement, causée par une gêne à l'irrigation des centres nerveux. Le plus souvent ces bébés récupèrent très vite, dès les premières minutes suivant la naissance et il n'y aura aucune séquelle.

Si la récupération tarde, le bébé sera pris en charge en unité de soins intensifs et des bilans cliniques et radiographiques (échographie à travers la fontanelle, scanner, permettant une analyse des structures nerveuses) assureront la surveillance.

Une souffrance fœtale sévère peut être responsable de séquelles.

Aussi faut-il surveiller et soigner ces bébés avec beaucoup d'attention, et le médecin ne peut pas toujours, comme le demandent naturellement les parents, faire un pronostic d'avenir bien précis sans se donner un certain temps d'observation.

Mon avis

Mais même des cas apparaissant au départ comme graves, avec des lésions anatomiques du cerveau détectables à l'échographie, voire au scanner, peuvent ne laisser aucune séquelle clinique, et le bébé peut récupérer parfaitement.

Infection néonatale

En ce qui concerne l'infection néonatale nous disposons de bien plus de moyens préventifs et curatifs (nous ne parlons ici que des infections, surtout microbiennes, contractées juste avant ou pendant l'accouchement, les autres cas étant envisagés par ailleurs).

Le nouveau-né peut s'infecter au moment du passage par la filière génitale. C'est pourquoi il faut être attentif à toute manifestation anormale (fièvre, infection urinaire, pertes) survenant chez la mère dans les derniers jours de la grossesse, et à la fièvre pendant l'accouchement.

La contamination peut se produire en cas de rupture prématurée de la poche des eaux, et tout accouchement avec un liquide amniotique teinté, semblant infecté, commande une surveillance particulière du bébé, parfois l'administration systématique d'un traitement antibiotique après avoir fait les examens biologiques nécessaires.

Toute infection maternelle doit faire rechercher une infection chez le nouveau-né et inversement une infection découverte chez le nouveau-né doit faire rechercher une infection maternelle (infection de l'utérus en particulier).

Les examens consistent en prélèvements bactériologiques au niveau de tous les orifices (nez, gorge, anus, ombilic), en examens d'urine et de sang et radiographie pulmonaire.

Mon avis

Tout nouveau-né geignard, fatigué ou irritable avec quelques difficultés respiratoires, doit être considéré comme suspect d'infection et, au moindre doute, traité comme tel, compte tenu de ses faibles défenses immunitaires.

Le nouveau-né infecté n'a pas toujours de fièvre, il peut être au contraire hypothermique (35 à 36 °C).

Si les résultats des prélèvements sont négatifs, les antibiotiques sont parfois arrêtés au 4e ou 5e jour.

À retenir

Les infections néonatales sévères sont actuellement dues pour leur majorité à trois microbes : le streptocoque B, le colibacille, et plus rarement le listéria (responsable de listériose).
Tous sont très sensibles aux antibiotiques et le pronostic est fonction de la précocité du diagnostic et du traitement.

Affections néonatales sévères

Nous avons déjà évoqué des affections fœtales plus ou moins sévères pouvant être détectées dans l'utérus et conduisant l'accoucheur et le néonatologiste à prendre une série de précautions et de dispositions afin de traiter le bébé dès la naissance. Il n'en est pas toujours ainsi et, bien sûr, il peut arriver qu'une maladie imprévue se manifeste dès la naissance ou dans les heures qui la suivent.

Par ailleurs, l'examen en cours de grossesse, ou même à la fin de la grossesse, peut faire suspecter une anomalie qui ne sera diagnostiquée de manière certaine qu'après la naissance.

➤ *Les cardiopathies congénitales*

Elles ne sont pas toujours diagnostiquées *in utero* ; la découverte d'une cyanose persistante chez le nouveau-né (mais il est souvent cyanosé pour d'autres raisons, bien plus bénignes) ou de signes de défaillance cardiaque sont les deux éléments essentiels de détection d'une anomalie du cœur.

L'enfant doit être examiné par une équipe spécialisée. Depuis quelques années, les traitements médicamenteux précoces de ces états ont fait beaucoup de progrès et si une intervention précoce s'avère nécessaire, elle se réalise aujourd'hui d'une façon moins précipitée et dans de bien meilleures conditions techniques qu'auparavant.

➤ Les détresses respiratoires

Elles relèvent de diverses causes, évoquées seulement ici :

- *Une anomalie congénitale* pulmonaire, thoraco-abdominale, cardiaque.
- *Une maladie des membranes hyalines* (due à un trouble de fonctionnement du poumon lui-même) fréquente surtout chez les grands prématurés, curable grâce à une oxygénation bien conduite, par ventilation assistée.
- S'il y a, vers la fin de la grossesse, dans les heures précédant l'accouchement, un certain degré de souffrance fœtale, le bébé peut inhaler (respirer) du liquide amniotique (souvent infecté) et c'est *l'inhalation amniotique*.
- Enfin, il peut s'agir d'*une infection pulmonaire*, d'une complication pulmonaire mécanique, *pneumothorax* par exemple (épanchement d'air dans la plèvre, faisant se rétracter un poumon), entraînant une gêne importante.

Tous ces troubles ont bénéficié considérablement des techniques actuelles de réanimation néonatales et sont bien curables dans l'immense majorité des cas.

➤ Les anomalies digestives

La plus fréquente (rare cependant) est *l'atrésie de l'œsophage* : l'œsophage est complètement fermé en son milieu. Dans la forme la plus courante, la partie supérieure est un cul-de-sac : le bébé ne peut déglutir, *in utero*, le liquide amniotique, et un hydramnios peut être le signe d'alarme de cette affection (c'est pourquoi on passe systématiquement une sonde dans l'œsophage dès la naissance). La partie inférieure de l'œsophage communique avec la trachée et du liquide gastrique peut remonter, être inhalé et encombrer trachée et poumons. Détectée rapidement, opérée par une équipe entraînée, l'atrésie de l'œsophage guérit tout à fait bien.

➤ L'imperformation de l'anus

Elle est visible dès le premier examen, et doit être confiée d'urgence au chirurgien.

➤ La maladie hémorragique du nouveau-né

Elle ne devrait plus se voir car il s'agit d'une carence en vitamine K, apparaissant surtout dans certaines conditions de grossesse au bout de 2 à 3 jours ; le simple apport de 2 à 3 mg de vitamine K1 dès la naissance la prévient parfaitement.

➤ *Un trouble métabolique*

Il peut toujours être détecté à la naissance ou les premiers jours, si aucun élément héréditaire ne pouvait le faire suspecter *in utero* (baisse de calcium, du taux de sucre dans le sang, carence en un enzyme important).

Comme pour de nombreux domaines abordés dans cet ouvrage, vous voyez combien les progrès de la prévention, de la médecine curative, de la réanimation, de la chirurgie sont considérables, étonnants, même pour les spécialistes.

La pédiatrie et la néonatologie sont sans doute, parmi toutes les branches de la médecine, les principales bénéficiaires de ces progrès. Les examens et les gestes systématiques effectués à la naissance ont pour résultat de fantastiques progrès dans la prévention et une grande amélioration de la santé.

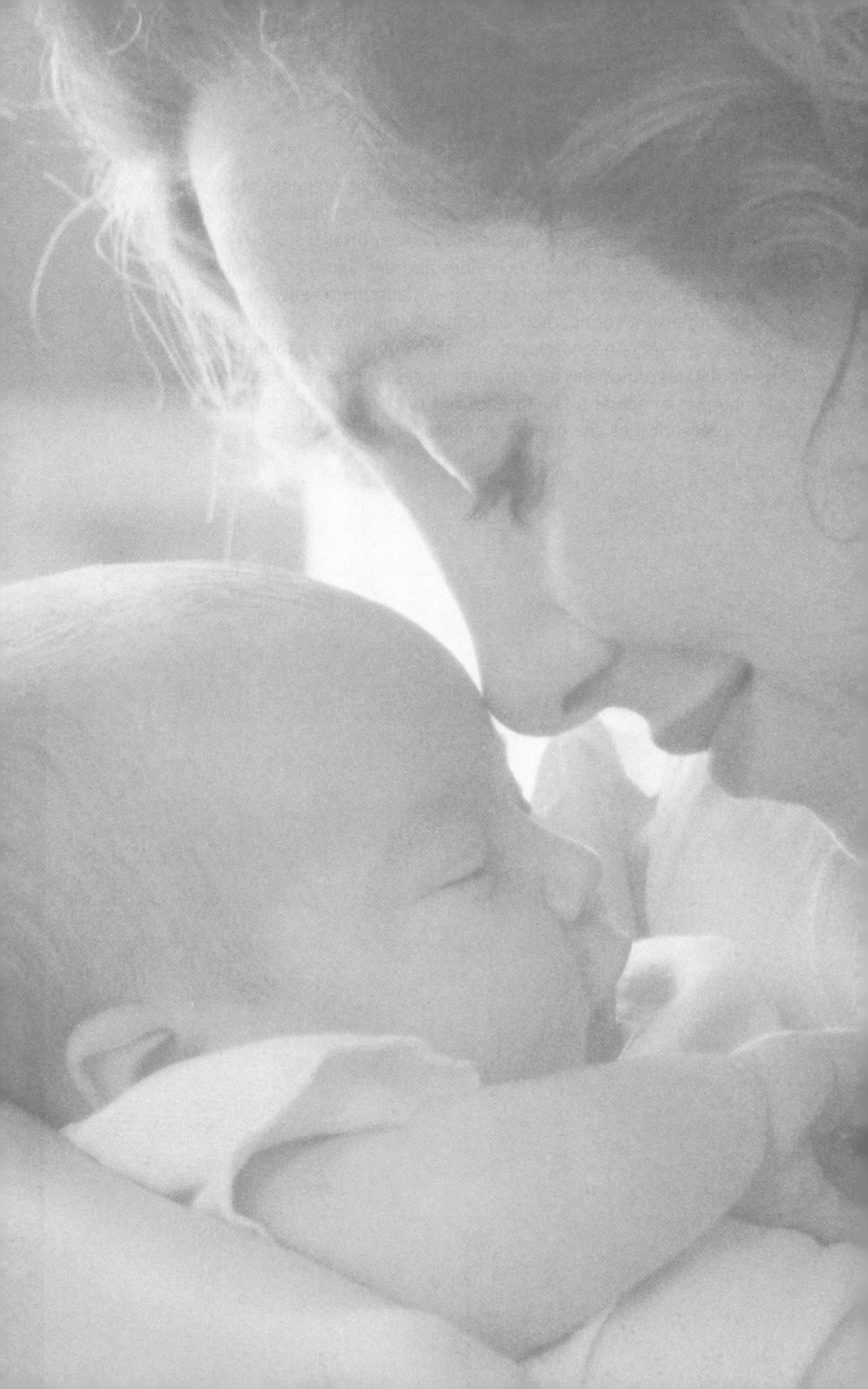

Après l'accouchement

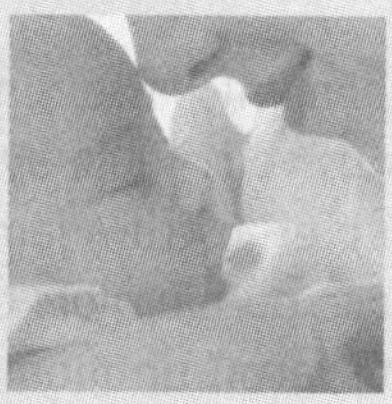

Le séjour à la maternité

Le retour à la maison

Le séjour à la maternité

Retrouver son bébé hors de soi

Une fois l'orage de l'accouchement passé, une fois les bouleversements intérieurs et extérieurs stabilisés, vous voici seule avec votre enfant. Instant à peine réel, suspendu dans votre histoire et inscrit à jamais dans votre mémoire. Que ce soit immédiatement à la naissance ou bien lors de la mise au sein, le premier ou le deuxième jour, il y a de toute façon un moment où, avec une grande acuité, une perception de l'instant particulièrement intense, vous savez que vous êtes au centre du monde et au cœur de vous-même. Vous vous souviendrez toujours du lieu de ce saisissement, de l'heure, du jour ou de la nuit, du temps qu'il faisait, des sons et des lumières, très présents ou presque abolis.

Moment aigu que cette rencontre avec votre enfant : regard profond et chaleureux posé sur lui ; à cet instant précis, vous prenez conscience de la réalité nouvelle qui s'offre à vous. Ce sentiment de toucher à l'essentiel devait advenir sans aucun doute, et pourtant vous êtes étonnée de l'éprouver en un lieu, à une heure que vous n'aviez pas exactement prévus. Cette naissance est une naissance pour vous aussi.

Vous regarderez votre enfant dormir, étonnée de sa respiration, de son aspect paisible. Quelles seront sa vie, ses joies, ses difficultés ? Comment vous voyez-vous avec un grand fils ou une grande fille de 20 ans ? Que de nébuleuses... C'est un instant privilégié : savourez-le pour deux, puisque lui ne s'en souviendra pas même s'il ressent votre émotion. Il y aura d'autres moments, en particulier quand avec votre compagnon vous admirerez le fruit de votre amour. Mais cet instant-là est presque trop intime, trop fort et voilà peut-être, que malgré vous les larmes vous submergent, incoercibles, bienfaisantes. Ces larmes ne sont que la conséquence de ce trop-plein de sentiments.

Vous êtes victorieuse, mais pourtant ô combien vulnérable !

Où est votre bébé ?

Après les deux premières heures de surveillance qui suivent l'accouchement, vous êtes emmenée dans votre chambre accompagnée de votre bébé.

Mon avis

Sauf en cas de problèmes médicaux, il n'y a aucune raison de vous séparer l'un de l'autre ; au contraire, il y a toutes raisons de préserver votre prise de contact dans l'intimité.

Les jeunes mères préfèrent en général une chambre seule, mais certaines ne refusent pas la compagnie d'une autre mère et aiment parler de leur expérience commune.

Habituellement, votre bébé est dans un berceau mobile. Vous pouvez le mettre à côté de votre lit, ou le déplacer dans une petite pièce attenante, la nursery, partagée par quelques enfants. C'est le lieu de sa toilette, de son langeage – visible de votre lit grâce à une vitre, si du moins les dispositions architecturales de l'établissement le permettent.

Autrefois, les nouveau-nés passaient le plus clair de leur temps dans une nursery éloignée de la chambre de leur mère ; actuellement, on a tendance à favoriser leur séjour dans la chambre même. Les grandes nurseries regroupant l'ensemble des nouveau-nés commencent à disparaître au profit de plusieurs petites unités pour 2 à 6 enfants. Cette disposition est bien préférable, car elle diminue le risque de contagion. Et il semble encore mieux, non seulement dans un but d'hygiène mais également dans un but psychologique, de garder votre bébé près de vous si vous n'êtes pas trop fatiguée. Vous pouvez le confier aux puéricultrices, de jour comme de nuit, lorsque vous souhaitez vous reposer.

Règles de sécurité pour la prévention de la mort subite du nourrisson

Ces règles sont applicables dès la maternité :
— Coucher l'enfant sur le côté ou sur le dos, mais jamais sur le ventre.
— Préférer les surpyjamas aux couettes.
— Ne mettre aucune chaîne autour du cou.

La journée d'une accouchée[1]

Vous vous apercevrez vite que le repos est paradoxalement la chose la plus rare à obtenir dans une maternité, en particulier hospitalière ! Se succèdent toute la journée dans votre chambre de nombreuses personnes, à commencer par le personnel de la maternité.

➤ L'aide-soignante et l'infirmière

Dans un service, le réveil est habituellement très matinal ; vers 7 heures, parfois plus tôt, l'aide-soignante fait la distribution des thermomètres. Il est ainsi des habitudes extrêmement difficiles à modifier. Pourtant, si l'équipe soignante et sa direction y réfléchissaient, elles trouveraient sûrement une solution. Il est certes utile de suivre votre température chaque jour avant que vous ne mettiez le pied par terre. Mais il est important aussi de se mettre à votre écoute, de respecter votre sommeil ; essayez d'obtenir votre thermomètre le soir, ou bien utilisez le vôtre. Outre la température, l'infirmière ou l'élève-infirmière viendra prendre votre pouls et votre tension artérielle et reporter ces données sur la pancarte qui est au pied de votre lit. Ce sont de très bons repères de votre état de santé et ces renseignements doivent être soigneusement enregistrés.

Même après une césarienne, vous devez vous lever dans les toutes premières heures et vous asseoir dans un fauteuil. Mais attention aux vertiges et aux malaises ! La présence de quelqu'un est souhaitable lors des premiers levers. Ce lever précoce, associé aux mouvements des pieds que vous effectuez dans le lit, favorise la circulation veineuse. C'est la meilleure prévention contre les troubles veineux comme les phlébites. Levez-vous plusieurs fois les premiers jours, même si vous êtes fatiguée.

À nouveau l'aide-soignante entre dans votre chambre, mais cette fois-ci pour le petit déjeuner dont la qualité est variable selon l'établissement. Vous pouvez demander à utiliser le réfrigérateur de l'étage pour mettre en réserve quelques douceurs. Apportez des sachets de thé ou de café soluble pour vous refaire un petit déjeuner chaud, si votre bébé vous a empêchée de boire le vôtre à temps.

L'infirmière vient deux fois par jour faire votre toilette intime. Si vous le désirez, elle vous donnera des indications pour que vous puissiez la faire seule les jours suivants.

Enfin vous aurez régulièrement la visite du personnel de service, qui fait le ménage et lave les sols.

1. L'alimentation de bébé est traitée page 568.

➤ *L'auxiliaire de puériculture*

Communément appelée « nounou », elle vous aide à donner les soins à votre enfant. C'est en regardant la nounou faire ces gestes avec beaucoup d'aisance que, progressivement, se fera votre apprentissage. Pour un premier bébé, l'idéal serait que l'équipe puisse vous accorder assez de temps, surtout les deux premiers jours, pour vous enseigner les gestes élémentaires que vous répéterez seule. Cette passation du savoir peut être plus ou moins rapide en fonction de votre propre assurance à manipuler votre bébé. Il faut le laver, faire les soins du cordon, prendre sa température, il faut le peser tout nu, savoir changer ses couches, en un mot le pouponner. Plus vous essaierez de vous en occuper tôt, bien guidée, moins vous serez désemparée.

La journée est en fait rythmée par les repas de votre bébé : tétée ou biberon, selon un horaire plus ou moins souple, en fonction des habitudes de la maternité où vous avez accouché.

Il est parfois difficile de concilier les « exigences du service » avec les tétées libres de votre bébé. Pourtant, le bon démarrage de l'allaitement est plus important pour la suite de votre relation avec votre bébé que beaucoup d'autres petites tâches matérielles qui peuvent attendre. De même pour les biberons, qu'il ne faut surtout pas expédier, mais faire durer le temps nécessaire.

Quant au choix du mode d'alimentation, c'est une question importante, que nous aborderons plus à fond dans la troisième et dernière partie de ce livre.

Mon avis

Nous insistons sur le fait que vous pouvez participer à tous les soins qui sont donnés à votre enfant et que cela est souhaitable. Il est normal d'être fatiguée et de ne pas être disponible pour donner des soins à votre enfant, comme il est normal de vous en charger si vous le souhaitez ; c'est à l'institution de s'adapter à vous et non l'inverse.

De même, si vous refusez qu'on donne à votre bébé un biberon de lait artificiel (sauf avis médical spécial), précisez-le clairement, le plus tôt possible, aux puéricultrices de jour et de nuit. Ce biberon de complément, inutile et même parfois nuisible, est trop souvent donné systématiquement et sans raison dans certaines maternités.

➤ L'accoucheur, l'externe, l'interne et le chef de clinique

En principe, une fois par jour, votre accoucheur vous rend visite. Outre les données générales (température, tension, pouls), il apprécie la diminution de volume et la tonicité de l'utérus, la qualité de votre éventuelle cicatrice d'épisiotomie, vous palpe systématiquement les mollets, examine vos seins avant d'aborder avec vous les problèmes de l'allaitement. Votre médecin doit être votre interlocuteur privilégié, votre conseiller. Il est vrai que cela n'est pas toujours commode, notamment dans un grand service hospitalier. Peuvent se succéder plusieurs personnages en blouse blanche : l'externe, l'interne, le chef de clinique. Les badges (lorsqu'ils sont portés !) indiquent rarement la qualité de votre interlocuteur et son nom est à peine visible. Cette noria de blouses blanches n'est pas faite pour personnaliser vos rapports. Au mieux, c'est la personne qui vous a suivie et accouchée qui est votre interlocuteur privilégié.

➤ Le pédiatre

Il passe voir votre enfant plusieurs fois pendant votre séjour, en fonction des besoins et selon les habitudes de l'établissement. Un examen complet est pratiqué avant la sortie. Soyez présente à ces visites, vous connaîtrez mieux votre bébé et le pédiatre pourra répondre aux questions que vous aurez soigneusement notées.

➤ La sage-femme

C'est une présence sécurisante, car elle est à l'écoute de vos problèmes et son rôle est justement de dédramatiser les situations. Un rien peut vous sembler insurmontable. La sage-femme joue un rôle éducatif au sujet de l'allaitement et de la période de suites de couches en général.

Maintenant, vous avez besoin d'être vue également pour vous-même. Il y a le bébé certes, mais vous ne devez pas être oubliée ! La sage-femme fait justement le lien entre vous et votre enfant. Elle s'occupe également de la rééducation musculaire, en particulier celle du périnée, qui doit être commencée très rapidement. Au sein des maternités, les sages-femmes et les puéricultrices organisent à un rythme variable des séances d'information sur l'allaitement, sur les soins à donner aux enfants, sur la contraception. Ce sont des réunions auxquelles vous pouvez aller, en confiant votre bébé aux nounous ou mieux en l'emmenant avec vous.

➤ L'anesthésiste

Il peut venir vous faire une visite de courtoisie, ou de nécessité. En cas de péridurale, il s'enquiert d'éventuels troubles mineurs, surtout les maux de tête, et d'une façon générale du vécu de votre accouchement. Dans certaines maternités, en cas de césarienne, le cathéter de péridurale est laissé plus longtemps pour permettre de continuer l'analgésie quelques heures supplémentaires.

➤ *Le kinésithérapeute*

Il vient rarement pour vous-même puisque la sage-femme va vous expliquer les mouvements nécessaires pour récupérer un périnée tonique. Dans certaines maternités, il vient examiner les enfants et vérifier notamment l'absence de luxation de la hanche.

➤ *L'assistante sociale*

Elle est à votre disposition s'il y a des problèmes à résoudre qui sont de son ressort.

➤ *Un ou une psychologue*

Il (elle) renforce l'équipe médicale de certains établissements ; cette personne peut venir vous informer de sa présence, soit à titre systématique, soit en cas de nécessité.

➤ *L'officier d'état civil*

Il passe également enregistrer la déclaration de l'enfant auprès de la mère (du moins dans les hôpitaux, dans une clinique privée la déclaration se fait à la mairie). Cela peut légitimement frustrer le père lorsqu'il n'est pas prévenu de l'heure de son passage : certains pères tiennent au privilège de faire eux-mêmes la déclaration de naissance de leur enfant.

Et la porte peut encore s'ouvrir pour laisser passer le libraire, le loueur de télévision ou l'installateur de téléphone ; ou encore pour le photographe ou le fleuriste ! Comme vous le voyez, la situation est paradoxale : vous avez beaucoup de monde pour vous aider et pourtant vous ressentez un sentiment de solitude. Il est possible que cette multiplication de personnes vous prive paradoxalement d'un interlocuteur, qui tisserait un lien privilégié avec vous. Trop de monde pour s'occuper de l'enfant peut être interprété par vous de deux manières : « C'est une tâche très importante qui nécessite beaucoup de gens compétents, j'en suis incapable », ou bien : « Tout le monde vient pour voir le petit, mais bien peu s'occupent de moi. » Reprenez confiance en vous rapprochant de votre bébé. Il n'est pas si fragile que cela, il a beaucoup plus de ressources qu'il en a l'air ; s'il se fait tant admirer, c'est grâce à vous !

Mon conseil

Votre bébé vous aidera à surmonter les difficultés, car de lui émane une force de vie considérable. Ne le laissez pas appartenir aux autres, même à l'hôpital ou à la clinique. Sans hésitation serrez-le dans vos bras, demandez à votre compagnon de vous aider et occupez-vous-en tous les deux. Vivez ensemble cette approche, car après cette effervescence médicale, il faut vous ménager un temps de rencontre pour apprendre ensemble à comprendre votre bébé. Il faudrait pouvoir mettre sur votre porte comme à l'hôtel : « Prière de ne pas déranger. »

Les visiteurs

Sachez préserver ce qui est essentiel pour vous, pour votre bébé à ce moment précis de votre existence. C'est une façon de partir tout de suite sur de bons rails.

Quelques conseils pour ne pas être « envahie »

— Fixez vous-même les horaires de vos visites qui ont lieu habituellement l'après-midi.
— Acceptez les fleurs, elles ne sont pas interdites, mais sont souvent sorties de la chambre le soir pour éviter de vous incommoder (vous ou le bébé).
— Demandez à vos amis et parents de venir voir le bébé après votre retour à la maison : essayez de ne pas vous laisser envahir par une suite ininterrompue de personnes, dont toutes ne dégagent pas un influx bénéfique même si elles font partie de votre entourage.
— Choisissez de ne voir que des gens positifs ! N'ayez pas les contraintes des visites en plus de celles de la maternité.
— Si vous avez le téléphone, sachez le décrocher, ménagez-vous des plages de repos. Vous êtes partagée entre la joie de voir vos proches et le besoin d'intériorité qui permet d'établir une bonne relation avec le bébé et de prendre confiance en lui, en vous, en votre compagnon.
— Remettez à plus tard les visites de convenance, mettez en avant votre fatigue et pour cela faites-vous aider, au besoin, par le corps médical.

L'horaire des visites habituellement élastique permettra à votre compagnon de venir vous voir après sa journée de travail. La loi lui donne un congé, il peut prendre ses « jours de paternité » à ce moment-là, ou les garder pour le retour à la maison.

La visite des enfants plus grands

Ne pas présenter le petit dernier au grand frère ou à la grande sœur serait une aberration. Il est bon de le faire le plus rapidement possible, en prenant soin de préparer cette rencontre, de telle sorte que l'aîné ne se sente pas moins aimé. Il doit se sentir considéré comme ce qu'il est, c'est-à-dire un des piliers constitutifs de la famille, dont le rôle est d'accueillir lui aussi le nouveau venu. Pendant votre séjour à la maternité, il faut éviter aux aînés tout sentiment d'abandon : soit une personne de la famille est susceptible de s'en occuper, soit vous pouvez obtenir une aide familiale (en vous adressant à la PMI ou à l'assistante sociale), mais prenez vos dispositions bien à l'avance pour éviter un souci des derniers moments.

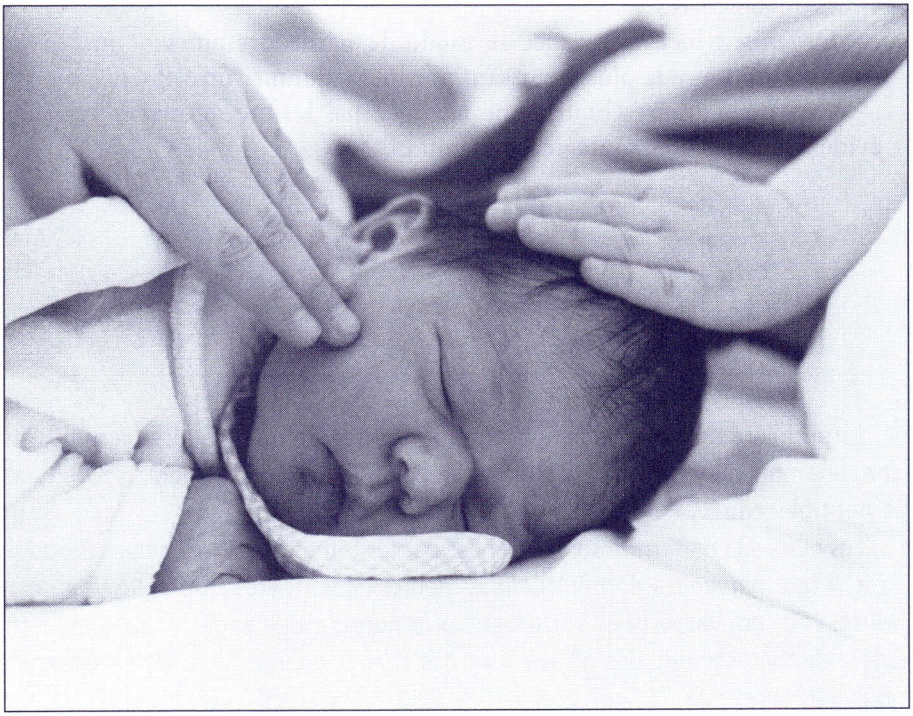

Que les visites des aînés soient souhaitables ne signifie pas qu'il faille amener les arrière-petits-cousins. Restreindre les visites d'enfants dans une maternité est un objectif facile à comprendre : il faut éviter la survenue de maladie contagieuse. Seuls vos enfants seront bien accueillis, soit dans votre chambre, soit dans une pièce conçue pour l'accueil de la famille. Demandez-leur de se laver les mains avant de toucher le bébé. C'est d'ailleurs une précaution à exiger de chaque visiteur, et ce au-delà du séjour à la maternité. N'oubliez pas que votre bébé sort d'un milieu stérile, ce n'est pas la peine de surmultiplier ses rencontres avec des germes parfois agressifs. Les précautions simples d'hygiène, autrefois courantes, ont malheureusement tendance à disparaître depuis l'utilisation banale des médicaments anti-infectieux. Sans que cela tourne à l'obsession, osez faire respecter ces précautions de bon sens, demandez que l'on utilise la blouse affectée à chaque bébé si on veut le tenir, évitez qu'il soit embrassé à chaque visite. La plus grande manifestation de tendresse à son égard est encore le respect de son extrême jeunesse et de son propre rythme.

En résumé

— Il est indispensable de présenter le plus tôt possible, à la maternité, le bébé à son ou ses aînés. Préparez cette rencontre, les aînés doivent se sentir aimés et considérés.
— Organisez bien à l'avance le mode de garde des aînés – qui, bien entendu, doit être le plus sécurisant possible – durant votre absence.
— Lors de cette présentation, ne négligez pas les précautions d'hygiène évidentes (maladies contagieuses, rhumes...).

Les nuits à la maternité

La première nuit avec le bébé à côté de vous est fréquemment une nuit blanche, une nuit d'excitation au cours de laquelle vous vous pencherez souvent sur le petit berceau.

Les nuits à la maternité sont rythmées par les tétées ou par les biberons ; pourtant, il faut parvenir à dormir quelques heures. Si vous êtes trop épuisée ou nerveuse, vous pouvez confier votre bébé à la nursery, demander à votre médecin une aide médicamenteuse ou prendre des tisanes apaisantes si elles suffisent à vous détendre.

La nuit comme le jour, après chaque biberon ou chaque tétée, prenez le temps de garder votre bébé contre vous, de sentir son odeur, de connaître son rythme de respiration. Vous verrez comme l'évolution est rapide et comme les liens se tissent. Vous le reconnaissez, et lui aussi vous reconnaît.

Les lits dans les maternités sont étroits, mais il peut arriver que seul votre contact calme le bébé : apaisez-le en le prenant contre vous ou sur vous ; si vous sentez le sommeil vous gagner, faites attention cependant à ne pas vous endormir avec l'enfant dans vos bras.

Les transformations du corps après l'accouchement

Le muscle utérin

Dès la délivrance terminée, le muscle utérin se rétracte et diminue de volume, d'ou cette sensation incroyable de ventre plat lorsque vous êtes allongée. Une fois debout, ce n'est plus la même chose : la distension de la paroi musculaire pourrait laisser croire à certaines femmes qu'elles sont toujours enceintes, ou que l'on a oublié un jumeau ! L'involution (la rétraction de l'utérus) se fait par des contractions utérines qui peuvent être douloureuses pendant deux ou trois jours. Les contractions utérines sont renforcées par la mise au sein. En effet l'ocytocine est une hormone qui favorise l'éjection du lait mais fait également rétracter l'utérus. Bien que parfois douloureux pendant quelques jours, cela présente des avantages incontestables en facilitant l'involution rapide de l'utérus et en évitant toute hémorragie et infection. Ces contractions, qui ramènent l'utérus à sa taille normale, s'appellent les « tranchées ». Elles sont plus fortes chez les femmes ayant accouché plusieurs fois.

Les pertes

Après la naissance, l'utérus pèse encore 1 500 g et il a la forme d'un melon ; vers le 10e jour après l'accouchement, il ne pèsera plus que 300 g et ne sera plus perçu par vos mains posées sur le ventre. Cette involution de l'utérus va lui permettre d'éliminer la muqueuse qui entourait l'œuf. Tout se passe comme des règles plus abondantes. Ces débris de muqueuse sont expulsés mêlés à des caillots. L'écoulement vulvaire va être sanglant pendant 3 à 5 jours, puis les pertes vont devenir plutôt sanguinolentes, pendant 8 jours, pour enfin s'éclaircir : les lochies sont un mélange de sang, de sécrétion lymphatique et glandulaire de la muqueuse utérine ; elles peuvent durer jusqu'à 5 à 6 semaines, l'utérus ne pesant plus alors que 50 à 60 g. Il n'est pas rare que tout rentre dans l'ordre au bout de 3 semaines, surtout si vous allaitez, puisque l'allaitement favorise la rétraction utérine. Inversement les saignements peuvent s'éterniser et persister pendant toute cette période.

Les lochies sont à surveiller car elles doivent rester inodores ; si elles deviennent fétides ou malodorantes, c'est qu'il y a infection. Il est nécessaire de faire votre toilette vulvaire plusieurs fois par jour, même si vous n'avez pas eu d'épisiotomie. La persistance de saignements abondants est anormale.

Pendant votre séjour à la maternité, votre médecin appréciera le degré de la rétraction utérine (par un examen combinant toucher vaginal et palpation abdominale). Dans le cas où l'utérus ne reviendrait pas à sa taille normale après l'administration d'une hormone équivalente à votre ocytocine naturelle sécrétée par les tétées (syntocinon), il faudrait envisager une révision utérine, car il pourrait s'agir d'un fragment de placenta resté en place.

Contractions et pertes

— Les contractions qui ramènent l'utérus à la taille normale s'appellent les « tranchées ». Elles sont plus fortes chez les femmes ayant accouché plusieurs fois.
— L'écoulement vulvaire sanglant pendant 3 à 5 jours devient ensuite sanguinolent pendant 8 jours pour enfin s'éclaircir et se transformer en lochies.
— Les lochies (mélange de sang et de sécrétions de la muqueuse utérine) peuvent durer de 5 à 6 semaines. Elles doivent rester inodores : une mauvaise odeur est signe d'infection.

La cicatrisation de l'épisiotomie

La cicatrisation de l'épisiotomie peut être indolore ; elle peut aussi faire mal pendant deux à trois jours, vous gêner pour vous asseoir. Si cette gêne douloureuse persistait, il faudrait en informer votre médecin car un petit hématome pourrait expliquer la douleur.

Comment favoriser la cicatrisation de l'épisiotomie

Les soins d'épisiotomie sont très importants pour permettre une bonne cicatrisation :
— toilette vulvaire plusieurs fois par jour,
— séchage à l'aide d'éosine non alcoolisée (le mercurochrome est déconseillé à cause du mercure qu'il contient) et surtout air chaud, plusieurs fois par jour à l'aide d'un sèche-cheveux pour accélérer la cicatrisation,
— nettoyez, rincez et séchez la cicatrice après chaque toilette pour éviter l'humidité entretenue par les lochies,
— ne portez pas de slip en tissu synthétique qui augmenterait la macération.
L'objectif est d'accélérer la cicatrisation, qui peut être obtenue en 5 à 6 jours. À ce moment, les fils externes seront enlevés de façon tout à fait indolore.

Les fils qui ont permis de recoudre l'intérieur du vagin sont habituellement résorbables. Ce sont de petits fils blancs qui disparaissent spontanément en 1 à 3 semaines.

Une certaine gêne peut subsister au niveau de la cicatrice d'épisiotomie pendant quelque temps. Dans ce cas il est bon de masser la cicatrice avec des pommades ou des crèmes sur prescription médicale. Normalement, vous devez n'en garder aucune séquelle. C'est une raison supplémentaire d'insister sur la préparation du périnée.

La poussée hémorroïdaire

La dilatation des veines anales pendant la grossesse, conjuguée aux efforts de poussée, amène bien souvent la constitution d'hémorroïdes. Il faut utiliser très rapidement des traitements locaux (pommades anti-hémorroïdaires) ou généraux (anti-inflammatoires) parfois associés à un régime qui favorise le transit intestinal. C'est un ennui bénin mais très douloureux.

Une douleur lancinante doit faire suspecter une thrombose hémorroïdaire ; il suffit d'une petite opération chirurgicale pour vous en débarrasser.

Les troubles du transit et les troubles urinaires

Des hémorroïdes anales associées à la constipation, fréquente du fait de la paralysie des fibres lisses par la progestérone, concourent à vous faire redouter la première selle comme une véritable épreuve, d'autant plus que vous craignez que lâchent les fils de l'épisiotomie. En réalité cette appréhension n'est pas fondée. L'important est d'aller le plus rapidement possible à la selle : plus on attend plus ce sera difficile. En prévention favorisez votre transit (aliments fibreux, pruneaux). Si vous dépassez 48 heures, demandez un laxatif doux qui, associé aux soins anti-hémorroïdaires locaux, vous permettra de passer ce cap. Une bouillotte remplie de glaçons soulage bien le périnée et l'anus enflammés.

Vous pouvez avoir quelques troubles urinaires passagers, surtout si l'accouchement a été difficile. Parfois, malgré vos efforts, vous ne pourrez uriner, ce qui peut conduire à pratiquer un sondage urinaire pour vous soulager. Le plus souvent, c'est l'inverse : spontanément, ou à l'occasion d'un éclat de rire, d'une toux, vous ne contrôlez pas bien vos urines. Entreprenez dès les premiers jours les exercices musculaires du périnée qui sont un bon moyen de pallier ce genre d'inconvénients.

Mon conseil

Ne laissez pas s'installer une incontinence même minime, qui est un phénomène assez fréquent : n'ayez pas honte d'en parler.

« Est-il normal de beaucoup transpirer ? »

L'élimination de l'eau qui s'est accumulée pendant la grossesse va se faire par des mictions fréquentes, mais aussi beaucoup par la peau, d'où une transpiration surtout nocturne ; ne vous en inquiétez pas et sachez qu'elle ne va durer que peu de temps.

La mélancolie ou le baby-blues

Quelques jours après un premier accouchement, il est fréquent que la jeune mère traverse une période psychologique particulière, un état mélancolique où se succèdent des moments de découragement, des envies de pleurer incontrôlables et des moments de grande joie ; cet état de susceptibilité est une réalité à laquelle peu de jeunes mères échappent, mais dont l'intensité et la durée sont extrêmement variables d'une femme à l'autre.

Pour l'expliquer on parle beaucoup de la chute hormonale de fin de grossesse, comparable à celle qui est responsable des changements d'humeur que vous pouvez avoir juste avant vos règles. Il est fort possible que cela soit un facteur déclenchant, mais d'avoir attendu tous ces mois et même parfois ces années, et de vous retrouver aujourd'hui certes comblée, mais le ventre vide et avec un sentiment de manque, n'est-ce pas une explication suffisante ? Car vous venez de vivre une véritable séparation, vous qui avez couvé, abrité cet enfant ; il faut bien constater que la symbiose au sens strict est terminée.

L'acte de mettre au monde vous renvoie également à votre propre naissance, à la relation avec votre mère. Vous avez tendance à vous comparer à elle, à vous projeter différente ou identique, selon le passé de votre relation. Tout un déplacement s'effectue dans l'arbre généalogique. Une naissance peut faire resurgir aussi le souvenir d'êtres chers disparus, et chacun sait que les prénoms sont souvent choisis en fonction de l'histoire familiale.

Ainsi l'image idyllique de la jeune mère, épanouie, comblée, est parfois loin de la réalité. Les photos de magazines ou les affiches de publicité donnent toujours une image extrêmement positive de la femme enceinte ou de la jeune mère. Mais de nouveau, comme au début de grossesse, vous allez vivre par moments des sentiments contradictoires, encore plus inattendus. Certes, ce qui l'emporte, c'est votre triomphe d'avoir été capable de faire naître cet enfant de votre ventre, mais vous êtes fatiguée et assaillie d'une multitude de petits soucis auxquels vous ne savez comment faire face (montée laiteuse, fièvre éventuelle, hémorroïdes, épisiotomie, courbatures, etc.). Il faut du temps pour vous remettre de cet accouchement tant sur le plan physique que psychologique.

Alors, si vous avez à certains moments un phénomène de rejet, de lassitude, et même des idées noires, cela est normal.

Votre état se caractérise par des sautes d'humeur diamétralement opposées ; c'est, d'une seconde à l'autre, Jeanne qui rit et Jeanne qui pleure, envie de toucher votre enfant et crainte de le prendre dans les bras, découragement, joie, tristesse.

Les mots prononcés par un des membres de l'équipe médicale risquent de prendre à vos yeux une importance tout à fait disproportionnée. Une parole dite sur le ton de la plaisanterie est considérée par vous comme blessante, telle remarque vous fait imaginer le pire, vous vous sentez banalisée alors que vous êtes unique, vous vous sentez jugée par ceux qui vous entourent. Votre désarroi peut vous conduire à poser beaucoup de questions à toutes les personnes en blouse blanche qui défilent au pied de votre lit. Comme les réponses ne sont pas unanimes et que les avis divergent sur ce qu'il faut faire ou ne pas faire, sur la quantité de boisson à prendre, sur les aliments qui donnent du goût au lait, sur la façon de tenir le bébé, sur les horaires de tétée libres ou imposés, votre inquiétude ira en augmentant.

En fait, les véritables problèmes médicaux sont peu fréquents ; vous aurez plutôt des problèmes pratiques : comment donner le sein ? Comment s'occuper du bébé ? etc. Là s'impose la nécessité d'un interlocuteur médical privilégié, d'une personne que vous sentirez plus disponible et en qui vous aurez confiance.

Cette fragilité, vous la ressentirez également avec votre proche entourage. À lui de faire l'effort de compréhension et de tolérance nécessaire, car vous êtes pendant les deux ou trois premiers jours du « bébé blues » tout à fait lasse, irritable, vous mangez peu et vous dormez à peine.

Il faut prendre cet état avec patience, ne pas s'inquiéter des larmes soudaines, savoir que cette vulnérabilité est naturelle, fréquente et surtout passagère...

Le personnel médical et paramédical l'a maintenant parfaitement prise en compte, il vous soutiendra moralement.

Une vulnérabilité naturelle

Ne vous culpabilisez pas de vos sautes d'humeur ; ces émotions fortes sont la rançon d'une tension intérieure, d'un état de stress bien compréhensible. Si vous ne désirez pas vous occuper de votre enfant, ne pensez pas que vous êtes une mauvaise mère. N'hésitez pas à le confier à la nounou, il n'y a aucun mal à cela. Le bébé saura vite vous attirer de nouveau, reposez-vous sur lui lorsque vous le prendrez dans vos bras pour la tétée ou le biberon, transmettez-lui votre émotion, car cette hypersensibilité vous permet aussi d'entrer en contact avec lui, de le comprendre intuitivement. Renouez avec lui, il est tout prêt à le faire ; vous vous rendrez compte qu'il est très sensible à votre voix, à votre odeur et à votre présence.

L'amour maternel n'est pas au rendez-vous à heure fixe, il se développe souvent avec le temps. Ce n'est pas un bloc monolithique, il est traversé par quelques failles. Confiez-vous à votre compagnon ou à une personne amie, à des gens qui parlent vrai et qui sont susceptibles de vous entendre.

La sortie de la maternité

La durée de séjour à la maternité n'est pas fixe, mais sachez que la loi a prévu 12 jours pris en charge par la Sécurité sociale. Habituellement 5 à 7 jours suffisent, parfois moins, en dehors de raisons médicales concernant la mère ou l'enfant. Selon l'évolution, vous déciderez avec votre médecin du jour exact de votre sortie.

De plus en plus on assiste à une diminution de la durée du séjour, dans la mesure où il y a un relais affectif à la maison, une aide ménagère et un contact médical maintenu. Si tel n'est pas le cas, prenez le temps qui vous semble nécessaire à la maternité. Pendant que vous vous préparez à quitter la maternité, les quelques démarches administratives nécessaires à votre sortie pourront être faites par votre compagnon.

Le carnet de santé avec toutes les observations médicales concernant votre bébé vous a été remis. Les prescriptions du régime alimentaire du bébé et ses traitements éventuels sont consignés sur une ordonnance. Vous bénéficierez peut-être vous-même d'une prescription médicale de fer contre l'anémie, d'un médicament pour poursuivre le blocage de l'allaitement si tel a été votre choix, et éventuellement d'un mode de contraception.

Enfin votre bébé est au chaud dans son couffin, porté par son père, vous êtes prête : en route vers la maison !

La maternité de demain

Le passage par la maternité est inéluctable pour votre sécurité et celle de votre enfant. Pourtant, si certaines femmes en gardent un souvenir heureux, d'autres ont une opinion plus mitigée et souhaiteraient des aménagements pour que ce séjour intense soit le plus heureux possible. Il est vrai que toute sa vie une femme revivra et racontera son accouchement, la découverte de son enfant. Il faudrait pouvoir lui offrir la meilleure maternité. Une modification des mentalités s'exprime dans différents domaines, technique, architectural et administratif. La place du père dans une maternité n'est pas toujours facile, il se sent parfois en trop ; le personnel est souvent surchargé de travail, et ne se rend pas toujours compte de votre attente. Mais les mentalités évoluent, on trouve déjà dans de nombreuses maternités de bonnes idées qui mériteraient d'être généralisées, et l'on admet que la famille naît à la maternité.

Votre chambre doit permettre d'accueillir votre compagnon s'il souhaite rester auprès de vous, autrement que sur un lit de camp ou sur un fauteuil. Votre enfant doit pouvoir y séjourner, soit pendant la totalité de votre séjour, soit en alternant avec une nursery individuelle donnant directement sur votre chambre, de telle sorte que lorsque le corps médical ou infirmier veut s'occuper de votre bébé, il le fasse par votre intermédiaire. Vous êtes ainsi informée et participez activement à tous les examens et les soins faits à votre enfant.

Sans remettre en cause la surveillance médicale intensive de toute mère qui vient d'accoucher, 24 ou 48 heures plus tard, il doit être possible de séjourner dans un secteur moins médicalisé, un lieu à mi-chemin entre l'hôpital et l'hôtel. Il existe en Australie et aux États-Unis des *hostels* qui ont pour but d'offrir un juste équilibre entre une sécurité indispensable et un accueil moins pesant, plus personnalisé, en évitant que votre séjour ne vous coupe de votre entourage et de vos aînés. Les jeunes accouchées sans problème médical y disposent d'un petit salon pour recevoir les aînés ou la famille, d'une kitchenette pour compléter, réchauffer ou faire les repas : la surveillance médicale est constante, mais discrète.

Mon avis

On ne reviendra pas à l'accouchement à domicile, car il donne moins de sécurité ; mais il faut transformer notre conception de la maternité. Les femmes qui accouchent et les nouveau-nés ne sont pas des malades. Il faut donc développer le sentiment du « chez soi » à la maternité, ainsi qu'une place pour le père : la famille se constitue à la naissance.

Dans tous les cas l'environnement médical lors de l'accouchement doit vous apporter sécurité et compréhension. La durée du séjour dépend ensuite de votre appréciation : 48 heures d'hospitalisation peuvent suffire, ou bien vous préférerez rester quelques jours de plus, le temps de vous adapter à votre petit et à vous-même, de vous reposer (plus qu'à la maison). Pourquoi pas dans un cadre plus sympathique, moins « malade » et où le service hôtelier prend le pas sur les soins médicaux ?

Ce que l'on demande à l'hôpital, c'est d'apporter la sécurité, mais celle-ci ne doit pas être synonyme de froideur. L'architecture intérieure, le mobilier médical, pourraient être plus artistement dessinés. Même au niveau du plateau technique, les salles de naissance par exemple sont-elles vraiment adaptées aux conceptions modernes ? Pourquoi faudrait-il sacrifier la fête que doit être une naissance à la surveillance et la possibilité d'intervention rapide ? Les appareils de surveillance du bébé seront miniaturisés ; déjà certains sont sans fil, portables, permettant une plus grande autonomie.

J'ai visité plusieurs maternités qui ont accompli un réel effort dans la décoration ou dans l'architecture de la pièce de naissance pour créer une atmosphère proche de l'intimité du foyer. Elles n'en sont pas moins équipées de tout l'appareillage nécessaire à la surveillance du travail et aux interventions urgentes, mais habilement camouflé, et c'est un camouflage heureux. Ce qui compte le plus dans ces maternités pilotes, c'est tout d'abord de modifier l'état d'esprit de l'équipe médicale ; les trucs, le design viennent après. Ici on a prévu une glace pour que la mère voie la naissance ; là une estrade qui permette à l'homme de soutenir sa femme sous les bras ; ici c'est une chaise spéciale ou encore une barre d'appui qui permette à la femme en travail d'être accroupie par moments, ou une baignoire d'eau chaude qui la relaxera. Il faut un peu d'espace et surtout une ouverture d'esprit qui donne leur place aux sentiments, et offre aux couples la possibilité de faire sienne cette naissance sans modèle, sans dirigisme, et avec un soutien de la plus haute compétence.

Il en va de même avec les nouveau-nés : ils nécessitent une surveillance rigoureuse, et certaines précautions sont indispensables. Mais la présence de la mère l'est tout autant, y compris, et peut-être surtout, pour les enfants fragiles. Même dans un incubateur, perfusé ou sous cardiomoniteur, votre bébé peut rester auprès de vous quelques heures par jour, si ce n'est pas trop grave. Bien souvent, votre bébé pourrait être sorti de sa couveuse et passer quelques instants dans vos bras. Contre votre peau et bien couvert, il n'aura pas froid, et il aura chaud au cœur. Nombreux sont les personnels des services de réanimation des nouveau-nés qui se préoccupent de la permanence du lien familial malgré l'intensité de l'activité soignante (bain de paroles, massage et toucher, lieu d'intimité) dès que l'état de santé le permet.

Un juste équilibre est malaisé à garder, car notre objectif est double : lutter pour diminuer au minimum les accidents de la naissance et faire en sorte que votre accouchement et votre séjour soient une expérience épanouissante et enrichissante. C'est l'enjeu des années à venir.

Le retour à la maison

Franchir la porte de chez vous avec votre compagnon et votre premier enfant restera une image marquante dans votre vie, surtout si votre arrivée a été préparée par quelques surprises attentionnées !

Après avoir vérifié si les changements que vous avez apportés à votre logement permettent au nouveau venu de s'installer, vous avez le droit d'être fière de vous et de savourer votre maternité.

Le repos

À votre retour, le plus important est de vous reposer. Ne brûlez pas les étapes, ne forcez pas le rythme de la nature. C'est encore une période entre parenthèses dans la vie de tous les jours. Elle est à respecter dans son intégralité. Dix semaines de « convalescence » sont un minimum. Les sociétés traditionnelles, malgré la fréquence des naissances, organisaient une vie protégée pour la jeune mère et son enfant. Vous qui n'accouchez que de rares fois, préservez la découverte mutuelle avec votre bébé et ne faites pas de ces premiers mois une fuite en avant.

Vous devez faire face aux répercussions de votre accouchement sur votre corps, aux soins permanents à donner au bébé, au manque de sommeil dû aux tétées nocturnes. Non seulement toutes vos nouvelles tâches doivent être effectuées sans relâche, mais encore faut-il faire tourner le reste de la maison. Si vous êtes consciente de la nécessité de vous ménager, pas de zèle intempestif, réduisez vos charges au minimum indispensable, abandonnez tout ce qui n'est ni essentiel ni urgent et organisez votre temps de telle sorte qu'une sieste et des pauses soient possibles, garantes d'un retour à une bonne forme physique. Quant à votre moral, il va être l'objet de sollicitations multiples (problèmes matériels, responsabilité nouvelle, sentiment de solitude) ; le vague à l'âme peut aussi se manifester chez soi, fatiguée, vous y serez plus vulnérable.

Le retour du corps à la normale

Dans les jours qui suivent votre accouchement vous êtes surprise et parfois inquiète des transformations que votre corps a subies à cause de la grossesse. Les craintes les plus fréquentes concernent la chute du galbe des seins, la persistance des rondeurs du ventre et la cellulite sur les cuisses. Pourtant, vous serez étonnée de votre capacité de récupérer petit à petit une image satisfaisante de vous-même. Certes la venue de votre bébé peut laisser des traces, mais j'entends souvent dire que ces traces peuvent être ressenties comme belles, tout comme on peut être séduit par les rides d'un homme. Ces marques de la vie sont les témoins d'une expérience heureuse.

Il est vrai que le regard des autres n'est pas toujours indulgent, ni sympathique. Enceinte, on vous félicitait, mais une fois la naissance passée, on accepte moins que vous ayez changé d'apparence. Vous-même souhaitez ne rien perdre de votre séduction et de votre charme : je suis frappé de votre dynamisme à ce moment, de votre capacité de faire valoir à la fois l'acquis de la maternité et toute votre féminité. Vous sentir bien dans votre corps est un objectif qui n'est pas atteint sans mal. Mais cela constitue un puissant moteur qui vous aidera à dépasser les moments de découragement qui vous guettent.

En quelques jours, vous avez perdu l'équivalent de 7 à 8 kg correspondant au poids du bébé, de ses annexes (placenta, membranes et liquide amniotique) et à la disparition de l'eau retenue dans votre corps. Les autres kilos sont plus longs à perdre car ce sont des graisses de réserve. Il est préférable, pour la qualité des tissus, que votre perte de poids soit progressive afin d'éviter que la peau ne flotte sur les muscles.

Éloge de la patience

— Dans les jours qui suivront votre accouchement, vous accepterez sans doute moins bien que durant la grossesse les transformations que votre corps a subies. Ne vous inquiétez pas, il faut quelque temps pour que tout rentre dans l'ordre.

— Sachez qu'il est préférable pour votre peau que votre perte de poids soit progressive.

— Si vous allaitez, 2 à 3 kg de plus que votre poids habituel constituent une réserve d'énergie utile et difficile à perdre durant cette période. Mangez normalement et varié, et surtout ne suivez pas de régime strict à ce moment-là.

Contentez-vous d'éviter les excès, limitez les graisses cuites et les sucres d'absorption rapide. Si vous allaitez, 2 à 3 kg de plus que votre poids habituel constituent une réserve d'énergie utile ; il est alors déconseillé de suivre un régime strict et de chercher à retrouver sa ligne au plus tôt, sous peine de fatigue. Vous risquez au contraire de maigrir spontanément pendant l'allaitement, ce qui vous obligerait à suivre un régime très nourrissant.

Et puis, pourquoi ces rondeurs transitoires ne seraient-elles pas agréables ? Il n'y a pas de modèle physique féminin invariable.

La paroi abdominale

Les muscles abdominaux, très distendus pendant la grossesse, vont progressivement reprendre leur forme en 4 à 6 semaines, mais il sera nécessaire de les tonifier. Avant d'entreprendre des exercices capables de vous faire récupérer de bons abdominaux, il faudra que les muscles du périnée aient retrouvé une bonne tonicité. Si tel n'était pas le cas, vous favoriseriez une descente d'organes. Les efforts abdominaux ont tendance à repousser vos organes vers le bas ; le périnée y fait obstacle ; aussi, vous comprenez la nécessité de récupérer en premier lieu un périnée solide avant d'envisager des exercices abdominaux.

Après 4 à 6 semaines, ou après votre visite médicale de contrôle, vous ferez appel à des exercices physiques appropriés pour tonifier vos muscles abdominaux, plutôt qu'à des souvenirs de gymnastique plus ou moins lointains ! Dix séances de rééducation sont remboursées par la Sécurité sociale. Cependant, entre les séances de kinésithérapie officielle, il est indispensable de continuer à faire des exercices chez vous et de reprendre ou de découvrir un sport adapté à votre constitution physique.

Le périnée

Il est très important de commencer dès les premiers jours les exercices d'entretien des muscles du périnée. Les deux muscles étant solidaires, une bonne récupération du tonus musculaire du périnée va accélérer le retour du vagin à sa taille normale et permettre de retrouver la qualité de la vie sexuelle.

Certains accouchements ont pu solliciter trop fortement le périnée, retardant le retour à un état normal : accouchements longs et difficiles, gros bébés, mais aussi accouchement de femmes peu sportives, n'ayant pas fait de préparation physique suffisante. Dans de tels cas, il n'est pas exceptionnel que vos efforts de contrôle de la miction se révèlent inefficaces et que vous perdiez quelques gouttes d'urine en riant ou en toussant. Pour récupérer une bonne musculature du périnée, reprenez les exercices que vous avez appris lors de la préparation à la naissance (voir p. 342).

Pour vérifier l'efficacité de votre contraction musculaire du périnée, allongez-vous sur le dos, les jambes pliées et écartées ; placez un miroir de façon à voir s'élever, si vous contractez de manière efficace votre périnée, la région de la fourchette vulvaire, c'est-à-dire la partie inférieure de la vulve où se situent des petits plis. Lorsque vous relâchez votre effort vous voyez s'abaisser cette région.

La rééducation du périnée sera guidée par une sage-femme ou un kinésithérapeute spécialisé dans ce type de problèmes. À noter que la Sécurité sociale prend en charge ces séances de rééducation du périnée sur prescription médicale.

Si les exercices sont insuffisants, il est possible d'avoir recours à l'électro-stimulation musculaire. Cette électro-stimulation à l'aide d'une sonde vaginale (constituée de deux bagues pour conduire le courant) est une technique indolore, qui en quelques séances redonnera aux muscles leur tonus. Votre gynécologue vous conseillera de prendre contact avec un centre d'urodynamique spécialisé dans ce genre de problèmes consécutifs à l'accouchement.

La rééducation

— Il faut commencer, dès les premiers jours qui suivent l'accouchement, les exercices quotidiens et très simples d'entretien des muscles du périnée, en douceur toutefois.
— Cette rééducation peut être guidée par une sage-femme ou, si nécessaire, par un kinésithérapeute. Ces séances sont prises en charge par la Sécurité sociale sur prescription médicale.
— La rééducation abdominale ne s'envisagera qu'après que vous aurez retrouvé un périnée tonique.

Les seins

Vos seins ont varié de volume de façon souvent spectaculaire ; il n'est pas rare de constater qu'ils perdent de leur tonicité après l'accouchement ou après l'allaitement, bien qu'une certaine sensation de gonflement puisse également persister. Sauf exception, ils auront tendance à retrouver leur galbe lorsque le cycle hormonal reprendra, naturellement ou avec une pilule. L'entretien physique ou la préparation des seins en vue de l'allaitement favorisent leur bonne tenue. L'arrêt brusque de l'allaitement en pleine montée laiteuse est néfaste en revanche pour l'esthétique. Un sevrage progressif est préférable. Si vous avez pris un médicament pour bloquer la montée laiteuse dès l'accouchement, il faut continuer à le prendre pendant 15 à 20 jours après votre sortie de la maternité pour éviter tout écoulement intempestif de lait qui peut survenir soit spontanément, soit à l'occasion d'une émotion.

Le bassin

Le bassin osseux est plus extensible qu'il n'y paraît. Les os ne sont pas soudés, ce sont des articulations qui s'élargissent légèrement en fin de grossesse. Votre tour de hanches peut être plus important après l'accouchement, parfois vous risquez de garder une cambrure exagérée qui occasionne des douleurs lombaires. Dans ce cas une gymnastique appropriée vous permettra de retrouver une posture plus correcte et indolore.

La consultation post-natale

Le repos est primordial au cours des semaines qui suivent l'accouchement, mais il n'est pas toujours facile à obtenir. La vie quotidienne est une succession de tâches qui reviennent extrêmement vite et laissent peu de temps pour vous occuper de vous-même.

Pourtant, il faut viser à retrouver votre forme en 3 à 6 mois. Celle-ci reviendra d'autant plus rapidement, en dehors d'une nature plus ou moins heureuse, que vous pourrez y consacrer du temps. Il est essentiel de vous reposer au maximum les premières semaines, sinon vous le paierez plus tard.

Une consultation de contrôle doit avoir lieu à la fin du 2e mois qui suit l'accouchement. Elle permettra de vérifier si tous les organes ont repris leur place ; votre médecin vous prescrira les séances de gymnastique post-natale auxquelles vous avez droit, si cela n'avait pas été fait. Sachez qu'il existe des possibilités de cure thermale adaptée aux suites de couches, avec prise en charge des soins (mais non du forfait hôtelier) par la Sécurité sociale si votre médecin l'a prescrite pour une raison médicale ; c'est aussi le moment de penser au frottis de dépistage et de parler d'une contraception éventuelle. Pour le médecin, c'est l'occasion de prendre des nouvelles du bébé dont les changements sont si spectaculaires à cet âge. Quelques photos nous font toujours plaisir.

Le retour de couches

La date des premières règles après l'accouchement, le « retour de couches », varie selon que vous allaitez ou non. En l'absence d'allaitement, il se produit entre 6 et 8 semaines, parfois 10 semaines après l'accouchement. Ces règles sont habituellement un peu plus abondantes les deux premiers jours et un peu plus longues (8 jours) que des règles normales. Lorsque vous allaitez, les règles surviennent plus tard, au bout de 3 mois ou plus.

On peut assister également à une reprise des hémorragies à la fin de la deuxième semaine après l'accouchement, ce que l'on appelle le « petit retour de couches » ; ces hémorragies durent quelques jours et ne sont pas suivies d'une reprise de cycle. Le vrai retour de couches surviendra 1 mois plus tard.

Les rapports sexuels

Il est rare que les rapports sexuels soient repris dans le mois qui suit l'accouchement. Mon expérience de consultation me montre que vous avez généralement besoin d'une période de réadaptation vis-à-vis de vous-même beaucoup plus longue que ce que vous pouviez imaginer.

Il faut que le corps de femme désirante et désirable remplace peu à peu un corps perturbé par l'accouchement et la grossesse, et que l'esprit se dégage de sa focalisation exclusive sur le bébé. Mais, là encore, il n'y a pas de règle universelle. Chacune, chaque couple a son rythme propre.

Le retour à la maison ne signifie pas que la période des suites de couches soit terminée. Le vagin a été particulièrement distendu par le passage de la tête de votre bébé et souvent quelques éraillures ou déchirures de la muqueuse vaginale ont dû être suturées par un ou deux points de catgut, c'est-à-dire d'un fil résorbable. Les grandes lèvres vont retrouver progressivement leur place et la vulve reprendre son aspect antérieur. Il faut attendre une cicatrisation totale de l'éventuelle épisiotomie, ce qui peut prendre plusieurs semaines, pour que les rapports sexuels soient totalement indolores. Sinon vous risquez de vous bloquer par crainte d'avoir mal. Il faut que votre compagnon soit compréhensif. Là encore la rééducation du périnée joue un grand rôle, elle contribue à retrouver le confort des rapports sexuels.

Carencé en œstrogènes jusqu'au retour de couches ou plus longtemps si l'allaitement se poursuit, le vagin peut s'irriter à cause d'une certaine sécheresse. Vous pouvez utiliser sans ordonnance des crèmes lubrifiantes pour passer ce cap transitoire.

Les petits problèmes mécaniques comme la cicatrisation de l'épisiotomie et la sécheresse vaginale ne durent qu'un temps. Ce qui est parfois plus difficile à gérer, c'est la transformation d'un duo en trio...

Pour certains couples, l'allaitement représente une gêne à la sexualité. Les seins sont effectivement détournés pour un temps de leur fonction érotique au profit de leur rôle nourricier, et au bénéfice d'un tiers. Certains hommes le vivent assez mal, mais, là encore, ce n'est pas général.

Le corps est souvent plus lourd, une éventuelle cicatrice de césarienne, même petite et discrète, a modifié l'image que vous aviez de vous-même. Vous vous sentez lasse, vous n'arrivez pas à remettre vos vêtements d'avant la grossesse. Vous n'êtes pas loin de la déprime, alors « la bagatelle » n'est pas votre premier souci. Mais un jour, en vous, la féminité va retrouver sa place et même parfois prendre une dimension nouvelle. La chambre à coucher doit rapidement redevenir l'espace privilégié de votre couple, distinct de celui de l'enfant.

Passé le cap du premier rapport sexuel, un peu redouté par vous mais aussi par votre compagnon, vous vous retrouverez et redécouvrirez l'amour ensemble. On ne peut que vous conseiller de savoir consacrer du temps l'un à l'autre le moment venu, parfois en vous échappant du quotidien si vous pouvez faire garder votre bébé.

Votre vie de couple après l'accouchement

— Il est rare que les rapports sexuels soient repris dans le mois qui suit l'accouchement, mais chaque couple saura trouver son rythme.
— Le retour à la maison ne signifie pas la fin de la période des suites de couches.
— Apprécier à nouveau vos rapports sexuels nécessite qu'un certain nombre de problèmes mécaniques liés à la grossesse et à l'accouchemxent soient réglés (cicatrisation de l'épisiotomie, sécheresse vaginale...). Cela peut prendre quelques semaines.
— Le plus important est toutefois pour redécouvrir l'amour ensemble de consacrer du temps l'un à l'autre. Sachez quelquefois faire garder votre bébé pour retrouver une intimité à deux.

La contraception après l'accouchement

Votre fécondité est quasiment nulle dans les premières semaines qui suivent l'accouchement. Les hormones sécrétées par le placenta ont bloqué le fonctionnement des ovaires pendant les mois de la grossesse, vous évitant d'avoir des règles. Mais dès cet effet inhibiteur levé, l'ovaire va se remettre à fonctionner, et une ovulation sera suivie 15 jours plus tard de l'apparition des règles.

« L'allaitement peut-il être une méthode contraceptive ? »

L'allaitement retarde la mise en route de l'ovaire, mais ne bloque pas à coup sûr son fonctionnement. Autrement dit, allaitement ou pas, la possibilité d'être à nouveau enceinte existe peu de temps après la naissance et n'est pas prévisible.

Vous connaissez sûrement autour de vous quelqu'un qui a des enfants ayant 10 mois d'écart. Si vous voulez éviter cette situation, il faut envisager une méthode contraceptive.

Les méthodes locales

J'entends souvent dire : « De toute façon, nous n'aurons pas beaucoup de rapports sexuels pendant cette période et nous ferons attention. » Mais n'oubliez pas que votre retour de couches survient parfois 2 ou 3 mois après l'accouchement. L'ovulation qui précède le retour de couches passe alors inaperçue et peut être fécondante.

Si vous avez décidé d'utiliser une méthode locale et de « faire attention », cela signifie en pratique : préservatifs masculins, contraception féminine locale ou interruption de l'acte sexuel. Vous devez donc accepter de vous plier aux petites contraintes de cette contraception pendant toute cette période.

Les spermicides

L'efficacité des spermicides dépend de leur bonne utilisation. Trois types de présentation existent : crème, ovules, éponges.

Pour qu'ils soient efficaces, vous devez les placer au moins 10 minutes avant le rapport sexuel et ne pas faire de toilette savonnée 2 heures avant la pose (votre partenaire également) et 2 heures après le rapport, car le savon détruit l'action des spermicides.

En ce qui concerne les crèmes et les ovules, il convient en cas de rapports répétés de placer une nouvelle dose dans le vagin.

L'éponge spermicide, elle, a une efficacité de 24 heures. Passé ce délai, elle doit être enlevée.

Ces spermicides sont en vente libre en pharmacie et non remboursés par la Sécurité sociale.

Le diaphragme

La contraception par diaphragme est inadaptée à cette période car la taille du vagin est modifiée. De plus, le diaphragme pourrait gêner l'écoulement des lochies et favoriser une infection.

La pilule

Certains types de pilules peuvent être prescrits immédiatement après l'accouchement. Ce sont habituellement des micro-pilules, c'est-à-dire des pilules progestatives faiblement dosées. Elles sont compatibles avec la poursuite de l'allaitement car elles n'en altèrent pas la qualité. Le taux d'hormones qui passe dans le lait est minime et sans conséquence pour le bébé.

Si vous n'allaitez pas, une pilule normalement dosée peut vous être prescrite. Mais, afin d'éviter tout risque de phlébite, ce type de pilule est prescrit 3 semaines au moins après l'accouchement, c'est-à dire à la fin de la période des lochies.

On peut également utiliser les hormones par voie injectable (progestérone intramusculaire) qui bloquent l'ovulation pendant 3 mois. Peu utilisée chez nous,

Mon conseil

Les micro-pilules constituent un excellent mode de contraception jusqu'au retour de couches. Elles peuvent entraîner quelques saignements peu importants. Pour qu'elles soient efficaces, il est impératif de les prendre à heure fixe.

cette méthode l'est largement dans les pays en voie de développement où la prise de pilule quotidienne est moins facilement respectée.

C'est donc au moment de la consultation post-natale qu'il vous sera possible de poursuivre ou de choisir à nouveau une méthode de contraception durable, et adaptée à votre personnalité. Vous allez vous retrouver devant le dilemme habituel : ou bien vous astreindre à une prise orale quotidienne (qui sous-entend une régularité parfaite, sans oubli) ou bien accepter le principe d'une pose de stérilet.

Le stérilet

Le stérilet peut être posé lorsque l'utérus a repris sa forme, habituellement après le retour de couches ou le premier cycle suivant. Posé trop tôt, il risquerait d'être expulsé par les contractions de l'utérus qui revient à la normale ; en outre, le risque infectieux n'est pas nul.

Mon avis

Autant les gynécologues répugnent à poser un stérilet chez une femme n'ayant jamais été enceinte, autant ils conseillent ce type de contraception chez la jeune mère, en dehors de certaines contre-indications.

Vous venez de faire la preuve de votre fécondité, votre utérus a déjà bien fonctionné, vous pouvez sans problème envisager ce moyen de contraception.

La pose du stérilet, souvent appréhendée, prend 30 secondes et n'est pas douloureuse, si vous êtes détendue et en confiance. Une fois le stérilet en place, vous constaterez qu'on a tendance à oublier son existence. Effectivement, vous pouvez ne plus y penser. Il faut cependant faire vérifier sa position chaque année ; au bout de 2 à 3 ans (selon les stérilets), et si vous n'envisagez pas une autre grossesse, votre gynécologue procédera à son remplacement. C'est un très bon moyen contraceptif, maintenant que vous êtes mère, bien que légèrement moins efficace que la pilule prise sans faille. Cependant certaines femmes acceptent mal l'idée d'un corps étranger en elles.

Mon conseil

Si vous devez prendre des anti-inflammatoires ou de l'aspirine durant la période de l'ovulation, il vous faudra recourir en plus à une contraception locale pendant la durée du traitement, car ces substances diminuent l'efficacité du stérilet.

La pilule du lendemain

En cas de doute sur une éventuelle grossesse, il est possible, depuis 1999, de se procurer en pharmacie une dose d'estro-progestatifs ou de progestatifs seuls qui, 24 heures après le rapport supposé fécondant, agira comme une contraception d'urgence.

Troisième partie

3

L'enfant jusqu'à un an

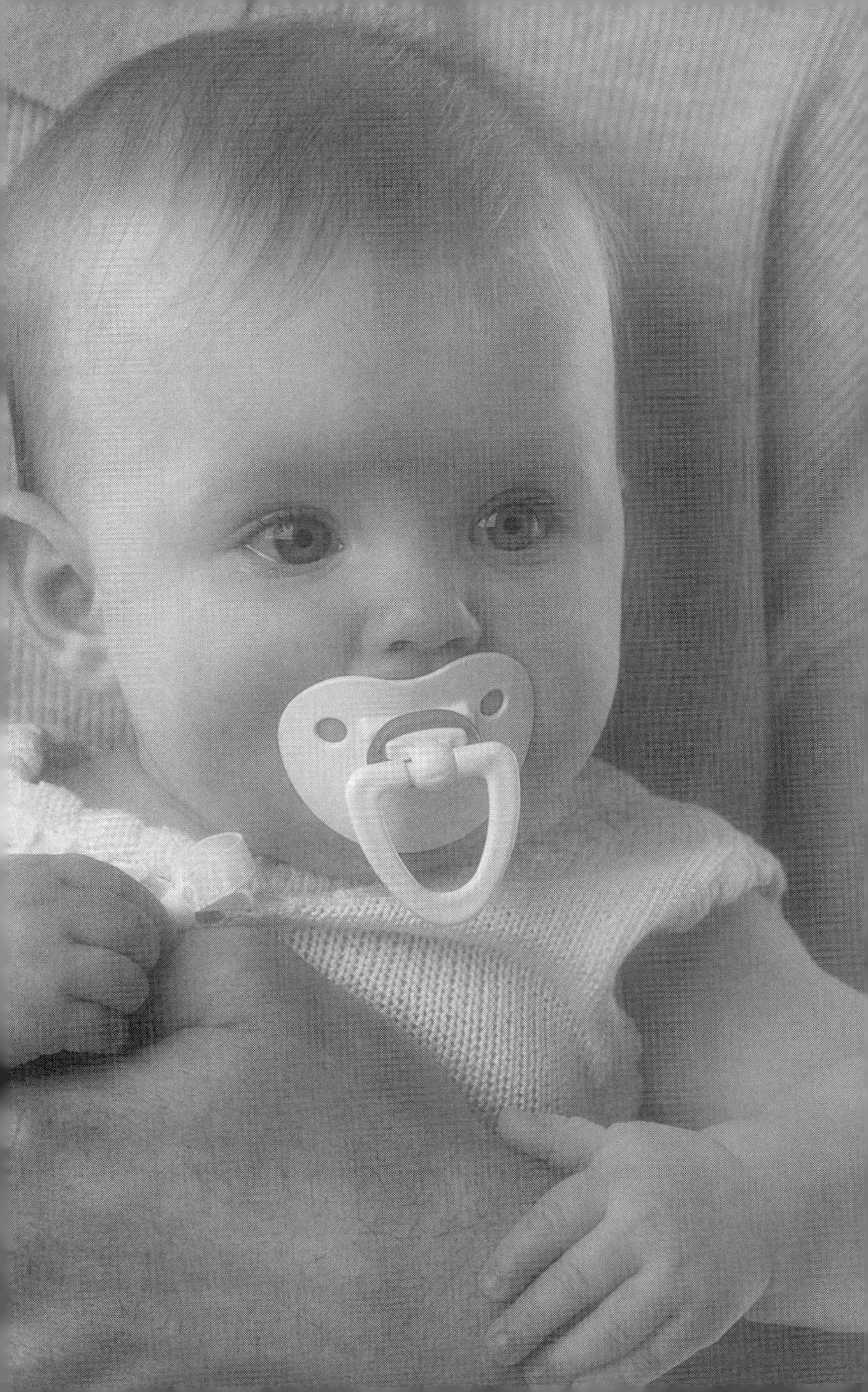

L'enfant jusqu'à un an

L'enfant jusqu'à un an

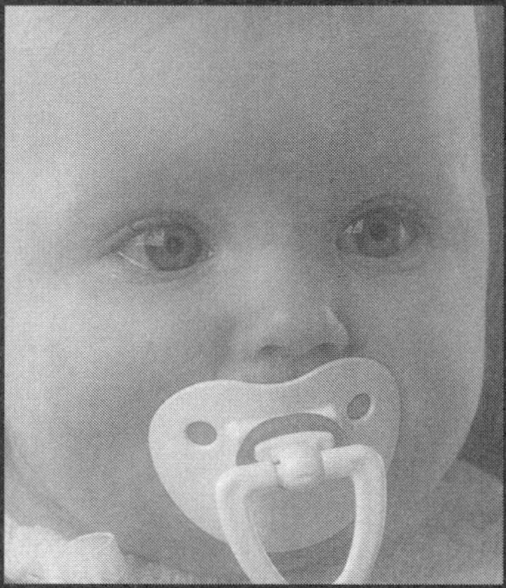

L'enfant
jusqu'à un an

L'enfant jusqu'à un an

À la découverte de votre enfant

L'alimentation

La vie quotidienne et ses questions

Le suivi médical de votre enfant

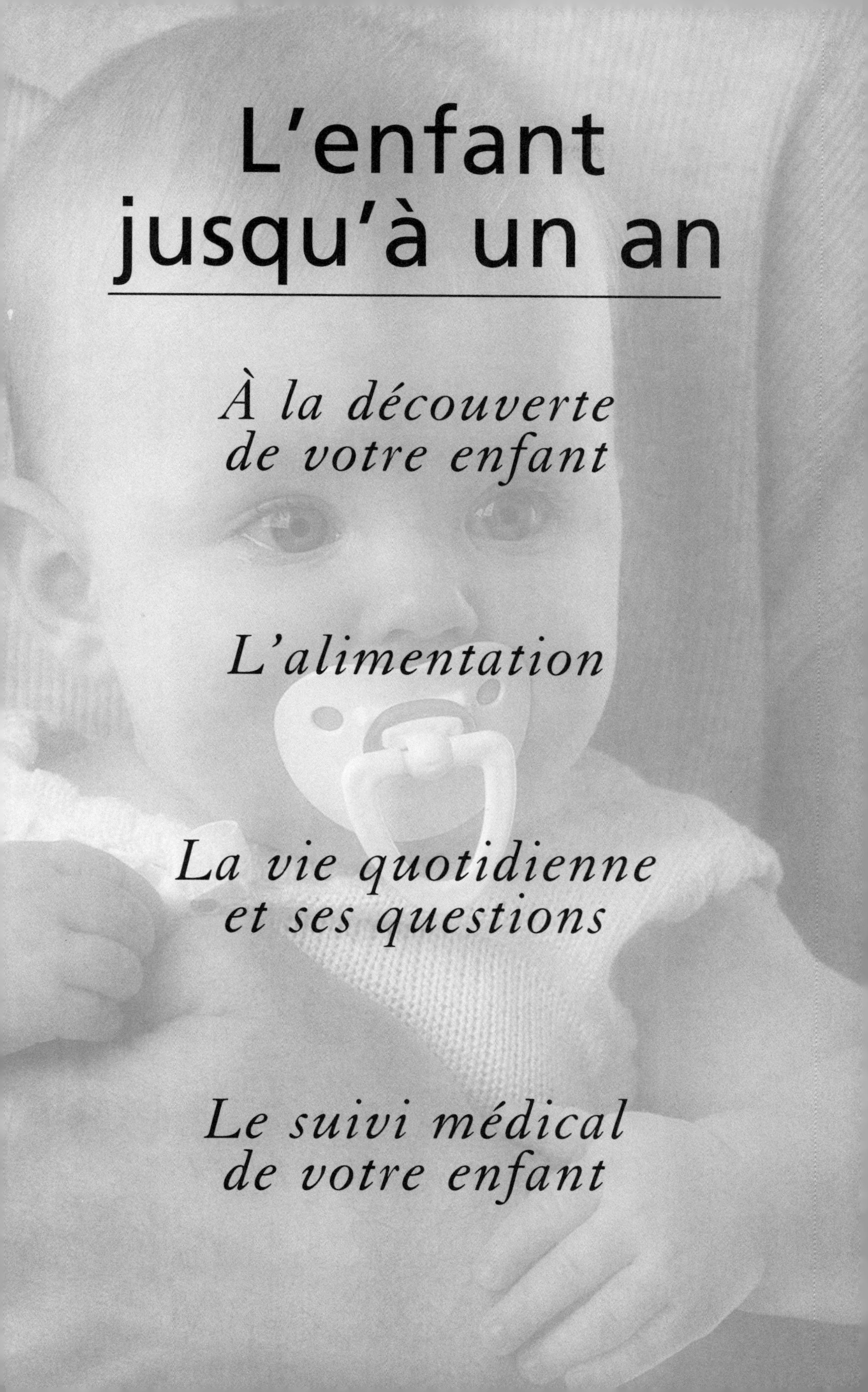

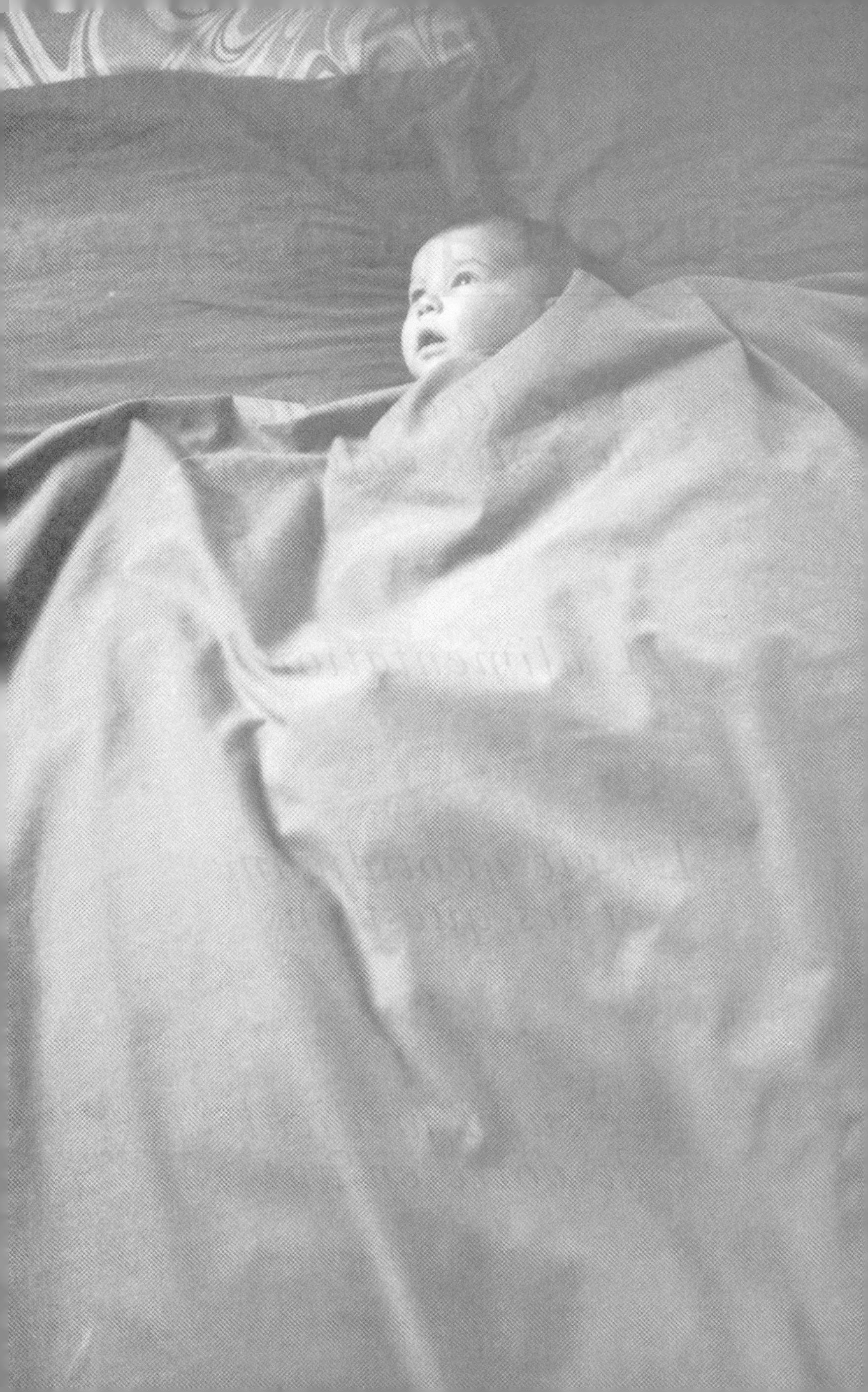

À la découverte de votre enfant

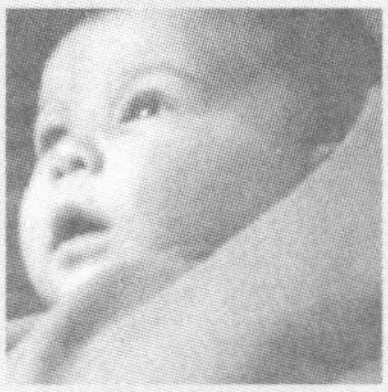

Les relations
avec le nouveau-né

Le rôle des parents
dans le développement

Le développement psycho-affectif du premier âge

■

Le développement physique et moteur du premier âge

Les relations avec le nouveau-né

Depuis des siècles, toutes les mères savent que leur nouveau-né les regarde, répond à leur voix et à leurs caresses, est attentif à leur sourire et noue avec elles un dialogue très riche. Pourtant les médecins ont attendu les trente dernières années pour prendre conscience de ces faits, s'en occuper, et, les étudiant scientifiquement, faire franchir un pas considérable à la connaissance de ce que l'on appelle maintenant « les compétences précoces du bébé ».

Il y a trente ans encore, en France du moins, on pensait que, jusqu'à deux mois, le bébé menait une vie purement végétative, dormant, faisant ses besoins, pleurant lorsqu'il avait sommeil ou faim, n'ayant que peu de contacts avec le monde extérieur. Rien n'est plus faux. Non seulement le bébé a des capacités considérables dès la naissance, suite des aptitudes intra-utérines dont nous avons parlé, mais il développe des contacts étroits et fructueux qui commencent à façonner son esprit, son caractère.

J'ai moi-même découvert ces faits, il y a plus de trente ans, lors de la naissance de ma fille. Je suis arrivé à la maternité une heure et demie après l'accouchement qui s'était passé très facilement, et elle était déjà couchée dans son berceau à côté de sa mère. Lorsque j'ai ouvert la porte de la chambre, en parlant, elle a ouvert les yeux et m'a regardé. J'étais déjà pédiatre chevronné, mais personne ne m'avait appris qu'un bébé de cet âge regardait. Et ce fut ma première interrogation à propos de ces problèmes.

Or l'éveil, l'évolution quotidienne d'un nouveau-né sont des sujets fascinants, pouvant passionner tous les jeunes parents. S'y intéresser, au jour le jour, est une garantie de nouer avec son enfant des liens et une relation de bonne qualité.

L'état d'éveil

Nous avons déjà vu que le bébé arrive au monde avec un équipement de ses sens très développé. Mais pour en bénéficier il doit être alerte, dans un certain état d'éveil, et chacun sait que les nouveau-nés dorment beaucoup. Lorsqu'ils attendent la nourriture ou cherchent le sommeil, ils sont agités, criant ou pleurant, donc inaptes à communiquer avec le monde extérieur, uniquement préoccupés par des sensations intérieures.

On a pu décrire six « états » différents dans lesquels peut se trouver le nouveau-né : sommeil profond, sommeil léger, état de somnolence ou de semi-assoupissement, état d'éveil calme, au cours duquel l'enfant est vivace, très présent, très « observant », mais avec peu d'activité, état d'éveil avec une activité physique personnelle qui l'absorbe, enfin état de pleurs.

Au cours des périodes de sommeil profond, tout est calme, le bébé ne bouge pas du tout. Durant ces instants, il vous arrive d'être inquiète, de vous lever en vous demandant si votre bébé respire toujours ; vous allez le voir, vous l'écoutez respirer. Toutes les jeunes mères le font un jour ou l'autre, votre angoisse est normale.

Au cours du sommeil léger (on s'active tout en dormant, d'où le nom de sommeil paradoxal), le bébé s'agite, soupire, mâchonne, se tourne, bouge les yeux sous ses paupières closes et peut geindre un peu. Puis il se replonge dans le sommeil profond.

Dans l'état d'éveil avec activité, il a faim en général. Il manifeste, crie, réclame sa nourriture, tremble parfois d'excitation à l'approche de la tétée.

Mon conseil

Votre bébé n'est donc pas toujours disponible au monde extérieur, mais lorsqu'il l'est, il faut être présent.

C'est bien sûr durant les périodes d'éveil calme, au cours desquelles il est attentif et vigilant, que le bébé est le plus réceptif aux stimulations extérieures, le plus apte à y répondre, et à communiquer par le regard, les mouvements de la tête ou des membres, ou même le sourire. Car le nouveau-né sourit. Il est difficile d'affirmer qu'il s'agit du sourire social, réponse à l'autre, mais c'est une détente des traits du visage témoignant de son bien-être ; il réagit à des regards attentifs, des paroles doucement prononcées.

Ces périodes d'éveil calme, au cours desquelles votre bébé est alerte, disponible, très présent, concentré sur votre voix, vos regards, vos mots tendres inventés pour lui, toutes les manifestations de votre amour, durent très peu les premiers jours : cinq ou six fois quelques minutes au cours de la journée. Mais elles vont s'amplifier, durer de plus en plus longtemps, couper réellement les périodes de sommeil. D'ailleurs, vers la fin des repas, quand le bébé commence à être rassasié, vous remarquez combien il vous regarde intensément, et communique facilement.

Ces moments d'échange doivent être équilibrés ; vous devez lui répondre sans le submerger d'excitations (par exemple en le faisant trop bouger, en lui parlant trop, trop fort). Il faut lui laisser le temps de solliciter la communication. Ces rencontres sont fondamentales pour lui et elles vous donnent à tous deux, tous trois avec le père, un intense sentiment de plaisir et de bonheur.

Évoquer ces divers états du bébé avant d'aborder réellement ses compétences est très important. Car pour établir de bonnes relations avec le bébé il est fondamental de « bien le sentir », de le solliciter à bon escient et non à contresens, de bien percevoir ses demandes pour y répondre de façon adaptée. C'est parfois très délicat avec le premier bébé pour une jeune mère, n'ayant élevé ni frère ni sœur plus jeune. Vous n'êtes pas seule dans ce cas. Toutes les mères éprouvent de telles difficultés avec leur premier-né. Il faut apprendre à les résoudre. Quel que soit l'amour profond que vous portez à votre bébé, continuer à l'aimer est un apprentissage. Cependant votre enfant vous aidera lui-même par son aptitude à nouer des liens sociaux : je vois le plus souvent les jeunes mères sentir et comprendre, très vite, dès le retour à la maison, ses besoins et ses demandes comme d'instinct. Aussi n'ayez pas d'inquiétude sur vos capacités à être « une bonne mère ».

Pour bien « sentir » votre bébé

— Les six états dans lesquels peut se trouver le nouveau-né sont : le sommeil profond, le sommeil léger, l'état de somnolence ou de semi-assoupissement, l'état d'éveil calme, l'état d'éveil avec une activité physique et l'état de pleurs.
— Au cours des périodes de sommeil profond, le bébé est calme et immobile.
— Au cours du sommeil léger ou paradoxal, le bébé s'agite, soupire, mâchonne, se tourne, bouge les yeux sous ses paupières closes et geint un peu pour ensuite replonger dans le sommeil profond.
— C'est au cours des périodes d'éveil calme que votre bébé est le plus réceptif et communique le plus. Ces périodes seront de courte durée les premiers jours pour s'amplifier peu à peu.
— Il faut apprendre d'une part à laisser à votre enfant le temps de solliciter la communication, d'autre part à y répondre de façon adaptée ; cela se fera tout naturellement.

Les sens du nouveau-né

Les capacités à la naissance ne sont que la suite de celles du fœtus, et tous les sens sont concernés d'emblée. Le nouveau-né entend donc très bien, il est attiré par la voix humaine et surtout par les voix féminines, habitué à celle de sa mère dans l'utérus. Son audition est si fine qu'il a déjà des capacités de discrimination, entre des syllabes très proches et en fonction des langues. Par exemple, il sait faire la différence entre « ba » et « pa », entre « ba » et « bi ». Il semble qu'il soit déjà capable de reconnaître sa langue maternelle parmi d'autres. On a fait entendre à des nouveau-nés la voix de leur mère filtrée, enlevant les fréquences trop élevées, ne gardant que les fréquences basses ; elle est ainsi très proche de ce que le bébé entend *in utero*. Il semble bien qu'il la reconnaisse, filtrée ou non filtrée, dès les premiers jours de la vie. Mais nous reviendrons sur ces facultés de reconnaissance.

➤ L'audition

Elle est très sensible. Beaucoup de mères disent encore : « Mon bébé est trop nerveux » parce que, à 15 ou 20 jours, il sursaute au moindre bruit et pleure aux bruits intenses. Cela est normal. Le bébé n'est pas « nerveux », il est très réactif et très sensible aux excitations extérieures.

➤ La vision

Elle ne joue pas un grand rôle pour le fœtus dans l'univers sombre de la cavité amniotique ; cependant, dès la naissance, il fait la différence entre la lumière et la pénombre ou la nuit, et une lumière trop vive lui fait cligner ou fermer les yeux.

Il est donc très important de ne pas exposer trop tôt le nouveau-né, qui voit dès la naissance, à des lumières trop vives, trop crues, pouvant le gêner, le conduire à fermer les yeux ou même à se réfugier dans le sommeil, sans profiter de ses capacités à regarder. Les indigènes de l'île de Pâques avaient une vision nocturne développée car les accouchements se passaient dans des grottes et le nouveau-né n'était conduit que très progressivement, en quelques semaines, à la grande lumière du jour. Durant cette période la rétine acquiert des capacités qui serviront la vie entière (la neurophysiologie explique très bien cette observation).

Le bébé voit dès la naissance, moins bien que l'adulte (on apprécie sa vision à 1/20e ou 1/30e environ) et dans un champ visuel plus limité. De plus sa vision est bornée à 20 ou 30 centimètres. Mais il a une activité spontanée d'exploration autour de lui, en tournant les yeux et le visage.

Il est attiré par les visages humains beaucoup plus que par les objets inanimés, il est capable de différencier des formes géométriques variées, de suivre des yeux et de reconnaître la direction d'un objet approché un peu vite de son visage. Si la trajectoire poursuivie devait atteindre son visage, il ferme les yeux et bouge éventuellement la main pour la placer devant lui ; il ne le ferait pas si cette trajectoire devait passer loin de son visage. Cela suppose déjà des possibilités d'appréciation fantastiques. Il est aussi attiré par les couleurs, surtout le rouge brillant.

Il faut ajouter que, durant les premiers jours, les bébés très blonds donnent parfois l'impression de moins bien voir que les bruns ; cela tient à la qualité de la rétine, dont les pigments, qui jouent un rôle majeur dans la vision, sont encore en faible quantité.

➤ *Le goût et l'odorat*

Ils sont bien présents et développés à la naissance. Ils vont jouer un rôle considérable dans l'installation des liens avec la mère. Un nouveau-né âgé de quelques minutes fait une grimace très violente si on lui propose un goût amer ou acide, mais a une sorte de mimique de contentement pour un goût sucré. Tout se passe comme si, de façon innée, les bébés appréciaient les saveurs sucrées, et vous savez bien à quel point ils aiment le sucré ; il est parfois nécessaire de sucrer les légumes ou la viande les premiers jours de leur administration, vers 3 ou 4 mois, pour « faire passer » ces nouveaux aliments. Ils sont sensibles à la concentration en sucre ou en sel et font très vite la différence entre le peu et le très sucré.

➤ *La perception des odeurs*

Elle joue un rôle plus grand chez les bébés que chez les adultes. L'observation vaut d'ailleurs aussi pour les animaux : les petits rats retrouvent les tétons maternels grâce à l'odeur qui s'en dégage. Il est bien établi maintenant qu'un bébé est plus calme lors de son adaptation à la crèche, on l'endort plus facilement – même à la maison – si on lui prête une blouse ou un maillot de corps maternel, donc imprégné de son odeur, à laquelle il a été habitué dès la naissance.

➤ *La peau, le tact, le toucher*

Les caresses, le contact corporel charnel avec la mère ont une énorme importance pour le bébé dès sa naissance, qui trouve les gestes pour se blottir contre sa mère, s'agripper à elle comme les petits animaux. Les mères africaines, lorsqu'elles couchent leur petit sur leurs cuisses, par exemple, relèvent toujours leur jupe afin que le bébé ait un « contact peau à peau », car elles savent d'instinct comme cela est important à cet instant et pour le développement d'une bonne sensualité future. Les mères indiennes appliquent à tous les nouveau-nés un rite de caresses et de massages, dont elles savent culturellement l'importance, et c'est un véritable art traditionnel. N'hésitez pas à masser et à caresser longuement votre bébé, avant ou après le bain, il en sera certainement très heureux et vos échanges en seront enrichis. Le moment du repas, sein ou biberon, moment privilégié, sollicite au mieux tous les sens du bébé : goût, odorat, toucher, regard, voix.

Sans entrer ici dans le détail de ce qui stimule et façonne le développement du cerveau, il a été montré de façon tout à fait certaine que le fait de caresser des petits animaux (des rats en l'occurrence) plusieurs minutes chaque jour, les rend ensuite, au début de l'âge adulte, plus compétents, plus aptes à répondre aux tests, et le développement anatomique de leur cerveau est plus complet.

Nous reviendrons sur ces expériences, tout à fait extraordinaires et parfaitement vérifiées.

Les capacités sensorielles d'un nouveau-né

Dès la naissance, les cinq sens de l'enfant sont en alerte :
— Son audition est très sensible.
— Il voit dès le premier jour de sa vie, moins bien que l'adulte, mais il a une activité spontanée d'exploration autour de lui, en tournant les yeux et le visage.
— Le goût est bien présent : le bébé est très vite sensible à la concentration en sel ou en sucre.
— La perception des odeurs joue un rôle plus grand chez les bébés que chez les adultes.
— Le toucher, c'est-à-dire les caresses, le contact corporel charnel avec la mère, a une énorme importance pour le bébé dès sa naissance.

Les activités motrices

On a longtemps cru que le mouvement délibéré des mains, que le toucher volontaire apparaissaient bien après la naissance, vers l'âge de 3 ou 4 mois. Et de fait les mouvements très fins des mains se développent à partir de cet âge. Mais très tôt, dès l'âge de quelques jours, vous pourrez le remarquer, le bébé est capable de mouvements volontaires réputés impossibles par les spécialistes il y a seulement vingt ans. Si à l'âge de 8 à 10 jours on approche lentement de lui, bien dans son champ de vision, alors qu'il est réveillé et attentif, un objet attrayant, telle un grosse balle rouge, le bébé tend la main vers elle pour la toucher, il a un mouvement de pointage de la main.

Il y a mieux. Dès l'âge de 3 semaines le nouveau-né, tenu en position assise, la tête bien calée (il ne tiendra assis tout seul qu'à 8 mois), est capable de tendre la main pour la poser et toucher ainsi un objet attractif placé près de lui, à sa portée.

Les premiers échanges

Toutes ces aptitudes sensorielles si remarquables et si précoces sont complétées par des capacités psychologiques non moins remarquables. Le bébé, dans son état alerte, a de considérables possibilités d'attention. Tous les médecins observant ou étudiant les petits enfants pratiquent avec eux un intense dialogue visuel, « l'œil à l'œil » avec le nouveau-né. En suivant l'évolution du regard on perçoit bien l'évolution psychologique. Dès l'âge de 10 à 15 jours l'enfant a un regard d'une fixité profonde, presque gênant, car il vous scrute, vous observe d'une façon intensive. Vers 1 mois, lorsque le sourire intentionnel apparaît, il sourit très vite et spontanément. Mais à 2 mois, alors qu'il a des capacités de reconnaissance, le sourire est moins spontané, plus difficile s'il ne connaît pas son interlocuteur.

Il doit d'abord faire connaissance.

Les nouveau-nés viennent au monde avec un cerveau dans lequel toutes les cellules nerveuses sont en place, mais n'ont encore noué entre elles que peu de contacts. Ces derniers ont une importance considérable : le cerveau contient près de 100 milliards de cellules, les grands neurones ayant chacun environ vingt mille connexions avec les cellules avoisinantes ou lointaines (vous imaginez de quel fantastique ordinateur il s'agit). Ces connexions vont s'organiser, de façon d'autant plus importante que l'organisme est plus jeune, sous l'influence des stimulations du monde extérieur.

Des travaux récents ont montré que les stimulations des premières semaines de la vie jouaient un rôle considérable dans la formation même d'un certain nombre de structures du système nerveux chez les mammifères, structures qui, à leur tour, vont commander les fonctionnements pour la vie entière.

Si, par exemple, on empêche, pendant quelques semaines, un chat ou un singe nouveau-né de voir d'un œil, la zone du cerveau intégrant et interprétant les sensations visuelles ne se développera pas, et l'œil en question, lorsqu'il sera libéré, ne sera pas du tout fonctionnel et se comportera comme un œil aveugle tout en étant anatomiquement normal.

Si – expérience très difficile à réaliser – on ne montre à un petit chat pendant les premières semaines de sa vie que des raies lumineuses verticales, plus tard il ne reconnaîtra pas les structures horizontales et se heurtera toujours contre elles, sans repérer par exemple le bord horizontal d'une table. Les troubles sont plus ou moins régressifs selon le temps de l'expérimentation, le handicap définitif apparaissant au-delà d'une certaine durée.

Les moustaches de la souris ont un rôle très important dans son orientation et son approche des objets. Les structures nerveuses qui en commandent le fonctionnement définitif n'apparaissent pas si ses moustaches sont seulement collées, chez le souriceau nouveau-né, pendant les premiers jours de sa vie. Il existe, en tout cas chez l'animal, une « période critique », pour chaque sens, pendant laquelle chaque organe a besoin d'être stimulé pour pouvoir se développer correctement. On ne sait pas bien, à l'heure actuelle, ni quand elle se situe exactement ni combien de temps elle dure, mais son existence certaine souligne l'importance des stimulations précoces.

Chez l'être humain, les choses sont probablement bien plus complexes. Dès le départ les nouveau-nés sont différents ; chacun, avec son rythme propre, est plus ou moins réceptif aux diverses stimulations. Et si celles-ci sont nécessaires, des sollicitations trop importantes peuvent aller contre l'effet recherché : si on présente à un bébé en état d'éveil plusieurs balles rouges de différentes tailles il va regarder la plus grosse ; mais si en plus de cette stimulation visuelle on lui fait entendre de la musique, il va se mettre à regarder la plus petite, comme s'il globalisait l'ensemble des sollicitations, et ne pouvait supporter de dépasser un certain seuil. À la limite, trop excité, il peut couper la communication et s'endormir.

Plus le bébé va grandir, plus, bien sûr, ses capacités d'attention, de disponibilité, de réponse aux diverses stimulations vont augmenter. Ces observations soulignent la nécessité de respecter ses rythmes, de ne pas le surcharger, mais surtout d'être là, présent, au moment où le bébé est prêt à communiquer, à établir des contacts.

Avec le bébé prématuré en particulier, nouer rapidement des contacts affectifs, lui faire sentir la présence effective et affective de tous ceux qui l'entourent, permet de lui procurer ces stimulations précoces dont je viens de souligner l'importance. C'est pourquoi une méthode récente des pédiatres consiste à enregistrer la voix de la mère pour la faire entendre au bébé en couveuse à certains moments où il est disponible (notamment avant le gavage). Il est très important de le sortir de son isolement.

Les capacités psychologiques d'un nouveau-né

— Le bébé dans son état d'alerte a de considérables possibilités d'attention.
— Le cerveau va s'organiser sous l'influence des stimulations du monde extérieur.
— Plus le bébé va grandir, plus ses capacités d'attention, de disponibilité et de réponse aux diverses stimulations vont augmenter.
— Mais chaque nouveau-né est différent, et il convient de respecter ses rythmes sans le surcharger et surtout d'être présent au moment où lui est prêt à établir des contacts, à communiquer.
— Il est particulièrement important de sortir de son isolement un bébé prématuré, de lui faire sentir la présence effective et affective de tous ceux qui l'entourent afin de lui procurer ces stimulations précoces.

La mémoire

Tout s'imprime dans le cerveau tout neuf du nouveau-né s'il est en état d'éveil. Plus il est stimulé, plus il développe ses capacités. Vous savez à quel point les enfants enregistrent et apprennent les choses nouvelles, beaucoup plus facilement que les adultes. Le bébé enregistre encore plus facilement que l'enfant. Il a de fabuleuses capacités de mémorisation.

On a montré qu'un bébé de 45 heures se souvient 10 heures plus tard d'une réponse conditionnée. Par exemple, s'il tourne la tête à droite et reçoit une tétine à l'audition d'une certaine musique, il est capable de le refaire à la répétition de la phrase musicale. Un bébé de 20 jours a le souvenir d'un événement 10 jours plus tard, et à 11 semaines les bébés ayant appris un signal de récompense s'en souviennent 1 mois plus tard à condition que les choses se reproduisent de la même manière.

Un phénomène unique est capable d'être retenu par le bébé. Je me souviens d'un petit garçon de 5 semaines auquel, pour la première fois, le père a donné le biberon, un soir. Ensuite, un peu brutalement, il l'a mis sur son épaule. Le bébé a vomi et il a absolument refusé de boire avec son père pendant plusieurs semaines après cet incident.

Le bébé vous reconnaît

Pourquoi est-il si important, aujourd'hui, d'insister sur toutes ces capacités étonnantes du bébé ? Cela permet de comprendre son premier développement, et le rôle considérable de celui-ci dans toute la structuration future du caractère, de l'affectivité, de l'intelligence.

Les nouveau-nés ont des capacités de connaissance et de reconnaissance beaucoup plus précoces qu'on ne le pensait autrefois. Dès l'âge de 5 à 6 jours le nouveau-né est capable de reconnaître l'odeur de l'aisselle et du sein de sa mère, le goût de son lait. Il fait la différence entre le lait de sa mère et le lait d'une autre femme.

J'ai longtemps pensé que les nouveau-nés reconnaissaient les voix à l'âge de 6 semaines. J'ai suivi une petite fille dont la mère me racontait qu'à 6 semaines elle fermait les yeux, et se crispait, en entendant la voix de son frère, âgé de 2 ans, qui avait l'habitude de venir l'ennuyer. Or cette aptitude est plus précoce. Le bébé reconnaît à coup sûr la voix de sa mère d'abord, et ses intonations, dès l'âge de 3 semaines, et probablement bien plus tôt.

Il en va de même pour la vue. Il reconnaît les traits de sa mère vers 5 à 6 semaines et probablement un peu plus tôt. Des expériences ont été faites sur des bébés de cet âge en leur montrant leur mère parlant avec la voix d'une autre femme. Le bébé est totalement désorienté par cette discordance, s'agite, est mal à l'aise. De même, si la mère est face à lui avec un visage totalement impassible au lieu de lui sourire et de lui parler gentiment, cela entraîne chez le bébé un malaise extrêmement profond qui se traduit dans son comportement et son regard. De même, si elle lui apparaît avec des lunettes noires et un chapeau, sans parler, il a du mal à la reconnaître et son malaise est évident.

Le bébé vous reconnaît donc par l'ouïe, l'odorat et la vue ; si certaines de vos attitudes ont un caractère anormal, le bébé les perçoit et les ressent, on peut même dire qu'il en est choqué...

Reconnaître ne signifie pas, bien sûr, qu'il se dit : « Tiens, voilà ma mère ! » Mais la relation s'est établie dans son esprit entre votre visage, votre voix, les soins et le plaisir que vous lui procurez en l'allaitant, en le caressant. C'est ainsi que se forment les premières représentations mentales et les premiers liens qui vont constituer l'attachement.

J'ai le souvenir de triplées que j'ai longtemps suivies. À 2 mois, l'une d'elles acceptait bien le biberon donné par son père, mais si la mère entrait dans la pièce en nourrissant une de ses sœurs, elle s'arrêtait de téter et refusait obstinément de continuer avec le père, préférant sans doute téter avec sa mère. Elle n'avait que 2 mois !

Comment un bébé reconnaît sa mère

Les nouveau-nés ont des capacités de connaissance et de reconnaissance très précoces :
— Dès l'âge de 5 à 6 jours, le bébé sait reconnaître l'odeur de l'aisselle et du sein de sa mère, le goût de son lait.
— Il reconnaît à coup sûr la voix de sa mère dès l'âge de 3 semaines, et probablement bien plus tôt.
— Enfin il reconnaît les traits du visage de sa mère vers 5 à 6 semaines, si ce n'est avant.
C'est ainsi que se forment les premières représentations mentales et les premiers liens qui vont constituer l'attachement.

L'interaction

Tout cela favorise entre vous et votre bébé, entre celui-ci et le reste de la famille, une communication, des dialogues, une interaction comme on dit aujourd'hui, extrêmement intenses.

Les bébés sont, très tôt, capables d'imiter. Vous avez certainement vu, dans la presse, des photos de nouveau-né ouvrant la bouche, tirant la langue ou fermant les yeux comme sa mère le fait devant lui. Là encore, il a fallu attendre les dix ou quinze dernières années pour prêter attention à cette capacité remarquable qui permet au bébé, lorsqu'il y a réponse à ses propres mouvements, de prendre confiance en ses aptitudes et ses capacités.

« Un bébé, a-t-on dit, qui regarde sa mère voit les yeux de sa mère, mais il voit aussi sa mère qui le regarde. » C'est un dialogue visuel intense, un des canaux de cette communication, avec le dialogue physique nommé « dialogue tonique », et le « dialogue verbal ».

➤ *Le dialogue tonique*

Le dialogue par le contact physique, c'est la façon dont vous prenez votre bébé dans vos bras, la façon dont il est tenu, manipulé, collé contre l'adulte qui s'en occupe. Il faut toujours tenir et faire bouger les nouveau-nés fermement, mais avec une grande douceur et des gestes lents et progressifs. Si vous tournez trop

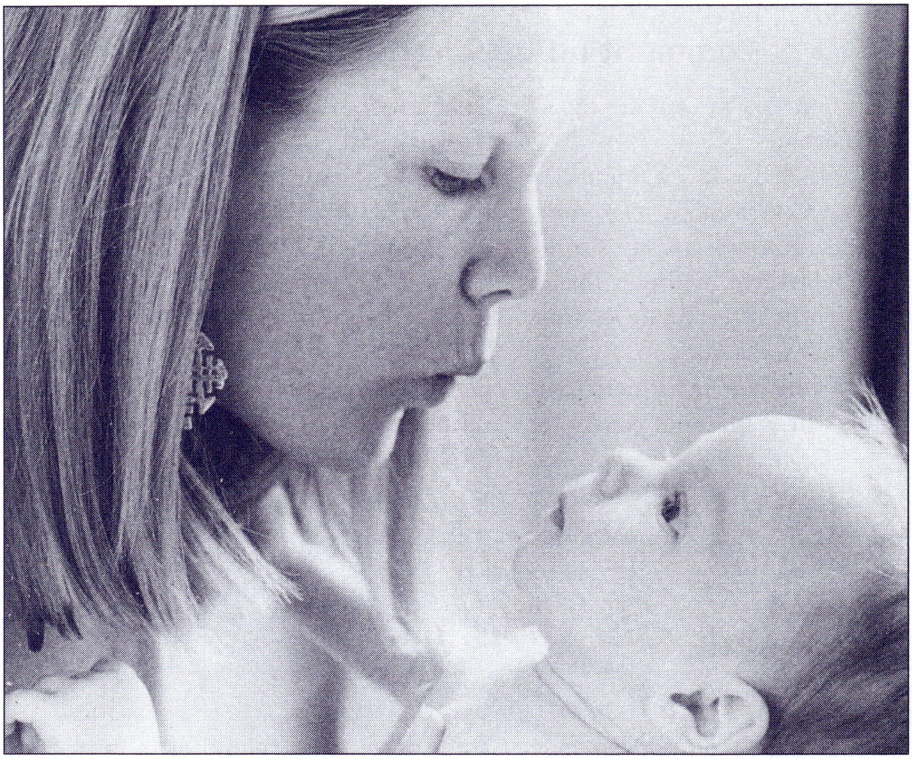

vite un bébé, le laissez tomber un peu trop fort sur son berceau, vous pouvez remarquer un mouvement d'écartement des bras, un regard inquiet et angoissé ; il peut même crier très fort de gêne.

Mon conseil

Tout petit, le bébé doit toujours être manipulé avec une grande douceur, et nous avons insisté sur le rôle des massages et du contact peau à peau.

➤ *Le dialogue verbal*

Le dialogue verbal commence très tôt dans la vie, bien avant que les enfants ne parlent. Comme nous l'avons dit, ils écoutent attentivement dès la naissance ; dès l'âge de 4 semaines, ils commencent à émettre de petits bruits, de petits gazouillis qui ne sont ni des cris ni des pleurs et qu'on appelle des « lallations ».

C'est le début du « ba » « be » « me ». Lorsque vous parlez avec votre enfant, lorsque vous lui répétez les syllabes que lui-même a émises, vous dialoguez, vous conversez véritablement avec lui.

Vous le faites instinctivement, en l'allaitant, en le baignant, en le prenant contre vous, et pour lui cela a beaucoup d'importance : peu à peu, il développera son propre langage en s'écoutant gazouiller et il y prendra un très grand plaisir ; en vous écoutant, il va peu à peu imiter les sons de votre parole. Ses capacités de discrimination des sons et d'imitation sont considérables, puisque dès la naissance et même *in utero* le bébé réagit davantage à la langue maternelle qu'à une langue étrangère (nous y reviendrons dans le chapitre sur le développement psycho-affectif).

Les bébés sourds commencent à gazouiller comme les autres mais s'arrêtent très vite vers 3-4 mois, car ils n'entendent pas les sons qu'ils émettent et n'ont aucun modèle à imiter. Il faut détecter la surdité et commencer la rééducation le plus tôt possible, car l'enfant a toutes les aptitudes pour parler mais la surdité entraîne la mutité (le fait d'être muet).

➤ *Les pleurs*

Bien sûr les nouveau-nés crient et pleurent. Cela fait partie de leur manière de s'exprimer et a toujours une signification. On a mis longtemps à s'apercevoir que les bébés pleurent le soir, souvent à une heure assez précise, dans la soirée ou au début de la nuit. On ne connaît pas la signification de ces pleurs que, probablement à tort, beaucoup de pédiatres attribuent à des coliques du soir ; sans doute sont-ils plutôt liés à un mouvement biologique en relation avec le cycle nuit-jour.

Outre ces pleurs d'origine indéterminée, le bébé dispose d'au moins cinq ou six cris ou pleurs différents pour exprimer ses besoins ou ses émotions, et les parents attentifs apprennent très tôt à les reconnaître : la faim ou la soif, la recherche du sommeil, la douleur, la gêne, la demande de compagnie.

L'idée est encore couramment répandue que les bébés pleurent par caprice et qu'il faut les dresser un peu lorsqu'ils sont petits en les laissant pleurer. Cela est faux. Le comportement des adultes avec un bébé de 6 semaines ou 3 mois ne doit en rien ressembler à celui qu'il peut être avec un garçon de 10 ans ou un adolescent de 18 ans.

Il faut toujours dialoguer avec les enfants, et cela a aussi une grande importance lorsqu'ils sont très petits. Il faut répondre à leurs demandes.

C'est toute la signification de ce que l'on appelle « une bonne interaction » entre les parents et le nouveau-né. Dès les premières heures s'installe entre la mère et son bébé une interaction, c'est-à-dire des échanges, où le bébé a une part presque aussi importante que l'adulte.

Mon conseil

Toutes les études montrent que les bébés que l'on ne laisse pas pleurer inutilement – il ne s'agit pas pour autant de se précipiter sur eux, à la seconde, dès qu'ils pleurent – ont des chances de devenir des petits enfants faciles et complaisants, contrairement à ce qu'un certain sens commun peut croire.

➤ *Comment l'humeur de votre bébé se règle sur votre comportement*

Toutes les études actuelles montrent le rôle actif de l'enfant qui s'attend à ces échanges, quête des réponses à ses demandes, et l'importance de la bonne adaptation des réponses. Elles ont été étudiées dans la manière de donner le sein, dans la façon dont les parents sont capables de respecter la demande de calme, de repos, ou au contraire la demande de communication. Au début le bébé a besoin qu'on l'aide à organiser, pour lui-même, son activité spontanée, alternant moments de calme et moments de faim ou d'activité. Il est fondamental de ne pas contrarier ces alternances.

Ces phénomènes d'échanges se produisent au cours de périodes très courtes. Avec un nouveau-né, beaucoup de choses peuvent se jouer en quelques secondes ou quelques minutes, et chaque petit moment peut avoir de l'importance.

Mon conseil

Efforcez-vous de sentir, de percevoir les réactions naturelles de votre bébé et d'y conformer vos propres comportements : ainsi, n'excitez pas un bébé qui cherche à s'endormir, essayez de calmer le bébé qui s'agite, percevez sa faim ou une douleur.

Je vous le certifie absolument – je n'aurais osé l'affirmer de cette manière il y a quelques années, j'en suis sûr maintenant – cela donne des bébés calmes, faciles, complaisants, dormant bien. Je suis convaincu, après tant d'années de pratique, que la manière dont l'environnement se comporte avec le bébé durant les premières semaines et réagit à ses façons d'être, influence beaucoup, vraiment beaucoup, l'installation des conduites de base : appétit, calme ou agitation, bon sommeil ou non, air content et bien réactif, ou renfrogné, ou excité.

Tout se passe comme si – compte tenu bien sûr des différences individuelles (et elles sont importantes) – la manière dont les proches réagissent, de façon adaptée ou non, aux comportements spontanés du bébé, à ses sollicitations, à ses demandes, réglait en partie son humeur.

D'emblée également le nouveau-né est capable d'émotions et de sentiments (peur, effroi, plaisir, déplaisir) qui se traduisent par des regards, des mimiques, des vocalises, des mouvements divers ; il est même d'une extrême sensibilité, et contrôle mal ou pas du tout ses réponses. Il ne m'est arrivé qu'une seule fois, par curiosité, de parler un peu fort à un bébé de 7 à 8 semaines, en le regardant durement. Son effroi et ses pleurs momentanés m'ont dissuadé, à jamais, de refaire cette vilaine expérience. Les mères le savaient intuitivement. Les médecins commencent à bien le reconnaître. Il y a encore peu de temps, on croyait, par exemple, le nouveau-né peu sensible à la douleur.

Ces connaissances, la prise de conscience de tous ces phénomènes conduisent à un plus grand respect du tout-petit considéré comme une personne à part entière.

Le rôle des parents dans le développement

L'attachement

Tout ce dont nous venons de parler, l'établissement de liens entre le bébé et la mère surtout, du fait de ces échanges précoces, de ces dialogues si intenses, conduit à ce que l'on nomme « l'attachement ». Les échanges créent en quelque sorte l'attachement.

➤ *Qu'est-ce que l'attachement ?*

De quoi s'agit-il ? Chacun sait que les parents aiment leurs enfants, ou du moins devraient les aimer. Mais on n'avait guère pris conscience de l'importance qu'a, pour le développement du petit enfant, l'affection, l'amour que lui-même porte à son entourage, à sa mère en particulier. Il se crée des liens d'attachement, en réalité d'amour, de besoin de la présence de l'autre, qui lui sont aussi nécessaires que la nourriture, l'hygiène, la protection. On a longtemps cru que l'importance majeure de la mère pour le bébé tenait essentiellement au fait qu'elle était dispensatrice de nourriture. Or les choses sont beaucoup plus complexes que cela.

Au cours de toute cette relation si proche et intime durant les premières semaines de la vie se créent des liens extraordinairement profonds dont l'existence même est absolument nécessaire au bon développement du bébé. Sans attachement, pas de développement normal.

Et je voudrais détailler un peu cette notion dont on ne saurait exagérer l'importance.

Souvent, les adultes ne comprennent guère les comportements élémentaires des bébés. Si vous avez un petit chien de 4 ou 5 mois, et que, étant parti une journée, on vous dit à votre retour que votre petit chien n'a pas mangé et a pleuré tout le temps, vous comprenez sans peine qu'il a pleuré du fait de votre absence. Si cela est dit à propos de votre bébé que vous avez laissé une journée, vous ne le comprenez plus. Comme beaucoup d'adultes, vous pensez soit que votre bébé ne se rend pas compte de votre absence, soit que, étant intelligent comme un petit homme, il doit savoir que sa mère va revenir au bout de la journée. Les deux propositions sont fausses. Votre bébé ne peut comprendre encore que vous allez revenir, et vous lui manquez du fait de votre absence. Vous n'étiez plus là : pour lui vous aviez disparu, et il en éprouvait un grand sentiment de manque, de frustration, pouvant le conduire à des comportements de tristesse et d'ennui, bien qu'il ne puisse exprimer les choses comme cela.

Dès 4 ou 5 mois, bien avant déjà, votre bébé a pris l'habitude de votre présence, et votre absence lui pèse. Une expérience faite après la guerre a bien fait comprendre la nécessité pour un bébé d'avoir des liens étroits et particuliers avec une ou deux personnes pour bénéficier d'un développement normal. En 1946, à Budapest, une pédiatre, le docteur Emmiliker, s'est occupée d'enfants abandonnés et a créé l'institution de Loczy (du nom de la rue où elle était située). Elle a fait en sorte que chaque enfant ait une ou deux nurses privilégiées, toujours les mêmes, pour s'occuper de lui et respecter ses rythmes propres. Les résultats ont été extraordinaires. Tous ces enfants ont eu un excellent développement, un bon équilibre affectif, des succès sociaux et universitaires — alors que les enfants abandonnés à la naissance et ballottés de crèche en nourrice n'ont jamais un développement satisfaisant, s'il n'y a pas une ou deux personnes particulières auxquelles ils peuvent s'attacher.

Cela démontre combien la stabilité de liens affectifs privilégiés est nécessaire.

➤ *À quoi sert l'attachement ?*

La notion d'attachement a été dégagée par le psychanalyste anglais R. Bowlby sur la base de constatations semblables et surtout à partir de travaux d'éthologistes, c'est-à-dire de tous ceux qui, étudiant les comportements animaux, notamment les singes, ont montré à quel point la sécurité affective donnée au bébé par la présence de sa mère (auprès de laquelle il peut se réfugier à la moindre alerte) favorise une évolution psychologique normale. Des expériences de Harlow en particulier ont montré que des petits singes élevés en isolement, sans mère et sans congénères, présentaient un comportement tout à fait anormal.

Il en va de même pour le bébé humain. Il a absolument besoin pour avoir un développement harmonieux, et même tout simplement normal, de l'existence de ces liens étroits et chaleureux qui vont lui permettre de développer, au cours des premiers mois et des deux premières années, un sentiment de sécurité ; grâce ou à partir duquel il pourra explorer d'abord son environnement social (crèche, école, compagnons) puis, plus tard, le vaste monde.

Il s'agit en réalité des bases de la personnalité lui permettant de devenir un adulte responsable au sens plein du terme. Les psychologues disent : « Le but de l'attachement est le détachement. »

Pourquoi il ne faut pas avoir peur de ce lien d'attachement

C'est souvent le bébé le plus « collé » à sa mère à 18 mois qui sera l'adolescent le plus indépendant à 18 ans, à condition bien sûr qu'au moment voulu, on lui permette d'assumer l'autonomie dont il a besoin.

Le rôle de la mère

Cette notion d'attachement appelle plusieurs remarques.

Qu'on le veuille ou non, la mère, personne avec laquelle le bébé est habituellement en contact privilégié, représente pour lui l'objet principal d'attachement. C'est avec elle que se noueront les relations les plus fortes.

Mais il est bon que le bébé tisse avec les autres membres de l'entourage des liens importants : le père, les frères et sœurs, les grands-parents. Malheureusement, nombre de jeunes couples vivent dans un isolement extrême ; le rôle du père en prend d'autant plus d'importance.

Nous évoquons plus loin les rôles respectifs du père et de la mère auprès du bébé. Mais on peut souligner que beaucoup de pères souhaitent actuellement participer à cette relation précoce avec leur bébé et y prennent un plaisir intense. Les pères « s'intéressent » à leur nouveau-né. Ce n'était guère le cas il y a une trentaine d'années. Et cela représente, pour l'enfant, une source de confiance supplémentaire.

Chacun de nous connaît des familles où un troisième enfant est arrivé après deux aînés, garçon et fille, ayant par exemple 12 et 10 ans. Ce troisième aura « deux pères et deux mères » et si toute la vie n'est pas anormalement centrée autour de ses désirs et de ses caprices, ce sera un petit enfant particulièrement bien équilibré. Il est donc bien que le bébé ait plusieurs « objets d'attachement » (mais pas trop, car il aura alors du mal à nouer des liens affectifs très structurants) ; l'un d'entre eux, la mère, restera le plus important ; mais on peut remarquer que dans ces conditions le bébé y est moins avidement accroché.

➤ Le comportement maternel et le développement futur de l'enfant

Cela investit la mère d'une responsabilité toute particulière, encore plus évidente, depuis les nombreux travaux effectués sur l'attachement , entre autres par Mary Ainsworth (je vous renvoie à son article traduit dans l'ouvrage collectif *La Première Année de la vie*, P.U.F., 1986). Ce professeur de psychologie de l'université de Virginie a effectué des recherches tout à fait remarquables, très personnelles mais s'appuyant sur l'ensemble des études sur le sujet, en particulier pour analyser la qualité de l'attachement unissant le bébé à sa mère en fonction du caractère et des comportements de celle-ci, avec pour conséquence de montrer comment la qualité de l'attachement était influencée par le comportement maternel et influait sur le développement futur de l'enfant. Nous ne pouvons reprendre ces travaux en détail, mais ils montrent les faits suivants :

— Le fond de la sécurité du bébé repose sur la disponibilité de sa mère et sa bonne aptitude à répondre à ses signaux. Il noue alors un attachement tout à fait sécurisant.

— Si la mère est anxieuse, évitante, rejetante, les bébés apparaissent anxieux et inquiets et Mary Ainsworth décrit dans ces cas un attachement anxieux.

— « Il est fortement probable, écrit-elle, que la différence de qualité d'attachement est attribuable à la mère. »

— On constate que les bébés qui répondent positivement au contact corporel étroit avec la mère répondent aussi positivement en général lorsqu'on les dépose par terre : ils se lancent alors dans le jeu exploratoire, dans la quête d'indépendance ; « favoriser le développement d'un attachement sécurisant tend à favoriser le développement d'une saine confiance en soi ».

— La qualité de l'attachement dépend davantage de la qualité des relations que de la quantité du temps passé avec son enfant. Autrement dit, il vaut mieux une mère travaillant à l'extérieur, « bien dans sa peau » et disposée à consacrer de son temps libre à son bébé, qu'une mère récriminatrice parce qu'elle s'ennuie à la maison.

— Enfin, notion tout à fait primordiale, de la qualité de l'attachement dépend une bonne partie du développement futur de l'enfant.

Je ne peux m'empêcher de reprendre ces phrases de Mary Ainsworth : « Comparés avec les bébés d'un an à attachement anxieux, ceux dont l'attachement était sécurisant sont ultérieurement à l'égard de leur mère et des autres adultes moins familiers, plus coopératifs, plus positifs affectivement, moins agressifs... Plus tard, ils se révèlent comme plus compétents... passent plus de temps en activités exploratoires. Ils sont curieux et tournés vers la conquête du monde extérieur. En général, ils obtiennent de meilleurs résultats aux tests de développement et aux épreuves de langage. »

➤ *Ce qui intervient aussi*

Tout cela souligne bien l'importance et l'impact de l'action maternelle. Cependant la mère n'est pas isolée et sa bonne humeur, son bon équilibre ne dépendent pas d'elle seule, mais de l'ensemble de son environnement, de la manière dont elle est soutenue, aimée, aidée dans cette période merveilleuse et difficile à la fois. Le rôle de son compagnon, de sa propre famille, le rôle sécurisant que peut jouer sa propre mère avec laquelle elle renoue souvent alors des liens plus étroits sont considérables.

Cela souligne aussi cette notion de la qualité du temps passé avec l'enfant. Beaucoup de femmes travaillent, elles seront de plus en plus nombreuses dans ce cas, et souhaiteraient sans doute que la société leur permette de ne sacrifier ni leur bébé ni leur carrière. Elles n'ont pas à être clouées au pied du berceau 24 heures sur 24, mais il faut qu'elles puissent consacrer à leur bébé un temps de bonne qualité, où elles sont détendues et heureuses d'être avec lui. De même, devant confier leur enfant plusieurs heures par jour, elles doivent le faire avec un sentiment de sécurité en des lieux où le bébé, apprenant progressivement à supporter des séparations avec son milieu familial, pourra être parfaitement accueilli et heureux.

Fabriquons-nous nos enfants ?

Le plus significatif, mais aussi le plus frappant dans les travaux sur l'attachement, paraît être l'importance de la qualité des bonnes relations précoces du bébé dans l'installation de nombre de ses capacités futures. Pourtant, il est une remarque simple qui semble mettre en cause ces propositions : « Regardez combien nos enfants sont différents et pourtant ils ont été élevés de la même manière. » Mais en réalité les enfants ne sont jamais élevés de la même manière : la psychologie des parents au moment de la naissance, la manière dont l'enfant est reçu, le rang dans la fratrie jouent un rôle considérable, nous pourrions en citer de nombreux exemples.

Il ne faut donc pas craindre d'envisager cette question, soulevée par des éléments actuels de la connaissance scientifique : une fois données les différences neurophysiologiques existant à la naissance, fabriquons-nous littéralement nos enfants, avec leurs défauts, leurs qualités, par les phénomènes d'interactions que nous avons avec eux durant les premiers mois et les deux premières années de la vie ? Si oui, n'est-ce pas une responsabilité trop lourde à porter ?

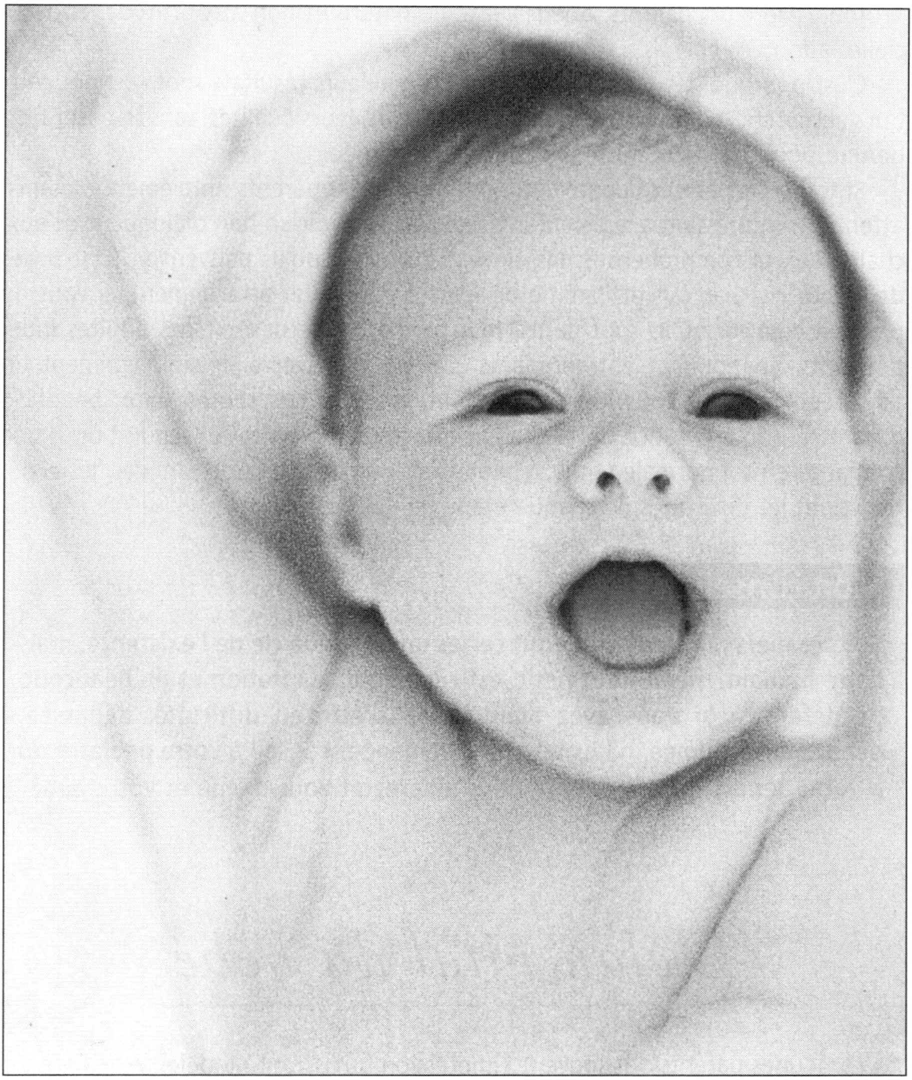

En réalité les choses de la vie et de la nature sont toujours infiniment plus complexes qu'un exposé, même complet, peut les faire apparaître. À plus forte raison lorsqu'on essaie de résumer, en quelques pages, quantité de travaux et d'observations.

Nous ne fabriquons pas nos enfants. Ils se forment dans l'ambiance développée par nous, dans les relations instaurées entre eux et nous. Mais nous ne sommes pas maîtres de cela. On ne se « refait » pas pour élever ses enfants. Ceux-ci ne sont pas sensibles à l'apparence des comportements mais à la personnalité réelle, profonde de leurs parents, à leur véritable nature et non aux attitudes superficielles adoptées parfois.

C'est pourquoi les parents obtenant les meilleurs résultats sont souvent ceux qui s'acceptent tels qu'ils sont, avec leurs défauts, leurs qualités, sans se poser trop de questions, et qui réagissent de façon spontanée.

Et toute l'expérience du pédiatre montre que les parents simplement aimants, attentifs, s'intéressant à leurs enfants, essayant d'avoir un bon dialogue avec eux, chaleureux et compréhensifs, les élèvent du mieux qu'ils peuvent et sont payés de retour par l'amour et l'amitié de leurs enfants. Cet attachement, si vous en profitez bien lorsqu'ils sont petits, leur permettra de devenir des adultes indépendants, épanouis et entreprenants. Car pour arriver à devenir vraiment un adulte épanoui sur tous les plans, il faut, entre autres choses, avoir bénéficié durant sa prime enfance de la chaleur affective nécessaire à l'acquisition d'une confiance en soi normale ; et l'on peut ainsi franchir, au fil des années, les expériences et les difficultés de chaque étape de l'existence.

Mon conseil

Ces premiers mois de la vie sont certes une période clé de l'existence, mais l'être humain, même tout petit, est capable d'adaptation et de beaucoup de défenses. Si vous avez l'impression d'être en difficulté, dépassée, débordée, déprimée, n'hésitez pas à demander conseil à votre pédiatre ou à votre généraliste. Ce faisant vous aiderez et vous-même et votre bébé.

L'élan vital du bébé

Les jeunes parents ont souvent l'impression qu'ils vont modeler leurs enfants, dépositaires de leurs désirs et de leurs ambitions, tout en ayant peu conscience de l'influence de leurs manières d'être quotidiennes sur la façon qu'ont les petits de réagir et de se comporter.

L'aîné en particulier doit avoir toutes les qualités : si c'est un garçon, il sera gentil, affectueux, travailleur, poli, calme, fort en mathématiques, serviable, etc. ; les résultats répondent rarement aux espérances lorsque l'on pense atteindre ces objectifs simplement parce qu'on le désire ! Il est bien difficile de modeler un enfant en fonction de ses propres désirs, car l'enfant réagit par imitation et surtout par opposition lorsque les relations entre lui et son entourage ne sont pas faciles.

Le bébé « pousse » de son propre élan. Il est comme l'arbre : il a besoin d'eau, de terre et de lumière, mais le tuteur ne fait pas pousser. Il aide à pousser droit. Là est le rôle des parents.

Accompagner n'est pas modeler

Le bébé n'est pas – le pédiatre et psychanalyste anglais Winnicott l'a bien montré – « comme de l'argile entre les mains d'un potier ». Si vous croyez pouvoir le « modeler », vous vous attribuez des responsabilités qui excèdent absolument vos moyens. Procréer reste un besoin, une pulsion, un instinct fondamentaux. Il faut respecter cette part d'irrationnel, accepter que le bébé existe et grandisse par lui-même.

Cet élan vital de votre bébé, soyez-en chaque jour l'admiratrice étonnée et attentive, en lui fournissant les matériaux dont il a besoin pour s'épanouir.

Les besoins fondamentaux

Nous avons évoqué, en parlant d'interaction et d'attachement, l'importance des liens qui s'établissent peu à peu entre le bébé et son environnement ; souligné également que le bébé pousse de son propre élan vital mais que le rôle de « tuteur » des parents est fondamental. Comment tout cela se traduit-il dans la vie quotidienne ?

En un sens l'enfant est comme un ludion, qui bouge et se déplace selon les courants qui l'agitent. Ses comportements sont en grande partie le reflet de l'ambiance dans laquelle il vit et se développe, de la rencontre de certaines manières d'être à la naissance, certaines capacités, avec les attitudes parentales, spontanées ou en réaction à ses propres attitudes.

En psychologie de l'enfant, le symptôme, qu'il s'agisse d'agressivité, d'énurésie, de difficulté scolaire, ou chez le tout-petit dont nous parlons d'un trouble du sommeil ou de l'appétit, le symptôme est en général le signe d'un malaise ou d'une difficulté (physique ou psychologique) ; l'important est de comprendre ce qu'il signifie ou révèle.

Mais le comportement global lui-même de l'enfant est un symptôme : celui de la qualité de ses relations avec son environnement, avec ses parents en premier lieu.

Les besoins fondamentaux d'un bébé

• Calme et régularité. Cela ne veut pas dire que de jeunes parents ne peuvent aller passer une soirée chez des amis en emmenant leur bébé dans son petit couffin. Au contraire. Il vaut mieux parfois l'emmener avec soi, il dormira mieux dans un autre cadre mais en présence de sa mère.

• Bonne qualité et régularité dans l'éducation. Il faut être très attentif au choix d'une nourrice ou d'une gardienne et à ne pas en changer tous les deux mois. Cela donne toujours des difficultés de sommeil, d'appétit ou d'humeur.

• Disponibilité affective et attention réelle. Il faut donner de son temps aux enfants, un temps où l'on est détendu, disponible et non énervé, fatigué, entre le rangement de la maison et la préparation du repas. En fait, on ne peut éduquer un enfant avec lequel on ne passe pas de temps ; il ne suffit pas de lui accorder des biens matériels.

Beaucoup d'enfants issus de familles très simples et modestes, mais chaleureuses et de grand sérieux, développent des qualités remarquables. À l'opposé, combien voyons-nous d'enfants de familles très aisées, où l'on croit compenser l'absence et le peu d'intérêt réel par des cadeaux et de trop riches présents, avoir des problèmes psychologiques et des difficultés scolaires ?

Un enfant auquel vous consacrez du temps acceptera d'être réprimandé et essaiera de vous faire plaisir. Comment obtenir quelque chose s'il se sent « en manque » par rapport à vous ? Il se renfrognera, s'opposera, fera sur-le-champ ou un peu plus tard une colère ou un « caprice » mais vous n'obtiendrez ni son consentement ni sa bonne volonté.

Cette proposition n'est pas du tout exagérée même si elle le paraît de prime abord et semble investir les parents d'une lourde responsabilité. Malgré les apparences, elle ne contredit pas ce qui a été dit auparavant : le bébé a certes sa personnalité, mais il n'en demande pas moins des soins, de l'attention, du temps et des sacrifices. Si on ne les lui accorde pas, il le fera payer tôt ou tard, d'une manière ou d'une autre. Il est vrai que les conditions de la vie actuelle, pour de jeunes parents travaillant tous deux dans une grande ville, avec les temps de transport, les difficultés de garde, sont à la limite presque incompatibles avec les besoins essentiels des bébés.

« On n'a rien sans rien », dit la sagesse populaire. Mettre au monde un enfant ne suffit pas. Il n'a rien demandé, avant sa conception. Tout petit, l'enfant est un être totalement égocentrique, qui n'a comme objets d'amour que les personnes de son environnement, sa mère d'abord, son père et ceux qui l'approchent. Ambivalent, il est capable d'aimer (par moments), de détester (à d'autres moments) et il rendra ce qu'on lui a donné.

L'entente entre les parents, le rôle du père

Les rôles du père et de la mère ne sont pas et ne seront jamais interchangeables. Dans la situation naturelle, le bébé est porté, allaité par sa mère. Il se crée entre elle et lui, très vite, des liens dont la force n'est en rien comparable aux relations avec le père. Et c'est pourquoi le premier, le plus intense objet d'amour, objet d'attachement est la mère, qu'on le veuille ou non. Ultérieurement, tout est possible. Un garçon ou une fille de 10 ou de 20 ans peuvent aimer bien davantage leur père que leur mère. On préfère souvent un ami à un frère. Des romanciers célèbres ont évoqué les difficultés, parfois considérables, de relation avec une mère dure, agressive, méchante et sans chaleur, qu'une grand-mère, une tante, une nourrice ont parfois remplacée.

Mais tout aussi important que les liens de l'enfant à la mère est le rôle de la relation du couple parental et ce point n'est plus guère souligné aujourd'hui.

Un enfant se fait à deux, et si possible s'élève à deux. Un vieux texte hébraïque du XIIIe siècle dit ceci : « L'enfant naît du désir de l'homme pour la femme. Mais s'il y a désir de l'âme de l'homme pour l'âme de la femme, alors l'enfant qui naîtra aura une âme supérieure. » C'est merveilleusement dire le rôle de l'amour entre les parents dans le développement harmonieux de l'enfant.

Les spécialistes modernes de la petite enfance soulignent cet aspect des choses. « Il est certain que la bonne entente des parents joue un rôle plus important dans le développement de l'enfant que la manière d'organiser ses journées ou ses nuits », écrit Brazelton dans *Écoutez votre enfant* (Payot, 1985) et encore : « L'une des causes les plus courantes des difficultés chez un enfant est la tension entre les parents. Dès lors qu'ils admettent que l'enfant a un problème, ils commencent à se le reprocher mutuellement. »

Les pères, lorsqu'ils sont jeunes, ont parfois, plus que leur épouse ou leur compagne, des objectifs de travail, de carrière. Ils sont peu présents, et, de ce fait, il leur est difficile de jouer leur rôle de soutien de la mère, de maintien d'une certaine discipline. Le fait que dans nos sociétés le père donne le nom marque bien son importance : du côté de la loi, de l'autorité.

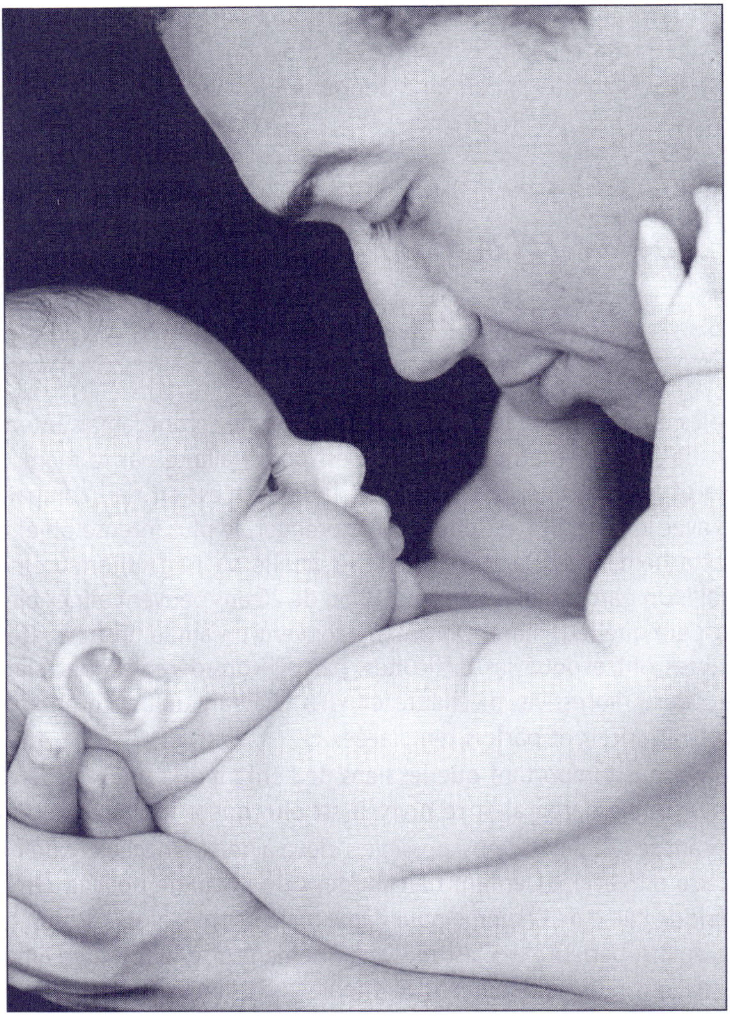

Mon conseil

Il est fondamental d'être d'accord sur les attitudes à adopter. Si on ne l'est pas, il convient d'en discuter et d'éviter de faire sentir à l'enfant les désaccords. Mais il faut également que chacun des parents soit authentique, ait dans la vie quotidienne les attitudes qui sont les siennes naturellement ou qu'il peut avoir envie d'adopter à un moment donné sans pour cela être en butte aux critiques de l'autre.

Psychologiquement, le rôle du père ne va pas toujours de soi. La mère est essentiellement amour. Mais le père doit éviter à la fois d'être trop craint et trop « camarade ». Les enfants ont besoin de limites : l'absence de contrôle les rend angoissés. En outre, les mères auxquelles les pères laissent beaucoup de responsabilités auront tendance à leur ménager, strictement, la place qui leur convient, à elles, dans l'éducation de l'enfant.

Mais on observe heureusement de plus en plus souvent ceux qu'on a appelés « les nouveaux pères », prenant pleinement leur part dans les soins et l'éducation des enfants. Les jeunes mères ont aussi des nécessités de carrière, et elles gardent volontiers leur nom de jeune fille. Aussi assistons-nous actuellement à des modifications des rapports traditionnels.

Bébés calmes, bébés agités

Les enfants ne viennent pas au monde munis de qualités ou de défauts d'ordre moral. On ne vient pas au monde paresseux ou travailleur, gentil ou méchant, complaisant ou difficile.

Certes nous connaissons tous des enfants avec des handicaps importants dus, par exemple, à des anomalies de chromosomes, avec un retard mental et des difficultés intellectuelles importantes, et dont le caractère et le comportement ne sont pas les mêmes.

Les enfants mongoliens sont en général doux, gentils et assez faciles à vivre, alors que d'autres affections s'accompagnent plutôt d'un caractère aigre et difficile ; l'anomalie a donc une incidence sur le caractère et l'humeur, sans doute en relation avec les modifications chimiques qui en sont la conséquence.

Malgré cela, la manière dont on s'est comporté, et dont on se comporte avec l'enfant, l'acceptation du handicap par la famille, l'aide qui est donnée, vont avoir un retentissement sur le développement de son caractère, tous les professionnels s'occupant d'enfants handicapés le savent. Tous ces enfants ont des troubles complexes et sérieux avec sans doute des modifications majeures de leur métabolisme, expliquant des différences grossières de comportement. Dans le cadre normal, ces différences importantes du fonctionnement métabolique n'existent pas.

Le pédiatre a la chance et le privilège de suivre les enfants à partir de la naissance, de connaître souvent assez bien les parents, la famille, et de savoir les conditions dans lesquelles ils se développent. Il peut donc analyser leurs comportements au fur et à mesure de leur croissance, et réfléchir au rôle des relations instaurées au sein de la famille. Plusieurs facteurs interviennent.

➤ *Des différences individuelles*

Certains bébés, par exemple, pleurent beaucoup, presque tout le temps, ne se calment que pris dans les bras, et encore avec difficulté, se réveillent au bout de quelques minutes après avoir été posés dans leur berceau lorsqu'on les a endormis dans les bras. Ce sont des bébés irritables, semblant souvent mal à l'aise, rarement calmes, chez lesquels s'installent rapidement des problèmes de sommeil, d'appétit.

Ils auront du mal à rester seuls, deviendront exigeants, et, si l'on n'y prend garde, les relations avec eux risquent de devenir de plus en plus difficiles au fur et à mesure de la croissance. Il faut commencer par éliminer une cause physique, particulièrement un trouble digestif du genre reflux ou intolérance. Mais si ces bébés ne régurgitent pas, n'ont pas de diarrhée, il faut évoquer un problème psychologique.

➤ *Les comportements parentaux naturels*

Il y a quelques années j'ai eu l'occasion de suivre, dans la même période, trois nouveau-nés, premiers-nés, excités, exagérément trémulants, pleurant beaucoup et souvent, dormant mal, et cela dès l'âge de 4 à 5 semaines. Leurs mères étaient très angoissées, agitées, malhabiles pour les tenir, inquiètes, n'osant pas les manipuler, persuadées d'être incapables de s'en occuper. Dans les trois cas, après avoir été rassurées, après avoir pris le temps de s'occuper de leur enfant plus tranquillement, après avoir essayé de mieux le comprendre, elles ont pu redresser la situation. Peu à peu les bébés ont été plus calmes, moins irritables, les repas ont été plus faciles, les nuits plus longues. Et vers 4 mois ils étaient devenus trois bébés un peu excitables mais de comportement normal.

Pour les puéricultrices de maternité, qui suivent les bébés dès la naissance, les comportements maternels commencent à influer très tôt sur l'état de l'enfant ; elles savent qu'à une mère particulièrement inquiète ou anxieuse peut correspondre un bébé agité.

Nous avons observé récemment un bébé qui, à partir de l'âge de 1 mois, devenait irritable, pleureur, difficile. Il était surveillé par une nurse manifestement angoissée, inquiète de chaque petit symptôme et en même temps brutale dans la manière de le manipuler, parlant trop, le laissant rarement tranquille, le nourrissant trop. La mère, très intelligente et très sensible, a bien perçu tout cela. Elle a fait des remontrances à la nurse, lui indiquant ses fautes de comportement ; elle s'est occupée un peu plus de son bébé au moment des repas, du coucher. Peu à peu, il s'est apaisé en se rassurant ; en quelques semaines tout est rentré dans l'ordre et à 3 mois il s'agissait d'un bébé calme, tranquille, dormant bien, n'ayant plus aucun problème de régurgitation.

➤ *La façon dont les parents s'adaptent au bébé*

Il existe d'autres enfants, bien décrits par Brazelton, dits hypersensibles, pleurant beaucoup, difficiles à materner, car ils se détournent volontiers et fuient le regard, l'air lointain, les sourcils froncés, difficilement accessibles à la communication. Et pourtant père et mère sont parfaitement bien intentionnés, essaient d'établir la meilleure relation possible avec leur bébé et peuvent alors se culpabiliser grandement, bien que leur comportement ne soit en rien responsable de celui de leur enfant. On s'est aperçu en effet qu'il s'agissait de bébés ayant du mal à réagir à plusieurs stimulations à la fois.

Hypersensibles, ils ne peuvent réagir qu'à un seul type de dialogue : ou les caresser ou les prendre dans les bras ou les regarder ou leur parler, mais pas tout à la fois. En cas de surcharge ils se renferment et se coupent du monde extérieur. Ils ont besoin de beaucoup de calme, d'une grande régularité de vie ; il faut être avec eux très léger et doux de la voix et du geste. De cette manière il devient de plus en plus facile de communiquer avec eux, et leur comportement devient normal et attrayant.

Nous voulions montrer, par cet exemple un peu extrême, comment des comportements de bébés (il y en a toute une gamme) peuvent être établis très rapidement et comment les parents doivent réfléchir pour s'y adapter, adopter leurs rythmes.

Les différences de « tempérament »

Si une mère calme, tranquille, sûre d'elle-même a un bébé au départ excitable et hypersensible, il y a toutes les chances pour qu'elle le transforme à son image. Mais l'inverse se produira également.

Les différences existant dès la naissance seront de plus en plus étudiées et de mieux en mieux connues. Elles sont, semble-t-il, surtout neurophysiologiques : excitabilité, vitesse de réaction aux stimulations, capacités d'inhibition, capacités de mémorisation. On commence à connaître des différences d'anatomie microscopique et de physiologie du système nerveux expliquant ces variations individuelles. Tout le monde ne peut avoir la vitesse d'exécution d'un Borg, être astronaute ou pilote de chasse.

On commence un peu à revenir à une certaine idée du « tempérament » et on saura apprécier de mieux en mieux les bases individuelles des comportements.

Mais cela ne peut, semble-t-il, en aucun cas se recouper avec des qualités « morales » qui se façonnent tout au long de l'évolution de chaque enfant.

Il existe des différences garçons-filles perceptibles dès la naissance et elles ne sont pas dues seulement à la pression sociale, comme quelques théoriciennes du féminisme militant l'avaient pensé il y a une quinzaine d'années.

En d'autres termes, tout ne se réduit pas à l'environnement, même si l'interaction reste et restera le facteur essentiel pour expliquer le caractère du bébé.

Développements affectif et intellectuel sont liés

Chacun de nous connaît des enfants manifestement intelligents, parfois très intelligents et qui ont beaucoup de difficultés : dans les relations avec leur famille, avec leurs amis, en classe. Il y a toujours un problème à l'école, d'attention, de discipline et les appréciations sont toujours semblables : « Pourrait beaucoup mieux faire, devrait s'appliquer. » Chacun sait qu'ils n'arrivent pas à utiliser leurs capacités intellectuelles de façon efficace et manquent d'une attention soutenue. Ils sont en général très sociables, sans inhibition, et même parlant trop, tantôt complaisants et serviables, tantôt difficiles et coléreux, prompts à faire des bêtises et à les regretter aussitôt.

Ils ont souvent des problèmes de sommeil, se réveillent tôt le matin, et masquent sous une agitation exagérée une angoisse certaine qui fait le fond de l'affaire, car ils sont inquiets et manquent tout à fait de confiance en eux.

Ces enfants, toujours en difficulté avec leur entourage, le sont en réalité avec eux-mêmes, et c'est la raison de leur trouble et de leur absence d'efficience intellectuelle ; « mal dans leur peau », selon une expression courante, ils sont remplis de problèmes intérieurs non résolus, sans qu'ils en aient une claire conscience. Ils ne savent se les exprimer simplement, ni comment les aborder.

Ce sont en général les difficultés scolaires qui attirent l'attention et font se poser des questions aux parents. Mais ceux-ci ne pourront guère – sans soutien extérieur – aider leur enfant car ils sont eux-mêmes impliqués dans ces difficultés en grande partie relationnelles. Cela entraîne toujours chez eux un grand sentiment de culpabilité, car il est pénible d'admettre un certain degré d'échec dans son action éducative auprès de ses propres enfants. Et pourtant, quel parent peut se targuer de n'avoir fait ni erreur ni bêtise ?

Ces problèmes peuvent apparaître brutalement quand une situation familiale se dégrade, mais en général ils font suite à de petites difficultés de comportement au cours des premières années.

Leur étude montre à quel point développements intellectuel et affectif sont liés. L'avenir de tels enfants peut être brillant, même si leur scolarité n'est pas satisfaisante. Mais dans les cas extrêmes, lorsque la difficulté affective est importante, le développement intellectuel peut être sévèrement handicapé.

J'espère vous avoir convaincu que sans lien affectif pas d'épanouissement de la personnalité sur tous les plans, en particulier intellectuel. Toutes les observations convergent : à la fois l'expérience des pédiatres, les travaux des psychologues comme Ainsworth et des éthologues comme Harlow.

Mon avis

Tout se passe comme si le bébé avait besoin au cours de ses deux ou trois premières années d'une certaine somme d'affection. S'il ne l'a pas, il pourra toute sa vie être en quête de ce manque, et ce peut être au détriment de ses capacités d'atteindre d'autres objectifs. Tout cela est si important que, personnellement, plutôt que d'instituer uniformément les trente-cinq heures, j'aurais bien préféré que l'on instaure les vingt-cinq heures pour les jeunes mères. C'eût été bien préférable pour le développement de notre société.

Le développement psycho-affectif du premier âge

Échanges de regards et de sourires

L'apparition du sourire et du rire sont des étapes importantes dans le développement de l'être humain, et s'il n'est pas sûr que le rire soit le propre de l'homme, du moins en use-t-il avec beaucoup plus de fréquence ou d'intensité que n'importe quel animal.

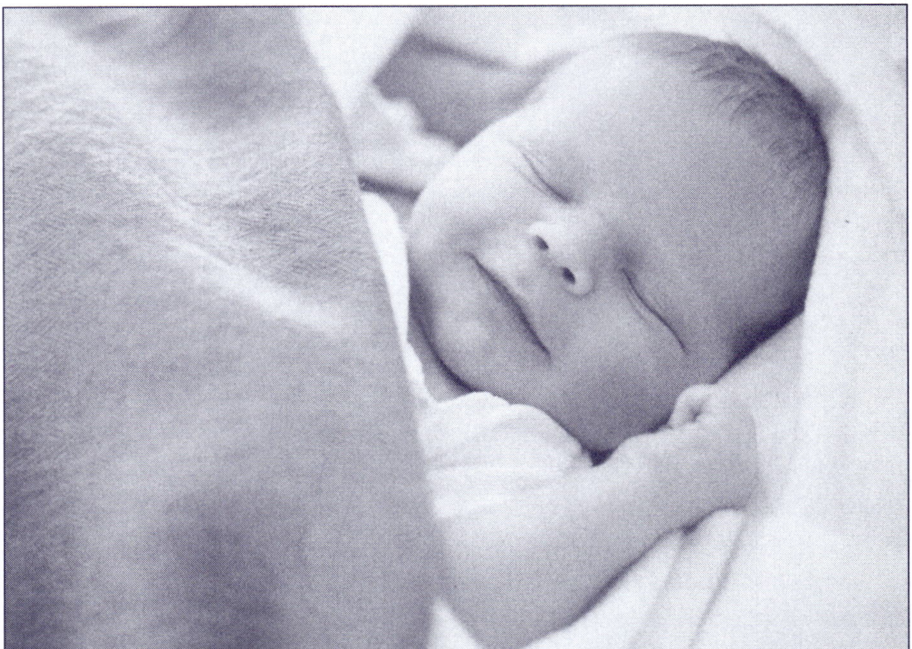

■ Nous avons vu que le bébé voyait et regardait dès la naissance ; très tôt s'installe un dialogue visuel ; très tôt il sait fixer longuement un objet, un visage surtout, car on a montré que les petits enfants sont beaucoup plus attirés par la contemplation des visages que par n'importe quel autre spectacle. Certains bébés peuvent « sourire » dès la naissance : il s'agit alors à peine d'une détente des traits et d'une petite inclinaison d'un coin de la bouche évoquant ce que, dès l'âge de 8 ou 10 jours, on appelle le « sourire aux anges ».

À cet âge le bébé, en général repu, et les yeux clos ou mi-clos, ébauche un vrai sourire, mais non intentionnel, simple reflet de son état de contentement et de bien-être.

■ Dès l'âge de deux semaines, le bébé, sorti de ses problèmes d'adaptation des tout premiers jours, a de plus longs moments d'éveil calme au cours desquels il commence à regarder, avec plus d'insistance encore, les visages tournés vers lui, celui de sa mère en particulier. Si vous lui parlez doucement, tendrement, vous observez cette détente des traits du visage qui précède souvent le sourire. Celui-ci apparaît d'abord très fugace, une ou deux secondes à peine, puis plus durable, en général vers un mois (entre 3 et 6 semaines), en réponse au sourire et à la voix du visage qui le regarde.

C'est le sourire réponse, le sourire social, à grande valeur de communication ; il va devenir de plus en plus facile, de plus en plus fréquent et vous observerez son caractère de plus en plus intentionnel au fur et à mesure que le bébé grandit ; d'abord facile avec chacun il ne s'adressera, ensuite, qu'à ceux qui lui plaisent. Mais ce sourire n'est pas seulement l'imitation du sourire de l'adulte qui regarde et parle, car les bébés aveugles sourient à la voix et à la caresse. C'est donc une aptitude innée.

■ À partir de 3 ou 4 mois le bébé est capable d'un vrai rire, qui débute par un petit gloussement si on l'amuse, le chatouille, joue avec lui, pour devenir un vrai rire aux éclats, extraordinaire d'intensité, éclatant de joie de vivre chez le petit enfant.

■ À 7 ou 8 mois, cette joie de vivre, cette gaieté permanente sont une des manifestations essentielles de son équilibre, de sa bonne santé mentale, c'est-à-dire tout simplement de son bonheur.

Tout bébé est naturellement gai ; tout bébé triste est un bébé malheureux pour une raison physique ou affective ; son humeur est un excellent reflet de son état psychologique, comme elle est le reflet de l'état de ceux qui sont autour de lui. Si vous êtes gais, souriants, lui parlez gentiment et sans agressivité, le sourire et le rire feront partie intégrante des comportements de l'enfant.

Tout changement d'humeur lors d'un changement de vie, séparation, mise à la crèche ou chez une nourrice, doit attirer l'attention.

« Mon bébé louche, est-ce normal ? »

Ne vous étonnez pas si, jusqu'à 3 ou 4 mois, le bébé « louche » lorsqu'il regarde fixement ; jusqu'à cet âge le tonus des muscles qui tirent l'œil en dedans est supérieur à celui des muscles commandant les autres mouvements, et un certain strabisme en dedans, c'est-à-dire déviation d'un œil ou des deux yeux vers la racine du nez, n'est pas rare. Par contre, un strabisme permanent, la persistance de ce strabisme interne au-delà de 4 mois doivent vous faire consulter un ophtalmologiste.

Rire et sourire chez le bébé

L'apparition du sourire et du rire sont des étapes importantes dans le développement de l'être humain.

— Dès la naissance chez certains bébés, plus couramment vers 8 ou 10 jours, apparaît cette détente des traits communément appelée le « sourire aux anges ».

— Le vrai sourire, sourire réponse, sourire social, apparaît généralement entre 3 et 6 semaines.

— À partir de 3 ou 4 mois, le bébé rit, du gloussement au vrai rire aux éclats.

— À 7 ou 8 mois, cette joie de vivre est une des manifestations essentielles de son équilibre et tout changement d'humeur doit attirer votre attention.

Il suce son pouce

Le besoin de sucer est tout à fait normal chez le bébé, et la quantité de temps de succion des repas ne suffit pas toujours à l'apaiser. On peut à ce sujet faire deux remarques :

- Les bébés au sein, qui tètent assez longtemps, vingt à vingt-cinq minutes pour une tétée, ont moins besoin de sucer que les autres qui, bien souvent, terminent leur biberon en quelques minutes. Tout se passe comme si chaque bébé avait besoin d'un certain temps de succion au cours de la journée, besoin impératif qui lui fera rechercher pouce ou sucette, s'il n'a pas ce temps global.
- Mais, d'un autre côté, on a beaucoup dit – et c'est vrai – que les bébés africains, collés contre leur mère la journée entière, toujours portés par elle, ne suçaient pas ou peu leur pouce, comme si cette grande sécurité affective entraînée par le contact permanent avec la mère leur évitait de chercher une compensation dans

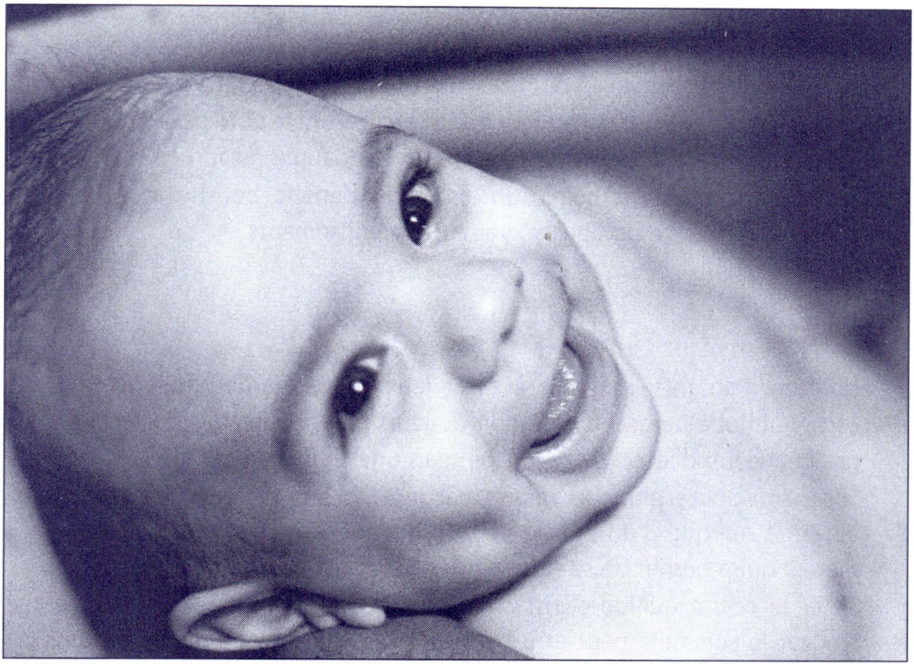

un domaine d'activité rassurant et sécurisant. Car on a bien souvent l'impression que le bébé suce son pouce par une sorte de besoin de sécurité, comme pour se retirer en lui-même. D'ailleurs, la sucette aux États-Unis s'appelle « pacificateur ».

De nombreux bébés crient ou pleurent en dehors des repas, non de faim ni de soif, mais par simple besoin de sucer. Nombre d'entre eux sont calmés seulement par ce moyen ; il est arrivé à chacun de nous, pédiatres, de conseiller, avec succès, la sucette chez les bébés agités et criards.

Pouce ou sucette, cela donnait lieu, il y a encore quelques années, à un débat un peu passionné mais sans grand objet à partir du moment où l'on admet ce besoin de succion du nourrisson.

Téter est la fonction fondamentale du bébé tant qu'il est tout petit et la bouche est son moyen principal de contact et de connaissance, même après qu'il a appris à manipuler les objets. Tous les psychologues sont d'accord pour appeler « stade oral » cette première phase du développement du bébé. Vous savez bien d'ailleurs que le bébé, dès qu'il attrape, porte les objets à la bouche au moins jusqu'à l'âge de 8 à 10 mois.

Certains d'entre eux « trouvent leur pouce » très tôt, dès l'âge de quelques jours ; on peut les y aider, je conseille souvent de le faire car il semble que, sur tous les plans, sucer le pouce est bien plus avantageux qu'une sucette. Cela déforme moins les arcades dentaires, et le pouce est toujours prêt et disponible, le bébé le trouve tout seul ; alors que, s'il est habitué à dormir avec sa sucette, il pourra pleurer et se réveiller deux ou trois fois par nuit s'il lui arrive de la perdre.

Certains ne trouveront jamais leur pouce et suceront le bord de la main, l'index, ou l'index et le majeur en même temps, souvent paume retournée vers le haut.

Certains en enfonçant beaucoup les doigts dans la bouche après le repas déclenchent un réflexe de nausée, voire des vomissements.

« Notre bébé suce son pouce. Cela peut-il présenter des inconvénients ? »

Nombre d'enfants, habitués à sucer leur pouce, garderont longtemps cette habitude au grand désespoir de leurs parents. Je crois que cela n'a pas beaucoup d'importance en soi, mais une signification.

Sucer son pouce plusieurs heures par jour, y compris à l'école, est sans doute la marque d'un enfant un peu inquiet, anxieux, refermé sur lui-même, qui a besoin de se rassurer de la sorte.

Sucer le pouce quelques instants par jour, lorsqu'on est fatigué, pour trouver le sommeil, peut être bien banal et s'observer chez les enfants les mieux équilibrés. Il n'y a aucune raison alors de les en empêcher. S'il existe de ce fait un problème dentaire, bien souvent la parole du dentiste sera beaucoup plus convaincante que celle des parents. Mais de nombreux bébés perdent cette habitude vers 2 ans, la remplaçant par un petit rite, au moment de l'endormissement (manipulation d'une couche, succion du drap, grattage de l'oreille).

« Que penser de la sucette ? »

La sucette n'est pas du tout obligatoire. Donnez-la à votre bébé seulement si elle vous paraît indispensable à son calme et à son équilibre, s'il paraît avoir un important besoin de sucer, si elle l'apaise. Je ne pense pas qu'il faille décider d'emblée de donner une sucette au bébé ; vous avez d'autres moyens de le calmer à la moindre agitation, le prendre dans les bras, lui parler doucement et tranquillement. Elle ne doit pas représenter une perte de contact avec vous, une façon de le laisser résoudre tout seul ses difficultés passagères. Il faut savoir aussi ne pas prendre un désir naturel de sucer pour de la faim, et ainsi, suralimenter un bébé qui n'aurait besoin que d'une sucette.

Mais il ne faudra pas ensuite retirer la sucette brutalement, un beau jour. L'enfant en serait très malheureux. Certains prendront leur sucette seulement pour s'endormir, encore à 3 ou 4 ans. Il en sera de même pour le pouce. Nombre d'enfants, ayant beaucoup sucé leur pouce bébé, le prendront encore de temps à autre à 5 ou 6 ans, puis cette habitude disparaîtra d'elle-même.

Il porte tout à la bouche : le stade oral actif

Nombre de parents s'étonnent encore de voir leur bébé porter tout objet à sa bouche dès qu'il est capable de l'attraper, c'est-à-dire dès l'âge de 5 mois environ, parfois plus tôt.

Cette manière de faire est quasiment automatique ; elle est normale, physiologique, constante. Exceptionnels sont les bébés ayant très peu ou pas du tout porté systématiquement à la bouche. Pour l'enfant de cet âge, c'est la manière habituelle de faire connaissance avec les objets, véritable palpation buccale complétant et enrichissant la palpation manuelle.

Cette habitude dure quelques mois, cinq ou six, et cesse donc habituellement vers 10 ou 11 mois. Mais nombre d'enfants prolongeront encore d'autant cette pratique, qui correspond surtout à un stade du développement, qualifié dans la terminologie psychanalytique de stade oral actif.

Attention !

Il convient évidemment de faire très attention à tout ce qui peut être sucé, avalé ; il ne faut donc pas laisser à la portée des enfants des objets petits, toxiques, d'où l'attention prise à la fabrication des jouets, à la qualité de leur matière et de leurs teintes. Et vous savez combien il faut être attentif, plus tard, lorsque, à 18 ou 20 mois, l'enfant explore la maison, à ne pas laisser à sa portée médicaments, produits de nettoyage, produits toxiques, prises électriques. Les accidents domestiques sont beaucoup trop fréquents.

Dans l'exploration de soi, cette palpation buccale joue un rôle non négligeable. Tous les bébés vers 5 à 6 mois attrapent leurs pieds et les portent à la bouche. Ce stade oral actif dure plus ou moins longtemps selon les enfants. Certains ne porteront à la bouche que durant deux à trois mois, d'autres jusqu'à 16 ou 18 mois. On ne peut en tirer de conclusion quant au développement même du bébé.

Ne vous formalisez pas de cette pratique, veillez simplement à ce qu'elle ne comporte aucun danger.

Les débuts et le développement du langage

De façon tout à fait instinctive les parents qui prennent un nouveau-né dans leurs bras, le bercent et le câlinent, lui parlent, en général, doucement et tendrement car cette petite chose qui vient d'arriver au monde n'appelle que tendresse et douceur. Et vous vous rendrez compte que votre voix le calme et l'apaise.

Il est très important de parler au bébé, car l'apprentissage de la parole ne peut se faire que dans un bain de langage. Les bébés sourds parlent mal, même s'ils n'ont aucun défaut les empêchant de parler, tout simplement parce que n'entendant pas les sons, ils ne peuvent les reproduire. C'est pourquoi il faut s'efforcer de dépister la surdité dès la naissance, pour commencer la rééducation du langage le plus tôt possible, idéalement dès l'âge de 6 mois.

Toutes les études, tous les travaux montrent bien la nécessité du dialogue verbal avec l'environnement, du bain de langage pour que celui-ci se développe normalement chez l'enfant.

Encore faut-il que la voix de ses proches soit apaisante, douce, non chargée de menace, encourageante et gentille, qu'elle ne soit ni écrasante ni encombrante et que lui-même ait des moments de liberté pour s'exprimer. Il doit s'agir, dès les premières semaines de la vie, d'un véritable dialogue vocal et non d'un monologue des parents.

Muni de toutes ces capacités le bébé développe son langage selon une succession de phases à peu près semblables chez tous, mais selon une chronologie très individuelle et très variable ; les uns gazouillent tôt, d'autres tard, certains parlent bien à 2 ans, d'autres à 3 ans et demi.

Si vous avez la moindre inquiétude à ce propos parlez-en à votre médecin ou à votre pédiatre. Mais sachez que beaucoup de grands hommes, Einstein en particulier, ont commencé à parler tard.

■ Avec les cris et les pleurs, les premières manifestations du langage parlé sont les vagissements et les lallations : petits bruits doux, bruits de gorge faits de voyelles isolées, « ba », « beu ». Votre bébé sait les émettre et les percevoir. Il va s'y entraîner dans les moments de calme, après les repas, quand vous l'avez contre vous et lui parlez doucement. C'est véritablement le début du dialogue vocal.

Les capacités linguistiques d'un bébé

Les bébés ont des capacités linguistiques stupéfiantes qui vont se limiter au cours de la croissance :
— Ils sont capables de reconnaître la voix maternelle dès l'âge de 5 à 6 jours, pour l'avoir entendue *in utero* ; des techniques d'observation ont bien montré qu'ils font aussi la distinction entre la langue maternelle, français par exemple, et une autre langue, parlée par la même voix.
— Nous avons dit qu'ils ont dès la naissance des aptitudes insoupçonnées à la discrimination des sons, distinguant entre elles des syllabes aussi proches que « ba » ou « pa », « be » ou « bi ».
— Outre leur langue maternelle, ils seront capables d'apprendre n'importe quelle langue, français, russe ou chinois, quel que soit leur lieu de naissance, s'ils sont habitués d'emblée à l'entendre.
— Ils reconnaissent la musicalité et l'intonation d'une voix et sont capables de rechercher, pour les avoir déjà mémorisées, soit la voix familière, soit une histoire entendue au cours de la vie intra-utérine.

■ Vers 2 mois ou 2 mois et demi débute la magnifique phase du gazouillis, des « areuh » que le bébé va moduler de mille manières, en s'écoutant, en y prenant plaisir, en les criant, les chantonnant, les psalmodiant au gré de son humeur et de sa fantaisie. C'est sans doute une activité innée, car tous les bébés gazouillent ; les bébés sourds s'arrêteront vite car, ne s'entendant pas, ils ne trouveront pas de plaisir à cette activité et cesseront peu à peu d'émettre des sons ; comme je l'ai déjà dit, des surdités ont été parfois suspectées de cette manière.

Tous les bébés gazouillent de la même manière, quels que soient la langue maternelle et le pays d'origine et l'on ne peut établir de différences dans les gazouillis des bébés arabes, néerlandais ou américains.

Vous tenez alors de véritables conversations avec votre bébé de 3 ou 4 mois ; il prend votre ton, change de voyelle, de consonne et va peu à peu former son langage en le modifiant en fonction des sons entendus et de la manière de les exprimer.

■ On entre alors, vers 5 à 6 mois, dans la phase du babillage – étape fondamentale qui le conduit à la période linguistique.

Si le gazouillis est indifférencié, le babillage varie selon les langues et les ethnies et des observateurs entraînés sont capables de le reconnaître selon la langue maternelle, l'expérience en a été faite et répétée. Il se produit donc, dès cet âge, en fonction du langage ambiant, des différences très marquées dans le choix des consonnes, l'intonation, la manière d'émettre des syllabes. Chez le petit Français les premières syllabes reconnaissables qu'il prononcera seront bien souvent « pa, ma, ba » dont la répétition le conduira à dire, comme premiers mots, « ma, ma, ma » ou « man, man » et « pa, pa, pa ».

Et parce que l'adulte, à partir de ce moment, va lui nommer les personnes ou les choses, le bébé en apprend les noms et va les retenir avec une extrême facilité car ses facultés de mémorisation et d'apprentissage (pour apprendre et pour retenir) sont considérables, infiniment plus importantes que les nôtres, adultes.

■ Vers le 7e ou le 8e mois apparaissent des syllabes spécifiques et bien définies ; le bébé possède 5 ou 6 syllabes à lui, telles que « ma, pa, da, ta, di, do, tin ». Il écoute beaucoup, essaie d'imiter les sons ; son plaisir à s'exprimer est évident ; il possède toute une gamme de vocalises, cris de joie, grognements, roucoulades pour exprimer ses sentiments, plaisir, joie du jeu, mécontentement, demandes. À partir des 8e et 9e mois ses capacités d'imitation peuvent être considérables et le jeu vocal est pour lui une grande source de plaisir. Certains bébés « parlent » beaucoup, d'autres moins ; certains babillent dès leur réveil, sans appeler, sans crier et c'est souvent un superbe moment d'écouter votre bébé se causer à lui-même, calme, dans son lit.

■ Mais il ne parlera vraiment en prononçant des syllabes associées qu'après 1 an ; parfois à 8 ou 10 mois il prononcera clairement un membre de phrase complet – événement unique, ayant fort peu de chances de se répéter.

Concernant le développement du langage à cet âge de la vie nous voudrions, pour terminer, souligner trois points fort importants :

— Les capacités de compréhension sont bien antérieures à l'aptitude à parler ; chacun admet que vers 7 à 8 mois déjà le bébé comprend nombre de mots, souvent des expressions du genre « nous allons sortir » ou « écoute, papa arrive » et probablement des phrases exprimant des idées. Cette aptitude est sans doute bien plus précoce.

Lorsqu'on tire doucement sur les bras d'un bébé allongé, il fait l'effort de passer en position assise. Nous avons pu observer récemment un bébé qui à 3 mois et demi était capable d'agir ainsi : si on lui saisissait les mains alors qu'il était en position allongée il ne faisait rien, mais au signal verbal « Assieds-toi », il faisait l'effort de s'asseoir sans qu'on lui tire un tant soit peu sur les mains. Cette observation était corroborée par son attitude au signal « On va manger » sans que la mère, qui l'allaitait, ne fasse le moindre geste vers lui pour le prendre ou ouvrir son corsage : excitation, agitation, témoignant de son impatience. De telles capacités ne sont-elles pas extraordinaires ? Les bébés n'ont pas fini de nous étonner !

— Entre 7 et 9 mois, peut-être avant, le bébé répond à l'appel de son nom et tourne la tête quand on le prononce. Il s'agit donc d'un stade, bien antérieur à l'acquisition du « je », où le bébé comprend un processus d'identification de lui-même.

— Enfin on ne saurait trop souligner que l'homme est vraiment caractérisé par son langage verbal très élaboré. De là découlent d'infinies possibilités. Le lan-

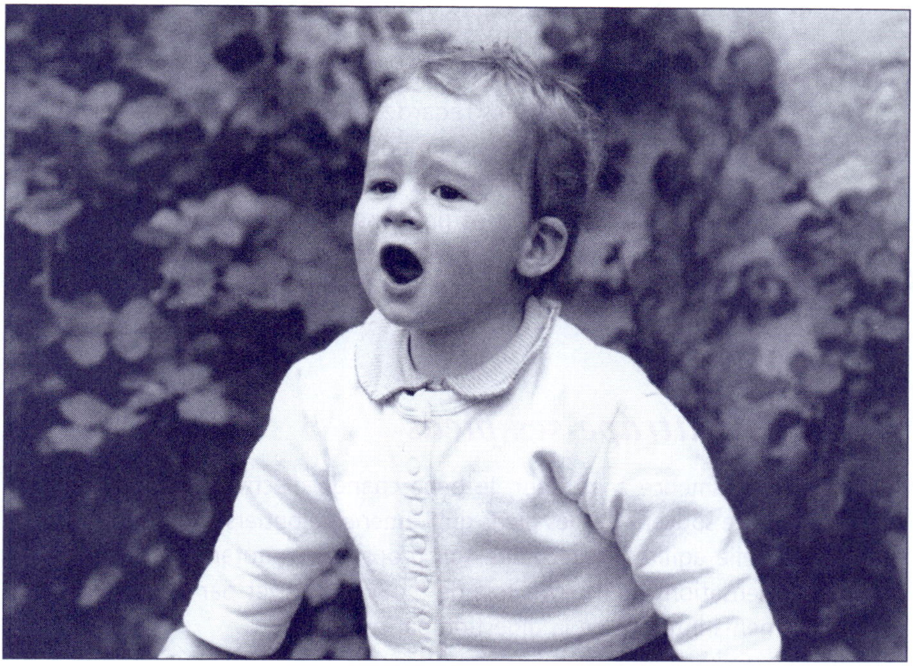

gage joue un rôle fondamental dans le développement de l'être humain, à travers son environnement et ses « objets d'attachement », sa mère en particulier. On peut avancer l'idée que la parole de la mère avec ce qu'elle comporte d'affectivité, de compréhension, de sensibilité, d'intelligence, de logique, d'acquis culturels – tout cela se révélant dans le contenu même et la manière de l'exprimer – va jouer un rôle structurant fondamental pour le bébé.

Les bébés adorent qu'on leur parle, mais doucement, gentiment, fermement lorsqu'il le faut, et en leur laissant le temps de s'exprimer eux-mêmes.

L'exploration de soi

Toute cette accumulation de connaissances se fait peu à peu mais rapidement, et conduit à la notion d'une représentation corporelle et d'une image physique de soi, complétées par la notion de l'autonomie personnelle et de l'identification des autres. Vous remarquerez que cela commence à s'ébaucher vers l'âge de 6 à 8 mois, âge auquel naît l'angoisse, inhérente justement à cette connaissance.

➤ *Le bébé regarde ses mains*

Dès l'âge de 3 mois le bébé explore son corps. À ce stade de son développement, il joue avec ses mains et les regarde longuement : couché sur le dos, il les tourne et retourne devant ses yeux, les bouge plutôt lentement. Cela l'intéresse beaucoup et il va le faire durant trois ou quatre semaines. La persistance de cette activité, qu'il abandonne très progressivement dès qu'il commence à attraper (vers 4 mois et demi ou 5 mois), est un signe anormal. Les enfants ayant un retard mental regardent encore souvent et longuement leurs mains, jusqu'à 7 ou 8 mois.

➤ *Le bébé attrape ses pieds*

Dès qu'il commence à attraper, le bébé change d'activité. L'exploration du corps commence souvent par les pieds qu'il amène volontiers à la bouche. Quelle souplesse, quelle agilité ! Il découvre son propre corps autant par la palpation que par les sensations qu'il reçoit lors de mouvements, et par les agréments et les désagréments internes de la digestion par exemple.

➤ *Le bébé découvre ses parties génitales*

À partir du début de la manipulation, surtout vers 5 à 6 mois, il va faire connaissance avec les parties génitales de son corps. La petite fille essaie de regarder sa vulve, elle tripote la région du clitoris ; le garçon manipule sa verge parfois brutalement, il la contemple, il semble s'interroger. C'est aussi l'âge où le bébé explore ce qui lui paraît mystérieux dans son corps, le nombril, les mamelons, les oreilles.

Prenant contact avec les parties génitales de son corps, le bébé reçoit les sensations de zones privilégiées dont la manipulation lui procure davantage de plaisir que celle d'un orteil ou d'une oreille. Ne vous étonnez pas si le petit garçon a de temps à autre une érection et si garçon ou fille ont parfois une activité masturbatoire, fragmentaire et incomplète. Tout cela est normal et cette « masturbation primaire » sera très fugace si le bébé se développe normalement, sans frustration affective.

➤ *Le stade du miroir*

Certains auteurs ont insisté sur un stade de développement, apparaissant vers 8 mois, le stade du miroir. À cet âge le bébé se regarde et se reconnaît dans la glace. Un peu plus tard, il grimace, agite des objets, se regarde puis se détourne en riant. Le stade du miroir complète la connaissance de soi acquise par la manipulation et les sensations d'origine interne. C'est le début d'une importante prise de conscience en tant qu'être indépendant et autonome.

L'activité pulsionnelle

Le petit chien qui a caché un os en l'enterrant dans le jardin et le cherche le lendemain ne se dit pas : « Tiens, je vais aller chercher mon os. » Il obéit à une pulsion naissant d'une certaine représentation mentale.

Le bébé de 8 mois qui appelle sa mère ne se dit pas : « J'appelle maman pour qu'elle me tienne compagnie. » Il obéit à une pulsion provenant sans doute du sentiment de plaisir lié à la représentation mentale de sa mère (le terme pulsion est utilisé ici dans son sens courant et non pas psychanalytique).

L'enfant de 18 mois qui va se jeter par terre en criant si dans un magasin sa mère lui retire des mains le jouet pris dans un rayon ne se dit pas : « Tiens, je vais faire une colère, cela ennuiera maman qui va peut-être m'acheter le jouet. » Il ne se dit pas cela mais son comportement a bien cette signification.

Les adultes interprètent souvent, presque toujours, les manières d'être du petit enfant comme la manifestation d'une volonté délibérée, qui le conduit à exprimer des besoins naturels (faim, sommeil) ou d'une attitude incohérente et « capricieuse ». Ils s'attendent, dès que l'enfant commence à parler, à le voir exposer clairement ses besoins et ses envies. Or il faudra attendre longtemps avant que l'enfant puisse bien le faire par la parole – d'ailleurs, en sommes-nous toujours capables à l'âge adulte ?

Les comportements comme les pleurs et les cris du début de la vie ont cette fonction : ils ont une signification quant aux désirs, aux besoins ; le but est d'arriver à les comprendre et à les interpréter. S'ils admettent la valeur significative des cris et des pleurs, il est souvent difficile pour les adultes de se faire à l'idée que les comportements eux-mêmes des petits enfants ont un certain sens. Cela est un premier point extrêmement important.

Le deuxième concerne le mode d'activité du petit enfant. Nous le disions plus haut, il a une activité pulsionnelle qui résulte de ses sensations ; ses pulsions sont commandées par ses représentations mentales et toutes les relations, installées dans son esprit, à partir de son expérience toute neuve. À partir du premier jour de vie et même des derniers mois de la grossesse chaque expérience, chaque contact, chaque stimulation externe laissent une trace dans le cerveau du bébé. Il se crée des relations entre ces diverses expériences, il s'installe des réflexes de type conditionné et cela très tôt dans la vie.

Le bébé de 2 ou 3 mois qui ferme les yeux et rentre un peu la tête en entendant la voix du frère aîné âgé de 18 ou 20 mois qui l'ennuie régulièrement, le fait tout à fait spontanément ; celui de 8 à 10 mois qui commence à manifester de la joie en entendant son père mettre une clef dans la serrure le soir ne se dit pas : « Mon père arrive » mais la sensation de son arrivée le rend heureux.

Plus tard, à partir de 1 an et demi ou 2 ans, il commencera à acquérir la pensée réflexive, celle qui fait se dire les choses et être capable de réfléchir ou de décider à leur propos.

Un mode de fonctionnement longtemps pulsionnel

Même lorsque l'enfant aura acquis le mode de pensée, qui lui permet de décider d'une action, de la choisir en fonction d'une détermination consciente, il conservera le mode de fonctionnement pulsionnel qui pendant bien longtemps encore commandera l'essentiel de son activité. On en trouve d'ailleurs encore la trace chez l'adulte : une colère irrépressible, motivée ou immotivée, en est un exemple simple.

Le nounours, « objet transitionnel »

Bien mauvais terme, et compliqué, pour désigner cet ours, cette poupée ou ce chiffon tout simplement, cet objet préféré en somme, que le bébé traîne partout avec lui, garde contre lui pour s'endormir, emporte chez le médecin pour se consoler de sa peur, parfois encore à l'école maternelle le jour de sa première rentrée. C'est souvent un animal en peluche, très doux ; ce peut être une couverture, une couche, ou un foulard, appartenant à la mère et imprégné de son odeur. Plus il est vieux, sale et odorant, plus le bébé l'aime ; il sera toujours très difficile de l'en séparer pour le laver ou le nettoyer, et vous ne pourrez le faire, parfois, que pendant son sommeil.

Cet attachement peut commencer très tôt. On observe des bébés qui, dès l'âge de 2 mois, commencent à gazouiller particulièrement avec un animal ou une poupée qui leur plaît. C'est chaque jour le même objet, qu'ils reconnaissent donc (à l'âge de 2 mois ce n'est pas étonnant) et qui devient peu à peu le jouet favori.

Cécile, une petite fille que nous avons longtemps suivie, a commencé à « parler » au même jouet à partir de 5 à 6 semaines. Soyez attentive à cela ; si vous

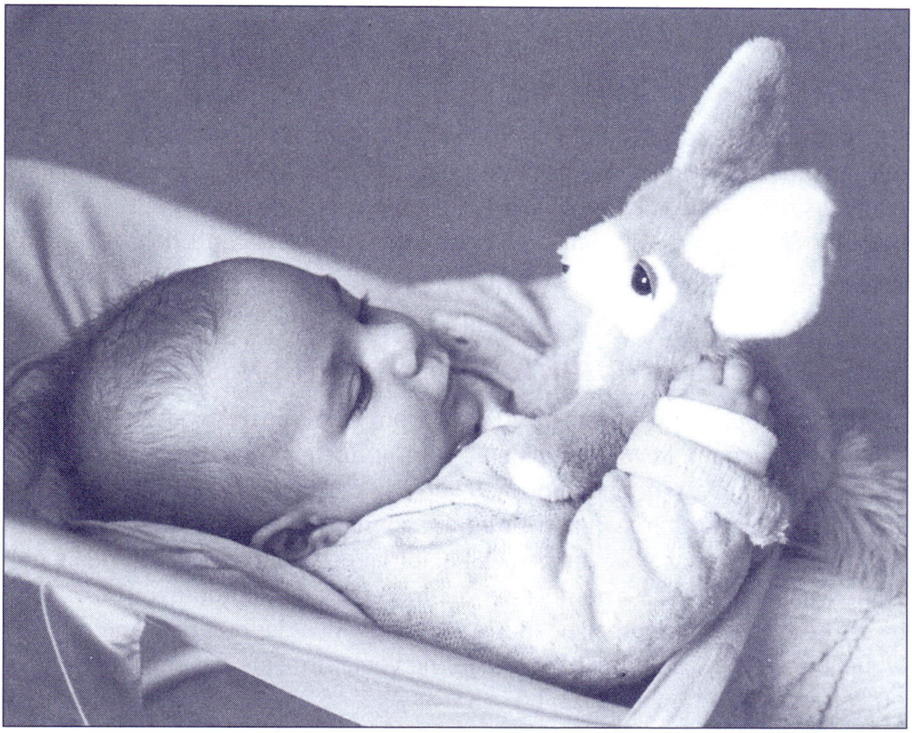

remarquez le début de ces contacts et de cet attachement, n'en détournez pas l'enfant, au contraire, favorisez-le, et tâchez d'avoir 2 ours ou 2 poupées semblables, cela facilitera les choses !

Cet objet joue un grand rôle dans la vie de l'enfant ; c'est vraiment un substitut sur lequel est reportée l'affection, et le comble du bonheur est d'être dans les bras de sa mère en tenant son objet favori. Il calme quand on est triste ; sans lui pas moyen de s'endormir ; l'oublier est un drame, le retrouver un bonheur.

Certains enfants, dès l'âge de 18 mois, l'abandonneront peu à peu, dans la journée au moins, pour ne le retrouver qu'à l'heure du coucher ; d'autres au contraire y resteront attachés, le traîneront partout avec eux jusqu'à 3 ou 4 ans et même plus tard. Cela n'est pas du tout anormal. Nombre d'enfants l'oublieront définitivement, pour la vie quotidienne, vers 6 ou 7 ans seulement, mais garderont cet ours favori en un coin de leur chambre jusqu'à l'âge adulte.

La naissance de l'angoisse

Tout pédiatre suivant un bébé et le voyant de mois en mois se rend compte des changements dans le comportement à son égard, indépendamment d'ailleurs des petites misères qu'il lui fait subir, vaccins, examens, etc. Ces changements coïncident tout à fait avec ce qu'observent les parents dans la relation avec les étrangers.

➤ *Comment se manifeste cette angoisse ?*

Le bébé sourit très facilement jusqu'à 2 ou 3 mois à tout nouveau visage, si celui-ci est avenant, la voix normale et pas trop forte. Mais dès cet âge il scrute avec beaucoup d'attention le nouveau venu, la personne non familière, comme s'il voulait d'abord la reconnaître ou faire connaissance avant de sourire.

À partir de 5 ou 6 mois, ou même 3-4 mois, il ne sourit plus, ne gazouille plus au nouveau visage, refuse de se laisser approcher, peut se détourner violemment, refuse de se laisser prendre, demande à se réfugier dans les bras de sa mère contre laquelle il se colle, détournant le visage, ne voulant même pas regarder l'intrus ou l'étranger.

Par contre, si celui-ci s'éloigne, il se retourne alors et communique volontiers par le sourire et le babil. J'ai remarqué des centaines de fois le changement de comportement du bébé de cet âge, au cours d'une consultation, selon que je suis près de lui ou derrière mon bureau. Cela correspond à « l'angoisse du huitième mois » décrite par Spitz, apparaissant plus fréquemment, me semble-t-il, vers 6 ou 7 mois. Elle accompagne, sans aucun doute, des phénomènes de connaissance et de reconnaissance : le bébé connaît fort bien ses familiers, reconnaît les étrangers et s'en protège, en se réfugiant contre sa mère, son père ou le proche qu'il aime.

➤ *À quoi correspond cette angoisse ?*

On discute actuellement sur la réalité de cette phase d'angoisse : je crois qu'elle est constante. « Il est nécessaire de penser au bébé, disait Winnicott, comme à un être immature qui est tout le temps au bord d'une angoisse dont nous ne pouvons avoir idée. Cette angoisse inimaginable est tenue à l'écart par la fonction de la mère, d'une importance vitale à ce stade. »

Cette angoisse globale est normale, physiologique et une des significations du développement est la lutte plus ou moins efficace contre cette angoisse baignant la construction de la personnalité.

Je conseille parfois aux parents, pouvant mettre en doute la réalité de ces observations, de se représenter le monde des petits enfants en s'imaginant eux-mêmes à quatre pattes entourés d'êtres trois ou quatre fois plus grands qu'eux et pesant six cents kilos. Ne serait-ce pas, pour chaque enfant, une situation terrible, si le monde des adultes n'était chaleureux, compréhensif, amical, indulgent, et s'il n'y avait pas un, deux ou trois êtres connus et aimés auprès desquels se réfugier en cas de difficulté, ou de rencontre inamicale ?

➤ *Quand disparaît-elle ?*

Cette angoisse du sixième mois n'a ni la même intensité ni les mêmes modalités d'apparition chez tous les enfants ; elle est variable dans son intensité, sa durée, son évolution ; elle disparaît en général vers deux ans, mais cela aussi peut varier selon les conditions de vie et d'éducation, et ces données constituent, pour le médecin d'enfant, des indications sur le comportement même du bébé. Le bébé vivant très isolé avec ses parents se comportera différemment de celui qui a une grande famille, ou voit beaucoup de monde, par exemple s'il est heureux dans une crèche agréable.

Il existe des différences importantes selon la qualité de l'attachement aux êtres proches, laquelle conditionne pour l'essentiel le caractère structurant et positif, ou au contraire trop intense et pathologique, de cette angoisse inhérente au développement lui-même.

Sa disparition va coïncider avec des changements de comportement de l'enfant qui vers deux ans passe du stade de bébé à celui de petit enfant, en devenant autonome, plus entreprenant, capable à ce moment-là de nouer très facilement avec les étrangers une relation chaleureuse et confiante.

À retenir

— Jusqu'à 2 ou 3 mois, le bébé sourit très facilement à tout nouveau visage, en le scrutant attentivement toutefois.
— Mais à partir de 5 ou 6 mois, il ne sourit plus aux visages étrangers et refuse de se laisser approcher. C'est ce que l'on appelle communément « l'angoisse du 8e mois » qui apparaît plus fréquemment vers 6 ou 7 mois et qui est normale, physiologique, et que l'on doit considérer comme faisant partie du développement.
— Cette angoisse est variable selon les enfants dans son intensité, sa durée et son évolution car il existe des différences importantes selon la qualité de l'attachement aux êtres proches. Elle s'atténue généralement quand l'enfant passe du stade de bébé à celui de petit enfant, vers 2 ans.
— Et je dis volontiers que tout le développement du petit enfant est une quête d'amour qui se fait dans l'angoisse.

La notion d'objet permanent

Vers 7 ou 8 mois le bébé manipule très bien et connaît ses objets familiers, en aime davantage certains et donne l'impression de les chercher s'il ne les voit pas. Cela suppose tout un mécanisme intellectuel, peu à peu installé, qui va constituer le fondement de son fonctionnement mental.

Si, vers 5 mois, vous retirez son biberon à un bébé et le cachez sous une serviette, il pleure, s'agite, est en colère s'il a encore faim, mais n'a pas l'idée de chercher le biberon : ayant disparu de sa vue et de son toucher, c'est comme s'il n'existait plus.

Refaites la même expérience lorsque le bébé a 7 mois ; il enlève la serviette et retrouve son biberon, ou, si vous l'avez caché sans qu'il en voie le déplacement, il le cherche des yeux, essaie de le retrouver.

Tout donne à penser qu'à cet âge de 7 mois, et probablement avant, le bébé a acquis la représentation mentale des objets, l'idée que ceux-ci existent même s'il ne les voit ni ne les touche, indépendamment de lui-même. Son mécanisme cérébral lui permet d'évoquer un objet, une personne et cette « photo mentale » peut ainsi susciter des sensations plus ou moins intenses, agréables ou désagréables.

Dans l'observation du bébé cette phase coïncide avec la naissance de l'angoisse et le début de l'attachement intense aux familiers, en particulier à la mère, qu'il a la capacité de se représenter, dont il a le souvenir, et qui rassemble tous les bienfaits de nourriture, soins, douceurs et attentions.

Son absence, son départ peuvent être source de trouble et de souffrance, car il est encore incapable de savoir et de comprendre qu'elle va revenir un peu plus tard. Cela prendra du temps et demandera l'installation d'autres mécanismes intellectuels.

Cette capacité de représentation mentale, dénommée par le psychologue genevois Jean Piaget « notion d'objet permanent », mais qu'il faisait commencer bien plus tard, vers 16-17 mois, semble bien constituer le début du processus de pensée propre à l'homme, caractérisé, ensuite, par l'aptitude à identifier et à nommer par le langage ces représentations.

Il ne faut pas encore parler de propreté !

La propreté s'acquiert entre 20 et 28 mois, en moyenne, parfois à peine plus tôt, parfois plus tard. À cet âge seulement, l'enfant est capable de percevoir le besoin, le signifier à l'entourage, comprendre la nécessité d'y répondre dans l'endroit adapté, et être content de la réussite en ce domaine.

Essayer de rendre propre un enfant de 8 à 10 mois en le maintenant sur un pot, même s'il veut bien y rester, en des séances interminables, relève d'un mauvais dressage, inutile et néfaste. Certains bébés ont une selle très régulièrement après le repas du matin ou celui du midi ; dans ce cas la mise sur le pot, si l'enfant tient bien assis, peut être pour lui synonyme de confort et d'agrément ; mais il n'est pas certain qu'il s'exécutera encore de la même manière à 16 ou 18 mois. La crèche favorise parfois l'acquisition de la propreté plus tôt que la maison, par imitation des autres enfants.

Mon conseil

Nombre de personnes pensent encore naturel de commencer cet apprentissage vers la fin de la première année. Cela n'est pas souhaitable : il vaut mieux commencer vers 18 mois, ou même un peu plus tard.

Soyez attentive à ce problème si votre bébé est gardé par une nourrice ou une employée de maison, qui peuvent l'obliger à un apprentissage trop précoce.

L'arrivée du second

Les jeunes parents, désirant un deuxième enfant, posent souvent la question du meilleur intervalle entre les deux enfants, de l'âge auquel l'aîné supportera mieux l'arrivée du second. Il n'y a aucune réponse standard à ces demandes, car, excepté lorsque l'intervalle est très important (à partir de 8 à 10 ans, et encore), il y aura toujours jalousie.

Une sœur ou un frère très aînés se comporteront parfois comme une seconde mère ou un second père pour le nouveau-né qui bénéficie alors d'une grande sécurité affective. Les troisièmes sont souvent « bien équilibrés ».

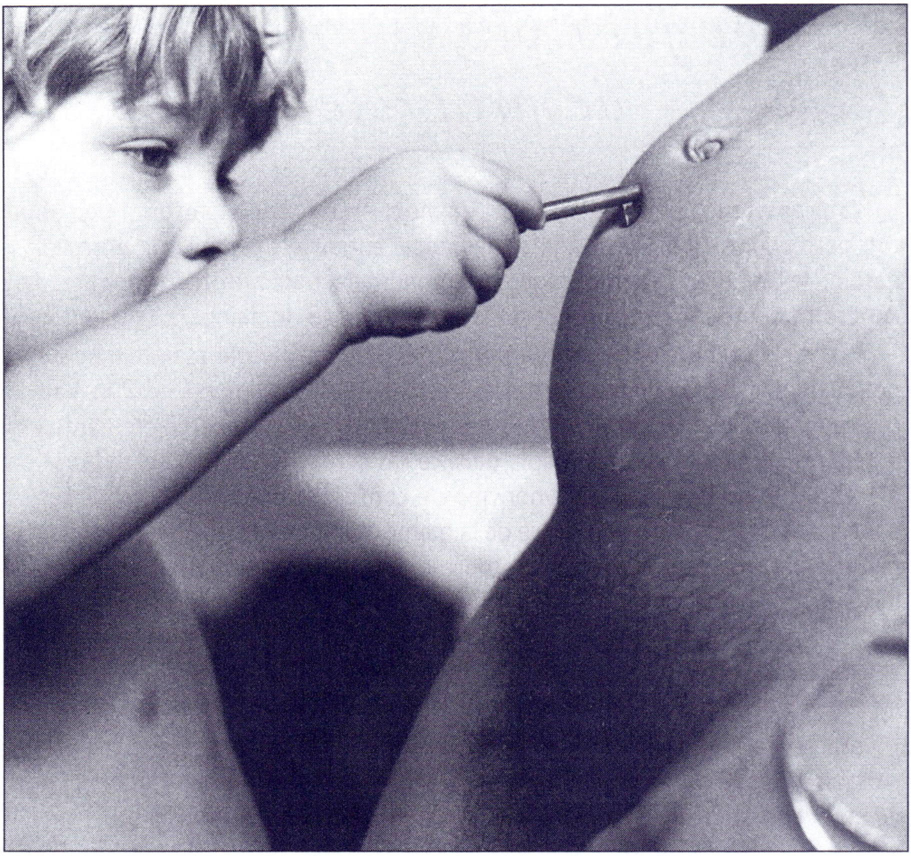

Mais la jalousie entre frères ou sœurs est inévitable et peut être très intense, bien que plus difficilement exprimée si l'intervalle d'âge est très court. Plus le second bébé arrive tôt, plus vite il vole une partie de sa mère à l'aîné. Cette jalousie se traduit parfois par une agressivité directe à l'égard du cadet, exacerbée au moment où celui-ci commence à être autonome, vers 10 ou 12 mois, mais surtout par des attitudes particulières à l'égard de la mère. Car en somme l'enfant n'en veut pas à ce petit frère ; il en veut à sa mère de lui avoir fait un petit frère, et c'est à elle qu'il le fait payer : difficultés pour manger, difficultés pour aller au lit, attitudes agressives et très tendres à la fois ; car il demande surtout à être persuadé que la venue de ce cadet ne signifie pas pour lui une perte d'amour. Tout au long de son premier développement l'enfant n'est rassuré que par l'existence de l'amour de ses proches ; ce sentiment perçu, senti dans la manière dont on s'occupe de lui, dont on lui parle, qui le rassure et lui permet de vivre normalement, est son bien le plus précieux.

Toute son évolution est quête d'amour et il faut être attentif à bien lui faire comprendre combien le cœur d'une mère est grand et combien elle est capable d'aimer tout autant chacun de ses enfants.

Dès que la grossesse est visible, dès que vous commencez à changer de forme, parlez-lui de ce nouveau-né, là dans votre ventre : il peut le toucher, le percevoir, le caresser. Parfois il voudra le battre, et nombre de petits enfants manifestent déjà une agressivité en donnant des coups au ventre de la mère. Mais il s'habituera peu à peu à la présence de ce cadet, et la naissance sera attendue avec impatience et curiosité. Ce n'est pas le moment de l'envoyer à la campagne, il se sentirait écarté de la vie familiale ; il doit être présent en participant lors du retour à la maison, même si, fatiguée, vous devez quelques jours plus tard le confier à sa grand-mère ou à sa tante.

La jalousie est inévitable mais son intensité dépend semble-t-il beaucoup de l'atmosphère dans laquelle la famille baigne ; s'il n'y a pas d'agressivité ambiante, imprégnant les rapports familiaux, elle ne sera guère violente. Et le second adore l'aîné, au moins durant les premiers mois. Il le guette, lui fait fête, lui permet tout sans crier ni se plaindre, le contemple avec amour et joie. Remarquez comme un bébé de 2 ou 3 mois regarde son aîné, sourit très vite à son approche, surtout si celui-ci est encore jeune, n'a que 2 ou 3 ans. Plus tard, lui aussi sera jaloux, surtout des prérogatives du plus grand, désirant tout ce qu'il possède.

À retenir

— Il n'y a pas d'intervalle « idéal » à respecter entre deux enfants car il y aura toujours de la jalousie de la part de l'aîné envers le cadet ; l'aîné d'ailleurs n'en veut pas au plus jeune, mais à sa mère et demande à être persuadé que la venue du nouveau-né ne signifie pas pour lui une perte d'amour.

— Dès que votre grossesse est visible, parlez à votre enfant du bébé à venir qui est dans votre ventre : il peut le toucher, le percevoir, le caresser. Ne l'écartez pas au moment de la naissance, c'est un événement auquel il doit participer.

Le développement physique et moteur du premier âge

Croissance et progrès sont inouïs au cours de la première année. Pensez que votre bébé va prendre 25 cm en taille, tripler son poids de naissance, passer de l'état de nouveau-né dormant et criant à celui d'une fillette ou d'un gaillard d'un an, qui va mettre un acharnement très particulier à essayer d'attraper tout ce qui est à portée de sa main, comprenant tout, sachant très bien exprimer ses désirs, même s'il ne parle pas. Il a pris une place considérable dans votre vie, vous avez la première place dans la sienne. Tout cela se fait très vite, aussi faut-il profiter de chaque jour qui passe car les progrès sont quotidiens.

La couleur des yeux

C'est une des premières questions que vous posez au pédiatre : quelle sera la couleur de ses yeux ? Aura-t-il les yeux clairs ?

La couleur à la naissance est assez indéterminée, mais si des yeux clairs foncent bien souvent, des yeux foncés n'éclaircissent guère. Et les yeux peuvent foncer longtemps. Souvent la couleur n'est définitivement acquise qu'à 7 ans, voire à 11 ans. Elle est génétiquement déterminée et deux parents aux yeux marron peuvent avoir un bébé aux yeux bleus si tous deux sont porteurs du gène « yeux bleus ». Si les yeux sont très clairs encore à 7 ou 8 mois, ils ont cependant une chance de le rester.

Les fontanelles

À la naissance le crâne du bébé est malléable. Cela permet à la tête de frayer son chemin à travers les voies génitales, en se modelant sur les dimensions du canal qu'elle emprunte.

Les os du crâne peuvent se chevaucher légèrement, car celui-ci n'est pas encore complètement ossifié, loin de là ; cette particularité permet la croissance du cerveau (qui triple de volume au cours de la première année), le crâne se modelant littéralement autour de lui.

Les zones par lesquelles se fait la croissance osseuse sont les sutures, séparant entre eux les divers os du crâne, et les fontanelles sont les points de jonction entre ces sutures, et zones de croissance maximale.

Les mamans connaissent surtout la fontanelle antérieure, la plus grande, zone losangique d'environ trois centimètres de longueur et trois centimètres de largeur. Elle est souple, et les mères ont toujours l'impression qu'il s'agit d'une zone du crâne d'une grande fragilité, qu'elles ont peur de frotter ou même de toucher, au cours des shampooings par exemple. En réalité, les tissus qui la forment ont une grande résistance ; sa souplesse lui confère un aspect « battant » au rythme des battements cardiaques et donne au médecin, par sa palpation, de nombreux renseignements ; elle permet également de réaliser une échographie des structures de l'intérieur du cerveau en cas de nécessité au cours des premiers mois de la vie.

« Quand la fontanelle se ferme-t-elle ? »

Elle va diminuer de surface et se fermer peu à peu, en s'ossifiant au fur et à mesure de la croissance ; mais la date de sa fermeture définitive est variable d'un bébé à l'autre et n'a pas de signification en dehors de certaines pathologies exceptionnelles.

Certains enfants ont une grande fontanelle qui restera longtemps large et souple, alors que chez d'autres elle est petite et paraîtra fermée vers 8 ou 9 mois.

L'âge moyen de fermeture se situe autour de 15 à 18 mois.

Le poids et la taille

Les données indiquées ici sont moyennes. Il faut le répéter : il n'y a pas de « normal » en matière de développement de l'enfant, il n'y a que des moyennes.

En d'autres termes, il est aussi normal à la naissance de mesurer, par exemple, 49 cm en pesant 2,8 kg, que de mesurer 52 cm en pesant 3,8 kg. Et cela n'aura pas d'incidence sur le développement futur, sauf peut-être sur celui de la taille.

Après la naissance, il se produit une perte de poids physiologique, bien moins importante depuis que l'on a pris l'habitude de nourrir les bébés dès les premières heures. Le nouveau-né va perdre en moyenne 5 à 10 % du poids de naissance, par exemple 200 à 250 g pour un bébé né à 3,3 kg ; la perte est importante durant les 24 ou 36 premières heures, puis plus faible, pour stopper au 4e ou 5e jour. Ensuite il récupérera progressivement le poids de naissance, qui est atteint vers le 8e ou le 9e jour.

La prise de poids moyenne d'un bébé

À partir du moment où le bébé a repris son poids de naissance, la prise est en moyenne de :
— 25 à 30 g par jour durant les trois premiers mois (180 à 250 g par semaine).
— 20 à 25 g par jour de 3 à 6 mois.
— 15 à 20 g par jour de 6 à 9 mois.
— 10 à 15 g par jour de 9 à 12 mois.

La courbe de poids n'est pas parfaitement régulière ni linéaire : il peut prendre 50 g un jour, 10 g le lendemain, puis 60 g, perdre ensuite 15 g et ainsi de suite. Mais, en moyenne, il existe une progression de ce type, variable selon la nature et la morphologie des bébés : de petites filles fines et minces prendront bien sûr moins de poids que de gros et grands garçons aux larges épaules ; et durant les trois premiers mois il y a ceux qui prennent en moyenne 500 ou 600 g par mois, ceux qui grossissent de 900 g, et ceux qui prennent davantage, 1 100 ou 1 200 g.

Il peut y avoir à cela des raisons médicales que nous examinerons quand nous parlerons de la pathologie.

La croissance régulière en taille est un excellent indicateur de la santé du bébé et de l'absence d'affection sévère. Il est remarquable de constater combien les maladies chroniques, affectant les petits enfants, retentissent sur la taille. Cette

Mon conseil

En général, peser le bébé une fois par semaine est largement suffisant ; mais il peut arriver (au cours d'une diarrhée par exemple) que la surveillance du poids mérite d'être plus fréquente.

croissance n'est pas aussi régulière que celle du poids et dans le cours de la première année il peut arriver – pendant un ou deux mois – que le bébé ne grandisse pas. Cela ne doit pas vous étonner.

Seule une « cassure » importante et prolongée de la courbe de taille peut avoir une signification pathologique. Cette croissance en taille peut être considérable les deux ou trois premiers mois, certains bébés prenant jusqu'à 4 ou 5 cm par mois.

Le bébé va grandir en moyenne de 25 cm la première année et tripler son poids de naissance, passant de 3,3 kg à 10 kg environ.

C'est dire si ses besoins en nourriture sont énormes par rapport à son poids, pour satisfaire à cette très importante croissance.

LA CROISSANCE JUSQU'À 1 AN[a]

	Taille (cm)		**Poids (kg)**	
Âge en mois	**Fille**	**Garçon**	**Fille**	**Garçon**
Naissance	49,4	50,2	3,28	3,39
1	52,4	53,2	3,75	3,96
2	55,6	56,7	4,60	4,90
3	58,6	59,9	5,35	5,75
4	61,0	62,5	6,00	6,48
5	63,0	64,7	6,60	7,10
6	64,8	66,4	7,11	7,58
7	66,4	68,0	7,60	8,08
8	67,8	69,5	8,05	8,50
9	69,1	70,8	8,39	8,88
10	70,3	72,0	8,72	9,20
11	71,5	73,2	9,00	9,52
12	72,6	74,3	9,24	9,81

a. Tableau repris de Pierre Sempé et Michel Sempé, *Pédiatrie sociale et préventive*, 1976. Ces chiffres sont en dessous des moyennes actuelles, nettement.
Il existe une différence notable entre la taille mesurée sur l'enfant couché et sur l'enfant debout, comme on le fait à partir de 12 mois environ. Par exemple, votre bébé mesurera 78 cm couché à 11 mois et 75 cm debout à 12 mois. Cela tient simplement au mode de mesure, il n'a pas rapetissé.

Mon avis

Beaucoup de mères s'inquiètent quand l'appétit diminue à partir de 15 ou 16 mois : c'est normal, la croissance et les besoins sont bien moindres.

Établir une telle statistique demande de nombreuses années et un grand échantillon de population. Les chiffres de la taille en particulier sont indiscutablement au-dessous des moyennes actuelles, en augmentation rapide, comme vous pouvez le constater autour de vous.

Il faut souligner que la forme du corps du bébé change au cours de la première année et va changer encore beaucoup jusqu'à l'adolescence. Il a, comparé aux proportions des adultes, une grosse tête, des jambes courtes et parfois arquées, un tronc long.

Il est frappant de constater combien les jeunes mères, regardant leur petite fille de 1 mois, remarquent ses défauts par rapport à l'adolescente qu'elle sera et sont affolées par ces constatations. Ne vous inquiétez pas : ses jambes vont s'allonger, ses chevilles s'affiner, ses traits se modifier. Les critères de beauté ne sont pas les mêmes à 3 mois et à 16 ans !

Évolution de la mobilité et du tonus

Vous pouvez remarquer que votre bébé se présente d'une certaine manière, dans certaines positions, et a une façon à lui de bouger. Au début de la vie, le bébé est hypertonique, c'est-à-dire avec une tension musculaire supérieure à la normale, en particulier pour les muscles situés sur le devant du corps. Aussi, éveillé, se présente-t-il toujours les membres un peu fléchis, les poings fermés, et l'on a beaucoup de mal à allonger ses jambes et ses avant-bras. Par contre, il se relâche complètement dans le sommeil et peut paraître tout à fait mou et flasque ; il l'est beaucoup moins à l'état de veille même s'il ne bouge pas.

Ses mouvements sont grossiers et un peu saccadés. Cette manière de bouger est appelée « mobilité de masse ». Il remue tout un membre de l'épaule aux doigts, ou les bras, ou les quatre membres en même temps, et s'il est bien capable d'ouvrir les mains, les mouvements des doigts ne sont pas encore fins et déliés ; cela viendra plus tard, vers 4 mois. Pourtant il est capable de grandes prouesses et vous remarquerez très vite qu'il peut poser une ou les deux mains sur votre sein ; il ne l'attrape pas délibérément mais sa main se détend et se place paume et doigts ouverts.

Lorsqu'il bouge dans son sommeil, ou pleure et s'agite au moment du réveil, il a de grands mouvements d'ensemble, s'étire, sursaute. C'est sa façon normale de bouger. Il n'est pas nerveux. L'évolution progressive de la mobilité et du tonus va permettre de comprendre les différentes étapes par lesquelles passe le bébé pour aboutir à la marche, vers l'âge de 1 an.

La tenue de la tête

À la naissance le cou est mou, la tête ballante ; il est très important de bien la soutenir lorsque vous prenez votre bébé dans vos bras.

Certes, il la redresse s'il est couché sur le ventre, mais il s'agit d'un réflexe, sur le dos la tête tombe en arrière. Peu à peu, vous observerez, à partir de l'âge de 4 à 5 semaines, que le bébé, tenu assis sur vous, a une tête moins ballante et fait des efforts pour la redresser ou l'empêcher de tomber. Les médecins ont toujours dit « Le bébé tient la tête à 3 mois », c'est-à-dire qu'il est capable de la tenir bien droite, de l'empêcher de tomber en avant, en arrière ou sur le côté, et la tient dans l'axe du corps si on incline celui-ci. Cette aptitude est souvent plus précoce et nombre de bébés tiennent bien la tête dès 2 mois. Mais ce n'est qu'une moyenne.

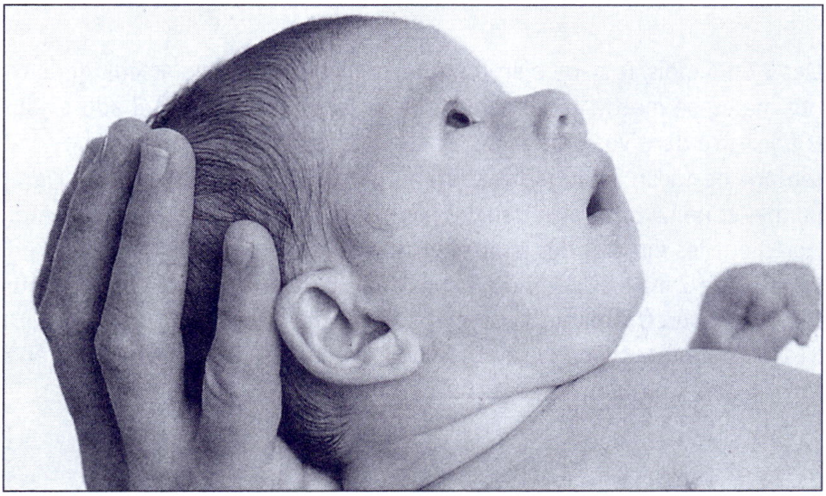

Certains bébés tiennent leur tête à 6 ou 7 semaines et d'autres seulement à 3 mois et demi ou 4 mois (on parle alors de retard simple de tonus). Tout cela est normal.

La position assise

Le bébé tient correctement assis tout seul, sans appui, à 8 mois en moyenne, guère avant, parfois à 9 mois seulement.

Certains peuvent le faire à 6 mois et demi ou 7 mois ; le bébé africain a une évolution tonique qui lui permet de tenir assis vers 5 mois, 5 mois et demi. Mais bien sûr vous le tenez assis sur vous très tôt, dès l'âge de 2 mois, et il adore cela. Vers 4 ou 5 mois, il tiendra assis calé par des coussins, et incliné un peu en arrière, car il aurait tendance à tomber en avant.

Vous pouvez le déplacer à partir de 2 mois dans son petit hamac où il est en position semi-couchée, et ensuite le mettre dans des sièges inclinables dont vous redresserez peu à peu le dossier.

Il est difficile pour un bébé de passer de la position couchée à la position assise. De nombreux bébés savent se mettre debout en s'agrippant aux barreaux de leur parc ou au bord d'un divan avant de se mettre facilement assis. Souvent, ils se tiennent debout puis se laissent tomber sur les fesses pour s'asseoir.

La position debout

Dès 3 ou 4 mois, le bébé bien tonique, que vous essayez d'asseoir en le tenant par les mains, se mettra facilement et instantanément debout. Il adore souvent, à cet âge, être dans vos bras et rester debout de longs moments sur vos genoux, en sautant de façon infatigable, soutenu par vous. Cela n'est pas mauvais pour ses jambes et ne favorisera en rien des jambes arquées. Laissez-le faire ces exercices qui fortifient les muscles des jambes et du bassin.

À partir de 7 mois et demi ou 8 mois, mais plus souvent à 10 mois ou 10 mois et demi, le bébé est capable de se mettre debout tout seul. Il pourra rester alors de très longs moments appuyé au bord de son parc ou à un siège bas, en appelant, en tapant avec un objet, et se laissera ensuite tomber de fatigue.

La marche à quatre pattes

Ce n'est pas une étape obligatoire dans l'évolution motrice. Certains, surtout des garçons minces et vifs, vont ramper dès 5 mois en s'aidant des genoux et des mains ; ils peuvent ainsi avancer vite, parfois seulement à reculons ; ces mêmes enfants marcheront rapidement à quatre pattes. D'autres, surtout ceux qui sont un peu replets, vont rester couchés sur le ventre en agitant bras et jambes, incapables de se soulever sur les coudes et d'avancer.

Enfin nombre de bébés sont capables d'avancer assis avec une jambe plus ou moins repliée sous le derrière, et peuvent se déplacer ainsi très vite.

L'acquisition de cette autonomie de déplacement est un moment important dans le développement de votre bébé, qui commence à prendre conscience de ses capacités exploratrices et de ses possibilités d'indépendance.

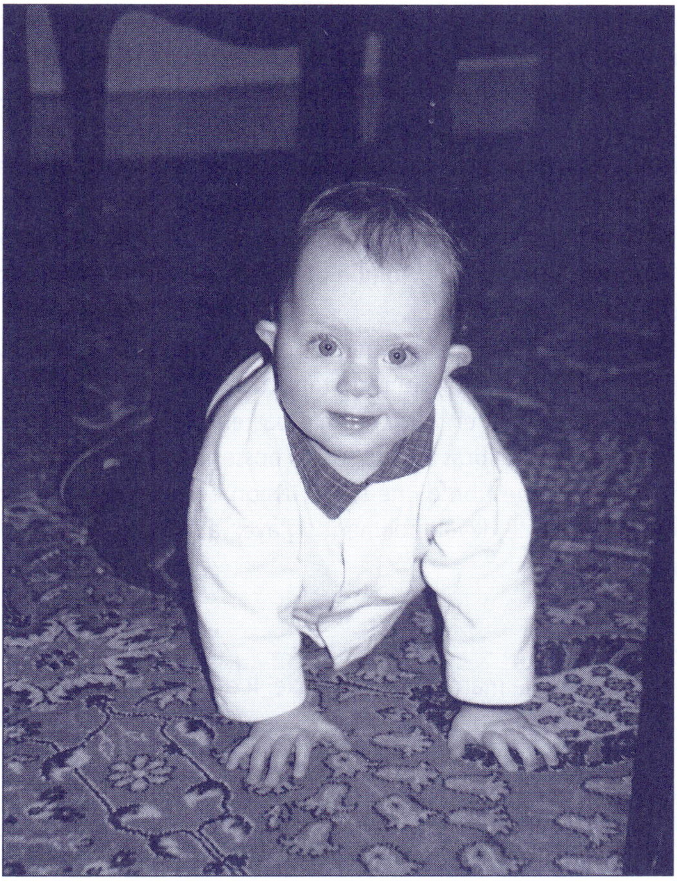

Les débuts de la marche

Comme nous venons de le voir, beaucoup de bébés aiment être tenus en position verticale très tôt, à 5 ou 6 mois, en sautant interminablement. Beaucoup d'entre eux seront capables de se mettre debout vers 9 ou 10 mois, même avant de savoir s'asseoir seuls.

Pour un premier entraînement à la marche un parc, le plus simple possible, carré, en bois, est souvent très utile. D'abord le bébé se tient à deux mains et avance ainsi latéralement contre ce soutien. Puis il va être capable de se tenir d'une seule main, lâchant de temps à autre son appui pour tester son équilibre.

Il peut se passer plusieurs semaines avant qu'il ne se lâche vraiment, faisant deux ou trois pas tout seul pour aller vers vous qui l'appelez ou vers son père. Cela se produit souvent à un an juste, le jour du premier anniversaire, comme si la fête, les sollicitations particulières de ce jour l'incitaient à la prouesse. Il en est très fier et va recommencer très vite. Au début il fait deux, trois ou quatre pas, jambes très écartées, instable, allant de chaise en divan, cherchant un appui. Il arrive tout juste à s'arrêter, jambes écartées, ne sait pas tourner et pour ramasser un objet à terre se laisse tomber pour s'asseoir.

Sa marche devient de plus en plus assurée, et en une quinzaine de jours il se débrouillera très bien. Mais si, durant cette période, il tombe et se fait mal, il peut très bien ne pas progresser pendant deux ou trois semaines. Et pourtant, la souplesse à cet âge est inouïe : il tombe de sa hauteur dans les positions les plus acrobatiques sans se faire de mal.

Mais, en même temps, il perçoit peu les dangers : attention aux escaliers non protégés par une barrière ; aux coins de table ou de bureau situés juste à la hauteur de sa tête : s'il tombe en butant il n'a pas encore le réflexe de protéger sa chute par ses mains ou ses bras tendus, et les bosses ne se comptent plus. Nombre de parents posent la question d'une répercussion éventuelle de ces bosses sur la tête, de ces chutes sur le développement : n'ayez aucune crainte, il n'y aura pas de conséquences.

« À quel âge un enfant commence-t-il à marcher ? »

L'âge du début de la marche n'est pas fixe. Il est aussi normal de se lâcher à 16 ou 17 mois qu'à 10 mois. Il s'agit de variations d'une moyenne. Souvent les gros bébés, calmes, peu dynamiques physiquement, marcheront plus tard que les minces et nerveux, ayant adoré se mettre debout dès 6 ou 7 mois. Tout cela est sans rapport avec les aptitudes et le développement futur.

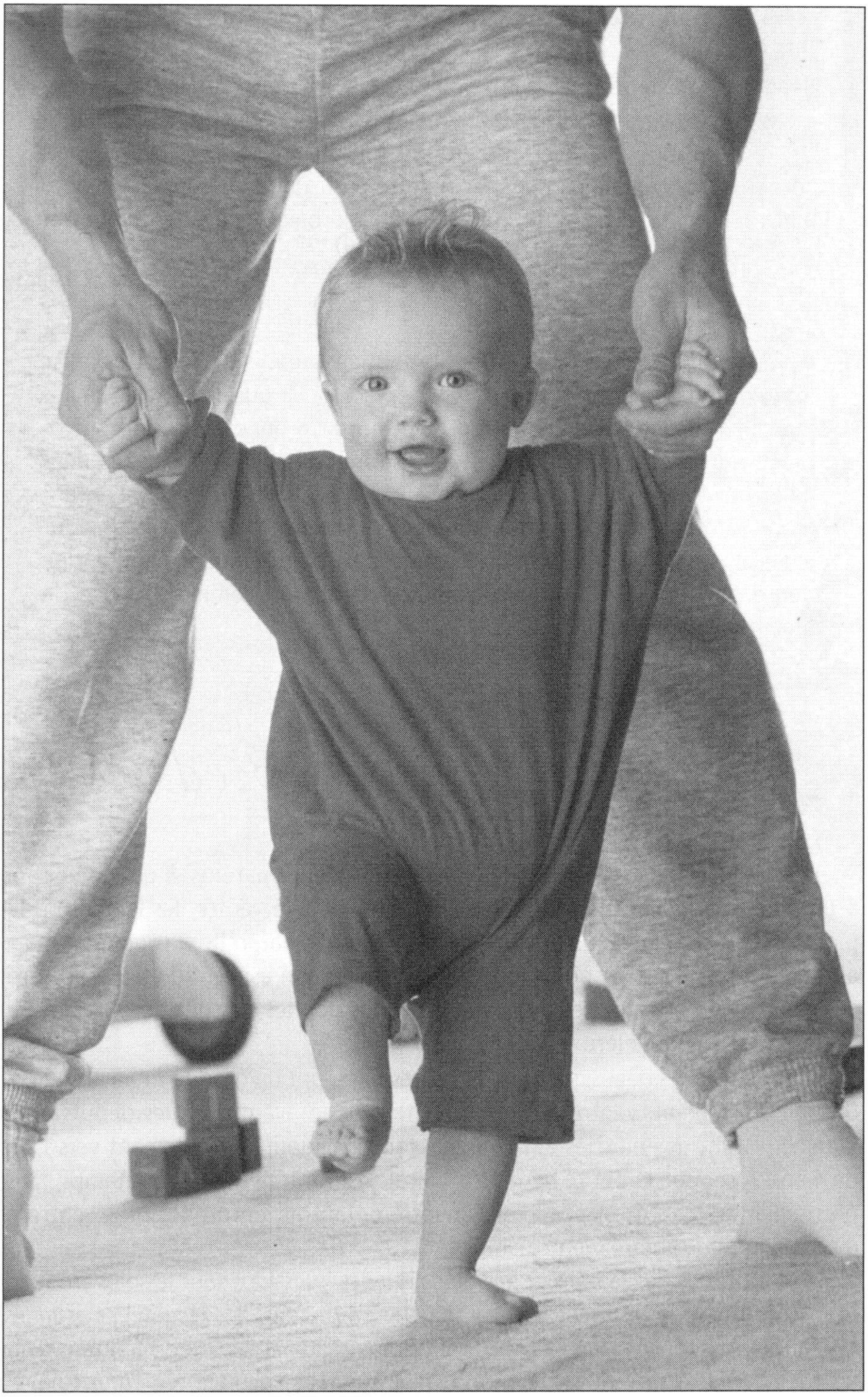

« Mon bébé marche sur la pointe des pieds, est-ce normal ? »

Beaucoup de bébés marchent, volontiers et souvent, sur la pointe des pieds. Si l'on vérifie l'absence d'anomalie neurologique, et la normalité des muscles du mollet (certains enfants ont des triceps trop courts, mais cela ne porte guère à conséquence), cette particularité n'est pas une anomalie. Elle permet au contraire à l'enfant de bien se muscler jambes et pieds.

« Que faut-il penser des trotteurs ? »

Il existe dans le commerce de petits soutiens, munis de roulettes, avec lesquels le bébé peut avancer et se déplacer à sa guise avant de savoir marcher, sorte de « youpalas » ou trotteurs. En général, ils adorent ce jouet, qui les amuse beaucoup et leur permet d'explorer la maison, mais a l'inconvénient de ne pas faire travailler les muscles du bassin, l'enfant étant soutenu et se servant seulement du mouvement des pieds pour avancer. Il est donc raisonnable de ne l'y laisser qu'un temps limité, une heure par jour, par exemple, comme jeu et non comme exercice de marche.

Ventre, jambes, pieds

Je crois ne pas avoir suivi un seul bébé sans que les parents, à un moment ou à un autre, ne m'aient posé la question de savoir si le ventre, les jambes ou les pieds étaient normaux : ils ont une tendance toute naturelle à projeter l'image agrandie de leur enfant petit pour se représenter son aspect adulte. Or le corps des nourrissons et celui des adolescents ou des adultes ne sont absolument pas faits de la même manière.

■ Presque tous les bébés, surtout les petites filles, ont un gros ventre avec parfois un nombril saillant, ventre arrondi et tenu très en avant dans les débuts de la marche. Ils ont des muscles abdominaux faibles, vigoureux seulement vers l'âge de 4 ans. À cet âge la petite hernie ombilicale est rentrée depuis longtemps, n'est plus saillante, mais il est possible que votre enfant ait encore un gros ventre et marche un peu cambré, ventre en avant.

■ C'est à propos des jambes et des pieds que les questions sont les plus fréquentes : « Mon bébé a les pieds plats, il marche en dedans, il a les jambes arquées, ma fillette a de vilaines jambes, sans chevilles », tels sont les griefs habituels. Tous les petits enfants ont les pieds plus ou moins aplatis par hypotonie musculaire :

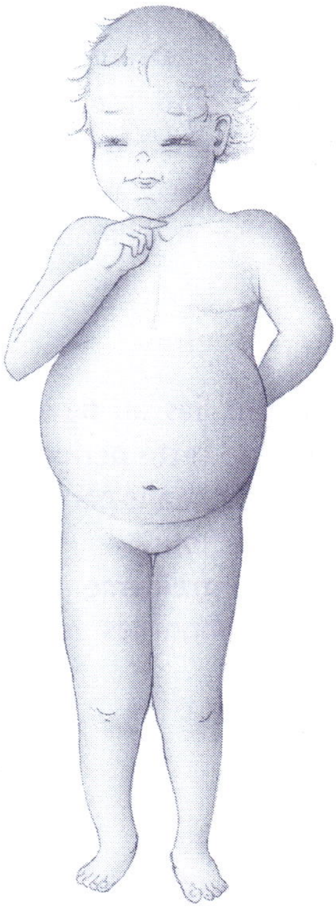

Dans les débuts de la marche, le bébé a souvent un gros ventre avec parfois un ombilic saillant, des pieds aplatis en dedans, des genoux gros en dedans et un certain degré de genu valgum (jambes partant vers le dehors). Ceci s'explique par la forme du corps, l'hypotonie musculaire habituelle à cet âge, et se corrige généralement avec la croissance.

PIEDS APLATIS

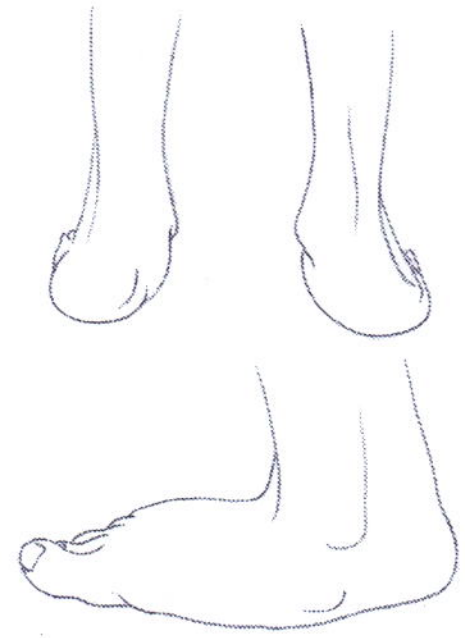

Le corps du bébé à 12-14 mois

il ne s'agit pas de pieds plats mais de pieds mous. La voûte plantaire n'est pas encore bien apparente et, du fait de cette hypotonie musculaire, l'enfant, au début de sa marche, va appuyer davantage sur la partie interne du pied, qui s'écrase ainsi un peu en dedans. Il ne faut pas utiliser de semelles orthopédiques, mais si nécessaire muscler le pied par la gymnastique appliquée au métatarsus varus, et surtout dès le début de la marche faire porter à l'enfant de bonnes chaussures, qui tiennent le pied bien droit.

■ La majorité des bébés marchent au début les pieds un peu tournés en dedans, du fait de l'orientation dans l'espace du col du fémur, dont la position commande celle du membre inférieur dans son entier, et qui est à cet âge en « antéversion », c'est-à-dire tourné en dedans et vers l'avant. Cela s'arrange plus tard, ou alors des radiographies vont pouvoir préciser la structure des hanches.

■ Tous les bébés ont des genoux beaucoup plus gros en dedans qu'en dehors à cause du volume de la partie interne de l'extrémité supérieure du tibia qui va diminuer au cours de la croissance. Cela donne un aspect de jambe arquée, aggravé par une arcature du tibia. Il s'agit d'une incurvation en dedans de cet os, bien visible radiologiquement, qui disparaît tout à fait spontanément.

- Les bébés ont peu de cheville, et marchent sur le bord interne des pieds, de façon là encore tout à fait physiologique. Cet aspect, parfois très marqué, angoisse les mères de petites filles qui les envisagent avec, à 18 ans, d'horribles jambes. Mais les chevilles vont naturellement se délier et s'allonger.

Mon conseil

Tous ces petits problèmes morphologiques sont liés au développement même du bébé, à la faible tonicité musculaire de cette période de la vie, la fin de la première année ; cet état dure un ou deux ans pendant lesquels votre petit est souple comme une balle de caoutchouc.

L'activité musculaire, la marche, les sauts, l'entraînement à l'activité physique vont beaucoup aider. Suscitez au maximum les activités physiques de votre petit enfant.

L'activité des mains, droitier ou gaucher ?

La main est l'instrument essentiel de l'être humain et la question n'est toujours pas résolue de savoir si son développement merveilleux, et unique dans les espèces animales, a précédé ou suivi celui du cerveau. La main et la parole ont sans aucun doute permis à l'homme de dominer la nature, elles sont le reflet de son intelligence supérieure.

Au début de la vie le bébé garde volontiers la main fermée, pouce en dehors ou en dedans, et il ne sait ni ne peut attraper les objets. Mais les recherches récentes ont montré des aptitudes à tendre la main vers un objet, dès l'âge de 18 à 20 jours, éventuellement à l'ouvrir pour la poser sur l'objet.

Vers 3 ou 4 mois, s'il est couché sur le dos et si vous tendez vers lui un objet attrayant, vous remarquerez comme il dirige les mains, en les agitant, vers cet objet, jusqu'à le toucher ; il commence seulement à savoir attraper. Par contre, si vous mettez l'objet dans sa main, il la serre pour le tenir. Mais il ne sait pas encore diriger cet objet vers son regard, ni tourner les yeux vers lui. Tout se passe comme s'il était capable de l'attraper mais n'intégrait pas encore, en son cerveau,

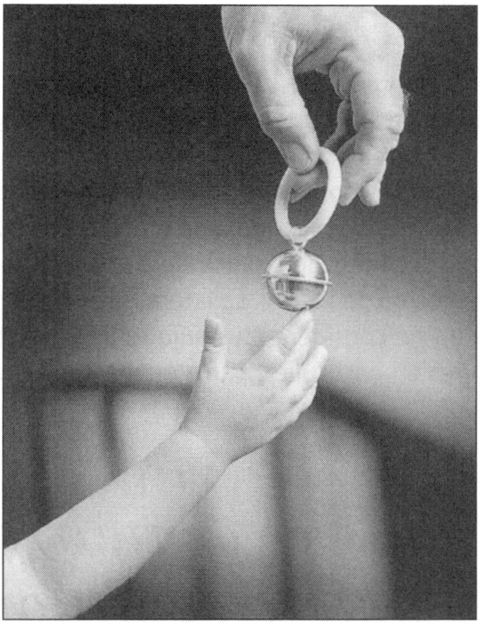

les sensations lui faisant comprendre qu'il a quelque chose en sa main. Je crois que cette constatation est importante car elle marque le moment où le bébé va commencer à avoir la représentation mentale d'une perception (vers 4 mois).

Il est alors capable d'appliquer sa paume ouverte sur un objet et parfois ferme la main non pas du côté du pouce mais du côté de l'auriculaire ; il commence par une préhension globale, faisant passer sa main bien à plat au-dessous de ce qu'il veut attraper, ou une préhension « cubitale », c'est-à-dire avec le bord externe de la main, avant de saisir l'objet, vers 4 mois et demi ou 5 mois, du côté du pouce. Vous remarquerez comme il est fasciné par ses mains qu'il regarde longuement en les faisant bouger devant lui.

Dès qu'il sait attraper, alors le bébé manipule. Il fait passer son jouet d'une main dans l'autre, le tourne, le retourne, le regarde plus ou moins longuement avant de le porter à la bouche. Cette bonne manipulation est installée à partir de 6 ou 7 mois, et à ce stade, quand il est capable de bien contrôler ses mouvements, il se sert indifféremment de ses deux mains. Il est alors impossible de dire si l'enfant sera droitier ou gaucher, question souvent posée par les parents.

Mon conseil

Il y a toujours avantage à susciter l'activité des deux mains, à faire travailler les deux mains, dans les jeux et les sollicitations. Vers 2 ans ou 2 ans et demi, si vous remarquez qu'il se sert encore indifféremment de l'une ou de l'autre, vous pouvez le conduire sans difficulté à privilégier l'activité de la main droite. À cet âge, une préférence pour la main gauche n'est pas définitive : ce n'est qu'à partir de 3 ans que s'affirme une dominance nette d'un côté ou de l'autre. La latéralisation n'est acquise que vers 5 ou 6 ans. Mais on ne considère plus aujourd'hui qu'un enfant aura des problèmes, scolaires en particulier, parce qu'il est gaucher.

Poussées dentaires, première dentition

Que ne met-on pas sur le compte des dents ? Bronchites dentaires, poussées de fièvre importantes, diarrhée... Tout cela n'existe guère. Néanmoins, les poussées dentaires peuvent être responsables de quelques troubles.

« Comment savoir qu'un bébé va “faire” ses dents ? »

Tout d'abord les bébés salivent beaucoup à partir de 2 mois ou 2 mois et demi. Tous les bébés « bavent » à partir de cet âge, quel que soit l'âge auquel sortira la première dent. Or celle-ci peut arriver entre 3 et 15 mois ! Vous voyez donc qu'il n'y a guère de corrélation entre cette salivation très intense et la sortie de la première dent.

Les premières dents sont en général les incisives médianes inférieures. Sur la gencive inférieure, il existe un petit bourrelet, saillant en avant, qui va s'effacer progressivement au fur et à mesure de la poussée des dents à l'intérieur de cette gencive : on dit que le bébé « double ses gencives ». Lorsque ce bourrelet aura disparu, la gencive sera assez élargie et la première dent prête à sortir.

« Souffre-t-il ? »

Les poussées dentaires ne sont sans doute pas très douloureuses. Par contre le bébé est « agacé », suce ses doigts, a envie de mordiller, est gêné, et cela se perçoit. Il peut arriver que la poussée des premières

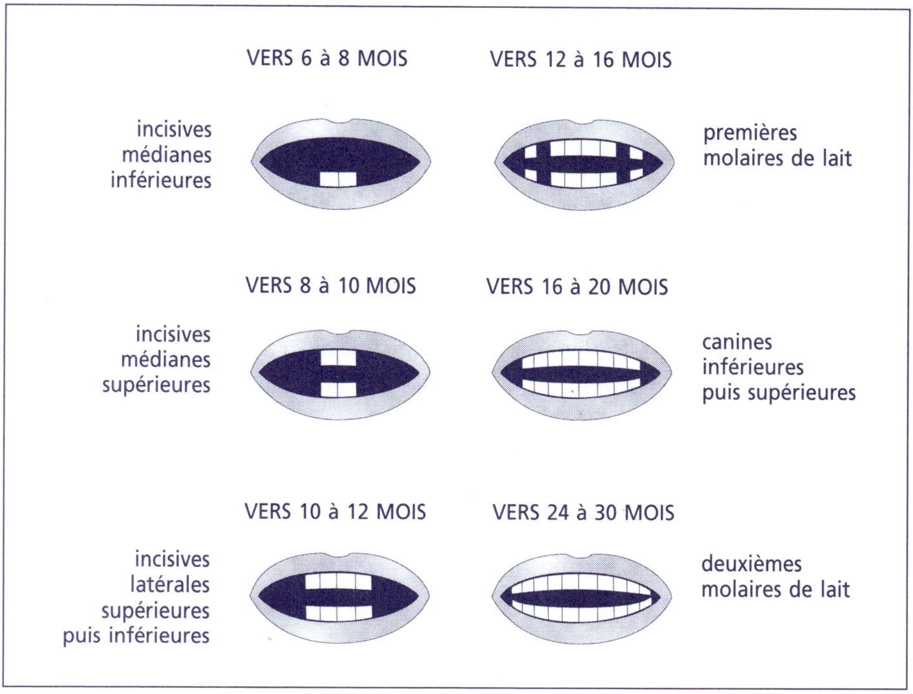

Âge moyen d'apparition des dents de lait

molaires de lait, vers 13-14 mois, entraîne un gonflement important de la gencive en regard ; elle devient très rouge, voire violacée, recouverte d'un véritable hématome qu'il convient parfois d'inciser. Dans ce cas la poussée est vraiment douloureuse, voire fébrile. Mais contrairement à beaucoup d'idées reçues les poussées dentaires entraînent rarement de la fièvre, au maximum 37,8 °C-38 °C, jamais 40 °C. Réfléchissez au fait qu'entre 6 et 30 mois le bébé va connaître une succession de poussées dentaires ; mais c'est aussi la période des infections répétées, surtout rhino-pharyngées et bronchiques, en particulier si votre bébé va en crèche. Il y a donc fréquemment coïncidence. La poussée dentaire fragilise sans doute les muqueuses buccales et pharyngées, plus réceptives à ce moment aux infections saisonnières.

Indiscutablement la poussée dentaire entraîne certains troubles. Des rougeurs des joues, parfois importantes, dont la localisation maximum correspond au côté de la sortie des dents ; des rougeurs des fesses, accompagnées de selles molles de façon passagère ; surtout des modifications temporaires de l'appétit et des habitudes alimentaires. Nombre de bébés de 12 à 14 mois, habitués à une alimentation très diversifiée, à mastiquer déjà de petits morceaux, à aimer manger seuls des repas de consistance plus ferme et moins homogène que des purées mixées, vont revenir pour dix ou quinze jours, au moment de la sortie des premières molaires de lait, à une alimentation de bouillies et de purées liquides. Ne vous en inquiétez pas. Vous remarquerez un retour à une alimentation normale lorsque la rougeur et la gêne auront disparu des gencives.

« Comment le soulager ? »

Tous ces petits troubles imputables aux dents, gêne, poussée douloureuse, cèdent assez facilement à l'administration d'aspirine (merveilleux calmant en ces circonstances), aux badigeonnages des gencives avec des gels calmants (dont l'effet est de très courte durée), au frottement de la gencive avec un doigt.

Même avant toute éruption dentaire il convient de nettoyer les gencives du bébé deux fois par jour, avec une compresse imbibée de sérum ou d'eau bouillie. Cela « fortifie » la gencive en entraînant une meilleure irrigation, contribue à l'hygiène de la bouche, et facilite sans doute la sortie des dents.

« À quel âge sort la première dent ? »

La première dent sort habituellement entre 5 et 6 mois, mais il est tout aussi normal qu'elle perce à 12 mois ou bien à 4... Il n'y a aucune corrélation entre l'évolution générale du bébé sur le plan moteur et intellectuel et la sortie plus ou moins tardive des dents, tout au plus un certain parallélisme avec la maturation osseuse. Elles sortent en général de façon symétrique, mais l'intervalle entre deux poussées peut être long, 5 à 6 mois. De toutes les façons, vers 30 mois, le bébé aura vingt dents : huit incisives, quatre canines et huit molaires de lait.

Il arrive que les premières dents ne soient pas les incisives médianes inférieures, mais les incisives latérales supérieures, donnant à votre bébé un ravissant petit air de Dracula.

Il n'y a pas de corrélation entre la qualité des dents de lait (qui peuvent être tachées de tartre, porteuses de troubles de l'émail) et celle des dents définitives. Le brossage des dents doit commencer le plus tôt possible, d'abord à la compresse, puis avec une petite brosse molle, sans dentifrice pour débuter. L'administration régulière de fluor au bébé constitue une prévention efficace des caries dentaires.

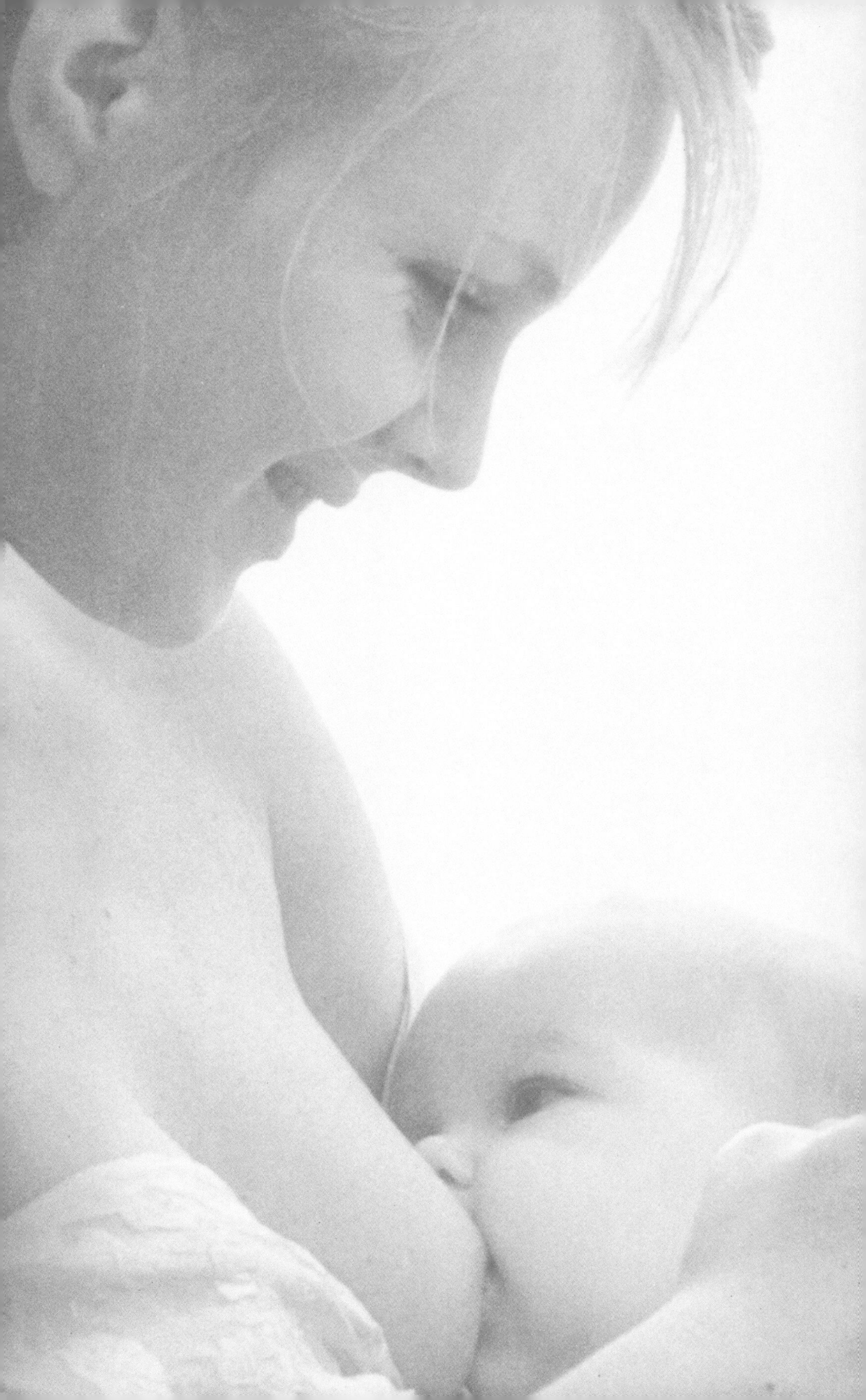

L'alimentation

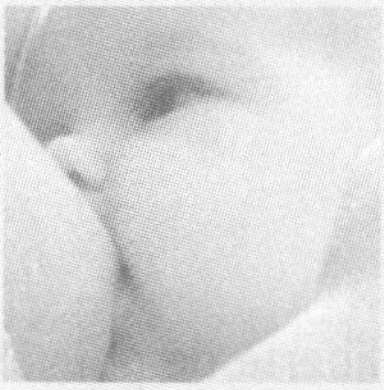

Le choix du mode d'alimentation

L'allaitement au sein

L'allaitement au biberon

La diversification du régime

Le choix du mode d'alimentation

Aujourd'hui vous avez la liberté de pouvoir allaiter vos enfants au sein ou bien de les nourrir au lait artificiel. En effet, la composition des laits artificiels tente de s'approcher le plus possible de celle du lait maternel et, avec l'utilisation de règles d'hygiène, il n'y a guère de risques d'infection pour le bébé. Mais, autrefois, il n'y avait pas cette possibilité, et encore aujourd'hui, dans de nombreux pays du monde, l'enfant est rapidement menacé de dépérir s'il ne reçoit pas du lait de femme ; il doit nécessairement être nourri au sein de sa mère ou d'une nourrice.

Dans nos pays, vous avez le choix d'allaiter ou non. L'environnement peut influencer votre décision. Vos mères ont connu une époque où l'utilisation du lait en poudre était fortement encouragée. Si vous songez que dans votre famille, votre entourage, au travail, dans la rue et les lieux publics, vous voyez peu ou pas de femmes allaiter et que dans votre éducation de petite fille ou d'adolescente ce rapport à l'allaitement a été rarement transmis, vous comprendrez comme il est difficile de choisir simplement d'allaiter son bébé. Il n'y a plus de transmission de femme à femme, seulement des conseils techniques, des méthodes et des préjugés. La jeune mère qui allaite risque de se retrouver seule, presque sans aucune référence familiale ou communautaire aux gestes, aux sensations, à la confiance en son corps, à ses capacités et à la possibilité de s'adapter au rythme de son enfant. Il faut écouter votre propre désir, car c'est une expérience charnelle, fondée sur une conduite profonde sans qu'il y ait ni obligation ni principe.

L'allaitement maternel bénéficie dans les pays développés et depuis quelques années d'un regain de faveur ; en France, en 1980, 50 à 60 % des femmes allaitaient avec dans certaines régions des pourcentages allant jusqu'à 75 %, alors qu'elles n'étaient que 35 % en 1972. Depuis une dizaine d'années, le corps médical penche en faveur d'un retour à l'allaitement maternel. Malheureusement, depuis quelques années, « La France est à la traîne par rapport aux autres pays européens en matière d'allaitement maternel : seulement 48,5 % des enfants sont allaités à la naissance contre 98 % en Norvège, plus de 90 % en Suède, en Suisse et au Danemark, 85 % en Allemagne, 70 % dans le Royaume-Uni, environ 75 %

au Luxembourg et en Italie. Un enfant sur dix seulement est nourri par sa mère pendant plus d'un mois. L'allaitement à 4 mois concerne 5 % des enfants, 65 % en Suède et en Suisse. Et pourtant 75 % des femmes françaises aimeraient nourrir leur bébé au sein au minimum pendant quelques semaines et 30 % des femmes qui aimeraient allaiter finissent par y renoncer » (Dossier pour la promotion de l'allaitement maternel, *Arch. pédiatr.* 2001.) Il se passe donc des choses dans notre société et nos maternités. Il est bien clair que cet allaitement maternel, dont le rôle sur la santé physique, l'attachement et même la situation sociale globale est si considérable, bénéficierait d'un congé post-natal plus long. Et celui-ci, dans tous les pays où il est pratiqué, ne gêne en rien l'emploi.

Pour faire votre choix en connaissance de cause, il faut pouvoir y penser à l'avance, en parler, rencontrer d'autres femmes qui peuvent transmettre leur expérience. Cela ne veut pas dire que vous devez être absolument déterminée avant la naissance de votre enfant, mais il est souhaitable d'y avoir mûrement réfléchi. Voici des éléments qui vous permettront de décider calmement ce que vous avez envie de vivre.

L'allaitement au sein : alimentation idéale

L'alimentation au sein a beaucoup d'avantages. Plus les connaissances en ce domaine avancent, plus les découvertes s'accumulent et plus les médecins prennent conscience de ce fait.

Sur le plan nutritionnel, le lait maternel est parfaitement adapté au bébé humain, il n'existe pratiquement pas de phénomènes d'intolérance. Cela est dû à la spécificité des protéines qu'il contient. Vous savez que les éléments nutritifs sont faits de glucides (les sucres), de lipides (les graisses) et de protéines (qui sont les matériaux servant à la fabrication des tissus). Or les protéines du lait de femme et du lait de vache ont des compositions chimiques bien différentes. On constate une fréquence non négligeable d'intolérances aux protéines du lait de vache, même modifié comme il l'est actuellement : elles seraient de 1 % dans leur forme sévère (importante diarrhée, phénomènes allergiques sévères) et de 5 à 7 % dans leur forme bénigne (petits troubles digestifs, croissance médiocre).

Tous les pédiatres sont fréquemment confrontés à des problèmes dans les débuts d'un allaitement artificiel. Ils ne sont pas graves, mais difficiles à résoudre car les raisons n'en sont pas très claires : bébé régurgitant facilement, semblant ne pas aimer le lait, ayant des rots difficiles une heure et demie ou deux heures après les repas, tolérant mal tel lait et supportant mieux tel autre dont la composition est pratiquement identique, sans raison médicale évidente. Tout cela est si vrai que, sur une grande partie de la Côte Est des États-Unis, les bébés non alimentés au sein ne sont plus nourris avec des laits en poudre dérivés du lait de vache, mais avec des substituts de lait dérivés du soja.

On insiste actuellement sur la nécessité pour toute mère désirant allaiter de s'efforcer, surtout les premiers jours, même si la sécrétion est un peu insuffisante, de ne pas introduire même un seul biberon de lait industriel : ce dernier pourrait sensibiliser l'organisme aux dérivés du lait de vache, leur utilisation ultérieure étant alors susceptible d'entraîner des troubles digestifs ou allergiques. Si un complément au lait de mère est indispensable, il est préférable d'utiliser des laits dits « hypoallergéniques ».

On a également investi le lait de mère d'un rôle protecteur de manifestations allergiques ultérieures. La finesse et la grande digestibilité du lait maternel diminuent les risques allergiques, en particulier les eczémas, asthmes ou rhinites allergiques semblent moins fréquents parmi les nouveau-nés nourris au sein pendant les premiers mois.

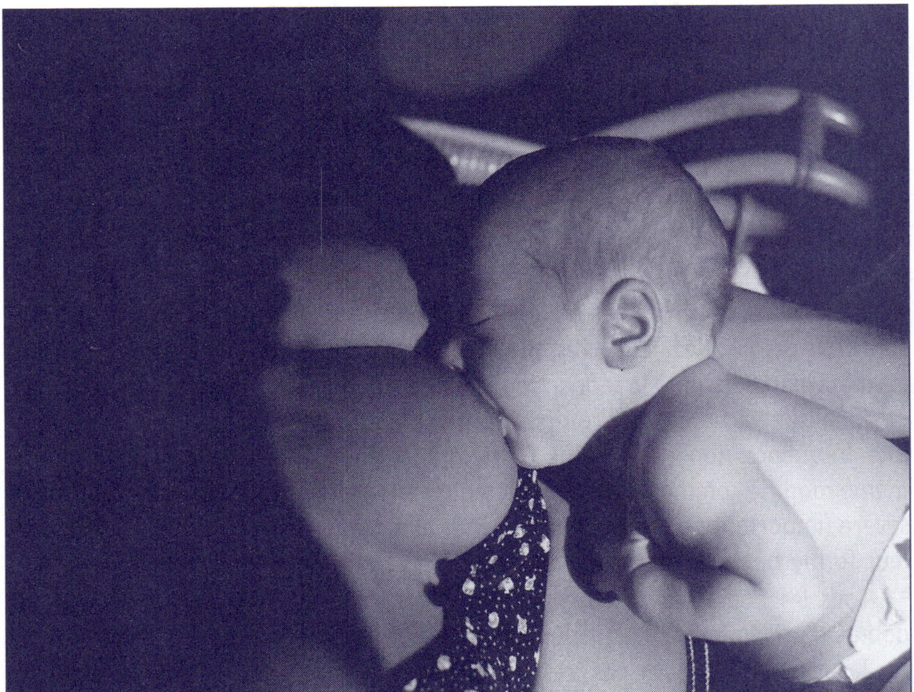

Le lait de mère apporte une grande quantité d'éléments jouant un rôle dans les défenses anti-infectieuses, et particulièrement le lait des premiers jours appelé colostrum, dont les premiers centimètres cubes ont une richesse considérable en certains types d'anticorps (appelés IgA) : 100 g par litre, au lieu de 4 à 5 g dans le lait du 7e ou 8e jour après la naissance. Il s'agit donc d'un véritable concentré d'anticorps ; c'est dire le rôle qu'il peut jouer dans les défenses du bébé.

On sait depuis longtemps que les enfants nourris au lait de leur mère se défendent mieux contre les infections au cours des premiers mois de la vie, durant lesquels le bébé fabrique peu de moyens de défense personnels. Les anticorps provenant du lait maternel permettent au nouveau-né d'acquérir une immunité anti-infectieuse large. L'intestin est peuplé de bactéries qui jouent un rôle considérable dans la digestion ; celles-ci sont sélectionnées lors de l'utilisation exclusive du lait de mère et accentuent les possibilités de défense contre les diarrhées sévères du nourrisson. La découverte début 1989 d'une molécule spécifique dans le lait maternel qui joue un rôle capital dans le transfert de l'immunité anti-infectieuse de la mère vers le nouveau-né vient expliquer l'acquisition de l'immunité grâce à l'allaitement maternel.

Dans nos pays, l'apparition et la facilité d'utilisation des antibiotiques ont évidemment transformé ce problème des défenses anti-infectieuses. Il n'en reste pas moins vrai que si votre bébé est fragile, de petit poids ou prématuré, il a besoin de votre lait pour sa richesse en moyens de défense, en plus de son apport en protéines spécifiques. Lorsque ces circonstances surviennent, il est fondamental d'allaiter : le choix n'est plus aussi libre que lorsque la naissance s'est passée sans problème. Heureusement, cette dernière situation est beaucoup plus fréquente.

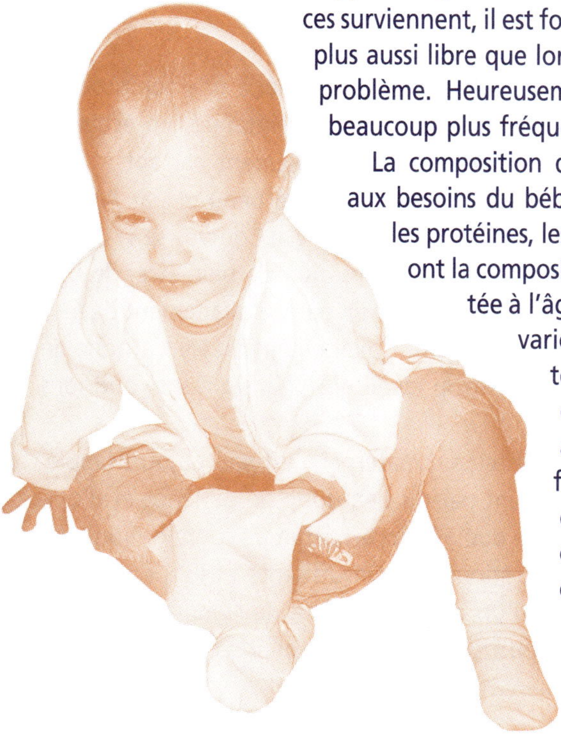

La composition du lait s'adapte automatiquement aux besoins du bébé. C'est l'aliment idéal. Les sucres, les protéines, les matières grasses, les sels minéraux ont la composition voulue et en proportion adaptée à l'âge du bébé. En effet sa composition varie avec l'âge de l'enfant, d'une tétée à l'autre et même au cours d'une tétée, contrairement au lait artificiel qui réalise un menu uniforme au goût standardisé. Il est donc adapté aux nécessités de sa croissance physique et cérébrale. Il est toujours prêt, et c'est un moyen fort économique de nourrir votre enfant.

À retenir

L'alimentatiou sein a beaucoup d'avantages :

— Il n'existe pratiquement pas de phénomènes d'intolérance.

— Le lait de mère semble diminuer les risques de manifestations allergiques ultérieures.

— Le lait maternel – et particulièrement le colostrum, véritable concentré d'anticorps – joue un rôle important dans les défenses anti-infectieuses.

— En dépit des antibiotiques, si votre bébé est fragile, de petit poids ou prématuré, il aura besoin de lait maternel pour sa richesse en moyens de défense, en plus de son apport en protéines spécifiques.

— La composition du lait maternel s'adapte automatiquement aux besoins du bébé.

— Enfin c'est une intimité et un échange merveilleux entre le bébé et sa mère.

Mais gardons-nous d'idéaliser :

— La période d'installation de l'allaitement maternel n'est pas toujours simple et exige parfois beaucoup de patience et d'opiniâtreté.

— Les facteurs concourant au bon développement du bébé sont extrêmement complexes et il ne faut pas minimiser les autres facteurs au profit de l'allaitement.

En dehors de ces qualités modèles, l'allaitement maternel a une composante merveilleuse qui séduit de nombreuses femmes. C'est une intimité, un échange de corps où tous les sens du bébé sont sollicités non seulement par votre voix, votre regard, mais par le contact avec la douceur de votre peau et par l'odeur intime qui s'en dégage. Vous bénéficiez tous deux de l'éveil de vos sens conjugués. La majorité des mères allaitant souligne la sensation de bien-être, de plénitude, de maternité réellement achevée que leur a procurée l'allaitement de leur bébé au bout d'un certain temps d'adaptation. L'allaitement au sein a donc de nombreux avantages. Mais il ne faut pas trop idéaliser non plus. Nous voudrions cependant insister sur deux points :

— La période d'installation de l'allaitement maternel n'est pas toujours simple. Les deux premières semaines demandent parfois beaucoup de patience et d'opiniâtreté. Les phénomènes peuvent être douloureux au début, la coordination avec le bébé inadéquate ou inégale, la sécrétion lactée insuffisante et l'expérience de notre civilisation moderne montre qu'un certain nombre de femmes, pourtant volontaires, ne sont pas de bonnes nourrices. Les deux premières semaines correspondant à l'installation de l'allaitement maternel peuvent être émaillées de difficultés. Vous avez besoin de réunir tous les facteurs de la réussite : désir très affirmé et très ferme d'allaiter, soutien du père de votre enfant, préparation des seins avant l'accouchement, mise au sein du bébé le plus précocement possible, tétées fréquentes au début, soutien appuyé de l'équipe soignante et surtout éviter soucis et inquiétude durant la période d'installation de la lactation. Ensuite, en moins de 15 jours, l'allaitement une fois installé deviendra extrêmement simple.

— Les facteurs concourant au bon développement du bébé au cours des premiers mois sont si nombreux, si complexes, si difficiles à analyser et à interpréter que jamais une étude statistique n'a démontré de façon convaincante, même si elle paraît probable, la relation entre l'allaitement maternel et le calme, la tranquillité, le bon équilibre, la bonne installation des rythmes de base (sommeil, appétit), le caractère joyeux et confiant du bébé. Tous les facteurs de bon développement peuvent exister quel que soit le mode d'allaitement.

Ce que l'on entend dire sur l'allaitement

« J'aimerais bien allaiter si je le peux. »

Si vous en avez profondément envie, vous devez pouvoir y arriver. Il n'y a pas d'impossibilités techniques. Certes quelques difficultés peuvent apparaître pendant la première semaine ; votre détermination et les bons conseils permettront d'y faire face dans la majorité des cas. Une fois installé l'allaitement ne pose guère de problèmes.

« J'ai peur que mon lait ne soit pas bon ou de ne pas en avoir assez. »

Le lait de sa mère est la meilleure nourriture pour un enfant. Quelques contre-indications existent, elles sont très rares (fatigue, médicaments, maladie). Si vous avez vraiment envie d'allaiter et que vous ne trouvez pas d'obstacle sur votre chemin, vous aurez du lait et il sera bon. Quant au problème de la quantité, bien sûr on ne voit pas ce que l'on donne, mais la production de lait est constante et l'enfant boit ce qu'il a envie de boire. Si le bébé grossit bien, c'est qu'il reçoit des rations suffisantes.

« L' allaitement abîme les seins. »

L'allaitement en soi n'abîme pas les seins. Il est évident que la grossesse transforme le corps d'une femme et gonfle la poitrine, certaines ont des tissus plus fermes que d'autres, leur diminution de volume après la naissance peut de toute façon laisser des traces. Mais l'allaitement ne change rien à ce phénomène, il n'aggrave pas les changements liés à la grossesse. Si le résultat esthétique est imprévisible, on connaît par contre des conditions défavorables. Les brutales et importantes modifications de volume des seins ne leur sont pas bénéfiques. Aussi faut-il éviter les montées de lait non suivies de tétées ou un sevrage trop brutal, qui comporte un risque esthétique réel.

« Je n'aurai plus de liberté. »

Nombreuses sont les mères qui redoutent d'être occupées toute la journée et de ne pouvoir dégager même quelques heures par jour pour leurs courses ou une sortie. Il est vrai que l'allaitement maternel demande une grande disponibilité. Vous ne pourrez le réussir si vous voulez à tout prix reprendre un rythme de vie effréné aussitôt après l'accouchement. Il vous faudra du temps, de la patience, vivre au rythme de votre enfant, de votre corps, vous nourrir correctement et vous reposer malgré tout. Ces moments sont riches d'échanges et de bonheur et puis, somme toute, n'est-ce pas une situation suffisamment rare pour que l'on aménage sa vie autour de cette relation pendant quelque temps ? L'allaitement, avec ses longs contacts, réalise la symbiose nécessaire dans les premières semaines ou les premiers mois.

« Il faut se réveiller plus souvent la nuit. »

Un enfant allaité au sein ne se réveille pas davantage la nuit. Mais il est vrai que l'allaitement au biberon peut être pris en charge, au moins en partie, par votre compagnon. Il est vrai aussi que le bébé nourri au sein aura tendance à dormir toute la nuit plus tardivement que celui nourri au biberon. Je crois que cela tient au bonheur d'être pris dans les bras de sa mère, couché à côté d'elle dans la chaleur de son lit, et tout contre elle pour la tétée. Les avantages valent sans doute bien plus que les inconvénients...

« Ce n'est pas la peine que j'allaite puisque je devrai reprendre mon travail. »

Même si vous n'allaitez que pendant quelques semaines cela vaut la peine d'essayer, pour vous qui connaîtrez cette expérience unique, et pour votre enfant qui pourra bénéficier des bienfaits du lait maternel au début de sa vie, quand il en a le plus besoin. En retournant à votre travail vous pourrez éventuellement continuer à allaiter deux fois par jour, matin et soir par exemple, et même plus si vous en avez la possibilité.

« Mon mari ne pourra pas lui donner le biberon. »

Pourquoi pas ? Si vous le souhaitez vous pouvez donner la nuit ou dans la journée (pour que vous puissiez dormir) un biberon de votre propre lait que vous aurez tiré préalablement avec un tire-lait et gardé au réfrigérateur. Ce qui a l'avantage d'habituer votre bébé à la pratique de la tétine.

« Je n'aime pas montrer mes seins. »

Il est très facile d'allaiter sans montrer ses seins. Chez vous, mettez-vous dans une pièce isolée ; à l'extérieur, utilisez un pull large ou un tee-shirt ample afin de glisser le bébé sous le tissu de votre vêtement. Le corsage ouvert n'est pas la bonne solution. Vous pouvez allaiter partout de façon très discrète.

« L'allaitement maternel peut-il avoir des inconvénients pour le bébé ? »

On décrivait seulement des cas de prolongations d'un ictère physiologique et, de façon rarissime, de l'installation d'une intolérance au lait de vache si la mère en boit.
Avec l'affaire de la dioxine, on a incriminé une concentration trop importante dans le lait maternel. Mais cela demande d'autres études et il n'y a pas lieu, pour le moment, de modifier le conseil fondamental : essayer au mieux d'allaiter son bébé. D'autant que globalement, les précautions sont prises concernant ce produit.

Un accouchement par césarienne n'interdit pas l'allaitement.

L'allaitement au biberon : un choix librement consenti

Vous n'avez pas envie d'allaiter, peut-être éprouvez-vous une sorte de dégoût pour cette activité un peu animale. Vous n'avez pas à vous justifier, à vous expliquer. Vous vous sentez plus libre, moins assujettie, mais tout autant mère.

Certains couples craignent que cela gêne la reprise des relations sexuelles. Les seins sont un puissant symbole sexuel, leur donner une fonction nourricière risque de les priver un temps de leur attrait érotique. Cette désexualisation des seins, possible mais pas systématique, peut poser un problème à vous ou à votre compagnon. Souvent le refus d'allaiter tient à la volonté de l'un des membres du couple de ne pas perturber le jeu érotique, une fois l'enfant né. La femme craint de voir l'image de son propre corps altérée par cette fonction nourricière. L'homme redoute de ne pas trouver sa place et de rentrer en compétition avec le nouveau-né. Il n'y a donc pas seulement des réponses techniques à votre interrogation, mais une réflexion qui doit vous permettre de prendre votre décision. Nous voulons souligner ici l'importance d'en parler avec votre compagnon, car son accord et son soutien sont importants.

Si vous n'avez pas envie d'allaiter, si cela vous paraît astreignant et plein d'ennui, ne le faites pas. La majorité des bébés poussent très bien avec les laits dont nous disposons actuellement. En réalité, votre bébé a besoin de votre présence, de vos soins ; les moments de l'alimentation sont des moments privilégiés dans la journée, au cours desquels se crée un contact très intime et très étroit : quel que soit le mode choisi, votre bébé est contre vous, vous le nourrissez, vous vous regardez, vous lui parlez doucement, il est dans votre chaleur.

Vous remarquerez souvent que, même tout petit, à 7 ou 8 jours, le bébé s'arrête parfois de boire pour vous regarder, vous fixer intensément, comme si cela était encore plus important pour lui que le fait de se nourrir.

Sein ou biberon, comment choisir ?

L'allaitement fait à contrecœur a toutes les chances de mal se passer. Votre bébé a besoin avant tout de votre amour, de votre présence chaleureuse, et la manière dont vous le nourrissez au départ n'est qu'un des éléments de cette immense somme de travail et de dons que vous demandera votre enfant. Le choix que vous allez faire doit correspondre à votre personnalité. On n'est pas une « mauvaise mère » parce qu'on choisit de ne pas allaiter.

Alimentation et croissance

Manger est bien sûr une des activités essentielles du bébé à partir de sa naissance, mais l'alimentation a pour lui bien d'autres significations qu'assurer sa subsistance et son développement. C'est un lien d'amour, qui lui apporte la sécurité nécessaire à son épanouissement. Le repas, sein ou biberon, est un de ces moments privilégiés de la journée, au cours duquel vous nouez avec lui – dans un échange très intime – toute une série de relations. Vous lui donnez la certitude qu'il est choyé et aimé.

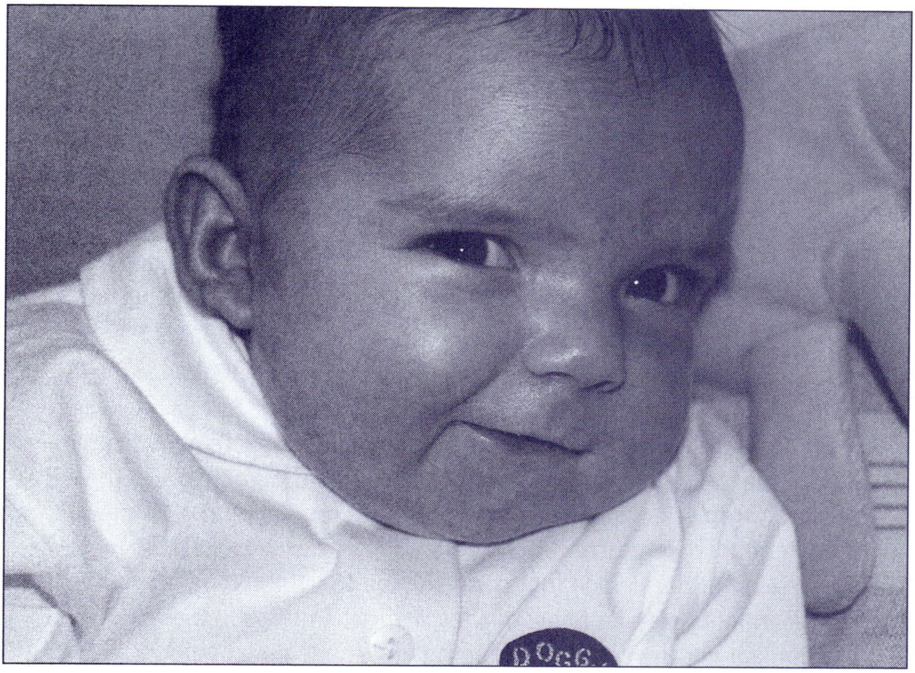

On constate actuellement que certaines femmes sont ravies d'allaiter, et d'allaiter longtemps ; elles y trouvent une grande satisfaction. D'autres auront choisi, en ayant pesé les avantages et les inconvénients pour elles-mêmes et leur bébé, de nourrir leur enfant artificiellement et elles le feront avec tout autant de tendresse.

« Comment savoir si mon bébé mange ce dont il a besoin ? »

Il existe des différences importantes entre bébés dès les premiers jours de la vie concernant leur appétit, leur capacité de boire plus ou moins vite et plus ou moins souvent, leurs rythmes de sommeil et d'éveil. Ainsi dans le chapitre sur le développement physique, nous avons insisté sur les variations de poids par rapport aux moyennes. Il ne faut pas avoir la religion de la balance. L'humeur, le calme général sont également importants pour indiquer si le régime est adapté, insuffisant ou exagéré.

La morphologie des nouveau-nés à la naissance commande beaucoup leur appétit et leur prise de poids. Des garçons vigoureux nés avec un gros poids (3,6-3,7 kg) ou à l'opposé quelques légers prématurés nés avec 15 jours d'avance à 2,8 kg ou 2,9 kg, donnent l'impression d'être insatiables et vont prendre environ 30 ou 35 g par jour durant tout le premier trimestre. Certains bébés minces plutôt longilignes ne prendront que 500 à 550 g par mois durant leurs premiers mois. Puis ils grossiront davantage à partir de 7 à 8 mois.

Les deux premières semaines sont une période d'adaptation au cours desquelles votre bébé trouvera le bon rythme pour lui. Soyez très attentive à ses demandes. Certains boivent vite et se rassasient vite également, la tétée ou le biberon durera quelques minutes. D'autres boivent lentement, s'arrêtent longuement au milieu du biberon qui pourra durer 30, 40 minutes ou plus. Certains bébés mangent peu, établissent rapidement (vers 2 mois ou 2 mois et demi) un rythme à cinq repas et font, dès cet âge, des nuits de 9 à 10 heures. Pour d'autres, ce sera plus difficile et ils ne supprimeront leur biberon de nuit que vers 16 ou 18 semaines.

« Mon bébé ne finit pas son biberon, est-ce normal ? »

Nous voyons souvent des mères désolées parce que leur bébé, allant magnifiquement bien, gai, dormant bien, prenant régulièrement du poids, ne finit pas ses biberons. Quelle importance ? S'il finissait ses biberons, il grossirait trop et c'est lui qui a raison d'adapter son appétit à ses besoins. Il est remarquable de constater que la plupart des bébés élevés au sein ont un appétit normal, ne font pas de difficulté pour manger et poussent régulièrement ; mais les bébés allaités artificiellement, s'ils bénéficient du lait qui leur convient, se développent dans les mêmes conditions.

« À partir de quel âge faut-il diversifier l'alimentation ? »

Diversifiez progressivement l'alimentation de votre bébé, variez ses goûts. Il n'y a cependant aucune urgence à introduire un nouvel aliment, ou une nouvelle façon de donner (cuillère) : attendez qu'il soit prêt, ne le forcez pas s'il refuse, laissez passer quelques jours avant de faire une nouvelle tentative. Ce sont des étapes importantes de son ouverture au monde, il doit vous sentir proche lors de ces changements qui doivent se passer en douceur (voir aussi pages 608 et suivantes).

L'allaitement au sein

Comment votre organisme produit du lait

Les cellules sécrétrices de lait restent au repos jusqu'à la fin de la grossesse. Après l'accouchement, il se produit des modifications hormonales qui vont rendre possible la lactation. La prolactine qui commande la production de lait de la glande mammaire et l'ocytocine qui commande son « éjection » à travers le mamelon sont des hormones produites par une glande maîtresse située sous le cerveau : l'hypophyse. Dès l'accouchement, le processus se met en marche de manière intense. Il s'agit d'un phénomène réflexe et naturel.

La chute massive de la progestérone au moment de l'accouchement rend possible la sécrétion de prolactine qui atteint un maximum entre 36 et 48 heures. La stimulation du mamelon par la succion du bébé déclenche la sécrétion de l'ocytocine hypophysaire, mais également de l'hormone prolactine ; son taux dans le sang atteint un pic entre 30 et 45 minutes après le début de la tétée. Cette hormone vient se fixer aux récepteurs de la glande mammaire et favorise ainsi la synthèse des protéines et du lactose pour la tétée suivante.

La mise au sein est l'élément essentiel de la stimulation de la sécrétion lactée. On insiste actuellement sur la nécessité de mettre au sein le plus tôt possible, dès la naissance, car le bébé a durant les premières heures un réflexe de succion très vif dont l'intensité va ensuite décroître pendant 24 ou 36 heures, pour reprendre ensuite avec une grande vigueur.

Ainsi l'allaitement est à la fois un phénomène parfaitement naturel, mais fragile, car il dépend étroitement de tout ce qui peut agir sur votre système nerveux central : la contrariété, l'ambiguïté, le doute, la fatigue et le stress, les conseils contradictoires, le désaccord de l'entourage, la sensation douloureuse lorsque le bébé tète le mamelon, la peur qu'il ne boive pas assez peuvent diminuer et même arrêter la lactation si vous n'y prenez garde.

La sécrétion hormonale hypophysaire est stimulée et entretenue par la succion du mamelon. La succion insuffisante d'un bébé faible ou fatigué, des tétées trop espacées diminuent la sécrétion de lait. Ainsi plus vous mettez tôt votre bébé au sein, plus vous assurez une bonne mise en route et plus vous aurez de lait. Il n'y a aucune raison de le laisser à jeun 24 ou 36 heures, cette attitude ancienne est tout à fait erronée.

Les trois premiers jours suivant l'accouchement le colostrum, jaune, épais, est produit en petite quantité. Mais nous avons vu combien il est riche en protéines et en anticorps qui vont favoriser l'immunité de votre enfant et sa résistance aux infections ; par ailleurs, le colostrum favorise la motricité intestinale, donc l'évacuation du méconium. En principe il suffit au bébé. S'il a très soif, donnez-lui de l'eau, mais évitez de lui donner un biberon de lait en complément, il pourrait très vite prendre l'habitude de la tétine et refuser de faire l'effort très puissant nécessaire à la succion du mamelon. Puis, vers le troisième jour, intervient ce bouleversement qu'est la montée laiteuse.

La montée laiteuse réalise un bouillonnement, une sensation de chaleur, une tension dans les seins tout à fait spécifique et qui peut vous surprendre la première fois. Le tour des seins est tendu, vous pouvez sentir des petites boules dures qui truffent la glande, il peut y avoir comme des ganglions sous les aisselles, ce sont des glandes mammaires surnuméraires qui gonflent à cet endroit. La montée laiteuse peut être douloureuse ; nous décrirons plus loin les moyens pour prévenir l'engorgement mammaire. Mettez votre bébé au sein le plus possible pendant cette période afin de faciliter l'installation de l'allaitement. Cette montée de lait peut être rapide ou au contraire très lente et s'étaler sur plusieurs jours. Patience, vous allez finir par trouver le rythme adapté à tous deux.

En résumé

— La mise au sein est l'élément essentiel de la stimulation de la sécrétion lactée.
— L'allaitement maternel dépend étroitement de tout ce qui agit sur votre système nerveux central : la contrariété, l'ambiguïté, le doute, la fatigue et le stress, les conseils contradictoires, le désaccord de l'entourage, la sensation douloureuse lorsque le bébé tète, la peur qu'il ne boive pas assez peuvent diminuer et même arrêter la lactation.
— Les trois premiers jours, le lait est jaune, épais et produit en petite quantité, c'est le colostrum.
— Vers le troisième jour, la montée laiteuse peut vous surprendre et être douloureuse. Mettez votre bébé au sein le plus possible durant cette période pour faciliter l'installation de l'allaitement.

La mise au sein

Mettez votre bébé au sein le plus tôt possible après sa naissance, même en salle de naissance. Cette première mise au sein est certes un moment délicat, mais vous avez droit à plusieurs répétitions ! Ne soyez pas inquiète s'il ne se met pas à téter immédiatement, à la première minute. Vous et votre bébé allez devoir trouver chacun votre rythme, et ils ne concordent pas forcément dès la première mise en contact de ses lèvres avec votre mamelon. Mais il est très important de mettre le bébé de suite au sein, et plusieurs fois pour favoriser la montée laiteuse. Il faut boire modérément entre 1 et 1,5 litre jusqu'à la montée de lait, pour qu'elle soit moins douloureuse et plus harmonieuse. Le jour de la montée de lait (vers le troisième jour), tenez compte de l'état de vos seins. S'ils sont très tendus, buvez peu ; buvez modérément, s'ils sont moyennement tendus.

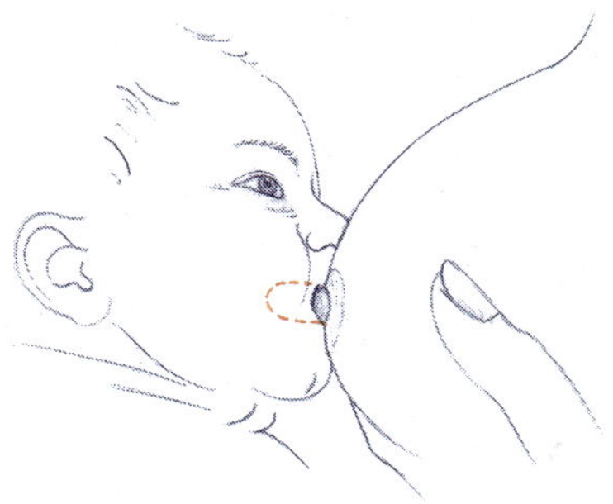

Lorsque le bébé tète, il appuie avec sa lèvre inférieure sur l'aréole, sous le mamelon, qui s'étire profondément dans sa bouche.

La position du bébé au sein n'est pas indifférente pour votre agrément mutuel et pour l'efficacité de la tétée : en particulier une bonne position évite la survenue de crevasses. Il est impératif de bien se laver les mains avant chaque mise au sein. Par ailleurs, deux douches par jour suffisent à l'hygiène des seins.

Une fois dans votre chambre, installez-vous confortablement, à l'abri des regards si cela vous gêne, car être détendue à ce moment-là est important. Allongez-vous tout simplement sur le côté, le bébé près de vous, ou asseyez-vous dans le lit le dos bien calé, le coude soutenu par un ou deux coussins, les genoux relevés ou en tailleur, sans vous pencher en avant afin d'éviter les douleurs dans les épaules et dans le dos. Vous pouvez également vous mettre dans un fauteuil, le bras qui tient le bébé appuyé à un accoudoir. Les pieds peuvent être surélevés sur un tabouret.

Présentez à votre enfant le mamelon de sorte qu'il puisse le prendre entièrement dans sa bouche. Tournez le bébé vers vous, son corps contre le vôtre, sa bouche exactement face au mamelon. Certains au début ne savent pas bien téter ; il est important de bien placer le mamelon sur la langue en l'enfonçant suffisamment. Vous devez soutenir votre sein pour aider le bébé à bien prendre tout le mamelon dans la bouche, en collant la lèvre inférieure contre la partie inférieure de l'aréole. Il faut qu'il puisse respirer par le nez. Laissez au bébé le temps de prendre le mamelon dans la bouche, de le relâcher, puis après deux ou trois succions énergiques, de le lâcher de nouveau, de le reprendre. C'est ainsi qu'il trouve le sein, s'y habitue et tète : laissez-le faire sans le forcer, sans vous impatienter, sans vous dire que cela ne marche pas. C'est tout un rythme lent et puissant que vous apprendrez ensemble. Prenez le temps de faire connaissance.

Au début, quand il a fini de téter, ne le laissez pas suçoter ou mâchouiller le mamelon, car il avale de l'air et de plus cela peut favoriser la survenue d'une crevasse. Vous pouvez lui caresser la bouche avec votre mamelon pour le stimuler s'il hésite ou s'il s'endort. N'essayez pas de retirer brutalement votre enfant du sein, cela abîmerait votre mamelon et provoquerait des crevasses. Introduisez doucement votre doigt à la commissure de ses lèvres pour le détacher sans que sa bouche fasse ventouse.

Après la tétée, vous pouvez mettre une crème protectrice (du type crème homéopathique au calendula) qui protégera et hydratera votre mamelon et utiliser des coupelles pour recueillir le lait. Ne vous nettoyez pas avec des produits trop parfumés : vous devez garder votre odeur, avec celle du lait, elle est un bon signe de reconnaissance pour le bébé.

Téter le sein est bien différent de sucer une tétine. Le bébé ne tète pas que le mamelon, il doit téter tout le sein, écraser la base du mamelon avec sa lèvre inférieure. Sinon ce peut être une cause d'échec, la sécrétion lactée perdant de son intensité et le bébé de son ardeur, donc de son appétit. Des études cinématographiques ont montré que durant la tétée le bout de sein est environ trois fois plus gros que le mamelon au repos. Celui-ci est tellement au fond de la bouche du bébé qu'il ne peut être endommagé, et de ce fait le processus n'est pas douloureux.

Le processus de succion est très vigoureux, au point de jouer un rôle très important dans la musculation du visage, dans la traction exercée sur les gencives, dans le bon positionnement des dents. Les bébés ayant beaucoup tété ont moins de problèmes orthodontiques (bonne position des dents) que les autres. La tétée a une certaine durée, alors que le biberon peut être terminé rapidement. Elle satisfait beaucoup plus le besoin de sucer ; un temps de succion suffisamment long est nécessaire à chaque nourrisson. Aussi les bébés correctement nourris au sein réclament moins la tétine que les autres.

À retenir

— Mettez votre bébé au sein le plus tôt possible, dès la salle de naissance.
— La lactation est un processus naturel, mais l'allaitement nécessite un apprentissage. Aussi, n'hésitez pas à demander conseil.
— La position du bébé au sein est très importante pour votre agrément mutuel et pour l'efficacité de la tétée. Elle évite la survenue de crevasses.
— Pour retirer votre enfant du sein, introduisez doucement votre petit doigt dans sa bouche pour qu'elle ne fasse pas ventouse.
— Buvez plus de trois litres d'eau les 48 premières heures, puis restreignez à deux afin d'éviter l'engorgement lors de la montée de lait.

Fréquence et durée des tétées

Les premiers jours, les tétées doivent être courtes. Afin de prévenir l'apparition des crevasses, laissez votre bébé téter chaque sein 10 minutes au maximum, 5 minutes suffisent ; plus tard vous pourrez augmenter ce temps et donner à téter autant qu'il vous plaira à tous deux parce que le mamelon sera préparé et plus résistant. Commencez la tétée par le sein que l'enfant a pris en second ou n'a pas pris, lors de la précédente mise au sein. Ainsi, chaque sein sécrétera autant de lait. Mettez-le au sein en fonction de sa demande. L'adaptation se fait très facilement selon les besoins et l'appétit du bébé.

➤ *L'allaitement à la demande*

L'allaitement à la demande respecte le mieux le sommeil, le réveil spontané et l'évolution naturelle. Cela vous demande certes une grande disponibilité. Un rythme s'instaure : c'est d'abord 6 à 8 tétées par jour qui sont nécessaires. Au-delà vous prenez le risque d'être fatiguée ou de compromettre l'allaitement. Une fois la tétée terminée tenez le bébé bien droit contre votre épaule, protégée d'un linge, attendez qu'il fasse son rot, éventuellement aidez-le par un léger tapotement du dos. Peu abondant les premiers temps, plus important ensuite, l'air emmagasiné dans l'estomac pendant la tétée doit être évacué avant de recoucher votre bébé. Après la tétée il peut régurgiter, c'est-à-dire rejeter un peu de lait, cela est habituel car le système de fermeture de l'estomac n'est pas encore totalement fonctionnel. Cela se passera progressivement. Essayez de garder pendant ces premiers jours un intervalle de 2 heures, 2 h 30 entre deux tétées, le temps de la digestion en tout cas. Essayez de ne pas le réveiller exprès sauf s'il dort vraiment trop longtemps au-delà de 5 à 6 heures (la nuit, bien entendu, vous le laissez dormir) ; mais s'il réclame plus souvent, donnez-lui la quantité dont il a envie. Les quantités ingérées peuvent être très différentes d'une tétée à l'autre. Cela n'a aucune importance, ne l'obligez pas à terminer une tétée s'il est repu (mais videz votre sein), n'oubliez pas qu'entre deux tétées il peut pleurer pour toute autre chose que la faim.

➤ *La tétée de nuit*

La tétée de nuit peut être bénéfique car la prolactine semble être produite en grande quantité la nuit. Aussi est-il souhaitable de la conserver. Tout petit, le bébé a besoin de cet apport car il n'a pas la réserve énergétique suffisante pour soutenir un jeûne de 6 à 8 heures. Vers 6 à 7 semaines, il réclamera moins la nuit. Cependant, si vous êtes trop fatiguée, votre compagnon pourra donner un biberon de votre lait gardé au réfrigérateur, ou d'un lait hypoallergénique. Toutefois, ne remplacez pas systématiquement cette tétée par un biberon les premières semaines, cela nuirait au bon établissement de votre lactation.

Insistons sur le fait qu'il n'y a pas de relation entre le volume des seins et la quantité de lait qu'ils fournissent. Ne vous désolez pas si votre poitrine est d'un petit gabarit : si la stimulation est correcte, vous fournirez tout le lait nécessaire à votre bébé. Les glandes mammaires s'adaptent aux besoins puisque même l'allaitement de jumeaux est possible. Le sein n'est pas un réservoir de lait, il le sécrète au fur et à mesure de la tétée et le lait change progressivement de composition. Le lait de fin de tétée contient plus de graisses et moins de sucres que celui de début de tétée. Il est plus digeste et faire vider très bien un sein avant de donner l'autre évite bien des coliques, en empêchant que l'intestin terminal ne contienne trop de résidus sucrés favorisant les fermentations.

Adaptez-vous dans la mesure du possible au rythme de votre bébé. Certains ont besoin de dormir après la naissance, d'autres sont plus éveillés ; leur appétit est également variable. Il nous semble important de faire preuve de souplesse quant aux horaires, surtout au début. Un bébé nourri au sein prend ce qu'il veut ; s'il grossit et ne pleure pas après la tétée, tout va bien. S'il s'endort calmement, reste bien détendu pendant 2 à 3 heures, c'est que ses besoins ont été satisfaits : n'ayez pas l'obsession de le contrôler par la pesée, la courbe de poids n'est plus qu'un élément secondaire.

En général le rythme initial est de 6 ou 7 tétées, puis le bébé retarde la tétée de nuit pour passer à 6 ou 5 repas vers 6 semaines, et à 4 vers 2 mois et demi ou 3 mois. Au sein certains enfants prennent très tôt, à 3 semaines, d'importantes rations (150-180 g) et se mettent ainsi très vite à 5 puis à 4 repas.

Si vous avez un peu de chance vous aurez un bébé capable, à 6 ou 7 semaines, de se contenter de 4 repas, dormant 9 à 10 heures la nuit, d'une seule traite, et poussant comme un champignon. Mais il n'y a pas à lui en vouloir s'il demande encore 5 tétées le jour, plus une la nuit à 9 ou 10 semaines.

Selon sa vigueur et la quantité de lait produit, le bébé peut vider votre sein en un temps variable : de 5 à 15 minutes environ. Il est préférable de lui laisser vider complètement un sein avant de lui donner l'autre en complément : le lait évolue au fur et à mesure de la tétée ; sur la fin, il contiendrait moins de lactose (serait donc moins générateur de coliques) et plus de graisse. Donner les deux seins, l'un après l'autre, au cours d'une même tétée, n'est indispensable que pour la mise en route de l'allaitement, les premiers jours.

À retenir

— Les premiers jours, les tétées doivent être courtes afin de prévenir l'apparition des crevasses (10 mn au maximum à chaque sein suffisent).
— L'allaitement à la demande respecte mieux le sommeil, le réveil spontané et l'évolution naturelle.
— Essayez toutefois de maintenir pendant les premiers jours un intervalle de 2 heures, 2 h 30 entre deux tétées.
— Ne réveillez pas votre enfant pour le nourrir, sauf s'il dort trop longtemps pendant la journée (plus de 5 ou 6 heures).
— Il est préférable de lui laisser vider complètement un sein avant de lui donner l'autre en complément.
— Tout petit, le bébé a besoin de l'apport de la tétée de nuit. Si vous êtes trop fatiguée, vous pouvez faire donner un biberon de votre lait ou d'un lait hypoallergénique.
— Généralement, le rythme initial est de 6 ou 7 tétées par jour pendant au moins 6 semaines, mais il varie d'un enfant à l'autre.

Les difficultés de l'allaitement au sein

« Que faire en cas d'engorgement mammaire ? »

Une montée de lait douloureuse est crainte par la jeune accouchée, car elle redoute l'engorgement, presque naturel au moment de la mise en route de l'allaitement (vers le 3e jour, entre deux tétées). Il existe des précautions simples qui permettent d'éviter ce phénomène et s'il se produit de diminuer la douleur. En cas d'engorgement mammaire, les seins

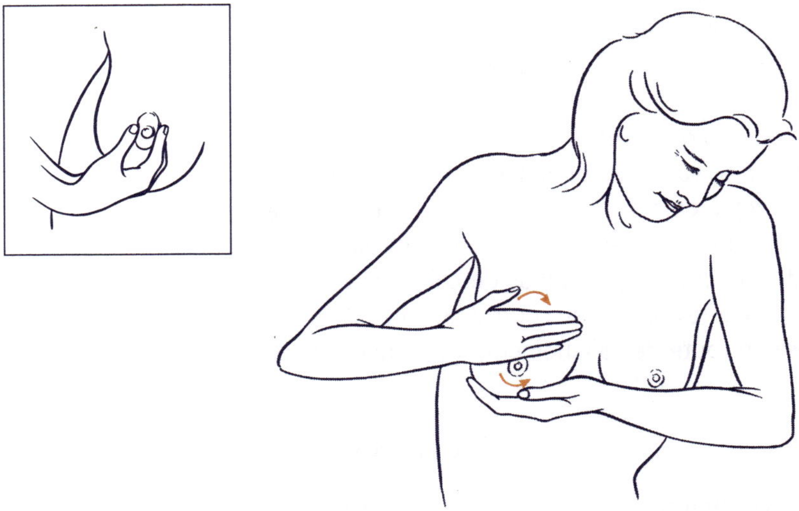

En cas d'engorgement, un massage approprié peut suffire à vous soulager : tenir le sein avec la paume et les doigts, procéder par cercles concentriques jusqu'à serrer l'aréole pour faire sortir le lait.

Le désengorgement

deviennent chauds, douloureux et surtout très durs. La mise au sein est pénible et peu efficace, entraînant anxiété et découragement, d'autant qu'il peut s'y ajouter une montée de fièvre à 38,5 °C. Les massages du sein pratiqués au cours des dernières semaines de la grossesse, et surtout lors des premiers jours immédiatement après la naissance, favorisent une montée de lait confortable. Plusieurs types de massages préventifs de l'engorgement pourront vous être expliqués par la sage-femme en suite de couches. Passez les seins sous une douche chaude ou appliquez des gants de toilette chauds et laissez le lait s'écouler à l'air libre après la douche ; effleurez légèrement l'ensemble des seins avec la pulpe des doigts, d'un mouvement circulaire, puis exercez une pression plus forte, zone par zone, dans un sens giratoire, en vous occupant méthodiquement de tous les secteurs du sein, que vous aurez mentalement divisé en quatre quadrants. Ces massages vont décongestionner les glandes. Afin de favoriser le cheminement du lait dans les canaux, on va alors presser ceux-ci dans le bon sens. Vous enserrez votre sein droit dans la main droite et votre sein gauche dans la main gauche, de telle sorte que dépassent le mamelon et l'aréole du cercle formé par le pouce et l'index. Vous repoussez ensuite la

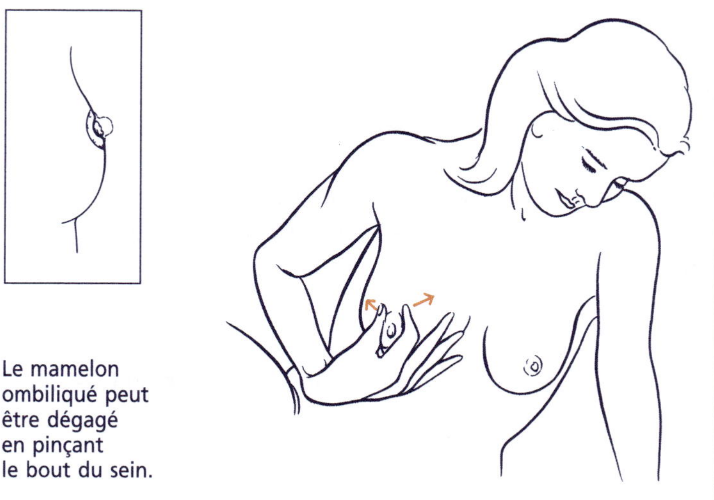

Le mamelon ombiliqué peut être dégagé en pinçant le bout du sein.

Le mamelon ombiliqué

peau vers la base du sein en étalant l'aréole, puis vous comprimez la glande en ramenant la peau vers l'aréole dans sa position initiale. Ce massage, répété plusieurs fois, se termine par un nouvel effleurement. Tout est prêt pour l'éjection du lait, soit en prenant le mamelon entre le pouce et l'index si vous devez tirer le lait, soit par la bouche du bébé pour sa plus grande satisfaction et la vôtre. Pendant les deux premières semaines, donnez les deux seins et après chaque tétée, videz-les complètement. Si l'engorgement est installé les sages-femmes vous proposeront chacune leur recette : douches chaudes, pansements à la farine de lin, Antiphlogistine®, ou au contraire vessie de glace, etc. Faites des massages et évacuez un peu de lait par une pression manuelle ; vous pouvez également utiliser le tire-lait mais uniquement pendant quelques minutes, car il stimule la lactation. Parfois le médecin vous prescrira de l'ocytocine un quart d'heure avant la tétée, ce qui favorise un bon brassage des glandes encore paresseuses. En quelques heures, les difficultés seront surmontées. En cas d'engorgement localisé mettez le bébé dans une position telle qu'il puisse tirer préférentiellement sur les canaux engorgés. L'important est de bien vider chaque sein après chaque tétée, avec vos deux mains bien à plat.

« Que faire en cas de mamelons ombiliqués ? »

Si vos mamelons sont aplatis ou ombiliqués, vous pouvez en fin de grossesse masser vos seins et pour faire ressortir le mamelon le presser doucement entre le pouce et l'index. Placez vos deux pouces de chaque côté du mamelon à sa base et éloignez-les l'un de l'autre, ce qui étire le mamelon et relâche les tissus, d'abord de chaque côté, puis de bas en haut. Si cela n'a pas suffi, vous pouvez utiliser des « bouts de sein » en silicone (vendus en pharmacie) qui permettent au bébé de faire venir le lait. Il vaut mieux alterner avec la mise directe au sein, d'une part pour former le mamelon et d'autre part pour éviter que le bébé ne s'habitue à la tétine. Rappelez-vous que le bébé attrape toute l'aréole et qu'il aidera à ce que se forme le bout de sein.

« Mon bébé est trop vorace. »

Il faut le stopper volontairement pour qu'il fasse son renvoi, puis le remettre au sein.

« Mon bébé ne veut pas téter, il dort trop. »

Au début, il doit être réveillé et stimulé toutes les 2 heures et demie ou 3 heures, afin de bénéficier d'une ration suffisante.

« Mon bébé est trop faible (de petit poids, prématuré). »

Votre lait peut être donné au biberon, à la cuillère ou en gavage ; nous avons insisté sur sa grande utilité dans ce cas en particulier.

« Un sein sécrète plus que l'autre. »

Commencez par celui qui donne le moins, il sera stimulé par la vigueur des premières succions. La tétée de l'autre sein sera éventuellement incomplète pour diminuer son hypersécrétion.

« Le lait s'écoule des deux seins pendant la tétée. »

Cela est courant et ne doit pas vous inquiéter. Il n'y a rien d'autre à faire que prendre des précautions pour ne pas vous tacher.

« Il y a peu de lait. »

Il faut donner les deux seins à chaque fois, bien les vider, commencer chaque fois par un sein différent, les premières succions étant les plus stimulantes. Au début, évitez les biberons de complément et ne supprimez pas de tétée. L'allaitement mixte n'est possible qu'après quelques semaines. Dans tous les cas, il faut persévérer car la sécrétion peut devenir satisfaisante au bout de 15 à 20 jours. Le manque de lait est plus souvent lié à la fatigue ou à une lactation insuffisamment stimulée (tétées trop souvent remplacées par des biberons) qu'à une incapacité physiologique de la mère. Toutefois, certaines femmes donnent peu de lait. Si le bébé est suffisamment nourri, mais a encore soif, donnez-lui 10 à 15 g d'eau dans un biberon avec une petite tétine. Si sa croissance l'exige, il y a nécessité de compléter par un lait en poudre ; plutôt que de donner un biberon de complément, vous pouvez supplémenter chaque tétée : cela a l'avantage, en faisant téter souvent, de bien stimuler la sécrétion, mais également de bien répondre aux besoins. Vous préparez une ration de 45 à 60 g et votre bébé prendra de lui-même ce dont il a besoin. Si vous avez 300 ou 400 g de lait par jour cela est bien, mais si vous avez une quantité nettement inférieure (150-180 g) alors votre lait a peu de chances d'être assez riche et de bonne qualité, il aura tendance à se tarir peu à peu et dans ces conditions, il vaut mieux sevrer progressivement en quelques jours. Dans toutes ces circonstances, la surveillance de la prise de poids est évidemment importante.

« Le lait diminue brutalement. »

Cela est dû à une fatigue, à une inquiétude, buvez abondamment et reposez-vous, la sécrétion de lait peut reprendre ; sinon vous êtes rendue au cas précédent.

« Il y a trop de lait. »

Si vous avez beaucoup de lait, laissez téter un sein puis tirez l'autre en alternance. Faites-en profiter un bébé qui en a besoin en tirant au tire-lait cette petite quantité supplémentaire : elle pourra être conservée et aidera un nouveau-né fragile ou prématuré à se tirer d'affaire. Il n'y a pas de solution idéale car le tire-lait stimule encore la lactation, ce qui entretient l'abondance de votre sécrétion. Prenez contact avec un lactarium qui passera régulièrement chercher votre lait à domicile. Pour donner votre lait, vous devez avoir contrôlé la négativité du test du sida.

Votre alimentation pendant l'allaitement

Il y a peu de contraintes alimentaires, allaiter ne vous demande pas de sacrifice. Gardez une alimentation variée et équilibrée : fruits, légumes frais, œufs, viandes, poissons. Seule obligation : les laitages (un litre de lait ou son équivalent en fromages, yaourt ou crème). Vous pouvez boire du lait demi-écrémé si vous prenez trop de poids. Laissez-vous guider par votre appétit, sachez qu'il est normal de garder un à deux kilos supplémentaires que vous ne perdrez qu'après l'allaitement. Si vous avez un surpoids manifeste, supprimez le supplément de sucre ou de beurre.

Vous pouvez faire appel aux féculents, aux céréales complètes, aux oléagineux comme les amandes ou les noisettes. Il est essentiel de boire beaucoup, au moins deux litres de liquide par jour (eau, tisane, lait, thé très léger, café décaféiné, jus de fruits peu sucré) en surveillant l'apparition d'une diarrhée éventuelle chez le tout-petit. Il y a des aliments qui donnent un goût à votre lait (chou-fleur, asperge, ail, oignon, céleri) mais certains bébés y sont sensibles, d'autres pas. Vous éviterez les excitants comme l'alcool, le café et le tabac, les somnifères, les analgésiants, les hormones, les laxatifs ou les aliments acides (jus de fruits) qui favorisent la diarrhée du nourrisson. La bière sans alcool n'est pas toujours efficace, mais elle peut aider.

Incidences sur la lactation

CE QUI LA FAVORISE

Tisanes :
fenouil, malt.

Légumes :
avocat, fenouil, carottes, céleri, salade, soja, lentilles.

Fruits :
pomme, poire, ananas, abricot, pruneau, raisin.

ALIMENTS CONTRE-INDIQUÉS
il n'y en a pas.

CE QUI DOIT ÊTRE SUPPRIMÉ
alcool, tabac, café.

LES MÉDICAMENTS
selon avis médical.

La bière est réputée pour favoriser la lactation. Vous pouvez en consommer non alcoolisée, mais sa réussite est variable.

Évitez les agrumes, au début, qui peuvent donner la diarrhée au bébé. En ce qui concerne les aliments qui « donnent du goût », rien d'évident : les bébés ont déjà leur propre goût, ce qui est bon pour l'un ne sera pas forcément apprécié par l'autre.

Mon conseil

Le repos est capital : essayez de dormir en même temps que votre bébé ; laissez pour plus tard tout ce qui n'est pas indispensable et vous fatiguerait inutilement.

Crevasses, lymphangite, abcès

Les crevasses

Ce sont des gerçures du mamelon dues à la succion répétée, à l'humidité du lait et de la salive, sur une peau fragile. Avant la naissance, vous pouvez les prévenir en massant vos mamelons avec une solution contenant un tiers d'alcool glycériné ou une crème protectrice. Vous pouvez également ne pas mettre de soutien-gorge, car le frottement des vêtements tanne la peau des mamelons. Il est surtout important de garder les mamelons secs entre deux tétées afin d'éviter toute macération et que votre bébé soit dans une bonne position pour téter. Évitez les tétées trop longues, préférez des tétées courtes et fréquentes. Soyez vigilante, mettez votre bébé aux deux seins les premières semaines, veillez à la propreté du bout des seins, essuyez-les rapidement après chaque tétée. Ne laissez pas vos mamelons sécher à l'air ; dès qu'ils sont humides tamponnez-les avec un linge propre ou utilisez l'air chaud d'un sèche-cheveux. Vous pouvez utiliser une pommade cicatrisante ou une crème à base de lanoline (attention, il existe des allergies à la lanoline), crème qu'il faudra essuyer avant la tétée suivante. Entre les tétées protégez le mamelon par une coupelle d'allaitement placée dans le soutien-gorge ; cela permet de recueillir du lait.

Pour protéger des mamelons irrités vous pouvez temporairement utiliser les « bouts de sein ». Si une crevasse apparaît, traitez-la tout de suite avec un coton-tige imprégné de solution aqueuse antiseptique (éosine à 2 %) afin d'éviter une porte d'entrée aux microbes qui favoriseraient l'infection. Si la succion devient douloureuse, avec parfois un petit écoulement de sang, vous pouvez également utiliser le petit bouclier plastique ou bien le tire-lait jusqu'à cicatrisation. En général, les crevasses bien soignées guérissent rapidement et n'apparaissent plus.

Pour prévenir les crevasses

— Il convient de garder les mamelons secs entre deux tétées afin d'éviter toute macération ; utilisez pour cela des coupelles protectrices.
— Le bébé doit être dans une bonne position pour téter.

Si la succion devient très douloureuse, utilisez des « bouts de sein » ou le tire-lait jusqu'à cicatrisation.

La lymphangite

Nous avons évoqué plus haut les difficultés de la mise en route de l'allaitement et particulièrement l'engorgement. Parfois, à cause d'un engorgement mal soigné, va apparaître une inflammation de la glande mammaire, tension du sein, placard rouge et douloureux qui suit le trajet des canaux, parfois jusque sous l'aisselle, avec apparition de fièvre : il s'agit d'une lymphangite.

Le traitement consiste en des médicaments pour soulager la douleur et l'inflammation, antibiotiques qui ne doivent pas être nocifs pour le bébé, anti-inflammatoires type aspirine ; en douches chaudes, massage des seins très doux et pansements chauds entre les tétées (avec Antiphlogistine®, emplâtre chaud, injection de Syntocinon). En cas d'engorgement, faites un test avec un coton posé sur le mamelon : si le coton reste taché de jaune, c'est qu'il y a du pus dans le lait. Sinon tout le lait est absorbé dans le coton. S'il n'y a pas d'infection donnez le sein à votre bébé avec un bout de sein ; mais dans le cas contraire, ou s'il y a un doute, il faudra tirer le lait et le jeter (en essayant de n'interrompre la lactation que temporairement). Il est parfois possible de donner l'autre sein.

À retenir

— La lymphangite est une inflammation de la glande mammaire accompagnée de fièvre.
— Les médicaments utilisés pour la soigner ne doivent pas être nocifs pour le bébé.
— S'il y a infection, il faudra tirer le lait et le jeter au moins provisoirement.

L'abcès

Enfin, dernière complication, l'abcès, devenu rare aujourd'hui : le sein devient très douloureux, surtout dans une zone précise. L'abcès s'accompagne d'une fièvre élevée. Le traitement en est chirurgical.

Habituellement le sein touché se tarit et l'on est obligé de sevrer complètement.

Cas particuliers

Le bébé hospitalisé

Si votre bébé est transféré dans un service spécialisé pour quelques jours, vous pouvez avoir très envie de l'allaiter de façon à poursuivre cet allaitement après son hospitalisation et ce serait dommage de ne pas le faire. De nombreux services de pédiatrie ont aménagé une pièce à cet effet. Si la situation exige une hospitalisation plus longue, la poursuite de l'allaitement sera plus difficile et demandera beaucoup d'efforts. Vous serez obligée de tirer votre lait au tire-lait électrique ou manuel et de le porter ou de le faire porter. Il existe désormais des tire-lait de manipulation assez simple (petite poire ou seringue d'aspiration) vendus en pharmacie. Pas de stimulation du mamelon, pas de contact charnel avec votre bébé, bien souvent une grande inquiétude : il vous faudra être très motivée.

Mon conseil

Plus un enfant est fragile, plus le lait maternel lui est indispensable : totalement assimilé, il permet une meilleure croissance du prématuré ; pour les enfants fragiles, on fait toujours appel au lait maternel et il vaut mieux que ce soit le vôtre plutôt qu'un lait provenant du lactarium (p. 757 et 758).

Après une césarienne

Malgré la fatigue qui peut suivre une césarienne, même après anesthésie générale, l'allaitement est tout à fait possible, et il peut être aussi précoce qu'après un accouchement par les voies naturelles. Toutefois, la fatigue retarde parfois la montée laiteuse. Les premiers jours, vous aurez besoin d'aide pour vous occuper de votre bébé.

L'allaitement express

On peut toujours arrêter un allaitement au sein. Vous pouvez commencer l'allaitement pour voir si cela vous convient et décider de sevrer au bout de deux semaines. La nature humaine n'est pas une machine, elle a le droit à l'hésitation, au tâtonnement. Certaines femmes pensent allaiter pendant deux à trois semaines, mais souvent elles y trouvent un plaisir inattendu et en prolongent la durée. Mais un allaitement de brève durée peut vous convenir parfaitement.

« Comment se passe le sevrage dans ce cas ? »

Autant cependant il est simple de bloquer la montée laiteuse aussitôt après l'accouchement, autant un sevrage brutal présente un réel inconfort pendant quelques jours. Il faut restreindre au maximum les boissons, maintenir les seins bien serrés par un soutien-gorge plus petit que la taille idéale. Une application locale de produits décongestionnants ou une vessie de glace (il existe des compresses glacées) peut être associée à des médicaments hormonaux qui stoppent la production de lait. Tout cela est efficace, mais peu recommandé sauf nécessité absolue.

Autant que possible le sevrage doit être progressif, c'est-à-dire s'étaler sur une dizaine de jours.

Combien de temps allaiter ? Le sevrage

Avec les congés de maternité, toute mère qui travaille peut allaiter son bébé deux mois, ce qui implique de commencer de sevrer vers 6 semaines. Sauf si elle continue, tout en travaillant, à donner une tétée matin et soir. Le temps est bien fini où les bébés tétaient jusqu'à 18 mois et continuaient à goûter au sein jusqu'à 2 ans, voire 2 ans et demi. Mais beaucoup de jeunes mères ont peine à cesser de nourrir leur enfant au bout de quelques semaines, et souhaitent poursuivre tant qu'elles le peuvent. Il n'y a donc aucune règle.

Mon avis

Avoir nourri un bébé entre un et deux mois est déjà pour lui un excellent apport. Mais nourrir quatre à cinq mois serait certainement idéal, en poursuivant, tant que cela vous est possible, par une tétée matin et soir.

Le sevrage et le bébé

Le sevrage n'est pas toujours facile, surtout si, ne travaillant pas à l'extérieur, vous avez allaité exclusivement votre bébé pendant plusieurs mois sans qu'il ait jamais goûté au biberon.

S'il a pris l'habitude d'un biberon de nuit, ou d'un biberon dans la journée, il n'y a en général aucun problème. Dans ces conditions on observe deux types de réaction. Certains aiment bien le goût du lait artificiel, trouvent commode la tétine et abandonnent facilement le sein. D'autres ne feront aucune difficulté pour le sevrage, mais continueront à aimer téter et chercheront le sein le matin et le soir pour s'endormir. Si vous avez encore un peu de lait, si vous-même êtes heureuse de ce contact avec votre bébé, il n'y a aucune raison de lui refuser ce plaisir.

Mais un certain nombre de bébés vont faire toutes les difficultés pour accepter le biberon. Il peut même arriver qu'ils ne l'acceptent que donné par une autre personne et à condition que la mère ne soit pas présente dans la pièce. Le biberon apporte deux changements :

— Tétine à la place du mamelon, et ce n'est pas la même sensation.

— Lait artificiel à la place du lait de mère, et ce n'est pas le même goût.

Comment réaliser le sevrage

On peut parfois conseiller, si vous n'avez pas déjà utilisé cette technique pour vous libérer un peu de temps, de commencer en donnant un biberon de votre lait ; votre bébé s'habitue à la tétine tout en retrouvant le goût qu'il aime. Il s'accoutume ainsi peu à peu au biberon et, au bout de quelques jours, vous pourrez introduire une petite quantité de lait artificiel. Nous connaissons des bébés allaités par exemple jusqu'à 4 mois et demi ou 5 mois qui ont refusé obstinément tout biberon et tout lait artificiel. Mais il s'agit souvent de nourrissons très délurés, très avancés sur le plan de leur développement ; ils accepteront facilement la cuillère et une diversification de leur régime..

Les laitages peuvent tout à fait remplacer le lait. Ainsi, certains bébés de six mois environ prennent-ils deux ou trois tétées par jour, un repas à midi, un goûter composé de laitages et de fruits à 16 heures ; parmi ceux-ci, certains, dont la mère voit son lait se tarir, accepteront plus facilement une bouillie légère à la cuillère qu'un biberon le matin. Si vous désirez et pouvez allaiter longtemps, il y a quantité de combinaisons pour nourrir parfaitement votre bébé même s'il refuse le biberon.

En général le sevrage se passe tout à fait bien à condition de commencer progressivement ; vous n'aurez besoin d'aucun artifice, la lactation se tarira d'elle-même. Tout changement dans l'alimentation doit être progressif.

Si vous passez au lait en poudre, commencez à faire goûter à votre bébé une toute petite quantité : 15 g d'eau + 1/2 mesure avant une tétée, à un moment où il a très faim. N'augmentez que peu à peu, tout en donnant la tétée ensuite, jusqu'à la dose adaptée à un repas ; par exemple 150 g d'eau + 5 mesures de lait s'il a 2 mois et demi ou 3 mois, et n'atteignez cette dose qu'en 8 à 10 jours. Vous pouvez alors supprimer cette tétée-là. Puis vous remplacerez une deuxième et une troisième tétée par un biberon, toujours progressivement, en essayant de garder le plus longtemps possible une tétée matin et soir, si vous le désirez.

Pour un sevrage serein

— Ce sevrage ne doit pas être une frustration, une épreuve douloureuse. Il faut franchir progressivement cette étape et considérer le sevrage comme quelque chose de positif qui ouvre la voie vers l'autonomie et l'indépendance.
— N'oubliez pas que l'on retire au bébé ce qu'il aime, ce à quoi il était habitué. Pour lui, comme pour vous, sevrer est également une nouvelle séparation.
— Faites attention à ce que le sevrage ne coïncide pas avec cette autre séparation qu'est la mise en nourrice ou une transformation du mode de garde. Car le cumul de deux changements aussi importants pourrait être traumatisant pour le bébé.

L'allaitement au biberon

Dans nos pays, l'allaitement artificiel est d'une sécurité absolue ; même s'il n'est pas aussi parfaitement adapté aux besoins des nouveau-nés que l'allaitement maternel, vous pouvez opter en toute tranquillité et selon votre préférence pour ce mode d'alimentation.

Soyez donc tout à fait rassurée si vous êtes de celles qui sont obligées de renoncer à allaiter leur enfant – parce qu'elles sont trop fatiguées, parce qu'elles n'ont pas ou plus de lait, ou parce qu'elles prennent certains médicaments.

La diététique a fait et continue de faire des progrès considérables. La majorité des nouveau-nés s'adaptent fort bien au premier lait utilisé. Mais s'il y a un problème, nous disposons aujourd'hui d'une telle variété de laits que vous trouverez certainement, avec l'aide de votre médecin, celui qui conviendra à votre bébé.

Les différentes catégories de lait

Le lait de vache que nous consommons est disponible sous trois formes principales : naturel, concentré, en poudre.

Le lait naturel

Il est proposé pasteurisé ou stérilisé (UHT longue conservation), entier ou demi-écrémé. Très peu de bébés dans nos pays sont nourris d'emblée au lait naturel. Si vous l'utilisez, il vaut mieux employer le lait stérilisé, car le lait pasteurisé, chauffé industriellement à 60 °C, doit être bouilli.

Il est raisonnable pour l'avenir d'habituer les bébés à une alimentation peu sucrée, et avec le minimum de graisses animales. À partir de 8 ou 9 mois, les bébés apprécient généralement le lait naturel et le boivent facilement.

Mon avis

Le lait naturel stérilisé peut être utilisé régulièrement à partir de 6 ou 7 mois, à la suite du lait en poudre, en l'introduisant progressivement et de préférence demi-écrémé (ce dernier apporte la moitié de la quantité de graisses contenues dans le lait entier).

Les laits concentrés

Ils peuvent être sucrés ou non sucrés.

Le lait concentré sucré (« lait condensé sucré ») a été beaucoup utilisé il y a 20 ou 30 ans dans l'alimentation habituelle ou comme élément de suralimentation pour les bébés ne grossissant guère. Sa trop grande richesse en sucres l'a fait abandonner comme lait courant, même s'il demeure utile dans certains cas.

Les laits concentrés non sucrés, obtenus par évaporation, sont des laits extrêmement digestes qui ont rendu beaucoup de services.

Le lait concentré non sucré, sucré à la dextrine maltose, a permis de nourrir, sans troubles, de nombreux bébés présentant des difficultés digestives.

Les laits en poudre

Ils se répartissent en deux grandes familles :

Les laits en poudre industriels courants demi-écrémés ou entiers, utilisés par les adultes, ne sont pas des laits adaptés aux bébés. Ils peuvent être utilisés après l'âge d'un an selon les habitudes des parents.

— Quant aux laits en poudre fabriqués pour l'usage des bébés, il en existe actuellement des dizaines, tolérés parfois différemment tout en étant de composition pratiquement identique. Ce sont bien sûr parmi ceux-là que vous devrez faire votre choix pour préparer les biberons de votre bébé. Le pédiatre peut vous conseiller. Il est difficile de s'y reconnaître, en tout cas d'adopter une attitude logique. Mais cette diversité permet de trouver le lait convenant à votre bébé, qu'il assimilera bien et grâce auquel il va pousser et grossir sans ennui.

Le marché français est strictement réglementé depuis 1975-1976. À l'appellation de laits maternisés, donnée à cette époque, on préfère aujourd'hui celle d'aliments lactés diététiques pour nourrissons ou de préparations pour nourrissons.

Dans son principe, le lait maternisé est un lait de vache modifié de telle façon qu'il se rapproche de la composition du lait maternel : le rapport des différentes fractions de protéines est modifié, des acides aminés et des minéraux sont ajoutés, et il est plus riche en acides gras essentiels d'origine végétale... Cette répartition des protéines et la présence de lactose sont à l'origine d'une évacuation gastrique un peu rapide des laits maternisés, source parfois d'inconfort digestif pour le nourrisson. Certaines marques ajoutent du saccharose, qui améliore la prise du biberon par l'apport d'un goût sucré agréable, mais n'augmente pas la tolérance digestive.

Aussi a-t-on proposé des aliments lactés diététiques adaptés ou laits adaptés (non maternisés), avec une répartition en protéines et en sucre différente (présence de dextrine maltose), moins de betalactoglobine et plus de fer. À cette panoplie des laits dits « du premier âge » (jusqu'à 4 mois) se sont ajoutés depuis peu des laits hypoallergéniques, utilisés en complément de l'allaitement maternel, ou réservés aux cas d'antécédent allergique familial, et des laits adaptés aux nouveau-nés de petit poids.

Viennent ensuite les aliments lactés diététiques pour nourrissons, dits « du deuxième âge » (au-delà de 4 mois) ou laits de suite plus riches en protéines, éléments minéraux, acides gras, et surtout en fer.

Mon avis

L'apport en fer contenu dans les préparations pour nourrissons est essentiel ; il n'est couvert ni par le lait UHT ni par l'alimentation diversifiée, qui devient possible à partir de 4 ou 5 mois.

C'est pourquoi un apport en fer sous forme de médicaments est conseillé si vous n'utilisez pas ces laits, que nous avons pour notre part tendance à donner aux bébés poussant modérément : les bébés grossissant beaucoup peuvent rester au lait premier âge et passer directement, vers 6-7 mois, au lait stérilisé demi-écrémé, car à cet âge leur régime est déjà diversifié.

Encore avons-nous simplifié cette présentation. Il faut citer aussi :

— les laits proposés pour tel ou tel problème particulier (par exemple, à haute valeur énergétique pour les prématurés et les bébés de faible poids),

— les laits à base de protéines de soja, encore trop peu répandus en France et généralement mieux acceptés que les laits à protéines modifiées (réservés aux cas d'intolérance au lait de vache),

— les laits épaissis (AR ou « anti-reflux »),

— les laits acidifiés, souvent extrêmement digestes,

— les laits enrichis en ferments lactiques,

— et les laits en formule liquide, prêts à l'emploi.

Vous voyez comme tout cela est devenu complexe. Si votre bébé naît dans des conditions normales, à un poids normal, choisissez un lait courant, adapté, qui a toutes les chances de lui réussir parfaitement.

Ce qu'il faut retenir sur le lait

— Avant 6 ou 7 mois, n'utilisez que des préparations pour nourrissons.
— Jusqu'à au moins 4 mois, on donne des laits dits premier âge.
— Après 4 mois, viennent des laits de suite, plus riches en protéines, éléments minéraux, acides gras et surtout en fer.
— Il existe également des laits pour bébés de petit poids, des laits hypoallergéniques et, pour les enfants qui tolèrent mal le lait de vache, des laits à base de protéines de soja ou de protéines modifiées.

Comment procéder

Pour commencer, il vous faut bloquer la montée laiteuse. C'est aujourd'hui devenu très simple. Dans les 24 heures qui suivent l'accouchement vous prendrez des cachets qui bloquent la sécrétion de prolactine et empêchent la montée laiteuse (bromocryptine) ; ainsi vous n'aurez pas de tension mammaire, ni de sécrétion lactée. Ce médicament est à prendre quotidiennement pendant une durée de 15 jours. Au début prenez-le allongée car il peut vous donner une sensation de vertige. S'il y a un écoulement de lait après ce délai, il faudra le poursuivre 8 jours de plus.

Fréquence des biberons

Les règles générales évoquées pour l'allaitement au sein restent valables pour l'allaitement au biberon : souplesse des horaires avec un intervalle de 2 h 30 à 4 heures entre chaque biberon, adaptation à la demande du bébé. S'il dort calmement, laissez-le poursuivre son sommeil. Soyez souple quant à la quantité qu'il souhaite prendre, ne le forcez jamais à terminer un biberon. Surveillez son poids une ou deux fois par semaine. Dès que la ration augmente et arrive à 150 g, cinq repas par jour le satisferont pleinement. La tétée doit durer suffisamment longtemps, avec son compte de succion et surtout d'amour, car c'est un moment de câlinerie et de roucoulade, un moment d'échange qui peut être aussi riche et merveilleux que l'allaitement au sein.

Quelques conseils pratiques pour donner le biberon

— Lavez-vous les mains avant de prendre un biberon et une tétine stériles.

— Attention aux tétines : Certaines peuvent couler rapidement ; le bébé boit trop vite et aura tendance à vomir. Certaines ne sont pas assez ouvertes, coulent trop lentement ; le bébé se fatigue, vous croyez qu'il n'a pas faim car il s'arrête au bout de 30 à 40 g et s'endort. Il est fondamental de vérifier le fonctionnement de la tétine, que son ouverture soit réglable ou non.

— Au début surtout, ne le laissez pas boire tout le biberon sans qu'il ait bien repris son souffle. Interrompez le repas toutes les cinq ou six gorgées. Il se fatiguera moins, pourra boire plus longtemps, fera volontiers un rot vers le milieu du repas.

— Veillez à ce que le biberon soit assez incliné pour que la tétine soit pleine de lait, sans quoi votre bébé avalerait de l'air.

— Il est devenu habituel que les maternités conseillent de donner le biberon à la température de la pièce. C'est possible, sans inconvénient pour la santé. Mais le lait de mère est à 37 °C et bien souvent les bébés préfèrent le lait un peu tiédi, moins écœurant et plus agréable. Aussi faut-il souvent tiédir le biberon, d'autant plus que de l'eau de dilution vient parfois du réfrigérateur et que le lait en poudre se dissout mieux à température moyenne.

Température des biberons

Donnez-lui un biberon soit à la température ambiante, soit tiédi (vous pouvez obtenir la température idéale grâce aux chauffe-biberons vendus dans le commerce). Il existe dans certaines maternités des « nourrettes » qui sont des biberons de lait, prêts à l'emploi et que l'on laisse à température ambiante, car ils sont sous un conditionnement stérilisé particulier. Très faciles d'utilisation, mais d'un coût élevé puisque non réutilisés, ils sont disponibles uniquement dans les maternités ; rentrée chez vous, vous devrez utiliser les biberons classiques. On trouve cependant depuis peu en pharmacie des biberons et tétines jetables sous emballage stérile, utiles en cas de déplacement.

Il me semble que le bébé préfère et tolère mieux le bibéron un peu tiédi. Le lait de mère n'est-il pas à 37 ° ?

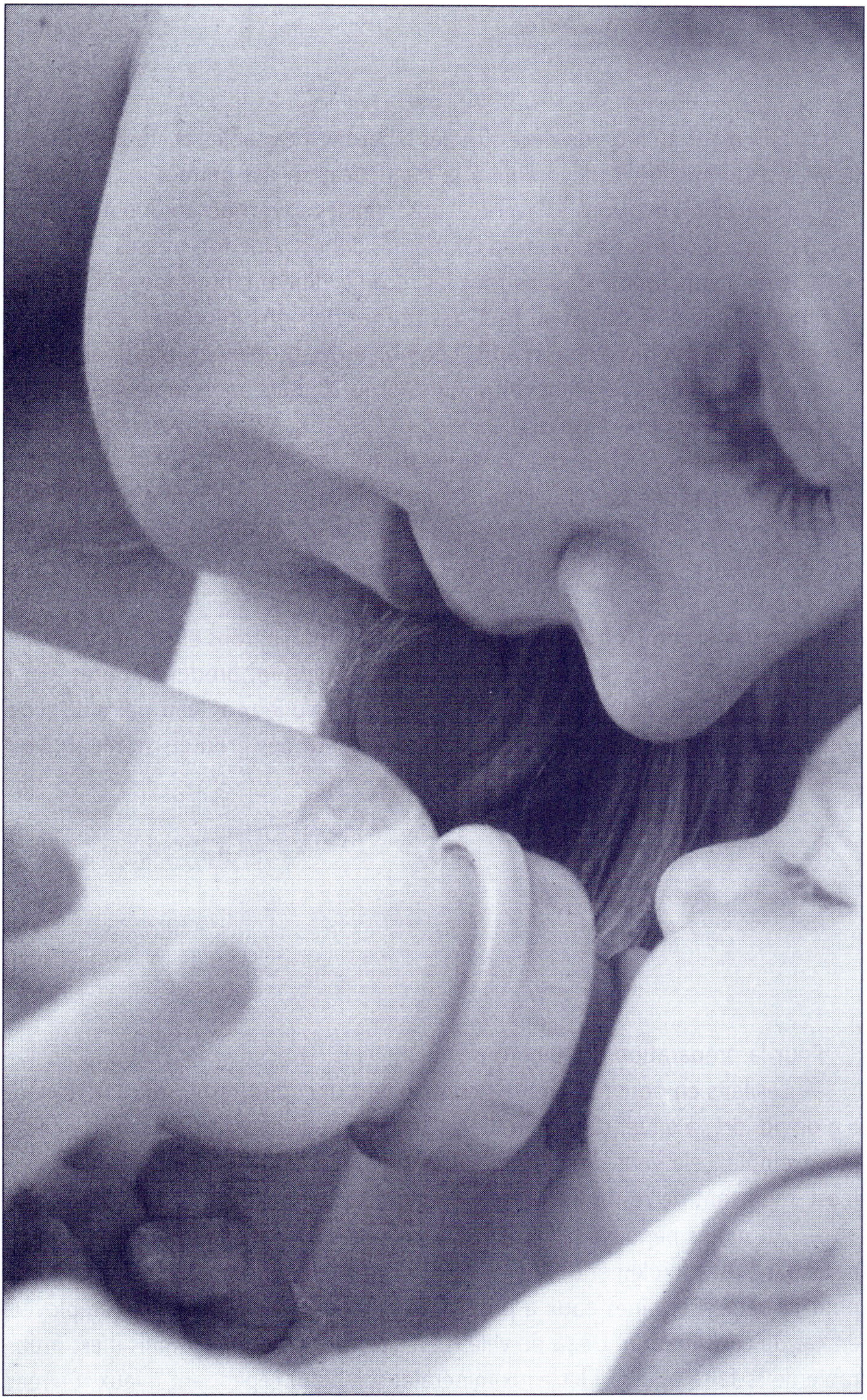

Stérilisation des biberons

L'allaitement au biberon nécessite des biberons incassables et stérilisables, car le lait est un milieu très favorable à la multiplication des germes microbiens. Si vous préparez vos biberons à l'avance, conservez-les au réfrigérateur pour 24 heures, pas plus. Ne les laissez pas trop longtemps dehors. Une fois utilisés, ne tardez pas à laver soigneusement, dans tous les recoins, biberon, bouchon et tétine. La stérilisation des biberons et surtout des tétines doit être respectée pendant les 6 premiers mois afin d'éviter à votre bébé bien des problèmes intestinaux (diarrhée, vomissement) et en tout cas jusqu'à 15 ou 20 jours après la deuxième prise de vaccination antipoliomyélitique.

Il existe plusieurs méthodes de stérilisation :

— La stérilisation par ébullition : 20 minutes dans une casserole ou un stérilisateur, c'est la méthode la plus simple mais qui a l'inconvénient d'abîmer les tétines et d'être un peu longue. Biberons et tétines seront conservés ensuite dans l'eau bouillie.

— La stérilisation à froid : vous faites tremper les biberons et tétines dans une solution antiseptique, pendant 30 à 90 minutes selon les produits utilisés. Cette méthode également simple demande un rinçage soigneux à l'eau claire du biberon et de la tétine afin d'enlever le goût et l'odeur des produits stérilisants qui gênent parfois beaucoup de bébés.

Préparation des biberons

Pour la préparation des biberons :

— Les laits en poudre habituels contiennent une mesurette, soit une dose de 5 g de poudre, à diluer dans 30 g d'eau. Lorsque nous parlons de biberon de 90 g par exemple, cela veut dire 90 g d'eau + 3 mesures de lait. Avec les laits actuels il est important de respecter la dilution indiquée.

— Au moins pendant les premiers mois, utilisez comme eau de dilution des eaux minérales faiblement minéralisées qui sont en général tout à fait digestes pour le bébé. Certaines eaux à propriétés particulières peuvent être employées en cas de constipation. L'eau de ville n'est pas contre-indiquée, mais il est préférable de la faire bouillir ; les eaux minérales semblent cependant mieux tolérées.

Remplissez le biberon de la quantité d'eau voulue, versez la quantité de poudre nécessaire, fermez hermétiquement, remuez pour bien mélanger et servez réchauffé.

RÉGIME DU NOURRISSON JUSQU'À 3 MOIS

Âge	**Quantité de lait**	**Remarques**
1 jour	6 x 10 g + biberon de nuit	davantage si nécessaire
2 jours	6 x 20 g + bib eron de nuit	davantage si nécessaire
3 jours	6 x 30 g + biberon de nuit	davantage si nécessaire
4 jours	6 x 40 g + biberon de nuit	davantage si nécessaire
5 jours	6 x 50 g + biberon de nuit	davantage si nécessaire
6 jours	6 x 60 g + biberon de nuit	davantage si nécessaire
7 jours	6 x 70 g + biberon de nuit	davantage si nécessaire
2e semaine	6 x 75 g à 90 g + biberon de nuit	davantage si nécessaire
3e semaine	6 x 90 g à 105 g + biberon de nuit	davantage si nécessaire
4e semaine	6 x 105 g à 120 g + biberon de nuit	davantage si nécessaire
2e mois	6 x 120 g à 135 g ou 5 x 135 g à 150 g	certains bébés restent longtemps à 6 repas, d'autres passent vite à 5 + biberon de nuit en moyenne jusque vers 6 semaines
3e mois	5 x 150 g à 165 g ou 4 x 180 g à 200 g	même remarque que précédemment pour le passage à 4 repas. Vous pouvez progressivement ajouter compote de fruits, éventuellement farines
La quantité indiquée est toujours celle de l'eau de dilution. Ces doses sont seulement indicatives. Comptent surtout : la prise de poids moyenne, le bon équilibre général et un bon sommeil.		

Nombre et volume des repas

En moyenne les bébés sont, à la naissance, à 6 biberons dans la journée plus un biberon de nuit. Certains prendront d'emblée 5 repas dans la journée avec un biberon de nuit. Ceux de petits poids pourront avoir besoin de boire régulièrement toutes les 3 heures et auront donc pendant une, deux ou trois semaines 8 biberons. Nous l'avons déjà dit, votre bébé n'est ni une mécanique ni un métronome. S'il se réveille parce qu'il a faim au bout de 2 heures ou 2 h 30 donnez-lui à boire. S'il dort, attendez pour le réveiller ; il le fera peut-être spontanément un moment plus tard. Cependant il est difficile de réaliser au biberon une alimentation à la demande comme au sein ; aussi la bonne règle est-elle d'observer une certaine régularité, avec beaucoup de souplesse.

À retenir

— En moyenne, les bébés sont à la naissance à 6 biberons dans la journée plus un biberon de nuit.
— Vers 6 semaines, votre bébé commence parfois à faire des nuits de 5 à 6 heures.
— Entre 8 et 10 semaines, lorsqu'il pèse 5-5,2 kg environ, votre enfant peut passer à 5 repas.
— Entre 3 et 5 mois, il pourra passer à 4 repas.
— Tout cela n'est que moyenne. Chaque enfant a son rythme et ses besoins.

L'évolution naturelle est la suivante. Au début votre bébé se réveille vers 2 ou 3 heures du matin, puis de plus en plus tard et, un beau jour, entre 4 et 6 heures du matin. Ce sera alors le premier biberon de la journée. Vers 6 semaines, souvent plus tard, il abandonne le biberon de nuit, passe à 6 repas, prenant le dernier vers 23 heures, faisant une nuit de cinq à six heures.

Mais pour que votre bébé cesse progressivement de boire la nuit, il a besoin d'avoir un biberon vers 22 heures ou 23 heures, voire un peu plus tard. Sa tendance spontanée est généralement de dormir de 19 heures à 2 heures du matin ; vous pouvez, selon la qualité du sommeil, essayer de lui donner à boire vers 23 heures ou le laisser tranquillement dormir. Les premières fois, il se réveillera vers 2 ou 3 heures du matin, même en ayant bu tardivement. Comme pour l'allaitement au sein, si vous le laissez dormir, il régularisera progressivement (peut-être un peu plus tard que si vous le réveillez) son sommeil nocturne (voir p. 640-643).

Lorsqu'il commence à se réveiller vers 6 h 30-7 heures, dort plus longtemps entre les repas, est capable d'absorber de plus grosses rations, alors il est apte à passer à 5 repas, c'est-à-dire qu'il a une plus grande autonomie. Il a alors entre 8 et 10 semaines et pèse aux alentours de 5-5,2 kg.

Enfin, lorsqu'il commence à se réveiller vers 7 h 30-8 heures, il se contentera de quatre repas aux alentours de 8 heures, 12-13 heures, 17 heures, 21 heures (ou plus tôt). Il a alors entre 3 et 5 mois.

Tout cela n'est que moyenne. Son appétit, ses capacités de sommeil, son goût pour des repas plus ou moins abondants, vont commander cette adaptation. Certains seront très vite à 4 repas, d'autres prendront 4 repas et un petit biberon avant de s'endormir, d'autres resteront longtemps à 6 puis 5 repas ; certains cesseront très vite de boire la nuit, d'autres non. Beaucoup de mères, ayant découvert les rythmes de leurs bébés, disent : « il s'est mis à 5 repas, il s'est mis à 4 repas » ; en définitive, si vous avez su vous adapter aux rythmes de ses besoins, vous verrez combien cela favorise son équilibre, sa bonne humeur, son appétit normal et son sommeil tranquille.

La diversification du régime

La manière dont on nourrit un bébé n'est pas du tout indifférente à l'acquisition ou non de bonnes habitudes alimentaires, elles-mêmes en grande partie garantes de la santé future. Il y a une trentaine d'années, pédiatres et nutritionnistes conseillaient de diversifier très tôt l'alimentation, à partir de 6 semaines ou 2 mois. Sous l'effet heureux d'un retour en faveur de l'allaitement maternel et des connaissances nouvelles, on est revenu à des données de bon sens, en particulier à cette idée toute simple : le lait est l'aliment de base du bébé durant les premiers mois. Ce n'est peut-être pas une raison pour ne donner que du lait jusqu'à 8 ou 10 mois, pratique courante dans quelques états des États-Unis. Il y a des excès, des questions de mode. Les méthodes habituellement utilisées en France semblent raisonnables ; en tout cas elles conviennent parfaitement aux goûts et à la santé de la majorité des bébés. C'est le critère essentiel.

Vitamines, jus de fruits, fluor

Le régime du nourrisson couvre à peu près tous ses besoins en vitamines excepté en vitamine D, qu'il convient donc de rajouter à l'alimentation, que le bébé soit au sein ou au biberon.

➤ *La vitamine D*

La vitamine D prévient le rachitisme ; elle a un effet sur l'absorption du calcium par l'intestin, son élimination par les reins, sa fixation par les os. Elle doit être donnée à raison de 1 000 à 1 200 unités par jour la première année, 2 000 unités chez les bébés à peau colorée. Cela représente en moyenne 3 à 6 gouttes des préparations contenant exclusivement de la vitamine D (parfois couplée à de la vitamine A) ou bien une trentaine de gouttes des préparations polyvitaminiques. Vous pouvez l'administrer dès les premiers jours de vie, parfois avec du calcium, durant quelques jours chez les bébés de petit poids, pour éviter une accentuation de l'hypocalcémie (faible taux de calcium sanguin) fréquente les premiers jours de vie.

Vous avez intérêt à mettre directement les gouttes dans la bouche du bébé ou à les diluer dans une cuillère de lait ; elles risquent en effet de rester collées aux parois du biberon et donc de n'être pas absorbées.

Un surplus en vitamine D est nécessaire durant toute la première année, puis 6 à 8 mois chaque année jusqu'à 3 ou 4 ans. Apportée surtout par le beurre, le jaune d'œuf, les foies de poisson (c'était le rôle de l'huile de foie de morue autrefois), la vitamine D est fabriquée par la peau sous l'effet de l'ensoleillement. Sous nos climats elle peut manquer ; mais son administration doit être modérée, le surdosage étant nocif.

➤ *Jus de fruits et vitamine C*

Les bébés n'ont pas besoin de jus de fruits avant l'âge de 2 mois, excepté les constipés chez lesquels l'administration de jus d'orange peut aider beaucoup, dès l'âge de 3 à 4 semaines.

Le jus d'orange n'est pas toujours bien supporté au départ, alors que les jus de pamplemousse, de mandarine, de citron dilués le sont en général. Mais lorsque le bébé l'aime et le tolère bien, on peut augmenter les quantités, jusqu'à une demi ou une orange pressée vers 5 à 6 mois.

Les agrumes ont pour intérêt essentiel l'apport de vitamine C ; les carences en vitamine C étaient la cause du scorbut, disparu aujourd'hui de nos pays. Les laits artificiels sont suffisamment enrichis en vitamine C, et le lait de mère en contient naturellement.

Mais les bébés apprécient souvent les jus de fruits. Vous pouvez donner l'équivalent d'une ou deux cuillerées à café le matin entre 2 biberons, pur à la cuillère, ou dilué, en général avec un peu de sucre. Il semble qu'une administration régulière de jus de fruits protège contre rhumes et syndromes grippaux.

➤ *Le fer*

Un apport en fer est fréquemment nécessaire, intégré à la composition des laits du deuxième âge, ou sous forme de médicaments.

Le manque en fer peut prendre une dimension pathologique : c'est pourquoi nous y reviendrons dans la dernière partie, en traitant de l'anémie.

➤ *Le fluor*

Enfin il est devenu habituel de donner du fluor sous forme de sel de sodium ou de calcium, en commençant par 1/4 de mg par jour à partir du premier mois, à poursuivre durant plusieurs années.

Le fluor joue indiscutablement un rôle dans la prévention des caries, mais beaucoup de dentistes croient davantage aux effets des applications locales qu'à l'administration par voie buccale.

Les farines

Elles ne sont pas inutiles chez le bébé, à condition d'être données en quantités modérées. Il en existe de divers types, à cuire, précuites, instantanées, selon les céréales utilisées, premier ou deuxième âge.

➤ Les farines premier âge

Elles sont habituellement instantanées et sans gluten, afin de prévenir l'apparition précoce d'une intolérance au gluten.

Il faut les prescrire pendant les six premiers mois au moins. Elles apportent un certain goût au lait : des bébés l'apprécient, d'autres y sont indifférents. Vous pouvez commencer par rajouter au biberon du soir une cuillerée à café à partir de 2 mois ou 2 mois et demi, plus tôt chez les insatiables (car elles « calent » un peu), plus tard chez ceux qui dorment très bien sans rien réclamer. Sauf cas particulier, ne dépassez pas l'équivalent de 1 à 2 cuillerées à café le matin et 2 à 3 cuillerées à café le soir.

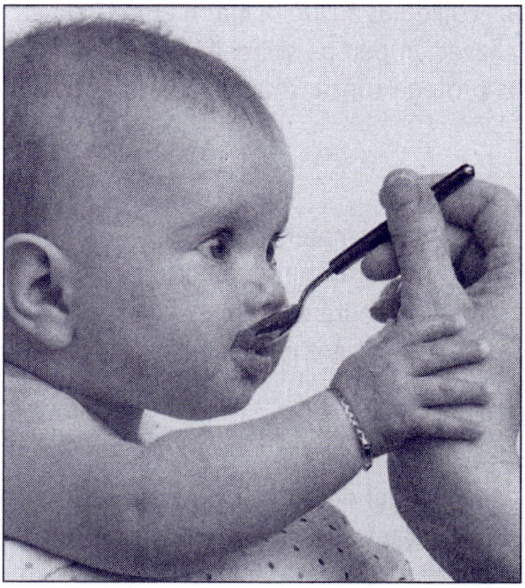

➤ *Les farines précuites*

Elles peuvent être diluées instantanément, mais elles ne sont pas toujours bien tolérées ainsi et, malgré leur qualificatif, il peut être nécessaire de les cuire quelques minutes.

Fruits, laitages, desserts

Vous pouvez commencer à donner à votre bébé des compotes de fruits, pommes, poires, vers l'âge de 3 mois, soit en petits pots, soit préparées à la maison, à la cuillère, avant un repas, plutôt celui de l'après-midi.

Il aime en général ce goût, car il apprécie spontanément la saveur sucrée, et commence ainsi à manger à la cuillère. Au début, il sait à peine et prendra une ou deux cuillerées à café ; mais il arrive vite à 20, 30, ou 40 g. Vous pouvez diversifier les compotes. S'il en mange beaucoup, diminuez un peu la quantité du biberon qui suit.

Les bébés apprécient beaucoup la banane. Les fruits sont un excellent aliment ; à partir de 4 mois vous pouvez faire goûter des fruits frais, bien mûrs, soigneusement pelés, écrasés, en petites quantités.

Yaourts, petits-suisses peuvent être donnés à partir de 3 ou 4 mois (chez les bébés qui n'ont pas d'intolérance aux protéines du lait de vache), modérément sucrés, en commençant également par le repas de l'après-midi.

Bientôt, souvent à partir de 5 mois, vous pouvez substituer au biberon de l'après-midi un goûter composé de laitages et de fruits ou de compote, avec éventuellement un peu de lait à boire en supplément.

Les légumes

L'introduction des légumes dans l'alimentation se fait un peu plus tard qu'autrefois, mais présente souvent un intérêt considérable : celui de régulariser le transit intestinal, par l'ajout de légumes verts pour soigner la constipation, ou de carottes dans le cas inverse (selles molles).

Les tentatives de faire goûter des légumes à la cuillère directement, comme les fruits ou les laitage, se soldent parfois par un échec et il faut attendre quelques semaines pour un nouvel essai.

Mon conseil

À partir de 4-5 mois les légumes sont un excellent aliment, peu calorique, apportant sels minéraux et vitamines. Mais leur goût demande une adaptation très progressive, c'est pourquoi il est raisonnable de commencer en les mêlant au lait.

Si vous faites une soupe de légumes n'y mettez durant les 2 ou 3 premières semaines ni poireaux, ni oignons, ni navets, dont le goût prononcé peut décourager le bébé : seulement salade, courgettes, haricots verts, pommes de terre, carottes. Pendant 2 ou 3 jours, par exemple au biberon de midi, utilisez le bouillon à la place de l'eau minérale et rajoutez le lait. Le bébé s'habitue ainsi au goût des légumes. Puis dans ce biberon vous rajoutez peu à peu des légumes mixés, en commençant par une ou deux cuillerées à café et en augmentant progressivement.

Certains adorent les légumes, d'autres feront quelques difficultés, mais par cette technique progressive ils seront en général acceptés. Dès lors vous pourrez enrichir la soupe de tous les légumes, selon vos goûts et vos habitudes.

Mon conseil

Si vous désirez utiliser des petits pots, commencez par en ajouter une cuillerée à café dans un des biberons, et augmentez progressivement la quantité.

Dans ces biberons contenant des légumes, on arrive petit à petit à donner une soupe assez épaisse, contenant seulement 2 à 3 mesures de lait (vers 5 mois ou 5 mois et demi) ; on peut alors commencer l'introduction de viande, poisson, etc., mélangés à cette soupe de légumes.

Certains bébés préfèrent, au grand dam de leur mère, les légumes en petits pots à la purée amoureusement préparée à la maison. J'en ai connu qui n'acceptaient cette purée que présentée dans un petit pot ! Que pouvez-vous y faire ? Prenez cela avec humour et soyez persuadée qu'à 18 ans, votre enfant sera probablement devenu gourmet et difficile !

Viande, poisson, œuf

Il est habituel de donner des protéines animales, autres que le lait, à partir de 5 à 6 mois.

On commence par le jambon, 1/4 ou 1/3 d'œuf dur (blanc et jaune), le poisson blanc, bien mixés et mélangés aux légumes. Puis le poulet, la viande rouge ou blanche peuvent être introduits (un peu de filet, une noix de côtelette, un peu d'escalope). Vers 6 mois et demi ou 7 mois, le bébé a donc un régime bien différencié, avec à midi un repas de viande (ou poisson ou œuf) mélangée à une purée de légumes, sans qu'il soit nécessaire d'y adjoindre de mesure de lait.

Comme l'œuf ou le poisson, la viande peut être mixée facilement, crue ou cuite, puis incorporée aux légumes. Le mouton, viande davantage parasitée que le bœuf, doit être un peu plus cuit. Le bœuf ne doit pas être administré d'emblée aux bébés présentant une intolérance aux protéines du lait de vache.

C'est l'introduction de la viande en quantités normales dans le régime d'un certain nombre de populations qui a permis un accroissement en taille de ces populations. Mais vous ne pouvez pas en déduire que votre bébé grandira davantage s'il mange plus de viande. Ce qui compte, c'est l'apport de protides.

Quelles quantités de protéines ?

Même si cela apparaît comme une quantité un peu importante, on peut conseiller de donner en viande ou poisson 10 g par jour et par mois d'âge à partir du 5e mois (50 g) et jusqu'à 8 mois (80 g) ; rester à la dose moyenne de 80 g jusqu'à 12-13 mois.
Le poisson blanc est un aliment remarquable car, à la différence de la viande rouge, il ne contient pas de graisses ; si le bébé l'apprécie vous pouvez lui en donner largement.

L'administration de viande de bœuf peut poser actuellement problème. Il ne faut sans doute pas donner d'abats. Si vous ne souhaitez pas donner de viande rouge, poisson, jambon, poulet, œufs suffisent parfaitement à l'administration de protides.

Le passage au lait ordinaire

On peut alimenter un bébé au lait stérilisé ou pasteurisé bouilli, coupé de 30 g d'eau par biberon, jusqu'à l'âge de 6 mois, et sucré au sucre ordinaire ou à la dextrine maltose. Mais ce n'est pas l'habitude dans nos pays riches, et les laits en poudre, parfaitement adaptés à ses besoins, offrent tout de même une meilleure sécurité.

Mon avis

À partir de 6 mois, vous pouvez être tout à fait rassurée et commencer à rajouter à la purée ou la soupe du midi, aux laitages du goûter, un peu de lait stérilisé (longue conservation, UHT).

J'ai toujours conseillé d'utiliser le lait demi-écrémé : il a un peu moins bon goût que le lait entier, mais il apporte moitié moins de graisses, et si l'on garde cette habitude elle est sûrement bénéfique pour la santé.

Chez un nourrisson se portant bien, avec une alimentation bien diversifiée, un apport vitaminique normal, on peut en un mois passer complètement au lait stérilisé. Souvent votre bébé qui rechignait un peu aux biberons de lait artificiel appréciera beaucoup le goût du lait normal, et en fera peut-être alors une consommation importante, pour son plus grand bien.

Cependant, si cela est financièrement possible, on peut rester au lait de suite, en poudre ou liquide, jusqu'à 14 ou 15 mois ; c'est certainement bénéfique.

La nourriture à la cuillère

Nous voyons des mères qui se désolent si leur bébé, âgé de 4 mois, n'est pas capable de prendre un repas à la cuillère ; elles pensent qu'il a « du retard » ! Cela n'a aucun sens : le bébé est fait pour téter, il ne s'accoutumera que peu à peu à manger à la cuillère. Le goût sucré des compotes l'y conduira tout naturellement, plus ou moins facilement sans doute, mais qu'importe.

Certains bébés refuseront de prendre quoi que ce soit à la petite cuillère, en dehors des compotes, jusqu'à l'âge de 5 ou 6 mois. D'autres se dégoûteront vite de la tétine et à 5 mois seront très heureux de prendre à la cuillère les repas du midi et du soir. Découvrez vous-même les préférences de votre bébé et tâchez d'y adapter au mieux votre manière de le nourrir.

L'initiation à la cuillère

N'obligez donc pas votre enfant à prendre tout un repas à la cuillère, sauf si vous voyez qu'il le fait volontiers. Commencez par lui donner une partie du repas seulement à la cuillère (par exemple la viande mêlée à un peu de purée de légumes) et le reste des légumes au biberon, un peu dilués, avec ou sans lait selon son goût.

L'appétit

Certains enfants ont peu d'appétit, d'autres davantage ; certains adorent manger, sont toujours prêts à tout goûter, ouvrent grand la bouche et si vous les tenez sur vos genoux pendant votre repas, ils feront mine de tout avaler, à 5 ou 6 mois, même après leur biberon ; d'autres sont difficiles, n'aiment guère goûter les nouveaux aliments, et mangeront peu.

Voir leur bébé manger avec appétit est toujours gratifiant pour les parents ; par contre, ils supportent difficilement son faible appétit et ses petites rations.

Respecter les besoins du bébé

La relation avec la nourriture est complexe et dépendra pour une grande part de la manière dont les repas auront été vécus et appréciés. Si vous respectez les besoins de votre bébé, si vous n'essayez pas de le forcer quand il n'a pas faim, si vous essayez de développer naturellement ses goûts, il acceptera bien ses repas, mangera parce qu'il a faim et non pour vous faire plaisir, et aura fort peu de raisons de devenir obèse ou anorexique.

Nous voyons beaucoup d'enfants manger peu le soir, s'endormir vite et bien, et faire d'une traite une excellente nuit de dix à onze heures. Ces enfants qui mangent peu se portent parfaitement bien.

Les parents ont en général une idée très exagérée des besoins alimentaires du petit enfant et, dans nos pays, le risque est bien plus à la suralimentation qu'à la malnutrition.

Mon conseil

Il faut respecter au maximum ce qui peut être inné, naturel dans les comportements alimentaires, ne pas essayer de forcer, même si cela vous demande de la persévérance et beaucoup de patience.

DIVERSIFICATION DU RÉGIME

Âge	Matin	Midi	16 h	Soir
4 mois	lait + farine sans gluten	lait ou légumes + lait	compote + laitage ou lait	lait + farine sans gluten
5 mois	lait + farine sans gluten	légumes + œuf ou poisson ou poulet + lait ou dessert	compote + laitage ± lait	lait + farine sans gluten
6 mois	lait + farine sans gluten	légumes + viande ou poisson ou œuf + dessert	fruits + laitage	lait + farine sans gluten ou lait + légumes et fromage
7 mois	lait + farine sans gluten	légumes + viande ou poisson ou œuf + dessert	fruits + laitage	lait + légumes + fromage
9 mois	idem	idem	idem	idem
Le bébé a déjà goûté à beaucoup d'aliments (crudités, œuf coque, fromages)				
12 mois	lait + farine ou lait à la tasse + biscuits	repas	goûter	soupe ± fromage ± dessert

Actuellement on a tendance à reculer un peu, de un mois environ l'introduction des divers aliments.

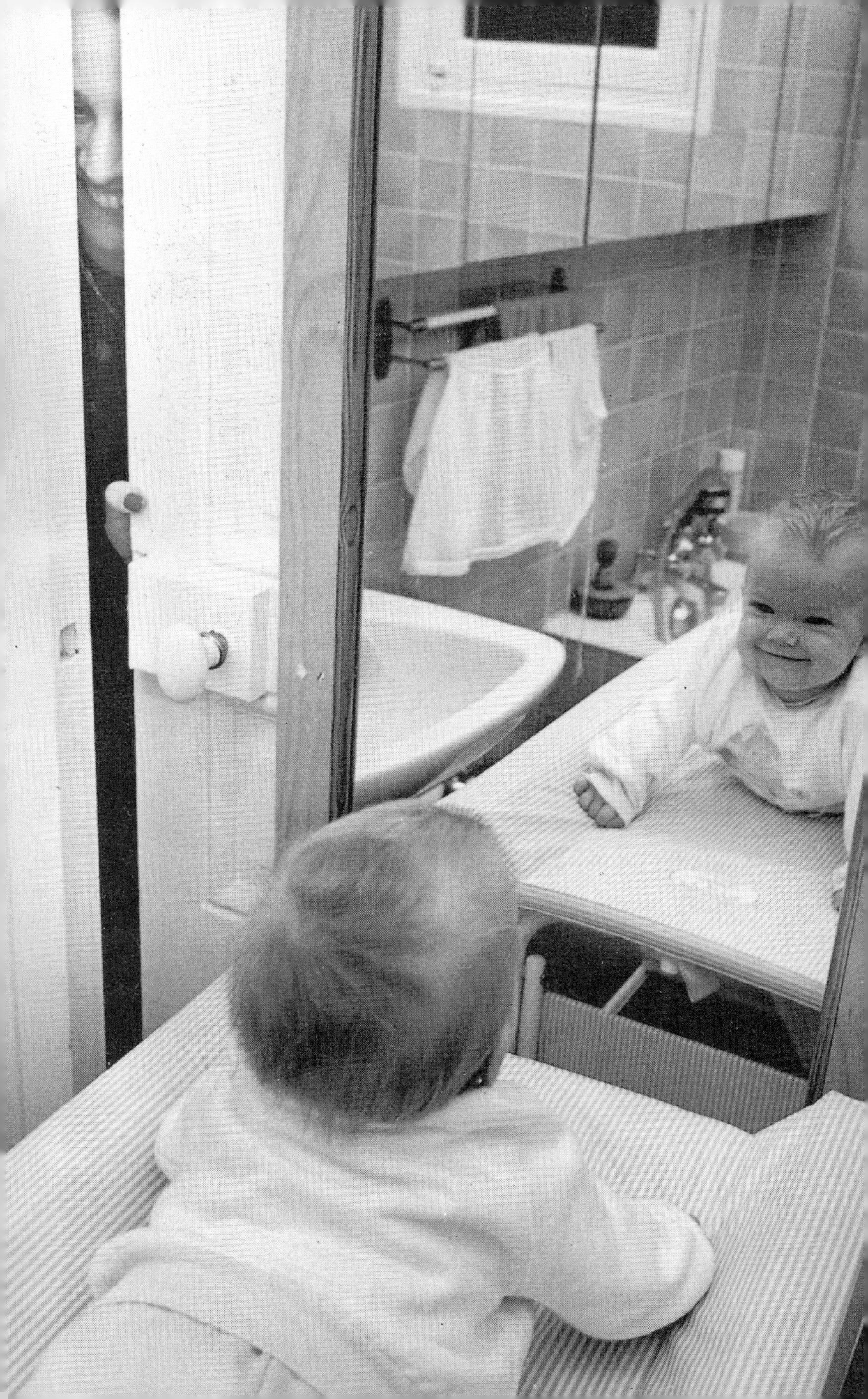

La vie quotidienne et ses questions

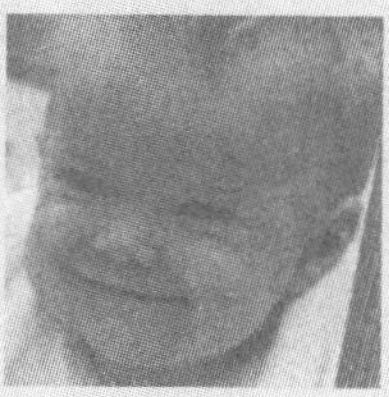

Quelques conseils

Les soins des premières semaines

La digestion, les pleurs, le sommeil

Quelques conseils

Rentrée chez vous, vous êtes assaillie de quantité de petits problèmes pratiques, surtout s'il s'agit de votre premier bébé. Bien sûr vous y avez réfléchi durant les dernières semaines de la grossesse, et les puéricultrices de la maternité vous ont montré comment manier votre bébé, le tenir confortablement contre vous, faire sa toilette. Ne vous inquiétez pas : vous vous sentez gauche et empruntée les premiers jours, mais très vite vous trouverez les gestes qu'il faut faire et vous apprendrez à comprendre votre bébé au fur et à mesure qu'il grandit. Vous verrez que les problèmes matériels passent au second plan, dès lors qu'il y a une bonne entente et un bon équilibre familial.

L'environnement familier

■ La pièce où dort le bébé doit être aérée, ne pas contenir de nids à poussière, être maintenue à une température modérée (20 à 22 °C la journée, 18 à 20 °C la nuit) et suffisamment humidifiée.

Si les premières semaines vous supportez mal de l'éloigner de vous la nuit, efforcez-vous tout de même de le faire dormir dans sa propre chambre à partir de deux mois. Les bébés s'habituent très bien à leur propre cadre de vie, qu'ils aiment et apprécient très vite.

Mon conseil

Bien sûr, vous ne fumez jamais dans sa chambre, et, si vous le pouvez, jamais dans la maison. Le tabagisme passif est un facteur jouant un rôle très important dans la survenue des infections rhino-pharyngées et bronchiques.

■ Le lit doit être choisi assez grand pour qu'il puisse y dormir jusqu'à deux ou trois ans et assez profond pour qu'il ne puisse pas en escalader les barreaux lorsqu'il saura se mettre debout. Évitez les matelas en laine ou les balles d'avoine.

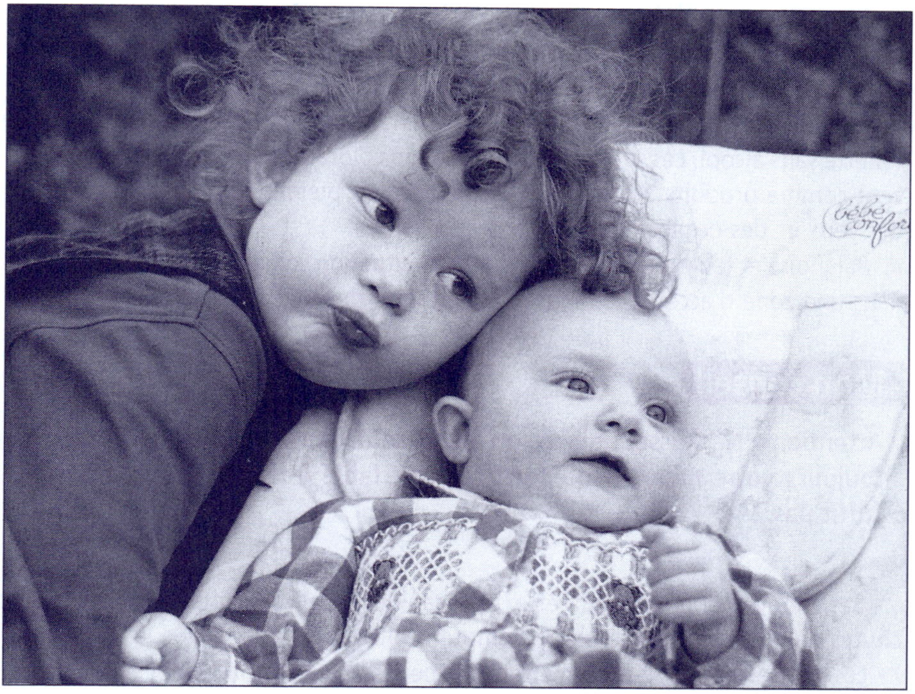

Le crin végétal, la mousse de nylon donnent des matelas suffisamment fermes et qui conviennent très bien. Ne mettez pas d'oreiller.

Au cours des deux premiers mois, le bébé peut dormir dans un couffin ou dans la nacelle de sa voiture de promenade, servant de porte-bébé.

■ Le linge, draps, taies, couches sur lesquels vous pouvez faire reposer son visage mais aussi le linge de corps doivent être lavés au savon de Marseille, en paillettes si vous utilisez une machine à laver, sans lessive, sans Javel, sans détergent et en évitant si possible les assouplissants. En effet la peau des bébés est très fragile. Les phénomènes d'irritation et d'allergie sont fréquents, surtout chez ceux dont la peau est sèche, avec une tendance eczémateuse comme cela est banal les premiers mois.

■ Il en va de même pour les changes. Vous remarquerez parfois que le siège et le haut des cuisses sont rouges exactement en regard de la pression des couches, et de façon un peu plus marquée au niveau des bords (ceinture, haut des cuisses) par lesquels la couche serre la peau. C'est sans aucun doute un début d'allergie (qui favorise l'infection du siège) et il y a intérêt à changer de marque de couche. Tel bébé peut être allergique à telle marque et non à telle autre. De plus il faut laisser assez souvent le siège s'aérer. Heureusement, aujourd'hui les couches et couches culottes sont de moins en moins allergisantes.

■ Pour tenir compte de cette facilité d'irritation et d'allergie de la peau des bébés on conseille de n'utiliser que des produits de toilette qui lui sont adaptés, hypo-allergisantes, qu'il s'agisse de savons ou de crèmes.

La peau des bébés absorbe très facilement ; aussi faut-il utiliser des eaux de toilette sans alcool. Les solutions alcoolisées de colorants (par exemple éosine) servent comme produits désinfectants seulement en pleine peau, dans les plis, loin des yeux et des organes génitaux.

■ Baignoire et table à langer doivent être en situation commode pour vous, placées dans une zone d'accès facile, qui vous permette de vous déplacer avec aisance.

Mon conseil

Attention : Ne laissez jamais un bébé seul dans une baignoire. Tenez toujours votre bébé lorsqu'il est sur une table à langer. Le regarder ne suffit pas.

Ses mouvements peuvent être plus rapides que vos propres réactions. Les chutes de la table à langer ne se comptent plus.

■ Les chaises hautes qui permettent au petit enfant de participer aux activités familiales, d'être présent à table, étaient autrefois des objets dangereux, car mal conçus. Actuellement elles ont toujours des bases très larges, des roulettes et même un enfant vigoureux de 14 à 16 mois ne doit pas pouvoir faire basculer une chaise haute quand il y est assis : votre bébé ne peut tomber que s'il n'est pas bien attaché.

■ Le parc n'est pas toujours nécessaire. Simple, carré avec des barreaux de bois, il permet un bon apprentissage de la station debout.

Mais le plus important est que vous couchiez souvent votre bébé par terre dès l'âge de 3 mois, sur une ou deux couvertures avec des jouets autour de lui. Cela favorise grandement un bon développement du tonus et de la mobilité, permet les mouvements bien mieux que le berceau, en sollicitant le bébé à se tourner, se retourner, se tendre vers un jouet qui l'attire.

■ Chacun sait maintenant que le jeu est l'activité essentielle du petit enfant : il apprend ainsi à connaître ses propres capacités et entre en contact avec le monde ambiant. Tout est prétexte à jeu et tout ce que nous avons évoqué en parlant des relations précoces, échanges visuels, vocaux, par le contact, est en réalité un jeu auquel le bébé et les parents doivent prendre un intense plaisir. Durant les premières semaines ces relations représentent son activité sociale essentielle et les jouets ne sont qu'ornement. Mais à partir de 5 à 6 semaines vous remarquez combien il commence à s'intéresser aux objets qui l'entourent, à les regarder longuement. Ses capacités précoces de connaissance peuvent lui permettre d'être attiré déjà particulièrement par un objet précis, ou par la peluche qui deviendra son jouet favori.

Il est attentif aux sons, peut écouter longuement un objet musical. Il est attiré par les couleurs vives. Vers l'âge de 1 mois les mobiles de couleurs vives et contrastées l'attirent beaucoup. Il faut les placer suffisamment loin des yeux, 30 ou 40 cm, de façon qu'il puisse regarder en étant dans une position confortable. Un peu plus tard, dès qu'il sera capable de tendre les mains, les portiques l'intéressent.

Tous les objets à mordre, à manipuler, sont bien sûr actuellement d'une sécurité absolue : couleurs stables et non dangereuses ; aucun élément petit détachable, pouvant être avalé. Ils sont lavables et sans risque de blesser. Dès que le bébé est agacé par la « sortie » des dents, vers l'âge de 4 à 5 mois, il sait alors attraper, porter à la bouche et a besoin de hochets, de jouets en caoutchouc assez durs qu'il pourra mordiller.

■ Les animaux familiers seront plus tard d'agréables compagnons ; les chiens sont souvent des auxiliaires précieux et attentifs pour garder et surveiller un bébé. Mais il faut savoir être en alerte pour les tout-petits. Un chat peut sauter dans un berceau : il ne faut donc pas le laisser sans surveillance dans une pièce où repose un tout petit bébé ; un chien peut être jaloux et parfois agressif. La transmission des maladies n'est en général pas directe et se fait plutôt par la terre souillée de déjections. Mais les chats peuvent transmettre des mycoses cutanées (infections à champignons) et la toxoplasmose.

Éloge du calme

Attention au calme ambiant dans la vie quotidienne. Comment voulez-vous avoir un bébé calme, tranquille, attentif à son environnement, s'il vit en permanence télévision allumée, ou dans un fond de musique bruyante et syncopée ? Seule une ambiance de calme et de tranquillité permet des échanges réels et fructueux.

Le suivi médical

Qui va suivre votre bébé ? Cela dépend beaucoup de votre lieu d'habitation, de vos possibilités. Au début (jusqu'à 8 mois environ) les consultations seront mensuelles, puis elles peuvent être espacées. Elles sont indispensables : régime, prise de poids, prise de vitamines, évolution physique, motrice et intellectuelle doivent être surveillés attentivement et les vaccinations pratiquées. Veillez à la bonne tenue du carnet de santé, car on oublie très vite les événements de la vie quotidienne.

Le carnet de santé vous est remis par la mairie, ou directement par la maternité si vous n'avez pas eu à vous déplacer pour les formalités de déclaration de naissance. C'est un document très important, parce qu'il comporte tous les renseignements utiles à la santé de votre enfant. Si ce dernier est suivi par plusieurs personnes, le carnet de santé permet de faire le lien entre elles. Il n'est accessible qu'à la famille et au personnel médical. Outre ce que vous pouvez noter sur la situation familiale, il indique les différentes vaccinations, les courbes de croissance, et toutes les autres informations médicales.

Le système français de protection sociale prévoit neuf examens au cours de la première année et trois pour la deuxième année. Ceux des huit premiers jours, du neuvième mois et du vingt-quatrième mois sont particulièrement importants afin de contrôler la bonne croissance de votre enfant ; c'est pourquoi votre médecin vous délivrera pour chacun de ces trois examens un certificat de santé, nécessaire à l'attribution des allocations familiales.

Il existe dans tous les départements un service public de protection maternelle et infantile (PMI) qui fait un travail administratif de coordination et met à votre disposition des services médico-sociaux : consultations gratuites, assistantes sociales, etc.

Le choix du médecin est toujours une question délicate – plus encore sans doute pour les petits, à l'âge où, comme nous l'avons déjà souligné, la qualité des relations avec l'environnement influence directement l'état de santé. Il est important que votre enfant soit en confiance avec son médecin, même s'il est craintif avec lui, ce qui est habituel entre six et vingt-quatre mois.

Évitez d'administrer de vous-même des médicaments à votre bébé, en particulier ceux que vous prenez pour vous soigner : l'organisme développé n'a pas du tout les mêmes tolérances que celui d'un enfant. L'aspirine par exemple doit être prise à doses parfaitement précisées, très inférieures à celles que tolère un adulte (voir p. 691).

Mon conseil

Attention : Les indications que nous vous donnerons dans le dernier chapitre (pages 676 à 737) sont là pour vous informer, non pour vous dispenser de rendre visite au médecin et se substituer à ses ordonnances.

Pédiatre, médecin généraliste, médecin de PMI ou en service hospitalier peuvent suivre votre bébé. Il est bon d'avoir une relation privilégiée avec quelqu'un qui vous connaît bien et qui peut être consulté rapidement. Pédiatres et médecins de famille assument ce rôle au mieux.

La santé de votre bébé

— Veillez à la bonne tenue du carnet de santé qui vous est remis par la mairie ou directement par la maternité : il porte tous les renseignements utiles à la santé de votre enfant.
— Le système français de protection sociale prévoit neuf examens au cours de la première année et trois pour la deuxième année. Votre médecin vous délivrera pour ceux des huit premiers jours, du neuvième mois et du vingt-quatrième mois un certificat de santé nécessaire à l'attribution des allocations familiales.
— Un service public de protection maternelle et infantile (PMI) met à votre disposition des services médico-sociaux : consultations gratuites, assistantes sociales, etc.
— Évitez d'administrer vous-même des médicaments à votre bébé.

Le mode de garde

Vous avez sans doute réfléchi à ce problème dès le début de votre grossesse, sans avoir trouvé pour autant une solution, une bonne solution. Et maintenant que le bébé est là il vous faudra reprendre le travail dès qu'il aura deux mois. Un congé d'allaitement, possible dans certaines entreprises, vous permettra d'attendre un ou deux mois supplémentaires.

Actuellement, pour la majorité des mères, l'arrêt ou la poursuite de leur profession ne résulte pas d'un choix. En général, pour des raisons pécuniaires, elles ne peuvent s'arrêter de travailler ; certaines d'entre elles le pourraient, mais leur travail, la profession, ont pris une telle importance dans leur existence qu'elles ne supporteraient plus de vivre comme leur grand-mère. Une femme sans indépendance financière se trouve liée de façon définitive à un mari dont, à un moment ou à un autre, elle peut avoir envie de se séparer, ou qui peut lui-même l'abandonner dans une situation des plus difficiles.

De plus, nombre de jeunes femmes ont des professions de plus en plus intéressantes, importantes, qu'elles n'ont ni envie ni de raison d'abandonner même pour une ou deux années, car chacun sait combien, dans ces conditions, il est difficile de poursuivre une carrière. Actuellement en France, parmi les enfants de moins de 3 ans, qui sont environ 2,2 millions, la moitié sont gardés par leur mère et la moitié ont besoin d'un mode de garde.

Nous ne parlons pas ici du congé parental dont le père peut bénéficier aussi bien que la mère, depuis longtemps dans des pays comme la Suède, depuis peu en France. Autant il est parfaitement normal qu'un père souhaite s'occuper de son enfant plutôt que de poursuivre son travail, autant il nous semble que, si le choix peut se faire, c'est plutôt à la mère de se consacrer davantage à son enfant. Nous nous sommes déjà expliqués sur ce point : les rôles respectifs de la mère et du père ne sont ni équivalents ni interchangeables.

Combien connaissons-nous de jeunes mères qui, reprenant leur travail lorsque leur premier bébé a 2 ou 3 mois, sont très tristes de le laisser dans une crèche ou à une nourrice tôt le matin ? Elles partent travailler en se disant qu'une autre va s'occuper de leur bébé dix heures d'affilée alors qu'elles-mêmes le verront très peu dans la journée.

Combien connaissons-nous de jeunes mères qui, profitant de l'arrivée du deuxième ou du troisième enfant, vont prendre un congé durant une ou deux années pour s'occuper de leurs enfants et en seront très épanouies ? Les enfants seront très heureux de cette situation ; leur équilibre, leur développement en bénéficieront et cette opportunité est facteur de bonheur. Parfois au troisième enfant elles s'arrêteront de travailler.

Mon avis

La société et l'opinion publique devraient cesser de culpabiliser les mères qui décident de rester chez elles et de s'occuper de leurs enfants en les considérant comme « ne faisant rien », pas plus qu'elles ne doivent culpabiliser celles qui travaillent en dehors, que ce soit par choix ou par nécessité.

Il paraît très anormal qu'un pays aussi développé et industrialisé que le nôtre soit en retard sur nombre de ses voisins européens quant à la prise de conscience de la quantité de temps nécessaire aux parents pour s'occuper de leurs jeunes enfants. Pourquoi ne réfléchit-on pas bien davantage à ce problème de société fondamental : tout faire pour permettre aux jeunes femmes, mères d'un ou de plusieurs enfants, de travailler à mi-temps ou à deux tiers de temps, si elles le désirent ? Cela leur permettrait de rentrer chez elles à une heure raisonnable, en début d'après-midi, et de disposer ainsi d'un temps de bonne qualité (parce que dans la détente, la bonne humeur, la gaieté) pour s'occuper de leur enfant.

Car les travaux modernes de la psychologie montrent bien l'importance de la qualité du temps passé avec un enfant, même s'il est compté. Mais, pour cela, il faut être détendue, non submergée de tâches ménagères astreignantes, il faut donc « avoir le temps ».

Si vous devez faire garder votre enfant et si vous n'avez aucune solution familiale commode (tante, grand-mère) il faudra choisir entre crèche et « assistante maternelle » (nourrice à la journée) ou éventuellement « crèche parentale », à la condition toutefois que la proximité d'une crèche vous permette de l'envisager.

Les crèches

➤ *Les crèches collectives*

Elles ont des avantages et des inconvénients comme tous les modes de garde.

Les crèches classiques sont en général bien tenues, avec un personnel compétent et entraîné, votre bébé sera bien surveillé et il vivra avec des camarades de jeux.

— Elles sont parfois surchargées, et dans ce cas le personnel a peu de temps à consacrer à chaque enfant.

— La promiscuité est un facteur de risques infectieux et les bébés des crèches ont souvent plus de rhumes, rhino-pharyngites, bronchites que les autres.

Par contre, du fait de l'habitude des contacts faciles avec d'autres enfants et des grandes personnes ils sont souvent éveillés, sociables, actifs, joueurs, d'excellent contact, et peut-être un peu moins inquiets – pour les petits actes de la vie courante – que les bébés gardés par leur mère seule.

— De plus en plus nombreuses sont les crèches où toute l'attention est portée sur l'éveil de l'enfant ; la formation des puéricultrices est de plus en plus axée sur ce rôle de relais qu'elles assument en complémentarité avec vous.

— De plus en plus souvent la crèche est un lieu ouvert, où vous vous sentez également chez vous.

Compte tenu de tous ses avantages, la crèche collective pourrait être le mode de garde de choix pour les petits enfants. L'établissement de liens sociaux précoces avec des partenaires de même âge revêt sans doute une grande importance – comme le montrent les observations d'éthologie – pour l'instauration d'un bon équilibre psychologique. Mais l'insuffisance notoire dans notre pays de crèches collectives de qualité, entraînant parfois la surcharge des équipements existants, a suscité l'apparition d'autres types de crèches, plus souples, adaptées à des besoins locaux.

➤ Les crèches familiales

Elles regroupent des assistantes maternelles, habilitée chacune pour garder chez elle un, deux ou trois bébés, sous la surveillance d'une directrice et d'une puéricultrice agréée, nommées par la DDASS (Direction départementale de l'action sanitaire et sociale), qui fournit à chaque nourrice le matériel nécessaire et en principe un local où les assistantes maternelles peuvent se retrouver une ou deux fois par semaine. Elles dépendent en général d'une commune et peuvent regrouper jusqu'à 70 ou 80 enfants répartis entre 30 ou 40 assistantes maternelles.

➤ Les crèches associatives

Elles sont organisées par une association agréée par la DDASS. Comptant au moins une puéricultrice, elles peuvent très bien fonctionner avec des mères de famille.

➤ Les crèches parentales

Elles sont gérées par un groupe de parents qui assurent à tour de rôle la garde des enfants et fonctionnent naturellement avec l'agrément de la DDASS et sous le contrôle d'une puéricultrice ou d'un professionnel de la petite enfance. Leur création n'est pas si facile, mais des organismes peuvent soutenir cette démarche et elles sont sans doute appelées à se développer, car elles résolvent les problèmes d'un quartier, d'un grand ensemble.

➤ Les haltes-garderies

Elles sont destinées à fournir aux mères ne travaillant pas ou travaillant à temps partiel, des gardes occasionnelles ou régulières par demi-journées.

Les nourrices

La qualité du placement nourricier dépend fondamentalement de la qualité des personnes qui vont s'occuper de votre bébé. Toute personne gardant un bébé chez elle devrait être déclarée et agréée par la DDASS.

Il y a des assistantes maternelles à domicile, déclarées, en dehors de la structure de la crèche familiale. Mais chacun sait que nombre de nourrissons sont mis en garde à la journée chez des nourrices non déclarées, amie proche, voisine de palier, gardienne d'immeuble. Certains restent dans le logement familial sous la surveillance d'une jeune fille au pair.

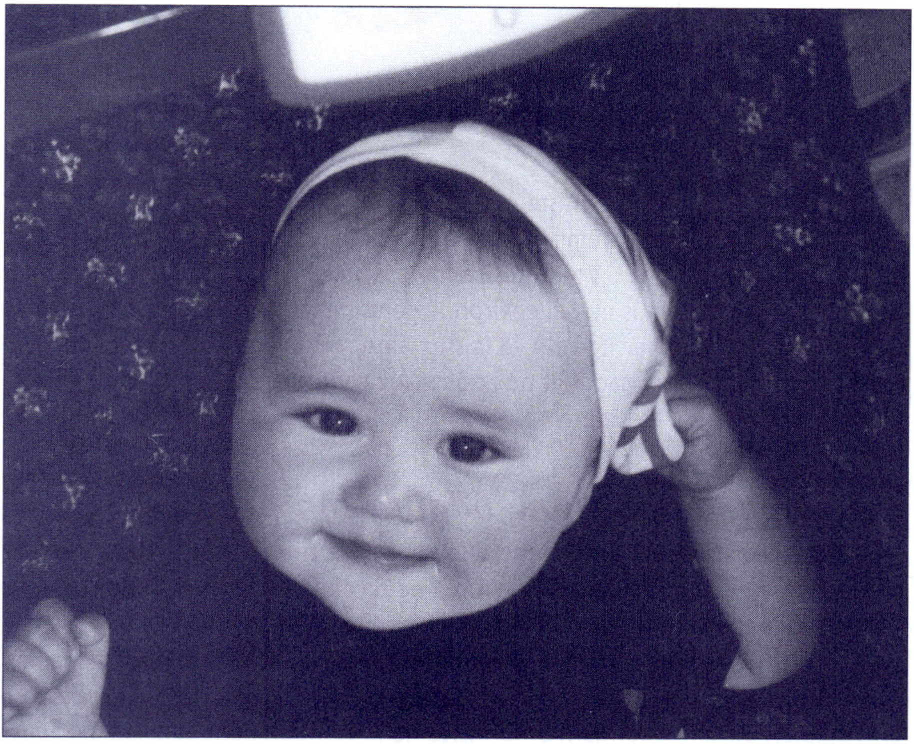

La promiscuité étant moindre, les risques d'incidents infectieux sont inférieurs à ceux des crèches lorsque l'enfant est gardé seul ou dans un petit groupe de deux ou trois. De plus si votre bébé est malade la nourrice pourra le garder, chose souvent difficile à réaliser en crèche. Il pourra vivre dans une atmosphère familiale, chaleureuse et beaucoup de petits enfants ont aimé leur nourrice comme une seconde mère.

Mon conseil

On ne saurait trop insister sur le choix d'une bonne nourrice, chaleureuse, attentive à votre bébé, et sur la nocivité de changements fréquents au cours des deux premières années, car ils interdisent tout attachement. Le développement d'ensemble du bébé dépend en grande partie du respect de ces conditions.

Votre bébé et son nouveau mode de garde

Crèche ou nourrice, on insiste beaucoup à l'heure actuelle, à juste titre car c'est d'une importance extrême, sur la nécessité d'une adaptation progressive au nouveau mode de garde . Vous êtes sa mère, votre bébé de deux ou trois mois ne connaît bien que vous et son environnement immédiat (père, aînés). Un beau jour, vous allez travailler. Si vous le laissez ainsi, brutalement, sans qu'il ait été habitué aux nouveaux visages et aux nouveaux contacts, c'est pour lui une expérience dramatique et très dure.

➤ *L'importance d'une adaptation progressive*

Votre bébé ne peut comprendre que vous allez revenir le chercher le soir. Il est abandonné dans un lieu inconnu, où il ne reconnaît rien ni personne, et il ne s'habituera peut-être jamais bien à ce nouvel environnement.

Par contre, s'il a pris contact en plusieurs jours, voire une ou deux semaines, en votre présence (car c'est elle qui le rassure, qui lui permet de faire connaissance sans inquiétude, en s'habituant progressivement, en apprenant peu à peu à aimer et à se sentir rassuré également au contact de ses nouveaux amis, puéricultrices ou nourrice) alors, au bout de quelques jours, vous pourrez le laisser sans qu'il en souffre.

Il est tout à fait impératif de faire cette adaptation avec beaucoup de soin. On a mis bien trop de temps à réaliser son importance et il convient de l'effectuer de façon très attentive.

➤ *Comment bébé vit votre absence*

Il faut savoir que, de toute façon, quel que soit le mode de garde choisi, si vous vous absentez de huit heures du matin à sept heures du soir durant toute la semaine, votre bébé trouvera un moyen de vous reprocher votre absence : difficultés alimentaires avec vous, difficultés pour s'endormir le soir, refus de vous quitter une seule seconde lorsque vous serez avec lui. Il faut être attentif aux symptômes qui pourraient témoigner d'une certaine souffrance en relation avec la séparation quotidienne, le mal-être. Ce peut être la difficulté à vous quitter le matin, ou la réaction qu'il a le soir en vous accueillant ; ou bien encore des troubles du sommeil, de l'appétit, des troubles de l'humeur.

Il faut donc réfléchir à tout cela : même en travaillant beaucoup, efforcez-vous de le gratifier de votre présence pendant un temps suffisant, où vous serez entièrement à lui ; vous remarquerez souvent que durant le week-end votre bébé est plus calme et plus complaisant, moins exigeant, car il vous a davantage à lui.

➤ *Des besoins difficilement compressibles*

Certains jeunes couples essaient aussi, en agençant leurs horaires de travail, d'être présents en alternance auprès de leur bébé, et c'est une excellente solution. Ne travaillant pas aux mêmes horaires, ils assurent la garde quasi complète, n'ayant besoin parfois que d'une garde temporaire à raison de quelques heures par semaine. Nous irons de plus en plus, probablement, vers des solutions diversifiées correspondant aux lieux et aux modalités du travail parental.

Nous irons de plus en plus vers le travail des mères, mais les besoins du bébé sont difficilement compressibles. Il a besoin d'un certain temps de bonne qualité avec ses parents, d'une régularité de présence des personnes s'occupant de lui, de stabilité dans sa vie quotidienne, de chaleur affective et de compréhension autour de lui.

Si nous voulons pallier les effets néfastes éventuels d'une socialisation de plus en plus précoce et de plus en plus poussée, nous devons veiller à la qualité de l'accueil réservé aux bébés dans les lieux de garde, à la compétence et la valeur humaine des personnes s'occupant d'eux. La formation des puéricultrices et surtout des assistantes maternelles vers des connaissances plus approfondies concernant le développement, l'éveil, les besoins du bébé est une véritable priorité, et un devoir social. C'est un des prix à payer pour permettre aux jeunes mères, dans les conditions sociales actuelles, de pouvoir laisser en garde leur enfant sans culpabilité et sans avoir à sacrifier ni les soins à leur bébé, ni leur désir de poursuivre une carrière, ni leur bonne entente conjugale.

Sorties et voyages

■ Sortez votre bébé dès que possible, c'est-à-dire dès qu'il pèse 3 kg, si le temps le permet ; un froid un peu important, mais sec, est préférable à un temps de brouillard et humide. S'il peut être promené, aux meilleures heures de la journée, c'est-à-dire entre 11 heures et 15 heures l'hiver, durant une heure à une heure trente, cela est parfait, et vous remarquerez son meilleur sommeil et son plus grand appétit.

Si le bébé naît à la belle saison, si vous avez la chance de pouvoir le promener sous les frondaisons, vous remarquerez combien très tôt, dès 6 à 8 semaines, il

Mon conseil

Mais il ne faut pas avoir la religion de la promenade s'il n'y a pas autour de votre domicile un espace vert, un lieu aéré ; un séjour devant une fenêtre ouverte vaut mieux qu'une heure passée sur les trottoirs, au niveau des pots d'échappement des voitures.

aime gazouiller en regardant branches et feuilles, couché dans sa voiture, et comme il s'endort facilement pendant que celle-ci roule.

■ Très vite la promenade va devenir une fête et dès 2 à 3 mois les enfants comprennent très bien les rites du départ et du retour à la maison.

— Le landau est le meilleur moyen de promenade lorsqu'il est petit : en position couchée, bien à son aise. Assez haut, il le met relativement à l'abri des émanations des voitures et des poussières de la chaussée.

— Les poussettes sont utilisables dès que le bébé peut être assis, incliné à partir de 4 ou 5 mois, bien droit à partir de 8 ou 9 mois.

— Pour les courses, les trajets divers, l'habitude a été prise de porter le bébé contre soi, plutôt contre la poitrine, où il peut être bien calé et surveillé, que dans le dos. Les nourrissons adorent cela ; ils s'endorment facilement dans cette position de contact intime, ne se plaignent jamais. La plus importante précaution est de surveiller que la tête et la nuque sont bien calées, la position d'ensemble du bébé stable et confortable.

■ Jusqu'à quel âge lui couvrir les oreilles lors des sorties ? Cela dépend exclusivement de la température extérieure. En plein été ce n'est pas nécessaire. En plein hiver, surtout en période de froid ou d'intempéries, la limite de 7 à 8 mois paraît raisonnable, et bien sûr, si un grand froid le commande, à n'importe quel âge. En période intermédiaire, il est bon de protéger les oreilles jusqu'à 2 ou 3 mois.

■ Vous êtes nombreuses à vous interroger, quand arrivent les vacances. Bien sûr les jeunes mères ne posent pas toutes la question, leurs moyens ne le leur permettent pas toujours. Mais combien de fois entendons-nous, en fonction de la date de naissance : « Pourrai-je partir au soleil lorsqu'il aura 6 semaines ? » Dans notre civilisation de loisirs, les voyages précoces sont de plus en plus fréquents, et nombre de nourrissons sont déjà, à un an, de véritables globe-trotters.

Au cours de la première année la campagne est la plus bénéfique pour le bébé ; certains mangent bien, dorment bien, cessent d'avoir le nez encombré dès qu'ils partent de la grande ville.

— À la campagne, protégez toujours son repos par une moustiquaire, pour éviter les piqûres d'insectes.

— Faites attention aux piqûres de guêpe ou d'abeille susceptibles de donner des réactions très importantes chez le tout-petit.

— Il est bon d'avoir avec soi une pommade à base de cortisone et un médicament antihistaminique, à administrer en cas de réaction allergique intense ou si la piqûre est au niveau du visage.

■ Les voyages ne posent guère de problèmes actuellement et dès l'âge d'un mois un bébé peut emprunter voiture, train ou avion, à condition de respecter certaines règles :

— En voiture, arrêtez-vous toutes les 2 ou 3 heures pour lui donner à boire si vous roulez de jour et pour aérer la voiture. Cette précaution est très importante et évitera bien des coups de chaleur l'été (voir p. 636).

— Laissez-le à l'arrière dans son berceau ou son couffin bien amarré. Les sièges auto peuvent être utilisés dès que le bébé tient correctement assis ; mais il en existe actuellement dans lesquels il se trouve très stable même en position inclinée. Des sièges bien rembourrés offrent une bonne sécurité. On préconise actuellement une position du siège inversée par rapport à celle des autres passagers, le bébé regardant vers l'arrière.

— Lors d'un voyage en avion faites-le boire au décollage et à l'atterrissage pour prévenir les douleurs d'oreilles parfois très violentes ; évitez de le faire voyager avec un nez trop encombré, car cela augmente le risque d'otite ; évitez d'emmener un bébé dans un pays dont la sécurité sanitaire ne vous paraît pas parfaite.

■ Dès l'âge de quelques mois le petit enfant pourra bénéficier de vacances à la mer ou à la montagne :

— Faites attention aux expositions au soleil.

— Commencez tout doucement par les pieds et les jambes si vous êtes à la plage.

— Utilisez des crèmes antisolaires non allergisantes.

— La peau des bébés est fragile, soyez attentive à l'ensoleillement de la montagne.

— Le bébé est parfois excité par l'air marin ou l'altitude, et si son appétit est excellent, son sommeil peut être troublé.

— En hiver, la montagne risque de ne présenter aucun intérêt pour lui, le froid empêchant de le sortir dans les brèves périodes que laissent des journées trop courtes.

■ On a pris l'heureuse habitude de conduire de plus en plus souvent les petits enfants à la piscine et les « bébés nageurs » sont devenus une véritable institution. Les bébés flottent et savent d'instinct se mouvoir dans l'eau ; si on les habitue très jeunes, ils n'ont aucune sensation de peur. Je me souviens de mon étonnement, il y a plus d'une vingtaine d'années, en voyant pour la première fois, en Israël ou en Suisse, des bébés de quelques mois littéralement jetés dans une piscine, remonter vers la surface en nageant, sans manifester ni crainte ni affolement.

Dès l'âge de 4 mois à 4 mois et demi, lorsque la deuxième injection de vaccin a été pratiquée, le bébé peut aller, avec sa mère ou son père, dans une piscine adaptée, et en général il adorera cela. Il n'aura pas peur de l'eau, apprendra facilement à nager, et s'il le supporte bien du point de vue rhinopharyngé, il a toutes les chances, en gardant l'habitude de fréquenter les piscines, d'éviter nombre de rhumes et d'otites. Et il prendra goût à un sport excellent pour la santé.

Chutes, accidents et incidents

À partir de l'âge de 3 ou 4 mois votre bébé est capable de se retourner à grande vitesse, et les chutes d'un lit ou de la table à langer sont fréquentes.

Mon conseil

Ne laissez jamais votre bébé sur une table à langer sans le tenir d'une main lorsque vous vous tournez pour chercher une couche ou une brassière. La surveillance visuelle ne suffit pas, il est bien plus rapide que vous. S'il tombe d'une faible hauteur sur une moquette ou un plan doux il n'y a guère de conséquences : des pleurs vite passés et une grande peur pour vous.

Une grande peur également pour lui, qui peut entraîner une pâleur, un certain degré de mollesse, voire, quelques instants ou une heure plus tard, un vomissement sous l'effet du choc émotif. Cela inquiète toujours, car on se demande s'il n'y a pas de complications. L'absence de bosse, l'établissement ensuite d'un bon sommeil sont des éléments rassurants. Mais s'il apparaît un saignement de nez, une bosse d'un certain volume, alors une radiographie doit être effectuée à la recherche d'une fracture, le plus souvent transversale, sur l'os pariétal (le côté du crâne).

Ces fractures sont en général tout à fait bénignes et se réparent en quelques semaines sans conséquence, mais elles demandent durant les quinze premiers jours une surveillance attentive, dans la crainte d'un possible saignement intracrânien.

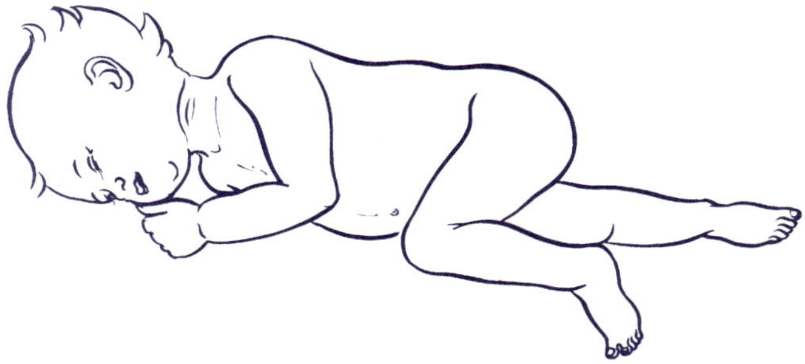

En cas de perte de connaissance, coucher le bébé sur le côté, jamais sur le dos, les membres allongés d'un côté, repliés de l'autre.

Position latérale de sécurité

➤ *Les chutes*

Avant 18 mois, les principaux accidents sont dus à des chutes. Lorsque l'enfant sait marcher, les risques d'accidents domestiques, parfois dramatiques, se multiplient : défenestration – en particulier pour des enfants laissés sans surveillance –, brûlures, électrocution, intoxication, ingurgitation de liquide caustique, inhalation de petits objets qui vont bloquer l'œsophage ou les voies respiratoires. Tous ces cas impliquent une réaction rapide. La Croix-Rouge et la plupart des communes organisent des cours de secourisme qui vous apprendront, plus sûrement que dans les livres, « les gestes qui sauvent ».

➤ *Qui contacter en cas d'accident ?*

Que vous puissiez ou non faire vous-même les premiers soins, appelez les pompiers (le 18) ou le SAMU.

En cas d'empoisonnement, téléphonez aux centres antipoisons ou rendez-vous directement à l'hôpital. Vous trouverez toutes les coordonnées utiles à la fin de cet ouvrage. Si l'anesthésie doit être envisagée, il ne faut pas donner à boire.

Dès que vous êtes inquiète, n'hésitez pas à contacter votre médecin ou un service d'urgence : il vaut mieux les déranger pour rien que de prendre des risques avec la santé de votre enfant.

➤ *L'importance de la prévention*

Il n'est jamais trop tôt pour organiser votre maison en prévision des risques domestiques.

Placer des cache-prises ; mettre en hauteur tous les produits dangereux ; prendre l'habitude de ne jamais poser sur le feu une casserole avec le manche accessible à de petites mains. Soyez toujours attentive à ces choses. Sachez éduquer votre enfant pour qu'au fur et à mesure de ses découvertes il connaisse ses limites et estime les dangers.

Pour les accidents domestiques ou ceux de la rue la prévention est fondamentale.

Étouffement, déshydratation, coup de chaleur

■ Une fausse-route alimentaire, au cours d'un biberon, d'une quinte de toux, d'un vomissement, ou lors d'un des premiers biscuits, peut toujours survenir. Encombré, votre bébé a du mal à reprendre sa respiration, il suffoque. Couchez-le vite sur le côté, tête inclinée vers le bas, tapotez le dos et en général le bébé se dégage par quelques efforts de toux et d'expulsion.

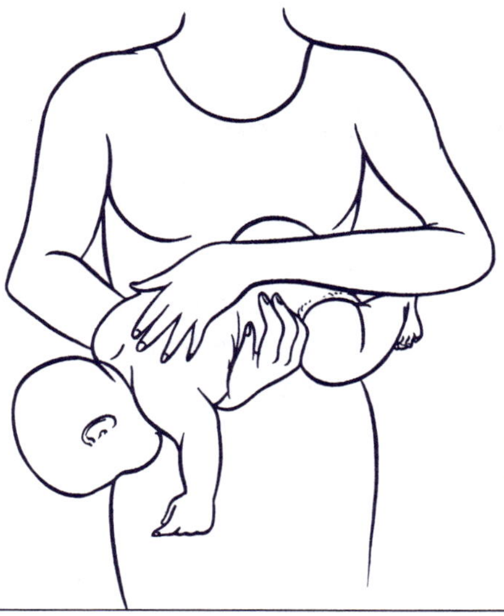

Désengorgement du bébé en cas de suffocation ou de fausse-route : à plat ventre, tête en bas, en lui tapant le dos.

Fausse-route

■ Diarrhée et vomissements peuvent entraîner une déshydratation. Faites boire fréquemment votre bébé par petites gorgées. Si la diarrhée ou les vomissements persistent, il s'agit d'un problème pathologique, qui doit être traité par un médecin.

Attention au coup de chaleur

Dans une voiture, une pièce surchauffée, et surtout l'été, en cas de fièvre, le coup de chaleur arrive vite. Il entraîne un malaise intense, une gêne respiratoire, un teint un peu gris avec les joues congestionnées.

— Rafraîchissez toujours un bébé qui a de la fièvre, prévenez le coup de chaleur.

— S'il survient, donnez à boire souvent, par petites quantités.

— Découvrez le bébé, mettez-le dans un bain à 37 °C, ou si vous ne pouvez le baigner placez des compresses fraîches et humides sur le front, les cuisses.

— Donnez de l'aspirine ou du paracétamol, ou un autre antithermique, à doses modérées. Vous devez parvenir à faire baisser la température, mais doucement. Vous verrez alors votre bébé reprendre une respiration régulière, se recolorer, redevenir plus présent avec un regard plus attentif – le temps pour le médecin que vous avez appelé d'arriver.

Les soins des premières semaines

La température

Dès la naissance, le bébé est un véritable thermomètre, car il est totalement sensible à la température extérieure. Il arrive, comme nous l'avons dit, qu'il faille le réchauffer pendant les premières heures et les tout premiers jours. Cette hypothermie est d'autant plus importante qu'il a un petit poids. Mais ensuite il a une température uniforme à 37 °C, matin et soir.

Jusqu'à 2 mois, le nourrisson n'a pas les oscillations de température de l'enfant et de l'adulte : 36,8 °C le matin, 37,3 °C le soir. Sa température est constante dans la journée (37 °C) mais reste très sensible aux variations de la température extérieure. S'il a froid, il aura 36,5 °C-36,6 °C. S'il a chaud, car trop couvert par exemple, il aura 37,4 °C ou 37,5 °C ou même davantage.

■ C'est pourquoi il faut laisser les nouveau-nés dans des chambres à température régulière, pas trop élevée : 20-22 °C est une température normale, en s'aidant d'un petit chauffage d'appoint au moment du bain et de la toilette.

■ Couvert normalement, il n'aura pas froid dans la journée. Quand vous aérez sa chambre couvrez-le davantage.

Mon conseil

N'ayez pas cette mauvaise tendance de trop couvrir tout le temps votre bébé, tout en sachant bien qu'il est très sensible, davantage qu'un adulte, aux variations de la température extérieure.

■ Évitez de le faire vivre dans une pièce trop chaude. Cela peut entraîner des troubles du sommeil, avec des réveils nocturnes dus à la soif, que l'on peut volontiers confondre avec de la faim. Le bébé sera alors trop nourri, grossira trop et ne deviendra pas plus calme pour cela, au contraire.

■ Si vous pensez qu'il a chaud ou froid, prenez sa température (sans tomber dans l'excès de la prendre à tout bout de champ), c'est un geste très facile.

Beaucoup de jeunes mères hésitent à prendre la température de leur nouveau-né, comme si elles craignaient cet acte pourtant très simple. Il faut lui prendre la température à l'anus, en le maintenant couché sur le dos, en lui soulevant les deux jambes, et en introduisant le thermomètre spécial bébé à bout rond préalablement vaseliné. Cela n'est en rien traumatisant pour lui et vous permettra d'apprécier en 40 ou 50 secondes, de façon très précise, s'il a ou non de la fièvre.

Prendre la température déclenche parfois une selle. C'est une manière de la provoquer chez les bébés constipés. Mais n'abusez pas de cela et n'ayez pas toujours un thermomètre à la main si votre bébé vous paraît en bonne forme.

La pesée

Durant les quatre ou cinq premiers jours de la vie, le bébé né à poids moyen, autour de 3 kg, perd 200 à 300 g, c'est-à-dire entre 5 et 10 % de son poids de naissance. Cette perte sera d'autant plus importante qu'il sera plus ou moins œdématié à la naissance, c'est-à-dire un peu gonflé d'eau. Cette perte des premiers jours de la vie est physiologique ; si elle ne s'accompagne pas de troubles digestifs, diarrhées ou vomissements, elle ne doit pas vous inquiéter. En fait, depuis qu'on a pris l'habitude d'alimenter les bébés dès la naissance, on s'aperçoit que cette perte de poids n'est pas constante. Si l'allaitement s'installe vite et bien, elle peut même être très minime.

Ensuite il va commencer à prendre du poids, en moyenne 30 g par jour, 200 à 250 g par semaine. Cette progression n'est pas régulière : il peut prendre 10 g un jour, 60 g le lendemain, perdre 20 g le troisième jour et reprendre 90 g le quatrième – mais dans l'ensemble, la courbe est ascendante.

Les nouveau-nés de petit poids et très affamés, des garçons surtout, vont pouvoir prendre 40 à 50 g par jour. D'autres plus endormis, ou des petites filles moins voraces, ne prendront que 20 à 25 g. Cela ne doit pas vous surprendre. Nous nous sommes déjà longuement expliqués dans le chapitre sur le développement physique sur la notion de moyenne. Il n'y a pas lieu de s'inquiéter des variations normales : il existe aussi des filles goulues et des garçons de faible appétit !

Comme nous l'avons dit, il n'est pas nécessaire de peser votre bébé tous les jours ; il suffit d'observer une progression régulière du poids, en particulier si vous l'allaitez, de façon à savoir s'il mange assez ; en revanche un problème de perte de poids, par exemple au cours d'une diarrhée, nécessite une surveillance minutieuse.

Mon conseil

Une fois la courbe du poids vous paraissant régulière, quelques jours après votre retour à la maison, vous pouvez vous contenter de peser le bébé une ou deux fois par semaine, toujours à la même heure, en veillant à bien tarer la balance. Il y a de nombreux autres paramètres pour surveiller la santé du bébé, ne soyez pas obnubilée par son poids.

Le rythme des repas

L'évolution du sommeil et l'évolution de l'appétit sont liées. Les premiers jours de la vie, le bébé dort beaucoup, 16 à 18 heures par jour, et la faim le réveille.

Mais chaque bébé est un être particulier. Certains ont besoin d'être stimulés, alors que d'autres se réveillent régulièrement toutes les 2 heures et demie ou 3 heures.

Le bébé acquerra un rythme régulier au bout de quelques semaines, quatre à six en général ; au début il prend volontiers « la nuit pour le jour », c'est-à-dire a tendance à dormir le jour pour pleurer et réclamer beaucoup à boire la nuit.

Si vous allaitez votre bébé et respectez strictement l'allaitement à la demande, c'est-à-dire une tétée exclusivement lorsqu'il le réclame et se réveille spontanément, vous observerez peut-être que votre bébé a tendance à boire durant deux périodes de la journée, et à dormir pendant également deux longues périodes, mais qui ne correspondent pas à vos heures de sommeil.

Ce rythme peut être ainsi schématisé (voir ci-contre) : il boirait 2 ou 3 fois à brefs intervalles entre 3-4 heures et 8-9 heures du matin, dormirait de 9 heures à 15 heures, boirait trois fois entre 15 heures et 20-21 heures et dormirait à nouveau durant une longue période pour se réveiller vers 2-3 heures du matin.

J'ai souvent observé ce rythme spontané, plus fréquent me semble-t-il que celui qui consiste à se réveiller régulièrement toutes les 2-3 heures au cours de la journée pour réclamer à boire.

Certains bébés le font, et nombre d'entre eux, surtout les garçons, sont absolument insatiables. Ceux-là consomment des rations bien supérieures aux rations théoriques, par exemple des tétées ou des biberons de 120 g ou 130 g à 3 semaines, prennent 40 à 50 g en poids par jour au lieu des 30 g habituels et sont capables de réclamer régulièrement toutes les 3 heures. Cette situation n'est en rien inquiétante, au contraire, même si elle vous surprend, car elle

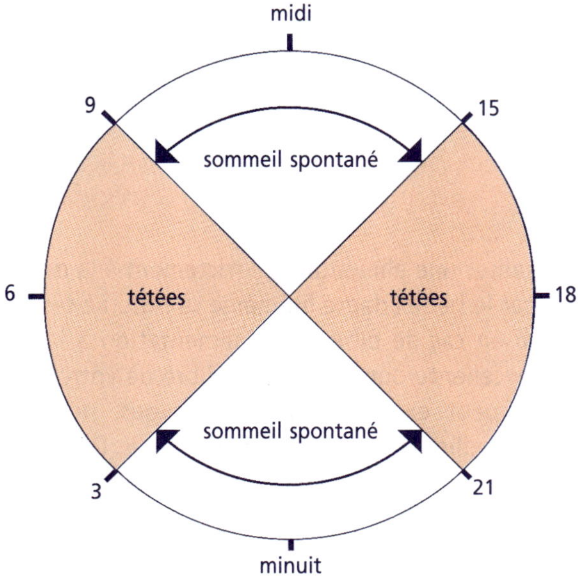

Un rythme spontané fréquent du sommeil et des repas

témoigne d'un très bon état de santé. Mais ne soyez pas étonnée lorsqu'à 6 ou 7 semaines cette fringale se calme et ne pensez pas alors que votre bébé est malade : il a apaisé sa faim des premiers jours et régularise son rythme d'appétit et de sommeil.

À l'opposé, certains nouveau-nés n'ont jamais faim et ont besoin d'être stimulés, surtout durant les quinze premiers jours. Il faut le faire et leur proposer le sein ou le biberon toutes les trois ou quatre heures. Comme il s'agit habituellement d'enfants ne mangeant pas beaucoup à chaque repas, prenant de faibles rations, s'ils ne sont pas incités à boire, ils ne prendront pas un poids suffisant. Il faut être particulièrement attentif à cette situation durant les périodes de chaleur pour éviter tout risque de déshydratation.

« Que faut-il faire s'il se réveille la nuit ? »

Durant les premiers jours et les premières semaines, le nouveau-né se réveille la nuit, en général vers 2-3 heures du matin, et pleure car il a faim. Il faut lui donner à boire du lait ; l'eau sucrée, comme on l'a fait à un moment, soi-disant pour déshabituer le bébé de cette tétée de nuit, est parfaitement insuffisante et ne conduit à aucune bonne habitude, au contraire.

Tous les bébés d'évolution habituelle, si le sommeil s'installe bien, se réveillent progressivement de plus en plus tard, vers 5-6 heures à partir de 5 à 6 semaines. C'est alors la première tétée de jour : ils dorment de 11 heures-minuit à 5-6 heures le matin et, à ce stade, un rythme de six repas avec six à sept heures de sommeil nocturne s'est installé.

« Peut-on faire une alimentation à la demande avec un bébé nourri au biberon ? »

Vous pouvez réaliser une alimentation strictement à la demande en cas d'allaitement, car le bébé adapte lui-même sa ration à ses besoins ; cela est plus difficile en cas de biberons. L'alimentation à la demande est probablement excellente pour le bon équilibre de votre enfant, mais il est vrai qu'elle peut exiger beaucoup de vous, nombre d'enfants continuant à se réveiller la nuit jusqu'à 5 ou 6 mois. Dans ce cas il paraît plus raisonnable de réaliser une alimentation rythmée dans la journée, avec une certaine régularité, tout en considérant que votre bébé n'est ni un métronome ni une mécanique. Il est allaité en moyenne toutes les 3 heures et il n'y a aucune raison de le réveiller au bout de 3 heures exactement s'il dort encore. Toutes les 3 heures, cela veut dire entre 2 heures-2 h 30 et 4 heures-4 h 30. Nous avons détaillé tout cela quand nous avons traité de l'alimentation.

Il existe une relation très nette entre la quantité que votre bébé est capable d'absorber et le nombre de repas qu'il prendra. Certains, vite rassasiés, ne finiront pas leurs biberons et se contenteront de 90 à 100 g de ration à chaque repas, entre 4 à 5 semaines. Il est bien évident que ces bébés auront besoin d'un plus grand nombre de repas.

Par contre, celui qui est capable de prendre – sans vomir – 140 à 150 g arrivera dès 1 mois à cinq repas par jour.

Mon conseil

Chaque bébé a donc, en fonction de sa physiologie, des comportements, un rythme propre, qui vont vous guider dans la réponse à ses besoins. Si cette réponse est adaptée, si vous percevez bien son rythme, vous aurez un bébé calme, facile et joyeux.

« À quel moment le changer par rapport à la tétée ? »

Le repas déclenche souvent la selle. Mais si l'on change le bébé de suite après le repas, en le bougeant et l'agitant un peu trop, il vomira facilement.

Il est sans doute bien, et agréable pour lui, d'être toiletté avant la tétée, qu'il prendra les fesses au sec, dans une couche propre que vous pouvez ne pas fermer complètement. Si le repas déclenche une selle, après le rot, les câlineries, vous lui faites à nouveau une petite toilette en le bougeant le minimum. Sinon il sera toujours temps de fermer la couche.

Comment coucher votre bébé

L'habitude avait été prise de coucher les bébés sur le ventre, dès la naissance. Cette position (maintenant considérée, à juste titre, comme favorisant la mort subite du nourrisson) avait pour but essentiel, comme la position sur le côté adoptée jusqu'à ces dernières années d'empêcher une fausse route en cas de régurgitation. La position sur le ventre est maintenant abandonnée, mais cela reste très important de coucher l'enfant sur le côté. Nombre de bébés régurgitent facilement, soit à l'occasion d'un rot survenant même longtemps après le repas, soit du fait d'une fermeture retardée de la partie supérieure de l'estomac.

Or il est fondamental qu'en une telle circonstance la régurgitation soit éliminée par la bouche et qu'aucune fraction n'en soit inhalée, respirée et n'aille se déverser dans les bronches.

Certes, même si le bébé est couché sur le dos avec la tête tournée sur le côté les risques sont minimes, car l'organisme est bien fait et ses mécanismes de défense bien établis. Il ne faut donc pas vivre dans cette angoisse. Mais il n'empêche qu'il vaut mieux, de toute façon, coucher le bébé au moins jusqu'à deux mois sur le côté.

La position sur le ventre avait tendance à exagérer un peu l'incurvation vers l'intérieur de l'avant-pied, si fréquente à la naissance et surtout était dangereuse en cas de fièvre et d'encombrement respiratoire. Le problème ne se pose plus guère puisqu'il est recommandé maintenant de coucher les bébés sur le côté ou sur le dos.

Vers 2 mois, le bébé habitué à être couché sur le côté est capable de se mettre tout seul sur le dos. Quelle que soit sa position, chaque bébé réclame d'être sur le dos au cours de la journée, pour voir ce qui se passe autour de lui et bénéficier de son environnement.

Soins de l'ombilic, chute du cordon

Vous savez que le cordon relie le fœtus au placenta ; c'est par lui que le fœtus est nourri. À la naissance ce cordon est pincé par une pince spéciale, la pince de Bar, puis sectionné au-dessus de cette pince ; le moignon va se dessécher et tomber au bout de 6 à 8 jours. Le fond de l'ombilic est alors constitué par un tissu de cicatrisation, qui suinte quelques jours pour ne cicatriser vraiment qu'au douzième-quinzième jour. Il faut bien le déplisser pour le nettoyer à l'alcool ou une autre solution désinfectante et laisser à son contact une compresse stérile, maintenue en place soit par un sparadrap non allergisant, soit par une bande élastique en filet. On a heureusement abandonné l'habitude de mettre une ceinture abdominale qui comprimait le ventre du bébé, et n'avait aucune utilité.

L'ombilic est formé par une sorte de petit anneau fibreux d'un diamètre de 5 à 6 mm qui a tendance à diminuer de taille progressivement pour donner au nombril sa forme définitive. Mais cette fermeture peut prendre du temps, et il peut persister durant quelques semaines au moins une petite hernie ombilicale. Celle-ci a tendance à se fermer seule, l'anneau ombilical se resserrant progressivement, et il est tout à fait exceptionnel qu'il faille envisager une intervention chirurgicale.

« Mon bébé a un nombril très saillant, est-ce normal et que faire ? »

Comme vous pouvez le constater, de nombreux bébés ont un nombril saillant alors que cela est tout à fait exceptionnel à l'âge adulte, du fait du renforcement progressif des muscles de l'abdomen. Il est inutile de mettre une ceinture spéciale pour hernie ombilicale. Par contre, si l'anneau est assez large pour laisser passer des éléments intestinaux, je conseille de placer sur l'ombilic une pièce de monnaie, dans une compresse maintenue par une bande élastique. Elle favorise la fermeture de l'anneau, empêchant ainsi une hernie ombilicale de persister.

Soins des yeux, du visage, des ongles et du cuir chevelu

Les yeux

À la naissance les yeux sont souvent rouges, les paupières gonflées, œdémateuses. Tout cela n'affecte en rien la vision et va disparaître en quelques jours.

Les yeux doivent être nettoyés avec une compresse imbibée de sérum physiologique ou d'eau bouillie tiède, plusieurs fois par jour. À la maternité un collyre antibiotique doux est mis sur l'œil trois ou quatre fois par jour les deux ou trois premiers jours, la conjonctive pouvant s'infecter lors du passage des voies

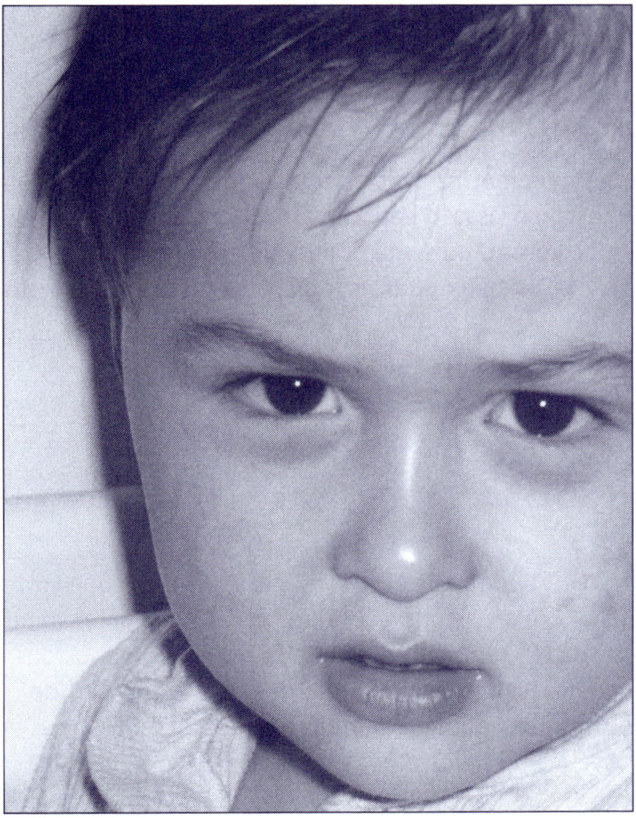

génitales. Si l'œil coule trop longtemps, il s'agit peut-être d'un problème de canal lacrymal, que nous envisageons plus loin (voir page 652).

Les ongles

Les mères sont toujours craintives lorsqu'elles doivent couper pour la première fois les ongles du nouveau-né et cette « opération » est parfois retardée de plusieurs semaines, peut-être devant la finesse et la fragilité des doigts et des ongles. Or nombre de bébés viennent au monde avec des ongles longs et très tôt vont se griffer le visage, se labourant littéralement si l'on n'y prend pas garde. Et je ne crois pas que l'habitude de mettre de petites moufles soit bonne, le bébé devant garder la liberté des mouvements de ses doigts. Il faut donc couper les ongles, dès que nécessaire, avec de petits ciseaux spéciaux, à bout rond, vendus en pharmacie, en évitant soigneusement de les couper trop court, en laissant un peu dépasser l'ongle de la chair de l'extrémité du doigt. Cette région s'infecte facilement et les bébés ont fréquemment des rougeurs dans cette zone, pouvant dégénérer en petits panaris ou tournioles.

Mon conseil

Au moindre doute, mettez trois ou quatre fois par jour, pendant quelques minutes, une compresse d'eau chaude alcoolisée, ensuite une solution alcoolique de colorant, puis une pommade antibiotique. Tout s'arrange en général très vite, en deux ou trois jours, comme toute cicatrisation chez le bébé.

La tête

Il faut laver la tête du bébé avec la même savonnette que vous utilisez pour le corps, tant qu'il n'a pas une chevelure nécessitant un shampooing spécial. Tous les nouveau-nés sont différents. Certains, les bruns surtout, viennent au monde avec une chevelure abondante. D'autres ont très peu de cheveux, dont beaucoup vont tomber durant les premières semaines. Ne vous inquiétez pas, ils repousseront, même si votre bébé de huit mois vous paraît encore fort peu pourvu.

Mon conseil

Il n'est pas nécessaire de laver la tête chaque jour, un jour sur deux suffit. Le cuir chevelu est le siège d'une séborrhée parfois intense, sécrétion accrue des glandes sébacées, qu'on retrouve au niveau des sourcils. Cela entraîne la formation de croûtelles plus ou moins abondantes, appelées croûtes de lait ; elles n'ont rien à voir avec l'alimentation lactée, mais existent seulement lorsque le bébé est au régime lacté seul, c'est-à-dire les trois ou quatre premiers mois de la vie.

L'application de vaseline le soir fait ramollir ces croûtelles durant la nuit, et elles peuvent être décollées au cours du bain. Cela n'est pas suffisant lorsqu'elles sont le stigmate d'une infection de la racine des cheveux par de « petites levures ». L'application de médicament efficace en pommade durant quelques jours permet alors de s'en débarrasser.

Le nez

Le nez du bébé, tout petit, est souvent encombré de mucosités. Nous envisageons plus loin le problème du nez vraiment bouché.

Il faut nettoyer les narines avec un petit coton-tige, après avoir mis deux ou trois gouttes de sérum physiologique, cela avant le repas bien sûr, car le bébé a besoin de bien respirer par le nez pour téter correctement.

Les oreilles

Elles doivent être nettoyées du pavillon d'entrée du conduit auditif au conduit auditif lui-même. Celui-ci doit être dégagé avec un petit morceau de coton effilé et deux ou trois gouttes de sérum.

Le coton-tige en effet tasse le cérumen et favorise la formation de bouchon de cire. Il doit être réservé pour la toilette du pavillon et de l'entrée du conduit.

Toilette de la peau, du siège et des organes génitaux

L'état de la peau

Il est généralement le reflet de l'état de santé global ; tout bébé en bonne santé a une peau douce, bien marbrée, après la période des premiers jours. Comme les autres organes, la peau reste immature pendant les premières semaines.

- La peau est très perméable aux agents chimiques. C'est pourquoi il faut utiliser des eaux de toilette sans alcool.
- Elle est hypersensible aux rayons solaires : vous pouvez exposer un bébé de 2 mois au soleil, mais seulement quelques minutes par jour et en commençant tout doucement par les pieds ; cette sensibilité au soleil est également due à la faible pigmentation, habituelle, de la peau du petit enfant.

Durant les deux premiers mois la sudation est inexistante ; de ce fait la peau, moins lubrifiée, se dessèche et gerce plus facilement. Un peu plus tard, si le bébé est trop couvert, dans une atmosphère insuffisamment humidifiée, des zones de sudation excessive avec « boutons de chaleur » peuvent s'observer.

Au cours des trois premiers mois certaines régions du visage, du thorax, sont le siège d'une sécrétion sébacée exagérée du fait de la stimulation hormonale maternelle de la fin de grossesse. Ensuite cette peau trop grasse par endroits (et génératrice entre autres de croûtes de lait) aura tendance à devenir nettement plus sèche.

Vous voyez combien la peau de votre bébé mérite de soins et d'attentions. Par elle, il appréciera vos caresses, vos baisers, votre chaleur, et ce contact intime a un rôle considérable pour son bien-être et son bon développement.

Les soins du siège

Ils sont une partie importante de la toilette quotidienne et le bébé doit être lavé à chaque change s'il a eu une selle ou a uriné. L'habitude est heureusement prise de considérer que l'eau et le savon – savon de Marseille glycériné ou savon sans soude – sont les meilleurs moyens de donner une peau douce et très saine ;

les crèmes et les pommades doivent être réservées pour la nuit, le bébé risquant alors d'avoir un contact plus prolongé avec des couches souillées.

- Il faut donc laver le siège aussi souvent que possible, bien rincer, bien sécher, surtout les régions des plis. Toute humidité persistante est facteur d'irritation, de macération et peut favoriser l'apparition d'une infection du siège.
- Si les couches ne sont ni sales ni humides, vous pouvez vous contenter de passer de l'huile d'amande douce ou un lait de toilette.
- Si des rougeurs commencent à apparaître vous pouvez laver avec un savon acide ou désinfectant, bien rincer, et passer ensuite une solution de colorant (éosine à l'eau par exemple). Votre bébé aura toujours ainsi un très beau siège.

Les organes génitaux

Ils doivent être particulièrement nettoyés et séchés, surtout après chaque selle.

Chez la petite fille, il faut bien écarter grandes et petites lèvres, et ne laisser ensuite aucune trace d'humidité.

Chez le garçon, il faut, à chaque bain, nettoyer au mieux sous le prépuce. En savonnant et en rinçant bien, en tirant tout doucement sur le prépuce dans le bain, manœuvre alors non douloureuse, on peut obtenir progressivement un décalottage total ou partiel.

Mon conseil

Les adhérences du prépuce sur le gland doivent être respectées ; n'essayez pas de les décoller : elles auraient tendance à se recoller ; ce sera plus tard l'affaire d'un praticien, et seulement en cas de nécessité. Cette toilette peut nécessiter de donner le bain à deux et le papa doit parfois vous aider.

Le bain

Les premiers bains seront courts, puis de plus en plus longs au gré de son habitude et de son agrément. L'été, les bébés, transpirant beaucoup, sont heureux d'être baignés matin et soir ; de plus le bain du soir calme et favorise le sommeil. Après le bain il faut bien sécher votre bébé, surtout les zones de plis, siège de macérations. Si vous mettez du talc pour contrecarrer les effets de la transpiration, étalez-le bien et n'en laissez aucune accumulation dans les plis.

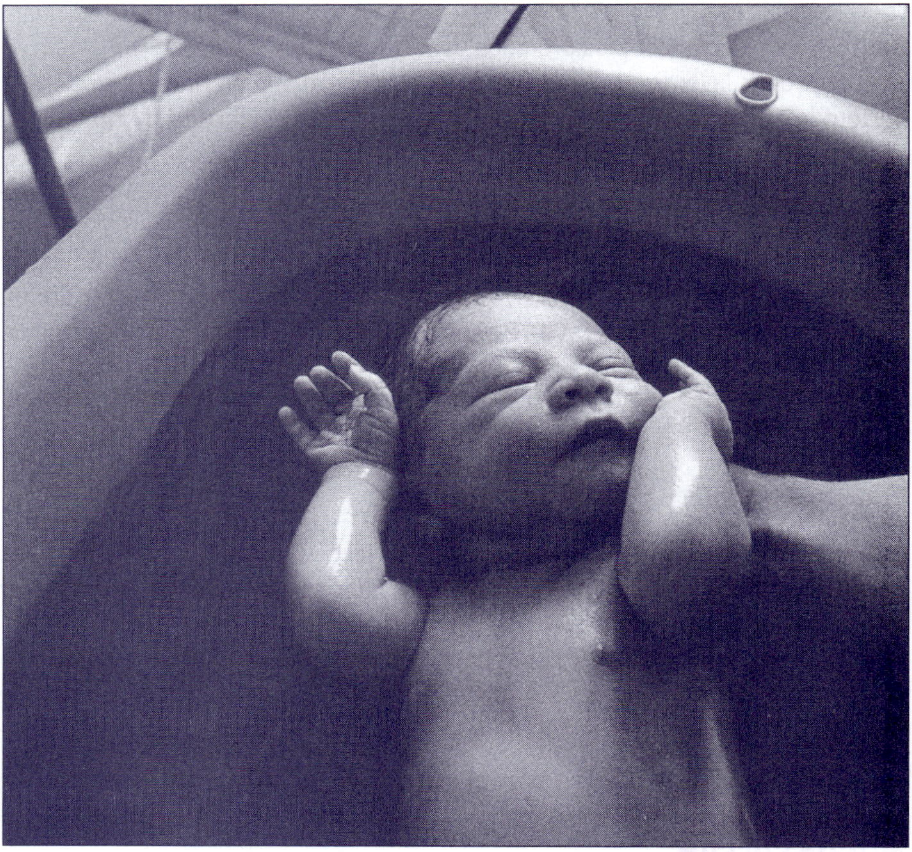

Votre petit doit aimer son bain, y être manifestement heureux, gai, y gazouiller.

Tout bébé qui, à 4 ou 5 semaines, pleure et s'agite dans son bain a sans doute eu, une fois, une mauvaise expérience : eau trop chaude, trop froide, où on l'a plongé trop vite sans précaution suffisante.

Depuis il en a peur. Essayez de le réhabituer tout doucement : le bain doit être un moment privilégié de plaisir. N'ayez vous-même aucune appréhension. Soyez détendue : ainsi, vous lui communiquerez votre calme. Parlez-lui pour le rassurer. Prenez garde aussi à ce qu'il ne prenne pas froid dans une pièce insuffisamment chauffée.

Le bain mode d'emploi

— Le bain doit, avant tout, être donné dans des conditions confortables pour vous et le bébé, c'est-à-dire à bonne hauteur et à une température convenable.
— Dès que l'ombilic est à peu près cicatrisé, sec, vers l'âge de 15 jours, vous pouvez donner le premier bain prolongé.
— Savonnez votre bébé sur une grande serviette-éponge à côté de sa petite baignoire.
— Puis plongez-le tout doucement dans l'eau pour le rincer.
— Entortillez-le ensuite dans sa grande serviette-éponge.
— Si vous êtes droitière, vous mettez délicatement votre bébé dans l'eau en le tenant de vos deux mains. Dans le bain où il flotte plus ou moins, vous soutenez la tête de votre main gauche, et le rincez de votre main droite.

Le nez bouché

Tout nouveau-né doit savoir respirer par le nez mais les premières heures et les premiers jours les narines peuvent être encombrées de mucosités. Dès la naissance les narines sont aspirées, dégagées, et une respiration nasale doit s'établir rapidement. Cela est très important pour plusieurs raisons :

— La respiration nasale épure l'air inspiré car les muqueuses sont recouvertes de petits cils vibratiles qui nettoient littéralement l'air qui va jusqu'aux bronches.

— Lors de la tétée, si votre bébé ne peut en même temps respirer et téter, il sera extrêmement gêné, obligé de s'arrêter toutes les trois ou quatre gorgées et se fatiguera très vite.

— Il ne pourra avoir un sommeil calme en respirant seulement par la bouche, s'agitera, se réveillera très souvent.

Or il est fréquent, surtout l'hiver, que le nez soit bouché et cet encombrement nasal peut persister plusieurs semaines, posant un véritable problème. Le conduit nasal est très étroit chez le bébé qui n'a souvent qu'un petit bout de nez, aplati à la base.

Cela ne suffit pas toujours. Votre bébé peut être enrhumé. Certes, il est protégé par les anticorps maternels, mais si un membre de la famille est grippé, lorsqu'il rentre à la maison, évitez soigneusement le contact. Et si vous-même êtes enrhumée, donnez-lui la tétée et faites ses soins avec un masque. Il s'agit presque

Mon conseil

• Il ne faut pas hésiter à mettre systématiquement avant chaque repas quelques gouttes de sérum physiologique dans chaque narine ; celui-ci nettoie la muqueuse, fait éternuer le bébé qui, bien sûr, ne sait pas se moucher et se dégage ainsi.

• Il peut être utile par ailleurs d'aspirer chaque narine, après avoir mis les gouttes de sérum, avec une petite poire ou un « mouche bébé ».

toujours d'une affection virale ou microbienne transmise par les gouttelettes de salive émises lors de la parole ou de la toux ; si la protection par les anticorps maternels évite une affection sévère, elle n'évite pas toujours les rhumes.

Les végétations sont situées juste derrière l'orifice postérieur des fosses nasales. Elles sont souvent volumineuses chez le nouveau-né pour régresser un peu ensuite. Lorsque l'encombrement nasal est important, persiste, gêne le bébé dans ses repas et son sommeil, lorsque les mucosités retirées du nez vous paraissent jaunâtres et purulentes, il faut en parler à votre médecin ou votre pédiatre.

Il peut être nécessaire de traiter, par les antibiotiques et pendant quelques jours, même un bébé âgé de deux à trois semaines dont la gêne nasale ne cède pas à de petits soins. Cela ne présente aucun inconvénient et il est très important pour lui et son confort quotidien d'avoir une bonne perméabilité nasale. Il faut savoir que la gêne peut se reproduire après quelques jours, du fait d'un paquet de végétations important.

Vers 2 ou 3 mois cet encombrement nasal aura cessé. Mais son intensité et sa persistance peuvent mériter un examen par un oto-rhino-laryngologiste, qui vérifiera l'état des muqueuses, la perméabilité des fosses nasales et de leur orifice postérieur, l'existence ou non d'un gros paquet de végétations et pourra faire une aspiration nasale et pharyngée, par sonde. Cela est parfois tout à fait nécessaire et soulagera le bébé pour plusieurs jours.

Les yeux qui coulent

Il est fréquent que le nouveau-né présente, à l'âge de 2 ou 3 jours, des yeux rouges, ou « collés », ou suppurant un peu, et vous notez une goutte de pus en un coin de l'œil. Il est de bonne règle de mettre, dès la naissance, une goutte de collyre antibiotique sur chaque œil, car cette conjonctivite que présente votre bébé a été contractée au moment de l'accouchement, lors du passage par les voies génitales.

En nettoyant les yeux trois ou quatre fois par jour avec une compresse (et jamais de coton) imbibée de sérum physiologique et en mettant ensuite dans l'œil une ou deux gouttes de collyre antibiotique, on guérit facilement cette infection de surface qui n'a aucune conséquence pour l'avenir et ne retentit en rien sur la vue.

Mais il arrive que cette conjonctivite « traîne ». Elle s'atténue, puis reprend. Vous remarquez, au bout de quelques jours, que votre bébé larmoie facilement. Après trois ou quatre jours de collyre, les larmes sont claires. Vous interrompez l'usage du médicament et l'œil suppure à nouveau. Il est probable alors que le canal lacrymal est bouché. Celui-ci part de la paupière inférieure, à l'angle interne de l'œil et conduit les larmes vers la cavité nasale par un trajet rectiligne. Au cours de la formation de l'embryon, il est fait de deux parties, l'une venant du nez, l'autre de l'œil. La jonction entre ces deux portions est parfois imparfaite, étroite, ou même ne se fait pas. Si elle est trop mince elle s'encombre facilement de mucosités venant de la conjonctivite et c'est pourquoi on peut essayer, après avoir mis la goutte de collyre, d'appuyer un peu fort en haut du nez, à l'angle interne de l'œil. Cette petite manœuvre suffit parfois à rendre de nouveau perméable le canal partiellement obturé.

Mon conseil

Mais si, vers l'âge de 6 à 7 semaines, le larmoiement et la conjonctivite persistent, il conviendra de montrer le bébé à un ophtalmologiste compétent qui jugera s'il faut déboucher le canal lacrymal.

Cette petite intervention, parfaitement bénigne mais délicate, consiste à enfoncer une petite sonde très fine, de façon à enlever le bloc de mucosités ou à perforer la membrane encore située à la jonction des deux parties du canal. Elle est en général curative, mais il faut parfois la renouveler. Aussi, actuellement, attend-on plusieurs mois avant de l'effectuer, car le canal lacrymal se débouche souvent spontanément surtout si, après avoir mis sur l'œil quelques gouttes de sérum isotonique aux larmes, on appuie à deux ou trois reprises sur son trajet contre la paroi nasale.

La digestion, les pleurs, le sommeil

Rot, hoquet, régurgitations

Le rot

C'est le renvoi de gaz que le bébé fait à la fin et parfois au cours de la tétée ou du biberon. Il est normal d'attendre qu'il ait fait « un rot » pour le coucher, car ce renvoi peut entraîner une régurgitation de lait. Vous le gardez donc contre vous quelques minutes ou même un quart d'heure, mais il arrive que vous deviez le coucher car ce rot ne vient pas ; prenez alors les précautions habituelles : placez-le sur le côté. Parfois il pleurera au bout de trente ou quarante minutes : prenez-le, il fait un rot et se rendort alors tranquillement.

Il arrive que votre bébé s'arrête au milieu de la tétée, refuse de continuer à boire, se tortille, semble gêné, crie un peu. Vous savez alors qu'il a besoin de faire un rot avant de poursuivre son repas, et en le prenant doucement contre vous, en lui tapotant le dos doucement, vous arrivez à l'aider. En général il reprend alors son repas sans difficulté. Ce rot est le renvoi d'air dégluti pendant le repas, et de gaz produit pendant la digestion gastrique. Car la digestion dans l'estomac, chez le bébé, a pour caractéristiques de produire une grande quantité de gaz.

Le hoquet

L'estomac gonfle, appuie sur le diaphragme et déclenche ainsi des mouvements spasmodiques. Le hoquet est beaucoup plus fréquent chez le bébé que chez l'adulte, beaucoup mieux supporté également, et survient chez certains après chaque repas. La tradition populaire dit que les bébés ayant de fréquents hoquets sont « des bébés qui digèrent bien ». Le hoquet est donc physiologique chez le tout-petit, ne vous en inquiétez pas.

Mais cette production de gaz a pour autre conséquence de déclencher un ou plusieurs rots parfois très loin d'une tétée, dans l'intervalle de deux repas ou juste avant le repas suivant. Cela est assez banal et n'est pas la marque d'un trouble de la digestion, ne signifie pas que le bébé « digère mal » comme on l'entend souvent.

Les régurgitations

Le renvoi de gaz entraîne souvent une régurgitation de lait pouvant être importante, capable de causer une certaine gêne. Chez le bébé de quelques semaines particulièrement, toute régurgitation importante peut encombrer le pharynx, l'arrière-nez, et entraîner un rejet par le nez. Le bébé, bouche et nez encombrés, a du mal à reprendre sa respiration, peut se cyanoser ; mais en toussant, surtout si on l'aide en lui dégageant les narines, il va se mettre très vite à respirer normalement.

Mon avis

Cet épisode, banal dans les régurgitations abondantes, vous inquiétera, mais il n'est jamais grave, et en tout cas beaucoup moins ennuyeux que le reflux dans les bronches susceptible d'entraîner gêne respiratoire, toux et complications pulmonaires secondaires.

Le lait régurgité a souvent un aspect caillé, une odeur aigrelette et acide. Cela est normal, car la digestion a commencé depuis longtemps dans l'estomac. Si ces régurgitations sont abondantes, elles peuvent entraîner gêne et brûlures ; il convient alors de vérifier s'il ne s'agit pas d'un « phénomène de reflux » par insuffisance de fermeture de la partie supérieure de l'estomac, au besoin en faisant pratiquer des radiographies, et de mettre en œuvre un traitement approprié. C'est là un problème médical que nous aborderons plus loin.

Devant ce symptôme, nombre de parents disent : « Il ne digère pas » ou « Il ne digère pas son lait » et demandent un changement de régime. Il n'est pas rare d'observer, effectivement, qu'un changement de marque de lait entraîne une diminution des phénomènes de régurgitation ; il faut bien reconnaître que le pédiatre ne comprend pas toujours par quel mécanisme cet effet a été obtenu, les mêmes catégories des divers laits étant de compositions vraiment très voisines. L'utilisation d'un lait acidifié peut avoir un effet bénéfique.

En résumé

— Le rot est le renvoi d'air dégluti pendant le repas, et de gaz produit pendant la digestion gastrique. Il peut intervenir à la fin et au cours de la tétée ou du biberon.
— Il est normal d'attendre que l'enfant ait fait un rot pour le coucher car ce rot peut entraîner une régurgitation de lait.
— Le hoquet, beaucoup plus fréquent chez le bébé que chez l'adulte et mieux toléré, est physiologique chez le tout-petit, il ne faut pas s'en inquiéter.
— Chez le bébé de quelques semaines, une régurgitation importante peut encombrer le pharynx, l'arrière-nez et entraîner un rejet par le nez. Il faut alors lui dégager les narines.
— Des régurgitations abondantes peuvent entraîner gêne et brûlures. Il faut alors vérifier s'il ne s'agit pas d'un « phénomène de reflux » par insuffisance de fermeture de la partie supérieure de l'estomac.
— On remarque parfois qu'un changement de lait peut amener une diminution des régurgitations.

Les selles

Comme nous l'avons déjà vu, les premières selles s'appellent le méconium. Elles sont noires verdâtres, visqueuses, collantes et commencent à être évacuées quelques heures après la naissance. Toute anomalie de l'élimination du méconium (retard important, consistance anormale et dure) doit conduire à s'interroger sur la normalité de l'intestin terminal et du rectum, ou sur l'existence d'une mucoviscidose, maladie dont on a beaucoup parlé récemment, d'une certaine fréquence en France (il naît en moyenne 500 à 600 enfants atteints par an), détectable précocement par des examens chimiques, et même *in utero* par examen génétique.

Le méconium est bientôt (en deux à trois jours) remplacé par les selles habituelles, et il est bien rare que celles-ci, leur consistance, leur fréquence, ne posent pas question au cours des premières semaines.

Quand il « pousse », le bébé fait une grimace, devient rouge, se tortille ; parfois il s'immobilise et prend un air attentif, un peu inquiet ; il est fréquent que la tétée ou le biberon déclenche la selle ; il s'arrête alors de boire et semble figé dans un effort intense. Parfois, au contraire, cela ne semble pas le déranger et seul un gargouillis, suivi d'un petit bruit, signale l'émission de la selle qui ne gêne en rien son repas. S'il y a eu effort d'expulsion, il semble ensuite un peu fatigué et « récupère » pendant quelques instants.

■ Le nombre de selles est variable, allant d'une à cinq ou six par jour, cela n'a pas d'importance. L'alimentation au sein entraîne des selles assez liquides, jaune d'or, grumeleuses, de consistance dit-on « œuf brouillé » : elles y ressemblent beaucoup, car elles sont constituées de grumeaux dans une matière plus liquide. Gaz et coliques ne sont pas rares. Cela est dû à un phénomène chimique, retrouvé maintenant avec beaucoup de laits artificiels. Le sucre du lait, le lactose, n'est pas toujours absorbé en totalité au cours de la digestion. S'il en existe encore une certaine quantité vers la fin de l'intestin, il fermente, entraînant ainsi gaz, coliques et mollesse des selles. Cette mollesse est normale, mais il ne doit pas y avoir expulsion en jet, ni trop liquide.

■ Il est assez banal au cours des premières semaines, d'observer une « fausse constipation ». Le bébé n'aura qu'une selle par jour, et parfois même toutes les 36 heures. Cela inquiète beaucoup les mères, mais s'explique facilement. Les selles, arrivant encore liquides, n'ont pas assez de consistance pour appuyer sur le sphincter de l'anus et déclencher le besoin d'éliminer. Leur extrémité se dessèche beaucoup et forme ainsi une sorte de petit bouchon gênant encore l'élimination. Lorsque le bébé n'a qu'une selle par jour, les parents soulignent souvent qu'après l'élimination d'un petit peu de selle dure, le reste est très liquide.

Mon conseil

• Passées 24 heures, il faut aider le bébé, soit par un petit suppositoire de glycérine, soit en titillant l'anus avec l'extrémité du thermomètre. Cela suffit à déclencher la sensation de besoin puis l'émission.

• Si le bébé présente encore ce mode d'élimination au bout de quelques semaines, l'introduction dans l'alimentation de légumes (en privilégiant les carottes) dès 8 semaines, au lieu de 3 mois normalement, permet aux selles d'acquérir une consistance plus ferme et donc d'être éliminées plus facilement.

Parfois le bébé ayant une excellente digestion et un très bon fonctionnement intestinal a des selles rapidement très fermes et peut paraître constipé. Là encore il n'y a aucune inquiétude à avoir. Ce type d'élimination intestinale est beaucoup plus rassurant que des selles en permanence trop diarrhéiques, et l'on peut aider par l'introduction précoce dans l'alimentation du jus d'orange ou des légumes verts, par de petits suppositoires de glycérine, des produits à base de paraffine et de malt rajoutés au biberon.

■ Les laits dits maternisés étaient sucrés exclusivement au lactose et donnaient donc des selles proches de celles que donne le lait de mère ; les laits dits modifiés sont sucrés partiellement au lactose et donnent des selles souvent plus consistantes. Mais tous sont enrichis en fer, ce qui ramollit un peu les selles et surtout leur donne une coloration verdâtre ou grisâtre, comme parfois l'oxydation au contact de l'air, alors qu'elles ne sont pas émises vertes. Cette coloration inquiète souvent les mères qui gardent le souvenir de ce que l'on appelait autrefois « la diarrhée verte ». Mais elle n'a aucune importance et ne témoigne, dans ces circonstances, d'aucun trouble particulier.

■ Il est très courant que le bébé présente une diarrhée, à la maternité, vers le 5e ou 6e jour de vie ; il s'agit en général d'un phénomène banal, bien que mal expliqué, mais ce fait peut poser plusieurs questions, surtout si le nouveau-né est nourri artificiellement.

Y a-t-il infection intestinale et faut-il faire une coproculture (analyse bactériologique des selles) ? Le bébé supporte-t-il le lait artificiel, n'a-t-il pas une intolérance à un quelconque composant de ce lait (surtout les protéines) et faut-il prendre des mesures diététiques importantes ? Cette diarrhée va-t-elle céder rapidement et n'entraîne-t-elle pas une gêne à la prise de poids ?

Personnellement, si la diarrhée n'est pas importante et ne semble pas retentir sur l'état général, j'ai gardé l'habitude de ne pas changer le lait d'emblée, de ne pas le supprimer et de commencer par rajouter un peu de carotte aux biberons (environ 60 g de purée pour l'ensemble de la journée), même si cette pratique est actuellement discutée.

On observe ainsi très souvent une amélioration rapide, les selles redeviennent normales, et la cessation progressive de l'adjonction de carottes n'entraîne pas de reprise du trouble. On peut également s'aider d'un lait de régime, modifié, utilisable en cas de selles anormales.

Mon avis

Cette diarrhée des premiers jours, si elle est d'intensité moyenne, paraît fréquente, banale et non pathologique puisqu'elle s'arrange par des mesures diététiques simples. En cas de non-amélioration ou d'aggravation, il faut alors envisager les questions évoquées plus haut avec votre médecin ou votre pédiatre, et cela rapidement.

Les problèmes intestinaux ne sont pas rares. Ne soyez pas obnubilée, ne soyez pas inquiète parce que votre bébé a des selles molles si par ailleurs il pousse bien, prend 200 g par semaine, ne vomit pas et semble se porter à merveille. Chaque élément du développement n'est fait que de variations, de différences individuelles.

En résumé

— Les premières selles, appelées le méconium, sont noires, verdâtres et collantes et commencent à être évacuées quelques heures après la naissance. Le méconium disparaît au bout de deux à trois jours.
— Le nombre de selles est variable, en moyenne cinq ou six par jour.
— Gaz et coliques ne sont pas rares.
— Au cours des premières semaines, on observera souvent une « fausse constipation » : une selle par jour, parfois même toutes les 36 heures. Ne vous en inquiétez pas.
— Ne soyez pas obnubilée par ces fréquents problèmes intestinaux si, par ailleurs, votre bébé se développe bien.

Douleurs intestinales, coliques

Elles sont fréquentes chez le bébé jusqu'à 3 mois et dans beaucoup de livres, articles et exposés, réduites aux pleurs de la soirée, appelés « colique du soir », qui ne semblent pas toujours relever de coliques : pourquoi, en effet, ce phénomène ne se produirait-il qu'à une heure précise de la journée, le soir ou au début de la nuit, toujours semblable pour chaque bébé ?

➤ *Comment se manifestent les coliques ?*

Les douleurs intestinales sont banales jusqu'à 3 ou 4 mois ; elles s'accompagnent de gargouillis et d'émission de gaz intestinaux, précèdent le rot, surviennent avant la selle ou sont indépendantes de toute manifestation digestive extériorisée ; vous les reconnaîtrez aux tortillements, aux petits cris et bien souvent prendre votre bébé, lui parler doucement, lui masser gentiment le ventre l'apaise. Les tout-petits adorent qu'on leur caresse doucement le ventre, cela les calme beaucoup. Mais il arrive que le bébé pleure même dans vos bras, que vous l'allaitiez ou non.

➤ À quoi sont-elles dues ?

De nombreuses coliques seraient dues à la fermentation d'un résidu de sucre (lactose) non absorbé et se retrouvant dans la partie terminale de l'intestin. Or il semble que le lait maternel change beaucoup de composition au cours de la tétée : au début il est très clair et plus riche en sucres, et n'est bien riche en graisses qu'à la fin de la tétée. Il faut donc laisser le bébé téter tout son soûl et lâcher de lui-même le sein, une fois satisfait, et même en pleine béatitude. Une question posée, actuellement à l'étude, est de savoir si les bébés dont on interrompt trop tôt la tétée d'un sein, alors qu'ils continueraient encore, auxquels on donne les deux seins successivement, durant un temps court, ne sont pas sujets à des coliques, ce qui s'expliquerait par une alimentation avec un lait trop riche en sucres, trop pauvre en graisses. Il est donc raisonnable de laisser le bébé bien vider un sein avant de lui offrir le second. Pour l'allaitement artificiel les laits modifiés, contenant moins de lactose que les laits dits autrefois maternisés, semblent mieux supportés de ce point de vue. Il est possible que l'introduction dans l'alimentation de jus d'orange ou de farines dites précuites déclenche des coliques fréquentes accompagnées de gaz, de bruits intestinaux.

Mais on ne trouve pas toujours, loin de là, une cause digestive précise à l'origine des coliques. Des centaines d'études ont été consacrées à ce problème, sans résultats probants. Un état de tension intra-familiale, l'énervement, l'irritation des parents, dus à une journée trop chargée, une insuffisance de temps donné au bébé, tout cela peut être cause de colique comme si le bébé lui-même était, par ricochet, dans un état de tension importante.

➤ Ce qu'on peut faire

De petits moyens, la sucette ou une tisane calmante, peuvent aider ; l'administration d'un antispasmodique très léger peut être préconisée ; mais chez des nourrissons superbes, en parfaite santé par ailleurs, mangeant et poussant sans histoire, il faudra parfois attendre l'âge de 3 à 4 mois pour voir ces coliques s'apaiser d'elles-mêmes. Cependant, si elles s'accompagnent de signes objectifs notables (régurgitations trop importantes, selles trop molles), elles doivent conduire à faire explorer le fonctionnement digestif, tout en modifiant le choix du lait.

En résumé

— Les douleurs intestinales et coliques sont très fréquentes jusqu'à l'âge de 3 ou 4 mois. Les pleurs de la soirée ne sont, eux, pas toujours dus à des coliques.
— Si vous allaitez et si vous donnez les deux seins à chaque tétée, il se peut que votre bébé bénéficie d'un lait trop riche en sucres, trop pauvre en graisses (contenues dans le lait surtout en fin de tétée). Laissez donc votre bébé bien vider un sein avant de lui offrir le second.
— On n'a pas encore à ce jour défini de cause digestive précise à l'origine de nombre de coliques. Elles s'apaiseront souvent d'elles-mêmes à l'âge de 3 ou 4 mois.
— Accompagnées de signes comme des régurgitations importantes ou des selles trop molles, elles doivent vous conduire à consulter et éventuellement à modifier le choix du lait.

Le bébé est-il nerveux ?

Beaucoup de mères pensent encore que leur bébé « est nerveux » parce qu'à 6 ou 8 semaines, il sursaute au moindre bruit, ou bien en se réveillant s'agite sans raison, un peu violemment, en bougeant bras et jambes, ou se trémousse et s'agite vivement lorsqu'on s'approche de lui.

C'est faux. Le bébé a un système nerveux tout neuf, très réactif, avec une sensibilité très intense aux excitations, et il réagit très volontiers et violemment aux excitations extérieures, particulièrement aux bruits. Il n'est pas nerveux, il est réactif. Ne le pensez pas « nerveux » au sens où on l'entend couramment, car s'il ne l'est pas, il risque de le devenir.

Mon conseil

Il est important de ne pas accrocher un qualificatif moral à des manifestations purement physiologiques chez le petit enfant, car c'est en grande partie ainsi, par les appréciations que les adultes portent, que se fabriquent qualités et défauts. Les enfants ont tendance à devenir ce que l'on pense qu'ils sont.

Beaucoup de bébés présentent durant les deux premiers mois des tremblements légers ou plus intenses, pouvant affecter la bouche, un ou plusieurs membres. Ils peuvent apparaître lors d'une excitation, à l'habillage ou au déshabillage

Mon conseil

Les trémulations du bébé ne doivent pas vous inquiéter car elles sont en relation, comme les sursauts, avec la maturation du système nerveux, qui est loin d'être terminée à la naissance.

Il est exceptionnel qu'on en trouve une cause : baisse du taux de calcium ou de magnésium dans le sang. Elles n'affectent en rien le développement général ni la bonne santé et disparaîtront progressivement entre 2 et 3 mois, s'il s'agit bien entendu seulement de trémulations et si l'état neurologique de votre bébé est normal par ailleurs.

Cris et pleurs, pleurs du soir

Chacun sait que, durant les premiers jours et les premières semaines, le bébé ne peut s'exprimer que par des manières d'être (l'éveil, le calme, etc.), par les cris et les pleurs. Ceux-ci vont rester longtemps un moyen de communication, d'appel, et ils ont toujours une signification, comme tout comportement du petit enfant. Si quelque chose ne va pas pour lui, s'il a un besoin, il va crier ou pleurer, rythmant ainsi les grands moments de sa journée.

Lorsqu'on examine un nouveau-né de quelques jours, voire de deux ou trois semaines, même en lui parlant doucement, cela l'ennuie, le dérange, et il pleure souvent, tout nu, allongé sur le lit d'examen. Si dans cette situation on le met sur le ventre, dans sa main ou contre son bras, en continuant à lui parler doucement, il se calme, reste alors tranquille et attentif mais recommence à pleurer très vite dès qu'on le recouche sur le dos, même si le lit d'examen est tiède et doux. Cela est dû, je crois, au fait que le contact charnel apaise vraiment le bébé, plus encore que la parole ou le regard.

J'ai été surpris, il y a une vingtaine d'années, lorsque j'ai commencé à étudier et à comprendre un peu le comportement des petits enfants, de m'apercevoir qu'à 3 ou 4 semaines, déjà, le bébé possédait plusieurs cris ou pleurs différents

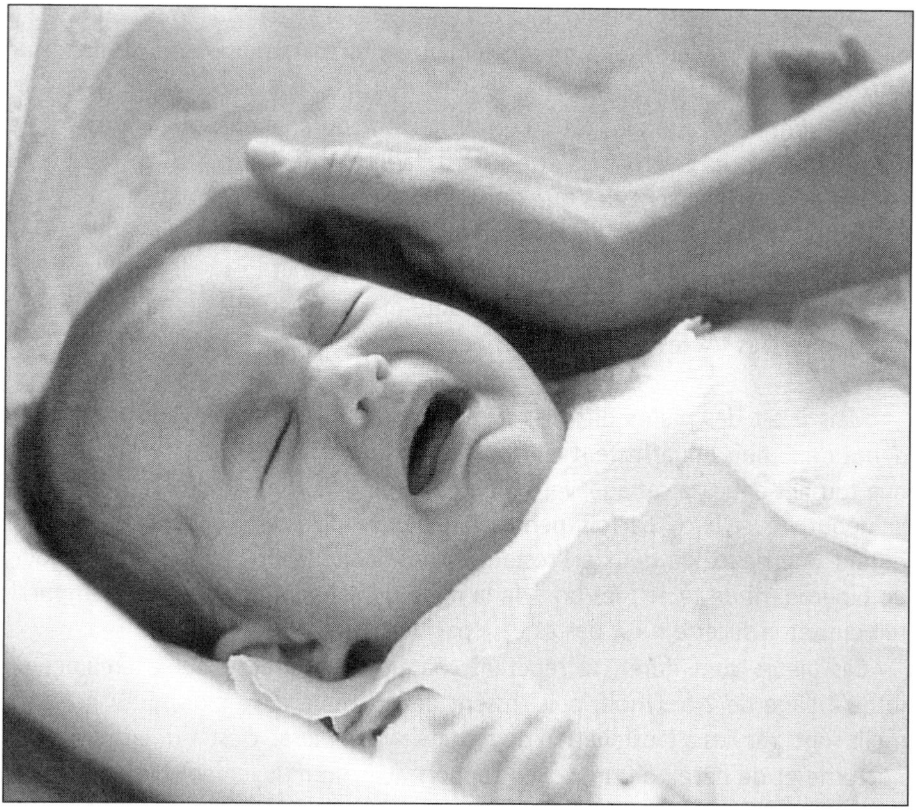

pour s'exprimer. Cela est tout à fait confirmé par les travaux d'auteurs finlandais, en particulier, qui ont pu en apporter la preuve grâce à des enregistrements graphiques.

— La faim se traduit par des pleurs, s'accentuant de plus en plus, jusqu'à devenir de véritables cris de rage, calmés seulement par le sein ou le biberon.

— Dès 5 ou 6 semaines le bébé est capable de manifester sa satisfaction, par des petits cris doux mêlés à un début de gazouillis, par exemple quand il voit le sein de sa mère, ou est plongé dans le bain qu'il aime ; les mères me l'ont signalé des dizaines de fois.

— La recherche du sommeil est marquée par des pleurs parfois spasmodiques mêlés de grognements, accompagnés d'une certaine agitation de la tête, souvent les yeux fermés.

— La gêne entraîne de petits pleurs répétés, accompagnés de tortillements, de phénomènes de rougeur du visage, lorsque le bébé est sale ou a « un rot difficile » qui ne vient pas, alors que l'air a besoin de sortir de son estomac.

— Si cette gêne devient douleur (colique ou gêne gastrique importantes), les pleurs sont plus rageurs, plus intenses, mais moins spasmodiques et rythmés que ceux de la faim.

— Enfin, beaucoup plus tôt qu'on ne le croit couramment, se manifestent les cris d'appel, petits cris répétés et doux ; il s'agit très souvent d'un désir de compagnie et les cris cessent dès que quelqu'un vient parler au bébé ; il peut s'agir d'une demande, comme je l'ai observé quelquefois : à 7 semaines, Grégory, dans un petit « relax », appelait pour être couché dans son lit lorsqu'il avait sommeil.

Tout cela a été souvent évoqué et toute mère attentive et attentionnée sait interpréter très tôt les appels de son bébé.

Mais il est des pleurs difficiles à comprendre, les pleurs de la soirée ou du début de la nuit qui affectent les nouveau-nés à partir de 4 ou 5 semaines. Presque tous les bébés, à cet âge, vont pleurer le soir, à la tombée de la nuit ou après le début de celle-ci, parfois pendant quelques dizaines de minutes, souvent durant une heure ou deux en restant inconsolables. Ils ne veulent pas toujours de biberon, ni de tétée ; les bras de la mère les calment parfois, mais temporairement, et la sucette n'est pas assez « pacificatrice ».

Ces pleurs vont durer, se répétant chaque jour, une ou deux semaines ou jusqu'à l'âge de 2 à 3 mois, puis cessent définitivement. Je crois, pour ma part, qu'ils sont très liés à l'installation du rythme nycthéméral, c'est-à-dire du sommeil nocturne et de l'éveil diurne, et en rapport avec un mouvement biologique. On les a interprétés aussi comme la manifestation de coliques, ou d'une sorte de modification de la personnalité (« désintégration » selon Anna Freud). Ils s'atténuent effectivement vers 7 à 8 semaines, lorsque commencent à apparaître les vagissements, les « lallations », c'est-à-dire le tout début d'un langage plus élaboré.

En résumé

— À 3 ou 4 semaines déjà, le bébé possède plusieurs cris ou pleurs différents pour exprimer la faim, la satisfaction, la gêne, la recherche du sommeil, la douleur et même l'appel. Toute mère attentive saura très tôt interpréter ces pleurs.

— Plus difficiles à comprendre sont les pleurs de la soirée ou du début de la nuit qui affectent grand nombre de nouveau-nés à partir de 4 ou 5 semaines. Plusieurs interprétations tentent d'en dégager la cause. Ils s'atténuent vers 7 à 8 semaines lorsqu'apparaît un langage plus élaboré de vagissements et de « lallations ».

— Le contact charnel apaise vraiment un bébé, plus encore que la parole ou le regard.

Faut-il le prendre quand il pleure ?

Beaucoup d'adultes vivent encore dans l'idée que l'on peut « dresser un bébé » à partir de l'âge de quelques semaines. Le « dresser » signifie lui apprendre un certain nombre de comportements en ayant déjà avec lui une attitude éducative. Ces personnes pensent que dès cet âge le bébé peut « faire des caprices », c'est-à-dire, par exemple, avoir des pleurs immotivés, ou simplement pour manifester un désir qui n'est ni sommeil, ni faim, ni besoin physiologique.

Pourquoi le bébé n'aurait-il pas ce droit ? Pourquoi faudrait-il penser que le bébé – qui n'a pas envie de rester seul et, déjà tout petit, à 7 ou 8 semaines, appelle pour avoir de la compagnie – ferait un caprice ?

Pourquoi faudrait-il penser que le bébé de 3 mois, pris dans les bras, plusieurs heures par jour, dès la naissance – et qui appelle pour signifier qu'il préfère être dans les bras de sa mère plutôt que couché tout seul dans un lit – ferait un caprice ?

Pourquoi faudrait-il penser que celui qui se réveille la nuit et appelle parce qu'il n'aime pas rester seul dans le noir n'est pas réellement inquiet et peut-être « angoissé » ? Toutes ces attitudes ne sont-elles pas prises en compte et comprises lorsqu'il s'agit d'adultes, mais rarement lorsqu'il s'agit du bébé ?

À partir du moment où l'enfant acquiert une indépendance motrice, vers 14 ou 16 mois, il va tester ses capacités, sa puissance, essayer de savoir qui commande à la maison, adopter des attitudes délibérément provocatrices en faisant des choses qu'il sait interdites (mettre les doigts dans les prises de courant, tourner les boutons du gaz). À cette phase de son développement, que l'on peut nommer l'épreuve de force, il est fondamental de lui signifier fermement, en lui parlant et en intervenant, ce qu'il peut faire et ne pas faire, et qui commande à la maison : les parents, bien sûr, et non pas lui ! Laisser croire le contraire serait lui rendre un très mauvais service : manquant de cadre et de barrières, il deviendrait un petit être angoissé et de ce fait exigeant et difficile.

Mon conseil

Mais lorsqu'il est tout petit il a besoin, avant toutes choses, pour son bon développement, de la grande sécurité affective donnée par la chaleur de son environnement et la bonne qualité des réponses apportées à ses demandes.

Les pleurs sont la manifestation d'un malaise, d'une inquiétude, d'une souffrance, ou tout simplement d'une demande. Si votre bébé pleure et que, le prenant dans les bras, vous constatez qu'il cesse instantanément et se met alors à gazouiller joyeusement, vous pouvez être sûre de la signification de ces pleurs : je suis seul, je m'ennuie et j'ai besoin de compagnie ; ou bien je suis bien mieux dans tes bras que dans ce lit stupide. Si vous ne voulez pas devenir son esclave et obtempérer instantanément à sa moindre demande, vous pouvez lui parler, comprendre qu'il a envie par exemple d'être dans un petit relax, à côté de vous, dans la pièce où vous travaillez.

Vous n'êtes pas obligée de le garder dans vos bras si vous avez autre chose à faire. Mais vous êtes allée lui signifier que vous compreniez son désir de compagnie, et que vous faisiez quelque chose pour lui en répondant à sa demande. Si vous agissez ainsi, votre bébé ne sera pas difficile, il comprendra que vous êtes capable de satisfaire ses besoins et se contentera peu à peu de votre parole, de votre présence, sans exiger, comme on le voit souvent, d'être tenu en permanence dans vos bras. Mais vous avez répondu à sa demande, et vous l'avez pris lorsqu'il pleurait, ce qu'il est indispensable de faire. Vous l'avez sécurisé, vous lui avez donné confiance en lui et en vous.

Mary Ainsworth écrit ceci : « Les bébés dont les mères sont tendres et attentives manifestent des réponses positives quand ils sont pris dans les bras et même très jeunes ne protestent pas quand le contact cesse. Les bébés dont les mères sont brusques ont tendance à répondre négativement quand ils sont pris dans les bras et à pleurer quand ils sont remis par terre. » Ces remarques complètent, semble-t-il, ce que nous avons dit du rôle de la mère dans le développement psycho-affectif (voir p. 514-516) en soulignant comment s'instaurent, tôt, de bonnes ou de mauvaises relations, harmonieuses ou difficiles, qui se poursuivront plus tard par un dialogue normal et facile ou au contraire agressif.

Si vous répondez à la demande de votre bébé, en particulier en le prenant lorsqu'il pleure, en le faisant gentiment, en vous en occupant, même si vous ne pouvez le garder dans vos bras, vous faites ce que vous pouvez pour instaurer entre vous et lui un dialogue facile et agréable. Mais cela n'est qu'une indication générale : c'est surtout à vous-même et à l'ensemble de la famille de découvrir ce qui vous convient – à vous – pour instaurer avec vos enfants les meilleures relations possibles.

Mon avis

Élever un enfant est toujours difficile. Il faut, en même temps, essayer de lui donner la sécurité affective dont il a besoin, faire en sorte qu'il devienne apte à jouer et à s'occuper seul, et apprenne à ne pas souffrir d'un certain degré de frustration si les circonstances l'exigent. L'essentiel est qu'il soit toujours certain qu'on l'aime.

Il faut donc savoir répondre à la demande d'un bébé ; cela le rassure et lui permet de vivre dans la sécurité affective nécessaire à son développement. Mais en même temps les petits enfants doivent acquérir une certaine capacité à rester seuls et apprendre que les adultes ne sont pas forcément tout le temps et complètement à leur disposition. Il ne faut pas avoir en ce domaine d'opinions trop arrêtées, ni de principes éducatifs rigides. Chaque couple doit arriver à nouer une bonne relation avec son bébé, tant il est vrai que chaque enfant, a, très tôt, des caractéristiques personnelles. Il est par exemple des bébés qui, après une nuit normale de sommeil, se réveilleront tranquilles et gais, gazouilleront dans leur berceau, sans crier, ni appeler en attendant le repas. D'autres appelleront, par leurs cris, dès leur réveil.

En résumé

— Les bébés ne font pas de « caprices », ils demandent quelque chose.
— Chez un enfant tout petit, les pleurs sont la manifestation d'un malaise, d'une inquiétude, d'une souffrance ou tout simplement d'une demande.
— Il faut savoir répondre à la demande d'un bébé.
— En même temps, les petits enfants doivent acquérir la capacité de rester seuls et apprendre que les adultes ne sont pas forcément tout le temps et complètement à leur disposition.
— N'ayez pas d'opinions trop arrêtées ni de principes éducatifs rigides.

L'évolution du sommeil

Le sommeil est de plus en plus étudié, chez le nouveau-né, le petit enfant, cliniquement, par des enregistrements électro-encéphalographiques effectués sur de très longues périodes et de nombreux cas. Sans parler des problèmes posés à l'occasion d'une maladie, ou d'une difficulté passagère, je ne crois pas avoir connu, parmi les milliers d'enfants que j'ai suivis, plus de quelques dizaines n'ayant jamais eu, à aucun moment, un trouble du sommeil. Mais il y en a.

Les nuits sont constituées de phases alternantes de sommeil profond ou calme et de sommeil agité ou paradoxal, lequel représente environ 20 % du temps global chez l'adulte et 50 à 60 % chez le nouveau-né à terme, alors que le prématuré n'a pas encore d'organisation rythmique régulière. Pendant les

Le sommeil, témoin de l'équilibre d'un bébé

Le sommeil est avec l'appétit et l'humeur un témoin important de l'équilibre de la personnalité. Comme eux, il est individuel, variable : certains ont besoin de beaucoup de sommeil, d'autres moins ; les modifications en sont extrêmement fréquentes, et les troubles importants touchent au moins 20 % des enfants. Aussi ne faut-il pas dramatiser. Mais quand des parents disent, lorsque leur bébé a 18 ou 20 mois : « Nous n'avons jamais passé une nuit tranquille depuis sa naissance », cela est tout à fait anormal, et il aurait fallu avoir déjà envisagé les choses avec le généraliste ou le pédiatre.

périodes de sommeil paradoxal, vous voyez votre bébé s'agiter, se tourner, bouger les yeux sous ses paupières closes, ébaucher un sourire et soupirer. L'alternance de sommeil calme et de sommeil paradoxal est nécessaire, mais la qualité même du sommeil paradoxal semble dépendre de l'environnement et c'est souvent l'intensité de l'agitation au cours de ce sommeil paradoxal qui explique des réveils nocturnes.

Au cours des premiers mois s'installe donc un bon rythme nycthéméral (opposition du jour et de la nuit), une alternance régulière des phases normales du sommeil, qui devient plus profond, intense et lourd à 4 ou 5 mois.

L'évolution habituelle du sommeil d'un bébé

• Chez le nouveau-né l'endormissement est facile, dans le cours du biberon par exemple, mais les premières semaines, le sommeil n'est pas toujours très profond. En général les nouveau-nés pleurent la nuit, vers 2 ou 3 heures du matin, et il faut leur donner à boire, éventuellement les nourrir.
• Comme nous l'avons vu, à partir de 4 semaines ce réveil nocturne a tendance à se faire plus tardivement et entre 6 et 8 semaines le bébé va se réveiller vers 5-5 heures 30 du matin. Ce sera alors le premier biberon de la journée.
• Normalement à 2 mois et demi ou 3 mois, ce réveil va se faire vers 6-7 heures, le bébé dormant alors, en moyenne, de 22-23 heures à 7 heures du matin.
Telle est l'évolution habituelle, mais ce n'est qu'une moyenne, il faut y insister.

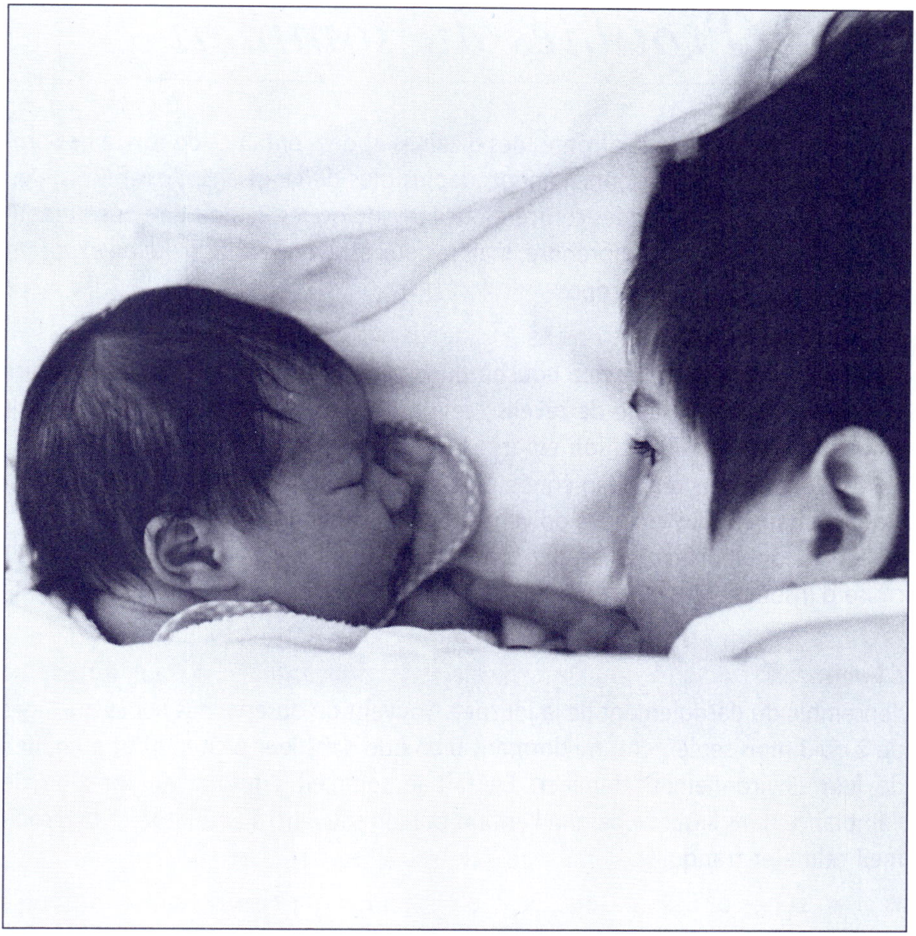

À partir de 6 mois, il se produit des modifications. L'endormissement est moins facile ; les rêves, qui se produisaient déjà auparavant, sont plus fréquents, et agitent le sommeil sans aller toutefois jusqu'au réveil. Des troubles importants peuvent apparaître. Ces troubles sont de divers types : difficultés de coucher ou d'endormissement, réveils trop précoces (au goût des parents), mais surtout réveils nocturnes. Pour certains bébés, et souvent jusqu'à 18 mois ou 2 ans, ceux-ci se produisent au cours de chaque phase de sommeil paradoxal et donc, dans les formes les plus extrêmes, trois ou quatre fois par nuit – l'éveil pouvant durer chaque fois de quelques minutes à une heure ou une heure et demie. C'est dire dans quel état de fatigue, d'énervement, d'irritabilité peuvent se trouver des parents dans ces circonstances.

Troubles du sommeil

Tout pédiatre a été confronté, des dizaines et des centaines de fois, à des problèmes de sommeil. Personnellement, depuis plus de vingt ans, j'y réfléchis, j'en discute avec des parents, des confrères, des psychologues. Je dois dire que j'ai toujours du mal à bien les comprendre, mais je peux essayer de vous aider en exposant ce que je crois vrai à ce propos.

■ La première démarche consiste à éliminer une cause physique :

— J'ai déjà évoqué le nez bouché du tout-petit, avec une gêne respiratoire qui peut être responsable de réveils ; cela est aggravé par la sécheresse de l'air ambiant dont l'humidification est très souvent nécessaire.

— Des douleurs œsophagiennes, gastriques ou intestinales dues au reflux gastro-œsophagien, des coliques doivent toujours être évoquées.

— Des douleurs d'oreilles, par otite séreuse en particulier, sont fréquemment cause d'insomnie passagère.

■ Petit, ou plus grand, le bébé a besoin de calme, de tranquillité et en général d'habitudes régulières pour que s'installe un bon sommeil. Il faut réfléchir à l'ensemble du déroulement de la journée. Souvent on observe des bébés qui, âgés de 2 ou 3 mois seulement, ne dorment bien que dans leur propre lit et au milieu de leur environnement familier. En fait le sommeil s'installe en fonction de l'ambiance dans laquelle baigne l'enfant et bien souvent, à ambiance calme, sommeil calme et tranquille.

■ Il est certes difficile de trouver une corrélation quelconque entre un trouble du sommeil et des phénomènes pathologiques, physiques ou psychologiques, mais on peut avancer, sans grand risque d'erreur, quelques propositions. Lorsqu'un bébé se réveille plusieurs fois par nuit cela veut dire (cela a la même signification..., c'est comme si..., ce n'est pas pour cela précisément qu'il le fait mais c'est équivalent et c'est évidemment tout à fait inconscient...) qu'il se réveille pour vérifier si sa mère est bien là. Deux histoires peuvent illustrer ce propos :

Nous avons observé récemment un bébé de 16 mois, dont la mère est toujours là le soir à la maison, mais dont le père, comédien, n'est présent que trois fois par semaine. Lorsque son père l'endort, il lui dit que sa mère part et ne le reverra que le lendemain ; le bébé dit plusieurs fois : « Maman... patie » avant de s'endormir et ne se réveille pas de la nuit, car il pense que sa mère n'est pas là. En revanche, lorsque la mère l'endort il se réveille car il se demande : « Est-elle vraiment restée là ? »

À l'opposé, un autre bébé de 13 mois s'est, durant une courte période, réveillé les trois nuits où sa mère ne l'avait pas embrassé avant qu'il s'endorme.

La corrélation la plus certaine est avec une certaine angoisse baignant le développement de ce bébé. Elle n'est pas forcément pathologique. Combien de jeunes mères se réveillent plusieurs fois par nuit, avec leur premier-né, pour aller l'écouter respirer, s'assurer qu'il est toujours en vie. Mais les troubles du sommeil sévères, les grandes insomnies du premier semestre, sont toujours liés à d'importants phénomènes dépressifs ou d'angoisse baignant l'ambiance familiale.

■ Tous les bébés, à partir de quelques mois, réclament de passer un certain temps avec leurs parents, vers la fin de l'après-midi et le soir. Ils ont besoin de les voir, d'en profiter. Si la mère rentre tard, fourbue, si l'enfant ne voit pas son père, le sommeil a peu de chances d'être calme et tranquille. Combien de petits enfants n'attendent-ils pas le retour du père pour s'endormir le soir ?

■ Il est bon d'observer un rituel du coucher, que l'enfant réclame d'ailleurs. Tout petit, il s'endort parfois subitement, et l'on peut le déplacer, le mettre dans son berceau sans qu'il se réveille. Cela s'observe aussi après 2 ans lorsque le sommeil est lourd et profond. Mais lorsqu'il atteint 8 à 9 mois, il ne veut pas se séparer des siens, refuse d'aller se coucher ; le désir de jeu, de compagnie, une certaine angoisse de séparation, la peur de la nuit expliquent la nécessité de ce rituel qui le rassure et l'apaise.

Il faut l'accompagner, lui parler, commencer à raconter une histoire, parfois l'endormir dans les bras ou se coucher avec lui sur le lit des parents ; certains ne s'endorment qu'avec une lumière douce, d'autres dans le noir.

À l'opposé, certains bébés, peut-être habitués ainsi par leurs parents, aimeront s'endormir seuls, dans leur chambre porte fermée, dans le calme et le silence. Ils ont bien souvent un objet préféré qu'ils adorent et contre lequel ils s'endorment en suçant tranquillement leur pouce.

■ À partir d'un certain âge, il est bon de « dire la loi » du coucher. L'enfant ne la comprend pas exactement, mais il l'entend. Il doit entendre que l'on va se coucher à telle ou telle heure — en tenant compte de ses besoins de compagnie et du fait que l'été il fait jour plus tard — et peu à peu cela deviendra sa loi. On voit ainsi des petits enfants dire, à 2 ans et demi : « Il est 9 heures, je vais me coucher. »

■ Les petits enfants font la sieste. Toutefois, les siestes peuvent être éventuellement modulées. Certains bébés de 8 ou 9 mois dorment deux fois dans l'après-midi : au début puis vers 17-18 heures. Ils ont besoin de ce deuxième somme pour être calmes au moment du coucher et s'endormir alors facilement. Sans quoi ils sont énervés, agités, hyperactifs le soir et l'heure du coucher en est largement retardée.

Le cas inverse peut également se produire, et il faut parfois éviter les siestes prolongées et tardives. Il est déraisonnable de demander à un petit enfant qui a dormi de 13 heures à 16 heures ou 16 h 30 l'après-midi d'avoir sommeil à 19 h 30 le soir.

■ Le lit sert à dormir et ne doit jamais représenter une punition. Si l'on envoie un enfant au lit dans la journée, parce qu'il a fait une bêtise, il ne sera pas heureux de s'y rendre le soir pour dormir.

■ Pendant des siècles et des siècles les bébés ont dormi dans la même chambre que leurs parents, ou auprès d'un adulte, comme cela se fait encore actuellement pour des centaines de millions de gens de par le monde et systématiquement dans certaines civilisations.

Dans nos pays le bébé a souvent sa chambre, dans laquelle il va dormir seul. À partir de 6 mois, avec l'apparition de l'angoisse, avec les nouvelles habitudes du coucher, il peut le supporter plus ou moins bien. Et il arrive souvent que le petit enfant de 9-10 mois se réveille la nuit s'il est seul mais ne le fasse plus s'il dort dans la chambre du frère ou de la sœur aînés.

Le bébé qui se réveille la nuit, ce dont il n'est pas maître, est souvent bien moins inquiet en percevant une présence proche, et se rendormira sans crier s'il se réveille, ou même ne se réveillera plus dès la deuxième ou troisième nuit au cours de laquelle il ne dort plus seul. Il faut évidemment être attentif aux difficultés que peut rencontrer un aîné si le bébé dort dans la même chambre que lui, mais ce peut être une solution à un problème de sommeil.

Il suffit parfois de maintenir une petite lumière, une « veilleuse » qui rassure l'enfant s'il se réveille inopinément durant la nuit.

■ Certains enfants dorment peu ou beaucoup comme leurs parents. Beaucoup de jeunes parents, dormant peu et mal, « énervés » en fin de journée du fait de leurs conditions de vie ou de données de leur tempérament, voudraient avoir des enfants calmes, tranquilles, dormant bien, ne leur créant aucun souci. C'est difficile. Et de nombreux bébés dorment mal simplement parce qu'ils ne voient pas leur mère un temps suffisant dans la journée. Celle-ci d'ailleurs dormait souvent très bien avant la naissance de son enfant mais depuis son sommeil est troublé, du fait, tout simplement, des inquiétudes et des angoisses entraînées par ses nouvelles responsabilités.

« Que faire si ne s'installe pas, dans les délais à peu près habituels, un bon sommeil, calme et régulier ? »

— Certains enfants ont plus longtemps que d'autres besoin de boire la nuit. Il faut tenir compte de cette particularité.

— Il faut aussi réfléchir aux conditions d'ambiance, aux rythmes de la vie quotidienne, aux phénomènes qui peuvent éventuellement perturber l'enfant. C'est en général dans la solution de problèmes du jour que se règle la question du sommeil de la nuit.

— Si votre bébé commence à se réveiller en pleurant à partir de 6 mois, vous devez aller le voir, vérifier s'il n'a aucun trouble, lui parler, le rassurer. Mais vous n'êtes pas obligée de le garder dans vos bras.
— Chaque parent peut choisir son attitude et bien des problèmes de réveil nocturne se sont réglés par quelques jours d'une attitude ferme, au cours desquels l'enfant a compris que, de toute façon, il n'irait pas dans le lit de ses parents.

Quand vous ne pouvez pas faire face seul

Lorsque les troubles du sommeil sont importants et durables, parlez-en avec le pédiatre. Les médicaments ne sont jamais la bonne solution, mais ils peuvent aider en diminuant l'anxiété à l'origine du trouble (en ce sens les anxiolytiques sont plus intéressants que les hypnogènes proprement dits), en rétablissant pour quelques semaines (car ils doivent être utilisés en cures courtes) un rythme normal dont l'enfant prendra peu à peu l'habitude. Tisanes calmantes, préparations homéopathiques peuvent être recommandées.
Il ne faut pas hésiter à demander l'aide d'un psychologue si le besoin s'en fait sentir.

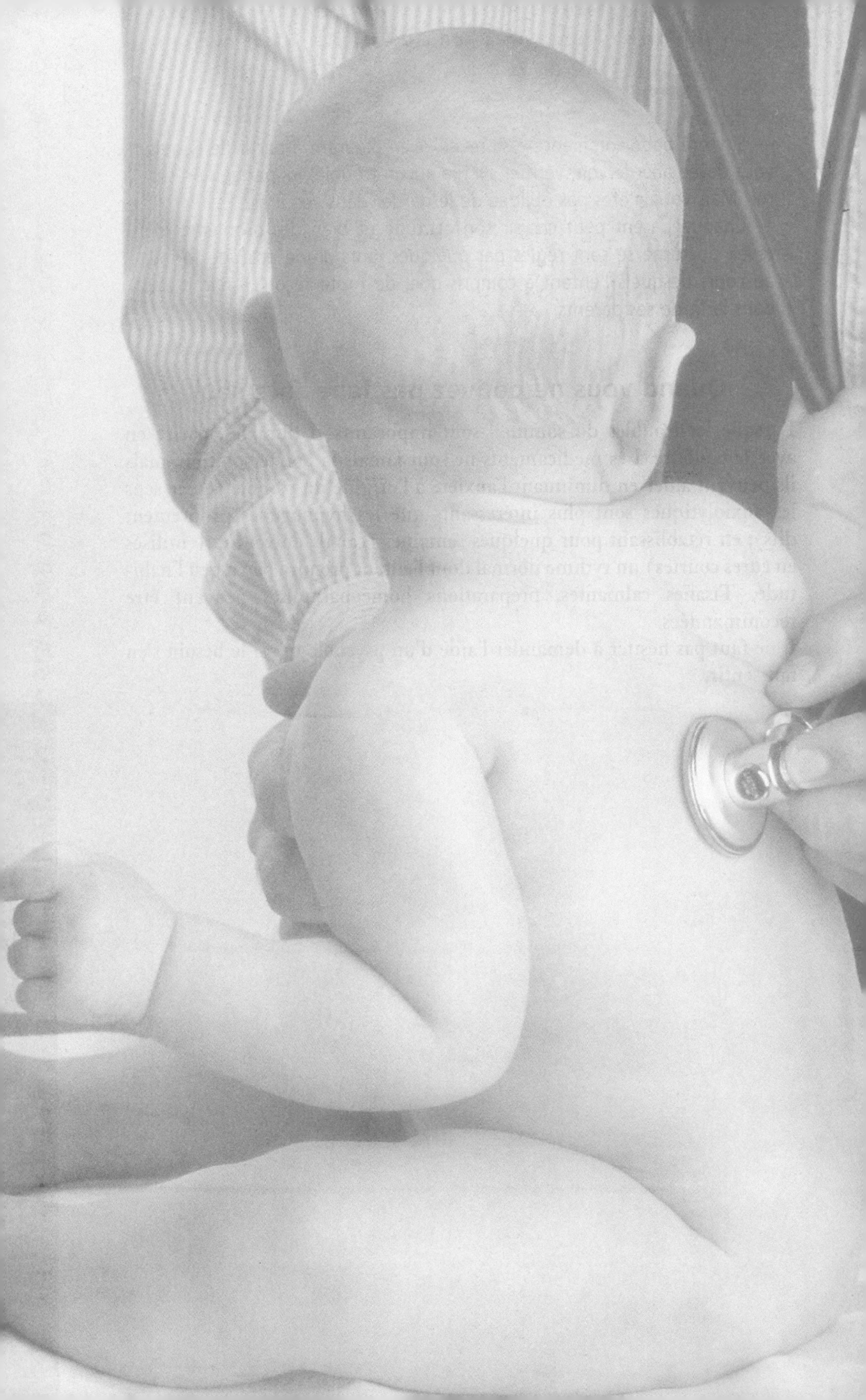

Le suivi médical de votre enfant

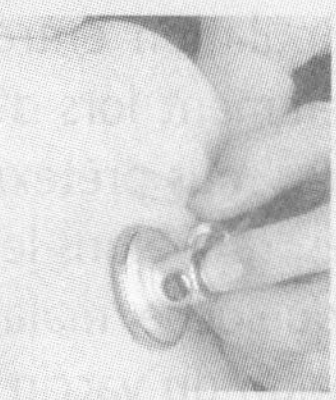

Les vaccinations

Pathologie du premier âge

Les vaccinations

Certaines personnes contestent encore l'utilité des vaccinations, et nous sommes toujours confrontés à quelques parents qui souhaiteraient ne pas faire vacciner leur enfant. Ils ne se rendent pas compte que leur attitude serait intenable si les succès déjà obtenus, le nombre d'enfants vaccinés, n'avaient abouti à une diminution considérable des cas des maladies concernées (la vaccination de 70 à 80 % de la population entraînant en général un contrôle de l'affection). On l'a bien vu récemment lors d'une suppression de la vaccination anticoquelucheuse en Angleterre, sous prétexte des risques entraînés par le vaccin. Risques extrêmement faibles, rappelons-le, en regard de ceux de la maladie. En trois ou quatre années la coqueluche, maladie sévère chez le petit nourrisson, responsable avant la généralisation du vaccin du plus fort pourcentage de mortalité infantile par maladie infectieuse, a connu une importante recrudescence. Il y eut de nombreux accidents, de nombreux cas mortels, et l'Académie royale de médecine, toujours prudente, a, pour la première fois de son histoire, décidé une recommandation aux médecins : reprendre la vaccination contre la coqueluche, tant cette suppression s'était avérée catastrophique.

Les vaccins d'aujourd'hui

Nous n'envisageons dans ce chapitre que les vaccinations les plus courantes, mais le problème est si important, ouvre tant de perspectives extraordinaires que nous voudrions commencer par en souligner quelques aspects généraux. Les vaccins sont actuellement de trois types :

- Les vaccins vivants : le BCG, les vaccins contre la rougeole, ou la poliomyélite (par voie buccale) sont de ce type. Il s'agit des germes eux-mêmes, très atténués ; ils doivent être conservés à basse température quand il s'agit de virus (rougeole, poliomyélite) .
- Les vaccins inactivés : ils sont constitués des virus ou des microbes tués par traitement physique ou chimique (vaccin antipoliomyélitique injectable, contre la coqueluche ou le choléra).
- Les vaccins acellulaires : ce sont les plus remarquables. Les anatoxines vaccinant contre la diphtérie ou le tétanos en ont été les premiers exemples. Mais actuel-

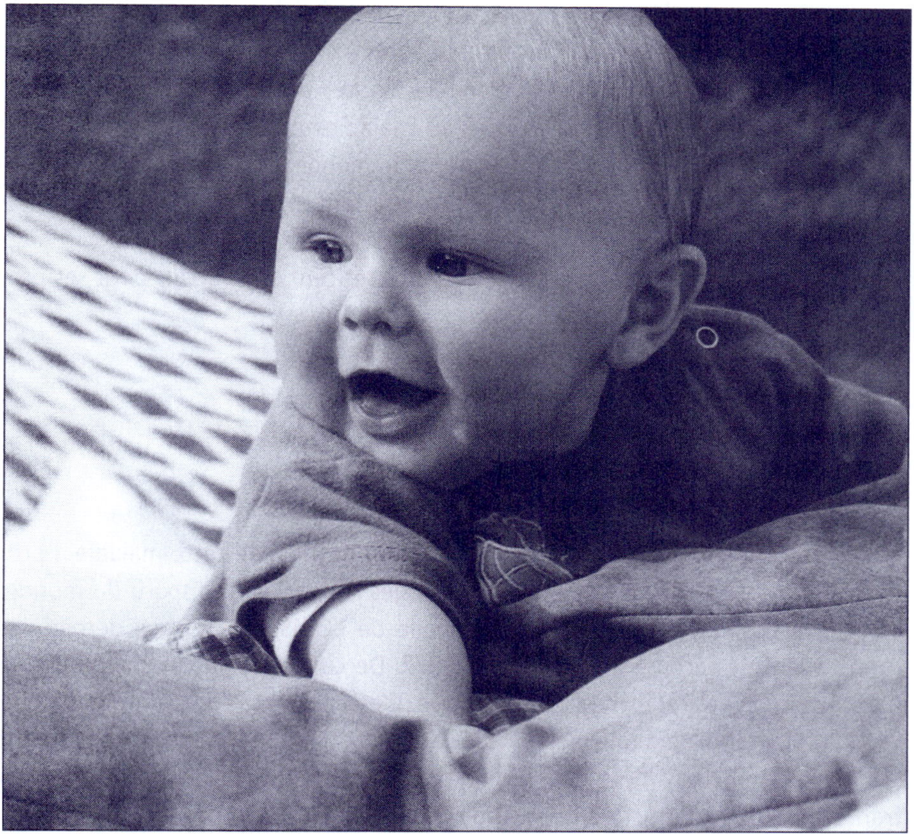

lement toute une série de recherches de haut niveau permettent le développement de « vaccins de sous-unités », c'est-à-dire constitués de molécules vaccinantes de virus ou de microbes. Certains sont au point, contre les germes de la pneumonie, l'hemophilus influenzæ de type b (responsable de sévères infections chez le nouveau-né), la coqueluche, la varicelle, d'autres en cours d'étude, contre les virus de l'herpès, des virus d'infections respiratoires, le cytomégalovirus (responsable d'infections sévères chez le fœtus).

Toute cette panoplie va s'étendre et se développer ; vous savez que l'on a bon espoir de mettre prochainement au point un vaccin contre le virus du SIDA. Et, dans le cadre des vaccins acellulaires seront bientôt obtenus des vaccins synthétiques, dus à la synthèse d'un produit vaccinant, reproduisant des molécules virales ou bactériennes. Cette extraordinaire recherche, faisant appel aux techniques les plus sophistiquées, ouvre des perspectives immenses, dont nous citerons trois exemples :

— La vaccination contre des maladies dégénératives du système nerveux causées par des virus dits lents.

— La prévention de certains cancers, déclenchés par des virus.

— Et surtout la vaccination contre les maladies parasitaires qui atteignent 200 millions d'hommes chaque année de par le monde, et parmi celles-ci le paludisme, dont le germe commence à devenir résistant à beaucoup de nos chimiothérapies.

Comment dans ces conditions peut-on être réticent aux vaccins pour ses propres enfants ?

À quoi servent les vaccins

Le mot vaccin vient de vaccine ; l'inoculation de virus de cette maladie a protégé l'humanité de la variole et de ses ravages : la variole a disparu du monde, comme le souligne la déclaration solennelle de l'OMS en 1978. Le dernier cas connu avait été recensé en Somalie en 1977. De ce fait, le vaccin antivariolique n'est plus obligatoire et n'est plus pratiqué. C'est le résultat d'une campagne de vaccination mondiale d'une merveilleuse efficacité. Il faut se souvenir que, durant la guerre de 1870, il n'y a pas si longtemps, sur un effectif de 600 000 soldats français 175 000 contractèrent la variole et 23 000 en moururent. Il y eut encore quelques cas en Europe en 1962. Le vaccin n'avait pas très bonne réputation, car il pouvait entraîner des complications, mais c'est tout à l'honneur des hommes d'avoir compris sa nécessité malgré ses inconvénients et d'avoir ainsi, par leur pratique, fait disparaître un véritable fléau.

À savoir

La vaccination a pour but d'entraîner une immunité active contre la maladie en cause, c'est-à-dire développée par l'organisme lui-même qui apprend à fabriquer ses propres anticorps.

Elle est différente de l'immunité passive obtenue par une injection de sérum (antitétanique par exemple) ou de gammaglobulines ; celle-ci n'a qu'une durée limitée, le temps de vie dans l'organisme des anticorps injectés n'excédant pas trois à six semaines. L'immunité active, obtenue par vaccination, a une durée plus longue, se comptant en années, mais elle n'est pas définitive. Cela explique la nécessité de la renforcer par des injections de rappel ou de revacciner au bout d'un temps variable (pour le BCG par exemple).

Les vaccins obligatoires

En France sont obligatoires : le BCG (vaccin antituberculeux avant l'âge de 6 ans) et les vaccins contre la diphtérie, le tétanos, la poliomyélite (au cours de la première année) généralement associés au vaccin contre la coqueluche et l'hemophilus influenzæ. Les vaccins contre rougeole, oreillons, rubéole et hépatite B vont le devenir.

CALENDRIER DE VACCINATIONS

Naissance (ou 7e-8e mois)	BCG (1er test de vérification 3 mois plus tard)
3 mois	1re injection DTCoq Polio (diphtérie-tétanos-coqueluche-poliomyélite) antihemophilus
4 mois	2e injection DTCoq Polio antihemophilus
5 mois	3e injection DTCoq Polio antihemophilus
12 à 20 mois	ROR (rougeole, oreillons, rubéole)
15 à 18 mois	Rappel DTCoq Polio antihemophilus
6 ans-6 ans et demi	Rappel du DTCoq Polio ou DT Polio Rappel ROR
Période prépubertaire ou le plus tôt possible (en particulier dès le 3e mois).	Vaccin contre l'hépatite B (ou B + A à partir de 1 an)
L'efficacité du BCG doit être vérifiée chaque année par test tuberculinique : le vaccin sera refait en cas de négativité.	

Le BCG

Ces initiales désignent « le bacille de Calmette et Guérin », les deux chercheurs qui ont découvert que le bacille de la tuberculose bovine, dont la virulence est fortement atténuée par des cultures prolongées sur plusieurs années, est capable de prémunir contre la tuberculose humaine sans aucun effet néfaste sur l'organisme.

De ce fait le BCG est efficace et anodin, ne suscite aucun effet désagréable immédiat, et sa généralisation, associée à l'amélioration des conditions d'hygiène, a entraîné dans nos pays une diminution considérable des cas de tuberculose.

Mais la tuberculose n'a pas disparu. On assiste au contraire actuellement en France à une certaine recrudescence et, dans le monde, à une recrudescence considérable due en particulier à la fréquence du sida. Les risques de contamination des petits enfants ne sont pas négligeables et il est donc impératif de maintenir la vaccination par le BCG.

Grâce à lui on n'observe plus guère ces atteintes sévères de l'enfant (primo-infection grave, méningite tuberculeuse, coxalgie – atteinte de la hanche –, mal de Pott – tuberculose de la colonne vertébrale –) qui faisaient autrefois tant de ravages.

L'enfant plus ou moins jeune, non vacciné, est contaminé en général par un adulte tuberculeux, tousseur (dont la maladie ou la rechute sont ignorées) diffusant autour de lui le germe de la tuberculose, bacille de Koch : c'est la primo-infection tuberculeuse.

Mon conseil

Attention : La règle absolue, lorsqu'un enfant est atteint, est d'examiner et de radiographier tout son entourage.

Le bacille pénètre donc chez l'enfant par voie respiratoire ; il va très vite se multiplier, essaimer dans tout l'organisme ; durant ce temps commencent à se développer les défenses, bloquant la diffusion du bacille ; mais celui-ci n'est en général pas détruit, et il reste latent, plus ou moins virulent partout où il est installé.

Ce sont ces bacilles qui, se développant plus ou moins rapidement, donneront les manifestations de la primo-infection sévère (ganglions thoraciques, comprimant les bronches et pouvant s'y ouvrir), de la tuberculose dite secondaire (méningite, pleurésie), plus tardive (chez l'enfant, atteinte osseuse par exemple) ou même tardive (chez l'adulte, tuberculose tertiaire et en particulier pulmonaire).

Ce sont donc les bacilles ayant pénétré dans l'organisme au cours de la primo-infection qui, cinq, dix, vingt, trente ans plus tard vont constituer les lésions tuberculeuses de l'adulte.

➤ *Le test tuberculinique*

Parallèlement à l'immunité se développe l'allergie aux protéines du bacille de Koch, qui permet l'utilisation des tests tuberculiniques, timbre, bague, intra-

Mon avis

Vous concevez donc l'importance considérable du BCG, qui permet chez l'enfant ou l'adolescent d'empêcher tout bacille virulent de s'implanter dans son organisme, et évite ainsi pour la vie, s'il est bien surveillé et au besoin renouvelé, toute atteinte tuberculeuse.

dermo-réaction. Lorsque l'on pratique une réaction tuberculinique, la réponse est positive (en cas de rougeur et de gonflement local) ou négative (si rien ne se produit). Elle n'est pas « bonne » ou « mauvaise » comme certains parents le disent !

— Positive, la réaction témoigne soit d'une contamination, soit, après une vaccination BCG, du fait que celle-ci est encore efficace, et le sujet protégé.

— Si elle est négative, il faut refaire le vaccin, que la loi commande d'effectuer jusqu'à trois fois si nécessaire. Certaines maladies dites « anergisantes » (rougeole, varicelle) peuvent négativer temporairement les réactions tuberculiniques.

➤ *Le vaccin*

Le BCG peut être effectué par scarification, injection intradermique, et surtout par bague, nouvelle technique qui supplante les deux autres chez le petit (la voie intradermique étant plus facile techniquement après 7 ou 8 ans).

— Il n'entraîne aucune réaction immédiate, fébrile ou autre, et peut être effectué juste avant un départ en vacances par exemple.

— Le pansement doit être laissé en place 36 heures, sans baigner l'enfant. Ensuite aucune précaution n'est à prendre.

— En cas de vaccination par voie intradermique, il persiste pendant 2 ou 3 mois une petite tuméfaction rougeâtre pouvant suinter (nécessitant alors des soins locaux faciles), s'accompagner de l'augmentation de volume d'un ganglion de la région (sous le bras lorsque le vaccin est fait dans la région de l'épaule) et laisser une petite cicatrice blanchâtre et déprimée.

— Dans la vaccination par bague qui est actuellement toujours utilisée puisqu'il n'existe plus de vaccin par scarification, les points d'impact, au nombre de deux à quatre, peuvent persister 2 ou 3 mois, rouges et croûteux. Mais il n'y a en général ni suintement, ni ganglion satellite, ni cicatrice visible ultérieure.

— Le BCG peut être fait à n'importe quel âge ; il doit avoir été effectué avant l'entrée à l'école primaire, une entrée en crèche ou chez une nourrice.

« Quand faut-il faire le BCG ? »

Effectuer le BCG dès la naissance est discuté. Il s'impose comme une vaccination de masse, dans certains pays, ou comme une vaccination individuelle s'il existe un antécédent familial ou si l'enfant doit aller en crèche ; mais il est vrai qu'effectué dès la naissance ou vers un mois, le BCG n'entraîne pas toujours une immunité durable, et doit souvent être recommencé rapidement. Aussi préfère-t-on souvent le pratiquer vers 7 mois après les injections de vaccin DTCoq Polio commencées vers 3 mois. Le BCG est un fantastique vaccin dont il faut faire bénéficier tous les enfants.

Mon conseil

Après un BCG, il vaut mieux attendre six semaines à deux mois pour une autre vaccination.

Il n'y a pratiquement aucune contre-indication, mais il ne faut pas l'effectuer chez des enfants immunodéprimés, ayant un déficit héréditaire de l'immunité, ni en période de maladie aiguë ni chez des enfants présentant d'importantes lésions cutanées, eczéma généralisé par exemple.

À retenir

— Il est absolument nécessaire de vacciner les enfants par BCG contre la tuberculose, cette maladie n'ayant pas disparu et manifestant même, actuellement, une recrudescence.
— Le vaccin est pratiqué à la naissance ou vers 7 mois. Il est obligatoire avant l'entrée à l'école primaire, en crèche ou chez une nourrice.
— Il n'entraîne aucune réaction, fébrile ou autre.
— Les tests tuberculiniques, à effectuer chaque année, permettent de savoir si une vaccination BCG est toujours efficace. Si la réaction est négative, il faut refaire le vaccin.

Le vaccin DTCoq

L'abréviation DTCoq signifie diphtérie tétanos coqueluche. Diphtérie et tétanos étaient de véritables fléaux il y a encore une trentaine d'années. Ces affections ont pratiquement disparu chez l'enfant, si l'on voit encore des tétanos chez des sujets âgés non revaccinés depuis l'enfance.

■ Le vaccin DT se fait en association avec le vaccin anticoquelucheux, le vaccin antipoliomyélitique et maintenant le vaccin antihemophilus, en France, à partir de 3 mois. Il comprend trois injections sous-cutanées à un mois d'intervalle, un premier rappel une année plus tard, puis un rappel pour le DT Polio tous les cinq ans.

— Les vaccins contre la diphtérie et le tétanos sont constitués d'« anatoxines » et ont un pouvoir vaccinant très intense. Ils n'entraînent que peu de réactions.

— Le vaccin anticoquelucheux est efficace, mais l'immunité qu'il entraîne est d'assez courte durée. De ce fait son administration précoce dans la vie permet surtout d'éviter une maladie redoutable au cours de la première année, gravissime les premiers mois, le petit bébé risquant de présenter des quintes asphyxiantes.

■ La vaccination DTCoq entraînait une réaction fébrile, très variable selon les sujets, parfois intense avec des températures allant jusqu'à 39 °C ou 40 °C. Elle débutait 3 ou 4 heures après l'injection et pouvait durer de 12 à 48 heures.

Mais on dispose actuellement d'un vaccin anticoquelucheux, acellulaire qui ne donne que très peu ou pas de réaction. Il vaccine un peu moins efficacement que le vaccin habituel et on le réservait autrefois aux rappels, mais actuellement il est utilisé dans toutes les circonstances. Le vaccin anticoquelucheux **accellulaire** n'entraîne pratiquement aucune réaction, excepté de façon rarissime.

Actuellement, on a tendance à l'associer au rappel DT Polio des 11 ans, compte tenu de la relative et actuelle fréquence des coqueluches (atypiques) chez les adolescents et les jeunes adultes.

Il n'y a que très peu de contre-indications au vaccin DTCoq. Il ne faut pas pratiquer le vaccin anticoquelucheux chez les enfants ayant présenté des convulsions, fébriles ou non, ou atteints d'un handicap psychomoteur. Les enfants allergiques sont régulièrement vaccinés au prix de quelques précautions simples, consistant surtout à tester d'abord la sensibilité au vaccin avant d'effectuer les injections complètes.

À retenir

— L'abréviation DTCoq signifie : diphtérie, tétanos, coqueluche. Le vaccin antipoliomyélitique est souvent associé au DTCoq.

— Le vaccin est administré aux enfants âgés de 3 mois en trois injections sous-cutanées pratiquées à un mois d'intervalle chacune. Un rappel a lieu un an plus tard, puis un rappel DT Polio tous les cinq ans.

— Il peut entraîner une réaction fébrile, très variable selon les enfants mais parfois intense ; c'est pourquoi on administre systématiquement aspirine ou paracétamol, trois ou quatre heures après l'injection (si la réaction est vraiment très forte, on peut administrer du diazépam).

Le vaccin antipoliomyélitique

Il a représenté un apport considérable dans la lutte contre une maladie mortelle ou aux conséquences dramatiques. Il y a un peu plus de 30 ans, alors que le vaccin commençait à être pratiqué sur une vaste échelle, il y avait encore 2 500 cas par an en France et environ 40 000 cas aux États-Unis.

— Le vaccin injectable, constitué de virus tué, est associé au DTCoq dans une des formes de vaccin Tetracoq.

— Le vaccin buvable vaccine parfaitement bien contre les trois types de virus connus.

Les deux types d'administration peuvent être alternés chez le même sujet, réalisant ainsi une vaccination totalement anodine et parfaitement efficace. La poliomyélite est en voie d'éradication dans le monde et c'est une superbe victoire.

Le vaccin contre l'hemophilus influenzæ

L'hémophilus influenzæ est un germe responsable de nombreux ennuis rhinopharyngés et respiratoires chez le bébé mais, surtout, il est actuellement en France la cause principale des méningites aiguës chez le tout petit enfant. On en dénombre plus de six cents cas chaque année en France.

Un vaccin immunisant essentiellement contre les germes responsables de la méningite a été mis au point. En France, il est entré dans la pratique après avoir été longuement expérimenté, de manière systématique, dans tout un département.

Il est dorénavant associé aux vaccins DTCoq et Polio (PentaCoq) ; aussi les nourrissons sont-ils vaccinés systématiquement, dès 2 ou 3 mois, contre cinq maladies importantes (diphtérie, tétanos, coqueluche, poliomyélite, infection par hémophilus), avec rappel une année plus tard.

Le vaccin Rougeole-Oreillons-Rubéole

La vaccination contre la rougeole, les oreillons, la rubéole, n'est pas obligatoire ; elle est toutefois non seulement conseillée, mais recommandée. On dispose actuellement (depuis 1986) d'un vaccin triple associé, simplifiant ainsi les processus, entraînant une immunité durable pour environ cinq ans, nécessitant donc une revaccination cinq ans plus tard, appelé ROR. Les trois maladies paraissaient devoir être des épisodes inéluctables de l'enfance, et beaucoup de parents ont peu conscience de leur sévérité possible.

➤ *La rougeole*

C'est un véritable fléau dans les pays en voie de développement, en particulier en Afrique, responsable chaque année de la mort de dizaines de milliers d'enfants. Si la situation est bien différente sous nos climats, elle pourrait causer encore des morts et des centaines de complications pulmonaires ou neurologiques chaque année.

➤ *La rubéole*

Elle n'entraîne pratiquement pas de complications, mais on sait les ravages possibles de la rubéole congénitale (voir p. 204 et suivantes), lorsque la maladie, touchant une femme enceinte, atteint l'embryon ou le jeune fœtus, causant lésions neurologiques, cardiaques, ou surdité.

Mon conseil

Attention : Il est impératif que toute jeune femme en âge de procréer soit immunisée contre la rubéole, et vaccinée au moins de trois à six mois avant une grossesse.

Mais il est plus sûr de vacciner tous les enfants, y compris les garçons, pour entraîner la disparition de la maladie.

➤ *Les oreillons*

Par leur atteinte testiculaire possible, avec risque de stérilité, autour de l'âge de la puberté en particulier, ils ont toujours eu mauvaise réputation. Cette affection peut entraîner dans un cas sur trois mille environ une complication : outre l'atteinte testiculaire, une surdité, une méningite parfois très sévère, une atteinte du pancréas avec diabète.

Le vaccin est donc volontiers accepté ou même réclamé par les familles. On peut pratiquer la vaccination par le ROR à partir de 12 à 14 mois, plus tôt pour la rougeole si l'enfant doit partir en Afrique, un peu plus tard en règle générale, vers 18-20 mois, car le vaccin antirougeoleux peut donner, au dixième jour, une importante poussée de fièvre, qu'il convient de traiter comme toute autre fièvre. Il s'agit de virus vivants atténués, donc qui vaccinent en donnant une maladie minime, rarement observée pour les oreillons, plus banale pour la rougeole, au 10e jour après l'injection.

Depuis la diffusion de cette vaccination, on observe une diminution nette des cas de ces affections dont on peut espérer la disparition complète, l'homme étant le seul réservoir de virus connu.

À retenir

— La vaccination contre la rougeole, les oreillons et la rubéole (ROR) est non seulement conseillée mais recommandée.

— En effet, la rougeole entraîne encore, chaque année, des morts ou des complications pulmonaires ou neurologiques. La rubéole chez la femme enceinte est très grave pour l'embryon (voir p. 204). Quant aux oreillons ils peuvent être cause de sévères complications (dans un cas sur trois mille environ).

— Le ROR peut être administré à partir de 12-14 mois ou plus généralement vers 18-20 mois.

— Le vaccin antirougeoleux peut donner au dixième jour, une poussée de fièvre (accompagnée d'une petite éruption) qu'il faut traiter à l'aide d'aspirine ou de paracétamol.

— Le ROR a été accusé récemment de favoriser l'autisme et c'est sans aucun doute une sottise.

Les vaccins contre la grippe, la méningite, l'hépatite

➤ *La grippe*

Le vaccin est réservé dans l'enfance aux sujets atteints de maladie pulmonaire ou cardiaque chronique. Il ne se fait guère chez le nourrisson.

➤ *La méningite cérébrospinale*

Elle est due sous nos climats à un germe, le méningocoque B, contre lequel il n'y a pas de vaccin efficace. Mais lorsqu'un cas survient dans une collectivité de jeunes enfants, l'administration préventive d'antibiotiques est extrêmement efficace pour les autres.

Par contre, si vous devez vous rendre dans certains pays d'Afrique ou du golfe Persique, vous pouvez faire vacciner votre enfant contre les méningocoques dits A et C, responsables des épidémies importantes y survenant.

La survenue récente de méningites à germes C conduit à recommander de plus en plus fréquemment la vaccination contre cette méningite.

➤ *L'hépatite*

Le vaccin contre l'hépatite est de plus en plus utilisé chez le nouveau-né. Chacun sait ce qu'est une hépatite, cause habituelle de ce que l'on nomme une « jaunisse ». Il existe plusieurs virus responsables, mais nous n'avons de vaccin que contre :

— L'hépatite A, transmis par voie buccale, survenant par petites épidémies ; on peut administrer à une femme enceinte qui ferait une hépatite A des immunoglobines pour protéger le fœtus. Le vaccin existe dorénavant en pharmacie.

— L'hépatite B est un important problème de santé publique car on admet que plusieurs centaines de millions de sujets sont porteurs chroniques du virus dans le monde. C'est « l'hépatite de la seringue » ; on sait à l'heure actuelle qu'il existe d'autres modes de transmission, en particulier sexuel, et certaines catégories de population sont spécialement exposées.

Qu'une femme enceinte soit porteuse chronique de virus ou contracte la maladie au cours du 2e ou 3e trimestre de la grossesse, elle a beaucoup de risques de contaminer son nouveau-né. On pense qu'il naît chaque année en France 8 000 à 10 000 enfants de mères porteuses chroniques du virus, dont 2 000 environ seront infectés.

■ L'enfant, s'il est exposé, doit recevoir à la naissance et à l'âge d'1 mois des gammaglobulines spécifiques hyperimmunisées, et trois injections à un mois d'intervalle, avec un rappel à 12 mois du vaccin. Celui-ci est efficace, mis au point par un chercheur français et préparé par l'Institut Pasteur. La vaccination contre les hépatites se pratique actuellement par deux injections à un mois d'intervalle, un rappel six mois puis cinq ans plus tard.

■ Le dépistage de l'hépatite chez la femme enceinte est maintenant obligatoire (voir p. 211).

■ Cette vaccination est particulièrement recommandée si vous allez en Afrique et lors de la phase prébubertaire ; elle se généralise en France et peut être pratiquée à n'importe quel âge ; elle n'entraîne qu'exceptionnellement des réactions secondaires.

■ Le virus B peut entraîner, au bout d'un certain nombre d'années, une hépatite chronique responsable chaque année de millions de cancers du foie dans le monde. D'où l'intérêt immense de la vaccination, qui n'existe malheureusement pas encore contre le virus C.

➤ *Les infections à pneumocoques*

Elles sont fréquentes dans la petite enfance. Nous disposons d'un vaccin, très cher, non encore remboursé, mais qui le sera certainement, qui mériterait d'être pratiqué systématiquement.

Les nouveaux vaccins

Comme nous l'avons dit en commençant ce chapitre, quantité de nouveaux vaccins sont à l'étude ou déjà en cours d'utilisation à l'heure actuelle.

➤ *Les virus du groupe dit herpès*

La lutte contre ces virus, très courants (zona, varicelle, herpès), progresse rapidement. Des vaccins contre les deux virus de l'herpès sont en cours de mise au point, vivants atténués, inactivés ou de sous-unités. Leur utilisation est encore à l'étude.

➤ La varicelle

Le vaccin est actuellement mis au point et utilisé au Japon et dans d'autres pays. La varicelle est, comme chacun sait, extrêmement répandue et en générale bénigne. Mais elle comprend des formes sévères par l'intensité de l'éruption et des complications neurologiques. Elle peut être gravissime chez des enfants en cours de traitement par cortisone ou pour une affection cancéreuse, et grave chez les adultes non immunisés, capables aussi de contracter un « zona », par contact avec une varicelle. La vaccination est efficace au moins dix années. Il n'est pas encore décidé en France de vaccination de masse, mais le vaccin est disponible pour certains sujets en particulier immunodéprimés.

➤ La mononucléose infectieuse

Maladie courante, mais moins répandue que les maladies infectieuses banales de l'enfance, elle atteint surtout les jeunes adolescents ; elle est causée par le virus d'Epstein-Barr contre lequel aucun vaccin n'est encore au point.

➤ Le cytomégalovirus (CMV)

Dernier germe de ce groupe, le CMV, peut être responsable d'une maladie infectieuse fébrile, fatigante, proche de la mononucléose infectieuse. Lorsqu'il atteint la femme enceinte, il peut causer des lésions importantes chez le fœtus, surtout au niveau du système nerveux. Un vaccin est actuellement disponible aux États-Unis, vaccin vivant atténué. Il sera peut-être utilisé, dans un avenir proche, chez les jeunes femmes séronégatives pour le CMV, désireuses d'avoir un enfant.

➤ La toxoplasmose et le paludisme

Les vaccins contre la toxoplasmose et le paludisme sont encore loin d'être au point. On ne peut que le regretter, puisque la toxoplasmose atteint des centaines de millions d'individus, et l'on connaît les complications chez la femme enceinte. Quant au paludisme, il tue chaque année un million de jeunes en Afrique tropicale.

➤ Les rotavirus

Un vaccin actuellement à l'étude sera sans doute particulièrement utile chez le bébé, contre les rotavirus, cause fréquente de diarrhées sévères ; un vaccin administrable par voie buccale est déjà en cours d'essai.

Pathologie du premier âge

Le bébé vient au monde avec une certaine immunité aux maladies que sa mère a eues et contre lesquelles elle possédait encore durant sa grossesse, des anticorps.

Cette « immunité passive » du nouveau-né est assez solide jusqu'à 3 mois, mais diminue ensuite et disparaît à partir de 5-6 mois.

C'est pourquoi, à partir de cet âge, on peut observer des maladies telles que varicelle, rougeole, ou oreillons en cas de contamination dans la fratrie ou en crèche.

Malgré ce degré d'immunité passive permettant d'affronter les premières agressions, les défenses contre l'infection (microbes, virus, levures) sont, à cet âge de la vie, fragiles et peu vigoureuses. Aussi doit-on être particulièrement attentif, et chacun sait que l'infection dans la période néonatale est un risque permanent. Nous avons insisté sur le rôle de l'allaitement maternel dans sa prévention.

Il faut aussi souligner combien les signes d'infection sont parfois difficiles à mettre en évidence. La température, en particulier, peut être élevée ou basse, en dessous de 37 °C.

Chaque mère, dès qu'elle rentre à la maison avec son bébé, au sortir de la maternité, pense instantanément qu'il pourra être malade, avoir beaucoup de fièvre. Que faire s'il est malade la nuit ? Quel médecin va-t-on appeler ? Mais rassurez-vous. En fait, ces situations sont rares. Si le bébé est en bonne santé, reprend normalement son poids de naissance, a un régime bien adapté, grossit régulièrement, s'il est solide et vigoureux et sauf contamination dans des circonstances particulières, il a peu de risques de tomber malade tout d'un coup et d'avoir besoin d'un médecin de façon urgente.

Vous devez néanmoins connaître les gestes essentiels, et vous faire rapidement une idée de son état de santé.

Que faire en cas de fièvre ?

■ D'abord, découvrir votre bébé : c'est important. Trop de mères, grand-mères ou nourrices pensent encore qu'il est utile de couvrir exagérément un bébé fébrile, alors que cela accentue la fièvre. Il faut au contraire découvrir, donner à boire, donner un bain à 36-37 °C si la température dépasse 39 °C, mettre ensuite des compresses fraîches sur le front et les cuisses.

■ Puis donner un médicament du type acide acétylsalicylique (aspirine) ou paracétamol, associé à du diazépam (Valium®) si la température dépasse 38,5 °C-39 °C.

Les fièvres élevées accompagnent souvent, chez le bébé, des maladies saisonnières bénignes. Elles risquent surtout d'entraîner des convulsions. Il est fondamental de prévenir ces convulsions fébriles. Il n'est pas sûr que la prise de température à l'oreille soit bien fiable. Pour la prise à l'anus, les thermomètres à mercure vont tous être remplacés par des thermomètres à alcool.

Aspirine mode d'emploi

— L'aspirine est un médicament controversé, mais d'une utilité extraordinaire et qui n'a pas seulement l'effet de faire baisser la fièvre mais aussi celui d'être anti-inflammatoire. Il en existe de nombreuses préparations, adaptées à chaque âge, administrables par la bouche ou par voie rectale.
— Il peut être donné, si nécessaire, jusqu'à la dose de 10 centigrammes par kilo de poids et par 24 heures, par exemple 80 centigrammes pour un bébé de 8 kg, mais c'est un maximum. Il ne faut pas dépasser ce chiffre, et s'en tenir en règle générale à des doses moindres.
— Le mieux est de répartir les prises à intervalles réguliers, en mêlant si nécessaire les modes d'administration, administration par la bouche et suppositoires par exemple, et en alternant ou non avec le paracétamol ou en donnant du paracétamol seul ou un autre antithermique actuellement disponible.
— Il est vrai que l'aspirine est totalement contre-indiquée dans certaines affections (la varicelle par exemple) parce qu'elle peut faire saigner, et qu'elle est responsable (plus fréquemment que le paracétamol) de phénomènes allergiques, et aussi, dans des cas rarissimes, d'atteintes hépatiques.

■ En cas de maladie aiguë, surtout à virus, non accessible aux antibiotiques, la fièvre va durer deux, trois, cinq jours, et aura tendance à remonter une fois l'effet des antithermiques atténué. Elle est rarement régulière, souvent par poussées correspondant aux décharges de virus dans le sang. Il ne faut pas s'étonner de ces faits.

Chez le bébé, les causes de fièvre de très loin les plus fréquentes, banales et bénignes, sont les infections rhinopharyngées, les maladies saisonnières à virus, les infections urinaires.

On observe parfois des bébés de 2 à 4 mois présentant un déséquilibre thermique, dont la température de base n'est pas 37 °C mais entre 37,5 °C et 37,8 °C. Ce peut être dû à la persistance d'une petite infection rhinopharyngée succédant aux premiers contacts avec virus et microbes. Mais certains enfants ont, durant plusieurs mois, une température de base plus élevée que la moyenne, et si tous les bilans ont été pratiqués, il ne faut pas s'en inquiéter.

■ Enfin ne vous contentez pas de dire « Mon bébé a de la fièvre » (ou le contraire) seulement en le touchant. Les grandes poussées s'accompagnent parfois d'une froideur des extrémités et de la peau de certaines zones du corps, du fait du « choc » dû à la poussée thermique. Il faut prendre la température à l'anus, cela ne présente aucune difficulté chez le bébé.

Tout le monde n'est pas d'accord avec cette attitude. Je trouve déraisonnable d'attendre que le bébé ait une convulsion pour lui administrer du valium par voie rectale.

Il est certain que l'association valium-antithermique a un effet préventif. On observait autrefois des dizaines de convulsions fébriles qui se compliquaient de dégâts cérébraux. Je ne comprends pas le refus de cette attitude ; l'administration préventive de valium à doses raisonnables n'a aucun effet secondaire dans les circonstances d'une maladie aiguë habituelle, lorsqu'il n'existe pas de troubles respiratoires importants.

Les médecins anglo-saxons n'aiment pas l'acide acétylsalicylique qu'ils craignent. On a décrit quelques cas de dégénérescence aiguë du foie ; il y a parfois des phénomènes d'allergie. Cela ne suffit pas, à mon avis, à exclure ce merveilleux médicament qu'est l'aspirine.

■ Plus le nourrisson est jeune, plus il est difficile de le surveiller et de le suivre à la maison en cas de maladie très fébrile, et un peu sévère. Le médecin peut décider d'une hospitalisation. Il ne faut pas la craindre, les hôpitaux et les services d'enfants présentant tous les moyens techniques nécessaires et un personnel compétent, dévoué, attentif. En province, beaucoup de services de pédiatrie donnent au père ou à la mère la possibilité de rester avec le bébé. Cela est difficile à Paris et dans la région parisienne, compte tenu du manque de place et de la relative exiguïté des locaux. Cependant la présence de la mère est non seulement autorisée mais même souhaitée plusieurs heures par jour. De plus en plus de possibilités s'offriront dans ce sens et c'est une excellente chose.

À retenir

— En cas de fièvre, n'hésitez pas à prendre la température du bébé à l'anus.
— Pensez à le découvrir, à lui donner à boire, à le plonger dans un bain à 36-37 °C si la température dépasse 39 °C.
— Puis, donnez-lui de l'aspirine ou du paracétamol, associé à du diazépam (Valium®) si la température dépasse 38,5-39 °C.
— Contrairement à ce qui a été dit, le diazépam semble bien avoir une action préventive sur les convulsions hyperthermiques.
— Chez les bébés, les causes de fièvre les plus fréquentes sont les infections rhinopharyngées, les maladies saisonnières à virus et les infections urinaires.

Mon avis

Si l'hospitalisation est indispensable, ne soyez pas inquiète. En matière de santé, l'essentiel est de faire le nécessaire, le plus vite possible, dans les meilleures conditions possibles.

Quelques problèmes courants

Anémie physiologique et manque de fer

Le petit enfant comme l'adulte jeune a en moyenne 4 millions et demi de globules rouges par mm^3 de sang et 12 à 13 g d'hémoglobine (pigment rouge colorant les globules et transportant l'oxygène) par litre de sang. L'anémie est caractérisée par une baisse du taux d'hémoglobine. Il faut savoir que le bébé vient au monde avec un taux d'hémoglobine (17 à 18 g) et un nombre de globules rouges (5 millions à 6 millions) élevés. Cela lui permet d'avoir des réserves pour sa première année car même et surtout dans une alimentation au lait maternel l'apport de fer (nécessaire à la fabrication de l'hémoglobine) est tout à fait insuffisant pour couvrir ses besoins.

Tout enfant a donc une anémie physiologique à partir de 2 ou 3 mois (d'autant plus qu'il est né prématuré, ou à petit poids, ou d'une mère carencée) qui peut être importante, gêner sa résistance aux infections, entraver sa croissance et son bon développement (comme on le voit dans les milieux très défavorisés et dans le tiers monde).

Même la diversification précoce du régime ne suffit pas toujours à la corriger (les aliments apportant le plus de fer sont le jaune d'œuf et le foie de veau, puis la viande rouge et les légumes verts). C'est pourquoi on insiste sur la nécessité des laits dits du deuxième âge, ou de suite, enrichis en fer (voir p. 599-600), ou sur l'administration de fer sous forme médicamenteuse (poudre cacaotée, sirop).

La pâleur de la peau, variable selon les personnes, n'est pas toujours un bon signe de détection de l'anémie. Le médecin examinera la coloration des muqueuses (conjonctive, muqueuse buccale), celle des ongles et des oreilles ; il demandera pour confirmation une analyse de sang jaugeant le nombre de globules rouges et leurs caractéristiques, dosant l'hémoglobine, le fer sérique, la sidérophiline et surtout la ferritine. C'est un problème important, auquel il faut être attentif.

L'administration de médicaments apportant du fer est facile, mais elle doit être prolongée pour être efficace. Elle peut entraîner des modifications des selles (coloration verte ou noire, ramollissement ou constipation) et quelques petits troubles digestifs. Cette anémie, par manque en fer, peut être majorée par un déficit vitaminique, courant et souvent important chez la femme enceinte, fréquent et en règle générale peu sévère mais méconnu chez le bébé : la carence en vitamine B9 ou acide folique. C'est pourquoi, si votre bébé est un peu anémié, le médecin lui administre du fer associé à de l'acide folique en plus de l'apport vitaminique courant.

En résumé

— L'anémie est une baisse du taux d'hémoglobine.
— Tout enfant de plus de 2 ou 3 mois a une anémie physiologique. C'est pourquoi il est important de donner, à partir de l'âge de 5 mois environ, des laits de suite (dits du deuxième âge) qui sont enrichis en fer.
— Le médecin peut prescrire des médicaments apportant du fer, associés éventuellement à de la vitamine B9 (acide folique).

Exanthème subit ou roséole infantile

Cette maladie, banale, presque inévitable avant l'âge de 2 ans, survient généralement au cours de la première année et dans la majorité des cas présente un déroulement stéréotypé : fièvre élevée, entre 39 °C et 40 °C, durant trois jours, sans que l'examen ne mette en évidence de signe précis en dehors d'une gorge un peu rouge ou de selles un peu molles.

On pense à une maladie à virus saisonnière banale, mais votre bébé, habituellement si facile, est devenu très grognon, ne se calme que dans vos bras, a manifestement changé d'humeur. Cela fera d'autant plus penser à l'exanthème subit qu'il n'existe aucune infection grave, ni méningite ni otite.

À la chute de la fièvre, le soir même ou le lendemain apparaît une éruption, faite de petits éléments roses ou rougeâtres, siégeant surtout sur le tronc, qui va durer un ou deux jours et disparaître simplement. Dès la « sortie » de l'éruption, le bébé est guéri et il n'y a pas d'autre traitement que celui de la fièvre.

Il faut noter la fréquence, particulière à cette affection, de convulsions lors de la première poussée fébrile, et l'existence de formes avec moins de fièvre, plus atténuées, dont le diagnostic n'est souvent pas fait à cause du caractère fugace de l'éruption. C'est une maladie à virus, celui-ci étant en cours d'identification.

Herpès, primo-infection herpétique

Nous avons déjà évoqué la prévention de l'herpès chez le nouveau-né et les précautions à prendre pour éviter une contamination par la mère, sur le point d'accoucher, et présentant un herpès génital. Mais le virus de l'herpès est extrêmement répandu et il ne s'agit pas exclusivement d'une maladie à transmission sexuelle (deux virus sont d'ailleurs en cause). Tout individu, a, un jour, un premier contact avec ce virus, et contracte une primo-infection herpétique avant de présenter une forme récidivante très bénigne (comme le « bouton de fièvre » au coin de la lèvre que tout le monde connaît) ou un peu plus sévère.

Cette primo-infection survient parfois vers 6 ou 8 mois sous forme d'une gingivo-stomatite : fièvre, éruption faite de petites vésicules dans la cavité buccale et autour des lèvres, petits ganglions au niveau du cou, et surtout gêne à téter, à déglutir, commandant une alimentation fraîche et exclusivement liquide pendant quelques jours.

Cette atteinte par le virus herpétique ressemble à d'autres stomatites, causées par d'autres germes, en particulier les virus coxsakie.

Infection urinaire, hypospadias

➤ *L'infection urinaire*

Elle est particulière car les signes d'appel directs tels que cystite (douleurs en urinant), douleurs dans la région lombaire, fréquence des émissions d'urine ne sont évidemment pas détectables.

Chez le bébé de quelques semaines ou quelques mois, l'infection urinaire doit être suspectée devant des troubles digestifs ou un mauvais état général, une fièvre modérée (37,8 °C-38 °C) et traînante ou des poussées de fièvre inexpliquées : toutes ces circonstances commandent un examen d'urine systématique, fait dans de bonnes conditions.

L'infection urinaire est banale ; elle doit toujours faire suspecter une anomalie des voies urinaires (les diverses statistiques l'appréciant entre 0,5 et 1 % de tous les enfants, soit 20 à 30 % des cas d'infection urinaire).

Une infection urinaire peut être détectée chez le nouveau-né lorsqu'il pousse mal, vomit un peu, ou évoque une possible infection générale. Elle doit être recherchée lorsque la dernière échographie au cours de la grossesse a montré une petite dissymétrie de volume des voies urinaires. Elle peut accompagner une concentration exagérée des urines, le nouveau-né urinant parfois peu, et disparaître avec l'installation d'une bonne sécrétion urinaire.

Les autres anomalies les plus fréquentes portent sur la forme des reins, le nombre des uretères (canal conduisant l'urine vers la vessie) qui peuvent être dédoublés, ou un défaut de l'urètre (canal éliminant l'urine à partir de la vessie).

➤ *L'hypospadias*

C'est lorsque, chez le garçon, l'urètre ne peut pas s'aboucher en place normale, à l'extrémité du gland de la verge, mais à la partie inférieure de celle-ci en un point quelconque de son trajet. Le prépuce est alors incomplet et ce peut être une source d'infection urinaire qui demande une exploration urologique complète. Tout hypospadias détecté à la naissance commande un examen complet des urines. L'urologue infantile jugera de la nécessité et de la date d'une intervention correctrice.

Que faire en cas d'infection urinaire du nourrisson ?

Toute infection urinaire détectée (l'analyse d'urine étant parfois difficile à interpréter) commande l'attitude suivante :
— Traitement antibiotique ou anti-infectieux prolongé ; on conseille volontiers un traitement prolongé plusieurs semaines ou plusieurs mois, même si les urines deviennent rapidement stériles, pour juguler à coup sûr une possible infection du rein.
— Recherche d'une éventuelle anomalie des reins ou des voies urinaires, d'abord par échographie. Cet examen, non traumatisant et sans aucun risque, a transformé l'exploration des infections urinaires en évitant de pratiquer systématiquement une urographie intraveineuse.
— En cas d'anomalie détectée par l'échographie, une urographie intraveineuse est nécessaire pour mieux apprécier l'état des reins et des voies urinaires.
— Si l'on ne perçoit pas d'anomalie, mais si l'infection dure ou récidive, il convient de pratiquer une exploration radiologique complète, examen de l'urètre, cystographie rétrograde, à la recherche d'un reflux vésico-urétéral (l'urine remonte dans un ou les deux uretères à chaque miction), anomalie la plus courante.

Affections de la peau

Transpiration, sudamina

Les petits enfants transpirent beaucoup, facilement. Soit en période de fortes chaleurs, soit à la suite d'une poussée de fièvre, cette transpiration peut être responsable d'une éruption faite de toutes petites vésiculettes, donnant à la peau un aspect granité, siégeant sur le haut du thorax, en triangle au niveau du dos, sur le cou. Ce sont des sudamina faisant craindre aux parents une maladie éruptive s'ils surviennent au cours d'une affection fébrile.

Mon conseil

Il faut baigner l'enfant plus souvent, veiller à ne pas trop le couvrir, maintenir dans la chambre une température raisonnable, le talquer après le bain : mis en petite quantité et étalé avec soin, le talc absorbe cette transpiration exagérée.

Acné du nouveau-né

L'acné du nouveau-né débute les premiers jours de la vie et peut persister quelques semaines. Atteignant surtout les garçons elle semble être sous la dépendance des sécrétions hormonales maternelles passant dans le sang fœtal. Elle est faite de petits follicules (centrés parfois par un comédon) et siège sur les pommettes et à un moindre degré sur le front et le menton. L'évolution est toujours bénigne et régressive.

Mon conseil

Elle est parfois confondue avec des phénomènes d'allergie aux lessives qui servent à laver couches, langes et taies d'oreiller. C'est pourquoi il vaut mieux n'utiliser pour laver le linge du bébé que du savon en paillettes à l'exclusion de toute lessive, détergent, assouplissant.

Séborrhée

La peau des bébés, par l'intermédiaire des glandes sébacées, sécrète en abondance cette matière grasse appelée séborrhée : celle-ci peut avoir tendance à s'accumuler en croûtes, au niveau du visage, sur les sourcils, le cuir chevelu, donnant ce que l'on appelle les croûtes de lait. Elles n'ont rien à voir avec l'alimentation, ni avec la qualité du lait que boit le bébé, et ne justifient aucun changement de régime ; elles portent ce nom car le bébé, à cet âge, est à un régime lacté exclusif.

En revanche, les lésions sont sûrement favorisées par une petite infection de surface, en particulier par des levures, et par l'habitude de ne pas laver le visage des bébés à l'eau et au savon. Cela n'est pas très joli, pas très esthétique et peut inquiéter les parents même s'ils savent la bénignité de l'affection. Les croûtes peuvent adhérer fort à la peau et il faut parfois plusieurs jours pour s'en débarrasser.

Le traitement est simple :

— Après le bain, bien imprégner les croûtes de vaseline.

— Lors du bain suivant, essayer de les décoller un peu, en savonnant spécialement la région avec un coton.

— Bien rincer, et ensuite poser en alternance pommade antiseptique et pommade antilevure.

Cet état séborrhéique de la peau est au maximum dans l'affection appelée maladie de Leiner-Moussous.

La maladie de Leiner-Moussous

Particulière au nourrisson, elle débute vers 6 semaines par une rougeur partant des plis de l'aine et du siège, s'étendant peu à peu sur l'abdomen, gagnant progressivement le thorax ; en même temps la rougeur démarre sur le cuir chevelu, le front, et s'étend vers le cou. La peau est épaisse, infiltrée, grasse, et les zones de rougeur desquament : à chaque change vous trouvez dans les vêtements des petits lambeaux de peau morte, grasse, très caractéristiques de l'affection.

Les lésions peuvent rester localisées à ces deux régions ou s'étendre, gagner le corps entier : le bébé devient impressionnant, rouge comme une petite écrevisse. Mais il ne semble pas gêné, ni souffrir de démangeaisons, et continue à pousser très bien.

Mon avis

On observe bien moins souvent qu'autrefois des maladies de Leiner-Moussous sévères et importantes. Les soins précoces sont plus efficaces, et il semble bien qu'un certain nombre d'entre elles sont dues à une réaction particulière de la peau à l'infection microbienne ou surtout aux levures responsables du muguet, *candida albicans*.

On dispose donc de traitements efficaces. Ceux-ci consistent en soins locaux très attentifs, comme pour les infections à levures ou les infections du siège, et si nécessaire en l'administration d'antibiotiques généraux et antilevures.

L'évolution va se faire vers la guérison complète, même dans les grandes formes, en quatre à six semaines, parfois avec stagnation du poids durant quelques jours, au moment de la guérison, car les téguments étant œdématiés et infiltrés, la guérison s'accompagne d'une perte d'eau. Le bébé récupérera une peau lisse, belle, parfaite.

Infections cutanées, folliculite, infections des plis et du siège

➤ *La folliculite*

Le bébé présente fréquemment, vers l'âge de 10 à 15 jours, de petites pustulettes jaunâtres, localisées dans la région du siège, parfois le cou, le haut du thorax. Elles ont la taille d'une tête d'épingle, sont plus ou moins abondantes, ont tendance à récidiver et à durer ; quelques-unes apparaissent alors que d'autres guérissent : c'est la folliculite. Il s'agit d'une infection de surface à staphylocoque en général, n'ayant pas tendance, dans cette forme, à donner des complications générales.

La folliculite ne nécessite que des soins locaux, mais précis et attentifs : savon désinfectant utilisé deux fois par jour, application sur chaque petite lésion d'une solution colorante alcoolique, hygiène générale très stricte.

➤ *Le pemphigus staphylococcique*

Le staphylocoque de la folliculite peut entraîner parfois de véritables bulles, lésions plus importantes de la taille d'un pois ou d'une cerise, siégeant sur le siège et l'abdomen et qui s'ouvrent en laissant s'écouler une sérosité.

Le pemphigus staphylococcique justifie, lui, un traitement général et pas seulement des soins locaux.

Prendre soin de la peau de votre bébé

Nous avons dit combien la peau des bébés est fragile et nécessite par conséquent des soins minutieux et attentionnés.

— Lors de la toilette, il est fondamental de bien laver et sécher le siège et les régions des plis. On évite ainsi toute macération et la surinfection qui s'y installe immédiatement : microbienne ou à levures.

— La moindre rougeur doit faire redoubler d'attention et faire appliquer régulièrement une solution colorante désinfectante (éosine, solution de Millian, fluorescéine).

— Parfois (mais de plus en plus rarement de nos jours) les couches peuvent être allergisantes pour tel ou tel bébé, entraînant une rougeur diffuse bien limitée en périphérie par la zone de contact avec la couche, favorisant l'infection.

➤ *Infections du siège*

Nous ne pouvons détailler toutes les formes cliniques des infections du siège, mais un certain nombre de principes sont fondamentaux :

— Toutes les lésions du siège relèvent d'infection ou d'irritation, ou des deux mécanismes à la fois.

— Il faut laver le siège le plus souvent possible à l'eau et au savon, particulièrement si le bébé est resté un certain temps avec des couches souillées.

— Diarrhée, poussées dentaires, s'accompagnent volontiers de rougeurs. Toute rougeur de l'anus doit être considérée comme un début d'infection (anite) et traitée comme telle.

Le traitement des lésions du siège consiste à éviter tout facteur d'irritation et à traiter l'infection par savon désinfectant, solution colorante, crème ou pommade adaptée au type probable de l'infection, en évitant soigneusement les pommades aux corticoïdes et en utilisant largement des compresses stériles pour isoler les lésions.

Enfin de nombreux bébés ont des urines très ammoniacales, d'odeur très forte, facteur d'irritation nécessitant l'utilisation d'un savon acide.

Le muguet

Il est dû à une levure (forme élémentaire de champignon, de mycose), le *candida albicans* ; sa fréquence est devenue tout à fait considérable dans toutes les localisations, muqueuses et cutanées.

■ Le muguet buccal est constitué de lésions blanchâtres siégeant sur la langue (où il est facilement confondu avec des dépôts de lait) et surtout sur la face interne des joues, plus ou moins étendues, pouvant gagner parfois toute la muqueuse de la bouche. Il peut entraîner une gêne à la succion (le nourrisson tète mal, semble souffrir un peu à la déglutition) mais on le découvre tout aussi souvent par un examen systématique. Cela s'observe surtout au début, alors que les lésions blanchâtres sont précédées d'un aspect rouge, irritatif de la langue.

Le muguet buccal est très banal vers le 15e ou le 20e jour, et s'il n'est pas accompagné de lésions cutanées, ni de troubles digestifs, il cède à des soins locaux, mais minutieux, répétés, longtemps prolongés.

• Il faut avant chaque repas badigeonner la bouche avec une compresse enroulée sur votre index et imprégnée d'eau de Vichy, d'eau bicarbonatée, ou d'un antibiotique antilevure en suspension (nystatine ou amphotéricine).

• Ce traitement doit être poursuivi au moins dix à douze jours jusqu'à disparition complète des lésions.

• Il ne faut pas hésiter, même chez le tout-petit, à administrer un antibiotique antilevure par voie générale en cas de lésions cutanées importantes ou de diarrhée associée.

■ En effet, le bébé semble mal se défendre contre les levures. Elles représentent sans doute la cause essentielle des infections du siège et des plis. Elles débutent souvent par une rougeur diffuse de la zone des plis, ressemblant à une macération, avec irritation particulière au fond même du pli : oreilles, aisselles, cou, aines surtout. Au début cela n'est visible qu'en déplissant très bien la peau, manœuvre difficile, surtout au niveau du cou, chez le bébé grassouillet. Et puis les lésions s'étendent et gagnent la surface du pubis, des fesses, du thorax, parfois les joues ; elles ressemblent à des vésicules érosives entourées d'une collerette, siégeant sur un fond irrité, gagnant rapidement du terrain par leur périphérie.

Ces lésions cutanées sont très sensibles au traitement, qui doit être minutieux et attentif.

• Matin et soir il faut laver l'enfant avec un savon liquide désinfectant et bien rincer.

• Mettre ensuite une solution colorée, par exemple d'éosine à 2 %, alcoolique au niveau des plis et à la périphérie des lésions (loin des muqueuses et sur de petites surfaces seulement), aqueuse partout ailleurs.

• Ensuite, mettre une pommade à base d'antibiotique antifongique, recouvrir si possible d'une compresse stérile au niveau des grands plis, cou, aisselles, aines (pour éviter le frottement et la macération) et entourer le siège d'une compresse stérile.

• Si les lésions sont étendues, l'adjonction d'un antibiotique spécifique par voie générale sera nécessaire. Les soins locaux doivent être poursuivis jusqu'à guérison complète des lésions.

L'eczéma du nourrisson

Appelé actuellement dermite atopique, l'eczéma peut débuter à partir de trois mois par des lésions que caractérisent leur localisation et leur allure. Il apparaît spontanément, ou dans des circonstances très variées, donc sans signification habituelle. Il se présente sous la forme de zones rouges, vésiculeuses, parfois suintantes, plus ou moins étendues, qui siègent sur les joues, les oreilles, le front, donnant une sensation de granité. Elles s'étendent rapidement aux plis, derrière les oreilles, devant les coudes, derrière les genoux, gagnant souvent le dos de la main dans la région du pouce. Telles sont les localisations les plus courantes des formes peu étendues, mais les lésions peuvent gagner largement les régions des plis, avoir l'allure de plaques arrondies ou ovales sur le tronc, les racines des membres. Le plus grave est un eczéma généralisé avec parfois surinfection, posant beaucoup de problèmes thérapeutiques.

Il existe toujours deux phénomènes d'accompagnement :

— Le prurit, besoin de se gratter. On voit des bébés, sitôt déshabillés, se tortiller dans tous les sens, gênés et malheureux.

— Une peau sèche, seul symptôme des formes très mineures, très marquée sur les jambes, la partie postérieure des bras et qui prend parfois un aspect particulier, sec et fendillé, sur les paumes, la plante des pieds et les doigts.

Cet eczéma a tendance à s'atténuer pour disparaître entre 2 et 4 ans, ou plus tôt dans les formes légères avec persistance parfois de lésions, permanentes ou intermittentes, derrière les oreilles, ou dans les plis.

Les enfants atteints ont un terrain allergique dont témoignent les antécédents familiaux, parfois des dosages biologiques évocateurs mais non spécifiques (augmentation des IgE), mais il est rare de trouver une cause générale, telle une sensibilisation au lait de vache. Par contre, il peut survenir d'autres phénomènes allergiques et en particulier respiratoires (asthme, bronchites répétées).

Mon conseil

Ces sujets développent facilement des allergies de contact et il est très important d'éviter les vêtements synthétiques, les diverses lessives et adoucissants, les colorants et la laine, pour utiliser surtout des cotons clairs et du savon pur pour le lavage des vêtements.

Il n'existe pas de traitement spécifique et pas de remède miracle contre l'eczéma. Quand il s'agit de sensibilisation au lait de vache, cependant, la suppression de ce dernier jointe à l'administration de médicaments bloquant, au niveau de l'intestin, l'absorption des molécules néfastes peuvent donner des résultats spectaculaires.

Les bébés à peau sèche, de type preéczémateux, sont de plus en plus fréquents. La pollution atmosphérique a probablement un rôle.

Tel est l'eczéma du nourrisson fréquent, justifiant des soins précis et attentifs, gênant mais en général peu grave.

Mon conseil

• Il faut éviter l'infection en donnant un ou deux bains quotidiens avec des savons doux, ou des pains de savon sans soude ; parfois en adjoignant un antiseptique (permanganate de potassium ou savon liquides très dilués).
• Éviter aussi de donner des bains trop chauds qui augmentent le prurit.
• Utiliser des huiles adoucissantes si la peau est trop sèche. On dispose actuellement de nombreuses crèmes hydratantes, non allergisantes, à appliquer après le bain.
• Les dérivés de la cortisone sont utiles, mais sous leur forme la plus légère (niveau IV) en évitant si possible le visage et les fesses, et en les appliquant seulement sur les lésions notables, par périodes très courtes, de six à huit jours, en cas de poussée. Ils peuvent être alors très bénéfiques.
• Enfin un médicament antihistaminique ou antipurigineux peut être donné longtemps, par cures discontinues.

Affections rhinopharyngées et respiratoires

Stridor congénital

Certains bébés, des garçons deux fois sur trois, présentent, dès la naissance ou après quelques jours, un bruit respiratoire, sorte de gloussement plus ou moins intense, survenant à chaque inspiration (entrée de l'air dans les poumons), permanent, calmé dans le sommeil, exagéré par l'agitation et parfois les repas quand le bébé est très impatient.

Le bruit, tantôt musical et léger, tantôt fort et un peu rauque, inquiète toujours les parents, s'accompagne parfois d'un tirage (creusement du thorax à l'inspiration) qui contraste avec le caractère joyeux, la bonne coloration du bébé.

C'est le stridor congénital dû à une laryngo-malacie, c'est-à-dire la mollesse de certains éléments du larynx (conduisant l'air vers la trachée et les bronches), qui s'aplatit un peu trop au moment de l'inspiration.

Ce stridor a tendance à s'accentuer jusque l'âge de 3 à 6 mois, puis s'atténue progressivement pour disparaître entre 12 et 18 mois.

Inquiétant à l'oreille, totalement bénin en général, il favorise peut-être la récidive des infections laryngées et respiratoires si fréquentes à cet âge de la vie.

Mon conseil

Cependant tout stridor congénital doit être montré à un oto-rhino-laryngologiste entraîné, surtout s'il est atypique dans son installation, son intensité.

L'examen ORL et, tout particulièrement, l'examen direct du larynx permettra d'éliminer et de soigner, si nécessaire, d'autres causes (sténose, malformation, paralysie, compression interne ou externe) que la laryngo-malacie, habituellement bénigne et régressive.

Infections rhinopharyngées et respiratoires

Elles constituent une grande partie de la pathologie de la première année, et il est souvent difficile de faire la part entre l'atteinte rhinopharyngée et l'atteinte proprement respiratoire, bronchique ou pulmonaire.

En fait les bébés qui ont une fragilité des muqueuses, une prédisposition allergique ou des raisons de contaminations répétées, présentent souvent en alternance, infections pulmonaires et infections rhinopharyngées. Le bilan ORL fait absolument partie de tout examen. Quelques germes sont fréquemment retrouvés, en particulier l'hemophilus influenzae ou bacille de Pfeiffer, et leur résistance aux antibiotiques pose aux médecins des problèmes d'actualité.

Mais il faut bien comprendre que ce sont les germes et non l'organisme humain qui deviennent résistants. C'est pourquoi il s'agit ici pour les médecins d'une question d'écologie générale liée à la quantité d'antibiotiques administrés à une population, à la manière de les prescrire, à leur degré d'utilité.

Il est vrai qu'actuellement la résistance des germes aux antibiotiques pose aux pédiatres de sérieux problèmes, et il est important d'adapter l'antibiotique, utilisé en cas de nécessité, à l'affection en cause.

Mon avis

La phrase : « Il a déjà eu beaucoup d'antibiotiques, il sera résistant quand il en aura vraiment besoin » n'a aucun sens. Il peut être nécessaire d'administrer à un bébé plusieurs cures d'antibiotiques au cours de la première année. Les antibiotiques sont indiscutablement responsables de la diminution d'affections graves telles que : broncho-pneumonies, staphylococcies pulmonaires, mastoïdites, pleurésies purulentes, que nous ne rencontrons plus guère. C'est dire si leur rôle préventif est considérable, mais cela commande de les prescrire à bon escient, de manière adaptée et suffisamment efficace.

Rhinites, rhinopharyngites

La rhinite est le nom médical du rhume et de l'inflammation des fosses nasales.

La rhinopharyngite est l'inflammation du nez et du fond de la gorge ; elle est causée habituellement par une infection à virus, sur laquelle viennent très vite se greffer des surinfections par les microbes courants du nez et des voies respiratoires supérieures.

Nous avons déjà évoqué, parmi les soins ordinaires des premières semaines, le problème du nez bouché du nouveau-né. Les rhinopharyngites sont très banales au cours des premiers mois de la vie, traduites par de la fièvre, des éternuements, un écoulement nasal devenant purulent en deux ou trois jours. Le trouble essentiel est la difficulté à respirer par le nez qui oblige le bébé à interrompre souvent sa tétée : il a du mal à déglutir, il se fatigue. Les réveils nocturnes sont très fréquents, la soif intense, car la nécessité de respirer par la bouche assèche considérablement les muqueuses respiratoires.

Mon conseil

Dégager le nez par des instillations à base de sérum physiologique ou d'eau de mer stérilisée, utiliser un mouche-bébé et mettre en œuvre éventuellement un traitement antibiotique et anti-inflammatoire sont les gestes essentiels.

Adénoïdite

Comme vous pouvez le voir sur le schéma (p. 710) les végétations adénoïdes sont une sorte d'amygdale située sur la paroi supérieure du pharynx, juste en arrière de l'orifice postérieur des fosses nasales. Leur infection, avec l'importante augmentation de volume qu'elle entraîne, est, avec le gonflement de la muqueuse, le facteur essentiel de cette obstruction nasale. C'est l'adénoïdite.

Otites

Les otites sont extrêmement fréquentes à cet âge et constituent la complication majeure, toujours possible, de toute infection rhinopharyngée. Elles peuvent résulter d'une atteinte directe du tympan par virus ou bactérie. Elles sont le plus souvent des « otites moyennes », conséquence de l'infection de la caisse du tympan (petite cavité située derrière le tympan, contenant la chaîne des osselets transmettant les vibrations du tympan) qui communique avec le pharynx par l'intermédiaire d'un petit canal, la trompe d'Eustache. Celle-ci est courte et large chez le bébé, et son orifice, situé juste sous les végétations, permet la pénétration de microbes, de sécrétions purulentes dans la caisse du tympan.

L'otite peut être catarrhale, suppurée et nécessiter alors une paracentèse (bien rare de nos jours) qui consiste en un petit coup de bistouri donné dans le tympan pour permettre l'écoulement du pus. Elle peut être subaiguë, séreuse ou à glu.

Ces otites séreuses sont actuellement très fréquentes, volontiers traînantes, découvertes à l'occasion d'une infection rhinopharyngée ou d'un examen systématique. Elles entraînent une gêne auditive temporaire et si elles ne sont pas soignées et guéries, elles peuvent causer des pertes auditives, partielles mais définitives, éventuellement responsables d'un retard et d'une difficulté de langage.

Chez le nourrisson l'otite est souvent latente, ou révélée par des troubles digestifs, la prolongation d'une infection rhinopharyngée, une petite fièvre traînante, un mauvais appétit, des difficultés de sommeil. Le bébé ne sait pas préciser sa douleur, et le fait de porter la main à l'oreille n'est pas toujours un symptôme d'otite. L'examen des tympans est donc fondamental.

Mon avis

Toute otite suppurée, détectée doit être énergiquement traitée en général par antibiotiques associés à des anti-inflammatoires suffisamment longtemps pour obtenir une guérison parfaite. Leur répétition peut conduire à envisager des traitements préventifs, l'ablation des végétations, avec paracentèse et aspiration si nécessaire ou la pose éventuelle de « yoyos » (petits tubes jouant le rôle d'aérateurs à travers le tympan).

Laryngites

Les laryngites, c'est-à-dire l'inflammation du larynx, étaient, avant l'ère des antibiotiques et de la cortisone, une maladie redoutable de la première enfance ; il y avait à l'hôpital des Enfants malades de Paris, une salle entière d'enfants soignés pour laryngite ayant subi une intubation (mise en place d'une canule dans le larynx) ou une trachéotomie (ouverture de la trachée-artère au-dessous du larynx pour la mise en place d'une canule) afin de leur permettre de respirer. Elles sont devenues plus bénignes à condition d'être traitées vite et efficacement.

- Les laryngites striduleuses, en règle générale d'origine allergique, sont peu fréquentes chez les tout-petits ; elles surviennent la nuit, brutalement, de façon dramatique, mais restent anodines et guérissent en quelques heures avec le traitement.
- Les laryngites aiguës d'origine infectieuse, souvent d'origine virale *(virus parainfluenzæ)*, succèdent rapidement à un rhume ; la voix et la toux sont rauques, et le bébé tousse un peu en aboyant « comme un petit chien » ; la toux peut devenir très fréquente, parfois incessante, et s'installe alors une gêne respiratoire, qui provoque malaise, agitation, inquiétude.

Avec le traitement, les symptômes s'estomperont progressivement, mais toux, petite gêne respiratoire, voix rauque persisteront quelques jours.

Mon conseil

Il faut, en attendant le médecin qui administrera antibiotiques et cortisone, calmer et rassurer votre bébé, lui donner un peu d'aspirine, un sirop légèrement calmant, et surtout humidifier l'atmosphère (n'hésitez pas à installer votre bébé dans la cuisine, y faire couler de l'eau très chaude et bouillir de grandes casseroles d'eau. Cela peut le soulager rapidement).

Épiglottites

L'épiglotte est la petite portion de chair, dépendant du voile du palais, qui saille dans le pharynx. Son infection, épiglottite, le plus souvent causée par le germe hemophilus influenzae, peut la faire augmenter de volume ; elle gêne alors considérablement la respiration. Un traitement antibiotique s'impose très vite et éventuellement une intubation, si la difficulté respiratoire est importante.

Bronchiolites, infections broncho-pulmonaires

➤ *La bronchiolite*

Pouvant survenir très tôt dans la vie, en période d'automne et d'hiver, c'est une inflammation des petites bronches, causée dans 80 % des cas au moins par un virus appelé virus respiratoire syncitial. On l'appelait autrefois bronchite asthmatiforme, ou broncho-alvéolite ou bronchite dyspnéisante ; le terme de bronchiolite est aujourd'hui universellement utilisé par les médecins. Elle est très fréquente, puisque environ 10 % des nourrissons seront atteints au moins une fois, et la moitié d'entre eux plusieurs fois. Le bébé commence à tousser, à être gêné pour respirer, nez coulant et encombré avec fièvre en général peu élevée, aux alentours de 38 °C. Le tableau peut rester modéré, ou s'accentuer de plus en plus, jusqu'à une gêne respiratoire importante, avec toux très fréquente et sifflements ; pour le médecin l'allure de la respiration, l'auscultation sont caractéristiques ; et il devra apprécier l'intensité de la gêne, son amélioration plus ou moins rapide par le traitement, la nécessité de faire pratiquer une radiographie pulmonaire, immédiatement ou au cours de la maladie, pour détecter une séquelle.

Cette atteinte virale des petites bronches abîme la muqueuse, entraîne des phénomènes constants de surinfection, par des microbes habituels (d'où la nécessité d'un traitement antibiotique malgré son inefficacité sur le virus lui-même) et va, on le sait maintenant, favoriser l'installation d'une allergie respiratoire. Certes, les bébés ayant des antécédents allergiques familiaux, donc un « terrain allergique », auront plus tendance que les autres aux récidives, lesquelles facilitent l'apparition d'un asthme véritable.

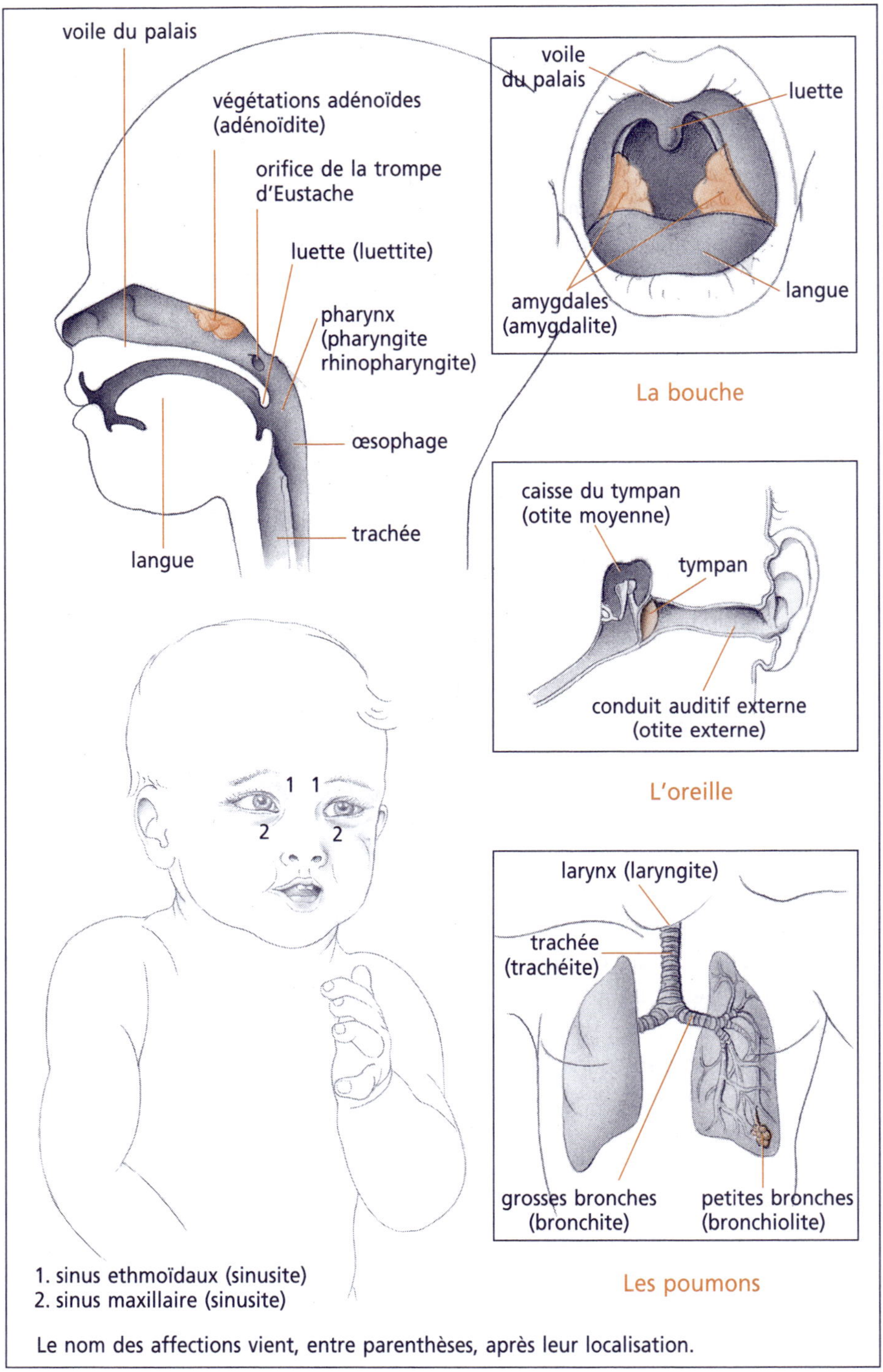

Les affections ORL

Autrement dit, ce n'est pas parce qu'un bébé a présenté une « bronchite asthmatiforme » qu'il sera asthmatique plus tard, mais s'il en a fait plusieurs au cours des deux premiers hivers de sa vie, le risque sera indiscutablement plus grand.

Certains bébés ont d'emblée un asthme précoce, mais il est très difficile d'affirmer ce diagnostic avant l'âge de 18 mois.

Le traitement devra donc être énergique et efficace, et la guérison totale, sans aucune séquelle.

■ Il s'agit d'associer :

— L'administration d'antibiotiques de façon suffisamment prolongée à partir du moment où l'on pense qu'il y a surinfection microbienne, et celle-ci est bien banale.

— La désobstruction nasale, difficile, pour laquelle il faut s'aider de produits simples, désinfectants, ne contenant pas d'antibiotiques (car utilisés localement ils peuvent allergiser les muqueuses respiratoires).

— Des médicaments luttant contre la gêne respiratoire de type asthmatique (théophylline, Ventoline®).

— Et enfin la kinésithérapie respiratoire : le bébé ne sait pas cracher. Son encombrement est un élément majeur de son trouble. La kinésithérapie respiratoire, effectuée par quelqu'un d'entraîné à cette technique chez le nourrisson, est fondamentale, à raison d'une ou deux séances par jour pendant 7 à 8 jours. Elle est un peu pénible pour le bébé, mais joue un rôle majeur dans le processus de guérison.

■ L'administration de cortisone peut être utile, mais n'est pas systématique.

➤ *Les autres infections broncho-pulmonaires*

Les bronchiolites ne résument pas les infections broncho-pulmonaires du petit enfant. Il existe des bronchites plus banales atteignant les grosses bronches, avec parfois une toux un peu rauque lorsque larynx et trachée-artère sont infectés. Un stade au-dessus et c'est le foyer pulmonaire visible radiologiquement.

■ Tout enfant dont la toux et la fièvre ne cèdent pas à un traitement antibiotique très rapidement, où chez lequel la fièvre s'élève après quelques jours de toux, mérite une radiographie pulmonaire à la recherche d'un foyer d'infection.

■ Sa découverte commande un traitement plus prolongé, parfois associé à des anti-inflammatoires, et, en l'état actuel, un foyer n'est pas un élément de gravité important.

■ Mais il faut vérifier absolument la guérison complète par des radiographies effectuées au bout de 2 à 3 semaines.

À retenir

— La bronchiolite du nourrisson (appelée autrefois bronchite asthmatiforme, ou broncho-alvéolite, ou bronchite dyspnéisante) est très fréquente et peut survenir très tôt dans la vie.
• Il faut être vigilant en cas d'antécédents allergiques familiaux et de fréquentes récidives qui favorisent l'apparition d'un asthme véritable.
• Dans le traitement, il s'agit d'associer : la désobstruction nasale, des médicaments luttant contre la gêne respiratoire de type asthmatique, la kinésithérapie respiratoire et l'administration d'antibiotiques à partir du moment où l'on pense qu'il y a surinfection microbienne.
— Tout enfant dont la toux ou la fièvre ne cèdent pas rapidement à un traitement antibiotique et tout enfant chez lequel les symptômes apparaissent brutalement avec une fièvre élevée, méritent une radiographie pulmonaire à la recherche d'un « foyer pulmonaire »

Récidives des infections rhinopharyngées et respiratoires

Il est banal, pour le pédiatre, d'être consulté pour un enfant de deux ou trois ans qui tousse et dont le nez coule en permanence, ou presque, du mois de septembre au mois de juin. C'est peut-être le motif de consultation le plus fréquent, surtout dans les grandes villes en période hivernale. Mais le cas se présente souvent dès l'âge le plus tendre ; c'est pourquoi nous voudrions dire, en quelques mots, quels problèmes généraux doivent être discutés à ce propos.

Chaque enfant devra se constituer, avant l'âge de cinq à six ans, une immunité contre les germes responsables (virus et microbes) avec lesquels il entre inévitablement en contact. Ceux-ci ont été dénombrés récemment : ils sont au moins au nombre de 60 à 70. Certaines de ces infections sont bruyantes, d'autres, dites asymptomatiques, passent inaperçues. Tout le problème est de savoir pourquoi certains enfants ne sont presque jamais malades et d'autres tout le temps. Là interviennent des facteurs d'environnement et individuels jouant dans chaque cas un rôle plus ou moins important et dont il faut tenir compte pour les traitements curatifs et préventifs.

➤ *Le rôle de l'environnement dans les infections*

Les facteurs d'environnement sont surtout :

— La pollution générale atmosphérique particulièrement importante dans les grandes villes.

— La promiscuité dans les crèches qui peut conduire à conseiller de ne plus laisser tel nourrisson en crèche.

— À la maison l'excès de chauffage, la trop grande sécheresse de l'air, insuffisamment humidifié, et le tabagisme familial sur lequel on ne saurait trop insister (proportionnellement on opère « des végétations » trois fois plus d'enfants de fumeurs).

— Les mauvaises conditions de vie, d'hygiène, de nutrition.

Enfin, on a récemment reproché à une humidification excessive de l'air de la chambre à coucher de favoriser la prolifération des acariens qui jouent un rôle important dans les allergies respiratoires.

➤ *Les facteurs personnels*

Les facteurs personnels jouent tout de même un rôle majeur. Il ne faut pas méconnaître une maladie générale sévère (mucoviscidose, maladie chronique des muqueuses respiratoires, défaut sévère de l'immunité) ; les médecins y pensent mais ce sont des cas rares. Le plus souvent, il s'agit d'augmentation de volume des végétations adénoïdes, de reflux gastro-œsophagien passant plus ou moins inaperçu et surtout de terrain allergique. Infection et allergie sont fréquemment liées dans ce genre de troubles, l'une ou l'autre préexistant.

L'histoire clinique des incidents, l'histoire familiale, l'aspect des muqueuses respiratoires, quelques examens biologiques souvent difficiles à interpréter, permettent parfois d'évoquer une allergie respiratoire même chez le bébé.

Le plus souvent les examens courants ne mettent aucun trouble particulier en évidence et l'on invoque la conjonction de nombreux facteurs à forme légère et une sensibilité particulière aux infections. Puis l'un des parents raconte cette même histoire pour sa propre enfance, ses sept otites, et sa guérison après trois cures thermales. Il s'agit en général, au départ, d'infections à virus, contre lesquelles nous ne disposons d'aucun traitement spécifique, mais très vite des microbes viennent infecter ces muqueuses lésées par l'atteinte virale.

➤ Comment y remédier ?

■ Cela explique la nécessité, fréquente, de traitements antibiotiques, qu'il ne faut pas craindre, car ils ont sauvé et sauvent des millions d'enfants de complications, certaines ayant même totalement disparu.

■ Sur un enfant désinfecté, on peut envisager des traitements préventifs qu'il y a grand intérêt à adapter et à combiner, et dont l'efficacité est souvent importante : intervention ORL si nécessaire, apport en fer, médicaments anti-allergiques, vaccins ou médicaments appelés immuno-modulateurs dont le mode d'action est un peu semblable à celui des vaccins. On sait bien maintenant que la répétition des infections, bronchiolites en particulier, est facteur d'installation d'une allergie respiratoire.

■ Les cures thermales souvent, un traitement homéopathique parfois, peuvent être utiles.

Hernies, ectopie testiculaire, invagination intestinale

L'ectopie testiculaire

Chez le garçon, le testicule se fabrique au cours de la vie embryonnaire, contre le rein. Tout au long du développement fœtal, il va descendre pour sortir de la cavité abdominale par un canal situé entre les muscles de l'abdomen, le long du pli de l'aine. Ce canal inguinal, par où se forment les hernies, va se fermer en se collant progressivement derrière le testicule qui le parcourt de haut en bas et obliquement pour venir se placer dans la bourse correspondante.

Pour bien fonctionner les glandes masculines doivent être à la température extérieure et non à 37 °C.

➤ Le testicule oscillant ou ascenseur

À la naissance, chaque testicule est placé dans une bourse ; derrière et au-dessus de lui le canal inguinal est bien fermé. Le testicule peut parfois remonter à la partie basse du canal, mais une petite traction suffit à le remettre bien en place.

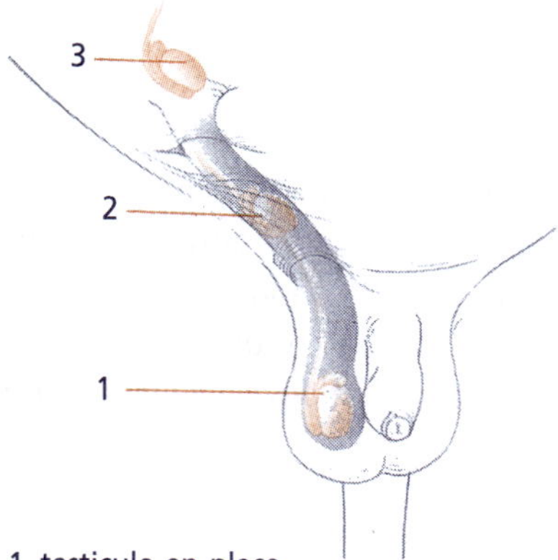

L'ectopie testiculaire

Ce testicule oscillant ou ascenseur ne nécessite aucune correction chirurgicale car il se placera tout seul, en bonne position, à la puberté.

➤ *L'ectopie testiculaire*

Il arrive que le testicule arrête sa course en n'importe quel point de son trajet, le plus souvent dans le canal inguinal, parfois plus haut, et il peut ne pas être perçu du tout s'il est resté dans l'abdomen. C'est l'ectopie testiculaire, plus sévère si le testicule est dans l'abdomen, plus facile à corriger chirurgicalement s'il est seulement dans le canal et assez bas situé.

Si le testicule est vraiment ectopique et non oscillant, il y a fort peu de chances pour une correction par un traitement médical. L'indication chirurgicale est donc habituelle, et le plus tôt (vers 18 à 24 mois) est le mieux, pour vérifier l'état du testicule et éviter le maintien trop prolongé de celui-ci à la température du corps ; il n'y a aucun intérêt à attendre. C'est une intervention bénigne mais délicate du fait de la finesse et de la fragilité de l'artère testiculaire et du canal conducteur du sperme, le déférent. Elle doit donc être effectuée par un chirurgien entraîné.

➤ *L'hydrocèle vaginale*

À l'intérieur de la bourse, le testicule est entouré d'une sorte de gaine, émanant du péritoine, qui l'a accompagné tout au long de son trajet descendant, la vaginale. Celle-ci peut être gonflée par une sérosité, plus ou moins abondante : c'est l'hydrocèle vaginale.

L'hydrocèle est banale au moment de la naissance et va se résorber naturellement en quelques jours ou semaines.

Mais une poussée d'hydrocèle peut survenir à n'importe quel moment de l'enfance, parfois au cours de la première année. Chez le bébé elle peut arriver spontanément, accompagner une infection du testicule ou du canal spermatique (orchi-épididymite), une complication chirurgicale sur un des petits organes surmontant le testicule (torsion de l'hydatide) ou alors témoigner de l'existence d'une hernie sous-jacente.

Hernie

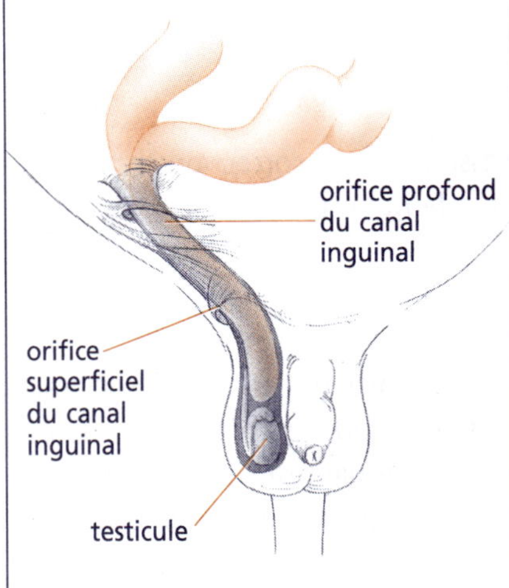

L'intestin grêle empruntant le trajet du canal inguinal constitue la hernie inguinale.

La hernie inguinale

Nous avons parlé plus haut du canal inguinal par lequel le testicule descend se placer dans la bourse. Si celui-ci n'est pas bien obturé, l'intestin peut s'y engager par son orifice profond pour y descendre ; c'est la hernie inguinale, plus fréquente chez le garçon (elle peut aller même jusque dans la bourse), traduite par un simple gonflement en haut du canal, ou par une importante tuméfaction déformant le canal inguinal et la bourse, « entrant et sortant » plus ou moins facilement.

On admettait, traditionnellement, que ces hernies pouvaient se fermer spontanément jusque vers 10 ou 12 mois, leur persistance au-delà de cet âge commandant l'intervention chirurgicale.

Ces dernières années, les chirurgiens infantiles ont insisté sur la fréquence de leur « engouement » ou de leur « étranglement » et surtout sur leur mauvaise tolérance : poussées de douleurs, de gêne, au moment des digestions.

Mon conseil

Les bébés porteurs de hernies importantes sont souvent criards et geignards, en dehors même de toute complication apparente, et on a maintenant tendance à opérer précocement. Aussi toute hernie doit-elle motiver une consultation chirurgicale.

Hernie de l'ovaire

Il arrive que, chez votre bébé fille, vous perceviez un jour, le plus souvent par hasard, en faisant sa toilette, une petite boule de la taille d'un œuf de caille, mobile, mais modérément, à la partie moyenne du pli de l'aine, ou un peu plus bas, à la partie supérieure d'une grande lèvre. Elle n'est pas douloureuse, à peine sensible, et ne se modifie pas dans les heures qui suivent sa découverte.

Ce que l'on peut prendre pour un « ganglion » est en réalité une hernie de l'ovaire. Elle doit être opérée rapidement, car les vaisseaux et les nerfs peuvent se coincer, l'ovaire peut se tordre ; cette possible souffrance entraînera une destruction par nécrose, donc un handicap pour toute la vie future.

L'intervention, réintégrant simplement l'ovaire dans la cavité abdominale, fermant l'orifice par lequel il s'est échappé, est bénigne et entraînera une guérison définitive.

L'invagination intestinale aiguë

L'intestin grêle est un tube qui débouche, à sa terminaison, dans une région du gros intestin ou côlon, appelée cæcum. L'intestin est parcouru, surtout en périodes digestives, de contractions faisant avancer les aliments vers le côlon où la digestion se termine. Il peut arriver pour une raison mystérieuse ou connue (infection des ganglions de la région à la suite d'une affection saisonnière, anomalie de la paroi) qu'une portion de l'intestin, boudin d'invagination, pénètre le côlon, entraînant ainsi une occlusion intestinale sévère, et constituant l'invagination iléo-cæcale, la plus commune chez le nourrisson.

Un beau bébé, en parfaite santé jusque-là, plus souvent un garçon (deux garçons pour une fille), de 3 mois à 1 an, se met à crier violemment, à pleurer, à se tortiller en agitant les jambes, comme étreint d'une colique sévère et très douloureuse. Vous le prenez dans les bras, rien ne le calme, et au bout de quelques

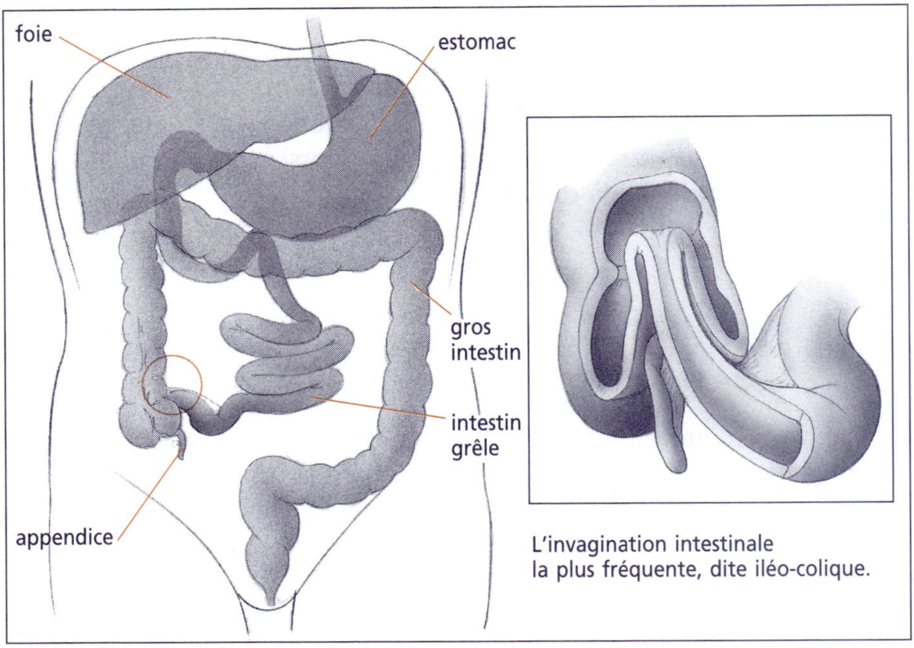

L'invagination intestinale la plus fréquente, dite iléo-colique.

Invagination intestinale

minutes les phénomènes cessent. Il peut vomir, devient pâle, les traits tirés. Au bout de quelques minutes tout recommence sur ce bébé déjà fatigué dans vos bras. La répétition de cette douleur paroxystique, d'apparition brutale, doit vous conduire à le montrer rapidement à votre médecin ou dans une consultation hospitalière ; les difficultés viennent parfois de la fréquence de formes un peu atypiques ou trompeuses.

La palpation du ventre peut déceler le boudin d'invagination, mais ce signe est difficile à mettre en évidence. C'est pourquoi on pratique de plus en plus une échographie de l'abdomen dans des centres entraînés, qui permet de mettre en évidence une image très suspecte ; on fait alors une radiographie du côlon par un lavement baryté qui peut, à lui seul, réduire l'invagination ; sans quoi l'on procède soit à une tentative de réduction par insufflation colique, soit à une intervention chirurgicale qui la réduit à coup sûr, s'il y a doute, et surtout a le mérite de vérifier l'intégrité de l'intestin en montrant qu'il ne souffre plus et ne comporte pas de lésions résiduelles. Le bébé guérira en quelques jours.

Mon conseil

Tout nourrisson qui semble souffrir de façon aiguë et par crises rapprochées doit être rapidement montré à un médecin.

Vomissements, problèmes gastriques

Les vomissements sont banals chez le bébé mais posent parfois des problèmes difficiles à résoudre pour le pédiatre. Tout enfant vomit facilement. Tout petit enfant peut vomir à l'occasion d'une surcharge alimentaire, d'une maladie virale fébrile, d'une gastro-entérite, d'une infection urinaire, d'une otite, d'une rhino-pharyngite.

Tout vomissement peut entraîner une fausse-route, c'est-à-dire le passage du liquide gastrique ou d'aliments dans les voies aériennes, avec des conséquences parfois sévères, d'où l'habitude de coucher les bébés sur le côté après la tétée. Mais la nature est bien faite : cet événement est rare, il ne faut pas vivre dans l'angoisse de sa survenue, même s'il vaut mieux prendre les mesures pour l'éviter !

Mon conseil

Toute maladie fébrile avec vomissements chez un bébé fatigué demande un examen médical pour éliminer une affection sévère (méningite par exemple).

Mais les vomissements peuvent constituer un trouble en soi. Leurs caractéristiques constituent déjà un élément important d'orientation pour le diagnostic. Ils peuvent être rares ou fréquents, pratiquement à chaque repas ; plus ou moins abondants ; faciles et sans douleur ; précédés ou suivis au contraire de gêne, de douleurs, de rots répétés. Ils peuvent retentir sur le développement, la prise de poids ou n'avoir aucune conséquence générale ; être vraiment isolés ou s'accompagner de petites modifications des selles.

Il est parfois difficile de faire la part entre des régurgitations sans gravité, survenant peu de temps après les repas, accompagnant plus ou moins les rots, et des vomissements pathologiques.

Tout est une question de degré et si tout bébé régurgite un peu facilement, des régurgitations importantes posent toujours un problème médical.

Si l'on élimine les intolérances alimentaires comme troubles essentiels, vomissements et régurgitations relèvent habituellement de causes gastriques et œsophagiennes, au nombre de trois pour la pathologie courante :

➤ La sténose du pylore

Elle affecte surtout des garçons qui, à partir de trois ou quatre semaines, vomissent beaucoup, de plus en plus, et finalement, régurgitent des repas entiers. Ils restent gais, joyeux, mais s'arrêtent de grossir et même perdent du poids.

Le pylore est le canal faisant communiquer l'estomac avec la première partie de l'intestin grêle, le duodénum. Il est entouré d'un muscle qui le ferme, mais qui, dans certains cas, du fait de son augmentation de volume et de sa tonicité extrême, empêche toute sortie des aliments : c'est la sténose du pylore par hypertrophie de ce petit muscle sphinctérien.

Elle est facilement diagnostiquée par un examen radiologique, facilement curable par une intervention chirurgicale bénigne consistant à sectionner ce muscle de façon à élargir le passage pylorique.

➤ La plicature gastrique

Elle est moins fréquente. Chez le petit enfant l'estomac est volumineux, descend assez bas dans l'abdomen et parfois se replie plus ou moins en deux poches ; les aliments passent difficilement de l'une à l'autre et les bébés, après avoir ingurgité 60 à 80 g, s'arrêtent de manger, se tortillent, semblent très mal à l'aise, ont beaucoup de difficultés à faire un rot.

La position un peu inclinée sur le ventre, comme lorsque l'enfant est à demi couché sur votre bras ou sur votre épaule, permet à l'estomac de reprendre une forme plus physiologique, la digestion peut s'effectuer plus facilement, et le repas se poursuivre. Tel est le traitement de ce trouble qu'une radiographie d'estomac met clairement en évidence.

➤ Le reflux gastro-œsophagien

C'est la plus fréquente cause de vomissements importants. Il est accompagné dans les cas graves de hernie hiatale (ascension dans le thorax de la partie supérieure de l'estomac).

L'œsophage passe du thorax à l'abdomen en traversant le muscle diaphragme, auquel il est relié par un petit réseau de fibres musculaires ; lui fait suite l'estomac, par le cardia, zone de passage entre œsophage et estomac qui s'élargit tout de suite en grosse tubérosité. Celle-ci, au moment de la digestion gastrique, se gonfle beaucoup et va comprimer le bas œsophage, empêchant les aliments d'y remonter lors des contractions gastriques à condition que l'angle de His (voir schéma) soit suffisamment aigu. On admet actuellement qu'il existe également une zone sphinctérienne au niveau du bas œsophage, participant à la fermeture de celui-ci.

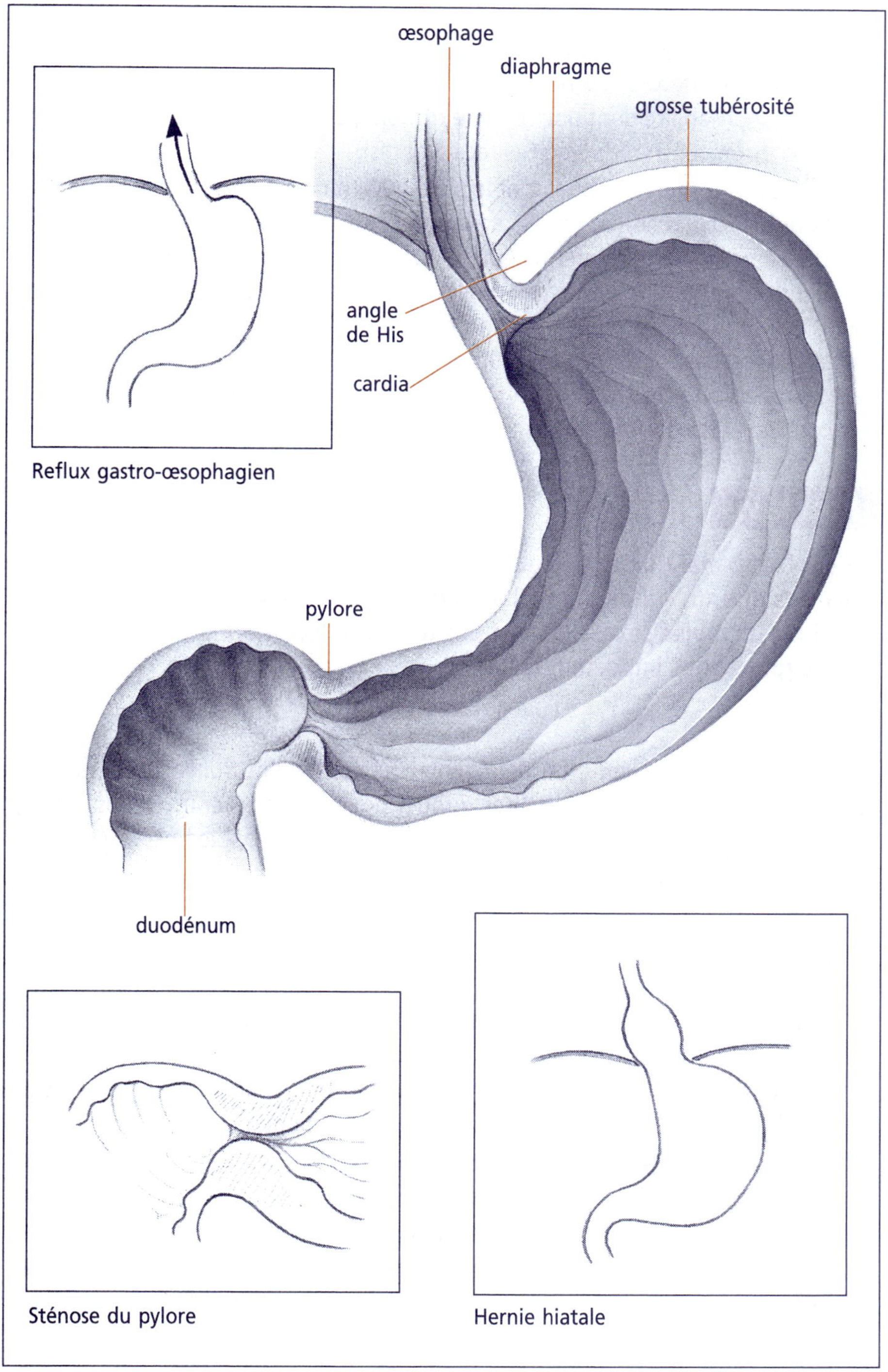
œsophage
diaphragme
grosse tubérosité
angle
de His
cardia
pylore
duodénum
Reflux gastro-œsophagien
Sténose du pylore
Hernie hiatale

L'estomac

Depuis quelques années, en partie en corrélation avec la mise en place de nouveaux moyens d'investigation, le reflux gastro-œsophagien est de plus en plus souvent reconnu et de plus en plus étudié. On s'est aperçu de sa grande fréquence et de sa responsabilité dans une série de troubles, en particulier respiratoires (toux nocturne, bronchites ou laryngites récidivantes).

Mais les symptômes d'appel sont le plus souvent des régurgitations, plus importantes que celles, physiologiques, accompagnant le rot banal, confinant parfois au vomissement, avec un retentissement ou non sur la prise de poids, mais surtout semblant entraîner une gêne, des douleurs. En effet, le liquide gastrique est très acide, et la muqueuse œsophagienne n'est pas faite pour le recevoir. Le reflux entraîne donc des sensations de brûlure et dans certains cas une irritation sévère de l'œsophage. Cette œsophagite peut, dans des cas extrêmes, faire saigner, le reflux se révélant parfois par un vomissement de sang rouge ou noirâtre.

Mon avis

Il est très banal que le pédiatre suspecte un reflux chez le bébé dont les parents disent : « Il digère mal » ou devant des symptômes d'emprunt et, sauf cas d'emblée sévère, il n'est pas toujours nécessaire de se lancer dans des explorations importantes.

Dans un premier temps, on peut tenter un traitement qui sera alors un traitement d'épreuve, sur les modalités duquel nous allons revenir. En cas d'échec, d'efficacité nettement insuffisante, de persistance de troubles nets, il convient alors d'envisager diverses explorations.

➤ *Les examens*

- La radiographie, par transit œso-gastro-duodénal en faisant avaler un peu de baryte au bébé, est l'examen le plus classique, le plus ancien, le moins traumatisant. Il peut mettre clairement en évidence le reflux, mais sa fiabilité n'est pas totale : il arrive qu'il soit normal dans des cas pathologiques.
- L'échographie, la scintigraphie sont réservées à des centres spécialisés et bien équipés.
- Trois examens sont de plus en plus pratiqués, les renseignements donnés étant irremplaçables. Mais bien que strictement sans aucun risque, il sont un peu traumatisants pour le bébé et leurs indications doivent être bien pesées.

— La pHmétrie, durant 3 heures ou 24 heures, consiste à mesurer dans l'œsophage les reflux acides venant de l'estomac, leur fréquence, leur intensité. C'est l'examen majeur.

— La manométrie mesure les pressions dans le bas œsophage.

— Enfin l'endoscopie de l'œsophage, par fibroscopie, permet de voir la muqueuse lorsque l'on suspecte une œsophagite c'est-à-dire une inflammation.

Mon avis

Heureusement, parmi les bébés ayant un reflux gastro-œsophagien, beaucoup présentent des troubles relativement mineurs qui cesseront vers 6 à 8 mois. Les troubles plus importants peuvent persister jusqu'à 16 ou 18 mois, justifiant la poursuite du traitement jusqu'à cet âge. Compte tenu de la banalité du reflux, il faut savoir qu'il existe quelques cas « piège » d'association à une sténose du pylore ou à une intolérance aux protéines du lait de vache, en particulier.

➤ *Le traitement*

Il doit être mis en œuvre et surveillé par votre médecin. Il associe plusieurs prescriptions :

- Parmi celles-ci, la mise du bébé en position couchée en plan incliné à trente degrés (on trouve facilement le matériel pour cela), le plus longtemps possible dans la journée et la nuit, position fort bien acceptée par l'enfant, peut jouer un rôle très important.
- Dans un premier temps, comme traitement d'épreuve, l'association d'épaississement relatif des repas, d'un médicament antispasmodique antireflux et d'un protecteur de la muqueuse œsophagienne suffira. Ce traitement devra être poursuivi quelques semaines puis diminué, pour être interrompu très lentement.
- Si le reflux est important, entraîne des incidents respiratoires, une œsophagite, il faut associer toutes ces thérapeutiques en y adjoignant éventuellement un médicament inhibiteur de la sécrétion acide de l'estomac.

Nous disposons donc actuellement de tous les moyens pour contrôler et guérir la majorité des reflux gastro-œsophagiens. C'est seulement dans les cas sévères persistants, au-delà de 18 ou 20 mois, après échec du traitement médical, que sera envisagé le recours à la chirurgie, chirurgie bénigne et très efficace entre des mains entraînées.

Il me semble qu'actuellement le diagnostic de reflux gastro-œsophagien est porté un peu abusivement devant de simples régurgitations accompagnant le rot, si banales. Mais la douleur probable (tortillements, grimaces, pleurs) doit toujours attirer l'attention.

Diarrhées, intolérances alimentaires

Il n'y a guère de bébé qui n'ait présenté, à un moment ou un autre, dans le cours de la première année, un épisode de diarrhée, plus ou moins aiguë, plus ou moins facilement accessible au traitement. Les cas les plus délicats surviennent au cours des premières semaines de la vie, surtout si le bébé est nourri artificiellement. L'allaitement maternel, en effet, évite de se poser quantités de questions sur la plus ou moins bonne tolérance ou acceptation de tel ou tel lait artificiel.

Au cours du premier mois, âge auquel le nourrisson est bien fragile, la survenue d'une diarrhée va faire évoquer le maximum de problèmes. Est-ce une infection intestinale et le début d'une diarrhée aiguë ? Est-ce le début d'une intolérance alimentaire, en particulier au lait de vache ? Est-ce la manifestation symptomatique d'une maladie ou d'une affection non digestive, otite, infection urinaire en particulier ?

La diarrhée des premiers jours est parfois facilement réglée par quelques mesures diététiques appropriées. Plus tardive, elle fait évoquer tous les problèmes des diarrhées aiguës ou durables.

Diarrhée aiguë

Le terme de gastro-entérite était volontiers utilisé autrefois, la fréquence des vomissements faisant évoquer une atteinte de l'estomac. En fait, ceux-ci sont habituels dans le début d'une diarrhée aiguë, pouvant même précéder celle-ci d'un à deux jours, au cours desquels le bébé a fort peu d'appétit, est plus ou moins fébrile, a mauvaise mine, vomit sans autre symptôme ; l'extériorisation de la diarrhée au bout de 24 ou 36 heures vient apporter le diagnostic, éliminant ainsi la suspicion d'une affection chirurgicale.

Le terme de diarrhée aiguë ne traduit pas toujours l'existence de selles émises avec une grande fréquence (six, huit en 24 heures), violemment, parfois en jet, totalement liquides. C'est bien sûr dans ce cas que le risque de déshydratation est au maximum. Mais les selles peuvent être seulement molles ou très molles, en général plus fréquentes, l'absence d'appétit, l'existence de vomissements venant accentuer la possibilité de déshydratation.

Depuis quelques décennies, les pédiatres ont peu à peu compris les mécanismes, les causes et le traitement à appliquer au cours des diarrhées aiguës. Les causes sont habituellement infectieuses :

— Les virus (rotavirus, coronavirus, entérovirus) en sont responsables dans 70 à 80 % des cas et peuvent être actuellement recherchés dans les selles en laboratoire.

— Les bactéries (colibacilles pathogènes, staphylocoques dorés, salmonelles) agissent de diverses manières, soit en envahissant les muqueuses du côlon, voire de l'intestin grêle, soit en sécrétant des toxines.

— Enfin, il s'agit rarement de parasites (lamblias ou amibes) - à rechercher systématiquement au retour d'un voyage en pays tropical, mais qui peuvent également être d'origine métropolitaine.

➤ *Le traitement*

■ Il faut supprimer le lait (au moins 24 heures complètement), excepté si le bébé est allaité au sein, lui donner à boire suffisamment, et traiter la fièvre s'il en a. Le régime sera un peu différent bien sûr pour un bébé de moins de 3 mois, n'ayant qu'une alimentation lactée exclusive, ou celui de 7 à 8 mois ayant déjà une alimentation différenciée dans laquelle on supprimera lait, laitages, légumes verts, jus de fruits et fruits crus (excepté les bananes).

■ On dispose actuellement de solutions de réhydratation toutes prêtes, apportant les quantités nécessaires d'eau et d'électrolytes (sodium, potassium, bicarbonates) et une certaine ration calorique, en général insuffisante. Le bébé doit boire à sa soif.

■ À défaut de ces solutions, on peut proposer de la soupe de carottes (ou des carottes d'un petit pot largement diluées), du bouillon salé, de la crème de riz ou des farines riz-carottes à l'eau, voire de l'eau de riz coupée dans laquelle on peut rajouter un peu de purée de carottes. La banane mixée à raison d'un tiers par biberon est un excellent aliment antidiarrhéique qui a l'avantage d'apporter une certaine ration alimentaire. Faire prendre de l'eau, du sucre et du sel est la base de la thérapeutique.

■ On dispose également de laits de régime permettant de faire la transition avec le lait habituel. Celui-ci ne sera repris que progressivement pour aboutir à la ration totale en trois ou quatre jours, tout en continuant les aliments de régime utilisés (carottes, farine de riz, bananes).

■ À côté de ces mesures diététiques, l'administration de médicaments, désinfectants ou antibiotiques intestinaux relève d'indications particulières. L'utilisation des antidiarrhéiques (stoppant la fuite de l'eau), des antispasmodiques (diminuant nausées et vomissements), de pansements intestinaux, sera envisagée, dans chaque cas et selon les symptômes, par le pédiatre.

Quand faut-il s'inquiéter ?

Le problème majeur, justifiant le rappel du médecin, serait la persistance de vomissements associés à une diarrhée sévère, faisant craindre une déshydratation si l'enfant ne garde pas le liquide administré par voie orale. Une hospitalisation peut être alors nécessaire.

Diarrhée chronique

Les pédiatres préfèrent, et de loin, les bébés constipés à ceux présentant en permanence, ou très souvent, une diarrhée : selles irrégulières, molles, abondantes, accompagnées parfois de coliques. Si l'état général n'est pas bon, la prise de poids insuffisante, il y a certainement quelque chose de pathologique.

Mais ce n'est pas toujours le cas, et il arrive que cette situation angoisse les familles alors que le bébé est florissant, avec une prise de poids satisfaisante. Dans ce cas le pédiatre se pose beaucoup de questions. Y a-t-il réellement un trouble ? Est-ce une affection chronique, d'emblée, ou succédant à une infection intestinale comme cela s'observe quelquefois ? Faut-il mettre en œuvre un régime particulier que l'on sera alors obligé de poursuivre longtemps, parfois inutilement ?

« Peut-il s'agir de la mucoviscidose ? »

Tout le monde a entendu parler de cette maladie héréditaire dont il existe des formes sévères et des formes plus légères, qui entraîne à la fois une diarrhée chronique abondante et grave et des troubles respiratoires répétés ; chaque année, en France, 500 nouveau-nés environ en sont affectés. Elle est due à une anomalie des glandes à mucus de l'organisme, peut être diagnostiquée dès la naissance dans les cas suspects par la recherche d'albumine dans le méconium et un peu plus tard par le « test à la sueur » (dosage de sodium dans la sueur).

Beaucoup de progrès ont été faits dans sa compréhension (détection et localisation du gène) et dans les techniques de traitement palliatif, mais surtout, la thérapie génique commence à être utilisée (puisqu'il s'agit d'une maladie due à l'anomalie d'un seul gène) et peut, dans les années à venir, susciter un grand espoir.

« Y a-t-il une véritable intolérance à un élément de l'alimentation et faut-il faire un bilan complet, toujours difficile ? »

■ L'intolérance au gluten était autrefois fréquente. Avec l'utilisation des farines sans gluten données systématiquement jusqu'à 6 ou 7 mois, cette affection ne s'observe plus dorénavant qu'à partir de 8 ou 9 mois (après introduction des farines habituelles, du pain et des biscuits). Elle entraîne des selles très particulières, grasses, malodorantes, une cassure de la courbe de poids.

Les moyens de diagnostic sont très fiables, en particulier dosage des graisses dans les selles et prélèvement d'un fragment de muqueuse intestinale. Le traitement – régime sans gluten strict – donne des résultats remarquables, à condition d'être bien appliqué (ce qui est difficile) et poursuivi longtemps.

Il existe cependant des formes plus légères, atténuées, auxquelles il faut savoir penser devant une diarrhée peu typique, et des formes de révélation tardive, vers 4, 5 ou 6 ans.

■ Les intolérances aux sucres (saccharose, lactose) s'observent moins fréquemment depuis l'utilisation des nouveaux laits, excepté dans les suites de diarrhées infectieuses ayant traîné et mal soignées.

■ L'intolérance aux protéines du lait de vache est devenue une cause fréquente de troubles digestifs aigus ou chroniques chez le bébé, et la diversité des symptômes qu'on lui rapporte rend bien difficile une description simple et claire.

Certains cas vont se révéler très vite, dès les premières prises de lait, par une diarrhée d'emblée sévère, parfois sanglante, accompagnée d'urticaire et d'autres phénomènes d'allergie cutanée, parfois même d'un véritable état de choc (pâleur, état général semblant très altéré), de vomissements répétés. Ces formes rares, mais très sévères, doivent faire supprimer instantanément tout apport de protéines provenant du lait de vache. Les cas moyens sont les plus fréquents : installation rapide d'une diarrhée avec selles parfois liquides, parfois molles, mauvais appétit, régurgitations importantes et fréquentes, stagnation de la courbe de poids. Souvent il s'agit de troubles digestifs mineurs mais tenaces : les selles ne sont pas très belles ; le bébé régurgite souvent, en assez grandes quantités ; il se tortille beaucoup dans le cours de la digestion, s'arrête de boire au bout de 60-80 g ; il semble ne pas beaucoup aimer son biberon ; on doit le forcer, les repas deviennent de plus en plus pénibles. Et puis les selles se dégradent progressivement, malgré la carotte, et le bébé semble aimer de moins en moins le lait.

Les spécialistes des maladies digestives chez l'enfant rapportent également à l'intolérance aux protéines du lait de vache beaucoup de troubles très divers, et en particulier des phénomènes d'allergie respiratoire et cutanée, des troubles du comportement, etc. Tout cela est probablement exagéré.

Il reste que, affection nouvelle ou progrès de la détection médicale, l'allergie au lait de vache est devenue un problème important dans l'alimentation de la première enfance.

Les moyens de détection, en dehors de la mise à un traitement d'épreuve, consistent en certains dosages d'anticorps dans le sang (IgE totales, élevées ; IgE spécifiques – par la méthode du RAST – au lait entier ou à ses diverses protéines) dont l'élévation durant le premier âge est très pathologique.

« Que faut-il faire ? »

- Il y a intérêt à prôner l'utilisation systématique chez le bébé, soit en complément de l'alimentation maternelle, soit d'emblée pendant les premières semaines, surtout si les antécédents familiaux font état de cas d'allergie, d'un lait dit hypo-allergénique dans l'idée de la prévention éventuelle d'une sensibilisation au lait de vache.
- Si une intolérance est suspectée, il faut remplacer le lait habituel soit par du lait de soja, soit par un lait à protéines modifiées, bien supportés dans les intolérances. Il est alors remarquable de constater combien le bébé, qui semblait détester le lait, se met à boire avec plaisir, avec appétit, avant même que la diarrhée ne soit améliorée.
- C'est seulement sur les indications de votre médecin, de façon différente selon le cas en cause, que vous pourrez introduire des produits lactés dans l'alimentation du bébé, toujours avec prudence. Dans les intolérances authentiques et importantes cette reprise des produits lactés sera tardive (guère avant l'âge de 1 ou 2 ans) et se fera de façon très, très progressive.

Côlon spasmodique, côlon irritable

Il arrive enfin que l'on ne puisse déceler une cause précise à une diarrhée plus ou moins intense, mais durable, chez un bébé, malgré toutes les explorations et même en éliminant de l'alimentation les aliments le plus souvent responsables d'intolérance digestive.

On parlait autrefois chez l'enfant comme chez l'adulte de colite spasmodique, terme volontiers remplacé actuellement par celui de côlon irritable. Il s'agit de petits enfants tolérant souvent mal les légumes verts ou les fruits en trop grande quantité, présentant un peu de diarrhée pour le moindre écart alimentaire, semblant avoir des coliques fréquentes.

Mon conseil

Ces enfants réagissent très bien aux pansements intestinaux et aux antispasmodiques que l'on peut administrer de façon régulière et prolongée, et qui amélioreront peu à peu leur état intestinal.

Il est probable que certains de ces troubles relèvent, de façon très individuelle, des phénomènes d'allergie ou d'intolérance à tel ou tel aliment non encore suspecté, mais dont la liste s'allonge chaque jour, arachides, kiwis, noisettes étant les plus connus. Il existe aussi des troubles par déséquilibre de la flore intestinale.

Les allergies digestives semblent devenir de plus en plus fréquentes et occupent désormais une place importante dans la réflexion des médecins à propos des troubles intestinaux.

Troubles de la perception

Difficultés auditives

Nous avons déjà souligné, en évoquant le développement de la parole, combien la détection de la surdité doit être la plus précoce possible. Dès les premières heures ou les premiers jours, on peut apprécier si le bébé tourne la tête dans la direction de la voix, d'une musique douce ou d'un bruit plus ou moins intense.

Le réflexe de clignement permet de juger si l'enfant entend. Si l'on claque des mains, d'un côté du visage pour éviter que le bébé ne soit gêné par le mouvement lui-même, il cligne des yeux instantanément, en réponse au bruit. Dans des maternités de plus en plus nombreuses, une recherche systématique est effectuée grâce à un appareillage exploitant ce réflexe.

Mais il peut arriver que la famille suspecte un déficit auditif parce que, à 5 ou 6 mois, l'enfant gazouille peu ou a cessé de gazouiller, ne tourne pas la tête quand quelqu'un entre dans la pièce où il se tient, ne semble pas gêné par des bruits un peu intenses, paraît distant et détaché.

Au moindre doute, comme devant tout retard, même minime, il faut faire pratiquer un examen oto-rhino-laryngologique et un bilan auditif complet. On ne saurait trop insister sur ce point.

De même, nous avons déjà souligné combien les otites séreuses peuvent être latentes chez le bébé et entraîner une surdité de transmission qui, même minime, de l'ordre de 20 à 30 %, est capable de gêner l'acquisition de la parole.

Il ne faut jamais négliger cela chez le bébé présentant précocement des otites.

L'intérêt de la détection précoce d'une surdité congénitale importante est considérable et réside dans la mise en œuvre rapide d'un appareillage et d'une rééducation du langage.

Strabisme

Les nouveau-nés louchent fréquemment, surtout en dedans, jusque vers 3 ou 4 mois. Six petits muscles commandent les mouvements de l'œil et ceux qui tirent l'œil en dedans ont un tonus supérieur. Le bébé regarde volontiers le bout de son nez, présente parfois des mouvements oculaires un peu désordonnés, met du temps à bien coordonner sa mobilité oculaire.

Tout cela est normal mais doit disparaître vers 4 ou 5 mois. Par contre, on peut être frappé, dès les premières semaines, par l'intensité de la déviation d'un œil, par une certaine dissymétrie dans le regard. Les bébés sont souvent hypermétropes (voient mieux de loin) et cette hypermétropie peut être génératrice d'un strabisme persistant.

En cas de doute, il ne faut pas hésiter à consulter rapidement un ophtalmologiste compétent. Celui-ci détectera une éventuelle lésion du fond de l'œil (en particulier due à une toxoplasmose), une anomalie dans la vision et prendra en charge tout strabisme persistant.

En cas de strabisme, bébé ne regardera que d'un seul œil, toujours le même, alors que les deux yeux sont normaux et bougent parfaitement, quoique inégalement. L'autre œil ne travaillera pas ou très insuffisamment et risque de devenir fonctionnellement aveugle, les zones du cerveau recevant les sollicitations visuelles n'étant pas stimulées.

Quand faut-il intervenir ?

Il faut donc s'occuper de tout strabisme persistant au-delà de 5 à 6 mois ; le plus tôt est le mieux. Le principe du traitement repose sur la nécessité de faire travailler l'œil qui ne regarderait pas. Les résultats sont en général excellents, parfois complétés, un peu plus tard, par une intervention correctrice.

Les convulsions

Les convulsions sont fréquentes : on admet que 3 à 5 % des enfants font, ont fait ou feront au moins une convulsion.

Plus le cerveau est jeune et immature, plus il est sensible à des excitations externes ou internes ; parmi celles-ci la fièvre est au premier plan et tout bébé peut avoir une convulsion déclenchée par une variation brutale de température ou une fièvre même modérément élevée.

Certes, tous n'ont pas la même sensibilité ; il existe des prédispositions familiales. On voit bien certains bébés supporter parfaitement 39,5 °C ou 39,8 °C et d'autres devenir trémulants et excitables dès que leur température atteint 38,5 °C ou 39 °C.

Convulsions fébriles

Une convulsion survenant au cours d'une poussée de fièvre n'est pas toujours une convulsion fébrile. Cette appellation ne concerne que les convulsions déclenchées par la fièvre elle-même et non par une autre cause, telle que les méningites microbiennes ou à virus. C'est pourquoi, selon les caractéristiques de la convulsion, le médecin pourra suspecter une méningite et vous demander de faire hospitaliser votre enfant, pour pratiquer une ponction lombaire.

En effet, l'aspect même de la convulsion est très variable :

— Ce peut être une perte de connaissance brutale, avec révulsion des yeux, au cours de laquelle le bébé devient très pâle et hypotonique, c'est-à-dire très mou dans vos bras. Sa durée peut être très brève (quelques secondes) ou un peu plus longue, mais cela vous paraîtra toujours interminable.

— Dans d'autres cas, l'enfant se raidit, est agité de mouvements convulsifs des bras, des jambes, du tronc, atteignant le corps entier ou seulement un côté, puis devient pâle et hypotonique avant de reprendre progressivement conscience.

Si la convulsion a eu une certaine durée, il aura tendance, ensuite, à dormir d'un sommeil très profond.

Mon conseil

Tout épisode de convulsion est extrêmement impressionnant, mais il faut garder son sang-froid, laisser l'enfant bien à plat, couché sur le côté, assurer la liberté de la respiration et administrer du diazépam par voie rectale en attendant l'arrivée du médecin ou du SAMU.

Le seul risque grave serait la prolongation éventuelle de cette convulsion au-delà de quinze à vingt minutes, fait actuellement très rare. Il est alors impératif d'obtenir sa cessation par le traitement médicamenteux.

Lorsqu'un bébé a présenté une convulsion fébrile, et si l'on est sûr de ce diagnostic, quelques problèmes se posent :

« Faut-il pratiquer des examens complémentaires ? »

Seulement si la convulsion a été davantage qu'une révulsion oculaire avec perte de connaissance brève. Si elle a eu une certaine durée, il est raisonnable de faire pratiquer, mais seulement après quelques semaines, au moins un électro-encéphalogramme.

« Cette convulsion va-t-elle récidiver ? »

Elle le peut, d'autant plus que le bébé est plus jeune, qu'elle a eu une certaine durée, qu'il existe des antécédents familiaux ; c'est pourquoi le traitement préventif a tellement d'importance lors de chaque poussée fébrile.

« L'enfant a-t-il un risque de présenter plus tard des convulsions non fébriles, de devenir comitial ? »

Le risque est légèrement supérieur à celui de n'importe quel enfant n'ayant jamais présenté de convulsion fébrile, car il a indiscutablement une certaine sensibilité cérébrale aux diverses excitations, psychologiques en particulier.

« Enfin, faut-il mettre en œuvre un traitement, et lequel ? »

Le traitement est avant tout préventif, lors des poussées fébriles, en particulier si le bébé a déjà convulsé. Tout parent doit connaître l'attitude à adopter en cas de fièvre. Le meilleur moyen médicamenteux connu actuellement est l'administration conjointe d'aspirine ou de paracétamol (qui font baisser la température, au moins un peu) et de diazépam (plus connu sous le nom de marque : Valium®).

- L'aspirine peut être donnée (sans risque, mais sans dépasser ce taux) jusqu'à dix centigrammes par kilo de poids et par 24 heures. Généralement, il suffit de donner moins, par exemple : 0,80 g par 24 h pour un bébé de 10 kg (voir p. 691).
- Pour le diazépam on peut donner jusqu'à 1 mg par kilo de poids et par 24 heures (par exemple : 3 fois 6 gouttes d'une préparation habituelle pour un bébé de 6 kg et par 24 heures).

Nous avons insisté sur l'administration de diazépam par voie rectale en cas de prolongation de la convulsion.

Enfin, chez les enfants ayant déjà « récidivé », ou présentant des risques de récidives, il convient d'instituer un traitement continu, poursuivi en général jusqu'à l'âge de 4 ans, interrompu très progressivement, qui peut être soit à base de gardénal, soit plutôt à base de valproate de sodium (Depakine).

Au prix de ces quelques précautions, les convulsions fébriles sont en général tout à fait anodines.

Convulsions non fébriles

Elles sont rares chez le bébé au cours des premiers mois ; leurs causes sont complexes et pour les connaître il faut des explorations complètes (électroencéphalogrammes, examens radiologiques, métaboliques, oculaires).

Leur survenue les premiers jours de la vie fait rechercher un mécanisme anténatal ou obstétrical, une infection, une baisse des taux du sucre ou du calcium sanguin.

Mais l'on sait que peuvent survenir, au 5e-6e jour de vie, des convulsions tout à fait passagères, bénignes, dont on ne découvre pas la cause, et qui auront tendance à guérir sans aucune séquelle, de même que l'on connaît la possibilité de convulsions par carence en vitamine B 6.

Les spasmes du sanglot

Ils débutent au moment de la marche, mais peuvent survenir plus précocement à partir de 7 à 8 mois. Leur allure peut être dramatique, mais ils ne présentent aucune gravité. Ils sont toujours déclenchés par une douleur (chute, coup) ou une colère : perte d'un objet, refus par les parents de le donner, impossibilité de l'attraper.

Le bébé commence à pleurer, pleure de plus en plus fort, hoquette, devient bleu, cyanosé, perd peu à peu sa respiration, puis s'arrête de crier et pendant quelques secondes de respirer, et peut s'affaisser dans une ébauche de perte de conscience. Cet instant, fort inquiétant pour la mère, suffit à calmer son blocage respiratoire ; il pâlit, puis reprend progressivement sa respiration tout en restant un peu absent.

Mon conseil

Au moment du déclenchement de la crise il suffit d'essayer de le calmer et à la fois de le stimuler en lui tapotant les joues, les cuisses.
Cet épisode est toujours bénin ; il n'y a jamais d'accident ; il y a toujours reprise rapide de la respiration.

Certains bébés présentent dès l'âge de 2 à 3 mois des pleurs spasmodiques au cours desquels ils se cyanosent et ont un peu de mal à reprendre leur respiration. De tels nourrissons sont sans doute prédisposés, plus tard, aux spasmes du sanglot. Ceux-ci ne sont jamais graves et certains bébés en jouent comme d'un appel à la mère. Ils ne justifient qu'un petit traitement calmant s'ils se répètent fréquemment, mais il faut savoir que certains enfants peuvent présenter à la fois spasmes du sanglot et convulsions.

Mort subite et malaise du nourrisson

Il n'est pas dans notre propos d'envisager, dans ce livre, les problèmes psychologiquement très durs, mais on a beaucoup parlé de la mort subite du nourrisson, qui touchait dans notre pays environ 1 000 enfants par an, plutôt des garçons avant 9 mois, surtout entre 2 et 4 mois. De survenue brutale, silencieuse, sans aucun phénomène prémonitoire, à un moment où l'enfant est supposé dormir, c'est bien sûr un drame affreux dans une famille (voir, p. 756, l'adresse d'une association d'aide aux parents).

La médecine n'a pas découvert encore les causes, multiples probablement, de cette tragédie, mais elle a cerné des facteurs de risques : enfants prématurés ou de petit poids de naissance, ayant fait un séjour en unité de soins intensifs, ou naissant dans une famille déjà touchée, pouvant présenter un certain degré d'arythmie respiratoire.

La neurophysiologie, avec les enregistrements du rythme cardiorespiratoire et polygraphique du sommeil, a permis de déceler, dans certains cas, des troubles de la commande même de la respiration.

La surveillance particulière, parfois par monitoring à domicile, des enfants à risque et des frères ou sœurs a déjà évité bien des accidents. Mais elle ne saurait être recommandée systématiquement, car elle peut être source d'angoisse considérable et certains médecins la jugent d'un intérêt limité. Sa mise en œuvre nécessite une réflexion approfondie.

Des malaises peuvent survenir : un bébé de 2 à 3 mois s'arrête brutalement de respirer, devient pâle et mou, puis va récupérer rapidement avec des manœuvres de stimulation. Mais cela est plus qu'exceptionnel chez le bébé sans antécédent. L'une des causes, l'hypertonie vagale, diagnosticable par examen cardiologique, réagit bien à un traitement adapté.

La prévention de la mort subite

La prévention, actuellement préconisée, consiste à :
— Coucher le bébé sur le côté ou sur le dos ; la position « sur le ventre » a été abandonnée ; il est désormais établi, nombreuses statistiques à l'appui, qu'elle favorisait la mort subite du nourrisson ; son abandon, dans les pays où cela est préconisé depuis longtemps, a réduit le nombre des cas de mort subite d'au moins 50 %.
— Éviter les couettes, sous lesquelles l'enfant peut glisser, et qui entraînent une augmentation trop importante de la température, au profit des surpyjamas.
— Éviter les chambres surchauffées.

Problèmes moteurs

Avec les progrès immenses dans la prévention (les vaccins) et le traitement des maladies infectieuses, les problèmes neurologiques ont pris une part de plus en plus importante dans la pathologie des premiers mois de la vie, malgré l'amélioration des conditions d'accouchement et la diminution du nombre de séquelles d'accouchements traumatiques ou de la prématurité. Il est impossible de faire, en quelques lignes, le tour des diagnostics que le pédiatre peut évoquer devant un enfant présentant un retard moteur. Nous allons essayer d'en donner simplement une idée.

Les cas d'infection ou d'anoxie néonatales vont demander une surveillance toute particulière. C'est le nouveau-né à risque, pour lequel on a mis au point des tests d'évaluation motrice permettant de prévoir, au moins dans une certaine mesure, le développement.

Mais il peut arriver qu'un bébé, né dans des conditions parfaites, commence à présenter un certain degré de retard dans les acquisitions à partir de l'âge de 2 ou 3 mois, ou même plus tard : retard dans le sourire, dans la tenue de la tête, dans les mouvements des mains et l'apparition de la préhension, dans la position assise. Son médecin peut se poser des questions sur son tonus musculaire : est-il un peu trop mou ou au contraire un peu trop raide ?

On peut alors retrouver quelques symptômes n'ayant pas toujours attiré l'attention d'emblée : aspect un peu particulier de certains éléments du visage, des mains ; ou bien se rappeler des modifications des mouvements du fœtus, qui a, par exemple, moins bougé durant les dernières semaines de grossesse. Il faut bien se rendre compte qu'il existe des troubles évidents et des troubles beaucoup plus difficiles à évaluer, que le développement viendra confirmer ou infirmer en quelques mois. On distingue en gros quatre situations :

- Certains enfants présenteront un retard simple du tonus. Ils sont en retard pour leurs acquisitions motrices, mais leur développement physique et intellectuel est parfait. Tous les examens sont normaux. Ils s'assiéront, marcheront un peu plus tard, et leur évolution ultérieure sera tout à fait normale. Il s'agit parfois de bébés peu stimulés, gardés par des nourrices inattentives ou peu scrupuleuses. L'intervention sur le mode de garde aura un effet bénéfique.
- Certains bébés sont plutôt hypotoniques dès la naissance, avec un état musculaire différent de celui du bébé normal et l'on a l'impression d'une situation plus sévère que celle accompagnant ce retard simple de tonus. Toute une série d'examens (en particulier prélèvement d'un fragment de muscle ou de nerf) peut montrer que ces bébés sont atteints soit d'un trouble musculaire, soit d'un trouble

nerveux atteignant nerfs ou moelle épinière que nous appelons atteinte périphérique, car le cerveau lui-même n'est pas touché.

- Troisième situation : celle de bébés présentant durant les premiers mois une hypertonie musculaire anormale, exagérée, des membres, accompagnée d'une hypotonie du tronc. Il est souvent difficile de juger avant l'âge de 6 à 8 mois de quel type d'infirmité motrice cérébrale ils seront atteints : hémiplégie cérébrale infantile ; paraplégie (c'est-à-dire atteinte des deux membres inférieurs) ; athétose (c'est-à-dire difficulté à coordonner ses mouvements). Il est également très difficile de juger rapidement de leur développement intellectuel qui commandera en grande partie leur adaptation ultérieure.
- Enfin, certains bébés semblent présenter un retard global, sans troubles moteurs nets mais avec des difficultés intellectuelles et affectives et il peut s'agir alors de maladie métabolique, d'anomalie cérébrale, d'anomalie chromosomique, ou de troubles psychologiques profonds ; mais bien souvent la médecine est encore impuissante à établir un diagnostic précis.

Et pourtant les techniques d'explorations chimiques et biologiques, l'étude génétique, l'exploration fonctionnelle du système nerveux, les images obtenues par le scanner cérébral ou la résonance magnétique nucléaire ont permis des progrès considérables ; mais ces moyens d'examens restent grossiers dans bien des cas, et beaucoup de problèmes ne sont pas résolus.

Les progrès sont cependant si rapides que la médecine diagnostiquera, préviendra, et traitera de plus en plus d'affections encore mystérieuses aujourd'hui.

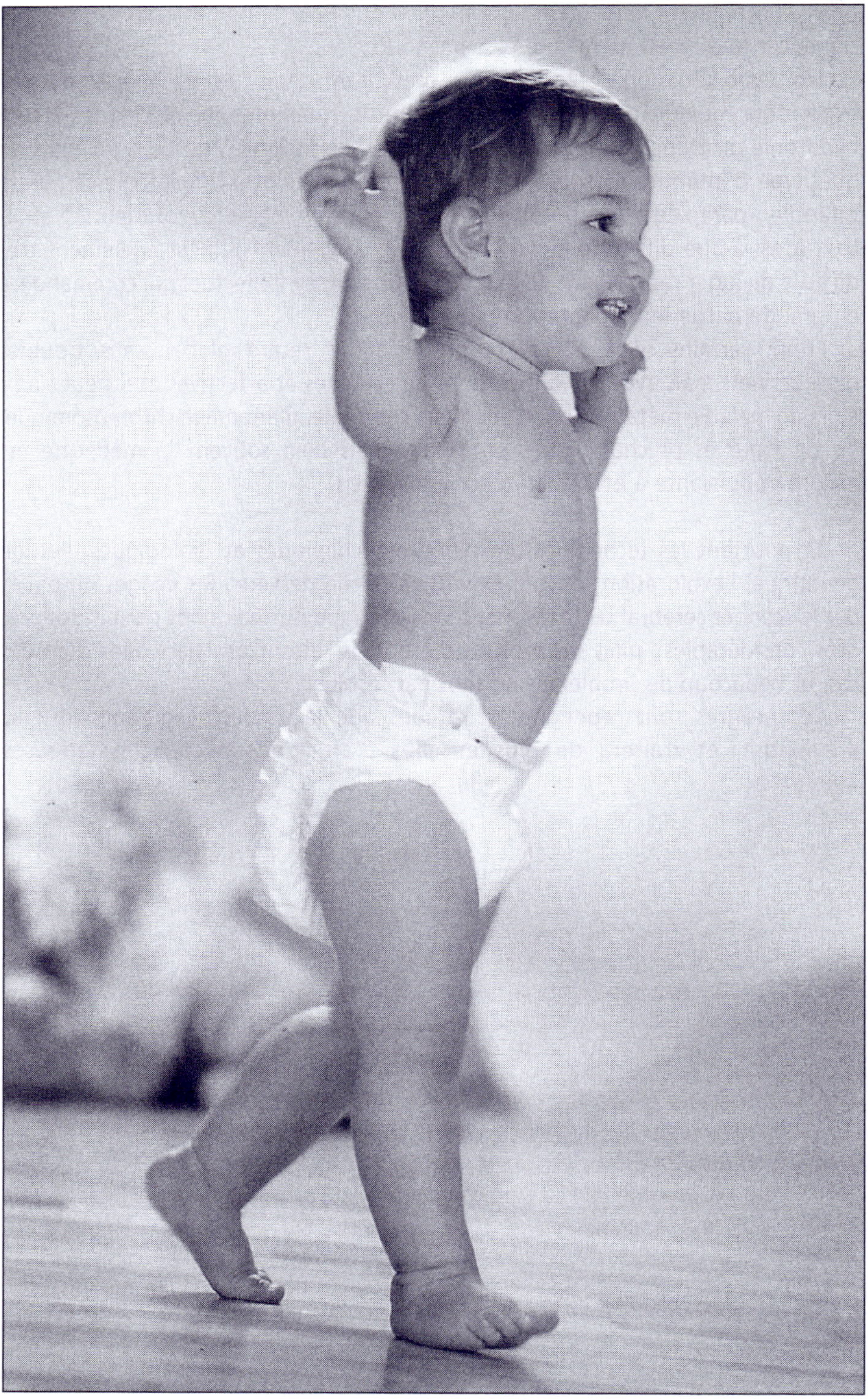

Informations pratiques

L'enfant et l'état civil

Le nom de l'enfant

Filiation légitime

Lorsque les parents d'un enfant sont mariés, l'enfant porte automatiquement le nom de son père.

Filiation naturelle

Dans ce cas, la filiation de l'enfant ne s'établit pas automatiquement. Il est nécessaire de reconnaître l'enfant pour établir celle-ci. L'enfant naturel porte le nom du parent qui l'a reconnu en premier ou du père si les deux l'ont reconnu en même temps.

Cette reconnaissance peut être faite en mairie avant même la naissance, devant un officier d'état civil ou un notaire. Lors de la reconnaissance prénatale, une copie de l'acte est remise à la future mère ou aux futurs parents. Vous la présenterez lors de la déclaration de naissance.

Le choix des parents

À compter de septembre 2003, tout enfant peut porter le nom de sa mère ou de son père, ou encore les deux noms accolés dans l'ordre choisi par les parents.

Nom légal et nom d'usage

Les parents peuvent ajouter au nom légal de l'enfant le nom, à titre d'usage du parent qui ne lui a pas transmis le sien. Ce nom n'est pas transmissible mais peut figurer, accolé au nom légal, sur les papiers d'identité de l'enfant.

L'enfant adopté

Dans une adoption simple, le nom des parents adoptifs s'ajoute au premier nom de l'enfant ou le remplace sur décision du tribunal.

Le prénom de l'enfant

Les prénoms de l'enfant sont choisis librement par ses parents. Tout prénom inscrit dans l'acte de naissance peut être choisi comme prénom d'usage. Si un prénom paraît contraire à l'intérêt de l'enfant, l'officier d'état civil avertit le procureur de la République.

La déclaration de naissance

Elle est obligatoire dans un délai de trois jours après la naissance. Mais si l'enfant naît entre le mercredi et le vendredi, sa naissance pourra être déclarée le lundi. La déclaration doit être faite à la mairie du lieu d'accouchement. Toute personne ayant assisté à l'accouchement peut s'en charger, à condition de fournir le livret de famille si vous êtes mariés ou déjà parents, et le certificat de naissance établi par le médecin ou la sage-femme. À noter si vous n'êtes pas mariés la déclaration de naissance n'est pas la reconnaissance de l'enfant. Mais vous pouvez reconnaître votre enfant au moment où vous le déclarez.

L'accouchement anonyme

Lors de l'accouchement, la femme peut demander que le secret de son admission et de son identité soit préservé et confier son enfant à l'adoption. Dans ce cas les frais relatifs à son hébergement et à son accouchement sont pris en charge par le service de l'aide sociale à l'enfance de son département. Sur sa demande ou avec son accord, la femme bénéficie d'un accompagnement psychologique et social de la part du service de l'aide sociale à l'enfance.
La femme qui a demandé le secret de son identité (accouchement « sous X ») lors de son accouchement a la faculté de faire connaître les prénoms qu'elle souhaite donner à son enfant. Lorsque les parents ne sont pas connus, le choix de ceux-ci revient à l'officier d'état civil.
L'enfant devient pupille de l'État à titre provisoire pendant deux mois, délai au

cours duquel la mère peut le reprendre sans aucune formalité. Il faut savoir que la femme a la possibilité de laisser des renseignements identifiants dans le procès-verbal réalisé en maternité par le service d'aide sociale à l'enfance.

Une loi récente aménage l'accouchement sous X en un accouchement qui demeure secret à la demande de la mère, mais avec possibilité de réversibilité si, plus tard, l'enfant demande à connaître ses origines et si sa mère l'accepte. La mère peut donc confier dès la naissance, sous pli fermé, son identité et certains éléments de son histoire.

L'autorité parentale

Elle est définie comme les droits et les devoirs de garde, de surveillance et d'éducation exercés sur l'enfant.

Lorsque les parents sont mariés, l'autorité parentale est exercée en commun par le père et la mère. En cas de divorce ou de séparation, elle est exercée, soit de manière commune par les deux parents, soit par celui des deux à qui elle a été confiée par le juge.

Lorsque les parents ne sont pas mariés, l'autorité parentale est exercée par les deux parents si ceux-ci ont reconnu l'enfant ; dans le cas contraire, elle est exercée par celui des deux qui l'a reconnu.

Le suivi médical de la grossesse et de l'accouchement

La déclaration de grossesse

Quand la faire ?

Le premier examen prénatal et la déclaration de grossesse doivent être faits au plus tard avant la fin de la 14e semaine de grossesse.

Qui consulter ?

Votre médecin généraliste, votre gynécologue-accoucheur, le médecin d'un centre de PMI.

Pourquoi la faire ?

Afin de bénéficier des avantages sociaux de la grossesse (remboursement des frais occasionnés par celle-ci et droits à des prestations familiales).

Comment la faire ?

Le médecin ou le centre de PMI vous remettra un formulaire signé et tamponné portant 3 feuillets numérotés.

— Les deux premiers volets bleus doivent être adressés à l'organisme chargé de vous verser les prestations familiales, afin de ne pas perdre une partie de vos droits à l'allocation jeune enfant (Caisse d'allocations familiales ou organisme particulier), sauf pour les exploitants ou salariés agricoles qui s'adresseront à la Caisse de mutualité sociale agricole.

— Le volet rose est à adresser à votre Caisse primaire d'assurance maladie. Cela vous permettra d'obtenir la prise en charge des frais médicaux de la grossesse et de l'accouchement.

Le guide de surveillance de la mère et du nourrisson

Votre Caisse primaire d'assurance maladie, une fois reçus les volets de déclaration de grossesse, vous adressera votre guide de surveillance personnalisé.

Avant la naissance

Le guide récapitule les différentes visites médicales conseillées (une par mois), dont 7 sont obligatoires : la 1re doit être faite auprès d'un médecin avant la fin du 3e mois puis les 6 autres avec une périodicité mensuelle jusqu'à l'accouchement auprès d'un médecin ou d'une sage-femme. Le versement de l'allocation jeune enfant étant subordonné à ces visites. Pour ces consultations, seules celles effectuées dans les PMI de votre département seront gratuites.

Trois échographies sont également obligatoires : une par trimestre.

Au moment de l'accouchement

- Le certificat d'accouchement est à adresser au centre de Sécurité sociale, ce qui permettra le paiement des indemnités journalières maternité de la période postnatale.
- Un bulletin d'hospitalisation est à adresser au centre de Sécurité sociale pour le remboursement des frais d'accouchement. Dans le cadre de l'hôpital, il n'y a pas à faire l'avance des frais, l'hôpital se fait rembourser directement par la Sécurité sociale.
- Deux actes de naissance :

— Un exemplaire pour le centre de Sécurité sociale en demandant l'affiliation de l'enfant sur la Sécurité sociale de son père ou de sa mère.

— Un exemplaire pour la Caisse d'allocations familiales qui permet le versement des prestations familiales auxquelles vous avez droit (Allocation pour jeune enfant,

allocations familiales, allocation de parent isolé, allocation de garde d'enfant à domicile...). Vous y joindrez l'attestation du 1er certificat de santé de l'enfant délivré par la maternité.
— Vous devez adresser un acte de naissance de votre enfant à votre mutuelle.

Après l'accouchement

Il est prévu un examen post-natal, fait par un médecin, obligatoire avant la 8e semaine après l'accouchement. Pour l'enfant, il y a 9 visites obligatoires au cours de la première année (dont la visite des 8 premiers jours, et celle du 9e, qui donnent lieu à l'établissement d'un certificat de santé (comme celle du 24e mois), 3 examens au cours de la 2e année. Un examen tous les 6 mois au cours des quatre années suivantes.
Le formulaire de reprise ou de non-reprise du travail est à adresser à l'employeur à la fin du congé de maternité pour préciser la situation actuelle : reprise de travail, prolongation d'arrêt de travail ou congé parental.

L'assurance maternité

En quoi consiste l'assurance maternité ?

Remboursement des frais occasionnés par la grossesse, l'accouchement et ses suites. Si vous travaillez, versement d'indemnités journalières durant la période des congés pré- et post-natals.

À quelles conditions pouvez-vous bénéficier de l'assurance maternité ?

— Si vous êtes personnellement assurée sociale.
— Si vous êtes épouse légitime, concubine officielle ou fille à charge d'une personne assurée sociale ou encore veuve ou divorcée depuis moins d'un an d'un assuré social.
— Si votre conjoint n'est pas inscrit à la Sécurité sociale mais qu'il recherche son premier emploi ou s'il accomplit son service militaire.
— Si l'un ou l'autre avez terminé vos études depuis moins de 12 mois.

Quelles sont les conditions pour avoir droit aux remboursements des soins (appelés aussi prestations en nature) ?

Les mêmes que pour l'assurance maladie. Ainsi, les salariés doivent justifier d'un minimum d'heures de travail (renseignez-vous auprès de votre centre).

Quelles sont les conditions pour percevoir les indemnités journalières maternité ?

Les mêmes que pour les prestations en nature mais nécessite 10 mois d'immatriculation à la Sécurité sociale.

Quels sont les frais médicaux remboursés ?

Sont pris en charge à 100 % :
— Les soins reçus pendant les 4 derniers mois de grossesse, même s'ils ne sont pas en rapport direct avec la grossesse (soins dentaires par ex.).
— Les examens obligatoires pré- et post-natals de la mère (remboursement au tarif officiel des caisses).
— Les examens obligatoires du nourrisson (remboursement au tarif des caisses).
— L'examen facultatif du père.
— L'hospitalisation avec les frais d'accouchement (100 % jusqu'à 12 jours d'hospitalisation) à l'hôpital ou en clinique conventionnée. En clinique agréée seul un forfait est remboursé, la différence entre le remboursement de la Sécurité sociale et le prix effectif du séjour étant à la charge de l'assurée (renseignez-vous auprès de votre mutuelle). Si le séjour dépasse 12 jours sur justification médicale, les frais seront remboursés par l'assurance maladie.
— L'intervention chirurgicale de césarienne sera remboursée à 100 % au tarif Sécurité sociale.
— L'hospitalisation au cours du 1er mois de tout nouveau-né est également remboursée à 100 %.
— Les 6 séances de préparation à l'accouchement sans douleur si elles sont effectuées par un médecin ou une sage-femme.
— Les 10 séances de rééducation après l'accouchement, effectuées par un kinésithérapeute sous réserve de l'entente préalable de la Caisse primaire d'assurance maladie.

Les droits de la femme enceinte et des parents après la naissance

Protection sociale de la femme enceinte

La déclaration à l'employeur

Aucune femme n'est tenue d'informer son employeur de sa grossesse, cependant la déclaration de la grossesse est obligatoire pour bénéficier de la protection sociale. Un certificat de grossesse et une lettre recommandée doivent informer l'employeur de la date prévue de l'accouchement.

Recherche d'emploi

Un employeur ne peut refuser d'embaucher une femme enceinte, celle-ci n'est pas tenue de signaler son état.

Démission sans préavis

Toute femme enceinte peut rompre son contrat de travail sans délai-congé et sans avoir à payer l'indemnité de rupture de contrat.

Protection contre le licenciement

Salariée, vous ne pouvez être licenciée sauf faute grave non liée à la grossesse, lorsque la grossesse a été médicalement constatée et pendant les 4 semaines qui suivent la reprise du travail. Le licenciement, en dehors d'une faute grave, n'est plus valable, si, dans un délai de 15 jours, l'intéressée fournit un certificat médical de grossesse à son employeur par lettre recommandée avec accusé de réception.

Autorisation d'absence

La salariée bénéficie d'une autorisation d'absence pour se rendre à ses consultations obligatoires. Ces absences ne doivent entraîner aucune diminution de sa rémunération et sont assimilées à une période de travail effectif.

Changement d'affectation : une femme enceinte ou le médecin du travail peut demander un changement d'affectation temporaire. En cas de conflit, l'inspecteur du travail peut être saisi. Ce changement d'affectation ne doit entraîner aucune diminution de salaire. Certains changements d'affectation sont obligatoires, la loi interdisant certains emplois aux femmes enceintes.

Conditions de travail : en fonction des conventions collectives, il est possible de bénéficier d'une réduction d'horaires sans diminution de salaire, ou de décaler les horaires afin d'éviter les heures d'affluence.

Le congé maternité

Pour le premier ou le deuxième enfant

Ce congé est de 16 semaines (112 jours) :

— 6 semaines de repos prénatal.

— 10 semaines de repos post-natal.

Lorsque l'accouchement a lieu pendant le repos prénatal, la part non prise est reportée après l'accouchement.

Si l'accouchement se produit très prématurément sans qu'aucun repos prénatal n'ait pu être utilisé, il y aura 16 semaines de repos post-natal à dater de l'accouchement.

Par contre, si l'accouchement a lieu plus tard que la date prévue, la jeune mère pourra néanmoins bénéficier des 10 semaines de repos post-natal à partir de l'accouchement.

Pour un 3e enfant

Le congé de maternité est de 8 semaines prénatales, plus 18 semaines post-natales ou 10 semaines prénatales et 16 post-natales.

Pour des jumeaux

Vous avez droit à : 12 semaines de repos prénatal et 22 semaines de repos post-natal ou jusqu'à 16 semaines prénatales, le congé post-natal étant réduit d'autant.
Le congé post-natal peut être majoré de 4 semaines (28 jours en cas de suites de couches pathologiques) avec l'accord du médecin contrôle, indemnisé en maladie.

Pour des triplés

Le repos prénatal est de 24 semaines et le repos post-natal de 22 semaines.
Si vous êtes salariée, votre convention collective prévoit peut-être des congés supplémentaires.
N'oubliez pas que, pour le calcul des congés payés, le congé maternité doit être considéré comme une période de travail.

Modification du congé de maternité

Toute femme peut prendre un congé plus court à condition de s'arrêter au moins 8 semaines : 2 semaines avant et 6 semaines après la naissance sous peine de perdre son droit aux indemnités journalières. Attention si vous réduisez votre congé prénatal, il ne vous sera pas possible d'augmenter votre congé post-natal d'autant (sauf exception, voir convention collective).

Le congé pathologique

Le repos prénatal supplémentaire de 14 jours, indépendamment des 6 semaines légales, peut être prescrit par votre consultant dès le début de la grossesse, en cas de grossesse à risque ou pathologique. Il suffira de fournir à la Sécurité sociale un arrêt de travail pour grossesse pathologique.
Hospitalisation de l'enfant : si votre bébé est encore hospitalisé 6 semaines après sa naissance, vous pouvez reprendre votre travail et utiliser la suite de votre congé (après les 6 semaines qui, elles, sont obligatoires) lors du retour de votre enfant à domicile. À la condition d'avoir pris 8 semaines de congé en tout : 2 en prénatal et 6 en post-natal et d'avoir l'accord de votre centre de Sécurité sociale.

Le congé de naissance

Le père a droit à 3 jours d'absence rémunérés par l'employeur à prendre généralement dans les 15 jours suivant la naissance.

Le congé de paternité

Le père qui exerce une activité professionnelle a droit à un congé de paternité de 11 jours consécutifs (18 jours en cas de naissances multiples), cumulable ou non avec le congé de naissance.
Ce congé doit être pris dans les 4 mois qui suivent la naissance (possibilité de report du délai si l'enfant est hospitalisé).
Le salarié doit avertir son employeur au moins 1 mois avant la date à laquelle il souhaite prendre ce congé.
Les conditions et le montant de la rémunération durant ce congé sont les mêmes qu'en matière de congé de maternité.

Les indemnités journalières [1]

Vous êtes salariée

Vous percevrez des indemnités journalières maternité correspondant au salaire journalier de base, avec un maximum se situant à 62,88 € par jour, toutes cotisations sociales déduites. Le versement sera automatique toutes les quinzaines, même si vous êtes hospitalisée. Bien que non obligatoire, beaucoup d'employeurs continuent à verser le complément jusqu'à 100 % du salaire de base.

Les professions agricoles

Le paiement des indemnités journalières de repos a lieu de la même manière que pour les personnes bénéficiant du régime général de l'assurance maternité (voir plus haut).

Les professions libérales, artisanales ou commerciales

Les professions libérales, artisanales ou commerciales ou les collaboratrices d'un

1. Sachez que les indemnités journalières de la Sécurité sociale (maternité, maladie, etc.) sont imposables.

membre de cette profession, peuvent bénéficier d'une allocation de repos maternel destiné à compenser en partie la diminution de l'activité entraînée par la maternité.

— L'indemnité de remplacement est destinée à compenser les frais engagés en cas de remplacement dans l'activité professionnelle ou au foyer par une personne salariée.

— Les travailleurs intermittents (hôtesse, mannequin, comédien...) doivent justifier des conditions d'emploi (cachets, etc.) ; les prestations sont souvent attribuées sur dossier.

Vous êtes sans emploi

Vous êtes sans emploi et bénéficiez, ou avez bénéficié au cours des 12 derniers mois, d'une allocation de l'ASSEDIC : vous pouvez éventuellement percevoir des indemnités journalières en cas de maternité.

C'est la nature de votre dernière activité professionnelle avant l'indemnisation chômage qui détermine les règles d'attribution et de calcul de vos indemnités journalières.

Le congé parental

■ Dans le secteur public, un congé sans solde peut être obtenu pendant 3 ans. À la fin de ce congé, l'intégration doit être faite dans l'emploi précédent. Les fonctionnaires peuvent également demander à travailler à mi-temps pendant cette période.

■ Dans le secteur privé, le congé parental d'éducation peut être accordé pour un an, renouvelable deux fois jusqu'aux 3 ans de l'enfant, à temps partiel ou à temps complet. Ce congé peut être pris à la suite du congé de maternité, mais pas forcément. Pour bénéficier du congé parental d'éducation, il faut avoir travaillé au moins un an dans l'entreprise, en dessous l'employeur peut estimer que cela lui est préjudiciable.

Priorité de réembauchage : si la mère ne désire pas reprendre son travail à l'issue de son congé maternité, elle doit avertir son employeur (lettre recommandée avec accusé de réception) au moins 15 jours avant la date de reprise du travail.

Elle peut solliciter, dans les mêmes formes, son réembauchage dans les 12 mois suivant le jour de la cessation du travail. L'employeur est alors tenu, pendant 1 an, de l'embaucher par priorité, dans l'emploi correspondant à sa qualification.

Les prestations familiales[1]

Plusieurs allocations sont versées par la Caisse d'allocations familiales dans le but d'aider les familles à subvenir aux besoins de leur enfant.

Tous les résidents en France peuvent bénéficier des allocations familiales.

1. Les allocations familiales

Cette allocation vous est versée automatiquement et sans condition de ressources si vous avez au moins deux enfants à charge n'ayant pas dépassé la limite d'âge (18 ans s'ils sont en apprentissage, 20 ans s'ils continuent leurs études).

Montant :

Pour deux enfants, 108,86 € par mois.

Pour trois enfants, 248,33 € par mois.

Par enfant en plus, 139,47 € par mois.

Majoration par enfant de plus de 11 ans : 30,62 €.

Majoration par enfant de plus de 16 ans : 54,43 €.

Les allocations familiales sont dues à partir du mois civil qui suit la naissance ou l'arrivée du 2e enfant.

2. L'allocation jeune enfant (APJE)

Cette allocation soumise aux conditions de ressources est subordonnée à l'envoi de la déclaration de grossesse.

Elle est versée à partir du 5e mois de la grossesse et jusqu'au mois précédant les 3 ans de l'enfant. Montant : 156,31 € par mois.

1. Montants valables au 31.12.2002.

Vous n'avez droit qu'à une APJE par famille. Mais si vous avez deux enfants de moins de 3 ans, vous recevrez 2 allocations jusqu'au 3e mois du dernier-né. Si vous recevez déjà l'APE, vous toucherez l'APJE si vous attendez un bébé du 5e mois de votre grossesse jusqu'à la naissance.

3. Le complément familial

Conditions : avoir trois enfants de plus de 3 ans à charge.
Ne pas dépasser un certain plafond de ressources.

Montant : 141,68 € mensuels par famille.

4. L'allocation de rentrée scolaire

Conditions : avoir un enfant qui aura 6 à 18 ans avant le 1er février suivant la rentrée scolaire. Avoir bénéficié d'une prestation familiale pendant l'un des 12 mois précédant la rentrée scolaire. Si votre enfant est apprenti, il doit gagner moins de 55 % du Smic. Pour les enfants âgés de 16 à 18 ans, vous devez justifier de leur situation. Ne pas dépasser un certain plafond de ressources :

- pour 1 enfant, 16 140 €
- pour 2 enfants, 19 865 €
- pour 3 enfants, 23 590 €
- ajouter par enfant en plus 3 725 €.

Montant : 249,07 €, il s'agit d'un versement unique.
Si vous dépassez légèrement le plafond de ressources, vous pouvez bénéficier d'une allocation réduite.

5. L'allocation d'adoption

Si vous avez adopté un enfant ou qu'un enfant vous a été confié en vue d'une adoption, si vos ressources sont inférieures à un certain plafond, qui varie selon votre situation, vous avez droit à une allocation de 156,31 € par mois et par enfant adopté. Celle-ci vous sera versée pendant 21 mois. Attention, vous ne pourrez pas bénéficier en même temps du complément familial ou de l'allocation de soutien familial pour le même enfant, ni de l'APE. Demandez à votre CAF un dossier d'allocation d'adoption.

6. L'allocation de soutien familial

Cette allocation remplace l'allocation d'orphelin.

Conditions : lorsqu'un enfant a perdu un de ses parents, n'a pas été reconnu par l'autre parent. Également toute personne qui assure la charge d'un enfant orphelin de père et de mère. Si l'autre parent ne vous verse pas ou plus la pension alimentaire due, vous pouvez également bénéficier de cette allocation, dans certaines conditions, ainsi que d'une aide de la CAF dans vos démarches de recouvrement de pension alimentaire.
Il n'y a pas de conditions particulières de ressources.

Montant : orphelin de père et de mère : 102,05 € par mois, enfant avec un seul parent : 76,54 € par mois.

7. L'allocation de logement familial

Condition : elle peut être versée aux familles dès le début de la grossesse (l'enfant attendu étant considéré comme un enfant à charge).

Montant : l'allocation varie avec la situation de la famille, les charges de logement, le lieu de résidence et les ressources.

8. L'allocation de parent isolé (API)

Cette allocation est destinée à garantir un revenu familial minimum à toute personne qui se retrouve seule pour assurer la charge d'un ou plusieurs enfants ou qui se trouve enceinte (femme célibataire, veuve, séparée, divorcée, abandonnée).

Conditions : vivre seule et non maritalement, avoir des ressources inférieures à un minimum garanti. L'allocation sera versée pendant 12 mois ou prolongée jusqu'à ce que le dernier enfant ait atteint l'âge de 3 ans.

Montant : il varie en fonction des ressources personnelles.

9. L'allocation parentale d'éducation (APE)

Conditions

- Être l'un des parents ayant à charge au moins deux enfants, dont un de moins de 3 ans.

■ Avoir exercé une activité professionnelle ou avoir été dans une situation assimilée pendant 2 ans dans les 5 années (si vous avez deux enfants), dans les 10 années (si vous avez 3 enfants ou plus) qui précèdent la naissance ou la cessation ou réduction de votre temps de travail.

■ Interrompre ou réduire cette activité à l'arrivée d'un deuxième enfant ou d'un enfant suivant.

■ Ne nécessite pas de conditions de ressources particulières.

Montant :

■ Vous ne travaillez plus

Vous recevrez 484,97 € par mois.

■ Vous êtes salarié et travaillez à temps partiel

Vous recevrez chaque mois :

• 320,67 € pour un travail à mi-temps.

• 242,51 € pour un temps partiel compris entre 50 et 80 % de la durée du travail fixée.

■ Vous êtes VRP et travaillez à temps partiel

Vous recevrez chaque mois :

• 320,67 € pour un travail ne dépassant pas 85 heures par mois et un revenu professionnel inférieur ou égal à 959,15 € par mois.

• 242,51 € pour un travail de 85 à 136 heures par mois et un revenu professionnel ne dépassant pas 1 611,18 € par mois.

■ Vous êtes non salarié et travaillez à temps partiel

Vous recevrez chaque mois :

• 320,67 € pour un travail ne dépassant pas 85 heures par mois et un revenu professionnel inférieur ou égal à 959,15 € par mois.

• 242,51 € pour un travail de 85 à 136 heures par mois et un revenu professionnel ne dépassant pas 1 611,18 € par mois.

10. L'aide pour l'emploi d'une assistante maternelle agréée à son domicile (AFEAMA)

Conditions : Faire garder son enfant de moins de 6 ans par une assistante maternelle agréée à son domicile, dont vous êtes l'employeur.

Le salaire que vous versez à l'assistante maternelle ne doit pas dépasser par enfant et par jour 5 fois le montant horaire du Smic, soit 34,15 €.

Votre CAF versera à l'URSSAF les cotisations dues pour l'assistante maternelle. Vous recevrez en plus une allocation trimestrielle en fonction de vos ressources et de l'âge de votre ou vos enfants.

Pour bénéficier de cette allocation, demandez à votre CAF un formulaire d'AFEAMA.

La déclaration d'emploi de l'assistante maternelle doit être adressée à l'URSSAF dans les huit jours. Retournez également votre demande d'AFEAMA à la CAF dans les plus brefs délais car la date du 1er versement en dépend.

Attention, bénéficier de l'allocation parentale d'éducation peut entraîner la réduction du montant ou la suppression de l'AGED ou de l'AFEAMA auxquelles vous avez peut-être droit.

11. L'allocation de garde d'enfant à domicile (AGED)

Conditions : employer une personne chez soi pour garder son enfant de moins de 6 ans. Vous et votre conjoint ou concubin devez travailler.

Pour les salariés cette activité doit procurer un revenu minimum de 1 025,61 € par trimestre.

Pour les non-salariés, l'affiliation au régime vieillesse de la profession est nécessaire, et la dernière échéance de cotisation vieillesse doit être réglée.

Montant

Il dépend de vos ressources et de l'âge de votre enfant, ce montant sera égal à :

• 75 % des cotisations sociales dues à l'URSSAF dans la limite de 1 548 €, si votre enfant est âgé de moins de 3 ans et si vos ressources de l'année qui précède sont inférieures à 34 744 €.

• 50 % des cotisations sociales dues à l'URSSAF dans la limite de 1 032 €, si votre enfant est âgé de moins de 3 ans et si vos ressources de l'année qui précède sont égales ou supérieures à 34 744 €.

• 50 % des cotisations sociales dues à l'URSSAF dans la limite de 516 €, quelles que soient vos ressources, si votre enfant est âgé de 3 à 6 ans.

• 50 % des cotisations sociales dues à l'URSSAF dans la limite de 516 €, quel que soit l'âge de l'enfant et quelles que soient vos ressources, si vous bénéficiez de l'allocation parentale d'éducation à taux partiel.

Le montant de votre AGED sera versé directement à l'URSSAF qui vous informera du solde des cotisations restant à régler.

12. L'allocation Paris petit enfant

C'est une allocation versée par le Centre d'action sociale (renseignez-vous auprès de votre mairie) de Paris aux résidents parisiens parents d'un enfant *de moins de trois ans* et qui le font garder par une assistante maternelle.

■ Si vous employez une assistante maternelle à domicile, vous recevrez :

— en garde unique : 260 € par mois si vous bénéficiez de l'AGED à 50 %, 382 € par mois si vous bénéficiez de l'AGED à 75 %.

— en garde partagée : 130 € par mois si vous bénéficiez de l'AGED à 50 %, 191 € par mois si vous bénéficiez de l'AGED à 75 %.

■ Si vous employez une assistante maternelle agréée à son domicile, vous recevrez une allocation Paris petite enfance qui varie de 39 € à 382 € en fonction de vos ressources.

■ Cette allocation est annulable avec les allocations versées par la CAF. Elle est versée sur présentation des justificatifs délivrés par l'URSSAF.

Pour bénéficier de cette allocation, demandez à votre CAF un formulaire d'AGED. La déclaration d'embauche de la garde d'enfant à domicile doit être adressée à l'URSSAF dans les huit jours. Retournez également votre demande d'AGED à la CAF dans les plus brefs délais car la date du 1er versement en dépend.

D'autres allocations peuvent vous être versées :

■ La prime de déménagement : concerne les familles de 3 enfants au moins nés ou à naître lorsqu'elles s'installent dans un nouveau logement qui ouvre droit à l'allocation logement.

■ L'allocation d'éducation spéciale : elle est versée à toute personne qui a la charge d'un enfant handicapé de moins de 20 ans quelles que soient sa situation familiale et ses ressources.

■ L'un de vos enfants est prématuré, gravement malade ou blessé et nécessite la présence d'un parent pendant une durée minimale de 4 mois (2 mois pour les affections périnatales) : si vous pensez pouvoir bénéficier de l'allocation de présence parentale, renseignez-vous très tôt et très exactement sur les formalités à accomplir. N'hésitez pas à vous adresser aux Caisses d'allocations familiales ou à la mairie de votre domicile pour toute situation un peu particulière. Enfin, il existe certaines allocations versées pour le personnel de la fonction publique ou en fonction de certaines conventions collectives : renseignez-vous auprès du service social de votre employeur.

Pour plus de renseignements, consultez votre Minitel 3615 code CAF ou le site Internet www.caf.fr.
Sur l'emploi d'assistantes maternelles, consultez www.urssaf.fr. Vous y trouverez toutes les informations sur la déclaration d'embauche, des bulletins de salaires prêts à l'emploi et d'autres services.

Adresses utiles

Où vous informer ?

Direction de l'action sanitaire et sociale (DASS)
23, boulevard Jules-Ferry
75011 PARIS
Tél. 01.43.14.11.00

Vous pouvez vous renseigner dans les bureaux d'aide sociale des mairies, les Caisses d'allocations familiales et les centres de Sécurité sociale de votre ville.

Vous pouvez aussi utiliser le minitel : 3615 LASECU et 3615 CAF, ou consulter le site Internet : www.caf.fr.

Centre national d'information sur les droits de la femme. Maison de l'information
7, rue du Jura
75013 PARIS
Tél. 01.42.17.12.34

Secrétariat d'État à la Santé et à l'Action sociale. Centres d'informations et de renseignements administratifs :
Tél. 01.40.56.60.00
www.santé.gouv.fr
www.social.gouv.fr/famille-enfance/index.htm

Aide familiale, entraide

Vous pouvez vous renseigner auprès des mairies et des PMI.

Fédération nationale des associations pour l'aide aux mères et aux familles à domicile
80, rue de la Roquette
75011 PARIS
Tél. 01.49.23.75.50

Aide familiale à domicile – Région Parisienne
35, rue Olivier-Métra
75020 PARIS
Tél. 01.47.97.08.26

Union nationale des associations familiales (UNAF)
28, place Saint-Georges
75009 PARIS
Tél. 01.49.95.36.00 (qui fournira toutes les adresses des Unions départementales des associations familiales)

Fédération nationale des associations de l'aide familiale populaire (FNAAFP)
53, rue Riquet
75019 PARIS
Tél. 01.44.89.86.86
fnaafpt@club-internet.fr

Union nationale des associations générales pour l'aide familiale (UNAGAF)
28, place Saint-Georges
75009 PARIS
Tél. 01.48.78.20.56
Fax : 01.40.16.05.16

Sages-femmes

Conseil national de l'ordre des sages-femmes
168, rue de Grenelle
75007 PARIS
Tél. 01.45.51.82.50
Fax : 01.44.18.96.75

Conseils départementaux des sages-femmes :

01 AIN
Mme VUILLARD
11, rue des Dîmes
01000 BOURG-EN-BRESSE
Tél. 04.74.23.07.14

02 AISNE
Mme SÉNÉCHAL
105, bd Jean-Bouin
02100 SAINT-QUENTIN
Tél. 03.23.64.31.11
Fax : 03.23.67.44.22

03 ALLIER
Mlle KRUPA
30, avenue Paul-Doumer
03200 VICHY
Tél. 04.70.98.20.52
Fax : 04.70.31.18.26

04 ALPES-DE-HAUTE-PROVENCE
Mme MARIEL
Maternité du centre hospitalier
BP 213
04003 DIGNE-LES-BAINS CEDEX
Tél. 04.92.30.16.70
Fax : 04.92.30.16.74

05 HAUTES-ALPES
Mme JANODET
8, rue Grenette
05000 GAP
Tél. 04.92.51.46.35

06 ALPES-MARITIMES
Mme DROUILLET-LEYSALLE
54, avenue de la Californie
Le Lobélia B — 06000 NICE
Tél. 04.93.44.58.13

07 ARDÈCHE
Mme MAÎTRE
Quartier Montbel
07430 COLOMBIER-LE-CARDINAL
Tél. 04.75.32.50.85

08 ARDENNES
Mme POLETTI
45, avenue de Manchester
Service gynécologie obstétrique
08011 CHARLEVILLE-MÉZIÈRES
Tél. 03.24.56.71.56
Fax : 03.24.56.70.71

09 ARIÈGE
Mme VERDEAU
La Garrabère
09130 PAILHES
Tél. 05.61.67.70.26

10 AUBE
Mme THIEBLEMONT
Domus Médica
42, rue de la Paix
10000 TROYES
Tél. 03.25.73.64.39
Fax : 03.25.73.15.70

11 AUDE
Mme DUSSERT-GROSSET
49, rue Coste-Reboulh
11000 CARCASSONNE
Tél. 04.68.25.21.86
Fax : 04.68.25.04.67

12 AVEYRON
Mme POUJOL
2, place Général-de-Gaulle
12000 RODEZ
Tél. 05.65.68.20.63
Fax. 05.65.59.31.97

13 BOUCHES-DU-RHÔNE
Mme RIGAL
6, rue Fabre
13001 MARSEILLE
Tél. 04.91.91.01.07

14 CALVADOS
Mme BOCAGE
Clinique de gynécologie obstétrique
Avenue Clemenceau
14033 CAEN CEDEX
Tél. 02.31.27.25.26 ou 02.31.27.25.21
Fax. 02.31.27.26.28

15 CANTAL
Mme VERDIER
Pavillon Mère Enfant
C.H. – avenue de la République
15000 AURILLAC
Tél. 04.71.60.28.38

17 CHARENTE-MARITIME
Mme BENOIT
Rés. Montcalm
104, avenue de Poutaillac
17200 ROYAN
Tél. 05.46.05.74.45

18 CHER
Mme BETTINGER
Les Maisons Rouges
21, rue des Maisons-Rouges
18100 SAINT-HILAIRE-DE-COURT
Tél. 02.48.83.00.74
Fax. 02.48.75.98.94

19 CORRÈZE
Mme RENAUDE DUTHEIL
14 *bis*, rue du Combareau
19230 ARNAC-POMPADOUR
Tél. 05.55.98.50.74

20 CORSE-DU-SUD
Mme PIANELLI
Les Collines de la Piétralla II
Bât. FA
20000 AJACCIO
Tél. 04.95.29.15.86

20 HAUTE-CORSE
Mme SARTORI MORTINI
21 *ter*, rue Campinchi
20200 BASTIA
Tél. 04.95.36.22.32

21 CÔTE-D'OR
Mme BOSSON
11, rue Beaumarchais
21000 DIJON
Tél. 03.80.74.28.28

22 CÔTES-D'ARMOR
Mme DIBOU
8, rue Bose de Moyneuse
22000 GUINGAMP
Tél. 02.96.40.09.93

23 CREUSE
Mme DEVAUD
12, avenue Pierre-Mendès-France
23000 GUÉRET
Tél. 05.55.52.34.41
ou 05.55.52.28.25

24 DORDOGNE
Mme LEYMARIE
Maternité du C.H.
81, avenue G.-Pompidou
24000 PÉRIGUEUX
Tél. 05.53.07.70.62

25 DOUBS
Mme TOURNIER
B.P. 30
25800 VALDAHON
Tél. 03.81.56.20.82
Fax. 03.81.56.47.41

26 DRÔME
Mme BLANC
138, avenue de la Libération
26000 VALENCE
Tél. 04.75.59.51.86
Fax. 04.75.55.86.43

27 EURE
Mme MÉNAGER
1, impasse du Vivier – LE MOUSSEL
27180 ARNIÈRES-SUR-ITON
Tél. 02.32.39.56.93

28 EURE-ET-LOIR
Mme TERRAUBE
Maternité du Centre hospitalier
34, rue du Docteur-Maunoury
28000 CHARTRES
Tél. 02.37.30.30.81
Fax. 02.37.30.31.94

29 FINISTÈRE
Mme RIANT
Quimill — Bat. A1 « Surcouf »
29150 CHÂTEAULIN
Tél./Fax. 02.98.03.67.10

30 GARD
Mme SAGELOLY
Maison des Professions Lib. et Santé
Parc G.-Besse
30035 NÎMES CEDEX
Tél. 04.66.04.91.15
e.mail : ordre.sf.gard

31 HAUTE-GARONNE
Mme ATECHIAN
École de sages-femmes
Centre hospitalier La Grave place Lange
31052 TOULOUSE CEDEX
Tél. 05.61.77.78.97

32 GERS
Mme GAY
Chemin d'Enrobert
32200 GIMONT
Tél. 05.62.67.86.06
Fax. 05.62.67.71.45

33 GIRONDE
Mme DESPLAT
57, rue du Tondu
33000 BORDEAUX
Tél./Fax. 05.56.24.48.92

34 HÉRAULT
Mme FAURE
Maison des prof. libérales
285, rue A.-Nobel – Parc du Millénaire
34000 MONTPELLIER
Tél. 04.67.65.87.73

35 ILLE-ET-VILAINE
Mme MARIE
9, bd Sébastopol
35000 RENNES
Tél. 02.99.67.79.22
Fax. 02.99.31.75.95

36 INDRE
M Jean-Charles PICHARD
9, rue du Limousin
36150 SAINT-FLORENTIN
Tél. 02.54.49.85.22

37 INDRE-ET-LOIRE
Mme LAVAUD
2, rue Maillé
37000 TOURS
Tél./Fax. 02.47.05.48.95

38 ISÈRE
Mme GIRONA
1A, bd de la Chantourne
38700 LA TRONCHE
Tél./Fax. 04.76.54.20.30
ou 04.76.41.24.30

39 JURA
Mme FERRY
11, rue de Pavigny
39000 LONS-LE-SAUNIER
Tél. 03.84.47.25.97

40 LANDES
Mme BARROUILLET
« La Taste »
Route de la Glorieuse
40090 ARTASSENX
Tél. 05.58.44.02.09

41 LOIR-ET-CHER
Mme BELLUCO
258, rue Albert-Ier
41000 BLOIS
Tél. 02.54.43.03.93

42 LOIRE
Mme DOMENICHINI
Domus Medica
17, bd Pasteur
42100 SAINT-ÉTIENNE
Tél. 04.77.57.36.88
Fax. 04.77.57.04.27

43 HAUTE-LOIRE
Mme VENET
Secrétariat maternité hôpital E.-Roux
43000 LE PUY
Tél. 04.71.04.34.75

44 LOIRE-ATLANTIQUE
Mme SCHMIT
B.P. 4313
44343 BOUGUENAIS
Tél. 02.40.32.02.75

45 LOIRET
Mme LHOSTE-PICAULT
Domus Medica
122 *bis*, rue du Fbg Saint-Jean
45000 ORLÉANS
Tél. 02.38.43.18.34
Fax. 02.38.70.64.60

46 LOT
Mme BOADA
Le Bourg
46090 LE MONTAT
Tél. 05.65.21.01.84

47 LOT-ET-GARONNE
Mme DUTHIL
Domus Medica/Tour Victor-Hugo
50, bd Carnot
47000 AGEN
Tél. 05.53.66.38.77
Fax. 05.53.66.21.80

48 LOZÈRE
Mme TRENEULE
13, bd Henri-Bounillou
48000 MENDE
Tél. 04.66.49.49.38
Fax. 04.66.49.47.88

49 MAINE-ET-LOIRE
Mlle CRASSAT
Domus Medica
122, rue du Château d'Orgemont
49000 ANGERS
Tél. 02.41.44.43.43

50 MANCHE
Mme MATHIS
Centre hospitalier L.-Pasteur service de Gynécologie Obstétrique
50102 CHERBOURG-OCTEVILLE
Tél. 02.33.20.75.43

51 MARNE
Mme SIGNORET
93, rue de Courlancy
51100 REIMS
Tél. 06.14.46.03.73

52 HAUTE-MARNE
Mlle BOULIN
rue de Courcelange
52200 BAR-SUR-AUBE
Tél. 03.25.27.21.49

53 MAYENNE
Mme NICOLON
7, rue Louis-Blériot
53940 Saint-Berthevin
Tél. 02.43.69.54.52

54 MEURTHE-ET-MOSELLE
Mme BELGY
8, rue Isabey
54052 NANCY CEDEX
Tél. 03.83.27.96.04

55 MEUSE
Mme LEQUEN
15, rue du Cardinal-de-Retz
55200 COMMERCY
Tél. 03.29.91.27.37

56 MORBIHAN
Mme HOULLIEZ BOUDIER
2, rue de Normandie
56000 VANNES
Tél. 02.97.40.96.90

57 MOSELLE
Mme WALLERICH
8, rue des Récollets
B.P. 14071
57040 METZ CEDEX 1
Tél. 03.87.74.71.61

58 NIÈVRE
Mme BENCHEMAKH
Centre départemental de Santé
11, rue Émile-Combes
58000 NEVERS
Tél. 03.86.71.88.60
Fax : 03.86.71.88.79

59 NORD
Mme LE MASSON
272, bd Victor-Hugo
59000 LILLE
Tél. 03.20.12.95.83

60 OISE
Mme FOREST
36, avenue du Général-Leclerc
60500 CHANTILLY
Tél. 06.75.50.61.04

61 ORNE
Mme BAPTISTE
6, rue du Peintre Tournières
14123 IFS
Tél. 02.31.83.29.46

62 PAS-DE-CALAIS
Mme ROBIQUET
BP 192
62304 LENS CEDEX
Tél. 03.20.32.05.72

63 PUY-DE-DÔME
Mme LAGOUTTE
13, cours Sablon
63000 CLERMONT-FERRAND
Tél. 04.73.91.09.46
Fax. 04.73.92.88.32

64 PYRÉNÉES-ATLANTIQUES
Mme BOURNIQUEL
1, rue Pannecau
64100 BAYONNE
Tél. 05.59.25.44.73

65 HAUTES-PYRÉNÉES
Mme FARUEL FOSSE
2, rue André-Fourcade
résidence Maison Blanche
65000 TARBES
Tél. 05.62.93.70.70

66 PYRÉNÉES-ORIENTALES
Mme LLOVERAS
60, avenue Émile-Roudayre
BP 4125
66043 PERPIGNAN CEDEX
Tél. 04.64.62.26.56
Fax. 04.68.52.15.47

67 BAS-RHIN
Mme KOMMER
Maternité des Hôpitaux universitaires
1, place de l'Hôpital
67091 STRASBOURG CEDEX
Tél. 03.88.11.53.52

68 HAUT-RHIN
Mme KELLER
8, rue Schlumberger
68000 COLMAR
Tél. 03.89.41.24.40
Fax. 03.89.23.46.61
email : cd68@calixo.net

69 RHÔNE
Mme MATHIEU
9, Grande-Rue
69600 OULLINS
Tél. 04.78.50.17.26

70 HAUTE-SAÔNE
Mme LARDEMER
Maternité du CH. Paul-Morel
Rue A.-Briand
70000 VESOUL
Tél. 03.84.96.60.49
Fax. 03.84.96.65.84

71 SAÔNE-ET-LOIRE
Mme LAVIGNE
6, carrefour de l'Europe
71000 MÂCON
Tél. 03.85.38.16.49
Fax : 03.85.38.90.67

72 SARTHE
Mme DOUCET
48, rue Garnier-Pages
72000 LE MANS
Tél. 02.43.23.61.31

73 SAVOIE
Mme DALBAC
Montée de Belleface
73700 SEEZ
Tél. 04.79.41.04.63

74 HAUTE-SAVOIE
Mme GUILLOT
35, boulevard du Chevrean
74300 CLUSES
Tél. 04.50.96.82.52

75 PARIS
Mme BERLO-DUPONT
13, rue des Tapisseries
75017 PARIS
Tél./Fax. 01.47.66.18.66

76 SEINE-MARITIME
Mme LIONACK
11, place Joffre
B.P. 1203
76177 ROUEN CEDEX
Tél./Fax. 02.35.72.37.39

77 SEINE-ET-MARNE
Mme DESSERTENNE
31, avenue du Général-Leclerc
77405 LAGNY
Tél. 01.64.30.70.70
Fax. 01.64.30.76.67

78 YVELINES
Mme FRESSON
16, boulevard de la Reine
78000 VERSAILLES
Tél. 01.30.83.00.35

79 DEUX-SÈVRES
Mme BOUTHET
Centre hospitalier
Site de Bressuire
Service Gynéco-Obstétrique
79302 BRESSUIRE CEDEX
Tél. 05.49.68.31.13

80 SOMME
Mme POULAIN-LEBLEU
124, rue Camille-Desmoulins
80054 AMIENS CEDEX 1
Tél. 03.22.53.36.99
Fax. 03.22.53.36.03

81 TARN
Mme BERTHOMIEU
18, rue Charles-Portal
Résidence La Berchère Bât. A
81000 ALBI
Tél. 05.63.54.08.86
Fax. 05.63.38.44.21

82 TARN-ET-GARONNE
Mme CRONFALT
330, avenue Marcel-Unal
82000 MONTAUBAN

83 VAR
Mme MARTIN
234, allée du Prince-Édouard
La Clé des Champs
Domaine des Cistes
83400 HYÈRES
Tél. 04.94.57.49.11

84 VAUCLUSE
Mme DENIS
152, chemin de la Gare
30150 SAUVETERRE
Tél. 04.66.50.99.37

85 VENDÉE
Mme LEGENDRE
9, rue des Gentilshommes
85400 LUÇON
Tél. 02.51.56.03.31

86 VIENNE
Mme AMIET
Hôpital Jean-Bernard
La Miletrie
Service Gynéco-obstétrique H1A
86000 POITIERS
Tél. 05.49.44.39.45
Fax. 05.49.44.39.10

87 HAUTE-VIENNE
Mme VOIRON
19, rue Cruveilhier
87000 LIMOGES
Tél. 05.55.77.17.82
Fax. 05.55.77.17.39

88 VOSGES
Mme LECOMTE
Domus Médica
22, allée des Noisetiers
88000 ÉPINAL
Tél. 03.29.31.18.78
Fax. 03.29.34.01.59

89 YONNE
Mme PAUTRE
28, rue Thibault
89300 JOIGNY
Tél. 03.86.62.31.98

90 TERRITOIRE DE BELFORT
Mme MONNERET
6, rue de la Cablerie
90400 DANJOUTIN
Tél. 03.84.28.75.31

91 ESSONNE
Mme RIOU
3, cours de la Paillarderie — rue de Brie
94520 MANDRES LES ROSES
email : fl.riou@wanadoo.fr
Tél. 01.45.98.66.31

92 HAUTS-DE-SEINE
Mme FORESTIER
35, rue du Bac
92600 ASNIÈRES
Tél. 01.47.33.55.35
Fax. 01.47.91.38.68

93 SEINE-SAINT-DENIS
Mme ASTAFFIEF
2, rue Adèle
92250 VILLEMOMBLE
Tél. 01.45.28.08.64

94 VAL-DE-MARNE
Mme LAROCHE
4, rue Octave-du-Mesnil
94000 CRÉTEIL
Tél. 01.48.98.54.87

95 VAL-D'OISE
Mme FAUQUET
B.P. 67
95160 MONTMORENCY
Tél. 01.34.17.47.43

971 GUADELOUPE
Mme DESIREE
Domaine de la Bourgerie
Les Grands Fonds
97180 SAINTE-ANNE
Tél. 05.90.85.66.92

972 MARTINIQUE
Mme CHERUBIN
Domus Médica
80, rue de la République
97200 FORT-DE-FRANCE
Tél. 05.96.63.27.01
Fax. 05.96.60.58.00

973 GUYANE
Mme GAQUIERE
B.P. 79
97320 SAINT-LAURENT-DU-MARONI
Tél. 05.94.26.56.53
Fax : 05.94.34.10.85
email : Thierry.Gaquière@wanadoo.fr

974 RÉUNION
Mme GRONDIN
19, chemin Bassin-Plat
97410 SAINT-PIERRE LA RÉUNION
Tél./Fax. 02.62.25.19.13
email : sfbruno.grondin@wanadoo.fr

Centres pluridisciplinaires de diagnostic prénatal[1]

À Paris et en région parisienne

Hôpital Antoine-Béclère
157, rue de la Porte-de-Trivaux
BP 405
92141 CLAMART CEDEX

Hôpital Saint-Antoine
184, rue du Fg-Saint-Antoine
75012 PARIS

Hôpital Saint-Vincent-de-Paul
82, avenue Denfert-Rochereau
75014 PARIS

Institut de puériculture
26, bd Brune
75014 PARIS

Hôpital Robert-Debré
48, bd Sérurier
75019 PARIS

Hôpital Necker
149, rue de Sèvres
75743 PARIS CEDEX 15

Centre hospitalier intercommunal Poissy-Saint-Germain-en-Laye
10, rue Champ-Gaillard
BP 3082
78303 POISSY CEDEX

En province

CHU d'Amiens
124, rue Camille-Desmoulins
80000 AMIENS

CHU d'Angers
4, rue Larrey
49003 ANGERS CEDEX

CHU de Bordeaux
33404 BORDEAUX CEDEX

CHU de Brest
5, avenue Foch
29609 BREST CEDEX

CHU de Caen
Avenue Clemenceau
14033 CAEN CEDEX

CHU de Clermont-Ferrand
Rue Montalembert
63000 CLERMONT-FERRAND

CHU de Dijon
1, bd Jeanne-d'Arc
21034 DIJON CEDEX

CHU de Fort-de-France,
Hôpital Victor-Fouche
Maison de la mère et de l'enfant
97261 FORT-DE-FRANCE CEDEX

Centre hospitalier de Grenoble
BP 217
38043 GRENOBLE CEDEX

Centre hospitalier du Havre
55 bis, rue Gustave-Flaubert
BP 24
76083 LE HAVRE CEDEX

Centre hospitalier régional et universitaire de Lille
Hôpital Jeanne-de-Flandres
2, avenue Oscar-Lambret
59037 LILLE CEDEX

Hospices civils de Lyon
Hôtel-Dieu
61, quai Jules-Courmont
69002 LYON

Hôpital de la Croix-Rousse
Grande-Rue de la Croix-Rousse
69317 LYON CEDEX 4

Hôpital Édouard-Herriot
Place d'Arsonval
69437 LYON CEDEX 3

Assistance publique-Hôpitaux de Marseille
80, rue Brochier
13354 MARSEILLE CEDEX

CHU de Montpellier
191, avenue du Doyen-Gaston-Giraud
34295 MONTPELLIER CEDEX

Maternité régionale A.-Pinard
10, rue Heydenreich
BP 4213
54012 NANCY CEDEX

CHU de Nantes
5, allée de l'Ile-Gloriette
44093 NANTES CEDEX

1. Ces établissements ont reçu l'agrément pour une période de cinq ans par décision de la ministre de l'Emploi et de la Solidarité et du secrétariat d'État à la Santé et à l'Action sociale, le 22 avril 1999 (*J.O.* du 27 juin 1999).

CHU de Nice
5, rue Pierre-Devoluy
BP 1319
06006 NICE CEDEX
CHU de Nîmes
5, rue Hoche
30029 NÎMES CEDEX
CHR d'Orléans, hôpital Porte-Madeleine
BP 2439
45032 ORLÉANS CEDEX
CHU de Pointe-à-Pitre
Route du Chauvel
97159 POINTE-À-PITRE CEDEX
CHU de Poitiers
BP 527
86021 POITIERS CEDEX
CHU de Rennes
Hôtel-Dieu
Rue Henri Le-Guillou
35035 RENNES CEDEX
CHU de Rouen
1, rue de Germon
76031 ROUEN CEDEX
Centre hospitalier de Saint-Brieuc
Pavillon de la femme et de l'enfant
10, place Marcel-Proust
22023 SAINT-BRIEUC CEDEX
Centre hospitalier départemental Félix-Guyon
Route de Bellepierre
97405 SAINT-DENIS (La Réunion)
CHU de Strasbourg
Hôpital Hautepierre
1, avenue Molière
67098 STRASBOURG CEDEX
Maison de santé protestante de Bordeaux-Bagatelle
201, rue Robespierre
33401 TALENCE CEDEX
CHU de Toulouse
Hôpital La Grave
Place Lange
31035 TOULOUSE CEDEX
CHU de Tours
2, bd Tonnelé
37000 TOURS

Centres et consultations de protection maternelle et infantile

Dans tous les départements, il existe un service public de protection maternelle et infantile (PMI) qui fait un travail administratif de coordination et met à votre disposition des services médicaux et sociaux :

- Un médecin assure gratuitement la surveillance médicale des enfants de la naissance à 6 ans et pratique les vaccinations.
- Une infirmière puéricultrice est à votre disposition pour vous conseiller.
- Vous pouvez également bénéficier des services d'une assistante sociale.

Vous obtiendrez l'adresse et le numéro de téléphone de votre centre de PMI auprès de votre mairie ou de la Direction départementale de l'action sanitaire et sociale (DDASS) de votre département ou par le service Minitel 3615 code CAF.

Pharmacovigilance

Centre de renseignements sur les agents tératogènes
Laboratoire d'embryologie
CHU Saint-Antoine
27, rue de Chaligny
75012 PARIS
Tél. 01.43.47.54.69

Institut européen des génomutations
86, rue Edmond-Locard
69005 LYON
Tél. 04.78.25.82.10

Rééducation périnéale et d'urodynamique

La plupart des hôpitaux régionaux (CHR) ont un service spécialisé qui pourra vous renseigner sur les possibilités de rééducation dans votre région.

SOS Incontinence, service de réponse téléphonique dépendant de l'Institut pratique de rééducation urogynécologique de Paris
Tél. 01.43.48.10.20

Fondation Polyvex Wuhrlin de recherche sur l'incontinence

19, bd Georges-Clemenceau – BP 305
92402 COURBEVOIE CEDEX

Puériculture, aide aux parents

Institut de puériculture
(Réponses par téléphone)
26, bd Brune
75014 PARIS
Tél. 01.40.44.39.39

Inter-service parents, bébés conseils, parents seuls :
Paris : 01.44.93.44.93
Strasbourg : 03.88.35.26.06
Colmar : 03.89.24.25.00
Grenoble : 04.76.87.54.82
Metz : 03.87.69.04.56
Lyon : 04.72.00.05.30
(écoute-information de tous problèmes touchant la famille : psychiatres, conseillères, service juridique, informations scolaires, loisirs, vacances)

Fédération syndicale des familles monoparentales
53, rue Riquet
75019 PARIS
Tél. 01.44.89.86.80
(hommes seuls, femmes seules, célibataires, divorcés...)

Association des collectifs enfants-parents
15, rue du Charolais
75012 PARIS

Association d'entraide des parents de grossesses multiples de Paris
201, rue d'Alésia
75014 PARIS
Tél. 01.45.45.45.98

Association nationale d'entraide des parents de naissances multiples (ANEPM)
26, boulevard Brune
75014 PARIS
Tél. 01.44.53.06.03

INFO DES
Centre communal de promotion de la santé (CCPS)
51, rue de la Mairie
45800 SAINT-JEAN-DE-BRAYE

(CNITFF) Centre national d'Information et de documentation des femmes et des familles
7, rue du Jura
75013 PARIS
01.42.17.12.00

Comité national français de liaison pour la réadaptation des handicapés
236 bis, rue de Tolbiac
75013 PARIS
Tél. 01.53.80.66.66

Union nationale des associations de parents d'enfants inadaptés
15, rue Coysevox
75018 PARIS
Tél. 04.44.85.50.50

Aide aux parents d'enfants victimes de la mort subite :
Le C.A.I.R.N.
Pr Dehan
Hôpital Béclère
157, rue de la Porte-de-Trivaux
92141 CLAMART
Tél. 01.45.37.40.74

Lactariums et aides à l'allaitement

Le lait humain est donné bénévolement et contrôlé dans les lactariums
Solidarilait. Association internationale d'aide aux femmes allaitant
Lactarium de Paris
26, bd Brune
75014 PARIS
Tél. 01.40.44.39.39

Leche League. Association internationale pour l'allaitement maternel
7, allée Bruyères
78620 L'ÉTANG-LA-VILLE
Tél. 01.39.58.45.84

CÔTE-D'OR

Hôpital du Bocage
2, bd de-Lattre-de-Tassigny
21000 DIJON
Tél. 03.80.29.38.34

FINISTÈRE
Lactarium Bretagne occidentale
Service pédiatrie
Hôpital
Morvan CHU
6, avenue Foch
29609 BREST
Tél. 02.98.22.33.33

GIRONDE
Lactarium de l'hôpital départemental Pellegrin
Place Amélie-Raba-Léon
33076 BORDEAUX CEDEX
Tél. 05.56.79.59.25

HÉRAULT
CHU Arnaud-de-Villeneuve
371, av. Doyen-Gaston-Giraud
34000 MONTPELLIER
Tél. 04.67.33.66.99

INDRE-ET-LOIRE
Lactarium CHRU de Tours
Hôpital Clocheville
49, bd Béranger
37000 TOURS
Tél. 02.47.47.37.34

LOIRE
Lactarium départemental Charles-Beutter
Hôpital Nord Saint-Étienne
42270 ST-PRIEST-EN-JAREZ
Tél. 04.77.93.64.66

LOIRE-ATLANTIQUE
Lactarium Jacques Grislain – CHRU
Quai Moncousu
44035 NANTES CEDEX 01
Tél. 02.40.08.34.82

LOT-ET-GARONNE
Lactarium Raymond-Fourcade
Avenue des Martyrs-de-la-Résistance
47200 MARMANDE
Tél. 05.53.64.26.22

MANCHE
Lactarium du centre hospitalier Louis-Pasteur
46, rue du Val-de-Saire
50102 CHERBOURG
Tél. 02.33.20.76.60

NORD
Hôpital Jeanne-de-Flandre
2, avenue Oscar-Lambret
59000 LILLE CEDEX
Tél. 03.20.44.50.50

PARIS
Lactarium – Institut de puériculture
26, bd Brune
75014 PARIS
Tél. 01.40.44.39.39

BAS-RHIN
Lactarium – Institut de puériculture
23, rue de la Porte-de-l'Hôpital
67091 STRASBOURG
Tél. 03.88.11.60.54

HAUT-RHIN
Centre hospitalier de Mulhouse
Hôpital du Hasenrain – Lactarium
BP 1070
87, avenue d'Altkirch
68051 MULHOUSE CEDEX
Tél. 03.89.64.68.91

RHÔNE
Lactarium – Hôpital Debrousse
29, rue Sœur-Bouvier
69005 LYON
Tél. 04.72.38.55.67

SOMME
Lactarium – Hôpital Nord, pédiatrie II
80030 AMIENS
Tél. 03.22.66.82.88

Planning familial

FRANCE
Mouvement français pour le planning familial
10, rue Vivienne
75002 PARIS
Tél. 01.42.60.93.20

BELGIQUE
Fédération belge pour le planning familial et l'éducation sexuelle
Rue de la Tulipe, 34
1050 BRUXELLES
Tél. 02/502.82.03

SUISSE

Planning familial
Bd de la Cluze, 47
1205 GENÈVE
Tél. 22/312.01.91

Planning familial
avenue Georgette, 1
LAUSANNE
Tél. 21/312.25.93

Arrêter de fumer

Tabac info service : 0825 309 310
tous les jours de 8 h à 22 h.

Sites Internet

www.magrossesse.com
www.sosgrossesse.com
www.monallaitement.com
www.familles.com
www.femiwes.com
www.petitwes.com
www.asc-enfance.com

En cas d'urgence

— Numéro de téléphone des pompiers : le 18. Notez le numéro de téléphone de votre médecin et de l'hôpital le plus proche de votre domicile.

— Numéro de téléphone du SAMU : le 15.

Centres anti-poisons

Angers : 02.41.48.21.21
Bordeaux : 05.56.96.40.80
Grenoble : 04.76.42.42.42
Lille : 03.20.54.55.56
Lyon : 04.72.11.69.11
Marseille : 04.91.75.25.25
Nancy : 03.83.32.36.36
Paris : 03.40.37.04.04
Reims : 03.26.86.26.86
Rennes : 02.99.59.22.22
Rouen : 02.35.88.44.00
Strasbourg : 03.88.37.37.37
Toulouse : 05.61.49.33.33

Index

CRÉDITS PHOTO

COSMOS/J. Stenenson : p. 77 ; FOTOGRAM-STONE/B. Ayres : pp. 190, 191, R. Clinstman : p. 561, P. Correz : p. 522, A. Cox : p. 557, C. Harvey : pp. 96, 97, B. de Hogues : pp. 312, 313, 650, G. Loucel, p. 610, L. Monneret : pp. 25, 26, 27, 738, D. O'Clair : p. 458, 459, N. Reeve : p. 528, D. Rosenberg : p. 517, SBHA : p. 225 ; IMAGE BANK/L. J. Goodman : pp. 408, 409, Janeart : p. 553, Turner & de Vries, pp. 674, 675 ; McKenna : p. 508 ; KAISER : pp. 367, 451, 494, 495, 546 ; MAGNUM/J. Koudelka : p. 386 ; MARCO POLO/Bouillot : pp. 343, 663 ; PETIT FORMAT/T. Henstra : p. 566, 567, S. Lousada : 603 ; METIS IMAGES/B. Plossu : pp. 427, 531, 541 ; RAPHO/P. Michaud : p. 618, 619 ; SYGMA/P. Guys : p. 260.
Droits réservés : pp. 28 (photo Disc), 29, 223, 232, 309 photo personnelle (Théo Vanhove), 310, 311, 412, 418, 429, 467, 491 (photo Disc), 492, 493, 537, 555, 570, 571 photo personnelle (Sarah Helloir), 577 photo personnelle (Charlotte Gueneens), 621, 629 photo personnelle (Kim Law-For), 645 photo personnelle (Sonny Law-For), 669, 677 photo personnelle (Valentin Kedzia).

Nouvelle édition publiée sous la responsabilité éditoriale de Catherine Meyer
Maquette - Mise en pages - Photogravure : Nord Compo (Villeneuve-d'Ascq)
Reliure : Diguet-Deny (Breteuil-sur-Iton)

Achevé d'imprimer
en février 2003
sur les presses de
l'imprimerie Hérissey
à Évreux (Eure)

N° d'édition : 7381-1241-X
N° d'imprimeur : 93942
Dépôt légal : février 2003